Max Michaelis

Handbuch der Sauerstofftherapie

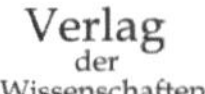

Verlag
der
Wissenschaften

Max Michaelis

Handbuch der Sauerstofftherapie

ISBN/EAN: 9783957005625

Auflage: 1

Erscheinungsjahr: 2015

Erscheinungsort: Norderstedt, Deutschland

Hergestellt in Europa, USA, Kanada, Australien, Japan
Verlag der Wissenschaften in Hansebooks GmbH, Norderstedt

Cover: Sandro Botticelli "die Geburt der Venus"

HANDBUCH

DER

SAUERSTOFFTHERAPIE.

UNTER MITWIRKUNG

VON

Dr. H. BRAT (BERLIN), Dr. W. COWL (BERLIN), PROFESSOR Dr. G. GAERTNER (WIEN), BRANDDIREKTOR E. GIERSBERG (BERLIN), PROFESSOR Dr. E. HAGENBACH-BURCKHARDT (BASEL), PROFESSOR Dr. H. KIONKA (JENA), PROFESSOR Dr. A. v. KORÁNYI (BUDAPEST), PROFESSOR Dr. LOEWY (BERLIN), PROFESSOR Dr. N. ORTNER (WIEN), PROFESSOR Dr. J. PAGEL (BERLIN), Dr. H. v. SCHRÖTTER (WIEN), PRIVATDOZENT Dr. L. SPIEGEL (BERLIN), Dr. H. WOHLGEMUTH (BERLIN), Dr. L. ZUNTZ (BERLIN), GEH. RAT PROFESSOR Dr. N. ZUNTZ (BERLIN).

HERAUSGEGEBEN

VON

DR. MED. MAX MICHAELIS,

UNIVERSITAETS-PROFESSOR.

MIT 126 TEXTFIGUREN UND 1 TAFEL.

BERLIN 1906.

VERLAG VON AUGUST HIRSCHWALD.

NW. UNTER DEN LINDEN 68.

Ernst v. Leyden

gewidmet.

Die Mitarbeiter.   Der Herausgeber.

Vorwort.

„Um zu sehen, was diese Lebenskraft für eine Wirkung auf die Kranken
äussere, ist zum besten der Menschheit zu wünschen, dass Aerzte, die den
Fortgang der Heilkunde am Herzen haben, die nötigen Versuche zu machen
sich eilten, und dies zwar vorzüglich in Spitälern, damit eventuell, ob der
Gebrauch dieser Luft vorteilhaft sei, es so bald als möglich entschieden würde.
— Gleichwie in einer Sache von dieser Erheblichkeit einem wohlgesinnten und
scharfsinnigen Manne nicht ansieht zu leichtsinnig ein Endurteil zu fällen,
ebensowenig muss man gleich Triumph schreien, so bald man einigen An-
schein des Erfolges erblickt. Noch weniger aber geziemt es sich, ein Arzneimittel gleich zu verwerfen, wenn es nicht den ersten Kranken, über die man
es versucht, die Kur bewirkt. Indem wo wegen den grossen Zerrüttungen,
die man bei Oeffnung der Leichen in den Eingeweiden antrifft und im Leben
des Kranken nicht einmal vermutet hätte, sehr viel durchaus unheilbare Krankheiten gibt. Man stelle also die ersten Versuche nicht über schon verloren
gegebene Kranke an.“

So spricht sich Ingenhousz in seiner Abhandlung über die Natur der
dephlogistizierten Luft etc. 1782 aus. Dass man seinem Rate nicht folgte,
dass man seine Warnungen nicht beachtete, war mit zum grossen Teil die
Ursache, dass die Sauerstofftherapie so langer Zeit bedurfte, um sich Eingang
zu verschaffen und dauernd ihren Platz zu erobern.

Ein Vortrag des Herausgebers auf dem Kongress, für innere Medizin in
Wiesbaden (im Jahre 1900), in welchem über mehrjährige Beobachtungen auf
der v. Leydenschen Klinik über Sauerstoffinhalationen berichtet wurde, gab
die Veranlassung, sich wieder intensiver mit der Sauerstofftherapie zu beschäftigen. Das dauernde Interesse, welches mein hochverehrter Lehrer
E. v. Leyden diesen Untersuchungen widmete, die Energie und der Eifer, mit
welchen er für die gemachten Beobachtungen und die neugefundenen Resultate
eintrat, und die Bedeutung seines Namens führten dazu, die Diskussion nicht
erlahmen zu lassen, andere zu neuen Untersuchungen anzuspornen. Die praktischen Erfolge der Sauerstoffinhalationen am Krankenbette boten für die

Physiologen eine neue Veranlassung, sich wieder eingehender mit der Sauerstoffinhalation zu beschäftigen und sie besonders unter pathologischen Verhältnissen zu erproben. Ich nenne hier die Namen von Zuntz, Mosso, Jakoby, Haldane, Löwy und Gärtner. Die Technik suchte in ihrer ausserordentlichen Entwicklung der Sauerstofftherapie gleichfalls ein neues therapeutisches Armentarium zur Verfügung zu stellen. Der Gedanke, die gefundenen Resultate, die grosse Zahl der neugewonnenen praktischen und theoretischen Befunde der Sauerstofftherapie zu sammeln und sie allgemein zugänglich zu machen, ging von E. v. Leyden aus. Den grösseren Werken, welche durch E. v. Leydens Anregung entstanden sind, dem Handbuch der Ernährungstherapie und dem Handbuch der physikalischen Therapie, schliesst sich dieses kleine bescheidene Werk an, welches nur seiner vollen Unterstützung sein Zustandekommen verdankt. Durch Zusammenfassung des Materials soll die Sauerstofftherapie von der Gefahr verschont werden, weiterhin dem Wechsel von Schicksalen unterworfen, bald zu hoch und bald zu niedrig eingeschätzt zu werden. Die Anerkennung des Sauerstoffes als wissenschaftlich hervorragendes Heilmittel soll dem Kurpfuscherwesen den Boden entziehen, auf welchem es mit dem Anscheine der Wissenschaftlichkeit so lange sein Unwesen treiben konnte, als eine sachgemässe Kritik fehlte.

Mit Stolz kann darauf hingewiesen werden, dass dieses Werk zu seinen Mitarbeitern eine Reihe von Männern zählt, welche der Inhalationstherapie, sei es durch Bearbeitung theoretischer Fragen, sei es durch Beobachtungen am Krankenbett, oder durch Lösung technischer Probleme, die Wege geebnet haben. Eine Reihe von wissenschaftlichen Untersuchungen und Beobachtungen sind ausgeführt worden eigens zur Vervollständigung der wissenschaftlichen Grundlage dieses Werkes. Allen diesen Forschern, in erster Linie aber wieder meinem lieben verehrten Lehrer und ehemaligen Chef, Ernst v. Leyden, muss ich meinen aufrichtigen Dank für die tatkräftige Unterstützung an dieser Stelle aussprechen. Um so mehr bedauere ich, den Mitarbeitern und auch dem zukünftigen Leserkreis gegenüber eine Entschuldigung aussprechen zu müssen. Die Herausgabe dieses Werkes hat sich erheblich verzögert. Nur zu einem geringen Teile war Inanspruchnahme durch die täglichen beruflichen Pflichten daran schuld, zum grossen Teil wurde die Verzögerung durch die Bearbeitung der einzelnen Kapitel bedingt. Das Material musste vielfach neu geschaffen werden, einen Vorläufer hatte dieses Werk nicht. Doch sind es nur wenige Kapitel, in welchen die neuesten Errungenschaften nicht berücksichtigt werden konnten. Ich gebe mich der Hoffnung hin, dass dem Buch bald eine Neuauflage beschieden sein wird und dass die lebenden Mitarbeiter im Interesse des Werkes sich der Mühe der Ergänzung unterziehen werden.

Ein Name wird in ihrer Reihe fehlen. Branddirektor Giersberg, der verdiente Organisator, der geniale Techniker, schied wenige Tage nachdem er während längerer schwerer Krankheit sein Manuskript vollendet hatte, aus dem Leben.

Ihm war es nicht beschieden, Früchte zu ernten, die er gesät hat. Die Ereignisse der jüngsten Zeit noch haben die Bedeutungen seiner grundlegenden technischen Arbeiten für das Rettungswesen klar gestellt. Durch den praktischen, technischen Ausbau seiner Ideen war es möglich, solche Erfolge deutscher Arbeit und deutschen Fleisses zu erzielen, wie sie erzielt worden sind. Dem Verstorbenen schuldete ich es, seine Arbeit unverändert wiederzugeben, wenn auch vereinzelt noch beachtenswerte Fortschritte nach seinem Tode zu erwähnen gewesen wären.

Die Anordnung des Stoffes musste sich naturgemäss in einen theoretischen und einen praktischen Teil gliedern, jedoch liess diese Trennung in den einzelnen Kapiteln sich nicht streng durchführen. Doch nehmen im ersten Teile die theoretischen physikalisch-chemischen und die technischen Fragen den Hauptplatz ein, während im zweiten Teil die praktische Tendenz dieses Buches in den Vordergrund tritt. Wenn in einzelnen Kapiteln auf die technischen Fragen ein grösserer Nachdruck gelegt worden ist, so mag dies in erster Linie darin seine Erklärung finden, dass die Kenntnis der chemischen Vorgänge respektive der mechanischen Einrichtungen auch für uns Aerzte notwendig ist. Doch ist dieses Buch nicht allein in der Absicht entstanden, seinen Leserkreis nur unter Aerzten zu finden, sondern es soll auch Feuerwehren, Betriebsleitungen in Bergwerken, Gasanlagen und chemischen Fabriken, wie die grundlegenden Untersuchungen von Brat es zeigen, Nutzen bringen und zur Orientierung dienen. Hat sich doch die Sauerstofftherapie zu einem wesentlichen Faktor in der Samariter-Fürsorge herausgebildet.

Zum Schluss möchte ich noch den Wunsch aussprechen, dass das Werk dieselbe Aufnahme finden möge, wie alle anderen unter v. Leydens Aegide entstandenen Handbücher. Wie es mein Wunsch war, als Herausgeber dieses Handbuch meinem inniggeliebten Lehrer, dessen Assistent ich 10 Jahre sein durfte, zuzueignen, so begrüssten alle Mitarbeiter es mit Freude, ihm in gleicher Weise ihre Verehrung bezeugen zu können. Ernst v. Leyden, dem Altmeister der Therapie, sei dieses Werk gewidmet.

Max Michaelis.

Inhalts-Verzeichnis.

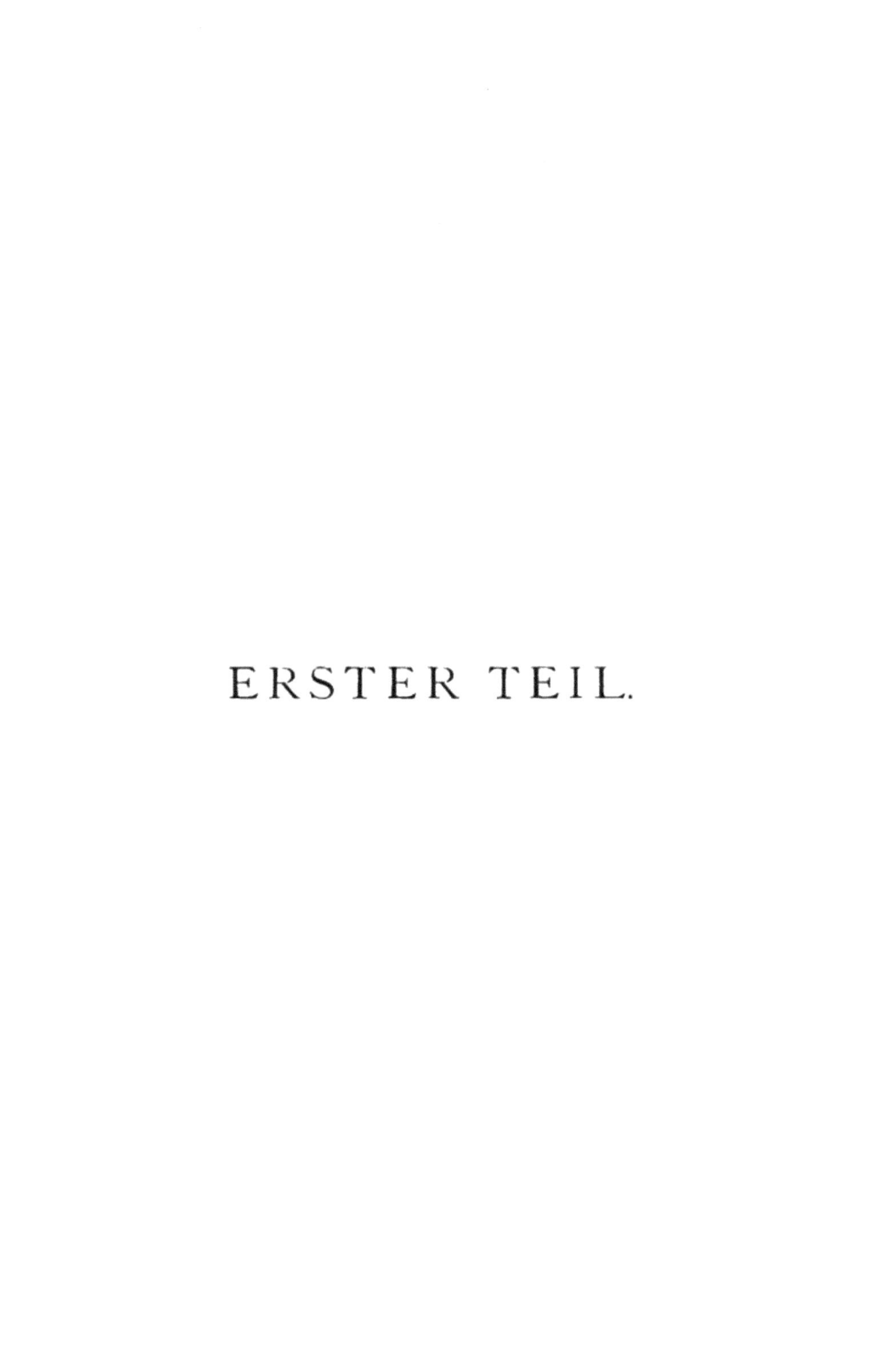

ERSTER TEIL.

Einleitung.

Die Sauerstoff-Therapie, d. h. die Verwendung des Sauerstoffs zum Zwecke der Krankenbehandlung ist ebenso alt, wie die Entdeckung des O selbst durch Priestley und Lavoisier. Diese beiden grossen Entdecker hatten die Bedeutung des O für Atmung und Leben erkannt, ebenso bekannt war die Tatsache, dass durch Entziehung des O bei der Atmung der Tod durch Erstickung eintreten musste. Mit dem grössten hoffnungsreichen Enthusiasmus traten beide an die Verwendung dieses „Pabulum vitae" für die Zwecke der Heilkunst heran. Einzelne Experimente und Beobachtungen am Krankenbette schienen die hohen Erwartungen zu bestätigen. Allein es dauerte nicht lange, so trat ein Rückschlag ein, die Sauerstofftherapie ging mehr und mehr zurück. Trotzdem sie in einzelnen Fällen mit auffallendem Erfolge herbeigezogen war, konnte sie sich das Vertrauen der Aerzte nicht erwerben. Eine Zeit lang, in den sechziger Jahren des vorigen Jahrhunderts, hob sich wieder ihr Ansehen, angeregt durch die wichtige Entdeckung des Ozon durch Schönbein. Dr. Lender suchte um diese Zeit durch künstlich hergestelltes Ozonwasser die Sache zu fördern, auch Waldenburg trat für den therapeutischen Wert des O ein. Wichtiger war die von W. Kühne angeregte und in Gebrauch gezogene Verwendung des O bei Kohlenoxydvergiftung mit einigen glänzenden Erfolgen in Experiment und Praxis. In dieselbe Zeit, 1866/67, fallen meine ersten therapeutischen Versuche mit O, welche ich auf der medizinischen Klinik zu Königsberg anstellte (1867); trotz ihrer ermutigenden Wirkungen habe ich dieselben nicht fortgesetzt, abgehalten durch andere Arbeiten.

Um diese Zeit war das Ansehen der O-Therapie entschieden im Rückgang. Die Gründe dafür waren mehrfacher Art. Nicht wenig waren es die übertriebenen Anpreisungen, welche die O-Therapie als Panacee fast für alle und jede Krankheit erklären wollten, während die praktische Erfahrung nur vereinzelte Fälle von hervorragender Heilwirkung verzeichnen konnte. Vor allem aber lag die Ursache des genannten Rückganges in der Schwierigkeit der Herstellung des O, welche umständlich, zu unvollkommen und zu teuer war, um in grösserem Umfange praktisch verwendet zu werden. Eine Reindarstellung des O stiess im Anfange des vorigen Jahrhunderts auf die grössten Schwierigkeiten, und nicht selten geschah es, dass der O infolge seiner Fabrikation durch den Arzt selbst mit irrespirabeln Gasen vermengt war, der Art, dass die Einatmung solchen Fabrikates die entgegengesetzten Resultate hatte, als die gewünschten. Ebenso unvollkommen war der Transport des Gases und endlich die für die Zwecke der medizinischen Anwendung benutzten

Apparate waren so unvollkommen, dass sie zu einem grossen Teile den erhofften therapeutischen Nutzen des O aufhoben.

Endlich last not least — die medizinische Wissenschaft, in ihrer damals hyperkritischen, gerne ablehnenden Richtung — verhielt sich auch hier ablehnend. Die physiologischen Untersuchungen jener Zeit kamen fast ausnahmslos zu dem Resultat, dass in Fällen von Sauerstoffmangel der Respirationsorgane resp. des Blutes die Sauerstoffatmung keine wesentliche Besserung für die Aufnahme des O und die Abgabe des CO_2 herbeiführen konnte, überhaupt wäre sie nicht imstande, in den bestehenden Verhältnissen des Atmungsprozesses wesentliche Aenderungen herbeizuführen. Wozu, musste man sagen, eine Methode für Heilzwecke verwenden, wenn die physiologische Wissenschaft nachgewiesen hatte, dass sie in den bestehenden Verhältnissen nichts wesentliches ändern und nichts nutzen konnte.

So ging die O-Therapie besonders gerade in Deutschland zurück. In anderen Ländern wie Frankreich, England, Russland, Oesterreich, Italien hielt sich indessen ihr Ansehen in der Praxis. Wir mussten hören, dass gerade bei hochgestellten Persönlichkeiten in ihrer letzten Krankheit die Erleichterung der Atembeschwerden durch O-Inhalation versucht und gefunden wurde.

Im vergangenen Jahrzehnt habe ich mich der O-Therapie von neuem angenommen und sie auf der I. med. Klinik wieder in Anwendung gezogen. Insbesondere hat Herr Prof. M. Michaelis, der Herausgeber dieses Werkes, als Assistent der I. med. Klinik sich mit derselben eingehend beschäftigt, sie bei zahlreichen Kranken seiner Abteilung angewendet, ihre Wirkungen beobachtet und die Technik durch eine eigene von ihm angegebene Atemmaske verbessert. Ueber seine Beobachtungen hat er auf dem Kongresse für Innere Medizin 1900 und in den folgenden Jahren in der Medizinischen Gesellschaft, im Verein für Innere Medizin und in dem der Charitéärzte berichtet. Die von ihm angestellten wissenschaftlichen Untersuchungen sind zum Teil bereits publiziert. Wir waren nicht überrascht, alsbald einzusehen, dass die therapeutische Einwirkung des O eine viel grössere und wohltätigere ist, als man vorher geglaubt hatte. Freilich als Specificum für bestimmte Krankheiten konnte und sollte sie nicht gelten. Aber sie vermochte einen der wesentlichsten vitalen Vorgänge, die Atemnot in Krankheit zu verbessern, sie vermochte eine evidente Cyanose zu heben (freilich zunächst nur auf kurze Zeit) und die demnächst drohende Erstickung abzuwenden.

Schon unsere ersten Erfahrungen auf der I. med. Klinik hatten zur Folge, dass auch von anderen Seiten, von Klinikern und Aerzten die Anwendung des O von neuem in Aufnahme kam, und dass neue, wissenschaftlich experimentelle Untersuchungen angestellt wurden, welche auch von dieser Seite ein ermutigendes Resultat hatten.

Es kam hinzu, dass die früher bestehenden, oben angeführten Schwierigkeiten für die Fabrikation des O beseitigt waren, so dass es der chemischen Technik unschwer gelang, den O in fast absolut reinem Zustande (mit nur geringen Mengen N gemischt) zu liefern und zwar zu einem so wesentlich herabgesetzten Preise, dass jetzt der Liter eines fast absolut reinen O nicht mehr als $\frac{1}{2}$ Pfennig kostet. Ein weiterer Fortschritt ist durch die Verbesserung der Apparate zur Einatmung gegeben worden. Dazu kam als bedeutsame Förderung, dass die wissenschaftlich experimentellen Arbeiten über die Wirkung der O-Einatmung nun zu wesentlich besseren, positiven Resultaten kamen, welche nunmehr die rationelle wissenschaftliche Grundlage für die Praxis zu geben haben. Erweitert wurde die Anwendung des O durch neue

Methoden, um denselben dem Organismus auf verschiedenen Wegen beizubringen: mit der Nahrung, vom Darm aus, Einführung in den Blutkreislauf durch venöse Injektion, subkutane und intrapleurale Einspritzung.

Endlich kam uns die praktische Technik zu Hilfe. Die Feuerwehr wandte die O-Inhalation an, um ihre Dienstmannen in gefährdeten Situationen zu schützen und zu retten, der Luftschiffer kann mit O-Inhalation in noch höhere Luftregionen emporsteigen, welche ihm ohne dies versagt wären. Endlich ist die desinfizierende Kraft des O zur Reinigung von Flüssigkeiten (besonders Mineralwasser) von Zersetzungsprodukten herbeigezogen.

Auf solche Weise ist die Anwendung des O zu therapeutischen und im Anschluss daran auch zu technischen, hygienischen Zwecken eine sehr verbreitete und anerkannte geworden. Der Zeitpunkt ist gekommen, wo es geboten erscheint, die klinisch-therapeutischen Erfahrungen, sowie die Ergebnisse der physiologischen Untersuchungen und die technischen Erfahrungen und Erwerbungen zu sammeln und zu einer Monographie zu bearbeiten. Ich begrüsse es mit Freuden, dass Herr Prof. Michaelis diese Ausführung in die Hand genommen und dass er ausgezeichnete, auf diesem speziellen Gebiete bereits verdiente, hervorragende Mitarbeiter gefunden hat. Ich zweifle nicht, dass dies Werk einem entschiedenen Bedürfnisse der Wissenschaft und Praxis entspricht, und ich zweifle ebensowenig, dass es gerade in den Kreisen der Aerzte Beifall und Anerkennung finden wird.

Berlin, im November 1903.

E. v. Leyden.

I.

Geschichte der Sauerstofftherapie.

Von

J. Pagel.

Mit einem gewissen Nachdruck hat E. v. Leyden in seiner schlichten, aber gehaltvollen Kaiser-Wilhelm-Akademie-Rede vom 2. Dezember 1902 das therapeutische Denken als ein Merkmal der gegenwärtigen Medizin betont. Soll dies in allem Ernst als ihr Ruhmestitel gelten, so ist um der historischen Wahrheit und Gerechtigkeit willen daran zu erinnern, dass sich hierfür eine fast unmittelbare Kontinuität bis in das letzte Drittel des 18. Jahrhunderts zurückverfolgen und nachweisen lässt. Denn worauf sonst waren die Systeme jener Zeit, der Brown'sche Schwindel, der Mesmerismus, die Homöopathie etc. gerichtet als auf therapeutische Ziele, die den eigentlichen Kern und das Wesen dieser Theorieen bildeten? Wie sehr die ärztlichen Geister jener Zeit von „therapeutischem Denken" geleitet und beherrscht wurden, wie sehr dieses den Angelpunkt ärztlicher Bestrebungen auch damals schon bildete, beweist recht deutlich die Tatsache, dass man sich beeilte, die beiden wunderbaren Kraftformen, mit denen die Naturwissenschaft am Ende des 18. Jahrhunderts bekannt wurde, Elektrizität und Sauerstoff, in den Dienst der Heilkunst zu stellen.

Die Geschichte der Sauerstofftherapie ist hierfür kennzeichnend: sie ist fast genau so alt als die Entdeckung selbst.

1777 hatte Priestley zuerst seine Beobachtung veröffentlicht, die bald darauf von Scheele, der neueren Forschungen zufolge das Gas schon vor Priestley und unabhängig von diesem entdeckt, aber seinen Fund zu publizieren unterlassen hatte, und von Lavoisier bestätigt resp. erweitert wurde. Diese Arbeiten waren kaum bekannt geworden, als man begann, die Entdeckung auf ihren Wert für die Heilkunst zu prüfen. Kein geringerer als Priestley selbst ist es, der auch hierfür die Priorität beansprucht. Bei verschiedenen Einatmungsversuchen hatte er das Gefühl, als ob ihm seine Brust leichter würde und er bequemer Atem holen könnte. An Mäusen konnte er nachweisen, dass sie ceteris paribus dreimal so lange in der „dephlogistisierten" als in gewöhnlicher Luft lebten. Priestley erkannte auch bereits die rötende Kraft für das dunkle venöse Blut, und es ist lehrreich zu erfahren, dass er mit genialem Instinkt schon Indikationen und Kontraindikationen für den Sauerstoff formulierte, die abstractis abstrahendis unseren gegenwärtigen Anschauungen sich nähern. Danach würde die neue Luftart nützlich sein, um eine unvollkommene Verbrennung zu vollenden, die gewöhnliche Luft zu ergänzen, der Asphyxie vorzubeugen, resp. sie zu heilen, d. h. Scheintote wiederzubeleben; dagegen könnte, zu lange angewendet, der Sauerstoff die Verbrennung übertreiben und konsumptiv wirken, eine Ursache der Abzehrung bilden. Priestley empfahl bereits Sauerstoff zur Reinigung der Luft in den Hospitälern.

Von hier ab datieren, wie bemerkt, die Anfänge der Sauerstofftherapie. Ihre Geschichte lässt sich zwanglos in zwei Perioden teilen: eine ältere des rohen klinischen Empirismus, beginnend mit Enthusiasmus und überspannten Hoffnungen, nach kaum drei Jahrzehnten mit Misserfolg und Entsagung endend, und eine jüngere, in die zweite Hälfte des 19. Jahrhunderts fallende, einsetzend mit Kritik und Skeptizismus, nüchtern und fast schüchtern die Prüfung des Mittels wieder aufnehmend, es allmählich in physiologischem Experiment und klinischer Erfahrung rehabilitierend und post tot et tanta in weiser Beschränkung seine Bedeutung im Heilschatz für ganz bestimmte Indikationen, wie es scheint, für immer mit souveräner Geltung sichernd.

Dank namentlich den Arbeiten der letzten Jahre handelt es sich bei dem Sauerstoff jetzt nicht mehr um ein in seinen Wirkungen noch angezweifeltes oder unentschiedenes, sondern um ein endgiltig nach allen Richtungen hin geprüftes, genau gekanntes und mit Indikationen und Kontraindikationen festgesichertes Mittel, und es muss als ein unbedingtes Verdienst der v. Leydenschen Schule gelten, deren Bemühungen um die wissenschaftliche Begründung der physiologisch-diätetischen Therapie darin einen neuen Erfolg verzeichnen, dass für den Sauerstoff der Circulus therapiae sich wieder geschlossen hat. — Zwischen beiden Perioden liegt als eine ziemlich isolierte Phase der auf deutschem Boden vorübergehend eingetretene Ozonrausch, der eine besondere Würdigung erheischt.

In gewissem Sinne kann man allerdings auch von einem Sauerstoffrausch sprechen. Denn sogleich nach seiner Entdeckung bemächtigte sich eine geradezu epidemische Schwärmerei für den Sauerstoff der Forscher und Forschungen aller Länder. Der Abbé Fontana in Florenz (1776), ein hervorragender Naturforscher, der berühmte Spallanzani, der Graf Morozzo in Turin, der Professor der Pharmacie Macquer in Paris, Achard in Berlin u. v. A. wiederholten die Experimente Priestley's und konnten seine Beobachtungen bestätigen. Morozzo stellte fest, dass Sauerstoff imstande sei, asphyktische Tiere ins Leben zu rufen. Macquer empfahl Sauerstoff als Lebensrettungsmittel bei Asphyxie durch mephitische Gase. Die ersten rein therapeutischen Versuche am Menschen machte Chaussier bereits um 1780 bei Dyspnoe der Phthisiker und bei asphyktisch geborenen Kindern. Zu diesem Zwecke konstruierte und beschrieb Chaussier einen besonderen Kehlkopftubus. 1783 berichtete Caillens über zwei durch Einatmung von reinem Sauerstoff angeblich geheilte Phthisiker. In der Doktordissertation von Alexandre Poulle (Montpellier 1784) kommt bereits die Uebertreibung zu vollem Ausdruck, deren sich die ersten Experimentatoren bei der therapeutischen Würdigung des Sauerstoffs schuldig machten. Poulle rühmte ihn als unfehlbares Mittel gegen Pest und gegen Fieber und Infektionskrankheiten aller Art. Johann Ingen-housz aus Rotterdam, Arzt in Wien († 1799) studierte die Wirkung des Sauerstoffs zunächst an Pflanzen, die an der Luft der Sonne ausgesetzt wurden und experimentierte dann an seinem eigenen Körper. Er empfahl Sauerstoff ebenfalls gegen maligne Fieber (1783) und riet seinem Kollegen Max Stoll, dem bekannten Hauptvertreter der älteren Wiener Schule, ihn bei seinen eigenen asthmatischen Anfällen zu inhalieren (1784). Ingen-housz war auch einer der ersten, welche eine günstige Wirkung des Sauerstoffs in geeigneter Applikationsform bei unreinen Wunden beobachteten. Mensching pries in seiner Doktordissertation (Göttingen 1787) die Wirkung des Sauerstoffs bei Brustkrankheiten, Phthisis, Asthma convulsivum, biliösen und malignen Fiebern u. a. m. Der schottische Physiologe Edmund Goodwyn in Edinburgh veröffentlichte 1786 eine Abhandlung, in der er, gestützt auf die Ergebnisse des Tierexperiments, Sauerstoff bei asphyktischen Zuständen Ertrunkener empfahl. In einer preisgekrönten Arbeit über Eudiometrie (1787) berichtete der bekannte Genfer Arzt Louis Jurine über eine 31 jährige Schwindsüchtige, die nach sechsmonatlicher Behandlung bei täglich zweimaliger Inhalation einer bestimmten Menge von O soweit sich besserte, dass sie lange Ausflüge zu Pferde machen konnte. Jurine's Spezialkollege Louis Odier verstieg sich später (um 1799) sogar zur Empfehlung des innerlichen Gebrauchs von Sauerstoffwasser (Aqua oxygenata), das er bei Asthma, Hypochondrie, Hysterie, Krämpfen u. dergl. anwandte. Unter den Mitteln, welche 1789 der Arzt Gorcy aus Neu-Breisach in einer Arbeit über die Wiederbelebung Asphyktischer (1789) aufzählte, figurierte bereits der Sauerstoff, der mittels besonderer „pompes apodopniques" eingeblasen werden sollte, eines Apparates, der vom Niederländer van Marum (1793) modifiziert wurde. Heus Courtois schlug behufs bequemerer Applikation des Apparates die einleitende Tracheotomie vor.

An die oben erwähnten Arbeiten von Caillens knüpfte Chaptal (1789) an, der systematische Kuren an Schwindsüchtigen vornahm, wegen der unangenehmen Nebenwirkungen jedoch zu einer Ablehnung des Sauerstoffs gelangte.

Ebenso warnte der bekannte Pariser Chemie-Professor Antoine François Fourcroy, der in den Jahren 1783—89 umfassende und systematische Prüfungen an Schwindsüchtigen anstellte, vor Gebrauch des Sauerstoffs in dieser Krankheit. Er fand in etwa 20 Fällen anfangs Erleichterung der Schmerzen und Milderung mancher Symptome, besonders auch des quälenden Hustens; indessen die Besserung war nur scheinbar: nach einiger Zeit traten reizende Nebenwirkungen, eine Verstärkung der entzündlichen Zufälle und Verschlechterung des Allgemeinbefindens auf. Für die Schwindsucht wurden diese Angaben von C. L. Dumas bestätigt. Fourcroy sah dagegen sehr günstige Wirkungen von Sauerstoffinhalationen bei sogenannten „adynamischen" Krankheiten, bei Bleichsucht, Skrofulosis, Skorbut, in manchen Fällen von englischer Krankheit, von „feuchtem Katarrh" und asthmatischen Zuständen.

Es währte nicht lange und man versuchte die gesammelten praktischen Erfahrungen in den Schnürstiefel der theoretischen Spekulation zu pressen, die Sauerstofftherapie zu einer Sauerstoffpathologie zu modeln. Eine im zweifachen Sinne pathologische Theorie wurde an den Sauerstoff geknüpft. Es sollten gewisse Krankheiten von Mangel an O resp. Ueberfluss an N herrühren. Es entstand eine förmliche pneumatische Schule. Die alte posthippokratische Sekte der Pneumatiker schien ihre Wiederauferstehung in modernisierter Form zu feiern. Die belebende Kraft des O bewährte sich besonders an dem Berliner Extraordinarius Gottfried Christian Reich (1799), mit dessen von der preussischen Regierung angekaufter resp. mit einem Jahresgehalt dotierter „Erfindung" (im wahrsten Sinne des Worts) diese Theorie den Gipfelpunkt des Unsinns erklommen hatte. So wollte Thomas Trotter (London 1792) den Sauerstoff deshalb beim Skorbut anwenden, weil er die Ursache dieser Krankheit vom Mangel an Sauerstoff ableitete. Vor allem aber tritt in dieser Richtung hervor der Engländer Thomas Beddoes, der als der eigentliche Begründer dieser neuen pneumatischen Schule anzusehen ist. Beddoes (1754 bis 1808) stammte aus Shiffnal in der Grafschaft Shrop (Wales), war eine Zeit lang Professor der Chemie in Oxford und später Arzt in Bristol. Hier gründete er 1795 ein pneumatisches Institut. Beeinflusst von Girtanner's ganz willkürlicher Hypothese, wonach Sauerstoff das Wesen der Reizbarkeit begründete — Girtanner hatte u. a. auch behauptet, dass Sauerstoff dem Pockengift die Ansteckungsfähigkeit raube — basierend ferner auf der Tatsache, dass das Oxygenium das vitale Prinzip der Luft bilde, stellte Beddoes ausgedehnte Versuche mit Inhalationen eines Gemisches von atmosphärischer Luft und Sauerstoff in stärkerer Konzentration bei Asthma, Chlorose, Skorbut an und gelangte zu höchst abenteuerlichen Anschauungen. Die Schwindsucht wollte er vom Ueberflusse, Skorbut und Verfettung vom Mangel des Sauerstoffs ableiten. Ueberraschende Erfolge wurden aus diesem Institut berichtet bei Schwindsucht, Skorbut, Syphilis, Gicht, Chlorose, Asphyxie, nervösem Asthma, allgemeiner Schwäche, besonders der Verdauungsorgane, bei gewissen Vergiftungszuständen, wie nach Opiumgebrauch u. s. w. und diese Erfolge wurden durch Zeugnisse von anderer Seite bestätigt. Tiberius Cavallo und James Watt in Birmingham, der bekannte Erfinder der Dampfmaschine, stellten pneumatische Apparate her und suchten die Vorrichtungen zum Atmen verschiedener künstlich bereiteter und gemengter Gasarten („reduced atmospheres", „factitious airs") zu verbessern. Auch diese Autoren gelangten zu einer günstigen Beurteilung der Heilwirkung des Sauerstoffs. John Rollo, Arzt der englischen Flotte, später Oberarzt des Militärspitals in Woolwich, stellte Versuche mit dem Sauerstoff bei Diabetes an. Auch Rollo wurde ein einseitiger Vertreter der neuen Anschauungen. Er leitete alle Krankheiten vom Mangel resp. Uebermass des Sauerstoffs her und teilte die Arzneien in solche mit oxydierender und desoxydierender Kraft. Aehnlichen Grundsätzen huldigte Jean Baptiste Théodore Baumès, in dessen Theorie der Sauerstoff das nosologische Prinzip bildete. Baumès verteidigte die Anwendung der Lebensluft in der Schwindsucht, bei Engbrüstigkeit und Scheintod. Zu Gunsten dieser Anschauungen fiel nicht wenig die Autorität Alexander von Humboldt's ins Gewicht, der 1796 den O verwendete, um Bergwerksarbeitern in schlecht ventilierten Gruben den Aufenthalt zu ermöglichen und in seinen „Versuchen über die gereizte Muskel- und Nervenfaser" (Bd. II. 1799. S. 904) ebenfalls die die Lebensprozesse günstig beeinflussende Kraft des O betonte.

Auch der bekannte Wiener Arzt Pascal Joseph de Ferro aus Bonn (1753—1809) gehört zu den Anhängern der Sauerstofftherapie, die er besonders bei chronischen Lungenkrankheiten schätzte. Dass die „pneumatische Medizin" in einem grossen Kreise von Aerzten bereits feste Wurzeln gefasst hatte und einen integrierenden Bestandteil der damaligen Schulmedizin bildete, beweist die Tatsache, dass verschiedene Doktordissertationen fast gleichzeitig sich mit der neuen Lehre beschäftigten, so die von Ward, Hill, Münchmeyer, Sander, van Toulon, Hoechstetter, Ferd. Günther, die alle in die Jahre 1801—1802 fallen. (Vergl. Bibliographie im Anhang.)

Andererseits fehlt es auch nicht an Opposition. Zu ihren Vertretern gehören u. a. Marcus Herz, Minderer (1790), Mühry (1796), Scherer, Charles Platt. Der letztgenannte bekämpfte besonders die Behauptung, dass Sauerstoff bei der Behandlung der Syphilis Nutzen leiste.

Es scheint, als ob die Argumente der Gegner von grösserer Ueberzeugungskraft gewesen sind als die der Freunde und die ganze O-Therapie schliesslich in ihrem eigenen Fette erstickt ist (s. v. v.). Am Anfang des 19. Jahrhunderts hörten allmählich die Publikationen darüber ganz auf. Die masslosen Uebertreibungen auf der einen Seite, mit denen man in dem Sauerstoff ein Universalheilmittel hatte sehen wollen, die verschiedenen Widersprüche in den Beobachtungen andererseits, namentlich aber wohl die Nachweise kompetenter Experimentatoren (Lavoisier, Seguin u. a.), dass der erhöhte Sauerstoffgehalt der Luft die Oxydationsprozesse im gesunden Organismus nicht wesentlich beeinflusse, führten schliesslich zu der erklärlichen Reaktion und bereiteten der neuen Therapie ein frühzeitiges, unverdientes Ende. Die Zeit mit ihrem Mangel einer exakten Methodik am Krankenbette hatte sich für die Prüfung und wissenschaftliche Begründung des Sauerstoffs als eines in gewissen Fällen unbedingt brauchbaren und wertvollen Mittels noch nicht als reif erwiesen. Die erste Periode der Sauerstofftherapie schliesst sonach mit einem Stillstand der Forschung, wenn man will, mit einem kläglichen Fiasko.

Für die ärztliche Kunst war bis auf weiteres der Wert des O zu einer O-Grösse degradiert.

Aber der O hatte seine Lebenskraft doch noch nicht eingebüsst. Zunächst tauchten hier und da immer wieder schüchterne Versuche auf, ihn am Krankenbette zu verwerten. Einen willkommenen Anlass hierzu boten u. a. die Choleraepidemieen der Jahre 1831, 1848, 1850. Verschiedene und besonders französische Autoren, wie Millingen, Foy, Sandras, Coster, Bories, Martin Saint-Ange, de Smyttère (sie sind sämtlich in der Arbeit von de Laveysse, – vergl. Bibliographie im Anhang — zitiert), auch Deutsche, wie Schwarz, v. Huebbenet u. a. wollten von Sauerstoffinhalationen eine belebende Wirkung im asphyktischen Stadium der Cholera beobachtet haben. 1846 empfahl Quesneville, dem Organismus in geeigneten Krankheitsfällen Sauerstoff künstlich zuzuführen, 1848 pries Bousquet das Mittel zur Einatmung beim Kroup. Casorati hatte angeblich einen Fall von Albuminurie mit O-Inhalationen zur Heilung gebracht. Vereinzelte Publikationen beweisen, dass der Sauerstoff als Heilmittel nie ganz in Vergessenheit geraten war.

Dass diese Therapie wieder zu neuem Leben erwacht ist, haben verschiedene Umstände bewirkt. Erstens die 1840 veröffentlichte Entdeckung des Ozons durch Schönbein. Ozon erwies sich bekanntlich als eine aktive Form, als verstärkte, potenzierte Modifikation des Sauerstoffs, und der Wunsch, ihn praktisch auf seine Heilkraft zu erproben, musste naturgemäss wieder dem Sauerstoff eine grössere Aufmerksamkeit zulenken. Zweitens die Einführung der Aether- resp. Chloroformnarkose um 1846—47. Auch diese grosse, für unsere Kunst so segensreiche Neuerung sollte sich der Sauerstofftherapie als neuer, wirksamer Hebel erweisen. Die öfteren, besonders zu Anfang noch häufigeren Asphyxieen, die im Gefolge der Narkosen eintraten, liessen in den Einatmungen von Sauerstoff ein kräftiges und völlig zuverlässiges Gegenmittel, das mit Unrecht vernachlässigt war, schätzen. Endlich sind der Rehabilitierung der Sauerstofftherapie zu gute gekommen die allgemeinen Fortschritte in der Klinik überhaupt, die durch die Inaugurierung physikalischer und chemischer Methodik am Krankenbette erst ihren wissenschaftlichen Charakter erhalten und damit auch therapeutischen Neuerungen eine festere Grundlage gegeben hat. Wie infolgedessen die Inhalationstherapie überhaupt allmählich volles Bürgerrecht im Heilschatz gewann und diese den Sauerstoff zu Ehren brachte, so hat andererseits in einer begreiflichen Wechselbeziehung auch seine Einverleibung sich als nicht zu unterschätzende Bereicherung und Stütze jener im Wandel der Zeit erwiesen, als ein recht nützliches Glied an dem Organismus der Atmungstherapie.

Wie bereits zu Anfang bemerkt, hat in allerjüngster Zeit die exaktere Pflege der physikalischen Heilmethoden durch von Leyden und seine Schule nicht unwesentlich dazu beigetragen, dass der Sauerstoff als therapeutisches Agens die ihm zukommende Stellung erhalten hat. Auch die Vervollkommnung der Technik in der Sauerstoffapplikation ist im wesentlichen ein Verdienst v. Leyden'scher Schüler.

Ueberblickt man die Literatur, so zeigt sich, dass von der Mitte des vorigen Jahrhunderts ab die der therapeutischen Prüfung des Sauerstoffs gewidmete Arbeit von Jahr zu Jahr ein immer lebhafteres Tempo angenommen hat. Das Ergebnis liegt in einer kaum zu überwältigenden Literatur vor. Die Zahl der Arbeiten ist im Laufe der Jahre so gestiegen, dass der Historiker es sich versagen muss, jene alle Revue passieren zu lassen und lediglich sich auf die Würdigung derjenigen Publikationen zu beschränken hat, welche für die weitere Entwickelung der Therapie von Bedeutung gewesen sind, ihr neue Gebiete erschlossen, oder frische Gesichtspunkte eröffnet oder sonstige Anregungen von schöpferischer Kraft gegeben haben. Nur insoweit sind auch die rein physiologischen Arbeiten hier heranzuziehen, als sie die Kritik der therapeutischen Ergebnisse gefördert, vertieft und der klinischen Beurteilung die unentbehrliche Grundlage gesichert haben.

Von diesem eklektischen Standpunkte aus treten für die erste Zeit der „Wiederaufnahme des Verfahrens" vor allem die Arbeiten von drei Autoren in den Vordergrund, diejenigen des Engländers S. B. Birch (um 1850—1870), des Franzosen Jean-Nicolas Demarquay (1811—1875) in Paris und des Deutschen Constantin Lender (1820—1888) in Berlin und Kissingen. Ihre Arbeiten beanspruchen zweifellos in der bezüglichen Literatur eine markante Stelle. Das Hauptverdienst der genannten drei Autoren um die Wiederbelebung der Sauerstofftherapie liegt in der Tatsache, dass sie über diesen Gegenstand mit einer gewissen Beharrlichkeit gearbeitet, den Wert des Mittels mit Nachdruck betont und ein stattliches Material — kasuistisches, physiologisches, klinisches, literarhistorisches — zur objektiven Beurteilung, sei es im positiven oder auch negativen Sinne beigebracht haben.

Die ebenso zahl- als umfangreichen Forschungen dieser Männer und deren Ergebnisse bilden gleichsam den Krystallisationskern, um den sich dann alle gleichzeitigen und späteren Arbeiten gruppiert haben. In seiner ersten Publikation teilt Birch als Beleg für die blutreinigende Wirkung des Sauerstoffs einen Fall von sekundär-syphilitischem Hautgeschwür und einen solchen von chronischer Furunkulose mit, wo 2 Monate resp. 14 Tage lang täglich wiederholte Inhalationen Heilung bewirkten. Nach Birch passt Sauerstoff für alle Fälle, wo das Venensystem das arterielle überwiegt, also bei Gicht, bei Krankheiten des Hirns, der Lunge, Leber, Milz, des Pfortadersystems, des Uterus, der Ovarien etc. Alle diese Affektionen sollen angeblich günstig beeinflusst werden. Namentlich fand Birch die gute Wirkung in einzelnen Fällen dann, wenn Sauerstoff in niedrigerer Temperatur als die der umgebenden Luft geatmet wurde. Nach Birch wirkt O keineswegs unter allen Umständen exzitierend, sondern sedierend. Zur bequemen Verabreichung empfahl er die Aqua oxygenata saturata, zur Inhalation Oleum ozonisatum in Verdünnung mit atmosphärischer Luft. 1869 machte er sogar den seltsamen Vorschlag, O dem Magen in Form des sogenannten „oxygenated bread" zu inkorporieren,

d. h. eines mit Sauerstoff imprägnierten Brotes. Die Herstellung desselben erfolgte in der Weise, dass ein Teil der im gebackenen Brot enthaltenen Kohlensäure und atmosphärischen Luft vermittelst einer Luftpumpe extrahiert und dafür O substituiert wurde. Birch rühmt den Gebrauch dieses imprägnierten Sauerstoffsbrotes besonders bei Verdauungsstörungen infolge nervöser Schwäche und bei Beeinträchtigung der Assimilation. Schon ein kleiner Bissen sollte genügen, Inappetenz zu beseitigen oder bei krankhaft gesteigertem Appetit ein Gefühl von Völle im Epigastrium zu erzeugen. — Vielleicht sind es Birch's Arbeiten gewesen, die bei Bouchardat den Gedanken angeregt haben, dass Sauerstoff bei Diabetes zur schnelleren Verbrennung des Zuckers im Blute nützliche Dienste leisten könne.

Durch Pravaz' Arbeiten über komprimierte Luft beeinflusst, widmete speziell der Franzose Demarquay der „Pneumatologie médicale" ein zusammenfassendes grösseres Werk, das auch für den bezüglichen Teil bei Waldenburg die Hauptquelle bildet[1]) und in dem er die Sauerstofftherapie eingehend würdigt. Demarquay experimentierte an sich und einigen Schülern (Leconte, de Laveysse), ferner an Tieren und sah Erfolge bei Phthisis, Asthma, Herzkrankheiten, Blutarmut, Anämie infolge von Blutverlusten (nach Entbindungen etc.), beim Skorbut, bei adynamischen Fiebern, Skrofulose, Asphyxie, Vergiftungen, gewissen Formen von Diabetes, Gangraena senilis etc. Angeblich wurde auch in einem Falle von Hydrocele nach Injektion von O in die Tunica vaginalis Heilung erzielt. Teilweise gelangten zu ähnlichen Empfehlungen mehrere von Demarquay's Landsleuten bezw. Schülern. So sah Foneras gute Wirkungen von Sauerstoffbädern bei Gangraena senilis, Bérenger-Férand behandelte Diabetes mittels O-Inhalationen, Brichetau erzielte von O-Bädern bei Altersbrand in solchen Fällen einen Nutzen, wo die Anwendung frühzeitig vor Verstopfung der Hauptarterie erfolgte. Léon de Laveysse, der in seiner wertvollen kritisch gehaltenen These auch die Literaturgeschichte berücksichtigt, beobachtete zusammen mit Demarquay bei verschiedenen äusseren und inneren Affektionen tonische Wirkungen von O, besonders bei Kachektischen, die aus irgend einem Grunde sich hatten einer Operation unterziehen müssen. De Laveysse empfahl die Aqua oxygenata saturata bei Atonie des Magens und Darms, bei Dyspepsia flatulenta der Hysteriker, ferner in der Rekonvaleszenz von schweren Krankheiten. Der bekannte Kliniker Constantin Paul in Paris fand die Einatmung des Gases in hohem Grade wirksam in einem Fall von Asphyxie im Gefolge von Lungen- und Hirnkongestion, sowie in einem Fall von Koma nach Opiumvergiftung, wo Atropininjektionen nichts geholfen hatten; nach Einatmung von 15 Litern O erfolgte sofort Rückkehr des Bewusstseins, ebenso in einem Fall von Rauchvergiftung. Paul berichtete ausserdem noch über Erfolge in einem Fall von Emphysem bei einer jungen Frau und kommt schliesslich in seiner längeren Publikation nach eingehender historisch-kritischer Musterung eigener und fremder Kasuistik zu folgenden Ergebnissen: 1. Sauerstoff ist kein Gift; man kann ohne Gefahr während mehrerer Tage je 30 Liter inhalieren. 2. O ist ein kostbares Mittel bei asphyktischen Zuständen, besonders bei accidentellen Suffokationen, Strangulation, Vergiftungen durch Gase, durch toxische Dämpfe u. s. w. 3. O ist ferner wertvoll bei Attacken von nervösem Asthma, bei feuchten Katarrhen mit Emphysem. 4. O ist wertlos bei Phthisis. 5. Er bringt Erleichterung resp. vorübergehende Besserung bei Albuminurie. 6. desgleichen

---

1) Leider stand mir Demarquay nicht zur Verfügung.   Pagel.

bei Diabetes. 7. Er ist souverän bei lokaler Gangrän, vorausgesetzt, dass arterieller Verschluss noch nicht eingetreten ist.

Zu den im grossen ganzen massvoll und kritisch gehaltenen Arbeiten der genannten französischen und englischen Autoren bieten einen gewissen Gegensatz diejenigen des Deutschen Lender insofern, als dieser Autor von Einseitigkeit und Uebertreibungen sich nicht völlig frei zu halten verstanden hat. Lender war es, der bei seinem Versuch, der Sauerstofftherapie von neuem auch in Deutschland einen Boden zu bereiten, besonders die Heilwirkungen des Ozons ins Auge fasste und diese zum Ausgangspunkte seiner Beobachtungen machte. In Wort und Schrift trat er Jahre hindurch bis zu seinem Lebensende zielbewusst und mit grosser Lebhaftigkeit für den Sauerstoff in Form des Ozons als Heilmittel ein. Nach Lender bewirken Ozonatmungen rasche Beseitigung akuten oder chronischen Sauerstoffmangels, Herabsetzung oder Aufhebung der Reflexerregbarkeit, Steigerung der Bildung von Blutkohlensäure etc. Darauf basierte Lender die Empfehlung von Ozoninhalationen bei Dyspnoe, Asthma, Asphyxie, Anämie, Chlorose, Folgen der Verblutungen, Krämpfen, Neuralgieen, Lähmungen etc. — Intermittens, auch perniziöse Formen desselben werden entweder allein durch Ozon, selbst da, wo das Chinin versagt, oder in Kombination mit Chinin radikal geheilt. Diese Wirkung wollte Lender mit der Fähigkeit des Ozons erklären, das Malariagift zu verbrennen. Ueberhaupt, erklärte Lender, sei Ozon imstande in ruhenden Körpern die Verbrennungsprozesse zu steigern, Giftstoffe im Blute und affizierten Organen zu oxydieren und so unschädlich zu machen. Nach Lender ist Ozon mit der kohlensäureaustreibenden Kraft des gewöhnlichen Sauerstoffs ausgestattet und infolgedessen nützlich bei Leuchtgasvergiftung, äusserlich und innerlich verwendet bei Altersbrand, gewöhnlicher Gangrän, bei Karbunkel, bei verschiedenen fieberhaften Zuständen. Nach Lender ist Ozon eine wahre Panacee, ein „remedium excitans, desinficiens, antispasmodicum, tonicum". Die Einseitigkeit des Autors hatte diese Vielseitigkeit seines Mittels verschuldet.

Dass Ozon schliesslich selbst bei Ozaena Anklang finden konnte, sei en passant erwähnt. Vielleicht wirkt dies niedliche Kuriosum ozonisierend auf die Herzen derer, denen das Prinzip „similia similibus" selbst vom etymologischen Standpunkte als unfehlbares Dogma gilt.

Es unterliegt keinem Zweifel, dass, wie Waldenburg mit Recht tadelt, diese seltsamen Auswüchse, diese künstlich geschraubten, zum Teil der reellen Basis entbehrenden und in der Luft schwebenden Erklärungsversuche der Sache ungemein geschadet haben. Fast hätten sie die ganze Sauerstofftherapie wieder einmal vernichtet und ihr ein Begräbnis bereitet, wenn nicht die Forscher durch Lender's Uebertreibungen in keiner Weise von weiterer ruhiger und nüchterner Arbeit sich hätten abschrecken lassen. Beweis genug, dass tatsächlich die Sauerstofftherapie bereits auf einer gesunden und festen Grundlage ruhte.

Von wertvollen Einzelarbeiten der letzterwähnten Kategorie, die auch für die literarhistorische Betrachtung über das gewöhnliche Niveau hinausragen, seien verzeichnet die für den Sauerstoff günstigen Beobachtungen von Leyden und Jaffé bei Gangrän und putrider Bronchitis, von Linas und Sieveking bei Kohlenoxydvergiftungen, von verschiedenen amerikanischen Autoren, H. Andrew Smith, T. D. Crothers, Jerome Smith, Peaslee, Janorin u. a. bei Intoxikationen, gewissen Herzaffektionen, Lungenhyperämie u. s. w. Nach Beobachtungen von R. Gutteridge erwies sich Sauerstoff in manchen Krankheiten als Stimulans ohne nachfolgende Depression, besonders bei Neuralgieen mit allgemeiner Schwäche; bei entzündlichen Lungenaffektionen hielt dagegen dieser Autor das Mittel für kontraindiziert. H. Cahen empfahl Sauerstoffinhalationen bei Variola confluens und haemorrhagica gegen die venöse Hyperämie des Gehirns infolge aufgehobener Hautatmung des Gesichts.

Zur weiteren Förderung und wissenschaftlichen Vertiefung bezw. Befestigung der Sauerstofftherapie trugen besonders die experimentellen Arbeiten von rein physiologischer Seite bei. Während nach P. Bert's Untersuchungen Sauerstoff ein gefährliches Gift für den tierischen Organismus sein, und bei direktem Kontakt die Zellen töten sollte, verteidigten Henri Aune und G. Hayem gegenteilige Anschauungen. Aune, in dessen Fällen 100 und mehr Liter O p. d. geatmet wurden, beobachtete Steigerung des Appetits und der Assimilation, Tendenz zur Zunahme des Körpergewichts, Gefühl von leichtem Rausch, Ameisenkriechen, erhöhte Respirations- und Pulsfrequenz etc. Hayem sah einen günstigen Einfluss bei Chlorotischen und Personen mit Verdauungsstörungen besonders in antiemetischen Effekten. O ist daher nach Hayem indiziert bei schmerzhafter Dyspepsie ohne akute Schleimhautläsionen, bei Magenerweiterung, Vomitus gravidarum, Urämie. L. Doreau rühmte Sauerstoff-Inhalationen bei septischen Zuständen, Blasenkatarrh, Decubitus und bei langsamer Deferveszenz im Abdominaltyphus. Binz erkannte die schlafmachende Wirkung der ozonisierten Luft, die von Filippoff bestritten wurde, der in Dogiel's Laboratorium in Kasan an Menschen und Tieren experimentierte und sich vom physiologischen Standpunkte aus gegen das Mittel aussprach. Auf Grund von Tierversuchen empfahl Jules Loysel dringend Sauerstoff-Inhalationen bei Asphyxie der Neugeborenen. Günstige Wendungen nach Sauerstoffapplikation bei purulenter und putrider Infektion wurden auf der Péan'schen Klinik von Larrivé beobachtet, ebenso von demselben Autor die tonisierende Wirkung in einem Fall von Tumor albus. Die Angaben von Barbolain bezüglich der günstigen Beeinflussung atonischer Geschwüre durch O-Applikation wurden von Ollivier, Vidal, Nicaise und für die Ophthalmia purulenta und blennorrhagica von Baldy bestätigt (de Laveysse). — Bald nach Inaugurierung der Bakteriologie begegnet man in der Literatur auch vereinzelten Prüfungen der O-Wirkungen auf Bakterien (Buchner, Sonntag). Bemerkenswert durch ihre reiche Kasuistik ist die Arbeit von D. Astley Gresswell in London, der 588 Scharlachkranke mit Sauerstoffwasser und Sauerstoffinhalationen behandelte. Er fand das Sauerstoffwasser durstlöschend, Uebelkeit beseitigend, Appetit anregend, die Inhalationen nützlich bei schwerem Kollaps, urämischem Koma und Komplikationen seitens der Lunge, auch in der Rekonvaleszenz schlecht genährter Kranker.

Mehr dem Gebiet der Inhalationstherapie im weiteren Sinne gehört die Arbeit des Amerikaners Bleyer an, der Ozondämpfe bei Diphtherie und Pharynxkrankheiten verwendete. Eine originelle Neuheit in der Applikationsweise bildet die Empfehlung eines anderen Amerikaners, Kellogg, von Sauerstoffklystieren. 1883 veröffentlichte Kirnberger Erfolge bei Leukämie und Georg Sticker 1886 eine ebenfalls günstige Beobachtung bei einer leukämischen Person aus der Giessener Klinik, während Pietzer nur eine Besserung, aber keine Heilung eintreten sah. Die von Sticker begonnenen Untersuchungen auf der Giessener Klinik setzte Honigmann 1891 fort. Dieser Beobachter konnte einen günstigen Einfluss auf den Stickstoffwechsel bei chlorotischen und anämischen Individuen feststellen.

Hiermit haben wir bereits die Schwelle des letzten Jahrzehnts des vorigen Jahrhunderts überschritten. Im Gegensatz zum 18. Jahrhundert, das mit einem

Todesurteil für die Sauerstofftherapie endigte, erhebt sich jetzt die literarische und praktische Arbeit über den Sauerstoff zu immer grösserer Fülle. Die Tatsache, dass die Forschung hierüber nicht ruht, sondern allmählich zu einem breiten Strom anwächst, spricht an sich schon zu Gunsten des Mittels, für das u. a. namentlich Ephraim, Neumann und Landi eintraten, während Kraus und Chvostek zu den Vertretern der Opposition gehörten. Mehr und mehr spitzen sich die Anschauungen in deutlicher und überwiegender Einstimmigkeit auf die Verteidigung des Sauerstoffs als eines souveränen Antidots gegen Koma bei gewissen Vergiftungen und gegen Asphyxieen aller Art zu. Diese Indikationen ergaben sich als Hauptresultat der 1894—1895 erfolgten Publikationen von Thomson, Mery, Ashburn, S. S. Strycker und Macalister (vergl. Bibliographie im Anhang).

In das Jahr 1895 fällt die bemerkenswerte Arbeit des Berliner Physiologen A. Loewy, der vom theoretischen Standpunkte u. a. auch auf den Nutzen des O als eines Antidyspnoicum in einer abnorm sauerstoffarmen Atmosphäre, z. B. gegen die Beschwerden der Bergkrankheit, ferner für solche Fälle hinwies, wo die O-Zufuhr zu den Geweben durch mechanische Hindernisse beeinträchtigt ist, wie bei Erkrankungen der Luftwege, Bronchitiden, Katarrhen der kleinsten Bronchien, Asthma bronchiale, Stenosen, Fremdkörpern etc. Allerdings wendet Loewy auch ein, dass der respiratorische Gaswechsel in weiten Grenzen unabhängig ist von der respirierten Luft und dass die Vermehrung der Luft bis über das Doppelte mit O weder Kohlensäureausscheidung noch Sauerstoffzunahme zu ändern vermögen.

Die allerjüngste Phase in der Geschichte der Sauerstofftherapie ist an Vertreter der v. Leyden'schen Schule geknüpft. Es ist das Verdienst namentlich des Herausgebers des gegenwärtigen Werkes, auf Anregung von v. Leyden auf dessen Klinik an einem umfangreichen Material von neuem eine systematische Prüfung des Materials vorgenommen und in verschiedenen grösseren Publikationen seine Bedeutung unter exakter Präzisierung und Umgrenzung der Indikationen nachdrücklich betont zu haben. Während E. Aron, G. Klemperer mit ihrem wesentlich negativen Standpunkte in C. Speck's Ausführungen eine Stütze fanden, wonach „es zweifellos ist, dass die veränderte Lungenventilation und auch die Atemgymnastik ganz ausser stande sind, an unserem O-Verbrauch und an unseren Stoffwechselvorgängen etwas zu ändern," lauten die Beobachtungen und Mitteilungen von Brat (für die Methämoglobinvergiftung), E. v. Leyden, Schliep, Prochownik, Hagenbach-Burckhardt (Beobachtungen an Kindern), Albert Salamonski u. a. überwiegend günstig.

Ist auch schliesslich von der unübersehbaren Fülle der praktischen und literarischen Arbeit, die der Sauerstoff hervorgerufen hat, nur ein Teil geblieben, welcher dauernde Bedeutung beansprucht, und haben sich auch von den vielen Hoffnungen, mit denen man die Entdeckung des Mittels begrüsste, in dem man zeitweise eine wahre Lebensluft, ein neues Verjüngungsmittel, eine Panacee von universellem Wert gefunden zu haben glaubte, wenige erfüllt, so ist doch immerhin etwas geblieben, das nicht zu unterschätzen ist. Hierin teilt der Sauerstoff das Schicksal einer Reihe anderer, allmählich in harten Kämpfen für und wider dem Heilschatz einverleibter und Gemeingut unserer Kunst gewordener Mittel, ja, man darf sagen, das Schicksal der Therapie selbst. In dem Entwickelungsgange der Medizin haben bekanntlich die Zeiten therapeutischer Polypragmasie mit denen des Nihilismus oft genug gewechselt. Die kritiklose Begeisterung, mit der man in menschlich verständlicher Einseitigkeit und

Hoffnungsfreudigkeit flugs so manches neue Mittel aufgriff, musste nicht selten
ebenso schnell ebenso kritikloser Absage und Enttäuschung weichen, und so
pendelte die Kurve der Meinungen hin und her, bis ruhige, nüchterne Erwägungen platzgriffen und in dem vermeintlich Wertlosen, bereits für den
Wurf über Bord preisgegebenen Gut rechtzeitig noch so manches Körnchen
Gold erkannten und retteten.

Bibliographie und benutzte Literatur.

1) Achard, Franz Carl, Ueber die Natur der fixen Luft. Journ. litt. de Berlin 1775.
— 2) Derselbe, Chym.-physical. Schriften. Berlin 1780. — 3) Acheson, J. C., Sauerstoffinhalationen gegen Dyspnoe bei Herzkrankheiten. Amer. Times. I. 20 vom 17. Nov.
1860 (zitiert nach Canstatt's Jahresber. 1861. V. S. 111.) — 4) Albrecht (Neuenburg),
Ueber Einatmung reinen Sauerstoffs zur Anregung des Stoffwechsels bei Blutarmen und
Rekonvaleszenten jugendlichen Alters. Jahrb. f. Kinderheilk. XVIII. S. 1. (Vortr. a. der
Salzburger Naturf.-Vers. 1882.) — 5) Alyon, Pierre-Philippe, Essai sur les propriétés
médicinales de l'oxygène. Paris 1799. — 6) Ananoff (Tiflis), Ueber die Wirkung von
Sauerstoffgas auf die erhöhte Reflexerregbarkeit. Centralbl. f. d. med. Wiss. 1874. No. 27.
S. 417. — 5) Araki, T., Ueber die chemischen Aenderungen der Lebensprozesse infolge
von Sauerstoffmangel. Zeitschr. f. physiol. Chemie. 1894. XIX. S. 422 (nebst Bemerkungen von F. Hoppe-Seyler.) — 6) Aron, F., Ueber Sauerstoffinhalationen. Vortr., geh. in
der Berl. med. Ges. am 15. Mai 1901. Berl. klin. Wochenschr. No. 20 u. Diskussion dazu
No. 37. — 7) Ashburn, P. M. und S. S. Stryker (Philadelphia), Inhalations of oxygen
in two cases of opium poisoning. Am. Med. News. 1894. July 26. p. 96. — 8) Aune,
Henri, Des effets physiologiques des inhalations d'oxygène d'après des expériences exécu-
tées sur lui-même par l'auteur. Paris 1880. Thèse V. u. 33 pp. — 9) Baldy, De l'eau
oxygénée. Paris 1883. — 10) Barbolain, Jean Baptiste, Etude sur l'eau oxygénée.
Paris 1883. Thèse. 44 pp. — 11) Baring, Der Luftsauerstoff in Beziehung zur Hygiene.
Hannoversche Zeitschr. f. Heilk. 1866. No. 4. — 12) Baumann, Eugen, Zur Kenntnis
des aktiven Sauerstoffs. Zeitschr. f. physiol. Chemie. 1881. V. 152. — 13) Baumès, J.
B. T., De la phthisie pulmonaire. Montpellier 1798. — 14) Derselbe, Traité élémentaire
de nosologie, contenant une exacte classification de toutes les maladies, Montpellier 1806.
— 15) Beddoes, Thomas, Notice of some observations made at the medical pneumatic
Institution. Bristol 1799. Salzburger med. chir. Zeitg. 1800. Bd. III. — 16) Derselbe,
Considerations on the medicinal use of factitious airs. Bristol 1794—96; deutsch von Zolli-
kofer. Halle 1796. 17) Derselbe, A letter to Erasmus Darwin on a new method of
treating pulmonary consumptions. Bristol 1793, deutsch: Leipzig 1794. — 18) Derselbe,
Observations on the nature and cure of calculus, seascurvy, consumptions etc. London
1793. — 19) Berend, Ueber Ozontherapie. Deutsche Klinik. 1872. No. 12. S. 122. —
20) Bérenger-Féraud, Note sur les inhalations d'oxygène dans le traitement du diabète.
Bull. d. thér. LXVII.; Union méd. 1864. No. 121. — 21) Bert, P., De l'action de
l'oxygène sur les éléments anatomiques. Compt. rend. 1878. Bd. 86. No. 8. — 22) Binz,
C., Ozonisierte Luft, ein schlafmachendes Mittel. Berl. klin. Wochenschr. 1882. No. 1 u. 2.
S. 6 u. 17. No. 43. S. 645. — 23) Derselbe, Die Wirkung ozonisierter Luft auf das
Gehirn. Berl. klin. Wochenschr. 1884. No. 40. S. 633. — 24) Birch, S. B., Lancet II.
1857 vom 5. Aug. — 25) Derselbe, Brit. med. Journ. 1859 vom 24. Dez. u. 31. Dez.
(zitiert nach Canstatt's Jahresberichten.) — 26) Derselbe, Oxygen gas as a therapeutic

agent. Brit. med. Journ. 1867 vom 18. Mai. p. 567. — 27) Derselbe, Action and use of oxygen gas when administred as a therapeutical agent. Brit. med. Journ. 1868 vom 4. u. 11. Oktober. p. 327 u. 348. — 28) Derselbe, Some remarks on the exhibition of oxygen as a therapeutic in connection with a new agreeable and easy form of administration by the stomach. Lancet 1869. I. 10. April. p. 492. — 29) Blakiston, Aubrey, On the use of oxygen in asthma. Brit. med. Journ. 1892. I. vom 6. Febr. p. 269. — 30) Bleyer, J. Mount, Dioxide of hydrogen. The administration in the form of ozonised vapor in the treatment of diphtheria and diseases of pharynx, naso-pharynx, naso-pulmonary and bronchial affections. A new apparatus for the production and inhalation of ozonised vapor. New York Med. Rec. 1887. II. vom 13. Aug. p. 382. 31) Bordier, H., Valeur des différents modes de production de l'ozone; action physiologique, bactériologique et thérapeutique de l'air ozonisé. Lyon. méd. 1900. No. 52. p. 632. — 32) Bousqet, De l'emploi de l'oxygène contre le croup. Bull. de l'acad. nat. de méd. 1848. No. 27 (zitiert nach Canstatt's Jahresber. 1848. V. S. 132.) — 33) Bral, H., Ueber gewerbliche (Methämoglobin-) Vergiftungen und deren Behandlung mit Sauerstoff-Inhalationen. Deutsche med. Wochenschr. 1901. No. 19. S. 197; No. 20. S. 320. — 34) Brichetau, Sur l'emploi de l'oxygène etc. Bull. de thér. LXX. 1866. p. 158. — 35) Buchheim, R., Ueber die therapeutische Verwendung des Sauerstoffs. Arch. f. exper. Pathol. u. Pharmakol. 1875. IV. H. 2. S. 142. — 36) Buchner, E., Ueber den Einfluss des Sauerstoffs auf Gährungen. Zeitschr. f. physiol. Chemie. 1885. IX. S. 380. — 37) Buresi, P., Sugli effetti terapeutici dell' inalazione dell ossigeno. La nuova Liguria med. 1872. No. 2 (zitiert nach Virchow-Hirsch, Jahresber. v. 1872. I. 336). — 38) Cahen, H., Zur Behandlung der Pocken. Berl. klin. Wochenschr. 1871. No. 26. — 39) Caillens, Gaz. de santé 9. mars 1783 (zitiert nach De Laveysse p. 17). — 40) Casorati, Gazz. med. federat. Lombard. 1852. No. 19. 32 (zitiert nach B. Schuchardt, Handbuch der allgemeinen und speziellen Arzneimittellehre. Braunschweig 1858). — 41) Catlin, A. W., Oxygen as a distinct remedy for diseases and life saving agent in extrem cases. New York Med. Rec. 1891. II. v. 26. Aug. p. 236. — 42) Cavallo, Tiberius, An essay on the medicinal properties of factitious airs. London 1798. Deutsch von Scherer: Leipzig 1799. — 43) Chaptal, J. A. C., Elémens de chimie. Paris 1790. — 44) Derselbe, Ann. de chimie. 1789. IV. p. 21. — 45) Chaussier, F., Mém. sur l'air inflammable. Journ. phys. 1777. — 45a) Derselbe, Mém. de la Soc. r. d. méd. 1780—1781. — 46) Coster, J. C., Mém. lue à l'acad. d. méd. de sc. et l'acad. d. méd. 1832 (zitiert nach de Laveysse). — 47) Courtois, Heus, Mém. sur l'asphyxie 1790. — 48) Crequy, Deux observations d'asphyxie traitée par l'oxygène. Gaz. méd. d. Paris 1869. No. 49. p. 656. — 49) Derselbe, Deux cas d'asphyxie traités par l'inhalation d'oxygène. Bull. gén. de thér. 1871 vom 30. Juni p. 460. — 50) Crothers, T. D. (Albany, N. Y.), Oxygen gas as a medicine. Philad. Med. a. Surg. Rep. 1871 vom 1. Juli p. 3. — 51) Dall' Oppio, Luigi, L'ozono appunti critici ed alcune esperienze. Bologna 1875. 105 pp. — 52) Davidsohn, Zur Technik der Sauerstoffinhalation. Ther. Monatsh. 1901. Heft 7. — 53) Day, J., On the application of ozone to sanitary purposes. Lancet 1866. I. No. 5. — 54) Demarquay et Leconte, Recherches sur l'oxygène au point de vue physiologique et thérapeutique. Compt. rend. 1864. LVIII. p. 196 u. 278. — 55) Demarquay, Jean-Nicolas, Essay de pneumatologie médicale. Recherches physiologiques, cliniques et thérapeutiques sur les gaz. Paris 1866. p. 563—822: deutsch bearbeitet v. Oscar Reyher: Leipzig und Heidelberg 1867. S. 189—280. — 56) Dogiel (Kasan), Körpertemperatur und Zirkulationsgeschwindigkeit unter dem Einfluss der Einatmung von reinem Sauerstoff und von atmosphärischer Luft. Gaz. lek. VIII. Bd. XV. No. 26. 1873 (zitiert nach Virchow-Hirsch, Jahresber.). — 57) Derselbe, Ueber Ozon und seine Wirkung auf das Blut. Ctrlbl. f. med. Wissensch. 1875. No. 30. p. 499. — 58) Doreau, L., Contribution à l'étude de l'oxygène en thérapeutique. Paris 1881. Thèse. 136 pp. in 4°. — 59) Dumas, Charles-Louis, Principes de physiologie ou Introduction à la science ex-

périmentale etc. Paris 1800. — 60) Derselbe, Journ. phys. méd. 1800. Juni. p. 449. —
61) Du Mont, Carl, Chronische Ozonvergiftung. Greifswald 1892. Dissert. 47 pp. — 62)
Dupont, M., De l'oxygène à l'état naissant. Bull. gén. de thér. 1887 v. 15. Oct. p. 300.
— 63) Derselbe, Indications des inhalations d'oxygène. Bull. de thér. 1889 v. 30. März.
p. 258. — 64) Engler, C., Historisch-kritische Studie über das Ozon. Leopoldina 1879.
— 65) Ephraim, Ueber Sauerstofftherapie. Berl. Klinik. 1890. Heft 19/20. — 66) Ewart,
Wm., A note on hypodermic injection of oxygen gas and of solutions of peroxide of hydrogen. Brit. med. Journ. 1900. II. p. 1099. — 67) Farrington, Opium poisoning, administration of oxygen. Philad. Med. Times 1873 vom 23. August. — 68) Ferro, Pascal
Josef de, Versuche mit neuen Arzneimitteln. 1. Teil. Wien 1793. — 69) Derselbe, Ueber
die Wirkungen der Lebensluft. Wien 1793. — 70) Filippoff, M., Zur therapeutischen
Bedeutung von Sauerstoff und Ozon. Pflüger's Archiv. Bd. 34. 1884. p. 335. — 71) Fi-
nazzi, L., Azione dell' acqua ossigenata sul sangue. Sicilia med. II. Fasc. 9. 1891; Ann.
d. chim. p. 368. — 72) Fontana, Felix, Recherches physiques sur la nature de l'air déphlogistique et de l'air nitreux. Paris 1776. — 73) Foss, K. (Driburg), Sauerstoff in der
Krankenpflege. Zeitschr. f. Krankenpflege. 1900. S. 237. — 74) Foucras, De la gangrène
spontanée dite senile et de son traitement par les bains d'oxygène. Paris 1865. Thèse. —
75) Fourcroy, Antoine François, Mémoire sur les propriétés médicinales de l'air vital.
lue à la Soc. royale de méd. Paris 1789. — 76) Derselbe, Sur la coloration des matières
végétales par l'air vital. Ibid. 1789. — 77) Derselbe, La médecine éclairée par les
sciences physiques. Paris 1791 (auch u. d. T.: Journal des découvertes relatives aux diffé-
rentes parties de l'art de guérir. T. I—IV. Ibidem. 1792). — 78) Derselbe, Mém. sur
l'application de la chimie à l'art de guérir. Paris 1798. — 79) Francis, Lancet 1858. I.
vom 11. März (zitiert nach Caustatt's Jahresber. 1858. V. S. 89). — 80) Gaudin, A.,
Sur l'emploi de l'oxygène mêlé à l'air atmosphérique dans la respiration. Compte rend.
T. LXXVIII. 1874 p. 1233. — 81) Gautier, Asphyxie durch Kohlenoxyd, Einatmung von
Sauerstoff. Referat in Ther. Monatsh. 1887. — 82) Girtanner, Christoph, Anfangsgründe
der antiphlogistischen Theorie. Göttingen 1792. — 83) Derselbe in Voigt's Magazin für
das Neueste aus der Physik u. Naturgeschichte X. Stück 1. p. 183. 1794. — 84) Gmelin,
J. F., Ueber die neueren Entdeckungen in der Lehre von der Luft und deren Anwendung
auf Arzneikunst. Berlin 1784. — 85) Goodwyn, Edmund, De morbo et morte submersorum
investigandis. Edinburg 1786. — 86) Derselbe, The connection of life with respiration
or an experimental inquiry into the effects of submersion, strangulation etc. London 1788.
— 87) Gorcy, Pierre-Christophe, Mémoire sur les différents moyens de rappeler à la vie
les asphyxiques. Journ. gén. de méd. 1789. — 88) Gresswell, D. Astley, The therapeutic value of oxygen administered in scarlet fever and in certain morbid conditions inci-
dental thereto. The Practitioner. London 1888. Oct.-Nov. 24/321. — 89) Günther, Fer-
dinand, Darstellung einiger Resultate, die aus der Anwendung der pneumatischen Chemie
auf die praktische Arzneikunde hervorgehen. Marburg 1801. — 90) Derselbe, Diss. de
aëris in corpus humanum effectu nec non de methodo species gassium variis in morbis appli-
candi. Marburg 1801. — 91) Gutteridge, R., The inhalation of oxygen in the traitment
of disease. Glasg. med. Journ. 1871. Nov. p. 69. — 92) Gyurkovechky, Victor v., Beiträge zur therapeutischen Anwendung des Sauerstoffs. Wien. med. Presse. 1889. No. 25/26.
p. 1030/1068. — 93) Haeser, Lehrbuch der Geschichte d. Med. 3. Aufl. Bd. II. Jena
1881. p. 738—741. — 94) Hagenbach-Burckhardt, Ueber Sauerstoffinhalationen bei
Kindern. Jahrbuch f. Kinderheilk. Bd. 54. H. 4. 1901. — 95) Hahn, Lucien (Paris),
L'oxygène et son emploi médical depuis sa découverte. Janus, Arch. internat. pour l'hist.
de la méd. 1899. IV. p. 6—13 u. 57—63 nebst 2 Abb. von Scheele und seinem Monument.
— 96) Hayem, G., Sur les effets physiologiques et thérapeutiques des inhalations d'oxygène. Compt. rendus 1881. CXII. 18. p. 1060. — 97) Herz, Marcus, Briefe an Aerzte.
Berlin 1777—84. — 98) Hill, Daniel, Beobachtungen und Versuche über die Heilkraft des

Sauerstoffs oder der Lebensluft. A. d. Engl. v. E. H. G. Münchmeyer. Göttingen 1801. —
99) Hoechstetter, Diss. sistens chemiae pneumaticae rationem ad scientiam medicam.
Jena 1802. — 100) Honigmann, Georg (Giessen), Beitrag zur Kenntnis der Wirkung von
Sauerstoff-Einatmungen auf den Organismus. Zeitschr. f. klin. Med. 1891. XIX. H. 3.
S. 271. — 101) Derselbe, Zur Therapie der Anaemia splenica. Centralbl. f. inn. Med.
1896. XVII. — 102) Hooper, John, Sauerstoff-Inhalationen bei Neuralgieen. Brit. med.
Journ. 1862 vom 15. März (zitiert nach Canstatt's Jahresberichten). — 103) Huebbenet,
C. v., Bericht über die im Kiew'schen Militärhospital im Jahre 1848 beobachtete Cholera-
Epidemie. Riga 1850. — 104) Huizinga (Groningen), Chemisch-biologische Notizen über
Ozon. Centralbl. f. med. Wiss. 1867. No. 23. — 105) Hüller, Zur Behandlung d. Bleich-
sucht mit Sauerstoff. Deutsche Klinik. 1871. No. 51. S. 469. — 106) Humboldt, Alex. v.,
Ueber die unterirdischen Gasarten und die Mittel, ihren Nachteil zu verhindern. Braun-
schweig 1799. — 107) Ingen-housz, Jan, Account of a new kind of inflammable gaz.
Philos. Transact. 1779. — 108) Derselbe, Experiment upon vegetables, discovering their
great power of purifying the common air in sunshine and of injuring it in the shade and at
night. London 1779. — 109) Derselbe, Vermischte Schriften. Wien 1784. II. S. 387.
— 110) Ireland, W. W., in Edinb. med. Journ. 1863. Fehr. p. 729 (zitiert nach Canstatt's
Jahresber.) — 111) Jochheim, Sauerstoffgas, Ozon und Stickstoffgas. Die Bedeutung derselben als Heilmittel. Darmstadt 1878. 21 Ss. — 112) Jüthe, Deutsche Klinik. 1866.
No. 48 (zitiert nach Virchow-Hirsch, Jahresber.). 113) Jurine, Louis, Mém. sur cette
question: déterminer quels avantages la médecine peut retirer des découvertes modernes
sur l'art de connaitre la pureté de l'air par les differents eudiomètres. Mém. de la Soc. roy.
de méd. 1798. — 114) Kellogg, J. H., Oxygen enemata. Therap. Gaz. 1887. Sept.
p. 589. — 115) Kirnberger, Zur Therapie der Leukämieen und Pseudoleukämieen.
Deutsche med. Wochenschr. 1883. No. 41. — 116) Klemperer, Felix, Ueber Sauerstoff-
Therapie. Ther. d. Gegenwart 1901. Juni. S. 257—261. — 117) Kohn, H., Zur Sauerstofftherapie. Deutsche med. Wochenschr. 1901. No. 29. — 118) Kollmann u. Eckardt,
Die akute Gicht und ihre Behandlung. Münch. ärztl. Intelligenz-Bl. 1869. No. 22. — 119)
Kraus, Fr. und Fr. Chvostek, Ueber den Einfluss der Krankheiten auf den respiratori-
schen Gaswechsel und über Sauerstofftherapie (zitiert nach Virchow-Hirsch, Jahresber.
1891. I. 307/308). — 129) Kühne, W., Ueber die Bedeutung des Sauerstoffs für die vitale
Bewegung. Zeitschr. f. Biol. 1897. Bd. 35. N. F. XVII. S. 43 und 1898. Bd. 36.
N. F. XVIII. p. 425. — 125) Labbé und Oudin, Sur l'ozone considérée au point de vue
physiologique et thérapeutique. Compt. rend. 1891. CXIII. No. 3. p. 141. — 122) Landi,
L. (Perugia), L'ossigeno nella terapia delle malattie gastriche. Riv. gen. di clin. med.
1891. p. 3, Ann. d. chim. April. p. 264. — 123) Lange (Ems), Sauerstoff und Ozon-
sauerstoff. Deutsche Zeitschr. f. prakt. Med. 1876. No. 2. S. 13. — 124) Larrivé, L'eau
oxygénée, son emploi en chirurgie. Paris 1883. Thèse. — 125) Derselbe, Emploi de
l'eau oxygénée en médecine. Compt. rend. de la Soc. de Biol. 1883. p. 189. — 126)
Laschkewitz, W., Sauerstoffinhalationen bei Wasserscheu. Allg. W. Med. Ztg. 1871.
No. 28. — 127) Laveysse, Léon de, Etude physiologique et thérapeutique de l'oxygène.
Paris 1867. Thèse. 98 pp. in 4°. — 128) Lavoisier, Mém. où l'on prouve, par la dé-
composition de l'eau, que ce fluide n'est point une substance simple et qu'il y a plusieurs
moyens d'obtenir en grand l'air inflammable qui y entre comme principe constituant.
Paris 1770. — 129) Derselbe, Réflexions sur le phlogistique, pour servir de développement à la théorie de la combustion et de la calcination publiée en 1777. Ibid. 1783. —
130) Lender, Constantin (Berlin), Sauerstoff und Ozonsauerstoff nebst ihrer Anwendung
bei Verwundeten. Nach einem im Berliner Inhalatorium gehaltenen Vortrage. Berlin 1870.
32 Ss. — 131) Derselbe, Zur Anwendung von Sauerstoff und Ozonsauerstoff. Mitt. aus
d. Praxis. Deutsche Klinik. 1870. No. 38. S. 435. — 132) Derselbe, Zur Bedeutung des
erregten Sauerstoffs. Deutsche Klinik. 1870. No. 52. S. 474. — 133) Derselbe, Zur Be-

handlung chronischer Herzkranker. Berl. klin. Wochenschr. 1871. No. 22. — 134) Derselbe, Zur Behandlung mit erregtem und unerregtem Sauerstoff. Nach einem im Verein f. wissenschaftliche Medizin gehaltenem Vortrage. Deutsche Klinik. 1871. No. 6. S. 54. — 135) Derselbe, Zur Behandlung mit Sauerstoff. Deutsche Klinik. 1871. No. 9, 10, 11, 13, 16, 21, 22, 23. — 136) Derselbe, Zur Bedeutung der Kohlensäure. Ibid. No. 44—46. — 137) Derselbe, Der Giftstoff und der Arzneikörper der Luft. Vortrag. Kissingen 1871. — 138) Derselbe, Zum Wesen und zur Behandlung des Fiebers. Deutsche Klinik. 1872. No. 3, 37, 38. — 139) Derselbe, Das Ozonwasser. Ibid. No. 12 u. 14. — 140) Derselbe, Demonstration neuer Ozon-Apparate u. -Präparate. Verhandl. d. med. Ges. Berlin 1873. I. S. 32 u. 35. — 141) Derselbe, Zur Einführung des Ozons in die Diätetik und Heilkunde. Oesterr. Badezeitung. 1875. — 142) Derselbe, Der Ozon-Sauerstoff. Vortrag. Monatsschr. d. Vereins z. Beförderung d. Gartenbaus in Kgl. Preuss. Staaten. 1875. — 143) Derselbe, Sauerstoff und Ozonsauerstoff. Deutsche Zeitschr. f. prakt. Med. 1875. No. 33. S. 265. — 144) Derselbe, Das unreine Blut und seine Reinigung durch negativ elektrischen Sauerstoff (Ozon). Berlin 1870. — 145) Derselbe, Das atmosphärische Ozon, nach Messungen etc. Deutsche Klinik. 1872. No. 49. — 146) Derselbe, Die Gase und ihre Bedeutung für den menschlichen Organismus mit spektroskopischen Untersuchungen. 1. Teil. Berlin 1885. — 147) Derselbe, Die oxydierende Kraft der Natur oder die Bedeutung des Sauerstoffs. Monatsschr. d. Vereins zur Beförderung des Gartenbaus. Berlin 1876. — 148) Lenz, Sauerstoff und Ozon für die Diätetik und Heilkunde. Nach wissenschaftlichen Quellen dargestellt durch die Gebrüder L. Berlin 1876. 36 Ss. — 149) Lewisson, Zur Frage über Ozon im Blute. Virch. Arch. XXXVI. S. 15. — 150) Leyden und Jaffé, Deutsches Arch. f. klin. Med. 1866. — 151) Leyden, E. v., Ueber Sauerstofftherapie. Chemische u. med. Untersuchungen. Festschr. z. Feier des 60. Geburtstages von Max Jaffé. Sonderdr. Braunschweig 1901. 12 Ss. — 152) Liebig, v., Ueber die Sauerstoffaufnahme in den Lungen bei gewöhnlichem und bei erhöhtem Blutdrucke. Pflüger's Arch. X. 1875. — 153) Limousin, Journ. d. connaissances méd. chir. 1864 u. Bull. de thér. 1864 (zitiert nach Canstatt's Jahresber.). — 154) Derselbe, Wien. med. chir. Rundschau. 1870. Juli. S. 17 (zitiert nach Virchow-Hirsch's Jahresber.). — 155) Linas, Asphyxie lente et graduelle par le charbon; traitement et guérison par les inspirations d'oxygène. Gaz. m. d. P. 1869. No. 18. p. 244. — 156) Lodge, Percy H. (Bradford), The uses of oxygen inhalation. Lancet. 1900. I. 7. April. p. 1002. — 157) Loewy, A., Untersuchungen über die Respiration und Zirkulation bei Aenderungen des Druckes und des Sauerstoffs der Luft. Berlin 1895. — 158) Derselbe, In der Diskussion zum Vortrag von E. Aron. Berl. klin. Wochenschr. 1901. No. 20. — 159) Loysel, Jules, Contribution à l'étude de l'oxygène appliqué au traitement de l'asphyxie et de certains empoissonnements. Paris 1883. Thèse. 76 pp. in 4°. — 160) Lucas-Championnière, Sur la valeur de l'eau oxygénée. Bull. d. l'acad. d. m. 1898. p. 599. — 161) Macalister, Chas., J., Abstract of two cases illustrating the therapeutic value of oxygen. Lancet. 1895. II. 7. Dec. p. 1428. 162) Mackey, Gaz. hebd. de Paris. 1869. No. 20, — 163) Macquer, Pierre Joseph, Dictionnaire de chymie. 2 éd. Paris 1778. — 164) Mensching, Dissertatio physico-medica de aëris dephlogisticati in medicinae usu. Gött. 1787. — 165) Menzies, James, Oxygen gas as a palliative in cardiac and pulmonary dyspnoea. Brit. med. Journ. 1892. II. 24. Dec. p. 1385. 166) Merry, W. J. C., The value of oxygen in opium poisoning. Lancet. 1894. I. Juni 2. p. 1372. 167) Michaelis, Max (Berlin), Ueber Sauerstofftherapie. Zeitschr. f. diätet. u. phys. Ther., herausgeg. von v. Leyden u. Goldscheider. IV. H. 2. Oktober. 1900/1901. S. 122—137. Sonderdr. 16 Ss. — 168) Derselbe, Verhandl. d. XVIII. Kongr. f. innere Med. Wiesbaden. — 169) Michaelis, Ludwig, Sauerstoff-Apparate in der Medizin. Die Krankenpflege, herausgb. von Mendelsohn II. Heft 2. 1902/1903. S. 139—151. Mit 6 Abb. — 170) Millingen, Mém. sur l'inspiration du gaz oxygène comme moyen thérapeutique. Arch. gén. d. méd. 4. Année. T. X. 1826.

— 171) Derselbe, Sur le choléra-morbus. 1831. — 172) Minderer, Beobachtungen, welche den Schaden der reinen Lebensluft in Faulfiebern beweisen. 1790. — 173) Miquel, in Corr.-Bl. d. Vereins für gemeinnützige Arbeiten. 1862. S. 55. — 174) Morozzo, (Moroux), Carlo Lodovico, Graf, Sur la respiration dans le gaz déphlogistique. Journ. phys. XXV. 1784. 175) Mosso, A., Action physiologique et applications thérapeutiques de l'oxygène comprimé. Compt. rend. 1900. CXXXI. No. 10. p. 485. — 176) Muehry, Georg Friedrich, De aëris fixi inspirati usu in phthisi pulmonali. Diss. Göttingen 1796. — 177) Münchmeyer, E. H. G., De viribus oxygenii in procreandis et sanandis morbis. Götting. 1801. — 178) Novumoff, Al. und S. Béliaceff, De l'influence de l'oxygène pur et de l'air atmosphérique sur la température du corps et la vitesse du cours du sang. Journ. de l'anat. et de la physiol. 1875. No. 2. p. 133. — 179) Neumann, Franz, Ueber Sauerstofftherapie nach eigener Methode. Therap. Monatsh. 1891. Okt. S. 530. — 180) Odier, Louis, Instruction sur les moyens de purifier l'air etc. Genève. 1801. — 181) Oppenheim, Ueber neue Anwendungen des Sauerstoffs in Rücksicht auf Gesundheitspflege. Vierteljahrsschr. f. ger. Med. u. öffentl. Sanitätswesen. 1877. Oktober. S. 405. — 182) Oppenheimer (München), Ueber die Anwendung von Sauerstoffeinatmungen bei katarrhalischer Pneumonie. Frankfurt 1896. — 183) Orlandini, Orlando (Florenz), Sul valore delle inalazioni di ossigeno nella cura della glicosuria. Settiman. med. LII. No. 49/50. 1899. — 184) Ozanam, Ch., Comptes rend. LIV. No. 2. 1860 (zitiert nach Canstatt's Jahresber. 1860. V. 146). — 185) Paul, Constantin (Paris), De l'emploi de l'oxygène en thérapeutique. Bull. gén. de thér. 1868. LXXV vom 15. August. p. 97—113. — 186) Pietzer, Berl. klin. Wochenschr. 1887. No. 38. — 187) Platt, Charles, Inquiry into the efficacy of oxygene in the cure of syphilis. London 1802. — 188) Poulle, Alexandre, Positiones chemico-medicae de aëre vitali seu dephlogisticato tamquam novo sanitatis praesidio. Montpellier 1784. — 189) Priestley, Versuche und Beobachtungen über verschiedene Gattungen der Luft. Aus d. Engl. übersetzt v. Gräffer. 1788. Bd. II. S. 105, Bd. III. S. 81. — 190) De l'emploi en médecine du bioxyde d'hydrogène préparé d'après les nouveaux procédés du Dr. Quesnevile. Rev. scientif. 1846. Gaz. d'hôp. 1846 vom 22. Nov. (zitiert nach Canstatt's Jahresber. 1846. V. S. 67). — 191) Read, The Detroit Review of med. 1871. Dec. p. 571. — 192) Reale, E. und G. Boveri, Ueber die im Gefolge von Sauerstoffmangel im Organismus auftretenden Stoffwechselveränderungen. Wien. med. Wochenschr. 1895. No. 24. — 193) Rehn, Behandlung von Leukämie mit Sauerstoff-Inhalationen. Wien. med. Wochenschr. 1888. No. 49. — 194) Reid, Thomas, Essay on the nature and treatment of pulmonary phthisis. Uebers. von Dumas, Lyon 1792. — 195) Renzi, Enrico de (Neapel), Ueber das Ozon. Virchow's Arch. f. path. Anat. u. Physiol. CIV. 1886. H. 1. S. 203. — 196) Richardson, B. J., On the therapeutical values of peroxyde of hydrogene and ozonic ether. Med. Times and Gaz. 1868. p. 661 vom 12. Dez. — 197) Rozier, Journ. de physique. 1784. XXV (enthält die Versuche von Morozzo). — — 198) Sacchi, M. und L. Purgotti (Perugia), Contributo allo studio dell' ossigeno in terapeutica. Morgagni 1889. März. p. 153. — 199) Salamonski, Albert (Berlin), Zur Geschichte der Sauerstofftherapie. Diss. Leipzig 1902. 39 Ss. (von M. Michaelis inspiriert). — 200) Sander, Diss. de aëris oxygenii vi ad procreandos et sanandos morbos. Göttingen 1801. 201) Scheele, Karl Wilhelm, Chemische Abhandlung von der Luft und dem Feuer, nebst Vorbericht etc. von T. Bergman, Upsala und Leipzig 1777. — 202) Scherer, Alex. Nic. von, Cavallo's Versuch über die medizinische Anwendung der Gasarten, nebst Anhängen über das Blut, über Watt's med. pneumatischen Apparat etc. Leipzig 1799 und Salzb. med. chir. Ztg. 1800. — 203) Scherer, Johann Andreas, Ueber das Einatmen der Lebensluft in langwierigen Brustentzündungen. Wien 1793. — 204) Schiferli, Recueil périodique de la Soc. de méd. de Paris. IV. No. 19. — 205) Schliep (Stettin), Der jetzige Stand der Sauerstofftherapie. Ther. Monatsh. 1897. Nov. S. 595. — 206) Schönbein, Chr. Fr., Ueber den bei Elektrolysation des Wassers und dem Ausströmen der gemeinen

Elektricität aus Spitzen bemerkbaren Geruch. Poggendorff's Ann. L. 1840. — 207) Derselbe, Ueber die Anwesenheit des Ozons in der atmosphärischen Luft. Zeitschr. f. Biol.
1867. III. 101—112. — 208) Derselbe, Ueber das Vorkommen des thätigen Sauerstoffs
in organischen Materien. Verhandl. d. Naturf.-Ges. Basel. V. 1868. H. 1. S. 1—57. —
209) Schreiber, Jos. (Aussee), Ueber Ozon in chemischer, physiologischer, klinischer
und morphologischer Hinsicht. Wien. med. Pr. 1872. No. 6, 10, 12—14. — 210) Schulz,
H. (Greifswald), Ueber chemische Ozonvergiftung. Arch. f. experim. Path. XXIX. 1892.
H. 5/6. S. 364. — 211) Schwarz, Zur Behandlung der Cholera. Hufeland's Journ. 1831.
LXXIII. 1. S. 108. — 212) Semple, A., A note of the bacteriological conditions present
in ulcers treated by oxygen gas. Lancet. 1897. I. 29. Mai. — 213) Severini, L., Azione
dell' ossigeno atomico sulla vita dei nervi. Perugia 1873. — 214) Sieveking, Two cases
of suffocation by coal gas treated with inhalation of oxygen gas with occurence of pneu-
monia in one case and recovery in both. Lancet. 1869. I. vom 30. Jan. p. 159. — 215)
Sizer, N. B., Observation de leucocythémie splénique traitée par des inhalations d'oxygène.
Gaz. hebd. d. méd. et chir. 1873. No. 48. — 216) Skerritt, E. Markham, Oxygen gas in
acute respiratory affections. Brit. m. Journ. 1892. I. p. 269. 6. Febr. — 217) Sonntag,
Hermann (Göttingen), Ueber die Bedeutung des Ozons als Desinficiens. Diss. Leipzig. 1890.
44 Ss. — 218) Smith, H. Andrew (New York), On the effect of inhalation of oxygen upon
the pulse. New York. Med. Rec. 1871. I. p. 481, Jan. 21.; Diskussion über diesen Vortr.
Ibid. p. 501 vom 28. Jan. — 219) Derselbe, Dyspnoea versus oxygen. New York. Med.
Gaz. 1871. January. — 220) Speck, C. (Dillenburg), Physiologie des menschlichen
Athmens. Leipzig 1892. — 221) Derselbe, Ueber die Beziehungen des Sauerstoffs zum
gesunden und kranken Organismus. Therap. d. Gegenwart. 1901. Sept. S. 391—401. —
222) Sprengel, Curt, Kritische Uebersicht des Zustandes der Arzneikunde im letzten
Jahrzehnt. Halle 1801. S. 274. — 223) Stabel, Eduard, Das Ozon und seine mögliche
therapeutische Bedeutung. Kreuznach 1883. Mit Holzschn. — 224) Sticker, G., Zur Therapie der Leukämie. Münch. med. Wochenschr. 1886. No. 43/44. — 225) Stiemer, Die
Cholera, ihre Aetiologie und Pathogenese, ihre Prophylaxe und Therapie. Königsberg 1858
(Empfehlung des O.) — 226) Stoker, George, The surgical uses of oxygen gas. Brit. m.
Journ. 1896. II. vom 24. Oct. — 227) Derselbe, Reactions in cases of wounds and ulcers
treated by oxygen gas. Lancet. 1898. II. vom 10. Dez. — 228) Taylor, F., A case of
splenic leuchaemia greatly improved by treatment with inhalations of oxygen and with arsenic. Transact. of the clinic Soc. of Lond. XXVIII. 1895. p. 47. — 229) Thomson, W.
Ernest, The true position of oxygen as a restorative in carbonic acid poisoning. Glasgow.
med. Journ. 1894. Jan. 11. p. 22. — 230) Thompson, W. Gilman (New York), The
therapeutic value of oxygen inhalation. Practitioner. Lond. 1889. Aug. p. 97. — 231) Derselbe, The therapeut. value of oxygen etc. Vortr. in der New York. acad. of med. Med.
News. 1889. I. p. 584 vom 25. Mai; New York. Med. Rec. II. July 6. p. 1. — 232)
Thornton, Robert John, Letters, together with some other papers, supplementary to two
publications on asthma, consumption, fever and other diseases by Thomas Beddoes. Bristol.
1794. — 233) Derselbe, The philosophy of medicine, being medical extracts on the pre-
servation of health and cure of diseases, including the laws of animal economy and the
doctrines of pneumatic medicine. London. 1798. — 234) Thouzet, Essai sur l'inspiration
de l'oxygène, considéré comme moyen préservatif et curatif du choléra morbus et de quelques autres maladies. Paris 1832. 52 pp. — 235) Titus, E. C., A few clinical cases
showing the value of oxygen combined with nitrogen monoxide in the treatment of pulmonary and other troubles. New York Med. Rec. 1889. Oct. 5. p. 370. — 236) Treskatis,
G., Cases treated with oxygen air. New York med. Gaz. 1870. May 21. p. 297. — 237)
Van Marum, Betrachtungen über die zur Wiederbelebung Asphyktischer vorgeschlagenen
Mittel. Deutsch. Harlem 1793. — 238) Van Toulon, Diss. De principii oxygenetici sive
elementi acidifici eximia et amplissima in corpus humanum efficacitate. Ultraject. 1801. —

239) Waldenburg, L., Die lokale Behandlung der Krankheiten der Atmungsorgane. Lehrbuch der respiratorischen Therapie. 2. Aufl. Berlin 1872. S. 690—717. — 240) Waldmann, W., Was sind und wie wirken Sauerstoff-, Ozonsauerstoff-Inhalationen? Zur Klärung dieser Frage. Berlin 1872. — 241) Derselbe, Zur Ozonfrage. Deutsche Klinik. 1872. No. 34. S. 313. — 242) Wallian, Sam. S. (Bloomingdale), Oxygen and some of its compounds as therapeutic agents. New York Med. Rec. 1883. II. p. 455 vom 27. Oct., p. 513 vom 10. Nov. — 243) Derselbe, Further report of oxygen as a therapeutic agent. Ibid. p. 483 vom 31. Oct. — 244) Derselbe, An abused and neglected remedy. Boston. med. a. Surg. Journ. 1888. p. 389 vom 19. April. — 245) Ward, Diss. De medicina pneumatica. Edinburg 1800. — 246) Watt, James, Description of a pneumatic apparatus. Birmingham 1796.

II.

Die physiologischen Grundlagen der Sauerstoff-therapie.

Von

A. Loewy und **N. Zuntz.**

Einleitung.

Es gibt wohl nur wenige Heilverfahren, deren physiologische Grundlage einer so exakten Analyse zugänglich ist, wie die Verwendung des Sauerstoffs zu therapeutischen Zwecken.

Der Sauerstoff ist das unentbehrlichste unserer Nahrungsmittel. Die feste Nahrung können wir einem Menschen wochenlang, das Wasser viele Tage entziehen, ohne unmittelbare Lebensgefahr zu bewirken, bei vollständiger Entziehung des Sauerstoffs dagegen tritt der Tod in wenigen Minuten ein. Dementsprechend reagiert auch unser Nervensystem auf Sauerstoffmangel in der heftigsten nach Abhilfe drängenden Weise: der Sauerstoffmangel, gewöhnlich Lufthunger oder Atemnot genannt, ist ein viel schwereres Leiden als der Hunger nach Speise und Trank.

Da lag es nahe genug, die Erkenntnis, dass die geatmete Luft nur zu $^1/_5$ aus Sauerstoff, zu $^4/_5$ aus indifferentem Gase besteht, in dem Sinne zu verwerten, dass man bei Atemnot der Luft reinen Sauerstoff beimischte oder diesen an Stelle der atmosphärischen Luft einatmen liess. Die genauere Analyse der bei der Sauerstoffversorgung der Organe mitwirkenden Faktoren wird zeigen, weshalb diese Bestrebungen in sehr vielen Fällen ohne Erfolg bleiben mussten. — Gleich hier sei aber die Tatsache betont, dass an dem Gefühl der Atemnot neben dem Sauerstoffmangel auch die Anhäufung der Kohlensäure und anderer bei Muskeltätigkeit besonders reichlich entstehender Stoffwechselprodukte beteiligt ist. Die Wirkungen dieser Stoffe können natürlich durch einseitige Vermehrung der Sauerstoffzufuhr nicht erheblich beeinflusst werden. Andererseits macht die reine einseitige Beschränkung der Sauerstoffzufuhr, wenn sie durch Luftverdünnung oder allmähliches Aufbrauchen des Sauerstoffs aus einem abgesperrten Luftquantum unter Beseitigung der Kohlensäure erfolgt, keine alarmierenden Symptome, ja sie kann, wenn sie nur langsam genug erfolgt, zu einem Erlahmen der Organfunktionen ohne irgend welche vorangehenden Reizerscheinungen führen. — Schon bald nach der Entdeckung des Sauerstoffs entstand aus dem Bestreben, ihn der Heilkunde nutzbar zu machen, ein neuer Zweig der Heilwissenschaft, die Sauerstofftherapie, in der zunächst auf Grund theoretischer, experimentell garnicht gestützter, Erwägungen der Sauerstoff als ein Excitans bei Zuständen von Schwäche, als Tonicum bei verminderter „vitaler Energie", bei „Herabsetzung der Ernährungsprozesse" — Vorgänge, die auch nur naturphilosophisch konstruiert, nicht naturwissenschaftlich festgestellt waren — benutzt wurde.

Welchen Umfang diese therapeutische Bewegung annahm, darüber gibt die vorstehende historische Uebersicht ein klares Bild; insbesondere können die zusammenfassenden Arbeiten von Demarquay (22) und Waldenburg darüber orientieren (113).

Kapitel 1.
Die Oxydationsprozesse und ihre Lokalisation.

Mit dem Beginn einer naturwissenschaftlich exakten Behandlung auch der pathologischen Vorgänge mussten allerdings die Indikationen zur Sauerstofftherapie sich sehr bald eine Einschränkung gefallen lassen. Die Meinung, der Sauerstoff stelle ein Anregungsmittel dar, erwies sich als haltlos und zwar am bestimmtesten auf dem Gebiete, auf dem er am meisten zu wirken befähigt schien, auf dem des Stoffwechsels. Nur bei manchen Blutaffektionen — Chlorose, Leukämie — wird von einigen Autoren auf Grund von Erfolgen bei seiner Verwendung auch heute noch eine fördernde Wirkung auf die Bildung der Blutzellen angenommen. Wäre das zutreffend, so würden wir die eigentümliche Erscheinung haben, dass ein Plus an Sauerstoff ebenso auf die Blutbildung wirken würde, wie ein Minus an Sauerstoff, denn es kann durch die Untersuchungen der letzten Jahre wohl als feststehend betrachtet werden, dass verminderte Sauerstoffzufuhr zu den blutbildenden Organen die Neubildung von Blutzellen anregt. Sowohl Untersuchungen in der verdünnten Luft des Hochgebirges wie in der pneumatischer Glocken haben dies ergeben[1]).

Schon die ersten Autoren, die genauer die Beziehungen des Sauerstoffes zu den Lebensprozessen studierten, Lavoisier und Séguin (69), kamen zu der Ueberzeugung, dass der Sauerstoff nicht den Umfang der Verbrennungsprozesse reguliere, und die umfassenden und mit einer tadellosen Methodik durchgeführten Untersuchungen von Régnault und Reiset (97) befestigten den Satz, dass die Verbrennungsprozesse des tierischen Organismus in ihrer Intensität und Art von der Menge des vorhandenen Sauerstoffes unabhängig seien, wenn dieser überhaupt nur zur Deckung des O_2-Bedarfes ausreiche.

In demselben Sinne fielen die Ergebnisse von Frédéricq, de Saint-Martin (86) und Durig (27) aus; nur nach Paul Bert (7) sollte eine mässige Steigerung des O_2-Gehaltes der Atmungsluft die Verbrennungsprozesse steigern, eine erhebliche sie einschränken. Letzteres haben auch Quinquaud (95), K. B. Lehmann (70) und Hill und Macleod (51) gefunden. Die Steigerung der Oxydationsprozesse bei Zunahme der Sauerstoffdichte bis auf das Dreifache der Norm stützt Paul Bert nur durch wenige und einer scharfen Kritik nicht standhaltende Versuche, so dass wir diesen Teil seiner Angaben durch die späteren zahlreichen und exakten Versuche, welche Kon-

---

1) Die sehr umfängliche Literatur hierüber hat vor kurzem erst H. J. A. van Voornveld zusammengestellt (111).

stanz des O_2-Verbrauches unter diesen Umständen ergeben haben, als widerlegt erachten können.

Auch in Versuchen am Menschen fanden Speck (104—106), Loewy (76), Durig (27), dass Mehrzufuhr von Sauerstoff keine Aenderung des Stoffumsatzes bewirke.

Als Gegenstück zu diesen Untersuchungen fand sich, dass eine Beschränkung der Sauerstoffzufuhr nicht mit einem Sinken des Umsatzes beantwortet werde.

Nicht allein der Sauerstoffgehalt der Lunge, sondern auch der des Blutes kann erheblich sinken, und doch gehen die Verbrennungsprozesse, wie insbesondere die am Menschen ausgeführten Versuche von Loewy (76) ergeben haben, unverändert weiter bis zu der Grenze, an der die Sauerstoffversorgung der Gewebe unzureichend wird; dann tritt, wie später erörtert werden wird, eine Aenderung in der Art der Zersetzungsprozesse ein.

Die Höhe der Zersetzungsprozesse wird also nicht durch die Menge des dem Körper gebotenen Sauerstoffes beeinflusst. — Es wird aber auch der Stoffzerfall überhaupt nicht durch den Sauerstoff angeregt. Selbst bei Abwesenheit freien Sauerstoffes tritt ein Zerfall lebendiger Substanz ein. Das beweisen die Erfahrungen an niedrigsten Lebewesen — Spalt- und Sprosspilzen —, die ein sog. anaërobes Leben führen können, das auch Versuche an Kaltblütern, Fröschen, von Pflüger (92) und Aubert (6).

Wir hatten eingangs erwähnt, dass bei absoluter Absperrung des Sauerstoffs der Tod beim Warmblüter akut, in wenigen Minuten eintritt. Das gilt aber auch nur für einzelne Gewebe, in erster Linie für die graue Substanz der nervösen Zentralorgane. Andere Organe und darunter solche, welche ein sehr lebhaftes Sauerstoffbedürfnis haben, bleiben lange Zeit am Leben und behalten sogar eine gewisse Leistungsfähigkeit ohne Sauerstoff. Am längsten bekannt und am genauesten studiert sind diese Verhältnisse bei den Muskeln, die ja die grösste Menge des aufgenommenen Sauerstoffs bei ihrer Arbeit konsumieren, die aber andererseits bei vollkommenem Fehlen des Sauerstoffs noch erhebliche Arbeitsleistungen vollführen können. — Diese Tatsachen haben L. Hermann (49) zur Aufstellung der Hypothese geführt, es existiere in den Muskeln eine besondere der Krafterzeugung dienende Substanz, welche sich aus Eiweiss, stickstofffreien Stoffen und Sauerstoff aufbaue. Pflüger (92) führte dann den Nachweis, dass Kaltblüter bei niedriger Temperatur viele Stunden lang leben und sich im Wesentlichen normal verhalten, wenn auch die letzte Spur freien Sauerstoffs aus dem Blute und den Geweben entfernt ist. Er stellt auf Grund einer grossen Anzahl von Tatsachen und daran sich knüpfender Ueberlegungen den Satz auf, dass die Lebensenergie und die Arbeitsleistungen des Körpers durch die Dissoziation komplizierter, sich ständig zersetzender und durch Aufnahme von Nährstoffen und Sauerstoff sich regenerierender Moleküle entstehe. Diese Anschauung lässt wohl die Möglichkeit zu, dass nach vorangegangenem Sauerstoffmangel, wenn die vitalen Dissoziationen noch nicht ganz erloschen sind, eine Wiederherstellung der lebenden Moleküle durch Sauerstoffzufuhr erfolgen könne, sie harmoniert aber nicht mit der im folgenden noch zu besprechenden Annahme, dass reichliche Sauerstoffzufuhr einen Vorrat an derartigen sauerstoffreichen Molekülen schaffen könne.

Die Umsetzungsprozesse der lebenden Organismen sind also abhängig vom Verhalten des lebendigen Protoplasmas und ihr Umfang allein von seinem Reizzustande. Diese Umsetzungen verlaufen im Sinne einer Oxydation, sie brauchen Sauerstoff, der in genügender Weise herbeigeschafft werden muss.

Das Wesen der Sauerstofftherapie auf diesem Gebiete kann demnach nur in dem Bestreben liegen, bei mangelhafter Sauerstoffzufuhr zu den Geweben eine ausreichende Mehrzufuhr zu erreichen, und sie wird nur da wirksam sein, wo eine solche Mehrzufuhr gelingt. Aber eine gesteigerte Zufuhr von Sauerstoff zur Lunge, dieser normalen Eintrittspforte, ist durchaus nicht in allen Fällen imstande, auch den Geweben eine grössere Sauerstoffmenge zur Verfügung zu stellen und auf deren Sauerstoffmangel günstig einzuwirken. Es kommt hier sehr wesentlich darauf an, wodurch die mangelhafte Sauerstoffversorgung der Gewebe bedingt ist, ob durch pathologisches Verhalten der Respiration oder des Blutes oder des Blutkreislaufes.

Daraus ergeben sich ganz spezielle Indikationen für die Verwendung des Sauerstoffes als Heilmittel. —

Die Anschauung, dass die Stoffwechselprozesse in sehr weiten Grenzen unabhängig vom Sauerstoffvorrat des Körpers ablaufen, hat erst langsam allgemeine Anerkennung gefunden und bis in die jüngste Zeit erhoben sich Stimmen dafür, dass gesteigerte Sauerstoffzufuhr auch gesteigerten Verbrauch erzeuge.

Diese Meinung beruht jedoch auf einer falschen Deutung des gefundenen Tatsachenmaterials. — Geht man von der Atmung atmosphärischer Luft zu der von Sauerstoff über, so füllen sich die luftzuführenden Wege und die Lungen mit Sauerstoff an, während der atmosphärische Stickstoff, der zuvor in ihnen enthalten war, nach aussen abgegeben wird. Ebenso absorbieren Blut und Säfte mehr Sauerstoff, entsprechend dem gesteigerten Sauerstoffdruck in der Lunge. Es wird also zunächst eine erhebliche Sauerstoffmenge im Körper zurückgehalten, die garnicht verbraucht wird, und wenn man nun einfach — wie es häufig geschehen ist – die im Beginne der Sauerstoffatmung im Körper zurückbleibende Sauerstoffmenge als vom Körper verbraucht betrachtet, so kommt man allerdings zu dem — unrichtigen — Schlusse, dass bei Sauerstoffatmung, im Beginne wenigstens, der Sauerstoffverbrauch wachse.

Will man über die Intensität des Stoffwechsels in diesem Stadium der O_2-Retention etwas feststellen, so darf man nicht einfach die Menge des verschwindenden Sauerstoffes, sondern muss die der ausgeschiedenen Kohlensäure — wie Speck in seinen diesbezüglichen Versuchen es getan hat — zum Massstabe nehmen oder die Wärmebildung direkt feststellen, wie es Rosenthal (99) getan hat. Kohlensäurebildung und Wärmebildung zeigen dann keine Abweichung.

Lässt man so lange Sauerstoff atmen, bis Lungen und Körpersäfte sich mit demselben gesättigt haben, also eine weitere Retention nicht mehr stattfinden kann, was nach wenigen Minuten der Fall ist, so findet man, dass nun auch der Sauerstoffverbrauch gegenüber dem bei Atmung atmosphärischer Luft ungeändert ist.

Aber wenn nun auch schon zugegeben wird, dass O_2-Einatmung den Stoffwechsel nicht beeinflusst, so sollte sie doch einen anderen günstigen Effekt äussern. Sie sollte zu einer erheblichen Anreicherung des Körpers mit Sauerstoff führen, nicht nur in dem oben angegebenen Sinne, dass Lunge und Körpersäfte mehr Sauerstoff aufnehmen, sondern in dem, dass die Körperzellen mehr davon in sich aufspeichern. Es sollte zu einer Steigerung des „intramolekularen" oder „intrazellularen" Sauerstoffs kommen.

Die neuesten Verfechter dieser Ansicht sind Rosenthal (99) und Verworn (109—110), von denen der erstere durch direkte Respirationsversuche, der letztere durch das Studium der Erlahmung der Funktionen bei Entziehung und der Wiederherstellung derselben bei Zufuhr des Sauerstoffs den Nachweis einer intramolekularen Sauerstoffaufspeicherung zu führen suchen. Nach Rosenthal kommt dem lebenden Protoplasma die Fähigkeit zu, Sauerstoff chemisch zu binden und ihn nach und nach zur Bildung von Kohlensäure, Wasser und den Endprodukten des Eiweisszerfalles zu verwerten. Bei hohem Partialdruck des O_2, wie er bei Einatmung von reinem O_2 besteht, kann viel mehr gebunden werden, als für den Stoffwechsel unmittelbar erforderlich ist. Bei mangelhafter Zufuhr kann dann der Körper von dem aufgespeicherten Sauerstoff zehren.

Wäre dem wirklich so, so würde der Einatmung von Sauerstoff bei Zuständen von O_2-Mangel eine erhebliche Bedeutung zukommen, ihre Wirkung würde die Zeit der Einatmung weit überdauern können, und durch zeitweise Einatmungen müsste man eventuell eine dauernd genügende oder wenigstens annähernd genügende Sauerstoffversorgung erzielen können.

Neuere, sehr exakte Untersuchungen von Durig (27) haben jedoch dieser Anschauung den Boden entzogen. In ihnen konnte die Menge des Sauerstoffs, die beim Uebergang der Atmung sauerstoffarmer zu der sauerstoffreicher Luft, im Körper zurückblieb, genau gemessen werden, und es ergab sich, dass diese Menge nur ausreichte, um Lunge und Blut mit Sauerstoff zu sättigen. Wie diese Sättigung innerhalb weniger Minuten sich vollzieht, so geht sie in derselben kurzen Zeit bei Rückkehr zur Atmung atmosphärischer Luft wieder verloren.

Eine praktisch bedeutsame Nachwirkung der O_2-Einatmung auf den Stoffumsatz kann danach nicht angenommen werden. —

Schliesslich soll noch die Frage berührt werden, wo denn der Sitz der Oxydationsprozesse anzunehmen sei, wo also der Sauerstoff seine Wirkung entfalten muss.

Bei den bisherigen Betrachtungen haben wir es als sicher erwiesen angesehen, dass der Sitz der Oxydationsprozesse in den Geweben anzunehmen sei. Diese Anschauung, die — gegenüber der älteren Ansicht von Lavoisier, dass die Verbrennungen im wesentlichen in den Lungen erfolgten, und der von Ludwig vertretenen Oxydation im zirkulierenden Blute — von Pflüger (91) begründet wurde, ist nicht unangefochten geblieben.

Sie ist zwar auch heute noch von der grossen Mehrzahl der Autoren angenommen, aber ihr gegenüber haben Bohr und Henriques (16 u. 17a) zu beweisen gesucht, dass ein wechselnder, aber unter Umständen sehr beträchtlicher Teil des Sauerstoffverbrauches — bis zu $^2/_3$ des gesamten — in der Lunge stattfinde. Danach würde der Stoffumsatz in den Geweben eingeleitet und in den Lungen zu den Endprodukten geführt werden.

Bohr und Henriques gingen so vor, dass sie das aus der Aorta ascendens strömende Blut, nach Absperrung der übrigen Aeste, durch eine Halsarterie in einen Messapparat und von diesem durch eine Femoralis in die Aorta descendens zurückleiteten. Von diesem arteriellen Blute sowie vom venösen, dem rechten Herzen entnommenen Blute wurden Proben auf ihren Gasgehalt analysiert. Die Differenzen im Sauerstoff- und Kohlensäuregehalt beider Blutarten unter Berücksichtigung der in der Zeiteinheit umgelaufenen Menge ergaben den Gesamtgaswechsel des Blutes. Zugleich wird der Lungengaswechsel bestimmt. Der Ueberschuss, der hierbei an verbrauchtem Sauerstoff und gebildeter Kohlensäure gegenüber dem Blutgaswechsel sich etwa findet, soll von in der Lunge sich abspielenden Oxydationsprozessen herrühren. Die Verff. finden einen Ueberschuss, der zwischen 18 pCt. und 68 pCt. schwankt, und sehen danach die Tatsache, dass in den Lungen Verbrennungsprozesse ablaufen, als erwiesen an.

An diesen Versuchen haben Zuntz und Hagemann (120) eine ausführliche Kritik geübt. Sie weisen darauf hin, dass die Ergebnisse nur beweisend sein können, wenn die zur Analyse genommenen Blutproben einen genauen Durchschnitt des während des ganzen Versuches umgelaufenen und in der Stromuhr gemessenen Blutquantums darstellen. Ein solch genauer Durchschnitt dürfte jedoch, wenigstens für das Venenblut, nicht erreicht worden sein, vielmehr muss, wie die Erwägungen von Zuntz-Hagemann ergeben, die Analysenprobe im Verhältnis zum Durchschnitt des Venenblutes abnorm sauerstoffreich und kohlensäurearm gewesen sein. Damit würde jedoch die Grundlage der Berechnung von Bohr-Henriques hinfällig werden. —

In anderen Versuchen bestimmen dieselben Autoren nur den respiratorischen Quotienten, d. h. also das Verhältnis der ausgeschiedenen Kohlensäure zum aufgenommenen Sauerstoff einmal in der Atemluft, sodann im Blute. Das Verhalten der beiden respiratorischen Quotienten soll die Lösung der Frage ermöglichen, ob die Lungenwand rein passiv den Durchtritt der beiden Gase durch sich hindurch geschehen lässt oder selbständig in die Gaswechselvorgänge eingreift. Wäre ersteres der Fall, so müsste der Quotient $\frac{CO_2}{O_2}$ im Blut und der Exspirationsluft gleich sein. Sie finden nun aber zwischen beiden Differenzen derart, dass der respiratorische Quotient der Lungenluft höher liegt als der des Blutes, und schliessen, dass die Lungen nicht nur Kohlensäure und Sauerstoff passiv durch sich hindurch treten lassen, vielmehr aktiv Kohlensäure bilden.

Aber auch diese Versuche dürften nicht ausreichen, so einschneidende Umwälzungen in unseren Anschauungen wirklich zu begründen. Die Differenzen sind in zweien der mitgeteilten drei Versuche sehr gering, nur in einem grösser (0,836 in der Atemluft gegen 0,724 im Blute). Wenn man berechnet, wie klein die Differenzen in den Sauerstoff- und Kohlensäurewerten zu sein brauchen, um schon deutliche Ausschläge am Verhältnis beider zu einander zu erhalten, und die Menge von doch immerhin mit einer gewissen Fehlerbreite behafteten Blutgasbestimmungen bedenkt, die erforderlich sind, um den respiratorischen Quotienten des Blutes festzustellen, ferner den Umstand berücksichtigt, dass auch in diesen Versuchen die untersuchten Blutproben keine genauen Durchschnittsproben darstellen, so kann man aus den mitgeteilten Zahlen kaum so weitreichende Schlussfolgerungen ziehen.

Wir dürfen also auch heute wohl noch die Körpergewebe im allgemeinen als den Sitz der Oxydationsprozesse betrachten, an denen die Lunge nur Anteil nimmt, soweit die mit den Lebenserscheinungen ihres Gewebes zusammenhängenden Oxydationsprozesse in Betracht kommen.

Kapitel II.

Die Einrichtungen zur Sauerstoffversorgung des Körpers.

A. Die Zufuhrwege des Sauerstoffs.

1. Die Lungen.

Der Sauerstoff, dessen die Gewebe für den normalen Ablauf der Oxydationsprozesse bedürfen, wird ihnen auf indirektem Wege zugeführt, er wird durch den Inspirationsakt in die Lungen aufgenommen, tritt von hier aus ins Blut, um durch dieses zu den Organen transportiert zu werden.

Von der Beschaffenheit der Lungen und der zu ihnen führenden Luftwege, sowie vom Verhalten der den Lufteintritt regelnden Einrichtungen, d. h. der Atemmuskulatur und der sie regulierenden nervösen Atemzentren wird also in erster Linie die Möglichkeit einer ausreichenden Sauerstoffzufuhr abhängen. Man kann die in Betracht kommenden Einrichtungen in zwei grosse Gruppen trennen. Die eine umfasst alles, was die Aufnahme einer genügenden Sauerstoffmenge in die Alveolen betrifft und die Regulationsmechanismen, die unter abnormen Verhältnissen einem Sinken des alveolaren Sauerstoffdruckes entgegenwirken; die zweite betrifft die mit dem Uebertritt des Sauerstoffes aus den Alveolen ins Blut zusammenhängenden Anordnungen.

In ersterer Beziehung gehört hierher die Ausbildung und Kraft der Atmungsmuskulatur, die Beweglichkeit des Thorax, die Art der Respiration, ihr Umfang bei dem gewöhnlichen Sauerstoffbedarf in der Ruhe und bei gesteigerten Ansprüchen, sowie unter erschwerten Bedingungen des Sauerstoffzutritts.

Für den Sauerstoffaustausch mit dem Blute sind massgebend die Grösse der respirierenden Lungenoberfläche, die Beschaffenheit und Dicke der Alveolarwände, der Grad ihrer Durchgängigkeit für Gase.

Die letzteren, den Gasaustausch zwischen Lunge und Blut betreffenden Verhältnisse und Vorgänge werden in einem späteren Kapitel erörtert werden; hier sollen die mit der Sauerstofffüllung der Lungenalveolen in Zusammenhang stehenden betrachtet werden.

Sobald die Lungen mit dem ersten Atemzuge aus dem fötalen atelectatischen Zustande in den lufthaltigen übergegangen sind, bleiben sie auch — unter normalen Verhältnissen — dauernd lufthaltig. Von der mit dem ersten Atemzuge aufgenommenen Luft wird nur ein Teil wieder exspiriert, der grössere Teil bildet die sogenannte Residual- und die Reserveluft. Nur letztere kann bei forcierter Atmung entleert werden, erstere bildet einen Luftvorrat, der zwar durch die Atmung in seiner Zusammensetzung verändert wird, der aber niemals entleert werden kann.

Die Menge der Residualluft dürfte beim gesunden Erwachsenen 800 bis 1200 ccm betragen, die der Reserveluft ist, ca. 1500 ccm (21a, 41a, 92a, 119, 100a, 49a, 27a). Ihr Vorhandensein ist wichtig für einen ununterbrochenen und annähernd gleichförmigen Ablauf des Gasaustausches zwischen Lunge und Blut während der In- und Exspiration. Ohne sie würde das durch die Lunge fliessende Blut auf der Höhe der Exspiration nicht arterialisiert werden können, so jedoch steht das Blut mit einer bei genügend frequenter Atmung sich nur wenig verändernden Atmosphäre im Austausch.

Residual- plus Reserveluft betragen ca. $2\frac{1}{2}$ l, jeder Atemzug ca. 300 bis 600 ccm; es wird also nur ca. $\frac{1}{8}$ der Luftmasse entleert und durch atmosphärische Luft ersetzt.

Das Gasgemenge, das die Lungen erfüllt, ist natürlich ärmer an Sauerstoff und reicher an Kohlensäure, als die zur Inspiration kommende Luft, aber unter normalen Verhältnissen und bei Atmung annähernd unter Atmosphärendruck stehender Luft übersteigt der Sauerstoffvorrat bei weitem den Bedarf. Es wird nämlich nur ein Teil des inspirierten Sauerstoffes vom Blute aufgenommen, der grössere Teil findet sich in der Exspirationsluft wieder.

Im Mittel werden nur ca. 4,5 Volumenprocent Sauerstoff verbraucht, sodass die Exspirationsluft noch 16,5 pCt. Sauerstoff enthält.

Die Zusammensetzung der exspirierten Luft stellt aber keine konstante Grösse dar, sie unterliegt vielmehr je nach der Art der Lungenventilation erheblichen Schwankungen schon bei einem und demselben Individuum; und wenn wir verschiedene Individuen mit einander vergleichen, so finden wir typische Differenzen, die mit Differenzen des Atmungsmodus zusammenhängen.

Untersucht man die Atmung einer grösseren Zahl von gesunden Menschen, indem man sie in eine Gasuhr atmen lässt und zugleich die Atemfrequenz zählt, so findet man, dass der eine frequent und flach, der andere langsam und tief atmet; der eine hat ein hohes Atemvolum pro Minute, der andere ein geringes. Man kann danach zwei Grenztypen aufstellen: erhebliches Atemvolum, hohe Frequenz und daraus sich ergebende Kleinheit der Unterschiede zwischen In- und Exspirationsluft und dem gegenüber geringe Frequenz, niedriges Atemvolum und damit starke Differenz zwischen ein- und ausgeatmeter Luft.

Bei geringer Atemfrequenz beobachten wir 5—10 Atemzüge pro Minute beim Erwachsenen, bei hoher 18—25, das Minutenvolum liegt zwischen 3,5 und ca. 8 Litern, die Atemtiefe zwischen 300 und 900 ccm. Zwischen diesen Grenzwerten findet sich eine ununterbrochene Reihe von Uebergängen.

Daher kommt es, dass bei verschiedenen Individuen, selbst wenn sie die gleiche Stoffwechselintensität haben, die Exspirationsluft ganz verschieden zusammengesetzt ist. So fand Loewy (74) bei einer Person, die einen Sauerstoffverbrauch von 4,4 ccm pro Kilo und Minute hatte, in der Exspirationsluft: 2,52 pCt. Kohlensäure und 3,05 pCt. Sauerstoffdefizit, bei einer zweiten mit 4,3 ccm Sauerstoffverbrauch: 3,16 pCt. Kohlensäure und 4,62 Sauerstoffdefizit. — Als Maximum fand er unter 16 Personen einmal 4,64 pCt. CO_2 und 5,55 pCt. O-Defizit. — Das Mittel war: 3,4 pCt. CO_2 und 4,5 pCt. Sauerstoffdefizit.

Diese Differenzen nun in der Zusammensetzung der Exspirationsluft, die von einem verschiedenen Atmungstypus abhängig sind, gehen mit Differenzen in der Zusammensetzung der Lungenluft einher, speziell mit solchen des Sauerstoffvorrates und sie stehen dadurch in engem Zusammenhange mit der Sauerstoffversorgung des Körpers.

Aber es wäre falsch die Exspirationsluft ohne weiteres als Massstab für das Verhalten der Lungenluft zu nehmen, sie kann uns nicht einmal einen richtigen Anhalt gewähren, wenn wir nicht auch den Atmungsmodus, speziell die Atemtiefe in Rechnung ziehen. Mit Hilfe dieser kann man die Spannung der Gase in den Lungenalveolen aus der Zusammensetzung der Exspirationsluft berechnen. Diese ist ja nicht reine Lungenluft, sondern ist mit einer Luftmasse vermischt, die, am Schlusse der Inspiration eingeatmet, gar nicht in die Lungen gelangte, sondern in den luftzuführenden Wegen, Bronchien, Trachea, Larynx, Mund-Nasenhöhle verblieb. Dieser Anteil der Exspirationsluft nimmt nicht an der Atmung teil, behält also seine ursprüngliche Zusammensetzung und dadurch, dass er sich der Lungenluft beimischt, macht er diese kohlensäureärmer und sauerstoffreicher. Seine Menge beträgt beim Menschen ca. 140 ccm[1]), jedenfalls nicht mehr, eher weniger.

---

[1] Mosso hat die Berechtigung der Annahme eines sog. schädlichen Luftraumes im Thorax bestritten, indem er an einem Modell nachzuweisen suchte, dass die aus der Trachea kommende Luft sich nicht mit der in der Mundhöhle, bezw. in der Nasenrachenhöhle befindlichen Luft mische, vielmehr durch diese hindurchdringe. Die Exspirationsluft würde danach zwar weniger von der Alveolenluft abweichen als bei der von uns gemachten Annahme, aber doch immer noch von ihr durch Zumischung der Luft des Bronchialbaumes verschieden sein. Jedoch lassen sich Mosso's Ergebnisse nicht auf den menschlichen Körper übertragen, da sein Modell nicht den anatomischen Verhältnissen beim Menschen entspricht. cf. Loewy (78).

Ist die Atmung flach, so macht diese Menge einen erheblichen Teil des ganzen Atemzuges aus, bis zur Hälfte, und die Lungenluft wird demnach beträchtlich von der Exspirationsluft abweichen. weit reicher an Kohlensäure. weit ärmer an Sauerstoff sein. Je tiefer die Atmung wird, um so mehr treten die 140 ccm gegen die aus den Alveolen stammende Menge zurück und Lungenluft und Exspirationsluft werden einander nahe kommen.

Nehmen wir an, wir fänden bei einem Respirationsversuche, bei dem das Atemvolumen pro Minute 5 l, der O_2-Verbrauch 250 ccm betragen soll, eine Atemfrequenz von 20 pro Minute. also eine Atemtiefe von 250 ccm, einen CO_2-Gehalt der Exspirationsluft von 3,5 pCt., einen Sauerstoffgehalt von 16,0 pCt.. so würde die Lungenalveolenluft folgendermassen zu berechnen sein.

Von den 250 ccm entstammen 140 ccm den oberen Luftwegen, 110 den Alveolen. Die ersteren enthalten ihre ursprünglichen 21 pCt. O_2 und sind CO_2-frei, nur die 110 ccm aus den Alveolen lieferten die gefundene CO_2 und verursachen das gefundene Sauerstoffdefizit. Ihre Zusammensetzung berechnet sich nach folgender Ueberlegung.

1. Kohlensäure: Die 250 ccm enthalten 3,5 pCt.. d. i. 8,75 ccm Kohlensäure, diese entstammen aber nur dem alveolaren Anteil, der 110 ccm ausmacht. Wenn 110 ccm 8,75 ccm enthalten. so 100 ccm Alveolenluft: 7,9.

2. Sauerstoff: Die exspirierten 250 ccm enthalten 16 pCt. O_2, d. i. 40 ccm O_2. Davon kommen auf den schädlichen Raum von 140 ccm 21 pCt.. d. s. 29,4 ccm. der Rest von 10,6 ccm entfällt auf die 110 ccm. die aus den Alveolen kommen. Deren Prozentgehalt an Sauerstoff ist demnach

$$\frac{10,6 \times 100}{110} = 9,6.$$

Während also die exspirierte Luft 3,5 pCt. CO_2 enthält, führt die in den Lungenalveolen 7,9 pCt. und während der Sauerstoff der Exspirationsluft 16,5 pCt. beträgt, ist der in den Lungenalveolen nur 9,6 pCt.: die Sauerstoffaufnahme ins Blut kann also nur unter diesem Drucke erfolgen.

Wenn dagegen bei gleichem O_2-Verbrauch seitens der Gewebe und gleicher Lungenventilation die Atemfrequenz nur 10 ausmacht, die Atemtiefe demnach anstatt 250 ccm nun 500 ccm. so ist, nach der gleichen Formel berechnet:

der CO_2-Gehalt in den Lungenalveolen = 4,9 pCt.,

„ O_2- „   „   „   = 14,0

und bei 6 Atemzügen würde der CO_2-Gehalt nur 4,2 pCt.. der O_2-Gehalt 15 pCt. betragen.

Die beiden letzteren Werte liegen denen der Exspirationsluft schon sehr nahe.

Ein Atmungsmodus mit tiefen Respirationen stellt sich also — ceteris paribus — für die Sauerstoffversorgung viel günstiger als ein solcher mit flachen. Das spielt zwar für die normalen Verhältnisse bei Körperruhe keine grosse Rolle. denn hier reicht auch bei flachster Atmung der Sauerstoffvorrat der Lungen zur Bestreitung des Sauerstoffbedürfnisses aus. wohl aber wird dies Verhalten wichtig bei etwa durch Muskelarbeit erhöhtem O_2-Bedürfnis. und bei Beschränkung oder Erschwerung der O_2-Zufuhr. Unter diesen Umständen kann eine tiefere Atmung eine verbesserte O_2-Zufuhr zu den Geweben bedeuten und wie O_2-Einatmung wirken.

Wenn schon Vertiefung der Atmung ohne Steigerung des Atemvolumens eine höhere Einstellung der Sauerstoffspannung in den Lungenalveolen bewirkt. so ist dies in noch höherem Masse der Fall, wenn wir zugleich eine Steigerung der Ventilationsgrösse   sei es willkürlich, sei es durch Einwirkung von Reizen   etwa durch Beimischung von Kohlensäure zur Atemluft — zu Wege

bringen. Dadurch kommt es zu einer weiteren Steigerung des Sauerstoffgehaltes der Lungenalveolen.

Zugleich aber wird auch die Blutzirkulation beschleunigt. Strömt aber in
der Zeiteinheit mehr Blut durch die Gewebe, so wird diesen damit mehr
Sauerstoff geboten, ihre Sauerstoffversorgung verbessert.

Bei tiefer Atmung kann selbst bei grösserem Sauerstoffverbrauch eine
höhere Sauerstoffspannung in den Lungen bestehen als bei geringem Verbrauch
aber flacher Atmung.

Wir möchten dafür einige Beispiele in der folgenden Tabelle geben.

Atemvolum pro Minute ccm	Atemtiefe ccm	Sauerstoffverbrauch pro Minute in ccm	Alveolarer O_2-Gehalt in pCt.	Inspirationsluft
4915,0	327,7	205,3	13,4	21 pCt. O_2
5483,3	322,5	230,5	14,03	bei Atmosphären-
7283,3	416,2	211,0	15,08	druck
8328,6	406,2	226,0	15,46	
10014,3	435,4	221,3	15,77	

Besonders instruktiv dafür, ein wie wertvolles Mittel für die Sauerstoffversorgung des Körpers wir in der mit Vertiefung der Atmung einhergehenden
Steigerung der Lungenventilation haben, dürften Versuche von Loewy (76) sein
mit Atmung sauerstoffarmer Luft unter verschiedenen Atmungsbedingungen.
In diesen fand sich, dass ein fast gleicher Sauerstoffgehalt in den Lungen
(von 7,6 pCt. bezw. 7,3 pCt.) bestand, während die Respirationsluft das eine
mal bei ungünstiger Atemmechanik 16,49 pCt. O_2 enthielt, indess ihr O_2-Gehalt
im zweiten Falle unter günstigen Respirationsbedingungen schon auf 10,58 pCt.
gesunken sein konnte; in ersterem war das Atemvolum 5,3 l, im letzteren
13,7 l pro Minute. In zwei anderen Fällen war in den Lungenalveolen der
O_2-Gehalt 4,41 pCt. bezw. 4,47 pCt., indess die Respirationsluft in ersterem
noch 12,1 pCt., in letzterem nur 7,81 pCt. Sauerstoff führte. Die Atem-
volumina verhielten sich wie 5,5 l zu 11,4 l.

Das heisst aber nichts anderes, als dass bei günstigen Respirationsbedingungen das Blut sich in gleicher Weise mit Sauerstoff versorgen kann
trotzdem dessen Druck um $1/3$ bis $1/5$ Atmosphären niedriger liegt als unter
mangelhaften Atmungsbedingungen.

Ebenso wie bei verminderter O_2-Zufuhr kommt die Bedeutsamkeit der gesteigerten Lungenventilation für die Sauerstoffversorgung der Gewebe bei vermehrtem Sauerstoffbedarf, besonders also bei Muskelarbeit, zur Geltung.

Bei der Muskeltätigkeit reguliert sich die Atemmechanik derart, dass eine
Erhöhung des Atemvolums wesentlich unter Vertiefung der einzelnen Atemzüge
eintritt. Dieser Effekt muss auf besondere bei der Muskelarbeit sich bildende
Stoffe bezogen werden, die in die Zirkulation gelangen und als Reize auf das
Atmungszentrum wirken. Diese Reize wirken so intensiv, dass Kohlensäure-
und Sauerstoffspannung in den Lungenalveolen und Kohlensäure- und Sauerstoffmenge im Blute meist günstigere Werte haben als bei Körperruhe.

Für das Verhalten der Blutgase ist dies erwiesen durch die Untersuchungen
von Geppert und Zuntz (37), die von Filehne und Kionka (30) bestätigt
worden sind, für das Verhalten der Gasspannungen in den Lungenalveolen
ergibt es sich aus mehreren direkt am Menschen angestellten Untersuchungs-
reihen.

Wir möchten aus letzteren einige Beispiele anführen. In Versuchen, die sich bei Loewy (76) finden, betrug die alveolare Sauerstoffspannung bei Körperruhe 101,1 mm Hg, bei einer Dreharbeit am Ergostaten von 200 mkg pro Minute 103,9 mm Hg. Dieser Versuch ist bei annähernd Atmosphärendruck ausgeführt (742 mm Bar.). Aber auch bei stark vermindertem Barometerdruck ist dasselbe der Fall. Wir geben in der folgenden Tabelle dafür einige Beispiele, in denen Marscharbeit bei verschiedenem Barometerdruck geleistet wurde. Die Marscharbeit geschah teils auf dem Tretwerk, das sich im Zuntzschen Laboratorium in Berlin befindet, teils auf ansteigenden Fusspfaden am Monte Rosa (82).

Versuchsperson	Körperliches Verhalten	Alveolare Sauerstoffspannung in mm Hg	Ort der Arbeit und Barometerdruck	Gesamtsauerstoffverbrauch pro Minute ccm
A. Loewy 1)	Körperruhe	95.9	Berlin 752 mm	182
	Steigarb. 551—644 mkg	100,4—106,0	„ 765,5 „	833—1215
2)	Körperruhe	67,3— 69,0	Col d'Olen 530—535 „	195— 201
	Steigarb. 408—458 mkg	68,3— 70,7	„ 530—536 „	945—1333
3)	Körperruhe	51,4— 61,1	Cap.Gnifetti482—483 „	234
	Steigarb. 430—516 mkg	61,7— 65.1	„ „ 489 „	1281—1305
J. Loewy 1)	Körperruhe	100.4—105.5	Berlin 756,0 „	234— 248
	Steigarb. 417—755 mkg	101,0—111.4	„ 759—764 „	1101—1642
2)	Körperruhe	56.8— 57,5	Col d'Olen 517,7 „	218,6— 232
	Steigarb. 447—587 mkg	62,6— 68,0	„ 530—539,3 „	1185—1483
3)	Körperruhe	53,5— 53,9	Cap.Gnifetti482 „	286,7—290,8
	Steigarb. 598 mkg	57,4	„ „ 489 „	1730
Leo Zuntz 1)	Körperruhe	100,6—105.5	Berlin 748 „	222— 240
	Steigarb. 695—946 mkg	99.0—103.2	„ 757—760 „	1565—1804
2)	Körperruhe	55,5— 60,5	Col d'Olen 528 „	276— 305
	Steigarb. 423—600 mkg	61,5— 67,8	„ 536—539 „	1219—1541
3)	Körperruhe	52.5— 62,4	Cap.Gnifetti482—483,5 „	243— 281
	Steigarb. 549—612 mkg	59,5— 60.1	„ „ 489 „	1438—1581

Die Zusammenstellung zeigt, dass nicht nur bei vollem, sondern auch noch bei $^3/_5$ Atmosphärendruck bei einem die Norm bis um mehr als das Fünffache übertreffenden Sauerstoffverbrauch die Sauerstoffspannung in den Lungenalveolen nicht niedriger war, vielmehr gewöhnlich höher lag als bei dem geringen O_2-Verbrauch bei Körperruhe. Das Gleiche fand neuerdings Tissot (107a).

Es ist wichtig, sich dieser Verhältnisse bewusst zu sein, denn es handelt sich hier um sehr weitgehende Regulationsmittel, über die der Körper verfügt um eine genügende Sauerstoffzufuhr zu den Geweben zu sichern.

Die Steigerung der Atmungstätigkeit erschöpft sich jedoch nicht mit den vorstehend dargelegten Wirkungen. Sie hat noch einen anderen Effekt, der praktisch gleichfalls ins Gewicht fällt, das ist der auf die Kohlensäureausscheidung. Ihr Einfluss auf die Sauerstoffspannung in den Lungenalveolen lässt sich durch Einatmung von Sauerstoff ersetzen, der auf die Kohlensäureabgabe, ebenso wie die Beeinflussung der Zirkulationsgeschwindigkeit des Blutes jedoch nicht. Darum fallen auch die Indikationen für Atmungsvertiefung und für Sauerstoffeinatmung nicht zusammen, und wie letztere nicht durch erstere, so ist auch erstere nicht in jedem Falle durch letztere zu ersetzen.

Auf die sich hieraus im einzelnen ergebenden Schlussfolgerungen wird in einem späteren Kapitel eingegangen werden. Hier seien nur einige allgemeine Gesichtspunkte hervorgehoben.

Die Bedingungen der Sauerstoffaufnahme und der Kohlensäureabgabe gehen bei den Erkrankungen der Luftwege und des Kreislaufes miteinander parallel, das eine kann ohne das andere nicht normal und nicht pathologisch geändert sein: das gilt natürlich nur so lange, als die Einatmungsluft nicht künstlich in ihrem CO_2- oder O_2-Gehalt geändert wird.

Wird durch verstärkte Atmung die O_2-Aufnahme besser, so werden zugleich auch die Bedingungen für die Kohlensäureabgabe günstiger gestaltet, und der Körper entledigt sich nicht nur eines pathologischen Ueberschusses an CO_2, sondern auch noch eines Teiles der normal in ihm aufgehäuften.

Nun stellt aber die CO_2 den wesentlichsten Reiz für die Atemtätigkeit — wenigstens bei Körperruhe — dar, und mit ihrer Ausscheidung sinkt die Anregung, die das Atemzentrum erfährt, und die sich in einer entsprechend umfangreichen Atemtätigkeit äussert.

Eine über die gegebenen natürlichen Bedingungen gesteigerte Atmung kann bei der Verminderung der natürlichen Atemreize nur durch energischen Willensreiz bewirkt werden, dieser jedoch erlahmt sehr schnell und damit kehrt die Atmung zu ihrem früheren Verhalten zurück. Die Wirkung gesteigerter Atmung kann also nur von kurzer Dauer sein.

Bei einer ganzen Reihe von Erkrankungen besteht zudem bereits eine gesteigerte Atmung, Dyspnoe, sodass eine weitere Atmungssteigerung wenig oder gar nicht möglich ist. Dabei kann natürlich die Sauerstoffspannung in den Alveolen nie die durch den O_2-Gehalt der Atmosphäre gezogene Grenze überschreiten, und kann sie nicht einmal erreichen, da ja infolge der ununterbrochenen CO_2-Produktion die Alveolenluft stets eine gewisse Menge CO_2, zum mindesten wohl 2 pCt. führen wird. Die O_2-Menge der Alveolen wird also in Folge dessen und wegen des ständigen O_2-Verbrauchs nicht leicht über 17 pCt. hinausgehen können.

Das heisst aber, dass das Blut physikalisch nur das dieser Spannung entsprechende Quantum aufnehmen kann, und ebenso das Hämoglobin von seiner maximalen Sättigung entfernt bleiben muss. Um welchen Betrag es sich dabei handelt, wird sich aus dem nächsten Kapitel ergeben.

Als günstiges Moment für die O_2-Versorgung der Gewebe kommt allerdings die gesteigerte Blutströmung hinzu.

Demgegenüber vermag O_2-Einatmung die CO_2-Ausscheidung nicht erheblich zu beeinflussen. Nur etwa bestehenden O_2-Mangel vermag sie aufzuheben. Das Blut kommt dabei unter einen O_2-Druck in den Alveolen, der bis zu 95 pCt. betragen kann. Unter diesem vermag es sowohl physikalisch wie chemisch weit mehr O_2 aufzunehmen. Allerdings ist die Blutströmung nicht gesteigert, wodurch die O_2-Versorgung der Gewebe gegenüber der bei gesteigerter Atmungstätigkeit benachteiligt ist.

2. Haut und Darm.

Die Lungen sind nicht der einzige Weg, auf dem eine Sauerstoffzufuhr zum Körper erfolgen kann. Neben ihnen beteiligt sich auch das Hautorgan daran, allerdings in so geringem Umfange, dass praktisch unter gewöhnlichen Umständen der Hautgaswechsel kaum in Betracht kommt.

Genau untersucht ist bisher nur die Kohlensäureausscheidung durch die Haut. Sie beträgt bei kühler und anämischer Haut nur 2—8 g in 24 Stunden. das heisst weniger als 1 pCt. der gleichzeitigen Lungenatmung. Bei stark schwitzender Haut kann sie, wie Schierbeck (101) nachgewiesen hat, bis auf 4—5 pCt. des Lungengaswechsels anwachsen.

Branchbare Messungen der O_2-Aufnahme durch die Haut liegen beim Menschen bisher nicht vor. Auf Grund der physikalischen Gesetze der Gasdiffusion müssen wir aber annehmen, dass der O_2-Eintritt durch die Haut erheblich geringer ist, als die Ausscheidung der Kohlensäure.

Wird der Körper nicht mit atmosphärischer Luft, sondern mit Sauerstoff umgeben, so muss natürlich dessen Aufnahme ins Blut von der Haut aus weit erheblicher sein. — Wieviel hier aufgenommen werden kann, lässt sich auf Grund der anatomischen Verhältnisse nur schwer beurteilen, doch lässt sich aus den Diffusionskoëffizienten berechnen, dass selbst, wenn die Haut mit reinem O_2 umgeben ist, kaum soviel aufgenommen werden dürfte, als Kohlensäure bei gleichem Zustande der Haut abgegeben wird. Wir dürfen also nicht darauf rechnen auch unter günstigsten Verhältnissen mehr als 5 pCt. des O_2-Bedarfs durch Vermittlung der Haut bei Aufenthalt in einer O_2-Atmosphäre oder in mit Sauerstoff gesättigtem Badewasser, zu decken.

Es liegen nun aus neuester Zeit Versuche vor, um durch das physiologische Experiment direkt zu entscheiden, ob Sauerstoff von der Haut aus in erkennbarem Masse aufgenommen werden kann.

Salomon hat sich sowohl der Sauerstoffwasserbäder als der Sauerstoffgasbäder bedient (100) und untersucht, ob durch sie der Lungengaswechsel eine Aenderung erfährt. Würde eine reichliche Menge Sauerstoff dabei von der Haut aufgenommen werden, so würde ein Teil des mit der Atmungsluft aufgenommenen Sauerstoffes gespart werden können, der Sauerstoffverbrauch aus ihr würde geringer werden. Die Exspirationsluft würde reicher an Sauerstoff sein als normal und damit auch der respiratorische Quotient $\dfrac{CO_2}{O_2}$ sich ändern, und zwar steigen müssen.

Salomon fand nun, dass Sauerstoffgasbäder in keinem seiner beiden Versuche den Gaswechsel beeinflussten; Sauerstoffwasserbäder — Wasserbäder, in denen vom Boden der Wanne Sauerstoff durch das Wasser nach oben perlte — änderten zwar den Gaswechsel in einigen Versuchen in dem vorstehend genannten Sinne; in anderen hatten sie keinen derartigen, sogar einen entgegengesetzten Effekt. Salomons Versuche zeigen jedenfalls, dass in praktisch bedeutungsvollen Mengen Sauerstoffwasserbäder dem Körper Sauerstoff nicht zuzuführen vermögen. Man sollte a priori meinen, dass das bei Sauerstoffgasbädern eher der Fall sein müsste, da ja die Haut hierbei in noch reicherem Masse mit Sauerstoff in Berührung kommt. Wenn Salomon hierbei keinen Effekt fand, so liegt dies wohl daran, dass die Temperatur der Haut in diesen Versuchen eine niedrigere war, als bei Wasserbädern. In diesen war, dank der hohen Wassertemperatur, die Haut hyperämisch, das sie reichlich in den erweiterten Kapillaren durchströmende Blut konnte reichlicher den Sauerstoff aufnehmen als in den Gasbädern. Würden auch diese bei erhöhter Temperatur ausgeführt werden, so würde das Ergebnis wohl gleichfalls ein positives sein, allerdings nur in dem beschränkten oben angedeuteten Massstabe.

Bei der Fähigkeit des Darmes Gase zu resorbieren, könnte man daran denken auch ihn der Sauerstofftherapie nutzbar zu machen. Die in Betracht kommende resorbierende Fläche ist ja allerdings eine relativ geringe. Es wird ja immer nur ein geringer Teil des Darmes mit Gas gefüllt werden können, da durch die Füllung des Abdomens eine Aufwärtsdrängung des Zwerchfells zustande kommt, die bald zu Atmungsbeschränkung führt und weitere O_2-Zufuhr verbietet. Das wird besonders da ins Gewicht fallen, wo infolge pathologischer Prozesse eine Erschwerung der Sauerstoffaufnahme in der Lunge vorhanden ist, die zu Dyspnoe führt. Und gerade das sind die Fälle, wo man zu einer Sauerstoffzufuhr durch den Darm greifen möchte.

Entsprechend den vorstehenden Betrachtungen wird man auch auf die Bedeutung von Sauerstoffklystieren für die Sauerstoffversorgung des Körpers Schlüsse ziehen können aus den Resultaten von Respirationsversuchen.

Salomon (100) hat auch derartige Versuche ausgeführt, in denen 2 bis $2\frac{1}{2}$ l Sauerstoff rektal eingebracht und der Gaswechsel dabei beobachtet wurde.

Es traten Aenderungen des Gaswechsels ein, aber nicht die, welche erwartet wurden. Der Sauerstoffverbrauch stieg in allen Fällen, wohl durch die Steigerung der Darmtätigkeit und der Atemarbeit infolge des erschwerten Herabsteigens des Zwerchfells. Die Kohlensäureausscheidung war wechselnd, blieb jedoch stets hinter der Steigerung des Sauerstoffverbrauches zurück, sodass der respiratorische Quotient sank an Stelle des erwarteten Ansteigens; auch das deutet auf eine behinderte Atemmechanik[1]).

Die Zeichen einer vom Darm aus erfolgenden vicariirenden Sauerstoffaufnahme fehlten also. Man kann demnach therapeutisch von dieser Art der Sauerstoffzufuhr nicht viel erwarten.

3. Intravenöse Sauerstoffzufuhr.

Vor kurzem hat Gärtner (36) den kühnen Vorschlag gemacht, dem Sauerstoffmangel durch direkte Infusion des Gases in eine Vene entgegenzutreten. Er hat die Berechtigung dieses Vorschlages durch eine grössere Anzahl Tierversuche dargetan, aus denen sich ergab, dass reines Sauerstoffgas in grossen Mengen und lange Zeit hindurch in das Venensystem eines Hundes eingeleitet werden kann, ohne dass irgend welche Schädigungen des Tieres eintreten. — Von besonderer Wichtigkeit ist es hierbei, wie auch die Nachuntersuchung durch Stuertz (107) dargetan hat, absolut reinen Sauerstoff zu verwenden. Die ca. 3—5 pCt. Stickstoff, die sich im gewöhnlichen komprimierten Sauerstoff finden, genügen schon, um gasembolische Störungen zu machen. Der ganz reine Sauerstoff wird teils schon in den Venen, der Rest in den Lungenkapillaren quantitativ gebunden.

Bei Injektion etwas grösserer Mengen hört man gurgelnde und plätschernde Geräusche über dem Herzen. Gärtner benutzt die Intensität dieser Geräusche zur Schätzung etwaiger Gefahren durch Gasembolie. So lange er das Geräusch in nur etwa $\frac{1}{2}$ m Entfernung vom Tiere hört, droht noch keine Gefahr. Eine solche war aber vorhanden, sobald auf noch weitere Entfernungen das Plätschern vernehmlich war. Die Unterbrechung des Gasstromes beseitigte rasch das laute Plätschern und die Gefahr.

Meist konnte $\frac{1}{3}$—$\frac{1}{4}$ des Ruhebedarfes der Tiere in gleichmässigem Strome infundiert werden. Gärtner betont mit Recht, dass eine solche Menge in vielen Fällen von Sauerstoffmangel sich als lebensrettend bewähren könnte. Als geeignet für sein Verfahren gibt er alle Zustände langsam vorschreitender Erstickung an. Speziell empfiehlt er es auch bei asphyktischen Neugeborenen, wo sich die Umbilikalvene ohne operativen Eingriff der Infusion darbietet.

---

1) Nach den Gasdiffusionsgesetzen muss Kohlensäure in das den Darm erfüllende Sauerstoffgas bis zum Ausgleich der Spannungen übertreten. Eine Ueberschlagsrechnung ergibt, dass so höchstens 150 ccm CO_2 in den Darm eintreten konnten. Diese Menge würde nicht ausreichen, um in allen Fällen die von Salomon beobachtete Erniedrigung des resp. Quotienten zu erklären.

Eine weitere Anzeige sieht er in der Kohlenoxydvergiftung, bei der er auffallende Besserungen an Tieren, aber auch leichter als sonst Ansammlung von Gasblasen im Herzen beobachtet hat. Dieselbe erklärt sich aus der mehr oder weniger fehlenden Aufnahmefähigkeit des vergifteten Hämoglobins für den Sauerstoff.

Stürtz hat durch quantitative Messung der Lungenatmung festzustellen gesucht, ob die intravenöse Sauerstoffzufuhr eine entsprechend verminderte Sauerstoffaufnahme durch die Lunge zur Folge habe. Sein Versuch kann nicht als entscheidend gelten, da die Werte für die Lungenventilation ganz abnorme sind.

Wo die intravenöse Sauerstoffzufuhr indiziert erscheint, wäre noch zu erwägen, ob nicht eines der Sauerstoff abspaltenden Superoxyde an seiner Stelle zu verwenden wäre (23). Nach Injektion von Wasserstoffsuperoxyd in die Blutbahn wird in dieser gasförmiger Sauerstoff frei, bei reichlicher Injektion in solcher Menge, dass dadurch Tod durch Gasembolie entstehen kann. Jedenfalls lässt sich auch auf diesem Wege nur ein Bruchteil des Bedarfes decken.

B. Das Blut als Sauerstoffträger.

Das Blut stellt das Mittel dar, das den in den Lungen befindlichen Sauerstoff zum Orte seines Verbrauches, zu den Geweben, transportiert. Es müssen daher Einrichtungen getroffen sein, die die Aufnahme der notwendigen Sauerstoffmenge in ihm gestatten. Wie stets, hat die Natur auch in diesem Punkte dafür gesorgt, dass nicht nur das Sauerstoffbedürfnis bei Körperruhe, sondern ein dieses um ein Vielfaches übertreffendes, durch einen genügenden Sauerstofftransport im Blute gedeckt werden kann, und dass dazu nicht unsere Atmosphäre mit 21 pCt. O_2 notwendig ist, sondern schon eine weit sauerstoffärmere ausreicht.

Es ist dies dadurch erreicht, dass der Sauerstoff im Blute nicht einfach physikalisch aufgenommen, gelöst wird, vielmehr mit einer Substanz in dissociabler Verbindung sich vereinigt, die weit mehr davon aufnehmen kann, als das durch rein physikalische Bindung möglich wäre, mit dem Hämoglobin.

Man war früher ganz allgemein der Anschauung, dass das Hämoglobin ein einheitlicher Körper sei und von gleichartiger Beschaffenheit nicht nur bei den verschiedenen Individuen derselben Tierart, sondern auch wenigstens bei den höheren Klassen der Säugetiere, sowie dass die Sauerstoffmenge, die 1 g Hämoglobin binden könne, eine — mindestens für jede Tierart — konstante sei und jedenfalls zwischen den verschiedenen Blutarten nur wenig schwanke.

Heute steht diese Anschauung nicht unbestritten da. Besonders Bohr (10, 11, 14) hat nachzuweisen sich bemüht, dass nicht ein Hämoglobin im Blute zirkuliert, sondern verschiedene — bis zu vier —, die gerade durch die Fähigkeit, verschiedene Mengen Sauerstoff zu binden, sich von einander unterscheiden. Nach Bohr soll auch die Sauerstoffbindung an die Hämoglobine unter gleichem Sauerstoffdruck nicht stets die gleiche sein, vielmehr Schwankungen unterliegen derart, dass z. B. das arterielle Blut mehr bindet als das venöse, das normale Blut mehr als Blut nach Vornahme von Aderlässen[1]).

---

1) Während des Druckes dieser Arbeit ist eine neue für das Verständnis der Dissociation des Sauerstoffhämoglobins äusserst bedeutungsvolle Arbeit von Bohr, Hasselbalch und Krogh erschienen. (Ueber den Einfluss der Kohlensäurespannung auf die Sauerstoffaufnahme im Blute. Zentralbl. f. Physiologie XVII, No. 22). Die Versuche der Autoren haben ergeben,

Bohr's Ansichten haben sich trotz Bestätigung durch Haldane und Smith (44) bisher keine allgemeine Anerkennung zu erringen vermocht. Hüfner hat auf die Möglichkeit aufmerksam gemacht, dass die verschiedenen Hämoglobine nicht im strömenden Blute vorgebildet seien, vielmehr Produkte der zu ihrer Gewinnung erforderlichen Manipulationen, oder spontane Zersetzungsprodukte des Hämoglobins seien. Dass das Hämoglobin ein äusserst labiler Körper ist, geht daraus hervor, dass sein Sauerstoffbindungsvermögen sich schon ändert, bevor noch irgend eine sonstige Veränderung an ihm nachzuweisen ist; ein Einfluss der Reindarstellung ist direkt erwiesen.

Aber wenn man vorläufig auch das Vorkommen einer Art Hämoglobin im Blute annehmen will, so scheinen doch einige Beobachtungen dafür zu sprechen, dass das Hämoglobin nicht nur bei den verschiedenen Tierarten, sondern selbst bei der gleichen, speziell beim Menschen, individuelle Besonderheiten bietet.

Für ersteres sprechen Versuche, in denen nach Injektion von Hämoglobinlösungen einer Tierart in die Bauchhöhle von Tieren einer anderen im Blute dieser Präzipitine auftraten, die mit dem zur Injektion benutzten Hämoglobin Niederschläge gaben.

Die Möglichkeit individueller Differenzen ergiebt sich für Menschenblut aus den Befunden von Loewy (83), wonach die Dissociationsspannung des Oxyhämoglobins verschiedener Personen eine verschiedene ist.

Für die Sauerstofftherapie und ihre Wirksamkeit würden Differenzen im Verhalten des Oxyhämoglobins nicht bedeutungslos sein. Wir sind heute jedoch noch zu wenig darüber unterrichtet, um sagen zu können, wie weit sie wirklich eine Rolle spielen. —

Nach der Annahme der Mehrzahl der Autoren stellt das Hämoglobin einen konstanten Körper dar, fähig eine ganz bestimmte Menge Sauerstoff im Zustande maximaler Sättigung zu binden.

Diese Menge — die Sauerstoffkapazität des Hämoglobins — ist von einer Reihe von Autoren bestimmt worden. Besonders eingehend von Hüfner (54, 58). Dieser hat in wiederholten Untersuchungen die Sauerstoff-

---

dass die Kohlensäure lockernd auf die Sauerstoffverbindung des Hämoglobins einwirkt und zwar besonders bei niedrigen Sauerstoffspannungen. Wenn man die bei Atmosphärendruck, also bei ca. 150 mm Sauerstoffspannung ohne Einwirkung von CO_2 vom Blute gebundene Sauerstoffmenge mit 100 bezeichnet, beträgt sie, wenn die Luft $10^{1}/_{2}$ pCt. Kohlensäure enthält (80 mm Partialdruck der Kohlensäure), immer noch 99,5. Hier ist also der lockernde Einfluss der CO_2 kaum merklich. Bei 80 mm Sauerstoffdruck sinkt dagegen die Sauerstoffsättigung von 97 bei 5 mm CO_2-Druck auf 88 bei 80 mm CO_2-Druck. Bei 30 mm Sauerstoffspannung, jener Grenze bei welcher ernstere Erscheinungen des Sauerstoffmangels aufzutreten pflegen, sind die Sättigungszahlen:

bei 5 mm CO_2-Spannung **81**
„ 20 „   „   „ **65**
„ 40 „   „   „ **50**
„ 80 „   „   „ **33**.

Da die normale CO_2-Spannung im Blute zwischen 20 und 40 mm liegt, ist unter diesen Umständen die Kohlensäurespannung von entscheidendem Einfluss dafür, ob noch eine eben genügende oder schon eine ungenügende Sauerstoffmenge den Geweben zugeführt wird,

Die von uns den folgenden Darstellungen, wesentlich auf Grund unserer eigenen Versuche, zu Grunde gelegte Dissociationskurve des Sauerstoffhämoglobins im Blute stimmt annähernd mit derjenigen überein, welche die Autoren bei 20 mm CO_2-Spannung, d. h. etwa der im gut ventilierten Arterienblute herrschenden, finden. Es erleiden daher unsere Schlussfolgerungen in Bezug auf die Grenzen der Sauerstofftherapie keine Beeinträchtigung durch die neuen in vieler Hinsicht wichtigen Befunde. Für die oben erwähnte ältere Beobachtung von Bohr, dass arterielles Blut unter gleichen Bedingungen mehr Sauerstoff bindet als venöses, geben die neuen Versuche eine befriedigende Erklärung.

kapazität teils direkt bestimmt, teils mit Hilfe von Kohlenoxydsättigung von Hämoglobinlösungen, deren Konzentration durch Trockenrückstandsbestimmung oder spektrophotometrisch ermittelt war.

Hüfner findet, dass 1 g Hb binden kann 1,34 ccm Sauerstoff, was mit der aus dem Eisengehalt zu berechnenden O_2-Menge gut übereinstimmen würde, unter der Annahme, dass das Hämoglobinmolekül, welches 1 Atom Eisen enthält, 1 Molekül Sauerstoff bindet.

Nun liegt der Hämoglobingehalt des normalen menschlichen Blutes so hoch, dass 100 ccm Blut zwischen 13 und 22 ccm Sauerstoff chemisch binden können. [Loewy (79).]

Diese Bindung ist aber nur bei einer Temperatur unter 0° eine feste. Bei höheren Temperaturen findet Dissoziation (Selbstzersetzung) statt; die Intensität derselben wächst mit der Temperatur. Wird der sich abspaltende Sauerstoff entfernt, so führt die Dissoziation schliesslich zur vollständigen Abspaltung des Sauerstoffs vom Hämoglobin, wie dies im Vacuum oder beim Durchleiten eines indifferenten Gases der Fall ist.

Befindet sich aber in der Flüssigkeit gelöster Sauerstoff, so verbinden sich die sauerstofffrei gewordenen Hämoglobinmoleküle wieder mit demselben und zwar um so reichlicher, je mehr O_2-Moleküle sich in der Flüssigkeit finden. Der Sauerstoffgehalt der Flüssigkeit aber hängt nach dem Henry-Dalton'schen Absorptionsgesetz von der Dichte eben dieses Gases in der angrenzenden Atmosphäre ab. Er ist dieser Dichte, oder wie man zu sagen pflegt, dem Partialdruck des Gases in dieser Atmosphäre (gemessen in mm Hg) proportional.

Selbst in Berührung mit einer Atmosphäre reinen Sauerstoffes bildet sich nach Hüfner's (58) Bestimmungen an Hb-Lösungen bei Körpertemperatur eine Mischung, die noch 1,2 pCt. O_2-freies Hämoglobin enthält. Gegenüber einem Gasgemisch, wie es sich unter normalen Verhältnissen in den Lungenalveolen findet (Partialdruck des Sauerstoffes $= 113$ mm Hg) beträgt die Menge des O_2-freien Hämoglobins schon 7,2 pCt.

Nun sind aber Hüfner's Werte auf das lebende Blut nicht ohne weiteres zu übertragen, da er teils an Lösungen von Hämoglobin, teils an lackfarbig gemachtem Blute arbeitete.

Aus neueren Untersuchungen von Loewy und Zuntz (83), die an intaktem Blute ausgeführt waren, scheint hervorzugehen, dass das Sättigungsdefizit viel erheblicher ist. Wir berechneten aus unseren Daten über die Dissoziationsspannung des Oxyhämoglobins, dass dem mit atmosphärischer Luft bei 38° C. in Ausgleich stehenden Oxyhämoglobin noch ca. 12 pCt. Sauerstoff an der vollen Sättigung fehlen. — Aber beim Durchtritt durch die Lungen sättigt sich das Blut noch nicht einmal bis zu diesem Punkte. Es gleicht sich in seinem Gasgehalt ja nicht gegen die Atmosphäre aus, sondern gegen die Luft der Lungenalveolen, und diese enthalten nicht 21 pCt. Sauerstoff, vielmehr nur ca. 16 pCt.

Diese Spannungsdifferenz vermag an sich schon das O_2-Defizit des Blutes von 12 auf 18 pCt. herabzudrücken, dazu kommt in Betracht, dass nicht alles durch die Lungen gehende Blut bei ruhiger Atmung sich hier arterialisiert. Nicht alle Lungenpartien nehmen dabei an der Atmung teil, einzelne Lobuli respirieren nicht mit, und das durch diese zirkulierende Blut bleibt venös und mischt sich dem arterialisierten bei. So erklären es Geppert und Zuntz, (37) dass das arterielle Blut bei flacher Atmung nur 90—95 pCt. der Sauerstoffmenge führt, die es bei tiefer Atmung aufnehmen könnte.

Aber die gewöhnlich bei ruhiger Atmung aufgenommene O_2-Menge ist weit mehr als ausreichend, um den für die Oxydationsprozesse notwendigen Sauerstoff zu den Geweben zu schaffen. Dafür ist gesorgt durch die Geschwindigkeit, mit der das Blut durch das Kapillarsystem fliesst. Sie ist so bedeutend, dass von dem zu den Gewebszellen beförderten arteriellen Sauerstoff beim Hunde in Körperruhe nur 40 pCt. von den Geweben verbraucht werden, beim Pferde ca. 50 pCt., und beim Menschen scheint das Verhältnis noch günstiger zu liegen, wie aus Versuchen von Loewy und von Schrötter (84) sich ergiebt.

Auch bei Körperarbeit wird der Mehrverbrauch an Sauerstoff zum grössten Teile dadurch gedeckt, dass die Zirkulationsgeschwindigkeit des Blutes entsprechend ansteigt. Der Blutstrom kann sich so beschleunigen, dass, wie aus Zuntz-Hagemann's (120) Versuchen hervorgeht, die Ausnützung des arteriellen Sauerstoffes durch die Gewebe nicht stärker zu sein braucht, als bei Körperruhe. Durchschnittlich wird allerdings mehr verbraucht, so dass das venöse Blut nicht mehr 50 pCt., sondern nur noch 30 pCt. des den Kapillaren zugeführten Sauerstoffs enthält.

Hier spielt natürlich die Art der Muskelarbeit eine grosse Rolle; statische Arbeit dürfte mit stärkerer Ausnutzung einhergehen als dynamische, bei der die wechselnde Kontraktion und Wiedererschlaffung der Muskeln nach Art eines Pumpwerkes wirkt. Für die dynamische Arbeit kommt in Betracht, ob sie eine ausgiebige Erweiterung der Blutgefässe gestattet, sowie ob einzelne Muskeln übermässig angestrengt werden.

In den Versuchen von Loewy und v. Schrötter am Menschen war die Ausnutzung des arteriellen Sauerstoffs beim Heben von Gewichten nicht wesentlich von der bei Körperruhe verschieden.

Durch die vorstehend skizzierten Einrichtungen ist dafür gesorgt, dass bei Atmung atmosphärischer Luft eine Sauerstoffmenge, die selbst das Zehnfache der bei Körperruhe erforderlichen beträgt, noch den Geweben zur Verfügung gestellt werden kann. Zugleich ist damit auch ein Mittel gegeben, verdünnte oder an Sauerstoff verarmte Luft, ohne dass es sogleich zu Sauerstoffmangel kommt, atmen zu können.

Diesem letzteren Zwecke kommt aber noch eine weitere Eigentümlichkeit des Sauerstoffhämoglobins zu gute, nämlich der Verlauf seiner Dissoziation bei sinkendem Sauerstoffpartiardruck. Entsprechend dem Begriffe der dissoziablen Verbindung ist die O_2-Menge, die das Hämoglobin gebunden enthält, eine Funktion des Druckes: Unter jedem bestimmten O_2-Druck nimmt es eine bestimmte O_2-Menge auf. Sinkt der Druck, unter dem das Hb sich mit O_2 sättigen kann, so sinkt auch die von ihm gebundene O_2-Menge. Aber diese geht nicht etwa ersterem parallel, sodass z. B. gegenüber einer Atmosphäre von ca. 10 pCt. Sauerstoff (ca. halber Atmosphärendruck) das Oxyhämoglobin nur halb so viel Sauerstoff gebunden hielte, als gegenüber einer mit 20 pCt. Sauerstoff (also ca. vollem Atmosphärendruck), vielmehr nimmt die Sauerstoffbindung um Vieles weniger ab.

Nach den bisherigen auf Untersuchungen Hüfners (54) basierenden Annahmen war die O_2-Bindung des HB als eine ziemlich feste zu betrachten, die erst bei sehr niedrigen Spannungen in erheblicherem Masse gelöst wurde. Bei dem halben Atmosphärendruck, also einem O_2-Druck von 80 mm Hg, sollten noch ca. 95 pCt. der bei vollem Atmosphärendruck gebundenen Menge aufgenommen werden, bei $1/4$ Atmosphäre immer noch mehr als 90 pCt. — In neueren Versuchen Hüfners (58) war die Bindung zwar schon eine schwächere, aber sie übertrifft doch die, welche wir wohl für das lebende Blut als giltig annehmen müssen und welche sich in Versuchen von Paul Bert (7), Loewy und Zuntz (83) am Tierblut, Loewy (81) am Menschenblut als fast identisch herausgestellt hat.

Für das Menschenblut ergiebt sich danach folgender Zusammenhang:

O_2-Spannung mm Hg	O_2-Menge in Prozenten der Menge, die bei 760 mm Hg aus der Atmosphäre aufgenommen wird.
10	35,77
20	53,36
25	62,40
30	67,29
40	74,51
50	81,11

Auch nach diesen Bestimmungen vermag sich Hämoglobin immer noch zu ca. 70 pCt. bei $^1/_4$ Atmosph., also bei $5^1/_4$ pCt. O_2-Spannung, und zu ca. 50 pCt. bei $^1/_8$ Atmosphäre, das sind 2,6 pCt. O_2-Spannung, zu sättigen.

Der Sauerstoffdruck kann also schon sehr erheblich sinken, ohne dass das Hämoglobin so arm an Sauerstoff wird, dass die Gewebe Sauerstoffmangel leiden.

Der Sauerstoffdruck in den Lungenalveolen ist, wie im Abschnitt I erwähnt, im Mittel 113 mm Hg beim Atmen von Luft unter Atmosphärendruck. Er kann bis auf 30 mm, d. i. ein Viertel der Norm, sinken, ohne dass die Sauerstoffaufnahme durch das Hämoglobin ungenügend wird. Allerdings machen sich in einzelnen Organen die Erscheinungen beginnenden Sauerstoffmangels schon bei etwas höherem Sauerstoffdruck bemerkbar.

Die vorstehenden Angaben beziehen sich auf Bedingungen, unter denen das Hämoglobin den Sauerstoff direkt aufnehmen kann. Arterialisiert sich das Blut in der Lunge, so ist es von dem Sauerstoff, den es aufnehmen soll, durch eine Scheidewand, die durch die Wandung der Lungenkapillaren und das Alveolarendothel gebildet wird, getrennt, der Sauerstoff muss durch diese erst ins Blut diffundieren. Man muss also die Bedingungen feststellen, unter denen diese Diffusion erfolgt, die Widerstände feststellen, die sich der Diffusion entgegenstellen. Sind diese erheblich, so wäre eine grosse Spannungsdifferenz zum Uebertritt des Sauerstoffes ins Blut erforderlich, es müsste die Sauerstoffspannung in den Lungenalveolen mehr oder weniger weit über den Werten bleiben, die erforderlich wären, um bei direkter Berührung des Sauerstoffes mit dem Hämoglobin dieses in bestimmtem Grade zu sättigen.

Die in Betracht kommenden Verhältnisse sollen im nächsten Kapitel erörtert werden.

Sowohl das Verhalten der Dissoziation des Oxyhämoglobins wie das der Sauerstoffdiffusion durch die Lungenwand haben klinisches Interesse. Sie kommen nicht etwa nur in Frage bei Atmung in verdünnter oder an Sauerstoff verarmter Luft, sondern auch da, wo durch irgendwelche Stenosen der oberen Luftwege oder durch teilweise Anfüllung der Lungenalveolen mit serösem Ex- oder Transsudat die Sauerstoffzufuhr ins Blut erschwert ist. —

Hier ist nun noch diejenige Sauerstoffmenge zu besprechen, die im Blute einfach absorbiert ist.

Als Maximalwert könnte diejenige Menge aufgenommen werden, die reines Wasser aufnimmt, das sind 2,48 ccm Sauerstoff von 100 ccm Blut aus reiner Sauerstoffatmosphäre bei 38°, oder da die physikalisch absorbierte Gasmenge dem Drucke proportional aufgenommen wird, 0,5 ccm aus atmosphärischer Luft, wenn das Blut mit dieser direkt in Berührung wäre. Aus der an Sauerstoff ärmeren Alveolarluft würden nur 0,38 ccm aufgenommen werden können.

Jedenfalls wird aber weniger aufgenommen. Denn im Wassser gelöste Bestandteile setzen die Fähigkeit zur Gasabsorption herab und dementsprechend haben auch direkte Versuche zur Bestimmung der O_2-Absorption im Blute kleinere Werte ergeben.

Besonders Hüfner (61) hat solche Bestimmungen ausgeführt. Nach ihm müsste man annehmen, dass nur die Hälfte der theoretisch für reines Wasser möglichen Gasmenge im Plasma sich findet, während Versuche von Setschenow, P. Bert, Zuntz eine Aufnahme von etwa 80 pCt. wahrscheinlich machen.

Fragen wir zum Schluss, was die Anfüllung der Lunge mit reinem Sauerstoff mit Bezug auf die Sauerstoffaufnahme ins Blut bewirken könnte, so würde zunächst durch Steigerung der Sauerstoffspannung in den Lungenalveolen von ca. 113 mm (760 mm — 49 mm Wasserdampfspannung $= 711$ mm $\times \frac{16}{100}$) auf 675 mm (711 mm $\times \frac{95}{100}$, da unter allen Umständen 5 pCt. CO_2 in der Alveolarluft bleiben) die physikalisch absorbierte Menge in demselben Verhältnis ansteigen, auf das 6 fache. 100 ccm Blut würden also anstatt 0,3 ccm 1,8 ccm gelöst enthalten.

Dazu käme diejenige Menge, die das Hämoglobin mehr aufnehmen könnte. Nehmen wir an, das menschliche Blut führe 20 pCt. Sauerstoff, was dem Mittelwerte gesunder kräftiger Menschen entsprechen dürfte, so würden diese sich um mindestens 12 pCt. ihres Wertes erhöhen, das sind 2,4 pCt., sodass der gesamte Zuwachs immerhin 4,2 pCt. betragen würde, d. h. fast den vierten Teil der ursprünglichen Menge und nach dem vorstehend Angeführten etwa die Hälfte dessen, was bei einem Blutumlauf in den Venen verschwindet.

Dieser Zuwachs ist unter normalen Verhältnissen bedeutungslos, denn auch ohne ihn reicht die an das Hämoglobin gebundene Sauerstoffmenge für den bei Ruhe wie Muskelarbeit in Betracht kommenden Sauerstoffverbrauch aus. Aber er erhält seine Wichtigkeit unter all den Verhältnissen, wo infolge verminderter Fähigkeit des Blutes, Sauerstoff aufzunehmen, die Sauerstoffversorgung der Gewebe unzureichend zu werden beginnt. — Hierher gehört zunächst ein abnorm geringer Hämoglobingehalt des Blutes, sodann das Vorhandensein pathologisch veränderten Hämoglobins.

Ist bei Anämischen nur ein Drittel der normalen Hämoglobinmenge vorhanden, so wird ihr Blut schon bei Körperruhe fast sauerstofffrei aus den Kapillaren in die Venen übertreten. Bei O_2-Inhalation würde es physikalisch gelöst ca. 1,8 pCt mehr enthalten und durch Mehrbindung an das Hämoglobin noch ein Plus von ca. 1,0 pCt. aufnehmen können, im ganzen 2,8 pCt., das ist mehr als $\frac{1}{3}$ des vorhandenen Sauerstoffes.

Die Wirkung, die der gesteigerte O_2-Druck im Blut bei pathologisch verändertem Hb ausübt, wird an anderer Stelle besprochen werden.

Kapitel III.

Die Wanderung des Sauerstoffs im menschlichen Körper und ihre Beeinflussung durch den Sauerstoffgehalt der eingeatmeten Luft.

Wir haben im vorigen Kapitel die Gesetze erörtert, nach welchen das Hämoglobin den Sauerstoff dem Partiardruck desselben entsprechend bindet und abgibt. Damit sind aber die Bedingungen der Sauerstoffversorgung der Organe noch nicht ausreichend definiert: es ist vielmehr zu bedenken, dass in den Lungen das durchströmende Blut durch die Kapillarwand und durch das die Alveolen auskleidende Epithel von dem die Alveolen erfüllenden Gasgemisch getrennt ist, und dass der Sauerstoff diese Scheidewand durchsetzen muss, um in das Blut zu gelangen. Einen Weg von ähnlicher Grössenordnung muss dann wieder der Sauerstoff vom Blut zur Gewebszelle, dem Orte der Oxydationsprozesse, zurücklegen. — Das Substrat, durch welches diese Wanderung des Sauerstoffs erfolgt, ist das Gewebe, welches teils aus mit lymphatischer Flüssigkeit durchtränkten und umspülten elastischen und leimgebenden Fibrillen, teils aus protoplasmatischen Zellen aufgebaut ist, dessen Hauptmasse aber, etwa 70 pCt. seines Gewichtes, das Wasser ausmacht. Man kann deshalb die Wanderung des Sauerstoffs durch dieses Gewebe mit der durch dünne Flüssigkeitslamellen in Parallele stellen, vorausgesetzt, dass nicht die Gewebszellen einen specifischen Einfluss auf die Gasbewegung ausüben.

Ein solcher Einfluss ist von Bohr (12) für das Lungengewebe behauptet worden. Er benutzte zur Stütze dieser Behauptung folgende Versuchsanordnung. Bei einem tracheotomierten Tiere wird Sauerstoff- und Kohlensäurespannung einerseits in der Lungenluft, andererseits im arteriellen Blute bestimmt. Letzteres geschieht durch eine Modifikation des von Pflüger (106a) für ähnliche Zwecke angegebenen Aërotonometers. Wenn der Gasaustausch durch rein physikalische Kräfte zustande kommt, muss die Sauerstoffspannung in der Lungenluft gleich oder höher sein als im Arterienblut, die Kohlensäurespannung gleich oder niedriger. Die Untersuchungen von Pflügers Schülern Strassburg, Wolffberg und Nussbaum fielen im Sinne dieser Erwägungen aus. Bohr dagegen fand in einer Reihe von Fällen die Sauerstoffspannung im Arterienblut höher, die Kohlensäurespannung niedriger als in der zugehörigen Lungenluft und kommt daher zu dem Schlusse, dass für die Bewegung beider Gase aktive, der Drüsensekretion vergleichbare Kräfte in der Lunge mitwirken. Eine gute Stütze findet diese Theorie in dem Verhalten der Gase der in mancher Hinsicht den Lungen vergleichbaren Schwimmblase der Fische. Hier findet sicher, wie Bohr (17) in Erweiterung älterer Versuche von Biot und Moreau nachgewiesen hat, eine aktive Sekretion von Sauerstoff und auch, wie Hüfner (55) gezeigt hat, unter Umständen eine solche von Stickstoff statt.

Wenn demnach auch die Möglichkeit einer aktiven Beteiligung der Lungenepithelien an der Gasbewegung durch die Lungenwand nicht zu bestreiten ist, so lassen sich doch gegen die Beweiskraft der Bohrschen Versuche erhebliche Bedenken nicht unterdrücken. Frédéricq (35) hat denselben in einer Arbeit Ausdruck verliehen, in der er die Versuche Bohrs mit ähnlicher Methodik aber mit den Resultaten der Schüler Pflügers wiederholte.

Wir selbst haben in jüngster Zeit Diffusionsversuche an Froschlungen angestellt und wurden zu Ergebnissen geführt, die gleichfalls der Annahme einer aktiven Zelltätigkeit beim Gasverkehr zwischen Lungenluft und Blut widersprechen.

Wir durchströmten Froschlungen mit Kohlensäure derart, dass wir sie einmal von innen nach aussen, dann von aussen nach innen hindurchtreten liessen. Man sollte erwarten, dass, wenn das Lungengewebe an der Kohlensäureausscheidung sich aktiv beteiligt, der Kohlensäurestrom in beiden Richtungen nicht mit gleicher Schnelligkeit erfolgen würde. Und doch war dies der Fall, und es zeigte sich weiter, dass selbst die tote Lunge sich von der lebenden nicht unterschied; sie liess ebenso viel Kohlensäure durchtreten wie diese.

Wir dürfen daher der nachfolgenden Erörterung der Wanderung des Sauerstoffs ins Blut die in Betracht kommenden physikalischen Gesetze zu Grunde legen.

Die Bewegung von Gasen durch Flüssigkeitsschichten, ihre Hydrodiffusion ist physikalisch genau untersucht worden. Es kommen für sie, wie die Versuche von Stefan, Exner und Hüfner gelehrt haben, nur die Aufnahmefähigkeit der fraglichen Flüssigkeit für das Gas, die Absorption desselben, und die Masse des einzelnen Gasmoleküls, das Molekulargewicht des Gases, in Betracht. Die durch eine Flüssigkeitslamelle von 1 qcm Querschnitt in 1 Minute diffundierende Gasmenge v ccm ist dem Absorptionskoeffizienten α eben dieser Flüssigkeit direkt und der Quadratwurzel aus dem Molekulargewicht m umgekehrt proportional; sie ist ferner direkt proportional der Konzentration, welche das Gas in der einen und der andern Grenzschicht der Flüssigkeit besitzt und umgekehrt proportional der Dicke (d^{mm}) der zu durchwandernden Schicht. — Die Konzentration eines Gases in einer Flüssigkeit wiederum ist, solange nur physikalische Kräfte in Betracht kommen, proportional der Spannung, welche das etwa über der Flüssigkeit stehende Gas besitzt. Diese Spannung (Partiardruck des betreffenden Gases p) pflegen wir durch die Höhe der Quecksilbersäule, welche dieses Gas tragen würde, wenn es allein vorhanden wäre, auszudrücken.

Wir können diese Beziehungen in der Formel zusammenfassen:

$$ v \ = \ \frac{\alpha \ (p_{,}-p_{,,}) \ . \ c}{760 \ \sqrt{m} . d} $$

c ist eine von der Natur der Flüssigkeit und der Temperatur abhängige Zahl, die wir als Diffusionsfaktor bezeichnen wollen. Sie beträgt für Wasser von 37° C = 0,0649; $p_{,}$ und $p_{,,}$ sind der Partiardruck des betreffenden Gases an der äusseren und inneren Seite der Flüssigkeitslamelle. Für den uns interessierenden Fall ist der Absorptionskoefficient des Sauerstoffs bei Körpertemperatur = α = 0,0239. Das Molekulargewicht des Sauerstoffs = m = 32 also $\sqrt{m}$ = 5,66. Unter normalen Verhältnissen ist, wie wir gleich sehen werden, d = 0,004 mm und $p_{,}-p_{,,}$ ist gleich der Differenz des Partiardrucks des Sauerstoffs in den Lungenalveolen und der Spannung der Mischung von sauerstoffhaltigem und sauerstofffreiem Hämoglobin, welche sich in den Lungenkapillaren befindet. Die Luft der Lungenalveolen hat bei normal atmenden Menschen 15—16 pCt. Sauerstoff. Ihre Totalspannung beträgt bei 760 mm Barometerdruck 713,4 mm (nach Abzug von 46,6 mm Wasserdampfspannung). die Partialspannung des Sauerstoffs also 0,15 × 713,4 = 107 mm bis 0,16 × 713,4 = 114 mm. —

Die Spannung des Sauerstoffs im Blute der Lungenkapillaren ist am Beginn derselben, d. h. wenn noch keine Aufnahme von Sauerstoff aus den

Alveolen stattgefunden hat, derjenigen im Blute des rechten Herzens gleich. Die Gasspannung in einer Flüssigkeit wird ermittelt durch Ausproben eines solchen Gasgemisches, an welches die Flüssigkeit beim Zusammenschütteln weder das betreffende Gas abgibt, noch davon aufnimmt. Durch derartige Versuche haben Wolffberg (114a) und Strassburg (106a) (unter Pflüger's Leitung) gefunden, dass die Spannung des Sauerstoffs im venösen Blute des rechten Herzens bei Hunden etwa 25 mm Quecksilberdruck entspricht; auf etwas umständlicherem Wege kommen Loewy und von Schroetter für das mittlere Venenblut des Menschen zu etwas höheren Werten (ca. 35 mm), dagegen ist die Zahl beim Pferde meist noch niedriger als beim Hunde, im Mittel einer Anzahl Versuche von Zuntz und Hagemann 10,7 mm.

Die Dicke der Schicht (d), welche der Sauerstoff zwischen Lungenalveolen und Blut zu durchwandern hat, nahmen wir oben zu 0,004 mm an. Diese Annahme stützt sich auf direkte Messungen, welche Herr Priv.-Doz. Dr. Pick auf unseren Wunsch an durch Formalin gehärteten menschlichen Lungen ausgeführt hat. Die normal mit Blut gefüllten Alveolarsepta zeigten eine mittlere Wanddicke von 10,7 μ (Minimum 7,4 μ, Maximum 14,8 μ). Ein solches Septum grenzt auf beiden Seiten an Luft, daher braucht der Sauerstoff von jeder Seite nur bis zur Mitte des Septums vorzudringen, hat also höchstens einen Weg von 5,35 μ zurückzulegen. Da das Epithel der Alveolen beim Erwachsenen sehr niedrig ist, die Kapillaren aber mit einem Teil ihres Umfangs in den Hohlraum der Alveolen hineinragen, da ferner die Hauptmasse der Wand durch das Kapillarnetz selbst gebildet wird, ist es klar, dass der Weg des Sauerstoffs von der Alveolenoberfläche bis zum Hämoglobin im Mittel höchstens halb so gross als der eben berechnete Maximalweg sein kann, also etwa 2,7 μ betragen dürfte. — Grösser ist der Weg nur zu jenen Kapillaren, welche dem Boden der Alveolen angehören und daher nur von einer Seite mit Luft in Berührung stehen; hier mag er im Mittel der halben Wanddicke = 5,4 μ entsprechen. Da bei weitem die meisten Kapillaren den Alveolarseptis angehören, kann die Annahme Hüfner's (57), dass die mittlere Weglänge des Sauerstoffs bis zum Blutkörperchen höchstens 0.004 mm betrage, als zutreffend angenommen werden.

Wir nahmen bei Aufstellung der Formel S. 43 an, dass das Lungengewebe der Diffusion der Gase nicht mehr Widerstand entgegensetze als reines Wasser. Diese Annahme haben wir durch Messungen an der Froschlunge auf ihre Richtigkeit geprüft und dabei gefunden, dass das Lungengewebe, sowohl im lebenden wie im abgetöteten Zustande Gase sogar merklich schneller durchtreten lässt als eine gleich dicke Schicht reinen Wassers (83). Die elastischen Fasern und die übrigen Gewebsbestandteile der Lungen scheinen also trotz ihrer festen Konsistenz Gase leicht durchzulassen, eine Erscheinung, die übrigens auch an anderen Stoffen von ähnlicher Konsistenz, an Kautschuk z. B., beobachtet worden ist. Durch Einsetzung der eben begründeten Zahlen in die auf S. 43 entwickelte Gleichung können wir berechnen, wieviel Sauerstoff die normal zu Gebote stehende Spannungsdifferenz in das Blut schaffen kann. Wir wollen dabei annehmen, dass die beim Eintritt des menschlichen Venenblutes in die Lunge herrschende Spannungsdifferenz von wenigstens 70 mm durch die Anreicherung des Blutes mit Sauerstoff schliesslich ausgeglichen werde, so dass im Mittel eine Spannungsdifferenz von nur 35 mm wirksam wäre, also $(p_{,} - p_{,,}) = 35$.

Die obige Gleichung lautet dann in Zahlen:

$$v = \frac{0{,}0239 \times 35 \times 0{,}0649}{760 \times 5{,}66 \times 0{,}004} = 0{,}006756 \text{ ccm}$$

Das ist die Sauerstoffmenge, welche durch 1 qcm Alveolenwand in einer Minute ins Blut treten kann. Nun ist die ganze alveolare Lungenoberfläche auf 90 (119) bis 140 (57) qm zu schätzen. Die höhere Zahl ist wohl die richtigere und es könnten dann durch die ganze Lungenoberfläche eintreten: 140 × 10000 × 0,006756 = 9495 ccm Sauerstoff. Da in der Ruhe 250 ccm, bei schwerster, nur wenige Minuten lang zu leistender Arbeit höchstens 3000 ccm Sauerstoff vom Menschen verbraucht werden, sieht man leicht, dass die Dichte des Sauerstoffs in den Lungenalveolen auf sehr niedrige Werte herabgehen könnte, ohne dass es an der nötigen Triebkraft zur Ueberführung des Sauerstoffs ins Blut gebricht. Bei maximaler Arbeit würden etwa 11 mm Spannungsdifferenz, bei Ruhe weniger als 1 mm Spannungsdifferenz als Triebkraft genügen. Viel eher als die Triebkraft wird, wie in Kap. IIB gezeigt, die absolute Sauerstoffmenge, welche das Blut bei niedrigem Partiardruck noch zu binden vermag, ungenügend. Auch wenn der Weg, welchen der Sauerstoff zum Blute zurückzulegen hat, erheblich zunimmt, reicht die vorhandene Triebkraft aus. Eine solche Zunahme des Weges kommt in Betracht, wenn die Innenfläche der Alveolen mit transsudierter Flüssigkeit bedeckt ist, also etwa bei Lungenoedem. Da der Radius der Alveole bei mittlerer Füllung etwa 0,1 mm beträgt, kann nur bei stark inspiratorischer Lungenfüllung eine Wandschicht von 0,1 mm Dicke vorhanden sein, ohne dass die Luft ganz aus den Alveolen verdrängt wird. Der Weg wäre dann 25 mal grösser als normal und die normale Spannungsdifferenz könnte immer noch $\frac{9459}{25} = 378$ ccm Sauerstoff in das Blut schaffen. — Es scheint daher auf den ersten Blick, dass bei reinem Lungenoedem oder bei sonstigen mit Auflagerung auf die Alveolarwand einhergehenden Prozessen durch Erhöhung der Sauerstoffspannung in der Alveole, d. h. durch Sauerstoffatmung, nichts genützt werden könnte. Das wäre aber nur dann richtig, wenn die Zusammensetzung der Alveolarluft in diesen pathologischen Zuständen unverändert bliebe. Meist wird das nicht der Fall sein. Die Verkleinerung des Fassungsraumes der Alveolen, die Erschwerung der Ein- und Ausatmung durch die Flüssigkeitsansammlung in den Bronchiolen und durch die Infiltration ihrer Wand werden die Lufterneuerung stark beeinträchtigen, der Sauerstoffgehalt der Alveolenluft wird erheblich unter den Normalwert sinken. Sobald dies geschieht, muss es zu ungenügender Sauerstoffversorgung des Blutes kommen, welche durch Sauerstoffatmung zu beheben sein würde.

Aehnliche Verhältnisse liegen bei im Wasser Verunglückten vor, welche eine grössere Menge Flüssigkeit aspirirt haben, ähnliche auch bei asphyktischen Neugeborenen, welche intrauterin geatmet haben.

Für die Sauerstoffversorgung der Gewebe aus dem Blute erhebt sich wiederum die Frage, ob die Sauerstoffspannung im Blute der Kapillaren unter allen Umständen genügt, um die erforderte Menge in die Gewebszellen übertreten zu lassen. Pflüger (91) hat eine ausführliche Ueberlegung mitgeteilt, in welcher er darlegt, dass eine geringe Spannungsdifferenz zur Deckung des Bedürfnisses ausreicht. Wir haben jüngst (83), gestützt auf unsere Messungen der Diffusion von Gasen durch tierische Membranen, diese Frage genau durchgerechnet und es ergab sich, dass bei dem den Ruheverbrauch um das 18fache übertreffenden Sauerstoffbedarf des maximal arbeitenden Pferdes eine Spannungsdifferenz von 3,53 mm ausreicht. Eine solche Spannung zeigt aber ein Blut, wenn sein Hämoglobin zu 88 pCt. reduziert, zu 12 pCt. noch sauerstoffhaltig ist[1]. Bei Kranken kommen natürlich stärkere Muskelaktionen eigentlich nur für das Herz und eventuell für die Atemmuskeln in Frage, nur hier ist also eine Triebkraft bis zu 3,5 mm erwünscht. Wo sie nicht mehr vorhanden ist, wo also das Blut mit weniger als 12 pCt. Sauerstoffhämoglobin in die Venen tritt, erscheint es gerechtfertigt, entweder durch Beschleunigung des Blutumlaufs die prozentische Entnahme des Sauerstoffs aus dem Blute herabzusetzen oder durch Sauerstoffatmung den Prozentgehalt des Blutes an Sauerstoff zu erhöhen. Wir kommen auf diese beiden Möglichkeiten später, bei Besprechung der Sauerstoffinhalation bei Anämie zurück.

Kapitel IV.

Wirkungen und Zeichen des Sauerstoffmangels.

Es wurde schon hervorgehoben, dass vermehrte Sauerstoffzufuhr zum Körper eigentliche positive Wirkungen nicht hervorruft, vielmehr nur imstande ist, bei Sauerstoffmangel symptomatisch zu wirken, indem sie unter all den im Folgenden noch zu besprechenden Bedingungen, unter denen eine Mehrzufuhr von Sauerstoff zu den Geweben überhaupt möglich ist, diese vermittelt.

Welche Kennzeichen haben wir nun für bestehenden Sauerstoffmangel?

Es gibt einige seit langem dafür als pathognomonisch angesehene Symptome, die der einfachen klinischen Beobachtung zugänglich sind, ihnen reihen sich einige modernere an, die nur auf Grund besonderer Untersuchungen festzustellen sind.

Die ersteren sind: die Dyspnoe und die Cyanose. — Beide sind jedoch in Bezug auf die Diagnose „Sauerstoffmangel" nicht als gleichwertig zu erachten. Die Dyspnoe wird nämlich nicht nur durch Sauerstoffmangel, sondern auch durch Kohlensäureanhäufung hervorgerufen, und zwar ist letztere nicht nur bei starker Kohlensäureansammlung im Blute weit wirksamer inbezug auf die Steigerung der Atmung, sondern schon geringe Zunahmen des Blut-Kohlensäuregehaltes machen eine deutliche Erhöhung des Atemvolums.

Wie wenig Sauerstoffmangel die Atmung steigert, wenn er allein vorhanden ist, geht aus Versuchen von Loewy (76) in der verdünnten Luft des pneumatischen Kabinetts hervor. Hier kommt es zu keiner Kohlensäureanhäufung. Die betreffenden Werte sind in der folgenden Tabelle zusammengestellt.

Versuchspersonen	Barometerdruck mm Hg	Atemvolumen pro Minute Liter	Respirat. Quotient
Loewy	750 435 360	4,027 4,497 5,556	0,724 0,765 0,810
W.	740 550 440	5,284 5,122 5,610	0,754 0,764 0,815

---

1) Nach der in der Fussnote S. 36 erwähnten Arbeit Bohr's würde sogar ein noch sauerstoffärmeres Blut diese Spannung haben, wenn es, wie in den Geweben zugleich eine hohe Kohlensäurespannung hat.

Bei vollem Atmosphärendruck beträgt das Atemvolum bei Loewy 4,027 l, es steigt bei halbem Atmosphärendruck auf nur 5.556 l. — Bei W. beträgt es in der Norm 5.284 l, um bei 440 mm = $^3/_5$ Atmosphäre auf 5,61 l zu steigen. — Dabei besteht bei beiden mässiger Sauerstoffmangel. Dies geht aus dem Verhalten des respiratorischen Quotienten hervor, der von 0,724 bei L. bezw. 0,754 bei W. auf 0,81 bezw. 0,815 ansteigt. Inwiefern ein Ansteigen des respirat. Quotienten auf Sauerstoffmangel hinweist, wird weiterhin erörtert werden. Heftige Dyspnoe macht reiner Sauerstoffmangel nur, wenn er extreme Grade erreicht und plötzlich zustande kommt. Bei ganz allmäliger O_2-Beschränkung kann, wie Zuntz (118) gezeigt hat, die Atmung allmälig schwächer und schwächer werden, bis es zum Atmungstillstande kommt. Das Atmungszentrum wird hier, ohne dass Reizerscheinungen eintreten, allmälig gelähmt.

Aber unter pathologischen Verhältnissen ist Sauerstoffmangel allein selten; meist ist er mit Kohlensäureanhäufung verbunden, so dass die Wirkungen beider auf die Athmungsmechanik nicht gut zu scheiden sind. Das ist der Fall bei allen Erkrankungen der luftzuführenden Wege, bei den Erkrankungen des Lungenparenchyms, bei den Zirkulationsstörungen durch Erkrankungen des Herzens.

Reiner Sauerstoffmangel kann sich nur finden bei hochgradiger Verminderung der Menge des Hämoglobins oder pathologischen Veränderungen desselben, etwa durch Kohlenoxydhämoglobin- oder Methämoglobinbildung, da unter diesen Umständen die Kohlensäureabscheidung nicht gestört ist.

Gelingt es in diesen letzteren Fällen, ebenso wie bei Athmung O_2-armer Luft den Sauerstoffmangel zu beheben, so wird auch die subjektive wie objektive Dyspnoe schwinden. Dagegen vermag Sauerstoffzufuhr unter den übrigen genannten Bedingungen, die klinisch viel bedeutsamer sind, die Dyspnoe nur wenig zu beeinflussen, denn diese ist ganz oder vorwiegend durch die Kohlensäureanhäufung bedingt. Aeltere, jüngst von Loewy (80) bestätigte Versuche haben nun allerdings gezeigt, dass der Sauerstoff eine spezifische austreibende Wirkung auf die Blutkohlensäure besitzt, so dass eine Anreicherung des Blutes mit Sauerstoff dessen Kohlensäuregehalt erniedrigen kann. Jedoch ist diese Wirkung keine sehr ausgiebige und somit vermag die Einatmung von Sauerstoff nicht wesentlich die Kohlensäureabscheidung zu beeinflussen. Dies wird nur der Fall sein, wenn die Sauerstoffeinatmung derart geschieht, dass dabei zugleich die Atmung vertieft wird; dann wird ein Teil der überschüssigen Kohlensäure abgegeben und eine Zeit lang ruhigere Atmung eintreten.

Ist die Dyspnoe ein zweifelhaftes Zeichen für den Sauerstoffmangel, so ist dafür die Cyanose besser zu verwerten. Man weiss, dass der Kohlensäurereichtum des Blutes keinen Einfluss auf dessen Farbe hat, die Aenderungen dieser — also z. B. die Farbendifferenzen zwischen arteriellem und venösem Blute — vielmehr durch die Differenzen im Sauerstoffgehalt bedingt sind (90).

Cyanose ist also ein Zeichen von Sauerstoffmangel, neben dem natürlich Kohlensäureüberladung bestehen kann.

Besserung der Cyanose bedeutet verbesserte Sauerstoffversorgung, gleichgültig, ob dabei etwa bestehende Kohlensäureüberladung beseitigt wird, oder nicht.

Die weiter zu besprechenden Symptome des Sauerstoffmangels sind nicht so erkennbar, wie die Dyspnoe und die Cyanose, sie sind auf experimentellem

Wege ermittelt worden. Hier wären drei Symptome zu nennen: eine geänderte osmotische Spannung des Blutes, das Auftreten pathologischer Stoffe im Harne und Aenderungen des respiratorischen Quotienten.

Auf Abweichungen der osmotischen Spannung des Blutes von der Norm bei Zuständen mangelhafter Sauerstoffversorgung der Gewebe hat zuerst von Korányi (66, 67) aufmerksam gemacht. Aber es verhält sich mit diesem Symptome ähnlich wie mit der Dyspnoe, oder vielmehr, es ist noch weniger als diese für die Diagnose des Sauerstoffmangels zu benutzen. Es findet sich nur bei denjenigen pathologischen Zuständen von Sauerstoffmangel, die mit Kohlensäureüberladung des Blutes einhergehen und wird nur durch letztere zustande gebracht. Es lässt also nur indirekt auf Sauerstoffmangel schliessen da, wo Sauerstoffzufuhr und Kohlensäureausscheidung gleichmässig gestört sind, es kann sich nicht finden, wo neben O_2-Mangel die CO_2-Abscheidung normal vor sich gehen kann, z. B. bei starken Anämieen; es findet sich dagegen, wo nur Kohlensäureanhäufung, nicht Sauerstoffmangel besteht, etwa bei mässiger Kohlensäureeinatmung.

Die Aenderung der osmotischen Spannung des Blutes besteht in einer Steigerung derselben, die sich in einem Sinken des Gefrierpunktes ausdrückt. Während dieser in der Norm — 0,560° beträgt, sinkt er bei Kohlensäureüberladung auf — 0,60° bis 0,70° und kann in extremen Fällen, wie v. Korányi fand, bis auf — 0,77° herabgehen.

Lässt man unter diesen Umständen O_2 einathmen, so wird durch die oben erwähnte spezifische Fähigkeit des Sauerstoffes, die Kohlensäure auszutreiben, der Gefrierpunkt des Blutes ansteigen können. Jedoch wird dies nur in mässigem Grade der Fall sein, entsprechend dem schwachen Säurecharakter, den das Sauerstoffhämoglobin hat; die Wirkung des Sauerstoffes dürfte ja auf dieser Säurewirkung beruhen.

Weit mächtiger muss auf den abnorm niedrigen Blutgefrierpunkt eine unter Vertiefung einhergehende Verstärkung der Atmung wirken. Hierdurch kann es zu einer erheblichen Kohlensäureabdunstung aus dem Blute kommen und damit muss der Blutgefrierpunkt sich mehr oder weniger der Norm annähern. Natürlich wird, entsprechend den in Kapitel II gemachten Ausführungen, durch Vertiefung der Atmung zugleich auch der Sauerstoffmangel des Blutes vermindert. Aber es wäre unrichtig, die erhebliche Aenderung, die der Blutgefrierpunkt dabei erfährt, seine Annäherung an den normalen Wert, zum Massstab für ihre Wirksamkeit in Bezug auf die Sauerstoffversorgung des Blutes machen zu wollen, und sie für wertvoller zu halten als die Einatmung von Sauerstoff, die den pathologischen Gefrierpunkt des Blutes nur wenig ändert.

Am wirksamsten wird sich eine Kombination von Vertiefung und Sauerstoffinhalation erweisen, da hierbei zu gleicher Zeit am besten sowohl der Kohlensäureüberschuss wie der Sauerstoffmangel beseitigt werden kann.

Viel sicherer für die Diagnose des Sauerstoffmangels ist ein abnormes Verhalten des respiratorischen Quotienten, und zwar ein Steigen desselben zu verwerten.

Wie im Kapitel I erwähnt wurde, geht der Stoffumsatz auch bei unzureichender Zufuhr von Sauerstoff weiter, aber der Ablauf der Umsetzungsprozesse ist nicht mehr normal. Die Sauerstoffaufnahme aus der Atemluft bleibt hinter der Kohlensäureausscheidung zurück, was eben zu einer Erhöhung des respiratorischen Quotienten führen muss. Dabei ist bei Körperruhe die absolute Höhe der Kohlensäureausscheidung gesteigert, der Sauerstoffverbrauch ist gegenüber der Norm ungeändert geblieben. Bei Körperarbeit kann er bei gesteigerter Kohlensäureausscheidung geringer werden, als er es bei ausreichender Sauerstoffzufuhr und gleicher Arbeit war.

Dass die Ausscheidung der Kohlensäure höher ist als unter normalen Verhältnissen, hat seine Ursache zunächst in der grösseren Atemanstrengung und dem damit einhergehenden grösseren Stoffverbrauch, also der grösseren Kohlensäurebildung. Dazu kommt aber ein Moment, das durch die Natur des pathologischen Prozesses, der durch den Sauerstoffmangel eingeleitet wird, gegeben ist und das zu einer stärkeren Kohlensäureabscheidung führt, ohne dass die Kohlensäurebildung erhöht zu sein braucht. Das ist das Auftreten saurer intermediärer Stoffwechselprodukte.

Es hat sich nämlich gezeigt, dass der Sauerstoffmangel zu einem Auftreten pathologischer Stoffwechselprodukte im Blute führt, die im Harn zur Ausscheidung kommen. Wie zuerst Araki (1) nachwies, enthält der Harn von Tieren, die, sei es durch zu geringe Sauerstoffzufuhr mit der Atemluft, sei es durch CO-Vergiftung, Strychnin- oder Curare-Vergiftung, Sauerstoffmangel litten, neben Eiweiss und Zucker auch Milchsäure in nicht unbeträchtlichen Quantitäten. Die Milchsäure findet sich auch im Blute, sie entstammt der Tätigkeit der Organe, und wird entgegen der Norm im Körper nicht vollständig oxydiert.

Tritt Milchsäure ins Blut über, so nimmt sie die alkalische Komponente des kohlensauren Alkalis für sich in Beschlag, die Kohlensäure wird freigemacht und kann in den Lungen zur Ausscheidung kommen. — Wie weit daneben noch anderweite Umsetzungen — etwa Spaltungen des hypothetischen Biogens (Verworn) (109) oder den anaëroben Gährungsprozessen analoge — mitspielen, lässt sich vorläufig nicht entscheiden.

Kapitel V.

Zur Indikationsstellung der Sauerstoffbenutzung.

Die genaue Kenntnis der Art, wie der Sauerstoff ins Blut aufgenommen wird und durch dessen Vermittlung zu den Geweben gelangt, kann uns die Grundlage zu einer Beurteilung der Möglichkeit oder Wahrscheinlichkeit therapeutischer Erfolge bieten. Man vergleiche hierzu die kritischen Ausführungen von Aron (2, 3), Kraus (67a) und Michaelis (86b).

In den ersten Zeiten naiver Anwendung des Sauerstoffs dachte man zunächst an Analogieen mit dem lebhaften Brennen der Flamme im reinen Sauerstoff und wollte die Intensität der Lebensprozesse durch Einatmung von Sauerstoff anfachen. Wir wissen jetzt, dass dies schon darum nicht möglich ist, weil die Dichte des Sauerstoffs am Herde der Oxydationen bei Atmung des reinen Gases nicht beträchtlich erhöht wird. Wir haben zwar gesehen, dass dem Hämoglobin bei normaler Atmung etwa 20 pCt. Sauerstoff an der vollen Sättigung fehlen, dass dieses Defizit durch Erhöhung des Partiardrucks in den Lungen stark vermindert werden kann und dass hierbei gleichzeitig die Menge des physikalisch absorbierten Sauerstoffs von etwa 0,3 bis auf fast 2,0 pCt. ansteigen kann. Damit wächst die Tension des Sauerstoffs im arteriellen Blute von weniger als 110 mm auf 600 mm und darüber. Aber diese beträchtliche Spannung geht, sowie der Sauerstoffverbrauch am Anfang des Kapillarsystems beginnt, rapide herunter auf Werte, welche die normalen nicht wesentlich übersteigen.

Denken wir uns ein normales Blut mit 14 pCt. Hämoglobin. Dasselbe wird im Zustande voller Sättigung nach Hüfner (56) $14 \times 1,34 = 18,76$ pCt. Sauerstoff binden können. — Bei normaler Atmung mit einer alveolaren Sauerstofftension von etwa 110 mm bindet es nach unseren Bestimmungen (83) noch 81,5 pCt. dieser Menge d. h. 15,31 pCt. des Blutvolumens und enthält ausserdem 0,3 pCt. physikalisch absorbiert, im ganzen also 15,61 pCt.

Wenn wir durch Atmung reinen Sauerstoffs die Tension auf das hierdurch erzielbare Maximum von 680 mm bringen, wird

die chemisch gebund. Menge, 96,5 pCt. der vollen Sättigung .	$= 18,09$ pCt. des Blutvol.
die absorbierte	$= 1,81$ „ „ „
der ganze Sauerstoffgehalt des Arterienblutes . .	$= 19,9$ pCt. „

Der maximal mögliche Zuwachs beträgt also 4,6 pCt. des Blutvolumens. —

Wenn nun im Kapillargebiete, wie dies dem Durchschnitte der Tierversuche entspricht, 8 pCt. Sauerstoff verbraucht werden, würde das Blut die Kapillaren bei normaler Atmung mit einem Sauerstoffgehalt von 7,6 pCt., bei Sauerstoffatmung mit einem solchen von 11,9 pCt. verlassen. Die relative Sättigung des Hämoglobins beträgt im ersten Falle $\dfrac{7,6}{18,76} = 40,51$ pCt., im zweiten $\dfrac{11,9}{18,76} = 63,44$ pCt. Hieraus berechnet sich die Sauerstofftension im Plasma zu 17,0 mm im ersten, 43,4 mm im zweiten Falle. — Während also die Sauerstoffspannung im arteriellen Blute der Lungenvenen bezw. der Aorta von 110 mm auf 670 steigt, beträgt der Zuwachs im Plasma der Kapillaren, also auch im Gewebssafte, nur 26,4 mm. — Man sieht aus diesen Daten, dass durch die eigentümlichen Dissoziationsverhältnisse des Hämoglobins dafür gesorgt ist, dass selbst bei Atmung reinen Sauerstoffs die Sauerstofftension in den Geweben auf einem relativ niedrigen Werte bleibt. Nur wenn man mit der Atmung reinen Sauerstoffs eine Kompression auf etwa 3 Atmosphären verbindet, wie dies Paul Bert (7) in seinen bekannten Versuchen getan hat, gelingt es, hohe Sauerstoffspannungen auch in den Geweben zu erzielen. Diese erweisen sich, wie Paul Bert's Versuche und ihre Nachprüfung durch Lehmann (70) sowie durch Hill und Macleod (51) ergeben haben, als verderblich, und zwar nicht durch gesteigerte Gewebsverbrennung, wie man erwarten sollte, sondern durch Herabsetzung derselben. Ein Analogon zu dieser unerwarteten Wirkung des verdichteten Sauerstoffs bietet uns die Aufhebung der langsamen Oxydation des feuchten Phosphors unter gleichen Verhältnissen (92). —

Steigerung der Kohlensäureausscheidung, also vermehrte Oxydationsprozesse in reinem Sauerstoff fand Pott (94) bei bebrüteten Hühnereiern, dabei traten gleichzeitig auffällige Rötung der Allantois und der Körperoberfläche auf. Die Schnelligkeit der Entwicklung blieb unbeeinflusst.

Da die mitgeteilten Beläge erhebliche Unregelmässigkeiten aufweisen, bedarf die Angabe Pott's einer Nachprüfung.

P. Bert (7) gibt an, dass bei mässiger Steigerung des Sauerstoffgehalts der Atemluft etwa bis zu 60 pCt. die Oxydationsprozesse wachsen, um bei weiterer Steigerung wieder abzunehmen. Die Beläge für diese Angabe sind sehr dürftig und nicht beweiskräftig, frühere und spätere Untersucher konnten sie meist nicht bestätigen. (85, 76, 105, 27). —

Da wir nach allem bisher Gesagten keinerlei Wirkungen von vermehrter

Sauerstoffzufuhr erwarten dürfen, so lange das Blut noch mit einem nennenswerten Vorrat an Sauerstoff die Kapillaren verlässt, gewinnen die Fälle unser besonderes Interesse, wo dies voraussichtlich nicht mehr der Fall ist.

Man hat hier zu scheiden, ob dies dadurch zustande kommt, dass der eingeatmete Luftsauerstoff nicht in normaler Art und Menge zum Blute gelangen kann, oder ob das Blut den ihm gebotenen Sauerstoff nicht in normaler Weise aufnehmen kann, oder ob es nicht in normaler Menge durch Lunge oder verbrauchende Organe zirkuliert. Der erste Fall ist gegeben bei Erkrankungen der Atemwege, der zweite bei solchen des Blutes, der dritte bei solchen des Blutkreislaufes. — Die Leistungen und Erfolge der Sauerstofftherapie sind, je nachdem eine Erkrankung der einen oder der anderen Art vorliegt, verschieden.

1. Affektionen des Blutes.

Wir betrachten zunächst die Zustände, in welchen eine solche Anomalie durch Fehler in der Beschaffenheit des Blutes bedingt ist.

Da kommt in erster Linie der Hämoglobinmangel in Betracht, also hochgradige Anämie aus irgend welcher Ursache, etwa ein Blut, welches noch 5 pCt. statt der normalen 14 pCt. Hämoglobin enthält.

100 ccm Blut binden also bei voller Sättigung 6,70 ccm O_2.

Bei normaler Atmung (110 mm Partiardruck in

den Alveolen) kann das Blut nur noch 5,46 ccm O_2 binden,

es kann ferner physikalisch absorbiert enthalten 0,30 „ O_2.

Im ganzen also 5,76 ccm O_2,

das ist weniger als in der Regel in den Kapillaren verbraucht wird. Es drohen hier also alle Gefahren, welche die ungenügende Sauerstoffversorgung im Gefolge hat, fettige Degeneration der parenchymatösen Organe, des Herzens und der übrigen Muskulatur, Störungen der Nierenfunktion u. s. w. Lassen wir in diesem Falle reinen Sauerstoff atmen, so dass die Alveolarspannung auf 680 mm steigt, so wächst

der chemisch gebundene Sauerstoff auf 6,46 ccm

der physikalisch absorbierte Sauerstoff auf 1,81 „

Es stehen also pro 100 ccm Blut 8,27 ccm O_2

den Geweben zur Verfügung, was bei normaler Kreislaufsgeschwindigkeit ausreichen würde, um die oben skizzierten Gefahren zu heben. Wir hätten uns weiter zu fragen, ob etwa vertiefte Atmung hier die Sauerstoffatmung ersetzen kann. Wir können durch dieselbe die Sauerstofftension in den Alveolen auf etwa 128 mm bringen, wobei

die chemisch gebundene Menge betragen würde: 5,61 ccm,

die physikalisch absorbierte: 0,34 „

der gesamte Blutsauerstoff: 5,95 ccm.

Das ist gegenüber 5,76 ccm bei gewöhnlichem Atmen keine in Betracht kommende Verbesserung. Die forzierte Atmung wirkt aber in anderer Hinsicht günstig; sie fördert durch verstärkte Aspiration die Entleerung des Venensystems und die Blutzufuhr zum Herzen. Durch diese Beschleunigung des Kreislaufs wird bewirkt, dass mehr Blut in der Zeiteinheit die Kapillarsysteme durchströmt und dass daher aus der Volumeinheit des Blutes entsprechend weniger Sauerstoff entnommen zu werden braucht. Der Erfolg, welchen die Sauerstoffatmung in dem angenommenen Falle dadurch erreichte, dass sie den Sauerstoffgehalt des Arterienblutes von 5,76 ccm auf 8.27 ccm, also um

44 pCt. erhöhte, lässt sich auch durch vertiefte Atmung erzielen, wenn dieselbe neben der Erhöhung des Sauerstoffgehaltes um 0,2 ccm eine Vermehrung der das Herz passierenden Blutmenge um 40 pCt. bewirkt. Eine solche Beschleunigung des Blutumlaufs erscheint aber durchaus nicht unwahrscheinlich, wenn wir bedenken, dass bei mässiger Muskelarbeit eine Beschleunigung desselben um mehrere Hundert Prozente stattfindet (120). Hierbei wirkt ja neben der Vertiefung der Atmung durch die Arbeit die Erweiterung der Muskelgefässe erheblich mit, aber natürlich hat die verstärkte Aspiration des Thorax einen erheblichen Anteil an der Steigerung der Stromgeschwindigkeit. Es muss der klinischen Beobachtung überlassen bleiben, in welchem Umfange vertiefte Atmung allein, wie sie ja nach jedem hochgradigen Blutverlust durch Reizung der Atemzentra zustande kommt, den Bedürfnissen der Gewebe genügt. Da bei der Sauerstoffinhalation, wie sie gewöhnlich geübt wird, nebenbei eine Vertiefung der Atmung unwillkürlich zustande kommt, dürfen wir von dieser Kombination besonders günstige Wirkungen erwarten.

Von eminenter und unbestrittener Bedeutung ist die Atmung reinen Sauerstoffs für die Bekämpfung der **Kohlenoxydvergiftung.** Experimentell ist diese therapeutische Wirkung wohl zuerst von W. Kühne dargetan worden; in exakten messenden Versuchen am Menschen wurde sie aufs genaueste durch Haldane (43) studiert. Die genauere Darlegung der klinischen Erfolge, die zu den glänzendsten und unbestrittensten Leistungen der Sauerstofftherapie gehören, ist in einem späteren Kapitel dieses Werkes zu geben, hier sollen nur die theoretischen, auf physikalisch-chemischen und physiologischen Versuchen beruhenden Grundlagen besprochen werden. —

Schon Claude Bernard, Hoppe-Seyler, dann Lothar Meyer haben erwiesen, dass man durch Kohlenoxydgas den Sauerstoff aus seiner Verbindung mit dem Hämoglobin austreiben kann und dass dabei dem Volumen nach ebenso viel CO an das Hämoglobin gebunden wird, wie es vorher O_2 enthielt. Man glaubte damals den Gegensatz im Verhalten beider Gase so formulieren zu müssen, dass man die Sauerstoffverbindung des Blutfarbstoffes als eine lockere, durch das Vakuum und durch Schütteln mit indifferenten Gasen zersetzbare ansah, während die CO-Verbindung eine feste sei, derart dass das Blut nicht durch Abdunstung, sondern nur durch Oxydation des CO zu CO_2 von dem giftigen Gase befreit werden könne. Dementsprechend wurde bei schwerer CO-Vergiftung der Ersatz eines Teiles des vergifteten durch gesundes sauerstoffgesättigtes menschliches Blut, die Transfusion, als allein wirksames Mittel empfohlen; nur wenige, am präzisesten Donders (26), verteidigten den Standpunkt, dass auch Kohlenoxyd, wenn auch sehr viel schwerer als Sauerstoff, durch indifferente Gase aus dem Blute verdrängt werden könne. Bald darauf zeigte Zuntz (117), dann auch Podolinski (93), dass man mit Hilfe einer gut wirkenden Luftpumpe die Kohlenoxydverbindung des Hämoglobins zersetzen könne. Genauer studiert wurde die Dissoziation des Kohlenoxydhämoglobins durch Versuche in vitro von Bohr und Bock (19, 15), Hüfner (53, 59, 60) und Haldane (42), sowie am lebenden Tiere durch Gréhant (39, 41) und durch Haldane.

Wenn Kohlenoxyd allein oder gemischt mit einem indifferenten Gase, etwa Stickstoff, bei Körpertemperatur auf eine Hämoglobinlösung wirkt, so wird diese, vorausgesetzt, dass ausreichende Gasmengen mit dem Hämoglobin in Berührung gebracht werden, schon bei einer Spannung von 0,25 mm (entsprechend einer Mischung von Stickstoff mit $^1/_{3000}$ seines Volums Kohlenoxyd) zu 25 pCt. mit Kohlenoxyd gesättigt; bei 1 mm Spannung, entsprechend 0,13 pCt. in der Atmosphäre ist die Sättigung schon fast vollständig.

Die relative Festigkeit der Hämoglobin-CO-Verbindung ist nach Haldane 130 mal grösser als die der Sauerstoffverbindung, aus Hüfner's Messungen ergiebt sie sich 154 mal grösser.

Dementsprechend kann man die Verteilung des Hb zwischen den beiden Gasen (bei Körpertemperatur) aus der Proportion berechnen:

$$154 \; Pc : Po = x : 100 - x.$$

Hierbei ist mit Pc der Partialdruck des Kohlenoxyds, mit Po derjenige des Sauerstoffs in dem betreffenden Gasgemisch bezeichnet; x ist der an Kohlenoxyd gebundene Anteil des Hämoglobins, 100—x der an Sauerstoff gebundene. Die meist sehr geringe Menge freien Hämoglobins wird bei dieser Betrachtung vernachlässigt. Aus der Proportion folgt

$$x = \frac{100 \cdot 154 \; Pc}{Po + 154 \; Pc} \quad \text{oder durch Umformung:} \; x = \frac{100}{\dfrac{1}{154} \dfrac{Po}{Pc} + 1}.$$

In dieser Form ist die Gleichung mit der von Hüfner aus seinen Versuchen mit Hilfe der Regel von Waage und Guldberg abgeleiteten identisch, doch gilt sie nur für die Temperatur von 37,5° C., bei anderen Temperaturen ändert sich die Konstante $\frac{1}{154}$, weil in ihr die mit der Temperatur in verschiedenem Masse sich ändernden Absorptionskoeffizienten der beiden Gase einbezogen sind.

Mit Hilfe der vorstehenden Gleichung ist folgende Tabelle berechnet, welche für drei verschiedene praktisch wichtige Sauerstoffkonzentrationen die Prozentmenge des Hämoglobins angibt, welche noch mit Sauerstoff verbunden ist, also der Versorgung der Gewebe dient.

Prozentgehalt der Luft an CO	Prozentischer Anteil des sauerstoffführenden Hämoglobins bei Sauerstoffgehalt der Luft von		
	8 pCt.	16 pCt.	90 pCt.
0,01	83,9	91,2	98,3
0,05	51,0	67,6	92,1
0,075	41,0	58,1	88,7
0,1	34,2	51,0	85,4
0,2	20,7	34,2	74,5
0,3	14,8	25,8	66,1
0,4	11,5	20,7	59,4
0,5	9,4	17,2	53,95
0,75	6,5	12,2	43,8
1,0	5,0	9,4	36,9

Da unter normalen Verhältnissen das Venenblut mit etwa 60 pCt. des in den Arterien vorhandenen Sauerstoffs in das rechte Herz einströmt, also 40 pCt. des Sauerstoffs verbraucht werden, tritt absoluter Sauerstoffmangel und damit dringende Lebensgefahr ein, wenn die Alveolarluft

8 pCt. Sauerstoff enthält bei 0,075 pCt. CO

wenn sie 16 „ „ „ „ 0,15

90 „ „ „ „ 0,85

Ein Sauerstoffgehalt von 16 pCt. kommt der Alveolarluft zu, bei Atmung atmosphärischer Luft unter normalem Druck. Der Wert geht bei Luftverdünnung herunter und erreicht in den höchsten von Menschen bewohnten Höhen (ca. 4500 m) den Wert von 8 pCt. und weniger. Hier, wo ohnedies die Sauerstoffbindung an das Hämoglobin durch die geringe Dichte des Sauerstoffs um 30—40 pCt. herabgesetzt ist, wirkt eine weitere geringe Schädigung derselben leicht deletär. So erscheint die Annahme von Müllenhoff, dass in der Gondel mit Leuchtgas gefüllter Luftballons das Kohlenoxyd und nicht die verdünnte Luft allein die Gefahr bedinge, durchaus plausibel. Bei einem Partiardruck des Sauerstoffs in den Alveolen von 40 mm, wie er bei flacher Atmung schon in 4000 m Höhe, bei normaler in 6000 m besteht, würde schon 0,01 pCt. Kohlenoxyd das Leben bedrohen. Es ist zweifellos, dass die Bewohner der über 4000 m hoch gelegenen Ortschaften im Himalaya und in den Andes der Gefahr der Kohlendunst- und der Leuchtgasvergiftung in viel höherem Masse ausgesetzt sind als die Bewohner des Flachlandes. —

Die vorteilhaften Wirkungen der Sauerstoffatmung bei Kohlenoxydvergiftung beruhen aber nicht allein auf der durch die Tabelle illustrierten Verdrängung des Kohlenoxyds aus dem Hämoglobin, sondern auch darauf, dass bei hohem Partiardruck nennenswerte Mengen Sauerstoff von der Blutflüssigkeit physikalisch absorbiert werden und so den notleidenden Geweben zugute kommen. Der Absorptionskoeffizient des Sauerstoffs in Wasser ist im Mittel der zuverlässigsten Bestimmungen bei $37\,^{\circ}$ C. $= 0{,}0253$, im Blute dürfte er um 20 pCt. niedriger sein (116, 61), also etwa $0{,}0203$ betragen. Daraus folgt, dass Blut bei der normalen alveolären Sauerstoffspannung von etwa 110 mm in 100 ccm enthält $\dfrac{2{,}03 \times 110}{760} = 0{,}29$ ccm Sauerstoff, dagegen bei einer Spannung von 630 mm, wie sie durch Atmung des gewöhnlichen käuflichen Sauerstoffs erreicht wird, 1,68 pCt., eine Menge die gegenüber dem auf 7 pCt. zu schätzenden Verbrauch bei jedem Blutumlauf immerhin in Betracht kommt. Dass sehr hohe Tension des Sauerstoffs in der Atemluft auch bei fast vollständiger Ausschaltung des Hämoglobins durch Kohlenoxyd die Vergiftungserscheinungen aufheben kann, hat Haldane (42) durch elegante Versuche an Mäusen gezeigt. Er brachte eine Maus in ein Gefäss, in welches er Sauerstoff bis zu 2 Atmosphären Spannung einströmen liess, dann wurden steigende Mengen Kohlenoxyd hinzugefügt, die Maus blieb munter, selbst wenn der Ueberdruck des zugefügten Kohlenoxyds fast der Spannung einer Atmosphäre entsprach, so dass das Hämoglobin fast vollständig an Kohlenoxyd gebunden war. In dem Augenblick, wo man das Gasgemisch ausströmen liess, sodass CO und O_2 in gleichem Verhältnis in dem Gasgemisch abnahmen, ging das Tier zu Grunde, offenbar weil ihm jetzt die zur Erhaltung des Lebens vorher ausreichende Menge absorbierten Sauerstoffs fehlte; dem gegenüber kommt die kleine Besserung der Dissoziation des Kohlenoxydhämoglobins nicht in Betracht. Nebenbei sind diese Versuche von Haldane ein vollgültiger Beweis dafür, dass dem Kohlenoxyd als solchem keine spezifisch toxischen Wirkungen auf den Tierkörper zukommen, was durch Mosso (87) bestätigt wurde.

Eine solche narkotische Wirkung des Kohlenoxyds wurde von Geppert wegen des von einfachem Sauerstoffmangel abweichenden Verhaltens der Atembewegungen angenommen, noch jüngst trat hierfür Runeberg (99b) auf Grund der schweren nervösen Störungen, welche er in 3 Fällen am Menschen beobachtete, ein. Es bleibt aber wahrscheinlicher, dass auch in diesen Fällen der protrahierte Sauerstoffmangel das allein Wirksame ist. Man muss eben bedenken, dass es schwer ist, ähnlich langsam einsetzenden Sauerstoffmangel anderweitig experimentell zu erzeugen, wie er bei Atmung von Luft, der in langsamer Progression sich Kohlenoxyd beimischt, zu Stande kommt (118).

Noch beweisender gegen andere als durch die Veränderung des Hämoglobins bedingte Wirkungen ist das Verhalten der des Hämoglobins entbehrenden Tiere. Insekten leben Tage lang in einer Atmosphäre, deren Stickstoff durch Kohlenoxyd ersetzt ist, ganz munter (112, 42).

Viel weniger klar als bei der Kohlenoxydvergiftung ist die Wirkung des Sauerstoffs bei anderen Schädigungen des Hämoglobins. Eine Reihe von Giften, so Jod, chlorsaures Kali, Nitrite, aliphatische und aromatische Nitrokörper wie Nitroglycerin, Nitrobenzol, amidierte Benzole wie Anilin, Acetanilid, ferner Pyrogallol, Ferricyansalze, Permanganate, haben die gemeinsame Wirkung, das Hämoglobin in das ihm sehr nahe stehende Methämoglobin zu verwandeln. In gleichem Sinne wirken einige Bakterientoxine. Man beobachtet Methämoglobinbildung im Gelbfieber, im sog. Schwarzwasserfieber, bei der paroxysmalen Hämoglobinurie. Methämoglobin enthält eben so viel Sauerstoff wie Oxyhämoglobin, aber in fester Bindung und ist daher unfähig, die Versorgung der Gewebe mit Sauerstoff zu vermitteln. Durch reduzierende Agentien kann es wieder in Hämoglobin zurückverwandelt werden (52, 63, 64, 115).

Die Methämoglobinbildung im lebenden Blute ist dann besonders bedenklich, wenn sie, wie bei einigen der vorgenannten Gifte mit Zerstörung der roten Blutkörperchen einhergeht. Das hierdurch ins Plasma übergetretene Methämoglobin ist dem Körper definitiv verloren, seine Ausscheidung durch die Nieren geht mit den aus dem Symptomenbild der betreffenden Vergiftungen bekannten schweren Schädigungen der Niere einher.

Wenn das gebildete Methämoglobin in den roten Blutkörperchen verbleibt, ist die Möglichkeit seiner Regeneration zu normalem Hämoglobin naheliegend. Im Reagensglase gelingt diese Regeneration leicht durch reduzierende Mittel. Es liegt daher nahe, daran zu denken, dass die Methämoglobinbildung, indem sie die Sauerstoffaufnahme ins Blut beschränkt und dadurch in den Geweben reduzierende Substanzen entstehen lässt, selbst die Bedingungen zu ihrer Heilung erzeugt. — In diesem Sinne könnte auch die von Brat (20) betonte heilsame Wirkung des Aderlasses gedeutet werden; der Aderlass bewirkt, indem er die Zirkulationsgeschwindigkeit herabsetzt, Sauerstoffarmut des Venenblutes. — Andrerseits fand aber Brat bei Menschen und Tieren, welche nach Anilin oder Nitrobenzol reichlich Methämoglobin im Blute hatten, prompte Besserung nach Sauerstoffinhalation, sodass er die Sauerstoffatmung kombiniert mit dem Aderlass als das souveräne Heilmittel empfiehlt.

Die momentane Besserung nach Sauerstoffatmung in · diesen Fällen ist leicht verständlich. Indem das vorhandene Hämoglobin sich bei der erhöhten Tension vollkommen mit Sauerstoff sättigt, indem gleichzeitig etwa 2 Vol.-Prozente Sauerstoff physikalisch absorbiert werden, kann die vorher ungenügende Sauerstoffversorgung der Gewebe wieder eine ausreichende werden, die geschädigte Hirntätigkeit, die durch Sauerstoffmangel erlahmende Herztätigkeit kehren zur Norm zurück. Der Erfolg überdauert zunächst nur wenige Minuten die Sauerstoffatmung, was mit der eben gegebenen Deutung ihrer Wirkung harmoniert. Indem man aber Inhalationen von je etwa 30 l Sauerstoff in passenden Intervallen wiederholt, kann man dem Patienten über das kritische Stadium der Vergiftung hinweghelfen.

2. Affektionen der Luftwege.

Stenosen wie sie auf allen Etappen des Luftweges, vom Kehlkopf bis zu den feinsten Bronchien vorkommen, werden bekanntlich, so lange sie mässigen Grades sind, durch verstärkte Arbeit der Atemmuskeln nicht nur überwunden, sondern häufig sogar derart überkompensiert, dass die geatmete Luftmenge grösser ist als normal. Wird die Stenose hochgradiger, so kann die Erneuerung der Luft in den Alveolen ungenügend werden. Der Sauerstoffgehalt der Alveolarluft wird dann so niedrig werden, dass die Sättigung des Hämoglobins mit Sauerstoff für den Bedarf nicht mehr ausreicht. Wir können die Grenze einigermassen in Zahlen fixieren; sie würde dann gegeben sein, wenn der Sauerstoffgehalt des Arterienblutes unter die zur Deckung des Bedarfs der Gewebe nötige Grenze gesunken wäre. Den Grenzpunkt haben wir S. 50 auf 8 Volumprozent Sauerstoff im Arterienblut veranschlagt. Bei normalem Hämoglobingehalt (14 pCt.) müsste das Blut, welches bei voller Sättigung 18,76 ccm O_2 bindet, wenigstens zu 42,6 pCt. dieses Wertes gesättigt sein, um jenem Bedarf zu entsprechen; nach der von uns ermittelten Dissoziationskurve des Oxyhämoglobins im lebenden Blute wäre hierzu ein Partiardruck des Sauerstoffs in den Alveolen von 18,6 mm erforderlich; die direkten Untersuchungen bei Atmung verdünnter oder sauerstoffarmer Luft haben aber ergeben, dass schon, wenn die Spannung des Sauerstoffs in den Alveolen auf 30 mm herunter geht, Zeichen des Sauerstoffmangels eintreten, offenbar deshalb, weil der Sauerstoffverbrauch in einzelnen Organen grösser ist, als der Durchschnitt, wie wir ihn bei Untersuchung des im rechten Vorhof gesammelten Venenbluts bestimmen.

Eine Alveolarspannung von 30 mm Sauerstoff entspricht beim normalen Gasdruck in den Alveolen (711 mm) einem Gehalt von 4,22 pCt. Sauerstoff. Damit die Sauerstoffspannung in den Alveolen nicht tiefer sinke, dürfen daher aus der eingeatmeten Luft höchstens 21—4,22 = 16,8 pCt. Sauerstoff verbraucht werden. Da der Verbrauch pro Minute für einen ruhenden aber angestrengt atmenden Menschen auf 250 ccm zu schätzen ist, muss die Atmung wenigstens $\dfrac{100 \times 250}{16,8} = 1488$ ccm Luft in die Alveolen schaffen, wenn dem dringendsten Bedarf genügt werden soll. Bei etwa 10 Atemzügen wären hierzu unter Berücksichtigung des „schädlichen Raumes" von 10×140 ccm, im ganzen 2888 ccm pro Minute erforderlich.

Lässt man reinen Sauerstoff atmen, so gestaltet sich die Sache wesentlich günstiger. In Anbetracht der unvermeidlichen Beimengung von etwas Luft zum inspirierten Sauerstoff würde es genügen, wenn etwa 400 ccm pro Minute in die Alveolen gelangten, im ganzen also 400 + 1400 = 1800 ccm pro Minute geatmet würden. Es fragt sich nur, ob die andere nicht minder wichtige Leistung der Respiration, die Wegschaffung der giftigen Kohlensäure bei so beschränkter Lungenleistung noch in ausreichendem Masse erfolgen kann. Starke dyspnoische Reizung des Atemzentrums tritt schon auf, wenn die Alveolarluft über 8 pCt. Kohlensäure hat, bei 10—18 pCt. machen sich schon stark narkotische Wirkungen geltend. Da die Kohlensäureproduktion etwa 200 ccm pro Minute beträgt, würde bei einer Neuzufuhr von 1488 ccm Luft zu den Alveolen, d. h. bei jenem Minimum, bei welchem Sauerstoffatmung eben noch entbehrlich ist, der Prozentgehalt in den Alveolen sich auf $\dfrac{200 \times 100}{1488} = 13,4$ pCt. stellen. Ein wesentlich höherer Kohlensäuregehalt wird aber sicherlich nicht auf die Dauer ertragen; daher dürfte der Nutzen der Sauerstoffinhalation bei Stenosen der Luftwege nur ein beschränkter sein. Immerhin bleibt zu deren Gunsten anzuführen, dass bei hoher Kohlensäuretension im Blute die anderen Abfuhrwege für dieses Gas ausgiebiger funktionieren und dadurch die Gefahr der Intoxikation mindern. — Bei hoher Hauttemperatur derart, dass leichtes Schwitzen besteht, was ja durch geeignete Massnahmen leicht zu erzielen ist, werden schon in der Norm etwa 4 pCt. der gebildeten Kohlensäure durch die Haut abgegeben; da diese Kohlensäureabgabe der Tension des Gases im Blute proportional sich verhält, können wir bei der hohen Kohlensäuretension, wie sie bei stenosierten Luftwegen besteht, es ermöglichen, dass bis zu 10 pCt. der ganzen Kohlensäure durch die Haut eliminiert wird, wodurch der Nutzen der Sauerstoffinhalation merklicher werden würde. —

Etwas anders als bei Stenosen gestaltet sich die Frage der Sauerstofftherapie bei Ausschaltung grösserer Lungenabschnitte durch vollständige Verstopfung ihrer Bronchien, durch Infiltration der Alveolen wie bei Pneumonie oder durch Pneumothorax und pleuritische Exsudate. — In allen diesen Fällen wird der Grad der Schädigung einerseits durch die Grösse der ausgeschalteten Partien, andererseits durch die Blutmenge, welche dieselben durchfliesst, bedingt sein. Wir wissen ja, dass die Lunge leicht das Vielfache des Ruhebedarfs leisten kann, dass also auch die noch funktionierenden Lungenabschnitte die ausgeschalteten ersetzen können, wenn die Hauptmasse des Blutes der Lungenarterie ihnen zufliesst.

Das Blut dagegen, welches durch die von der Lufterneuerung ausgeschlossenen Lungenteile fliesst, bleibt venös und mindert, seiner Menge entsprechend, den Arterialisationsgrad des Aortenblutes. Geht diese Minderung so weit, dass der Bedarf der Gewebe nicht mehr voll gedeckt werden kann und die Zeichen des Sauerstoffmangels auftreten, so wird die Sauerstoffatmung eine gewisse Besserung herbeiführen; in welchen Grenzen, das ergibt sich aus folgender Rechnung. —

Wenn wir es mit normal hämoglobinreichem Blute und normaler Stromgeschwindigkeit desselben zu tun haben, so können wir annehmen (vgl. S. 50), dass dasselbe in den normal ventilierten Lungenabschnitten bei Luftatmung 15,6 pCt. Sauerstoff aufnimmt, bei Atmung reinen Sauerstoffs aber 19,9 pCt. in maximo aufnehmen könnte, und dass es in den Kapillaren 8 pCt. Sauerstoff abgibt.

Es ist also, wenn wir den unbekannten prozentischen Sauerstoffgehalt des Venenblutes x nennen, der des Aortenblutes $= x + 8$.

Nehmen wir nun an, die Hälfte des Venenblutes gehe durch von der Luft abgesperrte Lungenabschnitte, in welchen keine Sauerstoffaufnahme möglich ist, die andere arterialisiere sich in normaler Weise, d. h. bei Luftatmung bis auf 15,6 pCt. Sauerstoff, bei Atmung reinen Sauerstoffs bis auf 19,9 pCt., so gilt zur Bestimmung von x im ersten Falle die Gleichung:

$$\frac{x + 15,6}{2} = x + 8; \quad x = -0,4$$

Im zweiten Falle bei Sauerstoffatmung:

$$\frac{x + 19,9}{2} = x + 8; \quad x = 3,9$$

Der negative Wert von x im ersten Falle besagt, dass der Sauerstoffgehalt des Arterienblutes ($x + 8 = 7,6$ pCt.) nicht mehr zur Sättigung des

Sauerstoffbedarfs der Organe ausreichte, während bei Atmung reinen Sauerstoffs noch ein Ueberschuss von 3,9 pCt. Sauerstoff im Venenblut verblieb. Denken wir uns den nicht arterialisierten Anteil des Blutes auf $^3/_5$ gewachsen, so wird auch bei Atmung reinen Sauerstoffs die Arterialisation des Blutes eine ungenügende. Wir haben hierfür die Gleichung:

$$\frac{3\,x + 2 \times 19,9}{5} = x + 8; \; x = -0,1$$

Die Leistungsfähigkeit der Sauerstofftherapie ist hier also in ziemlich engen Grenzen eingeschlossen; erst wenn fast die Hälfte des Blutes unarterialisiert bleibt, wird sie erforderlich, wenn $^3/_5$ unarterialisiert bleiben, reicht selbst die Atmung ganz reinen Sauerstoffs nicht mehr aus. Je ärmer das Blut an Hämoglobin ist, desto eher wird das Venösbleiben eines Teiles des Blutes zu Sauerstoffmangel in den Geweben führen: so ergibt die entsprechende Rechnung für ein Blut, das statt der normalen 14 pCt. nur 10 pCt. Hämoglobin hat und das nach unseren Ermittelungen (83) bei normaler Atmung 11.2, bei Atmung reinen Sauerstoffs 14.7 pCt. Sauerstoff enthalten würde, folgende Grenzwerte:

Wenn $^1/_3$ des Venenblutes nicht arterialisiert wird, fehlen bei Luftatmung 0.5 pCt. zur Deckung des Bedarfs, bei Sauerstoffatmung ist noch ein Ueberschuss von 2.7 pCt. vorhanden.

Wenn $^2/_5$ nicht arterialisiert werden, beträgt das Defizit bei Luftatmung schon 2.1 pCt. bei Sauerstoffatmung ist immer noch 1.4 pCt. Ueberschuss vorhanden. Steigt der nicht arterialisierte Teil auf die Hälfte, so wird auch die Sauerstoffatmung nicht mehr ausreichen, wir haben dann auch bei ihr ein Defizit von 1,3 pCt.

Man sieht aus den Rechnungen, dass bei den in Frage stehenden Störungen der Bereich, in welchem der Sauerstoff nutzen kann, bei Anämischen etwas ausgedehnter ist, als bei normaler Blutbeschaffenheit.

3. Affektionen des Blutkreislaufes.

Alle pathologischen Veränderungen der Blutbewegung, die zu Sauerstoffmangel führen, bewirken dies dadurch, dass die Strömung des Blutes abnorm verlangsamt ist. Als ursächliches Moment können Klappenfehler des Herzens wirken oder Degeneration des Herzmuskels. In diesen beiden Fällen handelt es sich um Beeinträchtigung der Triebkraft. Denselben Effekt haben aber auch abnorme Steigerungen der Widerstände, sei es durch Stenosierungen der Aorta oder Pulmonalis oder durch übermässige Kontraktion eines überwiegenden Teiles der kleinsten Arterien und Kapillaren, etwa durch vasomotorische Anomalieen.

Endlich kommt auch starke Herabsetzung der Widerstände in grösseren Gefässgebieten, speziell im Bereiche der Abdominalorgane in Betracht. Sie bewirkt einen derartigen Druckabfall in der Aorta, dass den Organen, deren Gefässe sich noch normal verhalten, nicht mehr genug Blut zufliesst. Das klassische Experiment hierfür ist der Goltz'sche Klopfversuch (38), sein Analogon die Kollapszustände bei Peritonitis und dem sog. Shok.

Verlangsamt sich die Blutströmung, so muss der Sauerstoff des arteriellen Blutes im Kapillarsystem mehr als normal ausgenutzt werden und es kann bei sehr beträchtlicher Verlangsamung dahin kommen, dass er ganz verbraucht wird, ohne dass die Gewebe die für die normalen Oxydationsprozesse notwendige Sauerstoffmenge erhalten. Das venöse Blut wird dann dem Erstickungsblute gleichen, während das arterielle so vollkommen wie in der Norm mit Sauerstoff gesättigt ist (32).

Lassen wir unter solchen Umständen Sauerstoff atmen, so wird das Blutplasma, entsprechend der hohen Sauerstoffspannung in den Lungenalveolen, sich mit Sauerstoff erheblicher sättigen, zugleich wird auch — wie im Kapitel II B auseinander gesetzt ist — das Hämoglobin um so viel mehr Sauerstoff aufnehmen als es bei ca. 95 pCt. O_2-Spannung in den Lungenalveolen mehr binden kann als bei 16 pCt., die bei Atmung atmosphärischer Luft vorhanden sind.

Bei günstigster Annahme würden so, wie oben erwähnt, ca. 4 pCt. Sauerstoff mehr aufgenommen werden können, und für nicht wenige Fälle werden diese ausreichen, um das Blut soweit mit Sauerstoff anzureichern, dass die zu den Geweben geführte Sauerstoffmenge den Bedarf deckt. Man vergleiche hierzu die Bemerkungen auf S. 50 ff.

Dazu kommt ein weiterer Nutzen der Sauerstoffatmung. Wie alle Organe wird auch der Herzmuskel mangelhaft mit Sauerstoff ernährt werden. Tritt nun in die Koronararterien ein sauerstoffreicheres Blut ein, so bessert sich die Ernährung des Herzens, es wird kräftiger zu arbeiten vermögen und so der Blutkreislauf beschleunigt werden können.

Immerhin wird der Nutzen der O_2-Einatmung auch bei Erkrankungen am Zirkulationsapparate ein beschränkter sein.

4. Vergiftungen mit narkotischen und krampferregenden Mitteln.

Mitteilungen aus der Praxis, die an anderen Stellen dieses Werkes eingehendere Würdigung finden werden, sprechen für den Nutzen der Sauerstoffatmung bei Chloroform- und Stickoxydulnarkose, bei Vergiftungen mit Morphin und ähnlich wirkenden Narcoticis, endlich bei solchen mit Strychnin.

Bezüglich der Stickoxydulnarkose hat Paul Bert (7a) gezeigt, dass die Annahme, das Mittel wirke nur durch Sauerstoffmangel, nicht richtig sei, dass dasselbe vielmehr, wenn nur die Konzentration des Gases im Blute hinreichend hoch ist, auch ohne Asphyxie Narkose erzeugt. — Zu diesem Behufe benutzt Bert Mischungen von Stickoxydul und Sauerstoff, welche er im pneumatischen Cabinet bei einem Druck von etwa $1\frac{1}{2}$ Atmosphären einatmen lässt.

Näheres über die Methode haben Blanchard (8a), Rottenstein (99a) und Andere mitgeteilt. —

Zur Erklärung der Heilwirkung des Sauerstoffes bei den vorstehend genannten Vergiftungen wird man daran zu denken haben, dass durch Narkotica die Erregbarkeit des Atemzentrums bedeutend herabgesetzt wird (75), dass infolge dessen die Lungenventilation so gering werden kann, dass eine genügende Sättigung des Arterienblutes mit Sauerstoff nicht mehr zustande kommt. Das haben die Blutgasanalysen von C. A. Ewald (29) und Filehne-Kionka (30) erwiesen. Der langsam einsetzende Sauerstoffmangel wird in diesen Fällen die Erregbarkeit noch weiter mindern, gerade wie dies bei langsamer Kohlenoxydvergiftung der Fall ist. — Lässt man in solchen Fällen Sauerstoff atmen, so stellt sich auch bei sehr darniederliegender Atmung rasch eine ausreichende Sättigung des Blutes mit Sauerstoff wieder her und mit ihr wächst die Erregbarkeit der Zentren und die Leistungsfähigkeit der Atmungs- und Herzmuskulatur. — Uebrigens dürfte in diesen Fällen eine gut ausgeführte künstliche Atmung dasselbe leisten, und sie hat noch den Vorteil, auch der Kohlensäureüberladung des Blutes abzuhelfen.

Dass auch die im Tierexperiment studierte günstige Wirkung des Sauerstoffs bei Strychninkrämpfen (98) darauf beruht, dass die Krämpfe die Atmung derart schädigen, dass es zu Sauerstoffmangel kommt, erscheint wahrscheinlich angesichts der älteren Erfahrungen von Leube-Rosenthal (73) und Uspenski (108), wonach künstliche Atmung die Strychninkrämpfe zu mindern bezw. zu unterdrücken vermag. Gegen die Deutung, dass hierbei die Anreicherung des Blutes an Sauerstoff das Wirksame sei, hat sich übrigens Ebner (28) ausgesprochen, dem es gelang, durch regelmässige, etwa im Tempo der Atembewegungen erfolgende Bewegungen der Extremitäten, eine ähnliche Unterdrückung der Strychninkrämpfe zu bewirken.

Auf alle Fälle bleibt festzustellen, ob Sauerstoffatmung bei Strychninvergiftung mehr leistet als künstliche Atmung.

5. Prophylaktische Anwendung des Sauerstoffs.

Die Anforderungen des modernen Lebens bringen den Menschen häufiger als früher unter Verhältnisse, wo eine Störung der Sauerstoffversorgung des Körpers mit Sicherheit zu erwarten ist. Hier muss eine rechtzeitige Zufuhr von Sauerstoff in zweckmässiger Form Gesundheitsschädigungen zu verhüten suchen.

Der einfachste Fall derart dürfte die Luftverdünnung sein, welcher sich der Luftschiffer und der Hochtourist aussetzen. Die Grenze, bei welcher hier die Erscheinungen des Sauerstoffmangels auftreten, ist je nach der Atemmechanik, dem Hämoglobinreichtum des Blutes, der Umlaufgeschwindigkeit desselben und der Grösse des Stoffverbrauchs, eine verschiedene. Sie kommen bei einzelnen schon zur Beobachtung bei Herabgehen des Barometerstandes auf 600 mm, entsprechend einer Höhe von ca. 1900 m, werden häufiger bei 520 mm, d. h. 3000 m, und sind bei den meisten Menschen ausgebildet, wenn der Barometerstand unter 450 mm, d. i. 4200 m Höhe, herabgeht.

Wegen der Einzelheiten verweisen wir auf die Darlegungen v. Schrötter's in einem späteren Abschnitt dieses Werkes. Hier sei nur erwähnt, dass da, wo die Luftverdünnung allein wirksam ist, also nicht Ermüdung, Kältereize u. a. mitspielen, der Sauerstoff sich als sicherer Schutz gegen die Störungen und als Mittel zu ihrer Beseitigung erweist (5, 7, 103).

Aus ganz anderen Gesichtspunkten empfiehlt sich die Sauerstoffeinatmung gegen die Gefahren der Luftverdünnung, wie sie beim Verlassen einer auf mehrere Atmosphären verdichteten Luft drohen.

Hier liegt bekanntlich die Gefahr darin, dass der überschüssig im Blute absorbierte Stickstoff bei der Rückkehr zum normalen Druck im Blute und in den Geweben in Form von Gasblasen frei wird und zu schweren Kreislaufstörungen Anlass geben kann. — Wenn hier wenige Minuten vor Beginn der Druckherabsetzung der im Körper absorbierte Stickstoff durch Atmung reinen Sauerstoffes zur Ausscheidung gebracht wird, können diese Gefahren auch bei schneller Herabsetzung des Druckes (121) nicht eintreten.

Durch Konstruktion von Apparaten, bei deren Benutzung jede Beimischung aus der umgebenden Atmosphäre zum Atemgas ausgeschlossen ist, hat man es in neuerer Zeit ermöglicht, Menschen längere Zeit in irrespirabler Luft sich aufhalten und sogar arbeiten zu lassen. Bei der grossen praktischen Wichtigkeit dieser Art der prophylaktischen Verwendung des Sauerstoffs — in Bergwerken, chemischen Fabriken, Kloaken, bei Rauchgasentwickelung etc. — ist ihr ein besonderer Abschnitt dieses Buches gewidmet, auf den hier verwiesen sei.

Neben der Verwendung des komprimierten Sauerstoffes kommen für diese Zwecke neuerdings auch die Metallsuperoxyde in Betracht, welche durch Berührung mit Wasser — feuchte Exspirationsluft — Sauerstoff abspalten und dabei selbst in Basen verwandelt werden, welche zugleich die exspirierte Kohlensäure binden. Hierhergehörige Apparate sind von Desgrez und Balthazard beschrieben worden (23).

Kapitel VI.

Ueber die Benutzung von Ozoninhalationen zu Heilzwecken.

Neben dem gewöhnlichen, inaktiven Sauerstoff hat in der Geschichte der Sauerstofftherapie auch die Benutzung des aktiven, des von Schönbein (1840) entdeckten sogenannten Ozons eine Rolle gespielt. — Nachdem schon in den fünfziger und sechziger Jahren des vorigen Jahrhunderts vereinzelt Ozoneinatmungen zur Behandlung von Infektions- und Stoffwechselerkrankungen (Gicht, Diabetes) empfohlen waren, hat besonders Lender (71, 72) sie systematisch zu verwenden gesucht.

Nach Lender soll das Ozon, dessen stark oxydierende Fähigkeiten bekannt und unbestritten sind, auch im tierischen Organismus oxydierend wirken und so ein Desinfiziens darstellen, indem es „sowohl die organisierten, als die unorganisierten Giftstoffe" in ihm verbrennt. — An die Wirkung des Ozons im Blut wurde umsomehr geglaubt, als man es für einen normalen Bestandteil des Blutes hielt, für denjenigen, der die Oxydationsprozesse im Körper vermitteln sollte (102).

Diese Annahme und die Giltigkeit der Reaktion, durch welche man Ozon im Blute nachweisen wollte, ist durch Pflüger (92) endgiltig widerlegt worden. Zudem scheint es beim Zusammentreffen mit Blut sofort zerstört zu werden; sollte es aber selbst oxydirend im Blute wirken, so ist vorläufig nicht einzusehen, warum es nur die im Blute kreisenden pathogenen Stoffe, nicht auch dessen normale Bestandteile angreifen sollte.

Einwandfreie Erfahrungen über die oxydierenden Fähigkeiten des Ozons im Tierkörper liegen bis jetzt nicht vor, wie denn überhaupt exakte Untersuchungen über die physiologischen Wirkungen des Ozons nur in geringer Zahl angestellt sind. Neben anderen Gründen dürfte hierfür hauptsächlich der in Betracht kommen, dass die quantitative Bestimmung der zur Wirkung kommenden Ozonmengen nur unsicher auszuführen ist.

Lässt man Menschen Ozon einatmen, so darf dessen Konzentration nur eine mässige sein, denn Ozon in konzentrierter Form macht Uebelkeit und Brechneigung und häufig Kratzen im Halse und Hustenreiz. Als auffallende Folge von Ozoninhalationen ist bei einer Reihe von Individuen eine eigentümliche Schläfrigkeit beobachtet worden (8) und auch Tiere sollen dabei still und schlafsüchtig werden. Filipow (31) hat demgegenüber von verdünntem Ozon beim Menschen und Tiere keinerlei Wirkung, von konzentrierterem starke Reizung der Schleimhäute des Respirationstraktus beobachtet.

Mikroorganismen verhalten sich nach den Versuchen von Nencki und Giacosa (88) gegenüber Ozon verschieden. Während gewöhnliche Fäulnisbakterien dadurch schnell abgetötet werden, wurden gerade die pathogenen Milzbrandbakterien garnicht beeinflusst. — Das muss die Hoffnungen auf eine therapeutische Wirksamkeit des Ozons erheblich herabdrücken.

Es wäre zu wünschen, dass die Zukunft hier ein breiteres Fundament schaffte; für heute kann man von physiologischen Grundlagen einer Ozonsauerstofftherapie kaum reden.

Kapitel VII.

Ueber die Benutzung von Sauerstoff- und Ozonwasser.

Neben der Inhalation von Sauerstoff und Ozon zu therapeutischen Zwecken ist, besonders von Lender (72), das Trinken von mit O_2 bezw. Ozon unter Druck gesättigtem Wasser empfohlen worden.

Bezüglich des Ozonwassers wird von chemischer Seite geleugnet, dass sich Ozon im Wasser löse, Sonntag allerdings gibt an, erheblichere Mengen im „Ozonwasser" gefunden zu haben. Fest steht jedenfalls, dass in vielen Proben des Lender'schen Ozonwassers Ozon nicht nachgewiesen werden konnte. Da, wo es angeblich vorhanden war, dürften die auf Ozon bezogenen Reaktionen von Untersalpetersäure herrühren. Bestimmte spezifische Wirkungen des Ozonwassers sind bis jetzt nicht sicher nachgewiesen. —

Was das Sauerstoffwasser anlangt, das den Sauerstoff unter 7—8 Atmosphären Druck eingepresst enthält, so wird beim Oeffnen der Flasche der Ueberschuss alsbald entweichen. Angenommen aber, es bliebe bis zum Moment des Trinkens eine Menge darin enthalten, die einem Drucke von selbst 2 Atmosphären entspräche, so würden 100 ccm doch nur ca. 7 ccm enthalten und 1 l ca. 70 ccm. Diese 70 ccm entsprächen dem O_2-Verbrauch von ca. $^1/_3$ Minute (der Sauerstoffverbrauch pro Minute zu ca. 200 ccm angesetzt), und würden, wenn vollkommen ins Blut aufgenommen, nur diesen zu decken vermögen. Ihre Wirkung ist demnach eine sehr geringe und zumal angesichts der langsamen Resorption aus dem Magendarmkanale therapeutisch kaum verwertbare.

Die Verwendung von Sauerstoffwasser bei Dyspepsie, Gastralgie, Asthma, hysterischen und hypochondrischen Zuständen, wie sie von Demarquay (22) empfohlen wurde, ist eine rein empirische. — Ausreichende physiologische Erfahrungen, worauf etwa eine Wirkung zu beziehen wäre, besitzen wir vorläufig nicht.

Kapitel VIII.

Lokale Anwendung des Sauerstoffs.

Zum Schlusse sei noch kurz darauf hingewiesen, dass auch eine lokale Sauerstofftherapie versucht worden ist. Man verwendete Sauerstoffgasbäder bei Wunden und Geschwüren. Der Sauerstoff soll reizend auf diese wirken und Hyperämie und Schmerz erzeugen. Mit der gesteigerten Blutzufuhr scheint eine grössere Tendenz zur Heilung zusammenzuhängen. Denkbar wäre auch, dass der unter höherem Partiardruck in grössere Tiefen des Gewebes dringende Sauerstoff bei mangelhafter Zufuhr von Seiten des Blutes den an Sauerstoff notleidenden Zellen zu gute käme. Indiziert wird er danach bei atonischen Geschwürsbildungen sein. — Auch bei Gangraena senilis ist er versucht worden und auch hier soll es vereinzelt zu schnellerer Abstossung des Brandschorfes und Heilung gekommen sein.

Literatur-Verzeichnis.

1) Araki, Ueber die Bildung von Milchsäure und Glykose im Organismus bei Sauerstoffmangel. Z. f. physiol. Chemie. 15. S. 335. — 2) Aron, E., Was können wir uns von der Sauerstofftherapie versprechen. Deutsche med. Wochenschr. 1893. No. 27. — 3) Derselbe, Ueber Sauerstoffinhalation. Berliner klin. Wochenschrift. 1901. No. 37. Vortrag in der Berliner med. Gesellsch. und anschliessende Diskussion. — 4) Aronson, Ueber Narkosen mit Chloroform-Sauerstoffgemischen. Deutsche med. Wochenschrift. 1901. No. 11. — 5) Assmann und Berson, Wissenschaftliche Luftfahrten. Bd. II. Braunschweig 1900. — 6) Aubert, H., Einfluss der Temperatur auf die Kohlensäureausscheidung in sauerstoffloser Luft. Pflüger's Arch. XXVI. S. 293. — 7) Bert, Paul, La pression barométrique, Paris 1878. — 7a) Derselbe, L'anesthésie par le protoxyde d'azote. Gaz. méd. de Paris. 1879. p. 123 und Comptes rendus de l'acad. des Sciences. 89. p. 132. — 8) Binz, C., Ozonisierte Luft, ein schlafmachendes Mittel. Berl. klin. Wochenschrift. 1882. No. 1, 2, 43; und 1884. — 8a) Blanchard, L'anesthésie par le protoxyde d'azote d'aprés la méthode de P. Bert. 96 p. Paris. — 9) Bohr, Ueber die Gasspannungen im lebenden arteriellen Blute. Centralbl. f. Physiologie. 1887. No. 14. — 10) Derselbe, L'hémoglobine se trouve-t-elle dans le sang à l'état de substance homogène. Compt. rend. de l'acad. 111. No. 4 u. 5. — 11) Derselbe, Sur les combinaisons de l'hémoglobine avec l'oxygène. Ibid. No. 3. 1890. — 12) Derselbe, Ueber die Lungenatmung. Skand. Arch. f. Physiol. II. — 13) Derselbe, Ueber die Verbindung des Hämoglobins mit Sauerstoff. Ebend. III. S. 76. — 14) Derselbe, Ueber den spezifischen Sauerstoffgehalt des Blutes. Ebend. III. S. 101—144. — 15) Derselbe und Bock, Centralbl. f. Physiol. 1889. S. 267. — 16) Derselbe und Henriquez, Ebend. VI. 1892. No. 8. — 17) Derselbe, Sur la sécrétion de l'oxygène dans la vessie natatoire des Poissons. C. r. de l'Acad. 114. p. 1570. — 17a) Derselbe und Henriquez, Arch. de Physiol. norm. et patholog. (5) IX. 459—474. — 18) Bohr, Chr. und Torup, S., Der Sauerstoffgehalt der Oxyhämoglobinkristalle. Skand. Arch. f. Physiol. III. S. 69. — 19) Bock, Die Dissoziationskurve des Kohlenoxydhämoglobins. Centralbl. f. Physiol. 1894. No. 12. — 20) Brat, Ueber gewerbliche Methämoglobinvergiftungen und Sauerstoffinhalationen. Verhandlungen des Vereins für innere Medizin zu Berlin. Jahrg. XX, auch Deutsche med. Wochenschr. 1901. — 21) Charles, J. J., The causes of the entrance of oxygen into the blood in the lungs. Journ. of Anat. and Physiol. vol. 34. p. 238. — 21a) Davy, Humphry, Researches concerning Nitrous Oxyde. London 1800. — 22) Demarquay, Essai de pneumatologie médicale. Paris 1866. Dtsch. von Reyher, Versuch einer medizinischen Pneumatologie. 1867. — 23) Desgrez und Balthazard, Application à l'homme de la régénération de l'air confiné ou moyen du bioxyde de sodium. Journ. de physiol. IV. 497. 1902. — 24) Dieselben, Application du bioxyde de sodium à la régénération de l'air confiné. Journ. de phys. norm. et path. I. p. 209. — 25) Dittrich, P., Ueber methämoglobinbildende Gifte. Arch. f. experim. Path. und Pharmak. 29, 1891. S. 247. — 26) Donders, Der Chemismus der Atmung ein Dissoziationsprozess. Pflüger's Arch. V. S. 20. — 27) Durig, A., Aufnahme und Verbrauch von Sauerstoff bei Aenderung seines Partiardrucks in der Alveolenluft. Arch. f. Anat. u. Physiol. Physiol. Abt. 1903. Suppl. — 27a) Ders., Bestimmung der Residualluft am lebenden Menschen. Centralbl. f. Physiol. 1903. — 28) Ebner, Ueber die Wirkung der Apnoe bei Strychninvergiftung. Inaug. Dissert. Giessen 1870. — 29) Ewald, C. A., Zur Gasometrie der Transsudate des Menschen. Arch. f. Anat. u. Physiol. 1876. Heft 3. — 30) Filehne u. Kionka, Ueber die Blutgase Normaler und Morphinisierter in Ruhe und Muskeltätigkeit. Pflüger's Arch. 62. S. 201—248. — 31) Filipow, Zur therapeutischen Bedeutung von Sauerstoff und Ozon. Ebend. 34. S. 335. — 32) Finkler, Einfluss

der Strömungsgeschwindigkeit auf die tierische Verbrennung. Ebend. X. 368 und Inaug.
Dissert. Bonn 1875. — 33) Fraenkel, A., Ueber den Einfluss der verdichteten und verdünnten
Luft auf den Stoffwechsel. Z. f. klin. Med. II. S. 56. — 34) Derselbe und Geppert, J., Ueber
die Wirkung der verdünnten Luft auf den Organismus. Berlin. Hirschwald 1883. — 35) Fré-
déricq, Sur la tension des gaz du sang artériel et la théorie des échanges gazeuses de la
respiration pulmonaire. Arch. de Biolog. 14. 1895. p. 105. — 36) Gaertner, Ueber in-
travenöse Sauerstoffinfusionen. Wiener klin. Wochenschrift. 1902. No. 37 u. 38. — 37)
Geppert und Zuntz, Ueber die Regulation der Atmung. Pflüger's Arch. 42. — 38)
Goltz, Reflexlähmung des Tonus der Gefässe. Centralbl. f. d. med. Wissensch. 1864.
S. 624. — 39) Gréhant, Les gaz du sang. Encyclopédie Léauté, Paris und zahlreiche
Notizen in C. r. de l'acad. des Sciences und C. r. de la soc. de Biologie. — 40) Derselbe,
Traitement par l'oxygène à la pression atmosphérique de l'homme empoissonné par l'oxyde
de carbone. C. r. de l'Ac. Sc. 132. p. 574. — 41) Derselbe, Loi de l'absorption de l'oxyde
de carbone par le sang d'un mammifère vivant· C. r. Ac. de Sc. 114. No. 6. — 41a)
Derselbe, Journ. de l'anatomie et de physiologie. I. p. 523. 1864. — 42) Haldane,
The relation of the action of carbonic oxide to oxygen tension. Journal of physiology. 18.
201—217. — 43) Derselbe, The action of carbonic oxide on man. Ibid. 18. 430—462.
— 44) Derselbe und Lorrain Smith, On red blood corpuscles of different specific oxygen
capacities. Ibid. 16, 468. 1894. — 45) Dieselben, The absorption of oxygen by the lungs.
Ibid. 22. p. 231. — 46) Hallion und Tissot, Recherches expérim. sur l'influence des
variations rapides d'altitude sur les gaz du sang etc. C. r. soc. de biologie. t. 53. 1901.
p. 1032; auch C. r. de l'acad. de Sciences t. 133. p. 949, 1030 und mehrere weitere Abhandl. in dens. Zeitschriften. — 47) Hayem, G., Recherches sur les substances qui altèrent
l'hémoglobine etc. C. r. t. 98. 1884. p. 580 et ibid. t. 102. 1886. p. 698. — 48) Heller,
Mager und v Schroetter, Luftdruckerkrankungen. 2 Bde. Wien, Hoelder 1900. — 49)
Hermann, L., Untersuchungen über den Stoffwechsel der Muskeln ausgehend vom Gaswechsel ders. Berlin 1867. — 49a) Derselbe, Bestimmung der Residualluft. Pflüger's
Arch. 43, 236; 50, 363, 440; 57, 387; 59, 165; 60, 249. — 50) Hermann, R., L'emploi
en chirurgie de l'oxygène sous pression. Bullet. de l'Acad. de médec. belge. IV sér. t. XVII.
No. 10. p. 798. — 51) Hill und Macleod, The Influence of compressed air on the re-
spiratory exchange. J. of physiol. 29. No. 6. 1903. — 52) Hoppe-Seyler, Ueber
Methämoglobin. Centralbl. f. d. med. Wissenschaften. 1864. No. 53. Zeitschr. f. physiol.
Chemie. I. 1877. S. 121. II. 1878. S. 149. VI. 1882. S. 166. — 53) Hüfner, Ueber
die Verteilung des Blutfarbstoffs zwischen Kohlenoxyd und Sauerstoff. Ebend. 30. 1884.
S. 68. — 54) Derselbe, Ueber das Gesetz der Dissoziation des Oxyhämoglobins. Arch.
f. (Anat. u.) Physiol. 1890. S. 1. — 55) Derselbe, Zur physikal. Chemie der Schwimm-
blasengase. Ebend. 1892. S. 54. — 56) Derselbe, Neue Versuche zur Bestimmung der
Sauerstoffcapacität des Blutfarbstoffes. Ebend. 1894. S. 130. — 57) Derselbe. Ebend.
1897. — 58) Derselbe. Ebend. 1901.   59) Derselbe, Versuche über die Dissoziation
der Kohlenoxydverbindung des Blutfarbstoffs. Ebend. 1895. S. 213. — 60) Derselbe,
Ueber das Gesetz der Verteilung des Blutfarbstoffs zwischen Kohlenoxyd und Sauerstoff.
Arch. f. experim. Pathol. 48. S. 87. 1902.   61) Derselbe, Ueber die Löslichkeit des
Kohlenoxydgases in Hämoglobinlösungen. Arch. f. (Anat. u.) Phys. 1895 S. 209. — 62)
Derselbe und Külz, Untersuchungen zur physikal. Chemie des Blutes. Journ. f. prakt.
Chemie. N. F. 28. 1883. S. 256. — 63) Dieselben, Ueber den Sauerstoffgehalt des
Methämoglobins. Zeitschr. f. physiol. Chemie. VII. S. 366—374. — 64) Jaederholm,
Studien über Methämoglobin. Ref. in Maly's Jahresberichten. VI. 1876. S. 85. IX. 1879.
S. 99. XIV. 1884. S. 113. — 65) Kempner, Sauerstoffverbrauch bei Einatmung
sauerstoffarmer Luft. Zeitschrift für klinische Medicin. IV. S. 617. — 66) v. Korányi,
Zeitschrift für klin. Medicin. 33. — 67) Derselbe und Covacs, Berliner klin. Wochen-
schrift. 1902. — 67a) Kraus, Therapie der Gegenwart. 1902. — 68) Kraus, Kossler

und Scholz, Ueber den Sauerstoffgehalt des menschlichen Blutes bei Krankheiten. Arch. f. exper. Pathol. u. Pharmak. 42. H. 5 u. 6. 1899. — 69) Lavoisier u. Seguin, Ann. de Chemie. XLI. — 70) Lehmann, K. B., Einfluss des comprimierten Sauerstoffs auf die Lebensprozesse der Kaltblüter. Pflüger's Arch. 33. S. 173. — 71) Lender, Die Gase und ihre Bedeutung für den menschlichen Organismus. Berlin 1885. — 72) Derselbe. Berliner klin. Wochenschrift. 1871 und Deutsche Klinik. 1870, 1871, 1872. — 73) Leube-Rosenthal, Untersuchungen über die Strychninwirkung und deren Paralysierung durch künstliche Respiration. Arch. f. Anat. u. Physiologie. 1867. S. 629. — 74) Loewy, Ueber den Einfluss der Abkühlung auf den Gaswechsel des Menschen. Pflüger's Arch. 46. S. 189. — 75) Derselbe, Zur Kenntnis der Erregbarkeit des Atemzentrums. Pflüger's Arch. 47. S. 601. — 76) Derselbe, Respiration und Cirkulation bei Aenderung des Drucks und des Sauerstoffgehaltes der Luft. Berlin 1895. — 77) Derselbe, Ueber die Bestimmung des schädlichen Luftraumes im Thorax etc. Pflüger's Arch. 58. S. 416. — 78) Derselbe, Ueber die Beziehungen der Akapnie zur Bergkrankheit. Arch. f. (Anat. und) Physiol. 1898. — 79) Derselbe, Ueber die Bindungsverhältnisse des Sauerstoffs im menschlichen Blute. Centralbl. f. Physiol. XIII. No. 18. — 80) Derselbe, Ueber die Wirkung des Sauerstoffs auf die osmotische Spannung des Blutes. Berliner klin. Wochenschr. 1903. No. 2. — 81) Derselbe, Ueber die Dissoziation des Oxyhämoglobins im menschlichen Blute. Arch. f. (Anat. u.) Phys. 1904. — 82) Loewy, A., Loewy, J. u. L. Zuntz, Ueber den Einfluss der verdünnten Luft u. s. w. Pflüger's Arch. 66. S. 477. — 83) Loewy und Zuntz, Ueber die Sauerstoffversorgung des Körpers. Arch. f. (Anat. u.) Physiol. 1904. S. 166. — 84) Derselbe und v. Schroetter. Ebend. 1903. — 85) Lukjanow, Ueber die Aufnahme von Sauerstoff bei erhöhtem Prozentgehalt desselben in der Luft. Hoppe-Seylers Z. f. phys. Chemie. VIII. 1883—84. S. 313. — 86) Martin, Saint, Technique de la détermination du pouvoir absorbant du sang et de l'hémoglobine pour l'oxyde de carbone. Journ. de physiol. und path. gén. 1. p. 103. — 86a) Derselbe, C. r. de l'Ac. des Sc. t. 98. — 86b) M. Michaelis, Congress für innere Medicin. 1900. — 87) Mosso, La respirazione nelle Galerie e l'azione dell' ossido di carbonio. Milano. 1900. 322 p. Kurzes Resumé: C. r. de l'Acad. des Sciences. 131. p. 483. — 88) Nencki und Giacosa, Oxydation des Benzol durch Ozon und die Oxydationen im Tierkörper. Z. f. physiol. Chemie. IV. S. 328. — 89) Otto, Jak. G., Studien über das Methämoglobin. Pflüger's Arch. 31. S. 245. — 90) Pflüger, Ueber die Ursachen der Atembewegungen etc. Sein Arch. 1. S. 61. — 91) Derselbe, Ueber die Diffusion des Sauerstoffs, den Ort und die Gesetze der Oxydationsprozesse im tierischen Organismus. Ebend. VI. 43. — 92) Derselbe, Ueber die physiologische Verbrennung in dem lebendigen Organismus. Ebend. X. 251. — 92a) Derselbe, Das Pneumonometer. Sein Arch. 29. S. 244. — 93) Podolinski, Ueber die Austreibbarkeit des Kohlenoxyds und Stickoxyds aus dem Blute. Pflüger's Arch. VI. S. 553. — 94) Pott, Versuche über die Respiration des Hühnerembryo in einer Sauerstoffatmosphäre. Ebend. 31. S. 268. — 95) Quincaud, C. r. de la soc. de Biologie. 1884. — 96) Reale, E. und Boeri, G., Ueber die im Gefolge von Sauerstoffmangel im Organismus auftretenden Stoffwechselveränderungen. Wiener med. Wochenschr. 1895. No. 24. — 97) Regnault et Reiset, Recherches sur la resp. des animaux des diverses classes. Ann. de Chim. et de Phys. 26. (1849). — 98) Rogovin, Zeitschr. f. klin. Medizin. 49. — 99) Rosenthal, Untersuchungen über den respirat. Stoffwechsel. Arch. f. (Anat. u.) Physiol. 1902. S. 167 und Suppl. S. 278. — 99a) Kottenstein, Traité d'anesthésie chirurgicale contenant la description de la méthode de P. Bert. Paris 1880. — 99b) Runeberg. Ref. Centralbl. f. d. med. Wissensch. 1903. p. 697. — 100) Salomon, Ueber Versuche extrabuccaler Sauerstoffzufuhr. Z. f. physik. u. diät. Therapie. VII. S. 559. — 100a) Schenck, Friedr., Ueber die Bestimmung der Residualluft. Pflüger's Arch. 55, 191; 58, 233 und 59, 554. — 101) Schierbeck, Die Kohlensäure und Wasserausscheidung der Haut bei Temperaturen zwischen 30 und 39°. Arch. f. (Anat. u.) Physiol.

1893. S. 116—124. — 102) Schmidt, Alex, Ueber Ozon im Blute. Dorpat 1862. — 103) v. Schroetter und Zuntz, Ergebnisse zweier Ballonfahrten zu physiologischen Zwecken. Pflüger's Arch. 92. S. 479. 1902. — 104) Speck, Die Atmung des Menschen. Leipzig 1892. — 105) Derselbe, Centralbl. f. d. med. Wissensch. 1876. — 106) Derselbe, Ueber die Wirkung des verschiedenen Sauerstoffgehaltes auf die Atmung des Menschen. Zeitschr. f. klin. Medizin. XII. 1887. S. 447. — 106a) Strassburg, Die Topographie der Gasspannungen im tierischen Organismus. Pflüger's Arch. VI. 65. — 107) Stürtz, Ueber intravenöse Sauerstoffinfusion. Z. f. physik. u. diät. Therapie. VII. S. 67. — 107a) Tissot, Recherches expérimentales sur l'action de la décompression etc. C. r. Soc. de Biologie. LIV. p. 682—685. — 108) Uspensky, Der Einfluss der künstlichen Respiration auf die nach Brucin etc. eintretenden Krämpfe. Arch. f. Anat. u. Physiolog. 1868. p. 522. — 109) Verworn, Allgemeine Physiologie. 4. Aufl. Jena 1903. — 110) Derselbe, Ermüdung, Erschöpfung und Erholung der nervösen Centra des Rückenmarkes. Archiv für (Anat. u.) Physiol. 1900. Suppl. S. 152. Vgl. auch die Arbeiten von Verworn's Schülern Winterstein, Froehlich und Baeyer in Zeitschrift f. allgem. Physiologie. Bd. I—IV. — 111) H. J. A. van Voornveld, Das Blut im Hochgebirge. Pflüger's Arch. 92. S. 1. 112) Wachholz, Das Schicksal des Kohlenoxyds im Tierkörper. Ebend. 75. S. 338. — 113) Waldenburg, Die physikalische Behandlung der Erkrankungen der Atemorgane. 2. Aufl. Berlin 1872. — 114) Wohlgemuth. Sauerstoff-Chloroformmischung. Verh. des Vereins f. inn. Medizin. Berlin 1901. — 114a) Wolffberg, Ueber die Spannung der Blutgase in den Lungenkapillaren. Pflüger's Arch. IV. S. 465 und: Ueber die Atmung der Lunge. Ebend. VI. S. 23. — 115) R. v. Zeynek, Neue Beobachtungen und Versuche über das Methämoglobin und seine Bildungsweise. Arch. f. (Anat. u.) Physiol. 1899. S. 460. — 116) Zuntz, Beiträge zur Physiologie des Blutes. Dissert. Bonn 1868. — 117) Derselbe, Ist Kohlenoxyd eine feste Verbindung? Pflüger's Arch. V. 584. — 118) Derselbe, Beiträge zur Kenntnis der Einwirkung der Atmung auf den Kreislauf. Ebend. 17. S. 374. — 119) Derselbe, Hermann's Handbuch d. Physiol. IV. 2. S. 15. — 120) Derselbe und Hagemann, Ueber den Stoffwechsel des Pferdes bei Ruhe und Arbeit. Landw. Jahrbücher 27. Ergänz. Bd. III. — 121) Zuntz, Zur Pathogenese u. Therapie der durch rasche Luftdruckänderungen erzeugten Krankheiten. Fortschr. d. Mediz. Bd. 15. 1897. S. 632.

III.

Ueber die experimentellen Grundlagen der Sauerstofftherapie.[1])

Von

Dr. **W. Cowl** in Berlin.

I. Ueber den Nachweis der Einwirkung vermehrten Sauerstoffs im Gewebe bei Dyspnoe.

Die Grundbedingungen beim experimentellen Nachweis der Einwirkung O^2-reicher Luft bei Dyspnoe, die auch eine Kontrolle der benutzten Hilfsmittel in sich schliessen, gehören zum eisernen Bestand der Lehre der Atmung. Sie betreffen in erster Reihe den Organismus, den du Bois-Reymond in dem packenden Bilde darstellt: — „Mit einer Einatmung fängt er sein Leben an und mit einer Ausatmung haucht er es aus!“ In Bezug auf die Physik. Symptomatik und Messung der Atmung lassen sie sich genau an ruhigen Versuchstieren verfolgen.

Die erwähnten ursächlichen Momente umfassen:

1. Das Fehlen aller Einwirkung sauerstoffreicher Luft auf die äussere Atmung bei Eupnoe und Körperruhe (Speck, Rosenthal u. A. m.).
2. Die Ohnmacht und sinkende Erregbarkeit der Nervencentren bei Sauerstoffmangel. (Stenson. P. Bert, Speck. Zuntz. H. v. Schrötter u. a. m.).
3. Den Kohlensäurereiz im Atemzentrum im Hirnstamm, dessen Erregbarkeit und Nervenerregung für die Intensität, wie die freie Säuremenge für die Stärke des Reizes massgebend ist.

Es erkannte W. Müller wie L. Traube CO^2 — nebst O^2 reichlich in Luft vorhanden — als heftig wirkendes Gift, E. Miescher bei 1 pCt. CO^2-gehalt als sehr deutlich wirksamen Atemreiz, C. Lehmann die im Körper erzeugte Kohlensäure als Säurereiz für das Atemzentrum. Berns wie Gad reines CO^2-gas als Bronchialreiz. Goldscheider dasselbe als Hautreiz.

---

1) Die vielen wertvollen, teils schon oben besprochenen Beobachtungen über die bisher — oft auf Grund physikalischer Verallgemeinerungen — lebhaft bestrittene, oder nur in unbedeutendem Masse zugegebene günstige Einwirkung O^2-reicher Luft auf krankhafte Zustände werden hier nicht als unbedingte Beweise der Wirksamkeit der O^2-therapie im Gewebe angeführt, schon eingedenk der Möglichkeit, dass auch die allerersten Sauerstoff-Versuche Priestley's an weissen Mäusen mit ebenso einwandsfreiem Gas, wie dem von neueren Experimentatoren verwendeten, teils eingehend geprüften, ausgeführt wurden.

5 *

Die Kohlensäurevergiftung bei Sauerstoffmangel in der Erstickung ruft bei höheren Tieren mit unselbständigem Rückenmark weit auffallendere dyspnoische Bewegungen — u. a. Nasenatmung — am Kopf als am Rumpf hervor, wie schon der Gegensatz zwischen den Kussmaul-Tenner'schen Krämpfen und dem Stenson'schen Versuch und ferner Gad und v. Leube's Beobachtungen an einem Hingerichteten zeigen.

Vornehmlich aus den obigen Thatsachen gewinne ich die Ansicht, dass die im Körper erzeugte — zumal „nascente" — Kohlensäure einen angestammten Reiz für den Organismus bildet, der in uns Leben und Denken erregen hilft. (vgl. Haller über „Muskel-Irritabilität", Joh. Müller über „Integrierende Reize" — S. 27—30. — Engelmann 1904 über „Das Herz.")

Der einfachste Nachweis einer wirksamen Sauerstofftherapie ist das Schwinden einer Cyanose, das von v. Leyden und anderen wiederholt beobachtet wurde.

Gleich bedeutungsvoll ist das sichtbare Nachlassen dyspnoischer Atmung (s. Ss. 74—84). An kranken Menschen und an Tieren wurde dasselbe vom Verf. mit Michaelis und Rogovin sowohl bei einfacher Beobachtung als auch an Atemvolumkurven konstatiert.

Die Verminderung der Atemgrösse, die das sichere Zeichen einer verringerten Dyspnoe bei der Einatmung O^2-reicher Luft bildet, geht notwendigerweise mit verminderter CO^2-Abgabe vom Blut einher. Hiernach müsste der Kohlensäurereiz im Atemzentrum bei der gesteigerten Kohlensäurespannung im Blut auch erhöht sein und somit ohne weiteres eine vermehrte statt einer verminderten Atmung hervorrufen. Da das letztere aber fast immer der Fall ist, so ist man berechtigt anzunehmen, dass durch die bei O^2-Atmung erfolgende Forträumung (Speck) des im Blut und Gewebe überwiegend vorhandenen Luftstickstoffs als Platz — d. h. Teildruck(-spannung) — in Beschlag nehmendes Gas aus dem Körper die Diffusion |der Kohlensäure im Gewebe, zumal des Atemzentrums bis ins Blut (wo dieselbe zum grossen Teil an Alkali gebunden wird), erleichtert und beschleunigt und somit durch freieren Austausch mit dem vermehrten O^2 im Gewebe der Säurereiz im Atemzentrum statt (bei der vermehrten CO^2-Menge im Gewebe) grösser zu werden geringer wird.

Die objektive Feststellung einer Verminderung der Atemgrösse bei der Einatmung von O^2 bezw. O^2-reicher Luft erfordert einfache, aber genau wirkende — im nächsten Kapitel beschriebene Hilfsmittel. Die besonderen Merkmale der Dyspnoe, die Vertiefung und Veränderung der Atemzüge, lassen sich durch die Selbstschreibung der Atmung an Atemvolumkurven feststellen, wie solche zum vorliegenden Zweck bisher allein vom Tier gewonnen wurden und zwar bei Kaninchen und Katzen.

Geeignete Hilfsmittel zum Nachweis der respiratorischen Wirksamkeit der O^2-Therapie gestatten die Gewinnung von beliebig lang ununterbrochen fortgesetzten Atemvolumkurven von gesunden wie kranken, zumal dyspnoischen Tieren in natürlicher hockender Stellung in einem geschlossenen Mantelraum. Die Verwendung dieser Mittel bei ungestörter Nasal- oder „Tracheal"-Atmung von atmosphärischer bezw. O^2-reicher Aussenluft ermöglicht ohne jede Manipulation am Tier selbst die Erzeugung von verschiedenartiger Dyspnoe. sowie auch subkutane oder intravenöse Einverleibungen.

Der Luftwechsel der äusseren Atmung, der in der Zeiteinheit Atemgrösse heisst, bildet neben den Einzelheiten im Atemmodus den unmittelbarsten und zuverlässigsten Indikator einer Veränderung in der Gewebsatmung, — insofern zufällige Störungen des Tieres ausgeschlossen sind. — da der O²-Verbrauch des Organismus nicht durch vermehrte und nur durch sehr verminderte O²-Zufuhr verändert wird.

Hierdurch ist für alle krankhaften Zustände, bei denen die Einatmung von O²-reicher Luft eine Aenderung der äusseren Atmung mit Sicherheit hervorruft, der Beweis erbracht, dass durch vermehrten O² in der eingeatmeten Luft die Gewebsatmung, zumal im Atemzentrum, beeinflusst wird und ohne weiteres im günstigen Sinne. Falls nun die Einatmung vermehrten O² auch sonst eine deutliche Linderung von Krankheitserscheinungen herbeiführt, so ist der endgültige Nachweis der Wirksamkeit der O²-Therapie und des tatsächlichen Vorhandenseins von vermehrtem Sauerstoff im Gewebe geliefert.

Folgt bei Dyspnoe auf die Verabreichung von O²-reicher statt atmosphärischer Luft und unter sonst gleichen Umständen eine Veränderung in der Atemgrösse, die bei der Rückkehr zur atmosphärischen Luft wieder rückgängig wird, so liegt auch eine Veränderung der Gewebsatmung vor, die sich vermöge des für Blutveränderungen ganz besonders empfindlichen nervösen Gewebes des Atemzentrums in dieser und anderen Aenderungen der äusseren Atmung zeigt.

Das Atemcentrum der Medulla oblongata beherrscht die Atemanstrengung, die Atemgrösse und die Atemrhythmik und liegt bilateral im Boden des IV. Ventrikels (Legallois, Longet, Schiff. Gad, Löwy, Grossmann, Gad und Marinescu, Porter, Arnheim, Lewandowsky, Grabower, Beer, Kreidl), dessen Epithel von Blut-Capillaren durchzogen ist (Gad).

Da das Atemzentrum normalerweise schon auf einen geringen CO²-Zusatz zur eingeatmeten Luft und somit auch zum Gewebe des Zentrums mit deutlicher Vermehrung der Atemgrösse reagiert, dagegen nur auf grobe Verminderungen im O²-Gehalt der eingeatmeten Luft antwortet, so kann man nicht ohne weiteres auf eine unmittelbare Einwirkung von Sauerstoff auf die Atmung. also auch nicht auf eine Reizwirkung des Sauerstoffmangels selbst schliessen.

Es wird im Gegenteil durch sehr verminderte Sauerstoffversorgung des Organismus — mithin des Atemzentrums —, insofern dieselbe nicht von einer daneben verlaufenden Kohlensäurestauung begleitet ist, bezw. plötzlich erfolgt oder durch Mehratmung ausgeglichen wird. nicht Dyspnoe. sondern Ohnmacht mit verminderter Erregbarkeit des Zentrums und verringerten Atembewegungen hervorgerufen, und zwar am reinsten bei Körperruhe in stark verdünnter Luft. Bei der sich hier gradatim einstellenden Vita minima besteht eine minimale Atmung, eine geringfügige Erregbarkeit des Atemzentrums und eine verringerte Kohlensäureerzeugung, wie auch bei Winterschläfern (vgl. Merzbacher, Pembrey), bei der Stickoxydulnarkose (Zuntz) und beim Fötus vor dem Uebergang zur Lungenatmung (Zuntz und Cohnstein) beobachtet wurde. Der Vita minima lässt sich durch O²- wie auch durch CO²-Einatmung (Löwy, Mosso) rasch abhelfen.

Das typische Bild der Erstickung dagegen ist die plötzliche Entziehung des O² mit oder ohne Stauung von Kohlensäure im Blut. wie bei Verschluss der Luftwege bezw. bei der Atmung von reinem Wasserstoff oder Stickstoff.

In letzterem Fall, also bei frei atmenden Lungen, muss aber als eine unmittelbare Ursache der intensiven Dyspnoe eine Stauung der Kohlensäure im Gewebe des Atemzentrums angenommen werden, die sich nicht leicht wie normal durch einen glatten Gasaustausch im Gewebe, sondern durch einen einseitigen Ueberdruck und unkompensierte Diffusion bis ins Blut fortpflanzt.

Denn anstatt dass fortgesetzt die durch die gebildete Kohlensäure erhöhte Gasspannung im Gewebe durch den der CO_2-bildung äquivalenten O_2-verbrauch um ebensoviel herabgesetzt wird, sodass ein Gleichgewicht bestehen bleibt, muss nunmehr die Gasmenge wie -spannung bei dem Sauerstoffschwund und nachher noch bei dem Verbrauch des „intramolekularen Sauerstoffs" (Hermann, Pflüger, Rosenthal, Speck, Verworn) zur Kohlensäurebildung abnorm steigen, und zwar nicht nur als ein lokal erhöhter Gasdruck, sondern auch als ein erhöhter Kohlensäuredruck und -reiz auf das Gewebe des sauerstoffgierigen und wohl auch säurebildenden Atemzentrums.

Bei der Erstickung kommt eine Störung der chemischen Prozesse und vermutlich eine Bildung von starken Säuren im Gewebe vor, — beispielweise Milchsäure, — welche die Diffusion bezw. Bindung der Kohlensäure im Blut hemmen, und selbst als Atemreize wirken können.

Dass bei der Atmung die Erregbarkeit des Atemzentrums und die Modalität der Reizung durch die Kohlensäure eine grosse Rolle spielen, zeigt auch ein in anderem Zusammenhang erhaltenes Versuchsergebnis (Löwy), dass eine Muskeltätigkeit, welche die Kohlensäureabgabe in der Ausatmungsluft nur um 0,5 pCt. erhöht, dieselbe Vermehrung der Atmung bewirkt wie bei Körperruhe eine Einatmung von CO_2 als Extrareiz für das Atemzentrum, bei der die Ausatmungsluft 5,0 pCt. CO_2 enthält.

Die verschiedene Zusammensetzung der Kohlensäure bezw. der verschiedenen Kohlensäuren deutet ferner darauf hin, dass die Wirkung derselben im Gewebe der Grösse nach nicht immer dieselbe ist. Es bestehen nämlich: 1. „nascente", dissoziierte und undissoziierte $H_2 CO_3$ in Lösung, 2. infolge hydrolytischer Spaltung von $H_2 CO_3$ Wasser und CO_2. 3. und 4. die „anderthalb" und die „Ueberkohlensäure", als „organische" oder aber als „unorganische" Säuren.

Eine sinkende Erregbarkeit des Atemzentrums kommt durch Ueberreizung und Sauerstoffmangel im Gewebe in den verschiedenen Stadien der Kohlensäurevergiftung vor, sei diese eine einfache, wie durch stark CO_2-haltige Luft oder bei der Erstickung. Wird nun dem stark vergifteten Tier das CO_2 bezw. das Atemhinderuis entfernt, so stellt sich eine Apnoe ein, die nicht selten bei der verminderten Erregbarkeit des Atemzentrums — bis zum Tod anhält. Ein Gegenstück hierzu ist die vorübergehende Apnoe nach Freilassung zugeklemmter Hirnarterien (Filehne), wie die nach Wechsel von O_2-armer zu O_2-reicherer Luft (Gad).

Dyspnoe als äussere Erscheinung und zwar als vermehrte Atemanstrengung, z. B. bei Stenose der Athemwege, sowie auch bei vermehrter Leistung (Atemgrösse) steigt nicht mit Gewebsdyspnoe parallel, sondern nimmt erst scheinbar rascher (s. Löwy), sodann langsamer zu (s. Gad, Winterstein, Benedicenti, Krokeit). Ein lehrreiches Beispiel nutzlos vermehrter Atemanstrengung bietet die Atmung nach Vagusausschaltung — d. h. bei Fortfall der „Selbststeuerung" (Hemmung) der Atmung, (Traube, Hering-Breuer, Gad) — welche ferner noch infolge Ermüdung des Zentrums eine verminderte Atemgrösse aufweist. Dass eine Gewebsdyspnoe sich dabei entwickelt, zeigte Lewandowsky dadurch dass er mittels O_2-Inhalation, eine Verkürzung der inspiratorischen „Pausen" nachwies.

Dyspnoe als Symptom geht fast immer mit Gewebsdyspnoe einher, kann aber auch allein oder zum Teil auf einer Beeinflussung des Atemzentrums beruhen, wie die Wärmedyspnoe (Tachypnoe) bei Fieber oder bei Erwärmung des Karotidenblutes beim Tier (Fick, Gad, v. Mertschinski), die „circulation céphalique croisée" (Fredericq), ferner die tiefen Atemzüge bei

Apoplexie oder Embolie im Hirnstamm, und die Tachypnoe bezw. vertiefte und beschleunigte Atmung bei letal morphinisierten hoch erregten jungen Katzen.

Nach der ganzen Lehre der Atmung kann man den jeweiligen Umfang der äusseren Atmung im Grunde als das Produkt der Erregbarkeit mal der Erregung des Atemzentrums betrachten, wobei die Erregbarkeit sich einerseits mit der Reizung durch die — nascente — Kohlensäure und mit der Erregung durch die allgemein übermittelten Nervenerregungen, andererseits mit der schwankenden Hemmung durch die Nn. Vagi wie mit der ständigen Hemmung durch die „oberen Bahnen" (Marshall Hall, Kronecker, Marckwald, Löwy, Arnheim und Lewandowsky, der eine Hemmung wie vom Vagus her von den hinteren Vierhügel aus findet) und mit der Sauerstoffversorgung sich ändert. Die Erregung des Nervensystems mittels irgend eines intakt bleibenden sensiblen Nerven ist dabei unerlässlich (Schiff, H. E. Hering).

Es ist in erster Reihe das nervöse Gewebe des Atemzentrums und nicht zunächst das vorbeifliessende Blut für die äussere Atmung — d. h. für Dyspnoe, Eupnoe, geringe Atmung oder Apnoe — massgebend. Ein genügender Beweis dafür ist, dass, wenn man die Gehirnarterien mit Oel füllt, somit die „Blutreize" für das Atemzentrum im wörtlichen Sinne entfernt, eine Erstickungsdyspnoe eintritt. Und doch sollte s. z. gerade mit diesem Versuch die schon vielfach bewiesene Lehre der Blut- (vielmehr Gewebs-) reize umgestossen werden.

Die erhöhte Arterialisation des Blutes und die gesteigerte Atmung bei der Muskeltätigkeit lassen sich teils auf die vermehrte Produktion nascenter Kohlensäure im Gewebe, teils auf eine Steigerung sonstiger Säureaffinitäten im Blute (Lehmann), teils auf die erhöhte Erregbarkeit des Atemzentrums infolge der Vermehrung der nervösen Erregung und des Blutdrucks zurückführen.

In dem für die Wirksamkeit der O^2-Therapie bedeutsamen Fall der Erstickung dürfte sich ohne Einatmung O^2-reicher Luft vermutlich auch — da Hirngrau und Muskel bei jedem Insult, ja schon Blutstase Milchsäure abgeben (du Bois-Reymond, Liebreich, Gscheidlen bezw. Osborne) — die im Atemzentrum erzeugte Kohlensäure in Menge und Spannung deshalb besonders rasc erhöhen, da der in der Gewebsflüssigkeit aufgelöste Luftstickstoff als Ballast, an dem sich die gebildete Kohlensäure beim Herausdiffundiren vorbeizudrücken hat, in Menge mehr als das Zweifache des anfänglich vorhandenen Sauerstoffs, im Teildruck mindestens das fünffache des Sauerstoffdrucks im Blut, geschweige denn des Sauerstoffdrucks im Gewebe betragen muss.

Prinzipiell gleich ist der Fall, wo bei geringerer Dyspnoe atmosphärische Luft eingeatmet wird. Der Stickstoff steht dem Austausch hier ebenfalls im Wege als Hemmnis der Gasdiffusion zwischen Gewebs- und Blutflüssigkeit, namentlich bei erhöhter funktioneller Inanspruchnahme.

Die schon oben dargelegte Ueberlegenheit inbetreff des Hinausdiffundierens der Kohlensäure bei der Gewebsatmung durch den aequimolecularen Austausch von Kohlensäure und Sauerstoff, gegenüber der durch lokalen einseitigen Ueberdrucks bewirkten unkompensirten Diffusion bei der Kohlensäurebildung mit intramolekularem Sauerstoff sowie gegenüber dem Gasaustausch bei weniger eingreifendem Sauerstoffmangel im Gewebe, steht im Einklang mit den folgenden Gesetzen:

1. dass Gase von Flüssigkeiten in einer Menge aufgenommen werden, die sich dem jeweiligen Gasdruck proportional verhält, (Henry-Dalton) und dass der Druck eines Gases in einem Gasgemisch — in freiem oder auch in gelöstem Zustande — seiner Teilmenge proportional

ist und bezüglich des ganzen Gasdruckes des Gemisches in demselben Verhältnis einen Teildruck desselben bildet,

2. dass die Gasmenge, welche durch eine Flüssigkeitsschicht in der Zeit 1 hindurchdringt, dem Absorptionskoeffizienten des Gases in der Flüssigkeit direkt und der Quadratwurzel aus der Dichte des Gases umgekehrt proportional ist (F. Exner),

3. dass die Mengen einer Substanz, welche ceteris paribus in der gleichen Zeit aus verschieden konzentrierten Lösungen derselben Substanz hinausdiffundieren, der Konzentration proportional sind (Graham), und dass die wirksame Konzentration einer Substanz in einer Lösung gegenüber einer zweiten angrenzenden Lösung derselben Substanz annähernd der Differenz der Konzentrationen gleich ist.

Bei der Einatmung O^2-reicher Luft ist die O^2-Konzentration im Blutplasma und wohl auch im Gewebe mehrmals grösser, als bei atmosphärischer Luft und schwankt in letzterem bei gesteigertem O^2-Verbrauch und bei verhinderter Kohlensäure-Abgabe. Der Ersatz des N^2 durch O^2 im Körper ergibt somit eine Verbreiterung des Weges für die Sauerstoffversorgung des Gewebes und bewirkt bei Dyspnoe eine Linderung durch Vermehrung der Gewebsatmung. Dasselbe gilt für die Fortschaffung der Kohlensäure aus dem Gewebe bis ins Blut.

Es ist nun ersichtlich, dass auch bei derselben CO^2-Abgabe an das Blut und an die Ausatmungsluft die Diffusion zwischen Gewebe und Blut eine mehr oder weniger freie sein kann.

Ist einmal die Diffusion bei der Einatmung von atmosphärischer Luft infolge der Anwesenheit von aufgelöstem Stickstoff weniger frei, so wird sich bei sehr erhöhter Inanspruchnahme des Gewebes die Kohlensäure, die in demselben erzeugt wird, dort stauen, somit also eine — über die im Blut herrschende — bedeutendere Gasspannung herbeiführen.

Ist dagegen infolge der Einatmung von O^2-reicher Luft die Diffusion der Kohlensäure aus dem Gewebe erleichtert, so wird zwar der im Gewebswasser aufgelöste Stickstoff zum Teil durch Kohlensäure ersetzt, indess — da der Sauerstoff bei seinem Schwund Platz macht — allein die Kohlensäure-Menge und -Teildruck (d. h. Spannung) im Gewebe erhöht. In diesem Fall findet also bei gesteigerter funktioneller Inanspruchnahme des Gewebes weniger oder gar keine Steigerung des lokalen Gesamtgasdruckes statt.

Besteht nun Dyspnoe und wird dieselbe durch Einatmung O^2-reicher Luft verringert, so ist hierdurch erwiesen, dass vorher bei der Einatmung von atmosphärischer Luft ein — infolge der schwereren Kohlensäurediffusion — erhöhter Kohlensäure- und Gesamtgasdruck im Gewebe die Dyspnoe begünstigt, dagegen dass — infolge Einatmung O^2-reicher Luft — allein bei vermehrtem Kohlensäureteildruck, also mit nicht erhöhtem Gesamtgasdruck im Gewebe und bei erleichterter Kohlensäurediffusion die Dyspnoe vermindert wird.

Wenn, wie in den anfangs erwähnten und hernach ausführlicher angeführten Fällen von verschiedenartiger Dyspnoe, diese durch Einatmung O^2-reicher Luft vermindert wird, so ist ferner a fortiori bewiesen, dass in erster Reihe nicht der — infolge von vermindertem Luftwechsel wohl erhöhte — Kohlensäureteildruck im Blut, sondern der im Gewebe und somit auch die Diffusionswiderstände für die Dyspnoe massgebend sind.

Indessen ergibt sich noch ein derartiger Rückschluss aus der Verringerung der Atemanstrengung bezw. Atemgrösse infolge der Einatmung O^2-reicher Luft bei Dyspnoe, nämlich dass, wie schon oben dargelegt, ver-

minderte Sauerstoffversorgung des Atemzentrums seine Erregbarkeit verringert
und somit vermehrte Sauerstoffversorgung dieselbe nur erhöhen dürfte. Erhöhte
Erregbarkeit des Atemzentrums bedingt aber erhöhte Atemanstrengung und da
die Atmung in den angeführten Fällen durch Einatmung O^2-reicher Luft verringert wurde, so ist bei der hierdurch verminderten Kohlensäureabgabe vom
Blut die Erregbarkeit des Atemzentrums entweder nicht erheblich erhöht oder
die Erleichterung der Kohlensäurediffusion vom Gewebe ins Blut überwiegt
die Erhöhung der Erregbarkeit des Atemzentrums, oder je reichlicher die
Sauerstoffversorgung des Gewebes desto weniger giftig sind dessen Stoffwechselprodukte.

Tritt aber im Gegensatz zu den oben erörterten Fällen bei einer Dyspnoe
nach der Darreichung von O^2-reicher Luft eine Vermehrung der dyspnoischen
Atembewegungen ein, so geht daraus eine Erhöhung der Erregbarkeit des
Atemzentrums hervor, wenn man nicht annimmt, dass bei sehr starker Erregung des Atemzentrums vor der vermehrten O^2-Zufuhr durch Sauerstoffmangel der Nerv-Muskeltätigkeit eine Grenze gesteckt war.

Im Uebrigen bereiten, wenn die Muskeltätigkeit bei Sauerstoffmangel stärkere
Säuren erzeugt, dieselben im Blut durch Festerhalten des disponiblen Alkalis ein
Hemmnis für die Fortschaffung der Kohlensäure aus dem Gewebe des Atemzentrums, hindern also die Diffusion und Bindung derselben. Es sei hierbei daran
erinnert, dass nach verschiedenen neuen, nicht eingreifenden physikalischen
Untersuchungsmethoden die Reaktion des Blutes bezw. Gewebes neutral gefunden
wurde (Fränkel, Friedenthal, Farkas).

Wird bei Gewebsdyspnoe — beispielsweise infolge von Stenose der
Luftwege, Lähmung von Atemmuskeln, Einengung des Gesamt-Alveolarraums
durch Exsudate, Pneumothorax, Ergüsse u. a. m., Vermehrung der Diffusionswiderstände in den Lungen, im Blute und im Gewebe, Lähmung des Atemzentrums durch Krankheit oder Vergiftung die Atemgrösse infolge der Einatmung von O^2-reicher Luft immer nur in einem Sinne verändert, beispielsweise vermindert, so ist in diesem Falle eine Abnahme der Gewebsdyspnoe
als unmittelbare Einwirkung der O^2-Therapie festgestellt.

Bei der Einatmung von atmosphärischer Luft kann sich anfänglich in den
obigen Fällen die Gewebsdyspnoe oft durch eine erhöhte Atemgrösse ausdrücken, die sich dem Auge vornehmlich durch vermehrte Atemtiefe kundgibt,
und zwar namentlich dann, wenn bei Erschwerung der inneren Atmung der
Luftwechsel ungehindert ist.

Die Fälle dagegen von Gewebsdyspnoe mit verminderter Atemgrösse
sind bei Tieren symptomatisch nicht sehr ausgeprägt.

In der Atemkurve erhellt die Dyspnoe bei mechanischen Hindernissen
aus der verlängerten Inspiration bezw. Exspiration, bei verminderter Erregbarkeit bezw. Erregung des Zentralnervensystems aus der vermehrten Atemtiefe
mit verminderter Frequenz, bei hohen Erregungszuständen aus der oft grossen
Steigerung der Atemfrequenz bei Flacherwerden der Atemzüge bis zum Tode.

Bei Lähmung des Atemzentrums, wie in tiefer Narkose und bei verminderter
Blutzufuhr — sei dieselbe durch Druck auf das Zentrum, durch Verblutung
oder durch Okklusion der Bulbär-, der Koronar- oder der Pulmonalarterien
bedingt —, tritt die synkopische Atemform (Gad) auf, die ohne weiteres an
der grossen Tiefe der Atemzüge als dyspnoisch erkannt wird, obwohl bei der
stark verminderten Frequenz die Atemgrösse beträchtlich gesunken ist. Die
Lähmung des Atemzentrums ist hierbei an der kurzen Dauer der Atemzüge erkenntlich.

Eine besonders schwere Lähmung des Atemzentrums mit tiefen seltenen Atemzügen und exspiratorischen Pausen, also mit sehr verminderter Atemgrösse, findet sich bei der üblichen Form der Morphiumvergiftung. Sie geht nicht sowohl aus der Atemform allein — da bei der Lähmung aller Muskeln das Atembedürfnis stark vermindert ist — als vielmehr aus dem Befund von Filehne und Kionka, dass das (langsam fliessende) arterielle Blut sauerstoffarm und kohlensäurereich ist, hervor.

Durch den Sauerstoffmangel wird die Lähmung des Atemzentrums vergrössert, — wie in allen Nervenzentren die Erregbarkeit und infolge der allgemeinen Lähmung auch die Erregung vermindert wird — sodass der vermehrte Kohlensäurereiz, der bei erhöhter Erregbarkeit des Atemzentrums besonders stark auf dasselbe wirkt, sich im ganzen wenig bemerkbar macht.

Wie bei allen morphinisierten Tieren, so ist auch bei Kaninchen und erwachsenen-Katzen die Atmung langsam, infrequent und tief, wie die Atemvolumkurve sehr deutlich und messbar zeigt.

Bei jungen, mit Morph. mur. letal vergifteten Katzen dagegen überwiegt die nervöse Erregung, die schliesslich bei enorm vermehrter, stundenlang fortgesetzter Atem- und Herzanstrengung die Tiere zu Grunde richtet.

Die überaus tiefe Wirkung des Morphiums in diesen beiden respiratorisch einander entgegengesetzten Zuständen untersteht auch einer sehr ausgeprägt entgegengesetzten Beeinflussung durch O^2-reiche — sonst nur N^2 enthaltende — Luft, wie von Cowl und Rogovin durch die Aufnahme von Atemvolumkurven und zwar mehrfach wiederholt beim Uebergang von der Einatmung atmosphärischer zu der O^2-reichen Luft und zurück beobachtet wurde.

Bei erwachsenen Katzen und Kaninchen trat zunächst infolge der Vergiftung eine Verminderung der normalen Atemgrösse bis 70 pCt. ein, die bei O^2-Einatmung bis 80 Prozent weiter ging, dagegen bei einer jungen hoch erregten Katze nach einer Verminderung der Atemgrösse um 20 pCt., umgekehrt eine Steigerung derselben bei der Einatmung O^2-reicher Luft bis zum $2^1/_2$ fachen der anfänglichen Atemgrösse.

Fig. 1 veranschaulicht das ersterwähnte, Fig. 2 das zweite Ergebnis. Das Resultat beim hoch erregten Tier ist auch deshalb bemerkenswert, weil die grosse Lüftung des Blutes in den Lungen die bei der üblichen Form der Morphiumvergiftung festgestellte Sauerstoffverarmung und Kohlensäurebereicherung des Blutes wohl nicht auftreten liess.

Es fielen hier infolgedessen 4 Ursachen für die enorme Erregung des Atemzentrums zusammen — nämlich ´a) die Tierart, b) das auch bei anderen Tieren krampferregende Gift, c) die hier wohl verminderte Kohlensäure im Blut und d) die zum Atemzentrum wie zum Körper vermehrte O^2-Zufuhr, die als notwendiges materielles Substrat aller Erregbarkeit gelten muss.

In weiteren Versuchsreihen unsrerseits sind noch verschiedene andere Arten Gewebsdyspnoe untersucht worden, bei denen beschleunigte und vertiefte Atmung, also ausgeprägte symptomatische Dyspnoe bestand. Die vermehrte Tiefe und Frequenz der Atmung summierten sich zu der an den Atemvolumkurven gemessenen Atemgrösse mit einer 10—100. durchschnittlich 67 prozentigen Steigerung derselben.

In sämtlichen Fällen dieser letzteren Versuchsreihen (mit Ausnahme eines verbluteten Tieres in extremis) stellte sich bei dem Uebergang von atmosphärischer zu 95 pCt. O^2-reicher Luft bald eine Verminderung der Tiefe und auch der Frequenz der Atmung ein, und zwar im Betrag von 17—34,

Fig. 1.

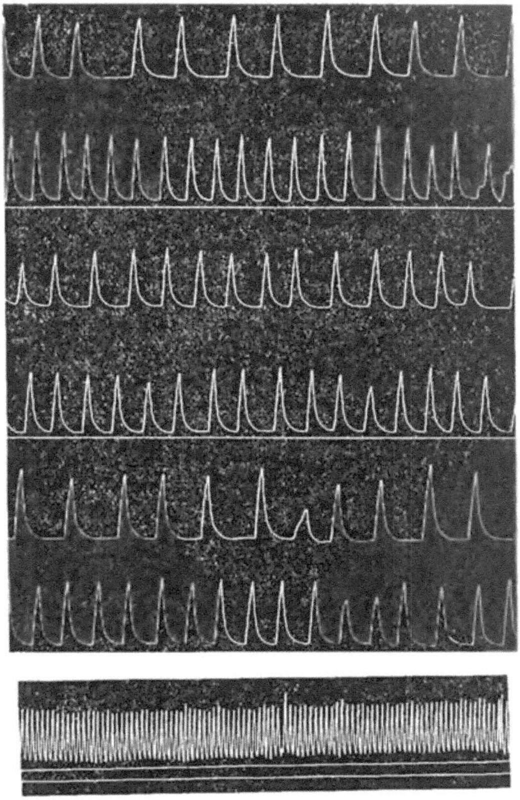

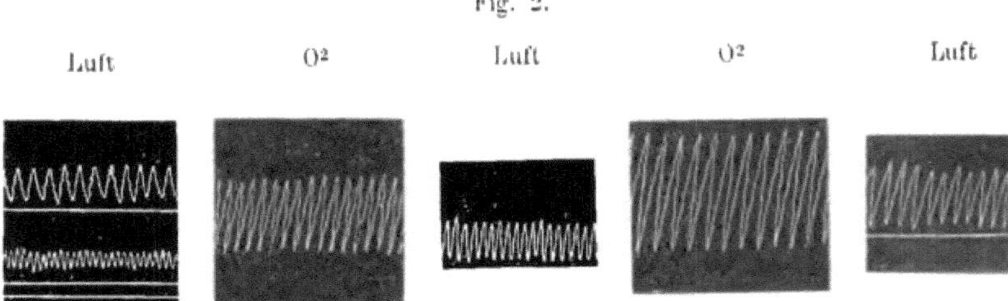

Kaninchen. Atmung vor und während starker Morphiumvergiftung.

Fig. 2.

Junge Katze. Atmung vor und während letaler Morphiumvergiftung.

(Aus d. Arch. f. Physiol. 1904. 12. 19.)

durchschnittlich 25 pCt. der Atemgrösse der vorhergehenden dyspnoischen Atmung, die auch bis zur Rückkehr zur atmosphärischen Luft anhielt, um hierauf allmählich zur dyspnoischen Atmung zurückzukehren.

Die Einwirkung des vermehrten O^2 und verminderten N^2 in der eingeatmeten Luft konnte beliebig oft wiederholt werden und wurde in jedem einzelnen Fall mehrmals im Laufe von $1/2$—1 Stunde hervorgerufen.

Bei Hinzurechnen eines im Resultat mit den soeben angeführten Fällen eklatant übereinstimmenden Versuches von Michaelis und Cowl an einem Kaninchen, dem ein Pneumothorax beigebracht wurde, ist bei den folgenden mehr oder weniger verschiedenen pathologischen Zuständen eine Verminderung ausgeprägter Dyspnoe bei Tieren, die O^2-reiche Luft atmeten, nachgewiesen worden: nämlich

1. bei Hämoglobinverlust durch Blutung mit Blutsalzwasserersatz,
2. bei einer Kohlensäuredyspnoe, hervorgerufen durch partielle Wiedereinatmung schon geatmeter Luft,
3. bei einem Fall von Pneumonie beim Kaninchen,
4. bei experimentellem Pneumothorax beim Kaninchen,
5. bei Kohlenoxyd- und Leuchtgasvergiftungen, d. h. Hämoglobinverlusten,
6. bei der Vergiftung mit Anilinöl, — einem diffusiblen reduzierten Nitrobenzol, das Oxy- zu Methämoglobin im Blut vergifteter Tiere reduziert,
7. bei der Morphiumvergiftung erwachsener Kaninchen und Katzen mit Lähmung des Atemzentrums.

II. Mittel und Methoden.

Die Pneumographie.

Zu sicheren zahlenmässigen Feststellungen von Veränderungen der Atembewegungen und somit der vom Atemzentrum beherrschten Atemanstrengung benutzt man vorzugsweise Tiere von mässiger Körpergrösse und ruhigen Gemüts und Apparate von einfacher jedoch genau arbeitender Art, welche das Volum der hintereinander folgenden Atemzüge von natürlich atmenden Menschen oder Tieren entweder in fortschreitend ablesbarer Summe mittels besonderer, grosser Gasuhren nach Geppert und Zuntz mit F. Müller'schen Gummiventilen messen, oder den pneumographischen Apparat nach Cowl (s. Fig. 3 S. 77) mit Gadschem Aeroplethysmographen, der in fortlaufender Kurve die Atemvolumschwankungen des Körpers aufschreibt, und zwar in beiden Fällen bei natürlicher Körperlage während beliebig langer Zeit ohne Dyspnoe zu erzeugen.

Für Atemversuche eignet sich das Kaninchen aus mehrfachen Gründen. Aus einer Zucht von gewöhnlicher Rasse und Körpergrösse hat es eine ausgiebige Atmung, bleibt als Höhlentier stundenlang in einem Kasten — im vorliegenden Fall zum pneumographischen Zweck — ruhig sitzen und atmet wie andere Pflanzenfresser mit fast maschinenmässiger Regelmässigkeit.

Für Versuche dagegen, wo Erregungszustände des Nervensystems erwünscht sind, bieten Katzen als Raubtiere viele Vorzüge. Sie besitzen dem Hunde gegenüber eine weniger willkürlich beeinflusste Atmung, eine niedere und weit gleichmässigere Psyche, eine gleichmässigere Körpergrösse und -Beschaffenheit und sind bei einfacher Behandlung und zweckgemäss ausgeführter Anfangsnarkose fast ebenso wenig gefährlich. Im Gegensatz zum Menschen wie auch zum Hunde kommen bei ihnen wie bei Kaninchen die bewusste und die unbewusste Suggestion wie die verschiedene Dressur der im einzelnen ungekannten Tiere wenig oder gar nicht in Frage.

Fig. 3.

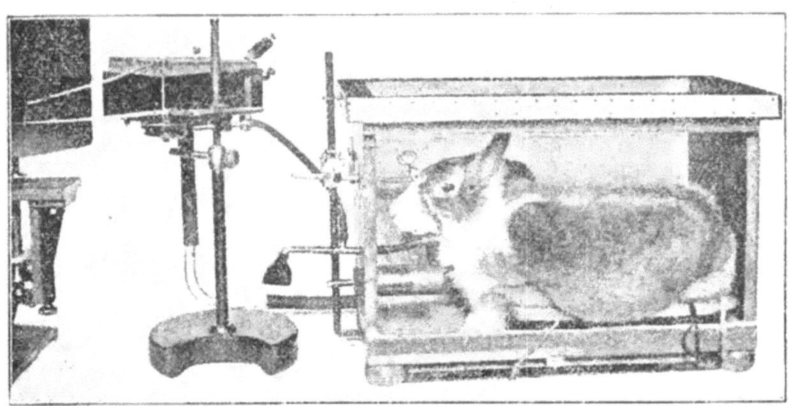

Pneumographischer Apparat.

Der Apparat zur Aufnahme vornehmlich der Atemvolumkurve eines in seinem Mantelraum eingeschlossenen Tieres besteht (s. Fig. 3) aus:

1. einem luftdicht verschliessbaren Holzkasten mit einem wandständigen Wassermanometer als Indikator und einem Glasfenster. In dem Mantelkasten sitzt das an den Pfoten mittels Schnürösen oder besonderer Beinhalter an einem Brett gebundenes Versuchstier mit dem Kopf in einem H. Meyerschen Kopfhalter und atmet die Aussenluft entweder durch eine passende Maske oder Trachealkanüle auf kurzem Wege, und zwar nach Belieben bei getrenntem oder ungetrenntem Inspirations- und Expirationsstrom,

2. Inspirations- bezw. Expirationsventile, die je etwa den gleichen Luftwiderstand wie die Atemwege des Tieres von der Trachealkanüle bis zur Nasenspitze bieten,

3. einem Gadschen Aeroplethysmographen ohne Hahn, dessen im Wasser oder Petroleum sich bewegender Deckel, aus Glimmer, Kupfer oder Aluminium hergestellt. wenig Gewicht und Trägheit wie auch wenig Reibung bedingt,

4. einem gleichmässig und beliebig langsam bewegbaren Uhrwerk mit rotierender Zylindertrommel, die mit Glanzpapier bespannt und leicht berusst wird.

Der Volumschreiber von passender Grösse steht am Ende eines kurzen weiten Gummischlauches mit dem Tierkasten in Verbindung und schreibt die Volumschwankungen des Luftinhaltes des Mantelraums, die in Umfang den Atemvolumschwankungen der Lungen — bis auf die geringfügigen Kompressionen der in unbedeutender Menge vorhandenen Darmgase — gleich sind. Die Kurve steigt in natürlicher Weise bei jedem Atemzug mit der Inspiration statt umgekehrt wie bei der Aufschreibung mittels ausgeatmeter Luft.

Da nicht die Ausatmungsluft, — die zwischen 37°—17° C infolge Schrumpfung und Wasserdampfverlust über 10 pCt. Volumabnahme erleidet, — als Messmittel, sondern ein und dieselbe Luftmenge innerhalb eines hölzernen Wärmeisolators verwendet wird, fallen Temperatur-Korrekturen wie -Fehler fort. Steigt, wie oft anfangs bei der Kurvenaufnahme, die Temperatur der das Tier umgebenden Mantelluft, so schreibt sich die Volumzunahme durch allmähliches Ansteigen der Atemvolumkurve auf. Falls nun der bewegliche Deckel des Volumschreibers aus langsam wärmeleitenden Aluminium besteht, so schreibt sich die Kurve fast unverändert auf einem Niveau.

Die Gewähr für die Treue der aufgezeichneten Luftvolumschwankungen bildet das Fehlen von messbaren Bewegungen an dem Wassermanometer, welches u. a. durch die Benutzung des Glanzpapiers als Schreibfläche gesichert wird.

Die Berussung des Papiers erfolgt mittels der Spitze einer grossen Kerzen- oder breiteren Petroleum- bezw. Gasflamme bei mässiger Drehbewegung der Trommel.

Für beweiskräftige Versuche, bei denen eine mehrfache Abwechslung von der Atmung atmosphärischer zu der O^2-reicher Luft und umgekehrt stattfindet, beträgt die nötige Dauer etwa $\frac{1}{2}$—2 Stunden, indessen kann unter Umständen (langsam verlaufende Vergiftungen u. a. m.) die Kurvenschreibung bis zu 24 Stunden oder noch weiter ausgedehnt werden. Hierzu hat z. B. das Engelmannsche Pantographion einen dementsprechenden Gang.

Statt des Volumschreibers lässt sich mit Verzicht allerdings auf die Ermittelung der Atemgrösse auch eine sehr empfindliche Marey-Engelmannsche Schreibkapsel verwenden, und zwar zur Feststellung von Veränderungen in Frequenz, relativer Tiefe und Verlauf der Atemzüge. Indessen üben oft hierbei die nunmehr stattfindenden, die Kurvenschreibung vermittelnden geringen Druckschwankungen der Kasteninnenluft einen merkbaren Einfluss auf die Atembewegungen aus, der die Sicherheit des Nachweises, namentlich bei geringeren Veränderungen, stören kann.

Beim Gebrauch der Schreibkapsel kann man den Einfluss der (infolge des grossen Luftinhalts des Mantelkastens) geringen Luftdruckschwankungen auf den Atemmodus des Tieres in jedem Moment durch Auf- bezw. Zumachen einer reichlich grossen Nebenöffnung am Kasten ermitteln, wenn eine zweite Luftkapsel in Verbindung mit der Trachea durch eine dazwischen geschaltete Flasche voll Luft als Atemvorrat steht.

Schreibt ein Aeroplethysmograph infolge eines ungehörigen Luftwiderstandes irgendwo im Apparat beim Uebergang von atmosphärischer zur O^2-reichen Luft oder umgekehrt keine Aenderung einer stark dyspnoischen Atmung auf, so zeigt sich das am Wassermanometer. Ist dagegen ein Leck vorhanden, so fallen die Erhebungen der Kurve klein aus. Mit einer graduierten Spritze lässt sich die Volumschreibung genau kontrollieren und kalibriren.

Als Vorratskammer für O^2-reiche Luft oder andere Gasgemische, aus der das Tier durch ein Inspirationsventil schöpft, eignen sich für kurze Versuche Klärflaschen von 5 oder 10 Liter Inhalt, die am Hals einen Pfropfen mit kurzer weiter Verbindungsröhre und an der unteren Tubulatur einen reichlich durchlochten Pfropfen tragen. Für länger dauernde Versuche sind entsprechend grössere Gefässe zu nehmen, in denen, da die Atemgrösse eines ruhigen, erwachsenen, beispielsweise 2500 Gramm schweren Kaninchens nur etwa 1000 bis

2000 ccm pro Minute beträgt, der O^2-Gehalt einer Füllung mit O^2-reicher Luft sich recht langsam vermindert.

Von menschlichen Individuen kann man Kurven der Atembewegungen des Brustkorbes wie auch des Abdomens auf leichte Weise gewinnen, die den Rhythmus, Umfang und Verlauf der äusseren Atmung in sehr getreuer Gestalt wiedergeben. Der einfache im Prinzip zuerst von Gutzmann zur Untersuchung verschiedener Sprachmängel angewandte Apparat setzt sich ausser Schreibkapsel und Schreibfläche aus 2 Gummischläuchen von etwa 2 mm Wanddicke und etwa 2 cm Durchmesser zusammen. Die Gummischläuche sind mit Gaze überzogen und an den Enden zugepfropft. Mittels an den 4 Enden befestigter Schnüre werden die Schläuche symmetrisch am Körper in beliebigem Niveau als leicht sitzender Gurt angebracht. Durch je einen Pfropfen vorn oder hinten geht eine Glasröhre, durch welche eine leicht bewegliche Gummischlauchverbindung mit je einer oder durch ein Glas-T-Stück mit nur einer Schreibkapsel hergestellt wird.

Die vom Brustkorb gewonnenen Pneumogramme sind ihrem Aussehen nach fast gleich den Atemvolumkurven, indessen daran erkennbar, dass sie gegen das Ende der Inspiration hin mehr abgerundet sind. Die relative bezw. absolute Pause am Ende der Expiration ist in beiden Kurvenarten gleich.

Bei einem Versuch mittels des eben beschriebenen Apparates an einem durch seine Krankheit psychisch abgestumpften Emphysematiker konstatierten im Beisein des Herrn Generalarztes Schaper, Michaelis und Cowl mittels 6 hintereinander gewonnenen Atemkurven eine Verminderung der Dyspnoe während Einatmung O^2-reicher Luft und auch jedesmal darüber hinaus.

Ein bedeutender Vorzug aller Atemkurven bei der Beobachtung der Atmung ist die Uebersichtlichkeit und — bei Getreue der Kurven — auch die Messbarkeit derselben. Sie lassen beispielsweise den ersten Anflug Cheyne-Stokesscher Atmung sofort erkennen.

Eine besondere Indikation für die O^2-Therapie bei der periodischen Atmung im Stadium decrementi kann man aus verschiedenen oben dargelegten Gründen in der Unerregbarkeit des Atemzentrums während der Pausen erblicken.

Die physikalische Analyse.

Von prinzipiellem Wert für die O^2-Therapie sind die Ergebnisse der in ihrem Gebiet beschränkten, indes sehr genauen neueren physikalischen Untersuchungsmethoden. Ihre volle Verwertung erheischt jedoch eine sehr aufmerksame Berücksichtigung der Theorie ad hoc, sowie die Ausführung von ebenso zahlreichen Bestimmungen einerseits bei wohl beobachteten Krankheitsfällen, andererseits an bekannten zusammengesetzten Lösungen, wie solche schon an einfachen Lösungen für allgemeine Zwecke in grosser Anzahl ausgeführt worden sind (vgl. Kohlrausch und Holborn, v. Koranyi u. a.).

Die Ausführung von ausgedehnten speziellen Beobachtungen an den wässrigen Mischlösungen aller Körperflüssigkeiten ist umsomehr nötig, da der Grundbegriff, von dem der prinzipiell wie praktisch wertvolle Unterschied in den Bestimmungen der beiden neueren Methoden, nämlich der Kryoskopie und der Messung des elektrolytischen Leitvermögens, abhängt, noch nicht klar gelegt worden ist, und zwar infolge der in der allgemeinen Chemie üblichen einfachen, dort zunächst allein erforderlichen Berücksichtigung nicht wässriger, also nicht dissociirbarer Lösungen, die aber hier für grundlegende theoretische Darlegungen völlig unzureichend ist, obgleich nicht ohne Beispiele in Lehrbüchern „für Aerzte", die das Grenzgebiet theoretisch beleuchten. Es wird nämlich ganz unnötigerweise dem Wort „Molekel" bezw. „Mol" ein neuer und überdies zweideutiger Sinn beigelegt, einmal als Molekül, sodann auch als Ion, also einmal als ganzes, sodann als Teil-Molekül, ja bei den steten Teil-Dissociirungen als beides zusammen, beispielsweise seitens Cohen, der sich sonst darüber beklagt, dass in puncto Nomenklatur der Masswerte eine grosse Verwirrung in der medizinischen Literatur herrscht, obwohl er kurz vorher den folgenden unklaren Satz zur Aufklärung der — den Kern der den oben bezeichneten Grundbegriff betreffenden — Teil-Dissoziierung der Elektrolyte schreibt, nämlich: „Wieviel Molekeln befinden sich tatsächlich in der Lösung? Erstens m inaktive, sodann n aktive, welche jede für sich k Ionen (Molekeln) liefern, also im ganzen $m + nk$ Molekeln." Dass heisst nun $m + n = m + nk$, wonach k entweder gleich 1 oder unendlich klein sein muss, was offenbar nicht gemeint ist. Dass k wirklich nicht gleich 1, noch als unendlich klein betrachtet wird, geht aus dem Kontext hervor und im übrigen aus der in der medizinischen Literatur beispielsweise hervorgehobenen Tatsache hervor, dass Harnstoff und Kochsalz — deren summierte Atomgewichte fast gleich sind und zufällig sowohl die Molekular- als auch die Aequivalentgewichte der beiden Substanzen darstellen — in üblicher (Normal) Aequivalentlösung den Gefrierpunkt überaus verschieden erniedrigen.

Die eminente Bedeutung der miteinander verwandten physikalischen, Untersuchungsmethoden für Flüssigkeit und auch Gewebe, die eine physikalische Analyse ermöglichen, ist prinzipiell dadurch gegeben, dass nicht weniger als 3 derselben genaue zahlenmässige Ergebnisse liefern, deren Vergleich Auskunft über eine Reihe von weiteren unmittelbar wertvollen Momenten gibt.

Die erwähnten Zahlenwerte betreffen das Volumgewicht, den Gefrierpunkt und das elektrolytische Leitvermögen zunächst von Körperflüssigkeiten, insbesondere Blut, ihr Vergleich betrifft die Mengen von Nährstoffen (Albumine, Fette, Kohlehydrate) mit grossen Molekülen, deren Spaltung durch Oxydation die Energie des Organismus liefert, ferner die Mengen der Spaltprodukte bezw. noch nicht ausgeschiedenen Abfallstoffe und schliesslich die Mengen der normalen, wie der überschüssigen und krankhaft zurückgehaltenen Nutzstoffe, d. h. der Salze und der in den Körperflüssigkeiten aufgelösten Gase, insbesondere der Kohlensäure.

Ein Grund für die häufig kleinen oder fehlenden Abweichungen von der Norm bei den Bestimmungen der Mengen physikalisch-chemischer Elemente in Körperflüssigkeiten bei krankhaften Zuständen liegt in der Fähigkeit des Organismus, durch die Funktion des Gewebes als Ausschusskammer für Wasser und gelöste Stoffe das Blut möglichst vor Veränderungen seines osmotischen Gesamtdruckes bezw. dessen Teildrucke zu hüten.

Es steht auch zu erwarten, dass die Gewebe durch physikalische nebst chemischen — beispielsweise Färbe — Methoden sich sowohl allgemein wie speziell auf Ueberlastung mit Ausschussstoffen werden untersuchen lassen.

Allgemeine Momente für Schlussfolgerungen bilden

1. die kaum messbare Wirkung der Nährstoffe bei der Kryoskopie,
2. die kleinere Wirkung der Abfallstoffe gegenüber den anorganischen Salzen bei der Bestimmung des Gefrierpunktes,

3. die minimale Beteiligung anderer als anorganischer Salze am elektrolytischen Leitvermögen,

4. die Verminderung des Leitvermögens durch Albumine und Fette,

5. die kryoskopische Konzentration, die von der Anzahl Moleküle
und Ionen in Lösung abhängt und ihren Ausdruck im Gefrierpunkt
findet,

6. die elektrolytische Konzentration, die allein von der Anzahl
Moleküle und deren verschiedenen Grösse und spezifischem Leitvermögen
in Lösung abhängt und ihren reziproken Ausdruck in dem elektrischen
Widerstand der Gesamtlösung findet,

7. die unter Umständen zu vernachlässigenden Unterschiede in Lösungen
die sich, beispielsweise zwischen $37{,}5^0$ und $0{,}56^0$ C., geltend machen.

Die Farben- und die Bakterienreaktion für Sauerstoff im Gewebe.

Nicht leicht bestimmbar ist der gelöste Sauerstoff im Gewebe bezw. das
Oxydationsvermögen in den verschiedenen Körperteilen.

Nach Untersuchungen von Ehrlich bezw. von Gad und Wurster kann
man ein geringeres Oxydationsvermögen in der Lebersubstanz und im Herz-
fleisch als in Skelettmuskeln annehmen. Im Darmlumen herrscht Reduktion.
Das Oxydationsvermögen des Blutes für gewisse durch Farbenreaktion zum
Versuch geeignete oxydierbare Körper von chemisch labilem Bau ist nach Gad
und Wurster gering oder gleich Null.

Zum Nachweis des Unterschiedes im Gewebe bei der Atmung atmosphärischer
und der O^2-reicher Luft ist die Farbenreaktion von mehr oder weniger leicht
oxydierbaren Körpern (Heidenhain, Ehrlich, Gad und Wurster) wie auch
die Motilität gewisser sauerstoffgieriger Bakterien (Engelmann) bisher nicht
herangezogen worden. Im Gewebe kommt allerdings in Betracht nicht nur
die Menge des vorhandenen inaktiven, gelösten O^2, sondern auch die des locker
gebundenen intramolekularen und des aktiven bezw. — durch Spaltung von O^2
beim Verbrauch oder zur Bildung von intramolekularem Sauerstoff bei Gegenwart von H^2CO^3, CO^2, H^2O^2, H^2O und Eiweiss — naszenten Sauerstoffs.

III. Die Linderung von Krankheitserscheinungen bei Tierversuchen.

In Gemeinschaft mit Dr. E. Rogovin aus St. Petersburg.

Ganz allgemein zerfallen die Erkrankungen, die bei Menschen wie Tieren
durch vermehrten Sauerstoff im Gewebe gelindert werden, in 3 Gruppen,
bei denen

1. der Sauerstoff in der eingeatmeten Luft vermehrt wird, beispielsweise bei der von schwerer Dyspnoe begleiteten Pneumomie,

2. mehr Blut durch die Kapillaren, bezw. mehr Sauerstoff aus dem Blute
ins Gewebe gelangt, beispielsweise bei Erkrankungen des Herzens, bei
vermehrtem Tonus der zum Herzen zurückführenden Venen, namentlich
des Abdomens, bei Bädern und Muskelübungen, bei der Massage und
bei der „arteriellen Stauung" (Bier),

3. Luft bezw. O^2 unmittelbar dem Blut oder Gewebe bezw. mehr Blut
dem Gewebe zugeführt wird, beispielsweise bei der offenen Behandlung bezw. Berieselung (v. Langenbeck, Goldscheider) von
Wunden und von chronisch erkrankten serösen Flächen (Gluck), bei

der Einführung von O² per os (Lender) und bei der Einführung ins Gewebe und ins Blut (Gärtner, Stuertz), oder durch die Haut in O²- und H²O-reicher Luft (Zülzer).

Ein Beispiel der Einwirkung eines mittelbar O²-vermehrenden Mittels ist die Anregung des Atemzentrums und der Atmung durch die Einatmung von CO², die im Blut teils zu (H²CO³) Kohlensäure wird.

Die hier zu besprechenden Tierversuche, die einen unzweifelhaften Nachweis der therapeutischen Einwirkung von vermehrtem Sauerstoff im Gewebe liefern, betrafen bisher der Hauptsache nach Vergiftungen, deren hervorstechende und oft physiologisch wohl charakterisierte Erscheinungen, insbesondere Dyspnoe, bei ununterbrochen fortgesetzter Beobachtung sowohl rasche als auch sichere Feststellungen betreffs Schwere, zeitlichen Verlaufs und Letalität gestatten.

Die Strychninvergiftung. Von Osterwald und in einer noch grösseren Versuchsreihe an Tieren von Rogovin ist die von Laschkewitsch (bei Lyssa humana), sodann von Ananoff (an Tieren) beobachtete Einwirkung der Einatmung von fast reinem O² bei gesteigerter Erregbarkeit des Zentralnervensystems infolge der Strychninvergiftung bestätigt worden, die bei Vermeidung vermehrter Nervenreize mit den von v. Leube und Rosenthal u. A. durch künstliche Atmung erzielten günstigen Ergebnissen übereinstimmt.

Diese Einwirkung äussert sich dadurch, dass die Anzahl und die Schwere der spontanen Krämpfe wie die Zahl der Todesfälle vermindert und die Reflexerregbarkeit herabgesetzt wird.

Die Versuche von v. Leube, Rosenthal, Ananoff und Anderen wurden an Kaninchen, diejenigen von Osterwald (der auch Meerschweinchen und Hühner verwendete) und von Rogovin an Mäusen, — die abgesehen von Eichhörnchen und Ratten, die nervösesten Versuchstiere darstellen, — angestellt.

Die Rettung vom Tode infolge Strychninvergiftung durch eingeatmeten hochprozentigen O² ist auch insofern von prinzipieller Bedeutung, als bei mehrfachen von Cowl und Rogovin daraufhin gerichteten Versuchen mit ununterbrochener Aufschreibung der Atemvolumkurve diese erstens bei Zimmerluft — sowohl vor als auch nach der intravenösen Einspritzung letaler Dosen der Giftlösung (durch die Wand des geschlossenen Tierkastens,) — zweitens bei mehrfachem Wechsel von Luft zu O² und zurück bis zum scheinbar spontanen Auftreten der rasch zum Tode führenden Krämpfe unverändert blieb.

Sucht man nach einem Grund für die Linderung der Vergiftungserscheinungen nach Strychnineingabe durch O²-reiche Luft, so durfte derselbe in den verschiedenen von Ludwig, Holmgren, Bohr, Frederich, Cowl und Rogovin verfolgten, Kohlensäure austreibenden Wirkungen des Sauerstoffs liegen.

Die Morphiumvergiftung. Die leichte Oxydierbarkeit des Morphiums ist von Binz in Verbindung mit den Struktur-Veränderungen in Ganglienzellen gebracht worden, die Morphium allein unter den sehr bekannten Alkaloiden hervorruft.

Die gleichmässig gesteigerte Reflexerregbarkeit und die daraus erfolgenden Krämpfe bei der Morphiumvergiftung, die auch zuweilen bei Menschen, namentlich bei Kindern, nach Einverleibung mässiger, nicht sehr schnell tödlicher Dosen auftreten, lassen sich unzweifelhaft zum Teil auf den stark vermehrten Kohlensäure-Reiz zurückführen, der aus der von Filehne und Kionka festgestellten Sauerstoff-Vermehrung und Kohlensäure-Verminderung im Blut und wohl auch aus der verminderten Blut- bezw. O²-versorgung infolge der allgemeinen Erschlaffung der Blutgefässe hervorgeht.

Die von v. Jaksch, M. Michaelis und vielen Anderen bei schwerer Morphiumvergiftung mit günstigem Erfolge verwendete, auch von Kobert und von Kunkel empfohlene O^2-Inhalation veranlassten Rogovin zahlreiche Parallelversuche an Mäusen anzustellen. Aus den beiden Reihen der beobachteten Tiere, die in atmosphärische Luft bezw. in etwa 90 prozentigem O^2 nach Einverleibung der verwendeten tödlichen Dosis gestellt wurden, starben fast die gleiche Anzahl Tiere, indes weit eher und unter viel schwereren Symptomen (vermehrte Körperbewegung, tonische und klonische Krämpfe) in atmosphärischer als in O^2-reichen Luft. Hierbei ist zu bemerken, dass die gesteigerte Erregbarkeit im Grunde derjenigen, die zuweilen bei Menschen, namentlich Kindern und Frauen, beobachtet wird, entspricht.

Die Chloroformvergiftung. Angesichts der vieljährigen Verwendung der O^2-Inhalation bei und namentlich nach Operationen stellten Philipoff und später Rogovin vergleichende Tierversuche mit O^2 an, um insbesondere die relative Erholungsdauer aus der Narkose zu bestimmen.

Beide Beobachter konnten bei Fröschen ein deutlich schnelleres Wiedererwachen in einer O^2-reichen als in der freien Luftatmosphäre konstatieren, was von dem letzteren auch an einer grösseren Anzahl von Mäusen konstatiert wurde. Rogovin stellte ferner Parallelversuche in der Weise an etwa 50 Mäusen an, dass je die Hälfte der Tiere in mit Chloroform gleich geschwängerte Luft bezw. Sauerstoff gebracht wurde.

Hierbei liess sich eine bedeutend grössere tödliche, wie auch zur Narkose nötige Dosis bei den Tieren in der O^2-reichen als in der atmosphärischen Luft feststellen.

Die Kohlenoxyd- bezw. Leuchtgasvergiftung. Eine Kohlenoxydvergiftung, die auch durch Leuchtgas bewirkt wird, stellt für den Organismus einen Hämoglobin- und somit einen Sauerstoffverlust aus dem Grunde dar, dass die Affinität des Hämoglobins für Kohlenoxyd (Cl. Bernard, Hoppe-Seyler) etwa 200 mal (Hüfner) grösser ist, als für Sauerstoff.

Die von Eulenburg, Donders und später von vielen Anderen festgestellte Austreibung von CO aus CO-Hämoglobin durch O^2 mittels Massenwirkung führte Donders auf die jetzt geläufige physikalisch-chemische Dissoziierung zurück.

Aehnlich wie Thompson bei Tieren in O^2 unter einem Luftdruck von 2 Atmosphären die Dyspnoe infolge der Wiedereinatmung von einmal eingeatmeter Luft geringer fand als bei atmosphärischer Luft unter demselben Druck, beobachtete Haldane bei Mäusen unter diesem wie auch unter einem Druck von 3 Atmosphären eine Unempfindlichkeit sogar gegen (bis 33 pCt) CO-haltigem O^2, der wie erst O^2 mit 1,0 pCt. Gehalt an CO bei Atmosphärendruck die (2) Versuchstiere tötete, während atmosphärische Luft schon bei einem Gehalt von 0,06 pCt. CO giftig wirkt.

In diesem wie auch in den bestätigenden Versuchen, die z. T. an anderen Tieren (Kaninchen, Meerschweinchen, Hunden, Affen) unter verschiedenen Bedingungen von Dreser, Mosso, Schwarthaus und Rogovin angestellt wurden, ist es ersichtlich, dass bei dem oft fast gänzlichen Ersatz des Sauerstoffs des Oxyhämoglobins durch Kohlenoxyd es die erhöhte Menge (bezw. der absolute Gasdruck) des im Blutplasma gelösten Sauerstoffs ist, die dabei die Gewebsatmung unterhält.

Gärtner benutzte bei Tierversuchen die O^2-Injektion gegen Kohlenoxyd-bezw. Leuchtgasvergiftung mit Erfolg.

Die Vergiftung mit stickstoffhaltigen Benzol-Derivaten. Das

Ausgangsmaterial zur Herstellung einer Reihe von sehr giftigen chemischen Verbindungen ist das selbst giftige flüchtige Nitrobenzol.

Filehne konstatierte, dass Blut in vitro durch Nitrobenzol nicht verändert wird, Kunkel später, das Blut, welches seines Sauerstoffs beraubt ist, wie auch das Blut von mit Nitrobenzol vergifteten Tieren eine dunkelbraunrote Farbe hat und sich nicht wieder in vitro arterialisieren lässt.

Von Fr. Müller, Dehio, v. Engelhard, Franke und Beier u. A. sind im Blute von mit Anilin vergifteten Tieren Methämoglobin und Blutpigmentschollen gefunden worden.

Von Schröder und Strassmann, Strassmann und Strecker, Ollivier und Bergeran und neuerdings von Brat, der Methämoglobin im Blute von ikterisch gewordenen Fabrikarbeitern, welche flüchtige Anilin- bezw. Nitrobenzol-Verbindungen eingeatmet hatten, beobachtete und erfolgreich mit O^2-Inhalation behandelte, sind eine Reihe der genannten Substanzen als Blutgifte erkannt worden, unter denen das nicht flüchtige Dinitrobenzol giftiger als das Nitrobenzol ist.

Die erwähnten durch die O^2-Therapie erzielten Erfolge erhielten eine Ergänzung durch Brat und namentlich durch Rogovin, der mittels letaler Tierversuche mit einverleibtem Amidobenzol (Anilinöl subkutan eingeführt bei 2 mal 12 Mäusen und 8 Kaninchen) Vergleiche der Vergiftungserscheinungen bei der Einatmung von O^2-reicher bezw. atmosphärischer Luft ausführte. Die hervorgerufenen Symptome waren Dyspnoe mit langsamer tiefer Atmung, Erweiterung der Pupillen und Krämpfe. In auffallender Weise wurden die Krämpfe bei der Atmung O^2-reicher Luft gemildert und der Tod hinausgeschoben.

Literaturverzeichnis.

Ananoff, Ueber therap. Anw. d. Sauerstoffs. Diss. (russ.) Petersburg. 1873. — v. Anrep u. Cybulski, Physiol. Unters. i. Geb. d. Atmung u. s. w. Jahresber. f. Physiol. 1884. 66. — Dieselben, Beitr. z. Physiol. d. N. phrenic. Ebenda Pflügers Arch. XXXIII. 243. — Arloing et Tripier, Contrib. a. l. physiol. d. n. vagues. Arch. d. physiol. IV. 411 u. 472. V. 157. — Arnheim, Beitr. z. Theor. d. Atmung. Arch. f. Physiol. 1894. I. — Baglioni, Ein d. d. Nn. phrenic. verm. Atemreflex b. Kaninchen. Ctlbl. f. Physiol. XVI. 5/6. 248. 1902. — Beer, Ueber d. Einfl. d. periph. Vagusreiz. a. d. Lunge. Ebenda V. 782 u. Arch. f. Physiol. 1902. Suppl. 101. — Beer u. Kreidl, Ueber d. Urspr. d. Vagusfasern, d. Reiz., Verlangs. u. Stillst. d. Atembew. Pflügers Arch. LXII. 156. — Beier, s. Franke u. Beier. — Bell u. Easterbrook, Edinb. med. Journ. 1895. 7. 38. — Bergendal u. Bergmann, Zur Physiol. d. Intercostalmusk. Skand. Arch. f. Physiol. VII. 1. 198. 1897. — Berns, Over d. invl. v. versch. Gassen o. d. Adem bew. Onderz. d. physiol. Labor. Utrecht. T. R. III. 76. — Bernstein, Ueber d. Einw. d. Kohlens. d. Bl. a. d. Atemzentrum. Arch. f. Physiol. 1882. 313. — P. Bert, Leçons s. l. respiration. Paris. 1870. — Derselbe, La pression barometrique. Paris. 1878 — Bickel, Unters. üb. d. Bezieh'n zw. d. Veränd. d. Gefr'pts d. Bl. u. nerv. Stör'n. D. med. W. 1901. 36. — Derselbe, Zur Lehre v. d. elektr. Leitf. d. m. Bl'serums b. Uremie. Ebenda. 1902. 28. 501. — Derselbe, Exper. Unters. üb. d. Einfl. d. Nierenauschalt. a. d. elektr. Leitf. d. Bl. Z. f. klin. Med. XLVIII. 5/6. — Bier, Ueber d. Anw. k. erz. Hyperäm. z. Heilzwecken. Verh. d. XIX. Kongr. f. inn. Med. 1901. 213. — Derselbe, Hyperaemie als Heilmittel.

1903. — Billroth, De natura et causa pulmonum affectionis quae utroque vago dissecto exoriatur. Berlin. 1852. — Binz, Vorlesungen üb. Pharmakologie. 1894. — Biscons et Mouret, Note, s. l. effets d. l'excit. d. bout centr. de vague apr. arrachem. d. spinal. C. R. Soc. d. Biol. 1894. 771. — Bohr, Skand. Arch. für Physiol. II. 236. III. 47. u. Ctlbl. f. Physiol. I—XVII. 1887—1904. — R. du Bois-Reymond u. Masoin, Zur Lehre v. d. Funktion b. Musc. intercost. interni. Arch. f. Physiol. 1896. 85. — Derselbe, u. Katzenstein, Beob. betr. d. Coord. d. Atembew'n. Ebenda. 1901. 513. — Dieselben, Ueber künstl. zentr. Atemreizung. Ebenda. — Dieselben. Weitere Beob. üb. d. Coord. d. Atembew'n. Ebenda. 1902. — Boruttau, Unters. üb. d. Lungenvagus. PflügersArch. LXI. 39. 1895. — Brat, Ueb. gewerbl. Vergiftungen u. d. Behandl. m. Sauerstoffinhalat. D. med. W. 1901. — Breuer, Hering, Die Selbsteuerung d. Atmung. Wiener Akad.-Ber. III. 1868. LXIII. — Brodie, On recording Variations in Volume by AirTransmission. Journ. of Physiol. XXVII. 6. 473. — Brown-Sequard, Exper. Researches o. t. Spinal Cord. 1855. — Derselbe, Rech's s. l. causes d. mort apr. l'ablat d. l. partie d. l. moëlle allong., q. a. été nomm. point vital. Journ. d. l. physiol. 1858. 217. — Derselbe, De l'infl. d. l. sect. d. cord. lat. d. l. moëlle s. l. resp. C. R. Soc. d. Biol. 1869. 5. 64. — Derselbe, Journ. d. physiol. 1869. 153. u. Arch. d. Physiol. 1869. II. 299. — Burkart, Ueber den Einfluss d. N. vagus a. d. Atembewegungen. Pflügers Arch. I. 107. 1868. — Derselbe, Studien über die automat. Tätigk. des Atemzentrums u. üb. d. Beziehungen d. z. N. vagus. Ebenda XVI. 427. — Christiani, Ueber Atmungsnerven und Atmungszentren. Arch. f. Physiol. 1880. 295. — Derselbe, Ein Atmungszentr. a. Boden d. 3 Ventrikels. Ctlbl. f. d. med. Wiss. 1880. — Derselbe, Ueber Atmungszentren u. zentripet. Atmungsnerven. Berl. Akademieber. 1881. 213. — Derselbe, Z. Physiol. d. Gehirns. Arch. f. Physiol. 1884. — Derselbe, Ueber die Erregb. d. Atemzentrums. Ebenda. — Cohen, Vorlesung. f. Aerzte üb. phys. Chemie.1901. — Cohnheim u. Litten, Ueber d. Folgen d. Embolie d. Lungenarterien. Virchows Arch. LXV. — Connstein u. Zuntz, Unters. z. Physiol. d. Säugetierfötus. Pflügers Arch. XVII. 342. — Consiglio, Sur l'excit. d. moignon centr. d. vague à l. suite d. l'arrachm. d. nerf spin. Arch. ital. d. biol. XVI. 9. — Derselbe, Sur l. fibres d'arret d. l. resp. d. l. tronc d. vague. Ebenda. XVII. 49. — Corin, Contrib. à l'étude d. Fonct. resp. d. nerf vague. Bull. d. l'acad. roy. d. Belg. XXII. 516. — Cowl, The Factors o. t. resp. Rhythm. a. t. Regul. o. Resp. New York Med. Journ. 1890, 6. Sept. — Derselbe, Is t. Cause o. Resp. t. Venosity o. t. Blood a. Tissue-Fluid i. t. resp. Center o. t. Med. obl.? Ebenda. 1891. 6. June. — Cowl u. Rogovin, Ueber Luft- u. Sauerstoffatmung b. Eupnoe n. Dyspnoe. Arch. f. Physiol. 1902. — Dieselben, Ueber d. Einwirkung O^2reich. Luft a. d. Atm. dyspn. Tiere. Ebenda. 1904. 1. 1. — Cybulski, s. v. Anrep u. Cybulski. — Dammer, Handb. der anorgan. Chemie. — Dehio, Berl. klin. W. 1888. S. 11. — Doyon, Contrib. à l'étude d. effets circ. et resp. d. excit's centrifug. d. nerf vague. Arch. d. physiol. V. 93. 1893. — Dreser, Zur Toxikol. d. Kohlenoxyds. Arch. f. exp. P. u. Ph. XXIX. 119. 1891. — Derselbe, Ueber den exp. Nachw. d. Vertiefung u. Verlangsam. d. Atemzüge nach Heroineingabe. Pflügers Arch. LXXX. 86. — Easterbrook, s. Bell u. Easterbrook. — Ehrlich, Ueber d. Sauerstoffbedürfnis d. Org. Berl. 1885. — Derselbe u. Brieger, Z. f. klin. Med. VII. Suppl. Ellenberger, Die Folgen der einseit. u. doppelseit. Lähmung d. N. vagus bei Wiederkäuern. Arch. f. Tierheilk. IX. 128. — Engelhard, Diss. Dorpat. 1888. — Engelmann, Ueber Licht- und Farbenperception niederst. Organismen. Pflügers Arch. XXIX. 387. 1882. — Derselbe, Ueber Blutfarbstoff als Mittel, u. d. Gaswechsel v. Pflanzen i. Licht u. Dunkeln zu unterscheiden. Ebenda XLII. 183. — Erdmann, Lehrb. d. anorg. Chemie. 1902. — Exner, Zur Kenntnis v. d. Wechselwirkungen d. Erregung. im Zentralnervensyst. Pflügers Arch. XXVIII. 487. 1882. — Falk, Ueber e. eigent. Bezieh. d. Hautnerven z. Atmung. Arch. f. Physiol. 1869. 236. — Derselbe, Ueber d. Tod i. Wasser. Virchows Arch. XL. 39. — Derselbe. Zur exp. Path. d. X. Gehirnn. Arch. f. exp. P. u. Ph. VII, 183.

— Falloise, Infl. d. l. resp. d'une atmos. suroxygénée s. l. absorp. d. oxygène. Arch. d. Biol. XVII. 4. 713. — Farkas, Ueber d. Konzentrat. d. Hydoxylionen i. Blutserum. Ctlbl. f. Physiol. XVII. 414 u. Arch. f. Physiol. 1903. — Filehne, Ueber d. Cheyne-Stokes. Atm'phen. Erlangen. 1874. — Derselbe, u. Kionka, Ueber d. Blutgase Normaler u. Morphinisierter in Ruhe u. Muskeltätigk. u. üb. d. Bedeut. d. Lungenvagus u. d. zentripet. Muskelnerven f. d. Arterialisat.-Grad d. Aortenblutes. Pflügers Arch. LXII. 201. — Fränkel u. Geppert, Ueber d. Wirkungen d. verdünnt. Luft a. d. Organismus. Berl. 1883. u. Pflügers Arch. XXXII. 173. 1883. — P. Fränkel, Eine neue Methode zur Bestimm. d. Reaktion d. Blutes. Pflügers Arch. XCVI. 11/12. 601. — Franke u. Beier, Münchn. med. W. 1897. 3. — Fredericq, Sur l. théor. d. l'innerv. resp. Brux. 1879. u. Bull. d. l'acad. roy. d. Belg. XLVII. 4. — Derselbe, Etude exp. s. l'asphyxie aigue. Arch. d. physiol. VII. 1. 217. — Derselbe, Exp. s. l. innerv. resp. Arch. f. Physiol. 1883. Suppl. — Derselbe, Excit. d. pneumogastrique ch. l. lapin empois. p. CO_2, Arch. d. biol. V. 573. — Derselbe, S. l. circ. céphal. croisée ou éxchange d. sang. carot. e. deux animaux. Arch. d. Physiol. X. 127.—Friedenthal, Ueber d. Reakt. d. Blutserums d. Wirbeltiere u. d. Reakt. d. leb. Substanz im allgem. Z. f. allgem. Physiol. I. 1 56. — Gad, Ueber einen neuen Pneumatographen. Arch. f. Physiol. 1879. — Derselbe, Kritische Bemerkungen d. Pneumatogr. betr. Ebenda 1879. — Derselbe, Die Regulierung d. Atmung. Ebenda. 1880. u. Leipzig. 1880. — Derselbe, Ueber Atmungsnerven u. Atmungszentren. Arch. f. Physiol. 1880. — Derselbe, Ueber Apnoe und über Terminologie Würzburg. 1880. — Derselbe, Ueber d. norm. Atemtypus u. über d. Einfluss d. Fesselung a. d. Atmung. Arch. f. Physiol. 1880. 3. Derselbe, Ueber einige Bezieh'n zw. Nerv, Muskel u. Centrum. Ebenda. 1881.—Derselbe, s. a. Wegele, Ueber d. Genuine Natur refl. Atemhemmung. Ebenda. 1881. 566. — Derselbe, Ueber automat. u. reflekt. Atemzentren. Ebenda. 1886. 388. — Derselbe, Ueber hämorrh. Dyspnoe. Ebenda. 1886. 543. — Derselbe. Artikel „Respiration" i. Eulenburg's Real-Enzyklop. 2. u. 3. Aufl. 1899.—Derselbe, Ueber Atemreflexe v. d. Hauptbronch. Arch. f. Physiol. 1890. 588. — Derselbe, Ueber Trennung v. Reizbark. u. Leitungsf. Ebenda. 1888. 3/4. 395. — Derselbe, Ueber blutkapillarhaltiges Epithel. Ebenda. 1890. — Derselbe, Ueber d. Berns. Atemreflex. Ebenda. 1891. 335. — Derselbe, Ueber thorakale Atmung. Prag. med. W. XXI. 493. 1896. — Derselbe, s. auch Marinesco u. Gad, Ueber d. Athemcentrum i. d. Med. obl. Ebenda. 1893. 1/2. — Galen, s. Le Gallois, Exper. s. l. princ. d. l. vie. p. 166. — Gärtner, Z. f. diät. u. physik. Therap. 1903. — Gebhardt, Ueber Spirometrie. Münchn. med. W. XLVII. 1852. 1902. — Geppert u. Zuntz, Ueber die Regulation d. Atmung. Pflügers Arch. X. II. 189. — Dieselben, Ueber d. Einfl. d. Muskeltät. a. d. Atmung. Fortschr. d. Med. 1890. 2. — Geppert, s. Fränkel u. Geppert. — Derselbe, Kohlenoxyd u. Erstickung. D. med. W. 1892. 19. — Gerlach, Ueber die Beziehung. d. Nn. vagi z. d. glatten Muskelfasern d. Lunge. Pflügers Arch. XIII. 491. — Gierke, Die Teile d. Med. obl., der. Verletz. d. Atembeweg'n. hemmt u. üb. d. Atemzentrum. Ebenda. VII. 1873. 583. — Girard, Rech's s. l'app. resp. centr. Mem. d. l. soc. d. physic. et d'hist. nat. d. Genève. T. suppl. 1890. — Gluck, Beitr. z. Chir. d. Peritonitis. Berl. kl. W. 1901. 35. S. 896 u. 36. S. 926. — Goldscheider, Ueber d. Einw. d. Kohlensäure a. d. sens. Nerven d. Haut. Arch. f. Physiol. 1886. 6. 575. — Derselbe, Ueber einen Fall v. akut. Bulbärparalyse. Charité-Ann. XIX. — Derselbe, Ges. Abhandlungen: I. Physiol. d. Hautsinnesnerven. II. Physiol. d. Muskelsinnes. Leipzig. 1898. — Grabower, Ueber d. Kerne u. Wurzelgebilde d. N. acc. u. N. vag. u. d. gegens. Beziehung. Arch. f. Laryngol. II. 2. — Grawitz, Ueber halbseit. Atmungsformen. Z. f. kl. Med. XXVI. 1/2. 1. — Grossmann, Das Respirationszentrum, insbes. d. Kehlk. u. d. Wurzelfasern d. Kehlknerven. Wiener Akad.-Ber. III. XCVIII. 1889. Juli u. Nov. — Guttmann, Zur Lehre v. d. Atembewegung. Arch. f. Physiol. 1875. 500. — Gutzmann, Zur Diagn. der Sprachstörung. Der Ausbau i. diagn. Apparat d. kl. Med. z. Kongr. f. inn. Med. i. Berl. 1901. Wiesb. 1901. — Haldane, The Relat.

o. t. Action o. Carb. Oxide t. Oxygen Tension. Journ. o. Physiol. 1895. XVIII. 3. 201.
Hanriot et Richet, Present. d'un Spirometre (Gasuhr) C. r. d. soc. d. biol. Jun. 25. 1887.
405. — Hayashi u. Muto, Ueber Atemversuche m. einig. Giften. Arch. f. exp. P. u. Ph.
XLVII. 3 4. 209. — Head, On t. Regulat. o. Resp. Journ. o. Physiol. X. 1 u. 279. —
Henocque et Eloy, Effets prod. p. l. sect's long. et hemilat. d. l. moëlle s. l. contract's
d. diaphragme. C. r. d. l. soc. d. biol. 1882. 606. — Henricius, Ueber d. Bedeutg. d.
Lungenvagi b. Neugeborenen. Z. f. Biol. XXVI. 137. — Henrijean, Sur l. effets resp.
d. l'excit. d. pneumogastrique. Arch. d. biol. III. 299. — Hering, s. Breuer, Hering.
— H. E. Hering, Ueber d. n. Durchschn. d. hint. Wurzeln auftret. Bew'losigk. d. Rückenm'-
frosches. Pflügers Arch. LIV. 617. 1893. — Herzen, Des effets d. l. paralysie d. nerfs
vagues. Arch. d. soc. phys. et nat. XXX. 626. — Höber, Ueber die Hydroxylionen des
Blutes. Pflügers Arch. XCIX. 11/12. 572. — Högyes, Exp. Beiträge über d. Verlauf
d. Atembewegungen währ. d. Erstickung. Arch. f. exp. P. u. Ph. V. 86. 1876. —
v. Hoesslin, Ueber Spirometrie. Münchn. med. W. XLVII. 1953. 1902. — Hoppe-
Seyler, Arch. f. Physiol. 1857. u. Z. f. physiol. Chemie 1. — Ide, Strom- u. Sauerstoffdruck i. Blut b. fortschr. Erstickung. — Impens, Ueber d. Wirkungen d. Morphins
u. s. Derivate. Pflügers Arch. LXVII. 527. — v. Jaksch, Die Vergiftungen. Nothnagel-
Encyklop. 1898. — Johansson, Skand. Arch. f. Physiol. 1897. VI. 123. — Katzenstein, Ueber d. Einwirk. der Muskeltätigk. a. d. Stoffverbr. d. Menschen. Pflügers
Arch. XLIX. 330. 1891. — Kauders, Ueber d. Einfl. d. elektr. Reizung d. Nn. vagi, a.
d. Atmung. Ebenda. LVII. 333. — Kionka, s. Filehne u. Kionka. — G. Klemperer,
Ueber d. CO²-gehalt d. Urins Z. f. physik. u. diät. Ther. 1901. 48. — Knoll, Ueber
Reflexe a. d. Atmung b. Zufuhr einig. flüchtig. Subst. z. d. unterh. d. Kehlk. geleg: Luftwegen. Wiener Akad.-Ber. III. LXVIII. 245. — Derselbe, Beiträge z. Lehre v. d. Atmungsinnerv. Zur Lehre v. Einfl. d. zentr. Nervensystems a. d. Atmung. Ebenda. 1885. III. XCII.
328. — Derselbe, Beiträge z. Lehre v. d. Atmungsinnerv. VII. Mitt. Ebenda III. XVC.
1/5. 188. — Derselbe, Ueber d. Lage d. Atemzentrums. Ebenda. III. 1888. XCVII. 163.
— Derselbe, Ueber d. Atmungsinnerv. Verh. d. Kongr. f. inn. Med. 1886. 210. —
Kobert, Lehrb. d. Pharmakotherapie. 1897. — Kohlrausch u. Holborn, Das Leit-
vermögen d. Elektrolyte. Leipzig. 1898. — Köhler, Ueber d. Kompens. mechan. resp.
Störungen u. d. physiol. Bedeut. d. Dyspnoe. Arch. f. exp. P. u. Ph. 1877. 545. — Konow
u. Stenbeck, Ueber d. Erscheinung. d. Blutdruck. b. Erstickung. Skand. Arch. f. Physiol.
I. 403. 1889. — Koraen u. Möller, Ueber d. Inspirationsmuskeln b. Kaninchen u. b. d.
Katze. Ebenda. X. 425. 1900. — v. Koranyi, Physiol. u. kl. Untersuch. über d. osmot.
Druck tier. Flüssigkeiten. Z. f. kl. Med. XXXIII. 1/2. 1. und XXXIV. 1/2. 1. 1898. —
Derselbe, Ueber d. Bedeut. d. Kost b. d. Diagn. d. Niereninsuff. a. Grund d. Gefr'p'er-
niedr. d. Bl. Berl. klin. W. 1899. 5. 97. — Derselbe, Bemerk'n z. diagn. Verw. d.
Bl'gefr'pts. Ebenda. 1901. 16. — Derselbe, Die wissensch. Grundlagen d. Kryoskopie.
Berl. 1904. — Kovacs, Ueber d. Wirkung d. Sauerstoffinhal. b. d. Cyanose. (ung.)
Orvosi hetilap. 1896. Juni. — Krehl, Ueber d. Folgen d. Vagusdurchschneidung. Arch.
f. Physiol. 1892. Suppl. 278. — Kreidl, Exp. Unters. über d. Wurzelgeb. d. N. vag.
u. N. acc. bei Affen. Wiener Akad.-Ber. III. CVI. — Derselbe, Ueber d. Atemzentrum
u. über d. Wechselbeziehungen d. Zentren f. d. Kehlkopfbewegung. Pflügers Arch. LXXIV.
3/4. 181. — Derselbe, s. Beer u. Kreidl. — Kronecker, Altes u. Neues über d. Atemzentrum. D. med. W. 1887. 36 u. 37. — Kunkel, Handb. d. Toxikolgoie. Jena. 1901. —
— Kussmaul, u. Teuner, Moleschott's Unters. II. H. 3. — Laborde, Sur l.
determ. exp. d. centre resp. C. r. d. l. soc. d. biol. 1890, 620. — Laffont, Recherch.
s. l'innerv. resp.: C. r. XLVII. 578. — Landergren, Ueber d. Erstickungserscheinung. a.
d. Kreisl. u. Atmungsappar. Skand. Arch. f. Physiol. VII. 1. 1897. — Langendorff,
Ueber d. Selbsteuerung d. Atembewegungen. Arch. f. Physiol. 1879. Suppl. 48. —
Derselbe, Ueber d. spinalen Zentren d. Atmung. Ebenda 1880. 518. — Derselbe,

Ueber die Folgen einer halbseitig. Abtragung d. Kopfmarkes. Ebenda. 1887. 289. —
Derselbe, Ueber d. einseit. Abtrenn. des Kopfmarkes. Ebenda. 1893. 397. — Langendorff u. Oldag, Unters. über d. Verhalten d. d. Atmung beeinfluss. Vagusfasern gegen
Kettenströme. Pflügers Arch. LIX. 201. — Laschkewitsch, Klinische Vorlesungen (russ.)
1885. — Laulanié, Sur l. effets resp. et l. troubles mort. aménes p. l. excit. s. centri-
fuges d. nerf vague. C. r. d. l. soc. d. biol. 1889. 94. — Le Gallois, Exper. rel. a princ.
d. mouv. inspir. 1811. — Derselbe, Oevres. 1824. — Lehmann, Ueber d. Einfl. v. Alkali
u. Säure a. d. Erregung d. Atemzentrums. Pflügers Arch. XLII. 284. — v. Leube, Berl. klin.
W. 1870. XV. — v. Leube u. Rosenthal, Arch. f. Physiol. 1867. — Levy - Dorn, Die
Katze. Ctlbl. f. Physiol. IX. 3. 97. 1895. — Lewandowsky, Die Regulierung d. Atmung.
Arch. f. Physiol. 1896. S. 195 u. 463. — Derselbe, Ueber den Lungenvagus. Ctlbl. f.
Physiol. X. 20. 601. 1896. — Derselbe, Ueber Schwankung. d. Vagusstromes b. Volum-
veränder. d. Lunge. Pflügers Arch. LXXIII. 288. — Derselbe, Kritisches z. Lehre v. d.
Atmungsinnerv. Ctlbl. f. Physiol. XIII. 17. 425. 1899. — v. Leyden, Ueber Fettherz. Charité-
Annalen. IV. 206. 1878. — Derselbe, Ueber Sauerstofftherapie. Festschr. f. M. Jaffé.
1901. — Lindhagen, Ueber d. Einfl. d. Nn. vagi a. d. Atmung. Skand. Arch. f. Physiol. IV.
296. 1893. — Lockenberg, Beitr. z. Lehre v. d. Atembewegung. Verh. d. Würzburg. phys.-
med. Ges. IV. 239. — Longet, Arch. gen. d. méd. XIII. 377. 1847. — Derselbe, Traite d.
Physiol. T. III. — Löwy, Ueber d. Atemzentrum i. d. Med. obl. u. d. Bedingung. s. Tätigkeit.
Arch. f. Physiol. 1887. 472. — Derselbe, Exp. Stud. über d. Atemzentrum in d. Med. obl. u.
d. Bedingung. s. Tätigk. Pflügers Arch. XLII. 245. — Derselbe, Ueber den Tonus d.
Lungenvagus. Ebenda. 373. — Derselbe, Z. Kenntn. d. Einfl. d. ober. Bahnen a. d. Atmung.
Ebenda 1892. — Derselbe, Zur Kenntnis d. Erregbark. d. Atemzentrums. Ebenda. XLVII.
601. — Derselbe, Ueber d. Bindungsverhältn. d. Sauerstoffs im menschl. Blut. Ctlbl. f.
Physiol. XIII. 18. 499. 1899. — Derselbe, Wirkung d. Sauerstoffs a. d. osmot. Spann. d.
Blutes. Berl. kl. W. 1903. 2. — Löwy u. Zuntz, Ueber d. Bedeut. d. Sauerstoffmangels
u. d. Kohlensäure f. d. Innerv. d. Atmung. Arch. f. Physiol. 1897. C. 3/4. 379. — Ludwig,
s. Vierordt u. Ludwig. — Lukjanoff, Ueber d. Aufn. d. Sauerstoffs b. erhöht. Prozentgeh.
in d. Luft. Z. f. physiol. Chem. 1884. VIII. 5. 313. — MacGillavy, L'infl. d. Spasme
bronch. s. l. resp. Arch. neerland. d. sc. ex. et nat. XII. 445. — Magnus - Levy, Pflügers
Arch. LII. 475. — Derselbe, Ebenda. LV. 1. — Marckwald, Die Atembewegungen
u. deren Innerv. b. Kaninchen. Z. f. Biol. 1877. XXIII. 149. — Derselbe, Ueber d.
Ausbr. d. Erreg. u. Hemm. v. Schluckzentrum a. d. Atemcentrum. Z. f. Biol. XXV. 7. 1.
1888. — Marès, Ueber Dyspnoë u. Asphyxie. Pflügers Arch. XCL. 11/12. 529. —
Marey, Journ. d. l'anat. e. d. l. physiol. II. 431. — Marinescu, s. Gad Compt. rend.
d. l'acad. d. Sci. CXV. 12. 444. 1892. — Martin u. Booker, Stud's fr. t. biol. Labor. o.
t. John Hopkins Univ. Baltimore. 1879. — Masoin, s. du Bois-Reymond u. Masoin. —
Mayer, Exp. Beitrag z. Lehre v. d. Atembewegung. Wien. Akad.-Ber. III. LXIX. 111. —
Derselbe, Beitr. z. Kenntn. d. Atemcentrums. Prager Z. f. Heilk. IV. 187. — v. Mering
u. Zuntz, Pflügers Arch. XXXII. 173. 1883. — Merry, The Value o. Oxygen i. Opium
Poisoning. Lancet. 1894. p. 1872. — v. Mertschinski, Beitr. z. Wärme-Dyspnoe.
Verh. d. physik.-med. Ges. z. Würzb. N. F. XVI. — Meyer, Sur l'innerv. d. resp. et
l'excit. d. nerfs et d. muscles ch. l. nouveau-né. Arch. d. Physiol. VI. 472. — Miescher,
Zur Lehre d. Atembewegung. Arch. f. Physiol. 1885. — Derselbe, Korrespondenzbl. f.
schweiz. Aerzte. 1893. — Michaelis, Ueber Sauerstofftherapie. Verh. d. XVIII. Kongr.
f. inn. Med. 1900. 503. u. Z. f. diät. u. phys. Therap. 1900. — Mislawsky, Z. Lehre
v. Atemzentrum. Ctlbl. f. d. med. Wiss. 1885. 27. — Möller, s. Koraen u. Möller.
Mosso, Arch. f. Physiol 1878. 448. — Derselbe, La resp. period. e. l. resp. superfl. o.
d. lusso. R. Acad. d. lincei. CCLXXXII. 1885. — Derselbe, Period. Atm. u. Luxusatmung. Arch. f. Physiol. 1886. Suppl. 37 u. Arch. ital. d. biol. VII. 1886. — Derselbe,
L'Acapnie. C. r. soc. d. biol. 27. Fev. 1897. 223.   Derselbe, Physiol. d. l'homme sur

l. Alpes. Arch. ital. d. biol. XXX. 3. 329. — Derselbe, La Resp. nelle Gallerie el'Asione di carbonio. Mailand. 1900. — Mott, Hemisection o. t. spin. Cord. Journ. o. Physiol. XII. 3. — Fr. Müller, D. med. W. 1888. 2. — Joh. Müller, Handb. d. Physiol. d. Menschen. Coblenz. 1844. — W. Müller, Beitr'e z. Theor. d. Resp. S.-Ber. d. Wiener Akad. III. XXXIII. 1858. 99. und Ann. d. Chem. u. Pharm. CVIII. — I. Munk, Artikel „Respiration" (chem.) in Eulenburgs Encyklop. 3. Aufl. 1899. — Muto, s. Hayashi u. Muto. — Neander, Ueber d. resp. Pause n. tiefer Inspir. Skand. Arch. f. Physiol. XII. 5/6. 2. 298. — Nitschmann, Beitr. z. Kenntnis d. Atemzentrums. Pflügers Arch. 1885. 558. — Oertel, Respiratorische Therapie. Leipzig. 1882. — Oldag, s. Langendorff u. Oldag. — Osterwald, Ueber d. Einfluss d. Sauerstoffat a. d. Strychnin-vergift. D. med. W. 1900 u. Arch. f. exp. P. u. Ph. XLIV. 5/6. 451. — Panum, Unters. üb. d. phys. Wirk'n d. kompr. Luft. Pflügers Arch. I. 125. — Pawlinoff, Der Sauerstoffmangel als Beding. d. Erkrank. u. d. Ablebens d. Org. Berl. 1902. — Pembrey, Further Observ. o. t. resp. Exchange a. Temp. o. hibern. Animals. Journ. o. Physiol. XXIX. 2. 195. — Pflüger, Ueber d. Diffusion d. Sauerst. des. Arch. I u. VI. — Porter, Ueber d. Kreuz. d. herabsteig. Atmungserreg. im Niv. d. Phrenicuszentren. Ctlbl. f. Physiol. VII. 258. 1894. — Derselbe, Ueber spin. Atembahnen. Arch. f. Physiol. 1894. 5/6. 547. — Derselbe, Ueber eine Hemmungshypoth. in d. Atmungsphysiol. Ctlbl. f. Physiol. 1894. 19. 593. — Derselbe, The Path o. t. resp. Impulse fr. t. Bulb t. t. Phrenic Nuclei. Journ. o. Physiol. XVII. 6. 455. 1895. — Reid, On exp. Invest. i. t. Funct's o. t eigth Pair o. Nerves. Edinb. med. u. surg, Journ. 1838. — Richet, s. Hanriot et Richet. — Rogovin, Klin. u. exp. Untersuchung. über d. Wert d. Sauerstoffinhal. Z. f. kl. Med. XLVI. 5/6. — Derselbe, s. Cowl u. Rogovin. — Rokitanski, Unters. üb. d. Atemnervenzentra. Oest. Med. Jahrb. 1874. — Rosenthal, Die Atembewegung. u. ihre Beziehungen z. N. vagus. Berl. 1862. — Derselbe, Bemerkung. über d. Tätigk. d. automat. Nerven-zentra, insb. über d. Atembewegung. Grat.-Schr. f. Gerlach. Erlangen. 1875. — Derselbe, Neue Studien über Atembewegung. Arch. f. Physiol. 1881. 39. — M. Rosenthal, Ueber d. Formen d. Kohlensäure- u. Sauerstoffdyspnoe. Ebenda. 1886. 248. — Rosenbach, Studien über d. N. vagus; ein Beitr. z. Lehre v. d. automat. Nervenzentren u. d. Hemmungs-nerven. Berl. Hirschwald. 1877. — Derselbe, Notiz über d. Einfl. d. Vagusreiz. a. d. Atmung. Pflügers Arch. XVI. 501. — Rossbach, Lehrb. d. physikal. Heilmethoden. Berl. 1892. — Róth, Beitr'e z. d. Lehre v. d. osmot. Ausgl'vorgängen i. Org. Arch. f. Physiol. 1889. 1/2. — Rothmann, Ueber d. Stenson. Versuch. Arch f. Physiol. 1900. — Schenck, Ueber Atemreflexe b. Apnoe u. Dyspnoe. Pflügers Arch. LXXIX. 319. 1900. — Derselbe, Ueber d. Regulat. d. Atmung d. d. Lungenvagus. S.-Ber. d. Naturwiss. Ges. z. Marb. 1903. 8. 67. — Derselbe, Ueber d. Bedeut. d. Lungenvagusfasern f. d. Atmung. Pflügers Arch. C. 337. 1903. — Schiff, Lehrb. d. Nervenphysiol. 1858. — Derselbe, Einfl. d. verläng. Marks a. d. Atmung. Pflügers Arch. 1870. 624 u. 1871. 225. — Derselbe, Ges. Abhandlungen. Lausanne. 1894. Ss. 1—107. — Derselbe, s. a. Schipiloff. Pflügers Arch. XXXVIII. 223. 1886. — Schipiloff, s. Schiff, Rech. s. l'infl. d. l. sensibil. gen. s. quelq. fonct. d. l'org. Arch. d. sc. et phys. nat. XXIV. 149 u. 266. 1891. — A. Schmidt, u. C. Wurster, Ueber d. Kohlensäuregehalt d. Menschl. Harnes. Ctlbl. f. Physiol. 1887. 18. 421. — Schröder u. Strassmann, Vierteljahresschr. f. gerichtl. Med. 1891. — v. Schrötter, Zur Kenntn. d. Wirkungen bedeut. Luftverdünn. a. d. mensch-lichen Organ. Med. W. 1901. 23. Sept. 403. — Derselbe u. Zuntz, Ergebn. zw. Ballonfahrten z. physiol. Zwecken. Pflügers Arch. XCII. 479. — Schumburg u. Zuntz, Zur Kenntnis d. Einwirkung. d. Hochgebirges a. d. menschl. Org. Ebenda. LXIII. 460. 1896. — Schwalbe, Lehrb. d. Neurologie. 1881. — Schwarthaus, Therap. d. Kohlen-oxydvergift. m. Sauerstoffinhal. Diss. Göttingen. 1897. — Schwartz, Hirndruck u. Haut-reize in ihren Wirk. a. d. Fötus. Arch. f. Gynäk. I. 361. — Schyrmunski, Ueber d. Einfl. verdünnt. Luft a. d. menschl. Org. Berl. 1877. — Sondèn u. Tigerstedt, Skand. Arch.

f. Physiol. VI. 1. 1895. — Stuertz, Z. f. physik. u. diät. diät. Ther. 1903. — Spalitta, Infl. d. vago e. d. simpat. sop. i movimenti d. resp. Arch. ital. d. biol. XV. 376. — Speck, Unters. über d. Wirkung. d. versch. Sauerstoffgehalts d. Luft a. d. Atmung d. Menschen. Z. f. kl. Med. XII. 5/6. 447. — Derselbe, Die normale Atmung d. Menschen. Marburg. 1889. — Derselbe, Physiol. d. menschl. Atmens. Leipzig. 1892. — Stefani u. Sighicelli, Arch. ital. d. biol. XI. 143. — Stenbeck, s. Konow u. Steubeck. — Strassmann, s. Schröder u. Strassmann. — Tauszk, Ueber d. Einfl. d. Lungenvagus- fasern a. d. Mechan. d. Atmung. Ungar. Arch. f. Med. I. 397. — Thompson, The therap. Value o. Oxygeninhal. u. high Press. New York Med. Journ. 1889. 1. 1. — Thomson, The true Posit. o. Oxygen a. a. Restor. i. Carbon. Acid Poison. Glasgow Med. Journ. 1894. 11. 12. — Tigerstedt, s. Sondèn u. Tigerstedt. — Traube, Die Sympt. d. Krankheit. d. Resp. u. Cirk.-Appar. Berl. 1867. 44. — Tripier, s. Arloing u. Tripier. — Verworn, Zur Analyse d. dyspn. Vagusreizes. Arch. f. Physiol. 1903. 1/2. 65. — Vierordt, Arch. für physiol. Heilk. XIV. — Derselbe, Physiologie d. Atmens. Carls- ruhe. 1845. — G. Vierordt u. Ludwig, Beitr. z. Lehre v. d. Atembewegungen. Arch. f. physiol. Heilk. XIV. 261. — v. Vivenot, Zur Keuntn. d. physiol. Wirkungen u. d. therap. Anwend. d. verdichtet. Luft. Erlangen. 1888. — Wedenskii, Pflügers Arch. XXVII. 1. — Wegele, Ueber d. zentr. Natur refl. Atmungshemmung. Verh. d. Phys.-med. Ges. z. Würzb. N. F. XVII. — Wertheimer, Rech. exper. s. l. centres resp. d. l. moelle epin. Journ. d. l'anat. e. d. l. physiol. XXII. 5. 458. 1886. — Derselbe, Rech. exp. s. l. centres resp. d. l. moelle epin. Ebenda. 1887. 567. — Winternitz, Ueber d. Wirk. versch. Bäder insb. a. d. Gaswechs. D. Arch. f. kl. Med. LXXII. 6. 473. — Der- selbe, Ueber d. Wirkungen einiger Morphiumderivate a. d. Atmung d. Mensch. Pflügers Arch. LXXX. 344. — Zagari, Beitr. z. Lehre d. Dyspnoeformen. Arch. f. Physiol. 1891. 37. — Ziehen, Zur Physiol. d. infrakortikalen Ganglien u. ihre Beziehungen z. epilept. Anfall. Arch. f. Psychiatrie. XXI. — Zuntz, s. Connstein, Geppert, Hagemann, Löwy, v. Mering, v. Schrötter, Schumburg.

IV.

Physikalisch-chemische Untersuchungen über Sauerstofftherapie.

Von

Dr. Alexander v. Korányi,

a. o. Professor der med. Diagnostik an der Universität Budapest.

Eine erwünschte Ergänzung jener Erfahrungen, welche die Wirksamkeit von Sauerstoffinhalationen bei gewissen krankhaften Zuständen der Respirations- und Kreislaufsorgane darzutun berufen sind, bildet der Nachweis von chemischen und physikalischen Veränderungen des Blutes, welche nach Sauerstoffinhalationen eintreten können und auf nichts anderes, als auf diese, zurückzuführen sind. Als eine dieser Veränderungen lernte ich die betreffs der Gefrierpunktserniedrigung des Blutes[1]) kennen, die in dem Folgenden kurz mit δ bezeichnet werden soll.

I.

Bekanntlich schwankt δ bei gesunden Menschen zwischen engen Grenzen um 0,56°. Kümmell und Rumpel[2]) haben δ bei zahlreichen nierengesunden Menschen untersucht. Sie fanden:

78 mal eine Gefrierpunktserniedrigung von 0,56°
31 „ „ 0,57°
13 „ „ „ 0,55°
2 „ „ „ „ „ 0,53°

Die Werte, die ich und meine Mitarbeiter in sehr vielen Fällen bei Gesunden erhalten haben, differieren von denjenigen von Kümmell und

---

1) A. v. Korányi, Physiol. u. klin. Untersuchungen über d. osmot. Druck tierischer Flüssigkeiten. Zeitschr. f. klin. Med. Bd. 33. No. 1—2.
2) Kümmell u. Rumpel, Chir. Erfahrungen über Nierenkrankheiten. Beitr. z. klin. Chir. Bd. 37. Hft. 3. S. 800.

Rumpel nur insoweit, dass δ in einigen Fällen 0,58° erreichte, aber nie geringer als 0,55° war.[1]

Meine Blutuntersuchungen an kranken Menschen haben bewiesen, dass die Gefrierpunktserniedrigung des Blutes solcher Patienten, welche an insuffizienter Atmung leiden, mehr oder weniger vergrössert sein kann. Folgende Beispiele mögen zeigen, wie weit δ in hierher gehörigen Fällen von 0,56° differieren kann.

Diagnose	δ	Beobachter
Insuff. mitr. sten. ost. v. s.	0,65	Korányi[2]
„	0,67	„
Insuff. mitralis	0,59	„
„	0,62	„
Insuff. valv. aortae	0.59	„
Degeneratio musc. cord. . .	0,61	„
Vitium cord. congen.	0,69	„
Exsud. pleur.	0,62	„
Insuff. mitralis	0.77	„
Ins. mitralis, exsud. pleur. .	0,69	„
Emphysema, insuff. cord. . .	0,65	Kovács[3]
„	0,75	„
Bronchitis capill.	0,60	„
Pneumonia croup.	0,60	„
„	0,59	„
„	0.58	„
„	0,58	„
„	0,61	„
„	0,59	„
„	0,78	„
Insuff. mitralis	1,099	M. Senator[4]
„ v. aortae	0,636	„
„ mitralis	0,57	„
Vitium cordis	0,63	O. Moritz[5]
	0.63	Pace[6]
„	0,585	Bousquet[7]

Das Gemeinschaftliche der in obiger Tabelle zusammengestellten Fälle bildet die Störung der Respiration. Wenn aber die insuffiziente Atmung allein die Gefrierpunktserniedrigung des Blutes zu vergrössern im stande ist, so muss diese Erscheinung auch durch experimentelle Asphyxie hervorgerufen werden

1) In der Literatur kommen einige Angaben vor, aus welchen hervorzugehen scheint, dass δ zwischen noch weiteren Grenzen variieren kann. Diese Erfahrung wurde durch einige Forscher ausnahmslos bei der Untersuchung weniger Fälle gemacht. Wenn bei der Untersuchung derselben Erscheinung der eine Forscher in wenigen Fällen zu einem veränderlichen, der andere dagegen in vielen Fällen zu einem constanten Resultate gelangt, so kann logischerweise daraus nur gefolgert werden, dass die längere Versuchsreihe mit einer genauern Methodik angestellt wurde, als die kürzere und dass die längere zugleich die verlässlichere ist.

2) A. v. Korányi, l. c.

3) J. Kovács, Az oxygen belégzések hatásáról cyanozisnál. Orvosi Hetilap. 1896. Berl. klin. Wochenschr. 1902. No. 16.

4) M. Senator, Weitere Beitr. z. Lehre d. osmot. Druckes etc. Deutsch. med. Wschr. 1900. No. 3.

5) O. Moritz, Ueb. d. klin. Werth von Gefrierpunktsbestimmungen. St. Peters. med. Wochenschr. 1900. No. 22—23.

6) Pace, Dell' obbietto e dei limiti della Crioscopia Clinica. Napoli 1903.

7) Bousquet, Cryoscopie du sang. Thèse. Paris 1900.

können. Solche Versuche wurden an Hunden durch Fano, Bottazzi[1] und Pace ausgeführt:

δ vor der Asphyxie	δ nach der Asphyxie	Beobachter
0,611°	0,630°	Fano u. Bottazzi
0,624°	0,645°	„
0,565°	0,620°	Pace
0,565°	0,605°	„
0,555°	0,675°	„

Aus diesen Versuchen folgt, dass die experimentelle Asphyxie δ gleich denjenigen Krankheiten vergrössert, welche mit einer Insuffizienz der Atmung einhergehen. Den sicheren Nachweis des ursächlichen Zusammenhanges, sowie die Erklärung dieses Zusammenhanges zwischen der gestörten Respiration und der Zunahme von δ lieferten Untersuchungen, welche Kovács unter meiner Leitung ausgeführt hat (l. c.).

Vor allem wurde festgestellt, dass die Gefrierpunktserniedrigung des Blutes zunimmt, wenn durch dasselbe in vitro ein Kohlensäurestrom geleitet wird. Die Ergebnisse einiger solcher Versuche sind in der folgenden Tabelle angeführt.

δ vor CO$_2$ Einwirkung	δ nach CO$_2$ Einwirkung	Differenz	Blutart	Beobachter
0,61°	0,71°	0,10°	Schwein	Korányi
0,55	0,66	0,11	„	„
0,56	0,81	0,25	Mensch	„
0,60	0,68	0,08	Kaninchen	Kovács
0,60	0,72	0,12	„	„
0,58	0,66	0,08	Ochse	„
0,58	0,80	0,22	„	„
0,58	0,65	0,07	Mensch	„
0,58	0,70	0,12	„	„
0,61	0,81	0,20	Ochse	„
0,57	0,73	0,16	Pferd	Loewy[2]
0,62	0,76	0,14	Kaninchen	„
0,59	0,84	0,25	Ochse	„
0,54	0,69	0,15	—	Brandenburg[3]
0,55	0,69	0,14	—	„

Die durch die Kohlensäure hervorgebrachte Zunahme von δ kann in vitro beseitigt werden, wenn ein Sauerstoffstrom durch das kohlensäuregesättigte Blut geleitet wird. So betrug δ einer Schweineblutprobe 0,61°. Durch einen Kohlensäurestrom wurde δ auf 0,71° gebracht. Durch ein Liter dieses Blutes wurden nun 16 Liter Sauerstoff getrieben: δ ging auf 0,67° zurück. Weitere 30 Liter Sauerstoff verringerten δ bis auf 0,63°, 50 Liter bis auf 0,61°. Menschenblut, dessen δ 0,56° betrug, konnte durch Kohlensäure auf 0,81° und durch einen nachfolgenden Sauerstoffstrom wieder auf 0,56° gebracht werden etc.

1) Fano et Bottazzi, Sur la pression osmotique du sérum, du sang etc. Arch. Ital. de Biol. 1896. p. 45.

2) J. A. Loewy, Ueber die Wirkung des Sauerstoffs auf die osmotische Spannung des Blutes. Berl. klin. Wochenschr. 1903. No. 3.

3) Brandenburg, Ueb. d. diffusible Alkali u. d. Alkalispannung des Blutes. Zeitschr. f. klin. Med. Bd. 45. Hft. 3—4.

Wie klar auch diese Versuche zu sprechen scheinen, darüber geben sie doch keine unmittelbare Aufklärung, ob die respiratorische Veränderung von δ durch die Schwankungen des Kohlensäure- oder des Sauerstoffgehaltes des Blutes bestimmt werden. Der Kohlensäurestrom erhöht nämlich den Kohlensäuregehalt des Blutes, dabei wird jedoch dessen Sauerstoffgehalt herabgesetzt. Dagegen steigt letzterer, wenn der Sauerstoffstrom eingeleitet wird, doch entweicht gleichzeitig Kohlensäure. Folglich könnte die Zunahme von δ mit demselben Rechte (wenn auch nicht mit derselben Wahrscheinlichkeit) auf eine Vermehrung der Blutkohlensäure, wie auf eine Verminderung des Blutsauerstoffes zurückgeführt werden, und wenn δ durch einen nachfolgenden Sauerstoffstrom zur Norm zurückgeführt wird, so könnte diese Erscheinung entweder von der Austreibung der Kohlensäure, oder von der Sauerstoffzufuhr bedingt sein. Diese Frage hat Kovács sicher entschieden, indem er durch kohlensäuregesättigtes Blut Wasserstoff trieb und auch in diesen Versuchen δ zurückgehen gesehen hat. Aus den Untersuchungen von A. Loewy (l. c.) geht weiter hervor, dass die nach Kohlensäureeinwirkung beobachtete Zunahme von δ ausser durch Sauerstoff und durch Wasserstoff auch durch Stickstoff und Stickoxydul beseitigt werden kann. Diese Gase setzen den Kohlensäure- und den Sauerstoffgehalt des Blutes gleichzeitig herab. Wenn δ trotzdem durch dieselben zur Norm zurückgeführt werden kann, so muss gefolgert werden, dass die Veränderungen des Sauerstoffgehaltes des Blutes, wenigstens bei dieser Versuchsanordnung nicht merklich auf δ einwirken können, und dass die respiratorischen Schwankungen von δ den Schwankungen der Kohlensäure zuzuschreiben sind.

Nachdem die Wirkung des Kohlensäuregehaltes des Blutes auf δ durch diese Versuche klargelegt worden ist, war zu erwarten, dass δ des normalen venösen Blutes durch Austreibung der Kohlensäure um ein geringes ebenfalls herabgesetzt werden kann. Um diese Tatsache nachzuweisen, muss man folgenderweise vorgehen. Das durch Punktion einer Armvene gewonnene Blut wird in zwei Portionen geteilt. Eine Portion wird in den Gefrierpunktsbestimmungsapparat gebracht und ohne Rühren bis auf 0° gekühlt (da beim Rühren bei Zimmertemperatur Kohlensäure entweicht). Dann wird in gewöhnlicher Weise gerührt und δ bestimmt. Durch die zweite Portion wird erst Sauerstoff geleitet, dann wird dessen δ ebenfalls ermittelt. Wie aus folgenden Versuchen hervorgeht, genügt schon der gewöhnliche Kohlensäuregehalt des Venenblutes in der Tat, um dessen Gefrierpunkt sicher nachweisbar zu erniedrigen:

δ des Venenblutes	δ desselben Blutes nach Austreibung der Kohlensäure	Differenz
0.58°	0.56°	0.02°
0,57	0,56	0.01
0,58	0.57	0.01
0,58	0.56	0.02
0,56	0.55	0.01
0,57	0.56	0.01
0,57	0,56	0,01
0.58	0,57	0,01
0.58	0,57	0,01
0,57	0.56	0,01

Nach den auseinandergesetzten Erfahrungen lag der Gedanke nahe, dass in den Fällen pathologischer Zunahme von δ bei gestörter Atmung die Kohlensäurestauung die Ursache dieser Blutveränderung sei. Um diesen Gedanken auf seine Richtigkeit zu prüfen hat Kovács das Blut von cyanotischen Patienten ähnlich untersucht, wie es in obiger Versuchsreihe geschah.

Diagnose	δ des frischen Blutes	δ des mit O behandelten Blutes	Differenz
Pneumonie	0,59°	0,55°	0,04°
Bronchitis capill. . .	0,60	0,54	0,06
Insuff. mitralis . . .	0,62	0,56	0,06
	0,69	0,58	0,01
	0,63	0,58	0,05
-	0,64	0,58	0,06
Emphysem	0,65	0,58	0,07

Damit wurde bewiesen, dass die abnorme Zunahme von δ bei insuffizienter Atmung in vitro einem Sauerstoffstrome weicht. Aus der vollständigen Uebereinstimmung zwischen dem Verhalten des Blutes cyanotischer Patienten und des künstlich mit Kohlensäure übersättigten Blutes folgt, dass die Zunahme von δ bei respiratorischer Insuffizienz in der Tat durch die Kohlensäurestauung verursacht wird.

Die bisher besprochenen experimentellen und klinischen Erfahrungen können in folgenden Sätzen zusammengefasst werden:

1. Wird der Kohlensäuregehalt des Blutes künstlich erhöht, so nimmt δ zu.
2. Wird die Kohlensäure durch ein anderes Gas ausgetrieben, so kehrt δ zur Norm zurück.
3. Bei experimenteller sowie bei durch Krankheit bedingter Atmungsinsuffizienz ist δ abnorm gross.
4. Der Gefrierpunkt des Blutes solcher Patienten kann in vitro durch einen Sauerstoffstrom zur Norm gebracht werden.

Daraus folgt, dass die Zunahme von δ bei Atmungsinsuffizienz der Kohlensäurestauung zuzuschreiben ist und dass wir in jenem Anteil der Gefrierpunktserniedrigung, welche einem Sauerstoffstrom in vitro weicht, ein klinisch brauchbares Zeichen und ein zur groben Orientierung ausreichend verlässliches Mass einer vorhandenen Kohlensäurestauung besitzen.

II.

Die Beobachtung jener günstigen Veränderungen, welche in einzelnen Fällen bei Herzkranken mit ausgesprochenen Störungen der Atmung nach Sauerstoffinhalationen eintreten, liess mich vermuten, dass diese Inhalationen in diesen Fällen irgendwie die Kohlensäureausscheidung begünstigen. Wie gewagt auch diese Vermutung war, sie hat sich doch als richtig herausgestellt. Auf meine Veranlassung bestimmte Kovács in entsprechenden Fällen δ vor und 1—4 Stunden nach einer Sauerstoffinhalation mit folgendem Erfolge:

Diagnose	δ^1 vor der Inhalation	δ^2 nach der Inhalation	Differenz	δ^3 nach Einwirkung ein. O-Strom. in Vitro	$\delta^1 - \delta^3$
1. Pneumonie	$0,59^0$	$0,57^0$	$0,02^0$	$0,55^0$	$0,04^0$
2. Bronchitis cap.	$0,60^0$	$0,58^0$	$0,02^0$	$0,54^0$	$0,06^0$
3. Vitium cord. cong.	$0,69^0$	$0,66^0$	$0,03^0$	—	—
4. Insuff. mitralis.	$0,62^0$	$0,59^0$	$0,03^0$	$0,56^0$	$0,06^0$
5.	$0,70^0$	$0,64^0$	$0,06^0$	—	—
6. exsud. pleur.	$0,69^0$	$0,65^0$	$0,04^0$	$0,58^0$	$0,11^0$
7.	$0,62^0$	$0,59^0$	$0,04^0$	$0,58^0$	$0,03^0$
8. „ , nephritis chron	$0,64^0$	$0,58^0$	$0,06^0$	$0,58^0$	$0,06^0$
9. Emphysem	$0,65^0$	$0,59^0$	$0,06^0$	$0,58$	$0,07^0$
10. „	$0,75^0$	$0,70^0$	$0,05^0$	—	—

Bei insuffizienter Atmung wurde also δ durch Sauerstoff-inhalationen um $0,02$—$0,06^0$ vermindert, folglich im selben Sinne verändert, wie unter Sauerstoffeinwirkung im Reagensglas. Da die Abnahme von δ im letzteren Falle dem Entweichen von Kohlensäure zuzuschreiben ist, beweist diese Uebereinstimmung, dass die Sauerstoffinhalationen in geeigneten Fällen die Kohlensäureausscheidung befördern.

Wir wollen zunächst von der Diskussion der Frage, wie diese nach unseren allgemein anerkannten Kenntnissen nichts weniger als selbstverständliche Tatsache zu erklären sei, absehen, und den Untersuchungen von Kovács weiter folgend, auch andere Tatsachen vorführen, welche zum selben Schlusse zwingen.

v. Limbeck[1]) und Hamburger[2]) haben bewiesen, dass der Chlorgehalt des Blutserums unter Kohlensäureeinwirkung ab-, der der Blutkörperchen dagegen zunimmt. Folgt dann ein Sauerstoffstrom, so wandert das Chor aus den Blutkörperchen wieder in das Plasma zurück. Wenn also der vermehrte Kohlensäuregehalt des Blutes bei gestörter Atmung nach Sauerstoffinhalationen abnimmt, so muss der Chlorgehalt des Plasmas (bezw. Serums) in entsprechender Weise zunehmen. Dass dies in der Tat der Fall ist, lehren folgende Beobachtungen von Kovács.

Der Chlorgehalt des Serums wurde folgenderweise bestimmt. Das mit einer entsprechenden $AgNO_3$ Menge versetzte Serum wurde mit Salpetersäure unter Hinzufügung von übermagansaurem Kali solange gekocht, bis die über dem schneeweissen Niederschlag befindliche Flüssigkeit wasserklar geworden ist. Dann wurde nach gehöriger Verdünnung in Gegenwart von Ferrumoxydatumaluminatum mit Rhodanammonium nach Volhard titriert[3]). (Siehe folgende Tabelle.)

Zwar sind die Unterschiede nicht bedeutend, doch wird ihre Beweiskraft dadurch erhöht, dass sie in sämtlichen Fällen dasselbe Vorzeichen haben und in sämtlichen Fällen eine geringe Abnahme des Chlorgehaltes des Serums nach der Inhalation bezeugen. Nach den Erfahrungen von v. Limbeck und

1) v. Limbeck, Arch. f. experim. Path. u. Pharmak. 1894.
2) Hamburger, Osmotischer Druck und Ionenlehre in den med. Wiss. 1902. S. 263.
3) Vgl. A. v. Korányi, l. c.

Fall [1]	Chlorgehalt des Serums		
	vor der O-In-halation	nach der O-Inhalation	nach dem ein O-Strom in vitro auf das Blut gewirkt hat.
1.	0,31 %	0,32 %	0,33 %
2.	0,32 %	0,34 %	0,34 %
3.	0,28 %	0,30 %	—
4.	0,33 %	0,34 %	—
5.	0,31 %	0,33 %	—
10.	0,31 %	0,33 %	—

Hamburger folgt aus dieser Veränderung dasselbe, wie aus der gleichzeitigen Veränderung von δ, nämlich, dass die Sauerstoffinhalation den Kohlensäuregehalt des Blutes herabgesetzt hat.

Fall 3 obiger Zusammenstellung verdient hier eine nähere Besprechung, da derselbe noch weitere wichtige Anhaltspunkte zum objektiven Nachweis der Wirkung von Sauerstoffinhalationen lieferte.

Das 28 jährige Mädchen hatte eine kongenitale Stenose der Pulmonalis mit offener Kommunikation beider Herzkammern. Ihre Hautfarbe war tiefblau. Sie klagte über Atemnot und Herzklopfen. Gegen Abend schwollen ihre Beine etwas an. Die Leber war mässig vergrössert. Der Gefrierpunkt des Blutes erreichte —0,69°; der Chlorgehalt des Serums betrug nur 0,28 pCt. Eine Zählung der roten Blutkörperchen ergab 9 600 000. Wie aus den Angaben der zwei letzten Tabellen zu erkennen ist, verringerten Sauerstoffinhalationen δ, während gleichzeitig eine Zunahme des Chlorgehaltes des Serums zu verzeichnen war. Zu noch bemerkenswerteren Resultaten führten die systematisch fortgeführten Blutkörperchenzählungen von Kovács:

Datum	Inhaliertes Gas	Zahl der Blutkörperchen		Abnahme
		vor	nach	
		der Inhalation		
28. Januar 1896	Sauerstoff	9 600 000	8 200 000	1 400 000
30. „	„	8 400 000	7 600 000	800 000
3. Februar	„	8 200 000	7 500 000	700 000
5. „	„	7 700 000	7 300 000	400 000
6. „		7 600 000	7 400 000	200 000
8. „		7 700 000	7 400 000	300 000
10. „	„	7 800 000	7 400 000	400 000
11. „	Luft	7 500 000	7 400 000	100 000
13. „	„	8 000 000	7 900 000	100 000
14. „	Sauerstoff	8 100 000	7 400 000	700 000
19. „		8 300 000	7 600 000	700 000

Diese Tabelle lehrt, dass die Sauerstoffinhalationen die Zahl der roten Blutkörperchen bedeutend beeinflusst haben. Die Zahl der Blutkörperchen sank nach jeder Inhalation, und zwar in desto höherem Masse, je grösser diese Zahl vor der Inhalation war:

---

1) Siehe die Diagnosen in der vorigen Tabelle.

Betrug die Zahl der roten Blutkörperchen vor der Inhalation	So fiel diese Zahl nach der Inhalation um:
9 600 000	1 400 000
8 400 000	800 000
8 300 000	700 000
8 200 000	700 000
8 100 000	700 000
7 800 000	400 000
7 700 000	400 000
7 700 000	800 000
7 600 000	200 000

Nach jeder Inhalation stieg die Zahl der roten Blutkörperchen wieder an, und erreichte eine um so bedeutendere Höhe, je länger die folgende Inhalation verschoben wurde:

Inhalationspause:	Zunahme der Blutkörperzahl
vom 5. bis 6. Febr. = 1 Tag	300 000
„ 10. „ 11. „ = 1 „	100 000
„ 3. „ 5. „ = 2 „	200 000
„ 6. „ 8. „ = 2 „	300 000
„ 8. „ 10. „ = 2 „	400 000
„ 28. „ 30. Jan. = 2 „	200 000
„ 10. „ 13. Febr. = 3 „	600 000 [1]
„ 10. „ 14. „ = 4 „	700 000 [1]
„ 14. „ 19. „ = 5 „	900 000

Diese langsam fortschreitende Zunahme der Blutkörperchenzahl beweist, dass die Nachwirkung der Sauerstoffinhalationen in diesem Falle eine ganz überraschende Dauer erreichte. Wir wollen gleich hier die Bemerkung einschalten, dass diese Nachhaltigkeit der Wirkung den besten Beweis dazu liefert, dass ihre Erklärung ganz anderswo als unmittelbar in dem geringen Plus an Sauerstoff zu suchen sei, der bei der Inhalation aus einer reinen Sauerstoffatmosphäre im besten Falle aufgenommen werden kann.

Da wir an dieser Stelle nicht mit der Erklärung der Hyperglobulie bei hochgradiger Cyanose zu tun haben, sei nur nebenbei bemerkt, dass diese Untersuchungen auf einen innigen Zusammenhang zwischen der Vermehrung der roten Blutkörperchen und dem Verhalten der Blutgase hinweisen. Ausserdem liefern sie einen neuen Beweis des Einflusses, welchen Sauerstoffinhalationen in geeigneten Fällen auf die Blutbeschaffenheit ausüben, indem festgestellt werden konnte, dass gleichzeitig mit der ziemlich bedeutenden subjektiven Erleichterung, mit der auffallenden Abnahme der Cyanose, der Pulszahl und der Zunahme der Diurese die Gefrierpunktserniedrigung des Blutes um 0,07°, die Blutkörperchenzahl um 2 300 000 verringert und der Chlorgehalt des Serums um 0,03 pCt. erhöht wurde.

An derselben Patientin stellte Kovács auch Harnuntersuchungen an. Hier seien nur seine Angaben über Harnmenge (x) und molekulare Diurese (μ) erwähnt. μ berechnet

---

1) Diese Pausen wurden durch Luftinhalationen aus dem Ballon unterbrochen. Da diese Inhalationen wirkungslos waren, bleiben sie ausser Betracht.

sich aus x, dem Gefrierpunkte des Harnes ($\triangle$) und dem Gefrierpunkte einer 1 pCt. Koch-

salzlösung: $a = \dfrac{\triangle x}{61,3}$[1]). Die fettgedruckten Zahlen beziehen sich auf Sauerstoffinhalations-

Tage, die mit einen * bezeichneten dagegen auf solche, an denen aus dem Inhalationsapparat statt Sauerstoff gewöhnliche Luft eingeatmet wurde.

Datum	x	a
6. Februar	**1 000**	**25**
7. „	700	17
8. „	**1 000**	**23**
9. „	800	16
10. „	**1 100**	**24**
11.* „	800*	18*
12. „	800	18
13.* „	800*	18*
14.	**1 200**	**29**
18.	600	15
19.	**1 200**	**28**
20.	800	15
21.	**1 400**	**26**
22.	800	15
23.	**1 450**	**31**
24.	800	22
25.	950	19
26.	**1 100**	**23**
27.	750	16
28. „	**1 450**	**32**
29. „	850	18

An den Tagen also, an welchen inhaliert wurde, stieg sowohl die Wasserausscheidung, wie die Moleküldiurese beträchtlich an (ausgenommen am 25. Febr.) während an denjenigen Tagen, an welchen aus dem Ballon Luft eingeatmet wurde (11. u. 13. Febr.) beide Werte ebenso niedrig waren, wie an den Tagen ohne Inhalation.

Aus den auseinandergesetzten Untersuchungen über die Wirkung von Sauerstoffinhalationen können folgende Schlussfolgerungen gezogen werden:

1. Die Zusammensetzung des Blutes wird bei insuffizienter Atmung in geeigneten Fällen durch Sauerstoffinhalationen günstig beeinflusst: δ wird geringer, der Chlorgehalt des Serums steigt und die eventuell vorhandene Hyperglobulie wird herabgesetzt. Da es für die beiden ersteren Veränderungen feststeht, dass sie einer Abnahme des Kohlensäuregehaltes des Blutes entsprechen, beweisen die Untersuchungen von Kovács, dass die Sauerstoffinhalationen in geeigneten Fällen die Kohlensäureausscheidung begünstigen können.

2. Die Beeinflussung der Blutbeschaffenheit kann mit einer Steigerung der molekularen — und der Wasserdiurese einhergehen.

3. In besonders günstigen Fällen kann eine so nachhaltige Wirkung von Sauerstoffinhalationen beobachtet werden, dass diese einzige Tatsache schon genügen würde um die Möglichkeit der Erklärung des Effektes dieser Einatmungen einfach aus einer Zunahme des Sauerstoffgehaltes des Blutes auszuschliessen.

---

1) A. v. Korányi, l. c.

III.

In denjenigen Fällen, welche die Grundlagen unserer Erörterungen bildeten, handelt es sich um gleichzeitige Insuffizienz der Atmung und des Kreislaufs. In einem Teil der Fälle bestand eine primäre Erkrankung der Kreislaufsorgane, welche, wie meistens bei bestehender Stauung im kleinen Kreislauf, sekundär zu einer Beeinträchtigung der Lungenatmung führte. Im anderen Teile gesellten sich Kreislaufsstörungen zu primären Erkrankungen der Respirationsorgane. In beiden Fällen sind die Verhältnisse für eine erfolgreiche Anwendung von Sauerstoffinhalationen ziemlich günstig. Wie Zuntz und Loewy in einem anderen Abschnitte dieses Buches auseinandersetzen, muss eine Sauerstoffinhalation bei verlangsamtem Blutstrome schon auch dann eine etwas bessere Sauerstoffversorgung des Organismus herbeiführen, wenn die Lungen gesund sind. Die Wirkung der Sauerstoffinhalation wird also noch um etwas erhöht, wenn durch Veränderungen in den Organen der Respiration die Arterialisierung des Blutes mehr oder weniger erschwert ist. Dem Verständnis einer geringen Mehraufnahme von Sauerstoff nach Sauerstoffinhalationen liegt also nichts im Wege. Die Erklärung der beobachteten Wirkungen stösst also erst auf grössere Schwierigkeiten, wenn wir den Fragen nähertreten wollen, wie die bessere Sauerstoffzufuhr zu denjenigen Veränderungen des Blutes führt, welche eigentlich als Zeichen einer Abnahme des Kohlensäuregehaltes zu gelten haben, und wie nachhaltende Wirkungen kurzdauernden Sauerstoffatmungen folgen können.

Die von Loewy (l. c.) unlängst gemachte Annahme, dass die gesteigerte Kohlensäureausscheidung nach Sauestoffinhalationen eine Folge der veränderten Atemmechanik sein könnte, hätte entschieden Vieles für sich. Doch stehen ihre Tatsachen im Wege. Die an Blausucht leidende Patientin von Kovács, bei welcher unter anderen Blutkörperchenzählungen die Wirksamkeit von Sauerstoffinhalationen erwiesen haben, inhalierte am 11. und 13. Februar aus demselben Apparat gewöhnliche atmosphärische Luft, aus welchem sie sonst Sauerstoff einatmete. Es versteht sich von selbst, dass sie keine Ahnung davon hatte, dass irgend etwas an den Inhalationen verändert war. Sie schöpfte Luft aus dem Ballon genau so, wie sie Sauerstoff einzuatmen pflegte. Trotzdem nichts anderes an dem Versuch verändert wurde, als eben der Inhalt des Ballons, gestaltete sich der Erfolg ganz anders, als sonst: nach der ersten Luftinhalation sank die Blutkörperchenzahl von 7 500 000 auf 7 400 000, nach der zweiten von 8 000 000 auf 7 900 000. Wie die Versuche am 5., 8., 10. und 14. Februar zeigten, bewirkten Sauerstoffinhalationen eine Abnahme der Blutkörperchenzahl von 400 000 bis 700 000, wenn diese Zahl vor der Inhalation 7 700 000 bis 8 100 000 betrug. Wenn jemand auf eine Veränderung von 100 000 Blutkörperchen pro cmm Gewicht legen wollte, so bliebe doch die Tatsache bestehen, dass der Erfolg von Luftinhalationen weit hinter demjenigen von Sauerstoffinhalationen zurückgeblieben ist. Dasselbe geht noch deutlicher hervor, wenn wir die Versuchsperioden vom 6. bis 10. und vom 10. bis 14. Februar untereinander vergleichen. Beide beginnen nach einer erfolgreichen Sauerstoffinhalation mit 7 400 000 roten Blutkörperchen. Die Periode vom 10. bis 14. wird durch zwei Luftinhalationen unterbrochen. Trotzdem steigt die Blutkörperchenzahl bis auf 8 100 000. Dagegen genügt eine einzige Sauerstoffinhalation am 8. Februar um die Blutkörperchenzahl so niedrig zu halten, dass diese am Ende der anderen viertägigen Periode, am 10., nur 7 800 000 erreicht. Dasselbe geht aus den Harnuntersuchungen hervor: während jede Sauerstoffinhalation (eine ausgenommen) diuretisch wirkte, blieb jede Erhöhung der Diurese nach Luftinhalationen aus. Bei zwei anderen Patienten bestimmte Kovács den Blutgefrierpunkt vor und nach einer Luftinhalation. δ blieb unverändert. Nach dem negativen Ausfall all dieser Kontrollversuche bleibt nichts anderes übrig, als anzunehmen, dass die Wirkung der Sauerstoff-inhalationen auf das Blut bei insuffizienter Atmung von dem Sauerstoff und nicht von der veränderten Atemmechanik herrührt.

Um aber den Zusammenhang zwischen den Sauerstoffinhalationen und deren Erfolg zu begreifen ist eben die Annahme notwendig, auf die wir schon hingewiesen haben, dass nämlich die Sauerstoffeinatmung die Kohlensäure-entleerung begünstigt.

Eine solche Wirkung des Sauerstoffs auf das Blut wurde bekanntlich wiederholt angenommen, doch nie einwandsfrei bewiesen. Eine Erfahrung, die mich trotzdem zu dieser Annahme drängte, habe ich sehr oft bei meinen Utersuchungen über Niereninsuffizienz machen können. Bei diesen handelte es sich um die Bestimmung des Blutgefrierpunktes unabhängig von seinem Kohlensäuregehalt. Um diesen Zweck zu erreichen, musste die Kohlensäure so lange aus dem Blute getrieben werden, bis δ sein Minimum erreichte. Es stellte sich heraus, dass dies viel schneller zu erreichen ist, wenn durch das Blut Sauerstoff, als wenn Luft oder Wasserstoff strömt, was deutlich auf eine spezifische kohlensäureaustreibende Wirkung des Sauerstoffes weist. Von diesen Erfahrungen ausgehend sagte ich: „Die Oxygendurchleitung treibt die Kohlensäure so hinaus, wie das Vakuum. Ausserdem müssen wir aber auch annehmen, dass bei dem Freiwerden der Kohlensäure das Oxyhämoglobin eine Rolle spielt"[1]). Diese Annahme steht im besten Einklang mit unseren klinischen Erfahrungen. Näher wurde sie jedoch erst durch die Untersuchungen von Loewy[2]) begründet.

In einem seiner Versuche betrug δ nach Kohlensäuredurchleitung 0,874°. Bei sonst genau gleichbleibenden Versuchsbedingungen wurden durch einzelne Portionen dieses Blutes verschiedene Gase geleitet.

Nach Durchleitung	von	1	Liter	Stickstoff	wurde	δ	0,850°
„	„			„	1	„	Wasserstoff	„	δ	0,830°
„	„	. . . .	„	1	„	Sauerstoff	„	δ	**0,670°**
Nach weiterer Durchleitung	„	1	„	Stickstoff	„	δ	0,710°
„	„	„	„	1	„	Wasserstoff	„	δ	0,715°
„	„	„	„	1	„	Sauerstoff	„	δ	**0,630°**

„Erst diese Versuche ergaben einen Beweis dafür, dass wirklich der Sauerstoff einen besonderen Effekt auf die Entleerung der Kohlensäure hat". Nachdem aber dieser Effekt einmal nachgewiesen ist, verliert die Tatsache viel von ihrer Rätselhaftigkeit, dass den Sauerstoffeinatmungen solche Veränderungen des Blutes folgen, welche eine Beschleunigung der Kohlensäureentleerung beweisen.

Trotzdem aber die Bedingungen zu einer vermehrten Sauerstoffzufuhr bei Sauerstoffatmungen in Fällen gleichzeitiger Insuffizienz der Atmung und der Zirkulation bis zu einem gewissen Grade günstig sind, trotzdem die kohlen-

---

1) A. v. Korányi, Vom diagn. Werthe der Niereninsuffizienz. Ungar. med. Presse. 1898. No. 13.
2) Loewy, l. c.

säureaustreibende Wirkung des Oxyhämoglobins die Abnahme des osmotischen Druckes des Blutes und die Zunahme des Chlorgehaltes des Serums nach Sauerstoffinhalationen begreiflich macht, bleibt eine stunden- oder tagelang nachweisbare Beeinflussung des Blutes nach einer kurzdauernden Verdrängung des Stickstoffes der Alveolenluft durch Sauerstoff eine Tatsache, deren Erklärung weiter zu suchen ist.

IV.

Nach meiner Erfahrung ist der Erfolg von Sauerstoffinhalationen besonders in solchen Fällen zufriedenstellend, in welchen die Atmung und die Zirkulation gleichzeitig gestört sind. Die Fälle von Korvács gehören auch grösstenteils zu dieser Kategorie. Diese Erfahrung scheint auf die Zirkulation als Vermittlerin der Sauerstoffwirkung hinzuweisen. Viel hätte wohl die Annahme nicht für sich, dass die vergängliche Erhöhung des Sauerstoffgehaltes und die entsprechende Verringerung des Kohlensäuregehaltes des Blutes unmittelbar eine so prompte günstige Wirkung auf das Herz ausüben würde, dass diese Wirkung allein die Dauer des Effektes erklären könnte. Vielleicht liegt der Gedanke näher, diese Erklärung in einer Abnahme der Kreislaufwiderstände zu suchen.

Bekanntlich haben Haro[1]) und Ewald[2]) am defibrinierten Blute eine Zunahme der inneren Reibung unter Kohlensäure- und eine Abnahme derselben unter nachfolgender Sauerstoffeinwirkung konstatiert. Würde diese Differenz gross genug sein, so müsste ein kohlensäureüberladenes Blut dem ohnehin in seiner Leistungsfähigkeit geschädigten Herzen einen entsprechenden Zuwachs an Arbeit auferlegen, während eine Herabsetzung der inneren Reibung das Herz entlasten würde.

Um zu erfahren, ob diese Annahme einige Berechtigung haben könnte, habe ich den Gefrierpunkt und die Viskosität von defibriniertem Schweineblut, welches nacheinander mit verschiedenen Mengen von Kohlensäure und Sauerstoff behandelt wurde, bestimmt. Die Viskosität wurde im Apparate von Hirsch und Beck[3]) bei 37,2—37,4° C ermittelt und als relative Viskosität (Viskosität des Wassers = 1) berechnet. In den folgenden Tabellen bedeutet η die relative Viskosität des Blutes.

I. Versuch.

Durch 1 L Blut wurde geleitet	δ	η
1. — —	0,61°	2,13
2. reichliche Kohlensäure.	0,71°	2,33
3. durch das CO_2 Blut 3 L Sauerstoff	0,71°	2,35
4. „ „ „ „ weitere 8 L Sauerstoff.	0,67°	2,35
5. „ „ „ „ „ 16 L	0,65°	2,25
6. „ „ „ „ „ 30 L „	0,63	1,92
7. „ „ „ „ „ 50 L „	0,61	1,63

---

1) Haro, Transpirabilité du sang. Gazette hebdomadaire de méd. et de chir. 1876. No. 27.

2) Ewald, C. A., Ueber Transpiration des Blutes. Arch. f. Anat. u. Phys. 1877. S. 209.

3) Hirsch u Beck, Studien zur Lehre von der Viskosität des lebenden menschlichen Blutes. Deutsches Arch. f. klin. Med. Bd. 69. Hft. 5—6.

II. Versuch.

Durch 1 L Blut wurde geleitet:	δ	η
1. — —	0,55°	2,20
2. reichliche Kohlensäure	0,66°	2,52
3. durch das CO_2-Blut 10 L Sauerstoff	0,64°	2,46
4. „ „ „ „ weitere 30 L Sauerstoff	0,59°	2,07
5. „ „ „ „ 50 L „	0,57°	1,81

III. Versuch.

Durch 1 L Blut wurde geleitet:	δ	η
1. — —	0,59°	2,12
2. 25 L Sauerstoff	0,58°	2,06
3. 50 L „	—	2,01
4. Durch das O-Blut 10 L Kohlensäure . . .	0,65°	2,37

Diese Versuche führten zu ähnlichen Resultaten wie diejenigen von Haro und Ewald. Einer Zunahme von δ durch Kohlensäureübersättigung um 0,09—0,11° entsprach eine Zunahme der inneren Reibung um 10,8 bis 15 pCt. Wurde dann δ durch einen Sauerstoffstrom zur Norm zurückgeführt, dann ging die innere Reibung um 28,4—28,5 pCt. zurück. Selbst diejenige geringe Kohlensäuremenge, welche aus dem an der Luft defibrinierten Blute noch durch Sauerstoff ausgetrieben werden kann, erhöht die Viskosität, da diese im III. Versuch durch Sauerstoff noch um 5,7 pCt. herabgesetzt werden konnte.

Um diese Ergebnisse weiter verwerten zu können, müssen wir etwas näher auf ihre Erklärung eingehen. Die Viskosität des Blutes wird bekanntlich vor allem durch dessen Blutkörperchengehalt beeinflusst. Die Erhöhung der Viskosität durch Kohlensäure ist nach Haro und Ewald ebenfalls an die Gegenwart der Blutkörperchen gebunden, da sie an körperchenfreiem Serum kaum nachweisbar ist. Bei unsern Versuchen blieb selbstverständlich die Zahl der Blutkörperchen unverändert. Von der Fehlerquelle, welche bei defibriniertem Blute aus der Sedimentierung der Blutkörperchen resultiert, können wir absehen, da das Schweineblut langsam sedimentiert, und jeder Bestimmung eine reichliche Gasdurchströmung unmittelbar vorausgeschickt wurde, welche einer Sedimentierung wirksam entgegentreten musste. Ausserdem wurde jede Bestimmung dreimal wiederholt, wobei die Resultate vorzüglich übereinstimmten, was bei einer einigermassen erheblichen Sedimentierung ausgeschlossen ist. Endlich schliesst der gesetzmässige Zusammenhang von η, O- und CO_2-Wirkung, sowie die Umkehrbarkeit der Veränderungen jede Möglichkeit eines Erklärungsversuches aus Veränderungen der Blutkörperchenzahl aus.

Da auch bei gleichbleibender Blutkörperchenzahl die Viskosität des Blutes solche Veränderungen erleiden kann, welche nach Haro und Ewald doch an die Gegenwart der Blutkörperchen gebunden sind, und die Veränderungen nach Kohlensäureeinwirkung zu diesen gehören, muss angenommen werden, dass die Kohlensäure die physikalischen Eigenschaften der Blutkörperchen verändert (Ewald), oder dass diejenigen Veränderungen der Verteilung von Blutbestandteilen, welche die Schwankungen der Blutgase begleiten, mit entsprechenden Veränderungen der Viskosität einhergehen, oder auch, was vielleicht die grösste Wahrscheinlichkeit für sich hat, dass beide Gruppen von Veränderungen die Viskosität des Blutes beeinflussen.

Vor allem haben Hamburger[1]) und v. Limbeck[2]) gezeigt, dass das Volumen der roten Blutkörperchen zunimmt, wenn Kohlensäure durch das Blut geleitet wird. In einem Versuche von v. Limbeck betrug diese Zunahme 37 pCt. Folgt dann ein Sauerstoffstrom, so werden die roten Blutkörperchen wieder kleiner. Da das kohlensäureüberladene Blut ein grösseres Volumprozent Körperchen enthält, könnte die Zunahme seiner inneren Reibung teilweise diesem Umstand zugeschrieben werden.

Nach Hamburger nimmt das spezifische Gewicht, der Gehalt des Serums an festen Bestandteilen, an Eiweiss, Zucker und Fett bei Kohlensäureeinwirkung zu, um während einer nachfolgenden Sauerstoffwirkung wieder abzunehmen. Wenn wir bedenken, dass die Viskosität besonders von den grossen Molekülen beeinflusst wird, und eben diese nach Kohlensäureeinwirkung aus den Blutkörperchen in das Plasma übertreten, so müssen wir in dieser Veränderung der Verteilung ebenfalls einen Grund für die Zunahme der Blutreibung durch Erhöhung der inneren Reibung des Plasma vermuten.

Es fragt sich nun, ob wir die Ergebnisse unserer Versuche auf das kreisende, lebende Blut zu übertragen berechtigt sind.

Nachdem Russell Burton-Opitz bewiesen hat, dass die Viskosität des defibrinierten Blutes keineswegs gleich der des lebenden Blutes ist, muss die Uebertragbarkeit unserer absoluten Zahlen auf das kreisende Blut entschieden in Abrede gestellt werden. Anders steht es aber mit den gesetzmässigen Schwankungen dieser Zahlenwerte nach verschiedenen Eingriffen. Hamburger hat nämlich nachweisen können, dass die Volumen- und Formunterschiede der roten Blutkörperchen, die Unterschiede zwischen dem trockenen Gehalt, dem Gehalt an Eiweiss, Fett, Zucker, Wasser etc. des Plasmas im natürlichen, kreisenden arteriellen und venösem Blute genau dieselben sind, welche in vitro durch abwechselnde Kohlensäure- und Sauerstoffsättigung erzeugt werden können. Daraus folgt, dass diejenigen Veränderungen, welche die Schwankungen der Viskosität des Blutes in vitro begleiten und höchstwahrscheinlich bedingen, auch im kreisenden Blute stattfinden, und so schien die Annahme vollkommen berechtigt zu sein, dass die innere Reibung des venös gewordenen kreisenden Blutes ähnlich zunimmt, wie wenn das Blut künstlich venös gemacht wird, sowie dass die Arterialisierung des venösen Blutes im Kreislaufe sowie im Reagensglase mit einer Abnahme der Viskosität einhergeht.

Die Richtigkeit dieser Voraussetzung wurde im Laboratorium meiner Krankenhausabteilung durch Breitner bewiesen. Breitner bestimmte die Viskosität des Blutes cyanotischer Patienten vor dessen Gerinnung nach dem Verfahren von Hirsch und Beck. Die Viskosität von zehn solcher Blutproben schwankte zwischen 5,3 und 15,9 (!), während Breitner bei gesunden Menschen in 23 Fällen die Grenzwerte 4,0 und 6,4 erhielt.

Aus diesen am noch unveränderten Blute vorgenommenen Untersuchungen folgt, dass die insuffiziente Atmung die innere Reibung des Blutes in der Tat hochgradig erhöht.

In einigen Fällen konnten die Bestimmungen der Viskosität zweimal nach einander, erst vor, dann unmittelbar nach einer Sauerstoffinhalation ausgeführt werden. In sämtlichen Fällen war ausgesprochene Cyanose vorhanden.

---

1) Hamburger, l. c.
2) v. Limbeck, l. c.

Fall 1. Emphysema pulmonum: $\eta = 8,2$, nach O-Atmung $\eta = 7,6$.

Fall 2. Emphysema pulmonum: $\eta = 7,7$, nach O-Atmung $\eta = 6,1$.

Fall 3. Stenosis ostii venosi sinistri, insufficientia valvulae bicuspidalis, bedeutende Wassersucht: $\eta = 5,7$, nach O-Atmung $\eta = 5,3$.

Fall 4. Bedeutende, angeblich seit 15 Jahren bestehende Cyanose, grosse Leber, sehr vergrösserte Milz. etwas erweiterte Lungen- und Herzgrenzen, kein Katarrh, kein Vitium cordis, 7 600 000 rote Blutkörperchen (Polycythämie mit Milzvergrösserung?): $\eta = 15,9$, nach O-Atmung $\eta = 14,4$.

In sämtlichen Fällen war also eine Abnahme der Viskosität des Blutes nach Sauerstoffinhalationen zu verzeichnen.

Nebenbei sei erwähnt, dass wenn δ des Kohlensäure gesättigten defibrinierten Blutes durch Sauerstoff wieder zur Norm gebracht wird, dessen innere Reibung unter die Norm sinkt (s. I. u. II. Versuch), ein Beweis dafür, dass die Veränderung der Verteilung der Blutbestandteile zwischen Körperchen und Serum von anderweitigen, wahrscheinlich chemischen Veränderungen begleitet wird.

Wir haben als bequemen Gradmesser des Kohlensäuregehaltes des Blutes dessen δ kennen gelernt, soweit derselbe durch Sauerstoff verringert werden kann. Da mit der Zunahme des Kohlensäuregehaltes alle Veränderungen innig verknüpft sind, die wir als Faktoren der inneren Reibung ansehen müssen, und in der Tat die Zunahme der inneren Reibung bei der Zunahme des Kohlensäuregehaltes des Blutes feststeht, so scheint der Schluss hinlänglich begründet, dass die Viskosität des Blutes sich entsprechend den durch die Kohlensäure bedingten Schwankungen von δ verändert. Beweist nun die Abnahme von δ, dass eine Sauerstoffinhalation den Kohlensäuregehalt des Blutes herabgesetzt hat, so muss gefolgert werden, dass gleichzeitig ein Sinken der inneren Reibung des Blutes stattgefunden hat.

In ähnlichen Fällen, wie der, an welchem Kovács nach Sauerstoffinhalationen eine Abnahme der relativen Zahl der roten Blutkörperchen konstatiert hat, kommt zu den bisherigen noch ein wichtiger und sicherer Grund zur Annahme einer Beeinflussung der Blutreibung durch Sauerstoffinhalationen, da die Zahl der Blutkörperchen ein mächtiger Faktor der Blutreibung ist.

Die Folgen einer Verringerung der Viskosität des Blutes wurden durch Jacoby[1]) experimentell studiert. Wurde die innere Reibung z. B. durch Verdünnung mit Serum herabgesetzt, dann nahm die Frequenz der Herzschläge ab, vermutlich deshalb, weil das weniger visköse Blut bei gleichbleibender Herzarbeit schneller den venösen Teilen des Herzens zuströmt, und eine Beschleunigung der venösen Zuflüsse, auch am isolierten Herzen, zu einer Verlangsamung der Schlagfolge führt. Als weiteren Effekt der Beschleunigung der Zirkulation beobachtete Jacoby das Ansteigen der Diurese. Wenn wir uns daran erinnern, dass bei günstiger Sauerstoffwirkung die Pulszahl gewöhnlich ab-, die Harnmenge dagegen zunimmt, so scheint die Annahme, dass bei der Sauerstoffwirkung die Beeinflussung der Blutreibung eine Rolle spielt, eine weitere Stütze zu gewinnen.

Nach diesen Betrachtungen würde die dauerhafte Wirkung von Sauerstoffinhalationen bei gleichzeitiger Störung der Atmung und der Herztätigkeit etwa folgenderweise zustande kommen oder wenigstens bedeutend erhöht werden.

Bei gleichzeitiger Störung der Atmung und der Herztätigkeit nimmt der Kohlensäuregehalt des Blutes zu, während sein Sauerstoffgehalt sinkt. Dem-

---

1) Jacoby, Deutsche med. Wochenschr. 1901. No. 27. Vereinsbeilage S. 63.

entsprechend nehmen das Volumen der Blutkörperchen, der Eiweiss-, Fett-
und Zuckergehalt des Plasmas, eventuell auch die relative Zahl der roten
Blutkörperchen zu. Diese Veränderungen bedingen eine Steigerung der Blutreibung. Dadurch wird dem Herzen eine neue Last auferlegt. Ist das Herz
unfähig, diese zu bewältigen, so sinkt der Erfolg ihrer Arbeit. Infolge dessen
nehmen die erwähnten Veränderungen weiter zu und ein circulus vitiosus stellt
sich ein, der sowohl die Herzinsuffizienz als die respiratorische Insuffizienz
immer weiter steigert. Folgt nun eine Sauerstoffinhalation, deren Wirksamkeit
wir am einfachsten aus einer Verringerung von δ sicher erkennen können,
dann entweicht der geringen Zunahme des Blutsauerstoffes entsprechend eine
gewisse Menge Kohlensäure. Diese Veränderung setzt die Blutreibung herab,
folglich wird die Herzarbeit erfolgreicher. Der Circulus vitiosus wird demzufolge in seinem Verlauf verlangsamt, gehemmt oder sogar in einen entgegengesetzten, günstigen, umgestaltet. Wird die Zirkulation beschleunigt, so
nimmt die respiratorische Insuffizienz ebenfalls ab. Dadurch wird — jetzt
schon unabhängig von der Dauer der Sauerstoffinhalation — die Blutreibung
weiter herabgesetzt. Denselben Effekt hat die eventuelle Abnahme der relativen
Blutkörperchenzahl, welche wahrscheinlich von einer mit der Beschleunigung
der Zirkulation zusammenhängenden Resorption von Gewebssaft herrührt.
Dazu gesellt sich eine Steigerung der Diurese, und das alles ohne Erhöhung
der Herzarbeit. Dabei wird das Herz geschont, besser durchblutet, und so
kann auch dessen Leistungsfähigkeit günstig beeinflusst werden.

Selbstverständlich dauert diese günstige Wendung, wenn sie überhaupt
zustande kommt, nur so lange, bis der natürliche Verlauf des pathologischen
Prozesses wieder überhand nimmt. Trotzdem glaube ich aus meinen Beobachtungen den Schluss ziehen zu dürfen, dass die Sauerstoffinhalationen eine
tatsächliche Bereicherung der Therapie von Herzkranken mit Atmungsstörungen
und von Lungenkranken mit Herzschwäche bildet, welche in geeigneten Fällen
die Wirksamkeit unserer Herzmittel zu unterstützen vermag und unter Umständen wesentlich oder ausschlaggebend dazu beitragen kann, dass die
Leistungsfähigkeit des Herzens verbessert wird. Um diesen Erfolg in höherem
Masse und häufiger zu erzielen, als es bis jetzt möglich war, wird wohl der
Sauerstoff in grösseren Mengen und in kürzeren Zwischenräumen verordnet
werden müssen, als es gewöhnlich der Fall ist.

V.

Technik der Sauerstofftherapie.

Von

Max Michaelis.

(Hierzu 5 Figuren im Text und 1 Tafel.)

————

Der folgende Abschnitt bezweckt eine Uebersicht über die verschiedenen Präparate, ihre Herstellung, die Methoden der Anwendung und die angewandten Apparate zu geben; gleichzeitig auch einen Hinweis über jene Präparate, die angeblich durch ihren Sauerstoffgehalt von Nutzen, mit marktschreierischen Empfehlungen angepriesen werden, trotzdem sie für die Sauerstofftherapie absolut wertlos sind.

A. Die Herstellung des Sauerstoffs und die verschiedenen Sauerstoffpräparate.

Ich gehe auf unser erstes Kapitel, die Herstellung der Präparate, über, und glaube, dass es von Interesse sein dürfte, die verschiedenen Methoden zu schildern, mittels deren besonders das reine Sauerstoffgas hergestellt wird, welches wir zu Einatmungen und zu Injektionen benutzen.

Die historische Darstellung des Sauerstoffs durch Priestley war die durch Erhitzen von HgO. Auf diese Weise wurde aus $2\,HgO = 2\,Hg + O_2$ gewonnen; nächstdem versuchte man, Sauerstoff auf die verschiedenste Weise zu gewinnen, so mit Hülfe von Permanganat, von Blutlaugensalz, oder man benutzte chlorsaures Kali oder Braunstein zur Darstellung. Einige dieser Methoden sind jetzt noch in Apotheken oder dort, wo es nur gilt, kleinere Mengen zu erhalten, im Gange.

Andere spätere Wege bezweckten, die grossen Mengen Sauerstoff, die in der atmosphärischen Luft an und für sich aufgespeichert sind, zur Sauerstofffabrikation zu benutzen. So wollte man, von der Tatsache ausgehend, dass Sauerstoff in Wasser etwas löslicher ist als Stickstoff, ersteren auf folgende Weise zu gewinnen. Man kochte lufthaltiges Wasser, bei dem die mit den ersten Dampfblasen ausgetriebene Luft reicher an Sauerstoff als die atmosphärische war. Löste man diese Luft wieder in Wasser, so wurde zuerst wieder der Sauerstoff aufgenommen und durch Auskochen dieser zweiten Lösung ein an diesem Gase noch reicheres Gemisch erhalten als das erste Mal. Dieses Verfahren wurde verschiedene Male wiederholt.

Eine zweite Methode ging dahin, die beiden Hauptbestandteile der Luft durch Diffusion zu trennen, da durch poröse Scheidewände der Stickstoff etwas leichter als der Sauerstoff hindurchgeht. Man presste also Luft durch solche poröse Scheidewände, z. B. Gipsplatten hindurch und erhielt, da im Verhältnis mehr Stickstoff als Sauerstoff hindurchging, diesseits der Gipsplatte ein Gemisch, das sauerstoffreicher war als die ursprünglich zur Verwendung gekommene Luft. Alle diese Methoden waren jedoch technisch nicht brauchbar, da die Gesamtanreicherung der Luft an Sauerstoff nur wenige Prozent betrug und niemals zu einer Abscheidung des Sauerstoffgases in reinem Zustande führen konnte.

Ein gangbarer Weg zur Herstellung reinen Sauerstoffs wurde zuerst durch den französischen Chemiker Boussingault vor etwa 40 Jahren eingeschlagen, aber erst 33 Jahre später durch zwei in England lebende Franzosen, die Brüder Brin, durch Vermeidung respektive Beseitigung einiger Fehlerquellen gebrauchsfähig gemacht. Es ist das sogenannte Brin'sche Verfahren, das in der Sauerstofffabrik Berlin (und auch in England) noch jetzt angewandt wird. Boussingault benutzte die Sauerstoffverbindungen des Baryums, das Baryumoxyd (BaO) und das Baryumsuperoxyd (BaO_2). Das Baryumoxyd hat die Eigenschaft, beim Glühen an der Luft bei einer Temperatur zwischen 5—600° C. Sauerstoff aus der Luft zu absorbieren und so in Baryumsuperoxyd überzugehen. Dagegen zerfällt dieses letztere, das Baryumsuperoxyd bei stärkerer Glühhitze, etwa 800°, wiederum in Baryumoxyd und freien Sauerstoff. Diese beiden innerhalb verhältnismässig nahe liegenden Temperaturintervallen in gerade entgegengesetztem Sinne verlaufenden chemischen Reaktionen wurden von Boussingault zur Herstellung des Sauerstoffes aus der Luft kombiniert. Es wurde zuerst Luft bei einer Temperatur von 600° über Baryumoxyd geleitet, dadurch Baryumsuperoxyd gebildet, während der reine Stickstoff entwich. Das dann bis auf über 800' erhitzte Baryumsuperoxyd zerfiel in Sauerstoff und Baryumoxyd, welch letzteres nun wieder benutzt und so unzählige Male gebraucht werden konnte, indem es immer wieder durch Erhitzung und Abkühlung bei Herüberleiten von Luft Sauerstoffgas lieferte.

Boussingault scheiterte mit seinen Versuchen daran, dass das Baryumoxyd nach kurzer Zeit seine Fähigkeit verlor, Sauerstoff aus der Luft aufzunehmen und es war den beiden Brüdern Brin vorbehalten, die Ursache hierfür erst über 3 Jahrzehnte später zu finden und so das Verfahren auszugestalten, wie es jetzt in England zur Herstellung des reinen Sauerstoffs benutzt wird, und wie es von der früher Elkan gehörigen Sauerstofffabrik Berlin zur Herstellung des Sauerstoffs angewandt wird.

Die Gründe für das Fehlschlagen der Boussingault'schen Versuche waren, wie Brin nachweisen konnte, die in der Luft enthaltenen Beimischungen resp. die Verunreinigungen, wie Kohlensäure, Wasserdampf, organischer Staub, Bakterienkeime und ähnliches. Der Wasserdampf z. B. verband sich mit dem Bariumoxyd zu Bariumhydroxyd, welches auch bei der stärksten Glut seine Hydroxylgruppe behält und nicht imstande ist, in Bariumsuperoxyd überzugehen. Die Kohlensäure verband sich mit dem Baryumoxyd zu kohlensaurem Baryt, welches ebenfalls auch bei sehr hohen Temperaturen beständig ist. Der in der Luft befindliche organische Staub verbrannte beim Glühen des Superoxyds zu Kohlensäure und Wasserdampf, die ihrerseits wieder auf das Bariumoxyd einwirkten. Dieser immer wieder durch neue Verunreinigungen neu auftretende Zersetzungsprozess des Barumoxyds war Ursache des Misserfolges von Boussingault.

Nachdem bei dem Brin'schen Verfahren nunmehr die Luft vor dem Einleiten in die Retorte auf das sorgfältigste von Kohlensäure, Wasserdampf und allen organischen Bestandteilen gereinigt worden war, konnte nun das Boussingault'sche Verfahren voll seiner theoretischen Begründung entsprechend, angewandt werden und ist bis jetzt vorläufig noch die billigste und einfachste Methode zur Gewinnung des Sauerstoffs.

Die Methode, wie sie in der Sauerstofffabrik Berlin angewandt wird, und welcher Otto N. Witt das Zeugnis ausstellt, dass sie äusserst sinnreich und vollkommen ist, ist folgende:

Das Brin'sche Verfahren in seiner jetzigen Anwendung.

Kastenartige grosse gusseiserne Apparate sind mit festem Aetznatron gefüllt, einer Substanz, welche zugleich Wasserdampf wie auch Kohlensäure be-

Fig. 1.

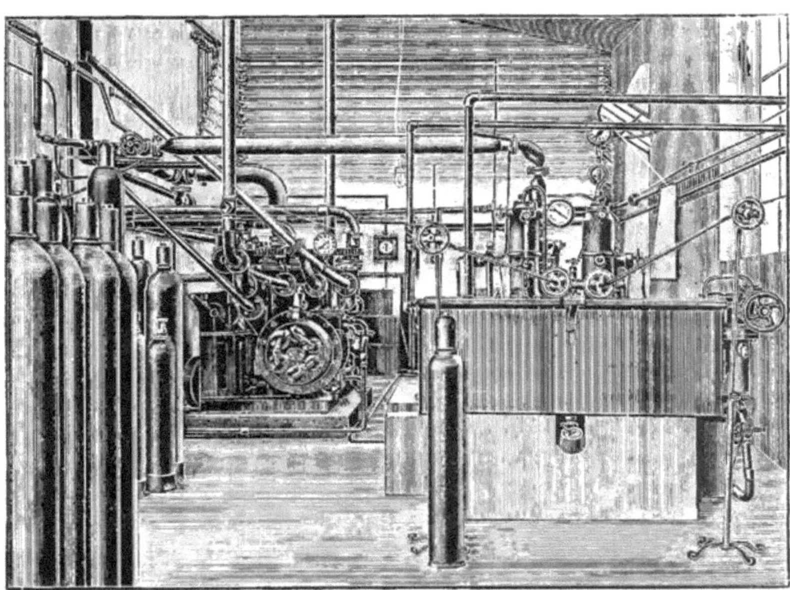

gierig ansaugt und zurückhält. Es sind dies die Trockenapparate für die zur Verwendung gelangende Luft. Durch die Feuchtigkeit der Luft werden die festen Stücke mit feuchter Lauge überzogen, welche so gleichzeitig den in der Luft vorhandenen Staub zurückhält.

Aus diesen Luftreinigern gelangt die Luft in den Hauptapparat, den Ofen (Abbildung 1 und 2). In letzterem sind eine Anzahl schmiedeeiserner weiter Rohre aufgehängt, welche mit körnigem Bariumoxyd bis oben gefüllt sind. In jeder dieser Retorten wird die Luft durch ein inneres Rohr bis fast auf den Boden hinabgeführt und muss so eine grosse Schicht des in groben Stücken vorhandenen Bariumoxyds direkt durchstreichen, während sie früher in älteren Ofen nur über das letztere horizontal hinwegging. Durch

Generator-Gasfeuerung werden die Retorten dauernd auf mässiger Rotglut erhalten und nun in raschem Wechsel mittelst einer Pumpe Luft eingeblasen und Sauerstoff abgesaugt. Der jedesmal eintretende kalte Luftstrom kühlt den Retorteninhalt auf die Temperatur der Bildung des Bariumsuperoxyds ab. In wenigen Augenblicken wird dasselbe dann wieder so heiss, dass es seinen Sauerstoff wieder abgibt, welcher dann mittelst des Pumpwerks abgesaugt wird. Da Einrichtungen getroffen sind, um die für diesen Wechsel günstigste Temperatur konstant innehalten zu können, so kann der Ofen Tag und Nacht funktionieren.

Um diese Reaktion zu ermöglichen, muss Luftzufuhr und Sauerstoffentnahme auf das sorgfältigste in absolut gleichen Zwischenräumen stattfinden.

Fig. 2.

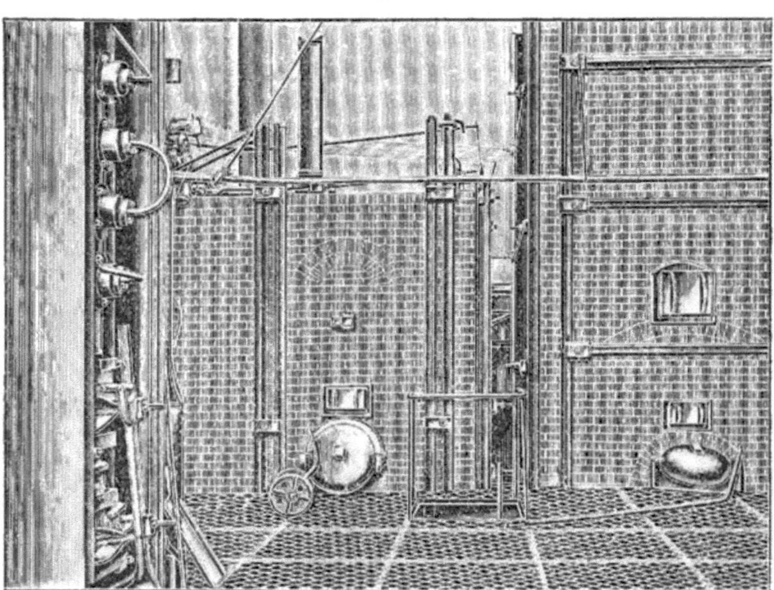

Hierzu dient eine Maschine, welche aus einer Luftsaug- und Druckpumpe besteht, welche durch eine fast uhrwerksmässige Einrichtung in regelmässigen und genau einzustellenden Zeiträumen abwechselnd die saugende und drückende Wirkung zur Geltung bringt. Erst wird, wie oben geschildert, einige Minuten lang durch die Pumpe gereinigte Luft in die Retorte gepresst, dann klappt die Steuerung um und der Sauerstoff wird abgesaugt. Gleichzeitig wird durch die Pumpe automatisch dafür gesorgt, dass der zuerst angesogene, noch mit Luft vermischte Sauerstoff fortgeblasen wird und erst der reine Sauerstoff angesaugt und in einen Sauerstoffgasometer hineingepresst wird.

Der auf diese Weise in dem Gasometer aufgespeicherte Sauerstoff ist mit nur ganz geringen Mengen Stickstoff vermischt.

Ein zweites Moment, welches früher der allgemeineren Verwendung des Sauerstoffs entgegenstand, war der Transport des Gases. Es werden jetzt

hierzu flaschenförmige Gefässe aus weichem Stahl benutzt, welche aus einem
Stücke nahtlos hergestellt und des leichten Transportes halber möglichst dünn-
wandig sind. Dieselben müssen vorschriftsmässig einen Innendruck von
250 Atmosphären aushalten, und werden auf einen solchen geprüft. Tatsächlich pflegen sie einen Druck bis zu 380 Atmosphären zu vertragen. Da bei
der Füllung mit Sauerstoff derselbe auf 100 Atmosphären komprimiert wird,
so enthält eine Gasflasche von 10 Litern 1000 Liter Sauerstoff von normalem
Druck. Die Kompression des Gases und die Füllung der Flaschen zu schildern, würde hier zu weit führen. Es sind dabei eine Reihe von Vorsichtsmassregeln und Apparaten erforderlich. Die Gasflaschen werden, nachdem
sie gefüllt sind, mit absolut dicht schliessenden Ventilhähnen aus Bronze versehen, welche nur vermittelst eines Schlüssels oder Handrades von den Kon-
sumenten geöffnet werden können. Zur Entnahme des Sauerstoffs aus den
Gasflaschen benutzt man nun ein auf diese aufgeschraubtes Reduktionsventil,
welches den Druck des Gases von 100 Atmosphären auf nur $\frac{1}{4}$ Atmosphäre reduziert. Letzterer Druck wird durch eingeschaltete Ventile
oder durch sogenannte Drosseln eventuell noch weiter herabgesetzt und auf-
gesetzte Manometer gestatten die Menge des in einer Zeiteinheit ausströmenden Gases auf das exakteste zu bestimmen resp. zu regulieren, so dass z. B.
in einer Minute, je nachdem, 3, 4 bis 8 Liter ausströmen können. Auf die von
der Sauerstofffabrik Berlin angefertigten Einatmungsapparate gehe ich noch an
anderer Stelle ein.

Herstellung des Sauerstoffs aus Kalciumplumbat.

Eine zweite technische Metode ist von Professor Kassner erfunden und
wird in einer Fabrik in Westfalen angewandt. Es wird bei diesem Verfahren
Luft über aus Kalk und Bleiglätte durch Zusammenschmelzen hergestelltes
Kalciumplumbat geleitet und so das Blei zu Bleisuperoxyd oxydiert. Der in
den Retorten verbleibende Stickstoff wird durch stark überhitzten Dampf ausgetrieben, dann Kohlensäure über das Material geleitet. Durch Einwirkung
der Kohlensäure auf das Bleisuperoxyd wird Sauerstoff entwickelt. Luft,
Dampf und Kohlensäure müssen auf über 1000° erhitzt sein, um nach
Durchgang durch die Zuleitungsrohre noch die zu den verschiedenen Reaktionen
nötige Wärme von 710° zu besitzen. Die kohlensauren Verbindungen werden
dann wieder durch Dampf zerlegt, wobei wieder Kohlensäure gewonnen
wird. Auch diese Metode hat noch keine allgemeinere Verbreitung gewonnen.

Herstellung des Sauerstoffs durch Elektrolyse.

Ein drittes Verfahren, das in der Technik häufiger Anwendung findet, ist
das elektrolytische.

Die Entdeckung der elektrolytischen Wasserzersetzung datiert in ihren
ersten Anfängen von dem Jahre 1789. Damals berichteten, wie Ostwald in
seiner Geschichte der Elektrotechnik mitteilt, Paets van Troostwijk und
Deimann in einem Brief an De la Metherie darüber, dass es ihnen gelungen sei, durch den Funkenstrom das Wasser in brennbare Luft und Lebensluft zu zerlegen. Weiter in der Erkenntnis des Zusammenhanges der chemischen und elektrischen Erscheinungen gelangte J. W. Ritter 1789. Doch
knüpfen sich die wichtigsten Fortschritte an die Konstruktion der Voltaschen
Säule, obwohl Volta selbst, trotzdem er die beiden Leitungsdrähte von seiner
Säule in dieselbe Wassermasse gebracht hatte, eine notwendigerweise ent-

stehende Gasentwicklung und Elektrolyse nicht konstatiert hatte. Zu gleicher Zeit etwa wie Ritter konstatirten die Engländer Nicholson und Carlisle die gleiche Gasentwicklung im Wasser und somit die Tatsache, dass die Galvanische Elektrizität als chemisches Agens wirken könne. An die Veröffentlichungen Nicholsons schlossen sich die von Landriani, weiter Arbeiten von Davy u. A.

In den 80er Jahren des vorigen Jahrhunderts begann man dann die technische Verwertung der Elektrolyse des Wassers in Angriff zu nehmen. Dieselben zerfallen in solche zur getrennten Darstellung von Wasserstoff und Sauerstoff

    a) mittels porösen Diaphragmen aus nicht leitendem Material,
    b) mit vollen nicht leitenden Scheidewänden,
    ·c) mit vollen oder durchbrochenen leitenden Scheidewänden.

Die unter a) erwähnte Methode reinen Sauerstoff herzustellen mittels poröser Diaphragmen aus nicht leitendem Material benutzte d'Arsonval in den Jahren 1885—87 in seinen medizinischen Vorlesungen am Collège de France und wandte den so gewonnenen Sauerstoff bei seinen Versuchen über die Atmung in geschlossenem Raume an.

Ferner hat man auch Verfahren zur blossen Sauerstoffentwickelung konstruiert

    a) dadurch, dass man versuchte, durch depolarisierende Kathoden den Wasserstoff für Reduktionsprozesse in Anspruch zu nehmen (Verfahren von Coehn 1893, Habermann 1892),
    b) dadurch, dass ein Metallsauerstoffsalz mit unlöslichen Anoden unter gleichzeitiger Metallfällung an der Kathode elektrolytisch zerlegt wurde (Hoffer).

Die jetzt am häufigsten benutzten Verfahren sind die von Garuti, Dr. Schmidt, N. Schoop und von Schuckert angegebenen. Es würde zu weit führen, auf dieselben hier einzugehen.

Hergestellt wird der Sauerstoff auf elektrolytischem Wege, besonders von Schmidt, Zürich, ferner wird die elektrolytische Methode zum Teil auch in der Sauerstofffabrik Berlin angewandt.

Nachteile des elektrolytischen Verfahrens bei der Herstellung des Sauerstoffs sind bisher die nicht genügende Ausbeute, welche im besten Falle 60 pCt. der theoretischen ergibt, ferner eine nicht unbeträchtliche Beimengung von Wasserstoff zu dem Sauerstoff. Letzteren Nachteil sucht neuerdings die Sauerstofffabrik Berlin bei dem von ihm elektrolytisch fabrizierten Präparate dadurch zu vermeiden, dass der O über glühendes Kupferoxyd geleitet wird. Schliesslich kommt noch hinzu, dass bisher fast allen elektrolytisch hergestellten Präparaten ein unangenehmer Geruch anhaftet, welcher dem Kohlenstoff der Eisenelektroden entstammen soll. Die Metode der elektrolytischen Gewinnung des Sauerstoffs dürfte vorläufig mehr Bedeutung auf dem Gebiete der Technik finden, wo es auf die Reinheit des Gases nicht in gleicher Weise wie bei der therapeutischen Verwendung in der Medizin ankommt, und wo ferner der fast schon allerorts vorhandene elektrische Strom die Herstellung an Ort und Stelle ermöglicht und die Produktion im Verhältnis zu dem Sauerstoff wesentlich verbilligt.

Herstellung des Sauerstoffs aus flüssiger Luft.

Ein viertes Verfahren, welches in grösserem Umfange angewandt wird, ist die Herstellung des Sauerstoffs aus flüssiger Luft. Der Ausgangspunkt zur

Verwendung dieser Methode lag in der von den Physikern gemachten Beobachtung, dass die beiden Hauptbestandteile der atmosphärischen Luft, Sauerstoff und Stickstoff sich zwar gleichzeitig verflüssigen lassen, aber nicht gleichzeitig wieder verdampfen. Die Verflüssigung der Luft findet bei atmosphärischem Drucke durch eine Temperatur unter — 191° C. statt. Man konnte nun konstatiren, dass bei der Wiederverdampfung der gewonnenen Flüssigkeit, die Verdampfungsprodukte sich stets stickstoffreicher zeigten, die zurückbleibende Flüssigkeit also mit Sauerstoff angereichert wurde. Es beruht dies darauf, dass der Siedepunkt des Sauerstoffs (— 182,5°) ungefähr 13° höher liegt als der des Stickstoffs (— 195,5°). Die Art der Darstellung ist folgende:

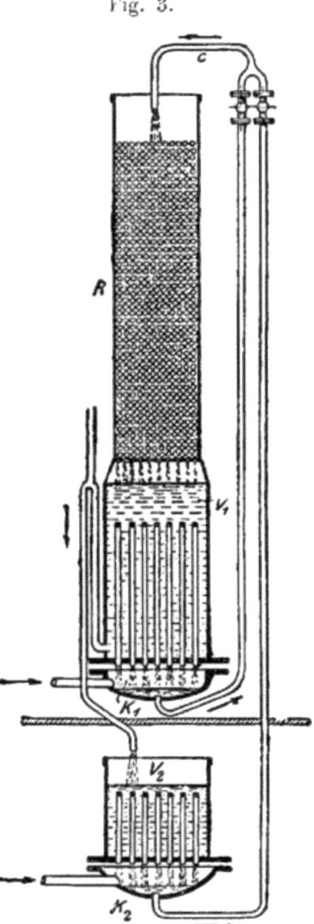

In einem Gefäss (V_1) siedet flüssiger Sauerstoff unter atmosphärischem Druck. In einem Röhrensystem, welches in das Gefäss V_1 hineinragt, wird Luft unter einem Drucke von etwa 4 Atmosphären hineingepresst. Die hineingepresste Luft kondensiert sich hier, indem sie eine gleiche Menge flüssigen Sauerstoffs in dem Gefäss V_1 zur Verdampfung bringt. Das Kondensat(K_1) wird durch ein Drosselventil auf das obere Ende eines Rektifikationsturms R gebracht, während die Sauerstoffdämpfe aus dem Gefäss V_1 durch den Turm aufsteigen. Indem so die flüssige Luft und die sauerstoffreichen Dämpfe in dem Turm entgegenströmen, tauschen sie ihren Gehalt an Sauerstoff und Stickstoff gegenseitig aus, und zwar derart, dass die flüssige Luft fast ihren gesamten Gehalt an Stickstoff an die aufsteigenden Dämpfe abgibt und den letzteren eine entsprechende Menge Sauerstoff entnimmt. Im Beharrungszustande stellt sich der Austausch so ein, dass die Flüssigkeit als nahezu reiner Sauerstoff in das Gefäss V_1 fliesst, während die Dämpfe mit 7—8 pCt. Sauerstoff aus dem Turm oben austreten. Da hiernach oben weniger Sauerstoff austritt, als in der 21 pCt. Sauerstoff enthaltenden flüssigen Luft eingeflossen ist, so hat man in dem Gefäss V_1 einen Ueberschuss an Sauerstoff. Dieser fliesst durch einen Syphon in das Gefäss V_2 über und wird dort ebenfalls durch Kondensation komprimierter Luft verdampft. Das Kondensat K_2 wird ebenfalls in das obere Ende des Rektifikationsturmes geleitet. Der im Gefäss V_2 verdampfende Sauerstoff ist das Fabrikationsprodukt.

Um den Apparat in Gang zu setzen, füllt man eine bestimmte Menge flüssiger Luft, die zur Abkühlung des Apparates und zur Füllung der Gefässe V_1 und V_2 nötig ist, in den Apparat ein. Diese flüssige Luft wird durch einen der bekannten Gegenstromapparate gewonnen, von welchen die gebräuchlichsten die von Linde, Hampson und Pictet sind. Sobald man nun Druckluft dem Röhrensystem in den beiden Gefässen zuführt, stellt sich der Beharrungszustand sehr rasch ein und die Sauerstoffproduktion beginnt. Um die unvermeidlichen Kälteverluste zu decken, muss man dem Apparat kontinuierlich kleine Mengen flüssiger Luft zuführen. Es versteht sich von selbst, dass die der Trennung zu unterwerfende Druckluft mit den gewonnenen Gasen in Gegenstromapparaten ihre Temperatur austauscht, bevor dieselbe den Röhrensystemen in den Gefässen V_1 und V_2 zugeführt wird. Das Verfahren ist ein kontinuierliches. Es wird nicht etwa die Flüssigkeit in Gefäss V_1 allmählich angereichert, dann abgezogen und durch neue sauerstoffarme Flüssigkeit ersetzt, vielmehr fliesst aus dem Turm kontinuierlich nahezu reiner Sauerstoff in das Gefäss V_1 und der Ueberschuss läuft kontinuierlich in das Gefäss V_2 über. Es treten demnach aus dem Apparat kontinuierlich 2 Gasströme aus, von denen der eine 7—8 pCt. Sauerstoff enthält, der andere aus nahezu reinem Sauerstoff besteht.

Das durch das Lindesche Verfahren gewonnene Produkt enthält 95 bis 98 pCt. reinen Sauerstoff. Die Sauerstofffabrik Berlin bringt bei Anwendung des Baryum-Superoxydverfahrens Sauerstoff von 96—97 pCt. O_2 in den Handel. Zur subkutanen und intravenösen Injektion wird ein 99,5 pCt. O_2 haltendes Produkt von derselben Fabrik hergestellt. Von dem letzteren kosten 1000 Liter 10 Mark, während für das erstere Produkt für 1200 Liter O_2 5,50 Mark und für 4500 Liter 18 Mark von Kliniken und Krankenhäusern bezahlt wird. Es ist zu hoffen und zu erwarten, dass eine weitere wesentliche Herabsetzung des Sauerstoffpreises speziell auch für den Einzelgebrauch in der Praxis stattfinden wird.

Herstellung des Sauerstoffs aus Natriumperoxyd.

Ich schliesse diesen Methoden der Vollständigkeit halber noch die Beschreibung eines kleinen Apparates zur Herstellung des Sauerstoffs an, der speziell medizinischen Zwecken dienen soll, und der von Sabatier hergestellt wurde und den Namen Oxygenophor erhielt. Die Herstellung des Sauerstoffs beruht hierbei auf der Erfindung des Chemikers S. F. Jaubert, Pastillen aus Oxylith (d. i. Natriumsuperoxyd) herzustellen, welche bei Berührung mit Wasser reinen Sauerstoff entwickeln, und zwar soll eine Pastille Oxylith von 25 g Gewicht 3,5 Liter chemisch reinen Sauerstoffes nach folgender Gleichung liefern:

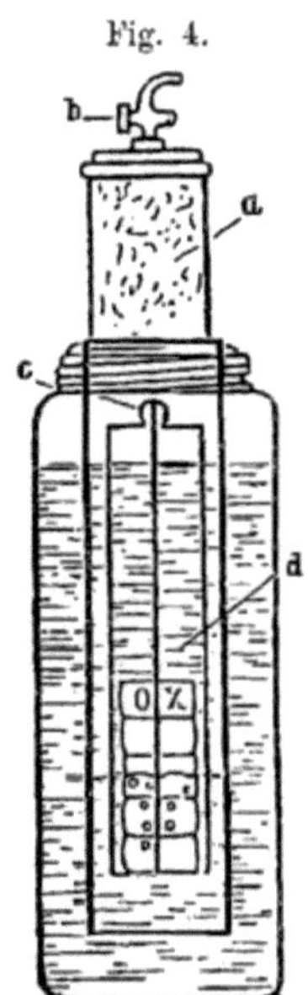

$$Na_2O_2 + H_2O = 2\,NaOH + O.$$

Dieser Apparat soll einen regelmässigen Sauerstoffstrom liefern, welcher der Einatmungsmenge entspricht. Er soll die Verwendung des komprimierten Sauerstoffs in Stahlflaschen für Heil- und Rettungszwecke entbehrlich machen. Ich gebe eine Abbildung des Apparates (Fig. 4). Derselbe ist nach dem Prinzip des Kippschen Apparates gebaut. Nach Oeffnung des Hahnes (b) tritt das Wasser zu den in einem mit einem Griff (c) versehenen Drahtkorb (d) befindlichen Oxylithstücken und der entwickelte Sauerstoff tritt in die Schlauchleitung. Nach Schliessen des Hahnes drückt das zunächst sich noch bildende Gas das Wasser zurück, so dass die Oxylithstücke nicht weiter benetzt werden, und die Sauerstoffentwickelung sistiert. Es ist aber zu vermerken, dass die Oxylithstücke nicht aus reinem Natronsuperoxyd bestehen, sondern dass sich in denselben die Gasentwickelung beschleunigende Kontaktsubstanzen (Katalysatoren) befinden. Nach den Patentschriften liegt auch die Möglichkeit vor, dass in dem Präparat Chlorkalk enthalten ist. Es ist auch zu berücksichtigen, dass sich geringe Spuren Ozon bilden können. Bei der Prüfung eines Apparates nach Jaubert konnte ich konstatieren, dass das sich entwickelnde Gas einen stechenden, reizenden Geruch hatte. Die zugesetzten Chemikalien ermöglichen zum mindesten die mechanische Beimischung schädlicher Substanzen zum Sauerstoffstrom, welche angeblich jetzt durch Zwischenschaltung einer Waschflasche und eines Wattebausches (a) verhindert ist. Immerhin dürfte der Entwicklung von O_2 aus Alkalisuperoxyden zur sofortigen Verwendung in der Zukunft eine grosse Bedeutung zukommen.

Von den Sauerstoffpräparaten, die zur Verwendung kommen, möchte ich ferner an dieser Stelle noch folgende erwähnen.

1. Sauerstoffwasser.

Früher war schon häufig der Versuch gemacht worden, Sauerstoffwasser zu verabreichen, um auf diese Weise von dem Verdauungskanal aus dem Organismus den Sauerstoff zuzuführen. Jedoch ist die Sauerstoffaufnahme des Wassers eine verhältnismässig so geringe, dass ein wirklich praktischer Nutzen nicht erwartet werden kann. Die von mir in dieser Beziehung angestellten Versuche verliefen negativ.

Ziemlich ausgedehnt ist die Verwendung von Sauerstoffwasser in England und Frankreich.

Schliesslich wurde Wasser, welches bei gewöhnlicher Temperatur mit Sauerstoff gesättigt war und unter Druck gesättigtes Wasser gleichzeitig der Schmackhaftigkeit wegen mit Kohlensäure imprägniert.

Einen noch viel geringeren Nutzen als von dem Sauerstoffwasser dürfen wir nun von zwei Präparaten erwarten, welche in äusserst reklamhafter Weise angepriesen werden und mit denen jetzt noch trotz aller Warnungen ein ausserordentlich schwungvoller Handel getrieben wird. Beide nutzen den Gedanken, der jetzt in den letzten Jahren ja mehr und mehr an Interesse gewonnen hat, dem Organismus bei Sauerstoffmangel Sauerstoff in vermehrter Weise zuzuführen, dahin aus, dass sie Magnesiumsuperoxyd respektive Magnesiumsuperoxydhydrat innerlich verabfolgen und auf diese Weise angeblich dem Organismus Sauerstoff zuführen wollen. Es sind dies „Vitafer“ und „Hopogan“.

2. Vitafer.

Zur Ausnutzung des sogenannten Vitafer hat sich die Vitafer-Gesellschaft gebildet, welche in marktschreierischer Weise ihr Vitafer-Produkt — Magnesiumsuperoxydhydrat — gegen alle möglichen Erkrankungen, wie Tuberkulose, Diphtheritis, Pocken, Typhus, Geschlechtskrankheiten, Diabetes, Gicht und Rheumatismus empfiehlt. Nach den Untersuchungen von Prof. Janke, Dr. Otto Meyer, Dr. Moritz Vertun, wie vor allem von Dr. L. Spiegel aus dem Jahre 1900, wurde zum grössten Teil in den untersuchten Präparaten Magnesiumcarbonat und nur minimale Spuren eines Superoxyds nachgewiesen. Es fanden sich bei einer Untersuchung von 5 g des Vitaferpräparates im ganzen 0,35 mg. also 0,007 pCt. Sauerstoff. eine Menge, die in therapeutischer Beziehung überhaupt nicht in Betracht kommen dürfte. Ein weiteres Moment, das hier aber noch ärztlicherseits in Betracht gezogen werden müsste, ist die Frage, ob nicht die grosse Menge des eingeführten Magnesium einerseits purgierend, andererseits auch schädlich auf den Organismus einwirken könne.

3. Hopogan.

Hopogan enthält nach Kontrolluntersuchungen von Jeserich 26 pCt. Magnesiumsuperoxyd. Das übrige ist Milchzucker. Es würden also in einer Pastille von 0,5 g, wie sie von der Hopogan-Gesellschaft in Röhrchen zu 20 Pastillen geliefert werden. wenig mehr als 0,1 g Magnesiumsuperoxyd enthalten sein. Die Menge des darin enthaltenen Sauerstoffs würde bei voller Spaltung des Magnesiumsuperoxyds ca. 30 ccm reines Sauerstoffgas betragen. Selbst vorausgesetzt, dass dieser Sauerstoff gänzlich vom Magen und Darm resorbiert wird und so der Atmung zugute kommt, würde der Nutzen noch kein allzu grosser sein. Sicher ist aber anzunehmen, dass das Magnesiumsuperoxyd zum Teil nicht gänzlich gespalten wird, zum Teil der Sauerstoff zur Oxydation der im Magen- und Darminhalt vorhandenen Stoffe benutzt wird. So erscheint eine Therapie mittelst Hopoganpastillen vorläufig noch recht wenig begründet.

4. Ozon.

Im Anschluss an die Sauerstoffpräparate möchte ich hier schon das Ozon erwähnen, welches von Schönbein im Jahre 1840 entdeckt wurde und seinen Namen von ὄζειν aus dem Griechischen erhalten hat. Dargestellt wird es 1. durch Einwirkung hochgespannter Elektrizität auf Sauerstoff, also durch elektrische Entladung. Im Maximum kann man einen 30prozentigen. ozonisierten Sauerstoff erhalten.

2. Erhält man durch Zersetzung des Wassers mittelst des konstanten elektrischen Stromes stets ozonisierten Sauerstoff.

3. Durch mechanische Methoden, welche darauf beruhen, dass durch langsame Oxydation Sauerstoff in der Kälte abgeschieden wird.

Das Ozon O_3 hat eine wesentlich grössere Aktivität als der gewöhnliche Sauerstoff O_2, da es sehr leicht in $O_2 + O$ zerfällt. Es ist daher ein besonders energisches Oxydationsmittel ähnlich dem Chlor. Auf organische Substanzen wirkt es stark oxydierend. Ozon selbst reizt die Schleimhäute. falls es in irgendwie grösseren Mengen vorhanden ist. Es wirkt auf die meisten organischen Substanzen zerstörend ein. Von H_2O wird es stark absorbiert, doch hält sich die Lösung nur kurze Zeit.

Ozon lässt sich zu einer blauen Flüssigkeit kondensieren, welche absolut reines Ozon darstellt. Durch Erhitzen auf 200° geht es vollkommen in O_2 über, derartig, dass 2 Volumina O_3, 3 Volumina O_2 bilden.

Unter dem Namen Ozonwasser findet auch heute noch ein Produkt Verwendung, dessen Darstellung apokryph ist. Dasselbe verdankt seine Entstehung den „ozontherapeutischen“ Bemühungen Leuder's und wird auch heute noch zu Gurgelungen, speziell gegen Diphtherie, geschäftsmässig vertrieben. Das in den Handel gebrachte Produkt dürfte als Geheimmittel zu betrachten sein. Das „Ozonwasser“ riecht nach Chlor und gibt mit salpetersaurem Silber einen Niederschlag.

5. Wasserstoffsuperoxyd.

Zu den Sauerstoffpräparaten, denen voraussichtlich in der Zukunft eine grosse Rolle beschieden ist, gehört dann vor allen Dingen noch das Wasserstoffsuperoxyd, das von Thenard im Jahre 1818 dargestellt wurde. Es wird durch Anwendung von verdünnten Säuren auf die Superoxyde des Kalium, Natrium, Barium gewonnen. Z. B. $BaO_2 + 2 HCl = BaCl_2 + H_2O_2$.

Bei der Elektrolyse des Wassers bildet sich H_2O_2 am negativen Pol, jedoch nur, wenn das Wasser vorher O-haltig war, derart, dass ausgekochtes Wasser z. B. kein H_2O_2 zu bilden imstande ist.

Der Verwendung des Wasserstoffsuperoxyds stand im allgemeinen bis jetzt entgegen, dass im Handel nur ein 3 proz. Wasserstoffsuperoxyd geliefert wurde, das einmal mehr oder minder grosse Mengen von Mineralsäuren und -Salzen enthielt, und dann ferner sich verhältnismässig schnell zersetzte, so dass der Gehalt an H_2O_2 ein immer geringerer wurde. Erst in den letzten Jahren wurde der Produktion von Wasserstoffsuperoxyd grössere Aufmerksamkeit zugewendet, und wird ein allen Anforderungen entsprechendes Präparat von Merck geliefert. Dasselbe ist 30 proz. d. h. es enthält 30 Gewichtsprozente H_2O_2, den Volumenprozenten nach fast 100 pCt. Das 30 proz. Wasserstoffsuperoxydpräparat, eine wasserhelle, klare Flüssigkeit, hat ein spezifisches Gewicht von 1,111 bei 15° C. Es darf weder mit salpetersaurem Silber, noch mit Chlorbarium irgend eine Trübung geben. Auf Kongopapier reagiert es schwach, blaues Lackmuspapier wird hingegen gerötet. Zersetzt man das Wasserstoffsuperoxyd durch Eintauchen einer Spur eines Platinschwammes oder durch andere indifferente Mittel in der Wärme, so muss es in Sauerstoff und Wasser zerfallen, und die zurückbleibende Flüssigkeit darf zum Beweise, dass keine Spur Säuren in den Präparaten enthalten sind, keine Reaktion auf Lackmus ausüben. In einer Platinschale erhitzt, muss es Sauerstoff ohne jede Spur von Geruch entwickeln und vollständig verdampfen, ohne irgend einen Rückstand zu hinterlassen. Die in der Medizin angewandten Lösungen werden jedesmal durch Verdünnung der Stammlösung frisch bereitet.

Nach Angabe von Bruns und Honsell ist eine dreiprozentige Wasserstoffsuperoxydlösung einer Sublimatlösung 1 : 1000 gleichwertig. Zu Irrigationen und feuchter Tamponade finden 1 proz. Lösungen Verwendung. 2 proz. Lösungen sind von Görges zu Ausspülungen bei Empyem angewendet worden. 3—15 proz. Lösungen sind bei den verschiedensten ulzerösen Prozessen mit Erfolg benutzt worden. Auch innerlich und per Klysma (ca. 1 pCt. bei Dysenterie der Kinder) kann H_2O_2 ordiniert werden. Als zweckmässiges Rezept kann folgende Vorschrift gelten:

<pre>
Rp. Hydrargyr. peroxydat. 30 pCt.   3,5
    Aqua dest.   250,0
    Glycerin   15,0
</pre>

Für die Wirkung des Wasserstoffsuperoxyd kommt einerseits die ihm zukommende antiseptische Eigenschaft in Betracht, andererseits die Entwicklung von Sauerstoff bei Berührung von H_2O_2 mit Blut resp. mit der Wundfläche. Auch die durch die Schaumentwicklung veranlasste mechanische Reinigung muss in Betracht gezogen werden.

B. Methodik und Apparatur der Sauerstofftherapie.

Von den verschiedenen Methoden, den Sauerstoff dem Organismus zuzuführen, hatte man sich zuerst der Methode der Inhalation zugewandt. Dieser zweifellos einfachste Weg, welcher schon durch Priestley und Lavoisier eingeschlagen war, ist bis jetzt der gebräuchlichste geblieben und wird voraussichtlich auch ferner seinen Platz behaupten. Auf die bei der Inhalationsmethode angewandten Apparate gehe ich im Zusammenhang zum Schluss ausführlich ein. Ein zweiter Versuch, dem Organismus Sauerstoff zuzuführen, war dahin gegangen, O_2 durch den Verdauungskanal dem Organismus zur Verfügung zu stellen. Als im wesentlichen verfehlte Versuche in dieser Beziehung habe ich schon die Verwendung des Sauerstoffwassers, des Ozonwassers, die Verabreichung chemischer Präparate wie Vitafer und Hopogan, sowie auch in neuerer Zeit „Novozon“ gekennzeichnet. Aussichtsvoller als diese perorale Zufuhr geringer Sauerstoffmengen, schien mir die rektale Einführung grösserer Mengen Sauerstoff zu sein. Die Tatsache, dass manche niedere Organismen, wie der Schlammbeizger, ihren Sauerstoffbedarf vom Darm aus fast völlig decken, musste zu Versuchen in dieser Beziehung anspornen. Wir wissen, dass der Darm des Menschen beträchtliche Mengen Gas aufzunehmen vermag. Darmaufblähungen mittelst Luft sind häufiger zu diagnostischen, hin und wieder auch zu therapeutischen Zwecken unternommen worden. Nur ein Autor, Rosenbach, berichtet über einen Todesfall durch Darmaufblähung. Die Luft drang durch den Darmriss im retro-abdominalen Bindegewebe bis in den Thorax. Von allen anderen Autoren, besonders von Ziemssen, wird auf die ausserordentliche Resistenz des Darmes bei Aufblähungen desselben hingewiesen. Mit einem Liter Luft kann man den Dickdarm so aufblähen, dass er nach den Angaben von Dammsch sich perkutorisch abgrenzen lässt. Zu einer Sauerstoffaufblähung braucht man nach den Angaben von Ziemssen 5 Liter.

Ueber die Valvula Bauhini scheint Luft nicht eindringen zu können. Bei den Einblasungen ging ich in folgender Weise vor. Das Mastdarmrohr wurde möglichst hoch in den Darm hinaufgeschoben; an das Darmrohr wird ein Gummigebläse angebracht und dieses wieder mit einem mit Sauerstoff gefüllten Ballon, bis 15 Liter fassend, in Verbindung gebracht. Jetzt wurde mittelst des Gummigebläses der Sauerstoff in den Darm langsam hineingetrieben und der Patient angewiesen, etwaige Schmerzen resp. das Gefühl von Spannung sofort zu äussern. Dann unterbrach ich die Sauerstoffzuführung, um dieselbe bald wieder zu beginnen. Es gelang binnen kürzerer Zeit, in etwa 5 Minuten ca. 3 Liter, in weiteren 5—10 Minuten insgesamt bis 5 Liter, in den Darm einzuführen. In Gemeinschaft mit Professor Löwy stellte ich Versuche an, in welcher Weise resp. in welchem Grade der Gasstoffwechsel durch die rektale Zufuhr von Sauerstoff beeinflusst wurde.

Versuch 1.

	Atemvolumen	O_2 pro Min.	$\dfrac{CO_2}{O_2}$
Vor O-Infusion	6893,5 ccm	213,7 ccm	0,8452
Nach $3\frac{1}{2}$ Liter O_2 ins Rektum	8015,7 ccm	293,4 ccm	0,6721

Versuch II.

	Atemvolumen	O_2 pro Min.	$\dfrac{CO_2}{O_2}$
Vor O-Infusion .	8892,4 ccm	270,33 ccm	0,9375
Nach 3,8 Liter O_2 .	8927,6 ccm	272,3 ccm	0,8066

Aus beiden Versuchen geht in gleicher Weise hervor, dass nach Einführung von O_2 ins Rektum der Sauerstoffverbrauch etwas anstieg und der respiratorische Quotient sank. Wenn auch die Möglichkeit einer O_2-Resorption im Darm vorhanden ist, so war dieselbe in diesen Versuchen nicht so reichlich, dass dieselbe sich im Gaswechsel aussprach. Diese Resultate stehen im Einklang mit den Ergebnissen eines Versuches von Salomon, welcher von ähnlichen Voraussetzungen ausgehend die Zufuhr von Sauerstoff per rectum einer Prüfung unterzog.

Diese Ergebnisse dürften demnach für die rektale Methode der Sauerstoffzufuhr keine Stütze bieten, doch ist die Zahl der Versuche zu gering um ein endgültiges Urteil zu gestatten.

In gleicher Weise, wie die Sauerstoffaufnahme durch die Schleimhaut des Darmes ist auch die Aufnahme von Sauerstoff durch die äussere Haut therapeutisch versucht worden. Wir wissen durch Reignault und Reiset, dass durch die Haut Sauerstoff aufgenommen und Kohlensäure abgeschieden wird. Die Kohlensäureausscheidung beträgt für normale Verhältnisse $^1/_{220}$ der Ausscheidung von CO_2 durch die Lunge. Die O_2-Aufnahme nur etwa $^1/_{180}$. Deswegen dürfen wir von Sauerstoffwasser- und Sauerstoff-Luftbädern bezüglich ihrer perkutanen Wirkung nur wenig erwarten. Zu ähnlichen Resultaten, wie Regnault und Reiset, ist auch Zülzer bei seinen Versuchen unter Anwendung neuerer Untersuchungsmethoden gekommen. Salomon erwartet einen event. geringen Erfolg von Sauerstoff-Warmwasserbädern.

Den Versuchen der Zuführung des Sauerstoffs bei intakten Körperflächen stehen die Methoden der subkutanen, intravenösen, intrapleuralen und intraperitonealen Injektion gegenüber. Zu diesen muss ein möglichst reiner und hochprozentiger Sauerstoff verwendet werden. Wir benutzten den 99,5 proz. der Sauerstofffabrik. Die subkutane Injektion ist besonders von Professor Thiriar an der Universität Brüssel ausgebildet worden. Aus der Schlauchleitung des Sauerstoffreservoirs (Bombe) wird derselbe entweder durch eine sterile Glaskanüle in die Wunde geleitet oder durch Einführen einer scharfen sterilen, an die Schlauchleitung angefügten Nadel in das erkrankte Gewebe gebracht. Thiriar hat diese Methode zur Behandlung der verschiedensten chirurgischen Erkrankungen verwendet und berichtet über günstige Resultate bei malignem Oedem, Tetanus, Erysipel, chirurgischer Tuberkulose, Karbunkel, Aktinomykose etc.

Die intravenöse Injektion wurde vereinzelt schon früher von Zuntz und anderen bei Tieren angewendet, jedoch erst in jüngster Zeit experimentell von Gärtner erforscht, so dass dieser als Begründer der Methode gelten muss. Mit ihrer weiteren Ausbildung hat sich Stürtz befasst. Methodik und Apparatur der Sauerstoffinfusionen werden eingehend von Gärtner behandelt werden.

Wie der Sauerstoff zu diagnostischen Zwecken in der Darmpathologie (Aufblähung) benutzt worden ist, so hat derselbe auch in letzter Zeit bei Zu-

führung unter Verletzung der Körperoberfläche für diagnostische
Zwecke eine Bedeutung erlangt. Man hat speziell übersichtliche Röntgenbilder
erzielt durch Einführung von Sauerstoff in die Gelenkhöhlen und dadurch
bedingte Auftreibung der Gelenkkapsel (Werndorff, Robinsohn 1905). Zu
diesem Zwecke ist von Wollenberg-Dräger ein ausserordentlich handlicher
Apparat konstruiert worden, welcher nach dem Prinzip des Jaubertschen
Apparates gebaut ist mit dem Unterschied, dass statt des Alkalisuperoxydes
das gegenwärtig leicht erhältliche chemisch reine Wasserstoffsuperoxyd verwendet wird. Als Katalysator dienen kleine Tabletten von gepresstem Kalium
permanganicum. Der Apparat gestattet eine genaue Druckregulierung. Seit
geraumer Zeit wird derselbe in der Hoffaschen Klinik zu dem erwähnten
Zwecke benutzt. Er liefert absolut reinen Sauerstoff und dürfte in Zukunft
ausgedehnte Verwendung bei allen subkutanen, intravenösen und intraperitonealen Sauerstoffinjektionen finden.

Die Uebersicht über die zuletzt geschilderten Methoden der Sauerstofftherapie berechtigen bis jetzt noch, abgesehen von der intravenösen Injektion,
nicht zu allzu grossen Hoffnungen. Wenn es auch bezüglich des Gasstoffwechsels nahe lag, in Analogie der verschiedenen Methoden der Nahrungs-
zufuhr ausser der natürlichen an eine vikariierende Fähigkeit anderer Organe
für die Tätigkeit der Lunge zu denken, so haben die bisherigen Versuchs-
ergebnisse der wissenschaftlichen Kritik noch keine grossen Stützen geboten.
Immerhin scheinen mir auch in dieser Beziehung Fortschritte der Chemie und
Physiologie durchaus nicht ausgeschlossen, so dass sich auch diese Wege der
Sauerstoffzufuhr aussichtsreicher wie bisher zeigen könnten.

Apparate zur Sauerstoff-Inhalation und deren Anwendung.

Die ersten Anfänge der Sauerstoffdarstellung in kleinem Massstabe be-
dingten keine besonders grossen Reservoirs zur Aufbewahrung des Sauerstoffs.
Vielmehr wurde zu jedesmaligem Gebrauch das notwendige Quantum in
Ballons ohne besondere Druckerhöhung abgefüllt und für medizinische Zwecke
abgegeben. Die einfachste Möglichkeit, aus diesen primitiven Reservoirs den
Sauerstoff einzuatmen, bestand darin, an der Oeffnung derselben einen Hahn
anzubringen, welcher den Weg zu einem sich der Gesichtsform anpassenden
Ansatz abschloss resp. öffnete. Des historischen Interesses wegen geben wir
in der Fig. 5 einen Apparat, wie er schon von Johann Ingenhousz
in einer Abhandlung „Ueber die Natur der dephlogistizierten Luft" (Verlag Wien 1782, Johann Paul Krauss) angegeben worden ist. Der Ballon
selbst besteht aus einer „von ihrem Fett vollständig gereinigten Ochsenblase,
welche zunächst ausgetrocknet und dann mit frischer Butter oder mit gutem
Olivenöl ohne Geruch eingerieben" worden ist. Der Inhalationsansatz dieses
Apparates war aus elastischem Material gearbeitet und konnte der Nasenform
angepasst werden, während der Mund frei blieb. Die direkte Einatmung aus
einem Ansatz durch den Mund war von dem Autor als anstrengend erkannt
worden, eine Erkenntnis, welche auch heute noch vielfach nicht berücksichtigt
wird. Die Wiedereinführung des Mundstückes bedeutete einen wesentlichen
Rückschritt.

Während die Entwickelung des modernen ärztlichen Instrumentariums und
Armentariums sich unmittelbar an die Fortschritte der Chemie, der Metall-
Industrie und auch der Gummi- resp. Kautschuk-Industrie anschloss, schien

die Apparatur für Sauerstoffinhalationen von diesen Fortschritten keinen wesentlichen Vorteil zu gewinnen. Denn auch nachdem die Aufbewahrung des fabrikatorisch hergestellten Sauerstoffs, schon in Stahlzylindern stattfand und man die Schweinsblasen durch Gummiballons ersetzte, blieb im wesentlichen die angegebene Form der Apparatur bestehen. Diese war überhaupt zu der Zeit, als ich mich auf der I. medizinischen Klinik mit der Sauerstofftherapie zu beschäftigen begann, allein erhältlich. Der Sauerstoff wurde aus einem Stahlzylinder in einen Gummiballon durch einen abschliessbaren Gummischlauch geführt; derselbe wurde dann von der Sauerstoffbombe entfernt und mit einem mit einer Olive versehenen Gummischlauchstück verbunden. Diese Olive diente zur Einführung in eine Nasenöffnung oder in den Mund.

Fig. 5.

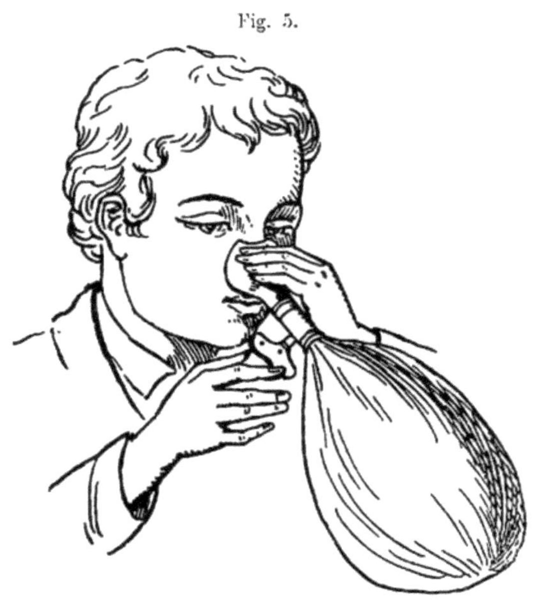

Die Sauerstoffbomben sind durch ein Ventil verschliessbare Stahlflaschen, welche auf einen Druck von 220—250 Atm. geprüft sind, und in den verschiedensten Grössen in den Handel gebracht werden. Sauerstoff wird meistens mit einem Druck von 120 Atm. in die Stahlzylinder gefüllt; der Inhalt an Sauerstoff kann dann berechnet werden, indem man das Volumen des Innenraums der Bombe mit der Zahl der Atmosphären multipliziert. Natürlich nimmt der Druck in der Bombe mit dem Verbrauch des Sauerstoffs ab. Entsprechend dieser Abnahme sinkt der als Produkt von Druck und Volumen berechnete Inhalt an Sauerstoff. Die Ventile der Bomben müssen exakt gearbeitet sein. Tatsächlich hat die Einführung der Sauerstofftherapie in neuerer Zeit wesentlich gelitten durch die Schwierigkeit, mitunter im entscheidenden Moment die Ventile öffnen zu können. Man muss sich bei der Lieferung der Sauerstoffbomben überzeugen, dass sich die

Ventile leicht öffnen lassen. Gute Ventile lassen sich auch allmählich öffnen, so dass nur eine geringe Menge Sauerstoff in der Zeiteinheit ausströmt. Unter dieser Voraussetzung konnte man den Gummiballon an dem Ausflussstutzen des Bombenventils während der Anwendung angeschlossen lassen und durch eine besondere Austrittsöffnung am Ballon einen Gummischlauch zu dem Inhalationsansatz führen. Einen solchen Apparat geben wir in der Fig. 1 (Tafel) wieder. Die Unzuverlässigkeit des Flaschenventils veranlasste oft bei der Oeffnung desselben ein zu starkes Austreten des Sauerstoffs, so dass der Gummischlauch unter heftigem Knall von dem Anschlussstutzen abplatzte. Dass solche Unfälle in Gegenwart eines ernster Kranken sehr störend waren und unüberwindlichen Widerstand bei dem Patienten gegen die Anwendung des Apparates hervorriefen, liegt auf der Hand. Wir haben in der ersten Zeit, als wir mit der Prüfung der Sauerstofftherapie begannen, öfters unter solchen Zufällen leiden müssen. Es ergab sich damals die Notwendigkeit, einen Reduzierhahn zwischen Ventil und Schlauchleitung zu schalten, durch welchen derartige unwillkommene Ereignisse sich ausschliessen liessen. Die Notwendigkeit, beurteilen zu können, ob eine Flasche genügende Sauerstofffüllung hatte, erforderte die Anbringung eines Druckmessers (Fig. 2, Tafel), so dass man nach der schon erwähnten Vorschrift stets den Inhalt der Flasche berechnen konnte. Ferner war es naheliegend, den primitiven Reduzierhahn, wie er auf den Fig. 2 (Tafel) wiedergegeben ist, durch ein Reduktionsventil zu ersetzen, durch welches man den Ausflussdruck des Sauerstoffs bequem regulieren konnte. Dasselbe schloss sich an den Inhaltsmesser (Finimeter) an. Der durch Stellung der Reduktionsschraube a erhaltene Druck wurde durch ein Manometer M angegeben (Fig. 3, Tafel).

Ventile und Reduktionsventile müssen sorgfältig gearbeitet, insbesondere auch dicht sein. Als bestes Dichtungsmittel kommt Asbest in Betracht. Keinesfalls dürfen zu Dichtungsversuchen Fette, Talg resp. Paraffin-Vaselin etc. verwendet werden. Die Bomben dürfen natürlich nicht in die Nähe der Oefen resp. Heizkörper gestellt werden. Die Reduktionsventile selbst dürfen nicht geölt sein.

Notwendig ist es ausserdem, das Flaschenventil langsam zu öffnen und bei etwaigen erheblichen Undichtigkeiten dasselbe zunächst zu schliessen und die betreffenden Stellen durch festeres Anschrauben zu dichten.

Die zur Erklärung stattgefundener Explosionen herangezogene Möglichkeit, dass durch Entmischung wasserstoffhaltigen, durch Elektrolyse gewonnenen Sauerstoffs Knallgas bei der Oeffnung der Stahlflaschen austreten könne, dürfte kaum ausschlaggebend sein, da Explosionen auch aus Baryumperoxyd gewonnenes O_2 betrafen. Bei der umfangreichen medizinischen Verwendung des Sauerstoffs ist noch niemals eine Explosion bekannt geworden. Eine Explosionsgefahr dürfte überhaupt bei Beobachtung der angegebenen Massregeln ausgeschlossen sein.

Einer besonderen Besprechung bedarf noch die Inhalationsmaske. Während die Ansatzstücke für Mund und Nase, soweit dieselben überhaupt im Gebrauch bleiben, die pfeifenartige bzw. olivenartige Form behalten dürften, konnte die zur Verfügung stehende Curschmannsche bzw. Waldenburgsche Maske für eine zweckmässige Inhalation ihre bisherige Form nicht beibehalten. Deswegen bemühte ich mich, eine geeignete Maske zu konstruieren, indem ich von dem Prinzip ausging, dass die Zu- bzw. Ableitungswege weit sein mussten, um die Inspiration bei schwachem Sauerstoffstrom nicht zu einer anstrengenden zu gestalten und indem ich andererseits ein leicht federndes Ventil anbringen liess, welches die Exspiration möglichst ungestört zuliess. Dass an der Eintritts-öffnung des Sauerstoffstroms in die Maske ebenfalls ein leicht spielendes Ventil angebracht werden musste, welches der Ausatmungsluft nicht den Eintritt in die Sauerstoffleitung gestaltete, liegt auf der Hand. Um einen event. Mehrbedarf an Atmungsluft zu ermöglichen, musste auf der Maske ein verschliessbarer Hahn angebracht werden. Abgesehen von diesen vorgezeichneten Kommunikationen der Maske mit der Aussenluft, musste dieselbe möglichst luftdicht der Gesichtsform angepasst werden können. Zu diesem Zwecke liess ich den Rand der Maske mit einem Pneumatik einfassen (Fig. 4, Tafel). In diesen Vorrichtungen (Reduktionsventil, Gummibeutel, Maske) liegen die Grundlagen für die Ausgestaltung, welche die Apparatur zu Sauerstoffinhalationen bis in die jüngste Zeit erfahren hat. Die Anwendung des Apparates in der angegebenen und beschriebenen Form geschah in folgender Weise: Der Gummiballon wurde zuerst gefüllt und dann in seiner Verbindung mit der Bombe bzw. dem Reduktionsventil durch einen Hahn abgestellt. Die Maske wurde auf das Gesicht gelegt und der Patient, wenn möglich, zu tiefer Atmung veranlasst. Die Inspiration wurde eventuell durch Drücken auf den Ballon unterstützt. Erforderlichen Falles musste gleichzeitig künstliche manuelle Atmung angestellt werden. Strömte der Sauerstoff nur unter schwachem Druck in den Ballon, so konnte man die Verbindung des Ballons mit dem Reservoir offen lassen. Dann wirkte der Gummibeutel als Sparbeutel, indem sich der während der Exspiration ausfliessende Sauerstoff nutzbar ansammeln konnte.

Beim weiteren technischen Ausbau der Apparatur erfuhr dieselbe folgende Gestaltung: Zunächst wurde der früher in der Achse der Schlauchleitung liegende Gummibeutel vertikal zum Ausflussstuzen des Reduktionsventils verlegt und aus gummierter Seide angefertigt (Draegerscher Sparbeutel). Fig. 5 (Tafel) gibt den Apparat in dieser Vervollkommnung wieder. Ferner wurde eine zweckmässige Aenderung der Einteilung des Manometers am Reduktionsventil vorgenommen. Während die Zahlenangaben Marken für den Druckausfluss darstellten und die Einstellung des Reduktionsventils von ca. $^1/_{10}$ Atmosphäre aufwärts ermöglichten, konnte man durch die Neueinteilung die Anzahl der in der Minute ausfliessenden Liter Sauerstoff feststellen, und zwar von 3—10 Liter aufwärts. Da das Atemvolumen des Menschen in der Ruhe normal ca. 8 Liter beträgt, hatte man einen Anhaltspunkt für die Notwendigkeit den Hahn zu öffnen, welcher eine Kommunikation mit der Aussenluft an der beschriebenen Maske herstellte.

Ein besonderes Verdienst hat sich die Sauerstofffabrik Berlin und vor allem auch die Firma Draeger, Lübeck, erworben, indem dieselbe die von mir intendierte Form der Sauerstoffinhalationsapparate in eleganter Weise durchgeführt hat[1]). Die Anbringung eines Hebels statt einer Schraube an der Ausflussöffnung des Reduktionsventils, welche beide zur vorübergehenden Abstellung des Apparates dienen, die Anfertigung der Maske aus Aluminium statt aus Zelluloid, eine jeder Gesichtsform gut anpassbare Biegung des Maskenrandes,

---

1) Derartige praktische Erfolge beweisen, wie sehr das Schicksal einer Therapie, zu welcher eine Apparatur erforderlich ist, von scheinbar unbedeutenden, technischen Massnahmen abhängig sein kann. Zu solchen Massnahmen gehörte auch die Erleichterung der Transportabilität der schweren Bomben, wie dieselbe durch auf Rollen gehende Stative ermöglicht ist.

der Ersatz des Federventiles durch ein bzw. zwei leichter spielende Glimmerventile haben sich allmählich als derartige Vorteile erwiesen, dass sich die Apparate des Draegerwerkes in erheblicherem Masse als die bisherigen in der Praxis einbürgern konnten (Fig. 6, Tafel). Da der Sauerstoff für Samariterzwecke überhaupt — an dieser Stelle erwähne ich noch einen der ersten für Rettungszwecke bestimmten Apparat von Loeb und Hugo Michaelis — eine grosse Bedeutung erlangen musste, war es natürlich, dass diese Inhalationsvorrichtungen zweckmässig in Rettungskästen verstaut wurden. Die Abbildungen 7 und 8 (Tafel) zeigen zwei verschiedene Formen solcher Rettungskästen.

Als therapeutisch wichtige Modifikation möchte ich noch die von Kobert angegebene Vorrichtung den Sauerstoff anzufeuchten, anführen. Dieselbe ermöglicht den Sauerstoffstrom durch eine mit Wasser gefüllte Vorlage zu führen (vgl. Fig. 6). In diese Vorlage lassen sich auch andere zur Inhalation bestimmte Flüssigkeiten wie ätherische Oele etc. bzw. spirituöse Lösungen derselben geben. Wie die Anwendung der letzteren Medikation, so dürfte auch die Anfeuchtung des Sauerstoffes individuell z. B. bei trocknen Katarrhen von Vorteil sein, während ich bei katarrhalischen Affektionen mit starker Sekretion die Anwendung des trockenen Sauerstoffes vorziehen möchte.

Als letzten Apparat muss ich den von Brat konstruierten eingehender behandeln, da er mit der Sauerstoffinhalation in ingenieuser Weise die künstliche Atmung verbindet und insofern prinzipiell sich von den bisher beschriebenen Inhalationsapparaten unterscheidet. Durch ein Reduktionsventil strömt unter mässigem Ueberdruck Sauerstoff in eine Nase und Mund luftdicht deckende Maske und erzeugt auf diese Weise Inspiration unter geringem Ueberdruck. Durch Umstellung eines Hebels an einem Hahn, welcher sich in der Schlauchleitung befindet, wird nun der Sauerstoffstrom abgeschlossen und die Maske mit einer Vakuumpumpe mittels eines vom Hahn ausgehenden Schlauches verbunden.

Auf diese Weise wird künstlich exspiriert und die Reserveluft bis auf ein Minimum entfernt. Hierdurch wird ein maximaler Gasaustausch in den Lungen bewirkt, ohne dass für die Atemmuskulatur des betreffenden Patienten eine besondere Anstrengung erwächst. Der Apparat kann sowohl vom Arzt, wie vom Patienten selbst bedient werden. Die Handhabung ist eine ausserordentlich leichte, und es ist dem Patienten fast beim ersten Versuch möglich, diese künstliche Atmung vollständig seinem individuellen Bedürfnis anzupassen.

Im folgenden gebe ich eine kurze Beschreibung des Apparates (Fig. 9, Tafel). Eine Sauerstoffbombe sb trägt in üblicher Weise ein Reduktionsventil, welches mit einem Inhaltsmesser c versehen ist. Durch Stellung der Schraube a des Ventils lässt sich der Druck des ausfliessenden Sauerstoffes an dem Manometer d feststellen. Von dem Reduktionsventil geht ein Gummischlauch (Gs) zu den mit S bezeichneten Stutzen eines Dreiwegehahns, ein zweiter Schlauch steht einerseits mit einer Vakuumpumpe (Vp), andererseits mit dem mit V bezeichneten Stutzen des betreffenden Hahns in Verbindung. Als Vakuumpumpe kann eine Wasserstrahlpumpe dienen oder eine Dampfstrahlpumpe; eine solche befindet sich auf der Illustration.

Aus einer mit flüssiger Kohlensäure gefüllten Bombe (K) strömt deren Inhalt durch einen Injektor in das Freie und erzeugt auf diese Weise in der zu V führenden Schlauchleitung ein Vakuum. Das Vakuometer Vm gibt die Grösse des erzeugten Vakuums an. Der dritte Weg des Dreiwegehahnes Mw. führt nunmehr zu einer besonders konstruierten Maske M. Dieselbe besteht aus einem

hohlen Blechkegel, an welchem verbunden durch eine ziemlich starke Kautschuk-
wand ein über einem biegbaren Drahtring montiertes Pneumatik sich befindet.
Der Hebel des Dreiwegehahnes kann nun auf die Stellungen „Einatmung“ und
„Ausatmung“ gebracht werden und setzt damit die Maske abwechselnd mit
der Sauerstoffleitung resp. Vakuumleitung in Verbindung.

Es ist nötig, noch auf die Druckverhältnisse, welche durch Einstellung
der Ventile bedingt sind, einzugehen. Die Einstellung des Reduktionsventiles
soll für den Erwachsenen auf ca. $\frac{1}{2}$ Atmosphäre geschehen. Diese Angabe
steht in scheinbarem Widerspruch mit der allgemeinen Annahme, wie dieselbe
seit Einführung der Waldenburgschen Apparate Geltung hat, dass ein höherer
Druck als $\frac{1}{40}$ bis $\frac{1}{25}$ in der aktiven pneumatischen Therapie nicht angewendet
werden soll. Jedoch zeigt eine einfache Ueberlegung, dass diese Angabe nicht
zu Recht besteht. Der erzeugte Druck wird gemessen an der Abflussstelle
des Luft- resp. Gasstromes aus den Behältern; derselbe wird durch Widerstände, wie sie in einer Schlauchleitung und einem Hahn gegeben sind, verändert, und zwar um so wesentlicher, je geringeren Durchmesser die Durch-
trittsöffnungen haben. Es ist natürlich klar, dass bei den weiten Wegen des
Waldenburgschen Apparates der Druck, unter welchem das inspirierte Gas in
den Respirationstraktus tritt, weit näher dem Druck des Manometers liegt als
bei den engen Wegen des Bratschen Apparates. Aber es gibt auch der am
Waldenburgschen Apparat abzulesende Druck keineswegs den tatsächlich in
den Lungen erzeugten Druck an, vielmehr ist der tatsächlich in den Lungen
auf diese Weise erzeugbare Druck bisher unbekannt.

Die von Brat für erwachsene Individuen festgestellte Grösse bei Anwendung seines Apparates ist ein empirisch gewonnene. Bei dieser Grösse
macht der Thorax eines erwachsenen Individuums bei zweckmässiger Bewegung
des Hebels des Dreiwegehahnes die Exkursionen einer vertieften Atmung.
Natürlich kann der Druck beliebig variiert werden durch Einstellung der
Reduktionsschraube. Es bedarf keiner besonderen Ueberlegung, dass man bei
kleinen Individuen den Druck geringer einstellt, eventuell bei Kindern bis
weniger als auf $\frac{1}{10}$ Atmosphäre. Man kann also unter Beobachtung der
Thoraxexkursionen bei der Anwendung des Apparates die individuelle Kapazität
berücksichtigen. Freilich muss noch besonders betont werden, dass durch die
Möglichkeit eines verschieden langen Aufenthaltes des Hahnhebels auf Einatmung bzw. Ausatmung ebenfalls die Exkursionsgrösse des Thorax beeinflusst
wird. Die Exkursionsgrösse des Thorax ist als eine Funktion des Druckes
bzw. Vakuums einerseits und andererseits der Zeitdauer der Kommunikation
mit dem Druck bzw. der Vakuumleitung aufzufassen.

Dass bei Beurteilung der Höhe des Vakuums analoge Gesichtspunkte
Geltung haben, wie bei der Sauerstoffzuführung, ist selbstverständlich.

Nachdem im vorhergehenden eine schematische Beschreibung des Apparates
gegeben ist und die Prinzipien desselben erläutert sind, gebe ich in folgendem
unter Beifügung entsprechender Illustrationen diejenigen Ausführungsformen
des Bratschen Apparates an, welche sich in der Praxis bewährt haben.

Fig. 9 (Tafel) stellt den Apparat dar, wie er für gewöhnlich bei Behandlung
ambulanter Patienten, welche genügend Körperkraft besitzen, um den Hahn
selbst bedienen zu können, in Anwendung kommt. Der schon schematisch
skizzierte Dreiwegehahn ist ein Zughahn, welcher einen federnden Zughebel
trägt.

Derselbe kann durch den Kettenring auf die Stellung „Einatmung“ gezogen werden, während er durch die Feder in der vertikalen Ruhestellung „Ausatmung" gehalten wird.

Am Ausgang des Reduktionsventils als Zwischenstück zur Schlauchleitung kann ein zur Aufnahme von Flüssigkeiten bestimmtes Glasgefäss eingeschaltet werden. Abgesehen davon, dass es auf diese Weise möglich ist, den Sauerstoff anzufeuchten, eine Prozedur, über deren Zweckmässigkeit ich mich schon ausgesprochen habe, kann man event. ebenfalls zur Inhalation geeignete Substanzen in das Gefäss hineingeben, wie Oleum pini, Oleum terebinthinae, Spiritus camphoratus, Oleum menthae piperitae.

Das immerhin etwas störende Geräusch bei Benutzung der Kohlensäure-Vakuumpumpe kann vermieden werden, indem man an die Abflussöffnung der Kohlensäure in den freien Raum einen längeren Gummischlauch anbringt. Natürlich kann man auch die Vakuumpumpe entfernt, etwa im Nebenraum unter Benutzung eines längeren Schlauches aufstellen.

In Fig. 10 (Tafel) ist in einfachster Form eine Einrichtung mit Wasserstrahlpumpe wiedergegeben, deren Geräusch geringer ist und deren Anbringung ausserhalb des Krankenraumes sich mitunter als notwendig erweisen dürfte.

Die Notwendigkeit der Bedienung des Apparates durch einen Arzt oder Heilgehilfen erforderte die Konstruktion eines zu diesem Zweck geeigneten Hahnes. Fig. 11 (Tafel) stellt das Modell eines Rettungskastens dar, wie es bei Feuerwehren, insbesondere auch der Berliner Feuerwehr, Bergwerken, chemischen Fabriken etc. eingeführt ist, und welches sich im Prinzip nicht von den vorher beschriebenen Formen unterscheidet. Nur der flache Hahn, dessen Gebrauch bei körperlich schwachen Individuen, resp. Bewusstlosen notwendig ist, ist dieser Anordnung der Einrichtung obligatorisch beigegeben. Natürlich lässt sich die flache Form des Hahnes auch bei den übrigen Apparaten anbringen. Der Hahnhebel kann durch ein Uhrwerk bewegt werden; durch Stellung der Windflügel eines Regulators am Uhrwerk kann die Frequenz der rhythmischen Atembewegungen reguliert werden; eine Verschiebung der Axe des flachen Hahnes ermöglicht auch die Dauer der Inspiration und Exspiration zu modifizieren.

Alle diese mechanischen Vorrichtungen dürfen nicht nach Willkür benutzt werden, sondern es ist nötig, dass stets die gegebenen individuellen Verhältnisse des erkrankten Individuums die Basis geben für die zweckmässige Anwendung der Apparate. Im allgemeinen muss man den Satz aufstellen: je mehr die Willkür des Individuums ausgeschaltet ist, um so mehr ist die Regulierung der Atmung in die Hand des Arztes gegeben, und je subjektivere Momente bei dem Vorgang der eigenmächtigen Atmung in betracht kommen, um so mehr hat sich der Arzt in der Handhabung des Apparates den individuellen Eigentümlichkeiten zunächst anzupassen und dieselben allmählich in stärkerem event. nutzbringendem Grade zu beeinflussen.

Die Sauerstofftherapie im allgemeinen ist mit Recht und mit Erfolg von der chemisch-physikalischen Einwirkung auf das Blut ausgegangen, aber man hat trotzdem und ich gebe diesen Einfluss zu, darauf aufmerksam gemacht, dass die Form der Maske auf die Mechanik der Atmung einen gewissen Einfluss hat. Immerhin tritt dieselbe als untergeordnet bei den gewöhnlichen Sauerstoffinhalationen in den Hintergrund. Brat hat das Verdienst, durch seinen Apparat die Beeinflussung der Mechanik der Atmung in gleiche Linie mit der Einwirkung des Sauerstoffes auf den Organismus gestellt zu haben. Denn wie im physiologischen Teil durch Löwy und Zuntz, im gewerbehygienischen Teil auch durch Brat selbst auseinandergesetzt ist, tritt als Postulat bei der Sauerstofftherapie immer wieder die Notwendigkeit auf, eine ergiebige Exspiration zu erzeugen, welche durch den hier beschriebenen Apparat, wie auseinandergesetzt wurde, ermöglicht ist. In der heutigen Zeit, in welcher die funktionelle Therapie ein wichtiger Faktor unseres therapeutischen Vorgehens geworden ist, ist jede Möglichkeit auf Erkrankungen einzelner Organsysteme diese Form der Therapie auszudehnen, mit Freuden zu begrüssen. Allerdings bedarf es der ruhigen Arbeit des Klinikers grade bezüglich der funktionellen Therapie der Lungenkrankheiten mit den uns zur Verfügung stehenden Hilfsmitteln, zu welchen nunmehr auch der Bratsche Apparat gehört, um ein Urteil über den Grad der Wirkung eines derartigen therapeutischen Vorgehens zu erhalten.

Wenn auch die Verbindung der Sauerstoffzuführung mit der künstlichen Atmung einen wesentlichen Fortschritt bedeutet, so dürfte die Anwendung der kontinuierlichen Sauerstoffzuführung nicht entbehrt werden können. Abgesehen davon, dass die Anschaffung eines Uhrwerkes die Anschaffungskosten verteuert, so kann selbst bei vorzüglichster Konstruktion desselben die Berücksichtigung des subjektiven Momentes des Atmungsvorganges durch das Uhrwerk nicht erreicht und darf andererseits nicht vernachlässigt werden. So weit die Bedienung des Hahns durch den Patienten selbst oder durch eine zweite Person in betracht kommt, müssen die körperlichen Kräfte, resp. die Inanspruchnahme der Zeit berücksichtigt werden. Zweifellos muss es natürlich möglich sein, genügendes Wärterpersonal in Fällen von akuter Lebensgefahr stundenlang zur Bedienung des Apparates zur Verfügung zu haben. Die Bewegung des kleinen Hahnes erfordert zwar nur einen minimalsten Bruchteil derjenigen Kraft, welche bei manueller künstlicher Atmung notwendig ist. Aber diejenigen Fälle, in welchen es erforderlich ist, oft Tag und Nacht Sauerstoffinhalationen anzuwenden, würden doch eine ununterbrochene, zu lang andauernde Aufwendung an Zeit verlangen, die bei der Möglichkeit eigenmächtiger Atmung nicht absolut erforderlich ist, abgesehen davon, dass bei Patienten mit klarem Bewusstsein eine passive Atmung auf die Dauer ermüdend und beunruhigend wirkt.

Die natürlichste Lösung dieser Schwierigkeit liegt darin, dass man sowohl Sauerstoffinhalationsapparate zur kontinuierlichen Anwendung bei selbständiger Atmung wie Sauerstoffatmungsapparate zur Erzeugung künstlicher Atmung vorrätig hält.

Durch eine in Fig. 12 (Tafel) wiedergegebenen Einrichtung wurden beide Systeme kombiniert. An der Ausflussöffnung des Reduktionsventils sind in dem Abschlusshahn zwei Bohrungen. Die eine weitere Bohrung ermöglicht den direkten Durchtritt des Sauerstoffs zu dem Dreiwegehahn bei Stellung des Abflusshahnes auf k zur Anwendung künstlicher Atmung; die andere, engere Bohrung führt bei Stellung des Abflusshahnes auf „Sn“ durch ein Metallrohr zu dem Sparbeutel und von demselben durch dasselbe Metallrohr zur Ausflussöffnung. Stellt man bei entsprechend niedriger Einstellung der Reduktionsschraube den Hebel des Dreiwegehahns auf Einatmung, so fliessen nunmehr 3—10 Liter Sauerstoff in der Minute zu der Maskenschlauchleitung.

Freilich musste die Konstruktion der Maske dahin abgeändert werden (Fig. 13, Tafel), dass durch geeignete Ventile der für künstliche Atmung notwendige luftdichte Abschluss unterbrochen werden kann, so dass die Möglichkeit einer Kommunikation der Atmungsgase mit der Aussenluft bei luftdichter Anpassung des Maskenrandes an die Gesichtsform während der Exspiration gegeben ist. Dieses Erfordernis ist durch ein feststellbares leicht bewegliches Glimmerventil (Gv) erfüllt. Durch eine besondere verschliessbare Oeffnung (H) ist die Möglichkeit gleichzeitiger Einatmung atmosphärischer Luft gegeben.

Mit der Konstruktion dieses Apparates dürfte ein weiterer Fortschritt bei Anwendung des komprimierten Sauerstoffs zu pneumotherapeutischen Zwecken erreicht sein.

Hoffen wir, dass es der rastlos sich entwickelnden Technik auch weiter gelingen werde, der nunmehr in ihrem Fundament festgegründeten Sauerstofftherapie neue Bausteine hinzuzufügen.

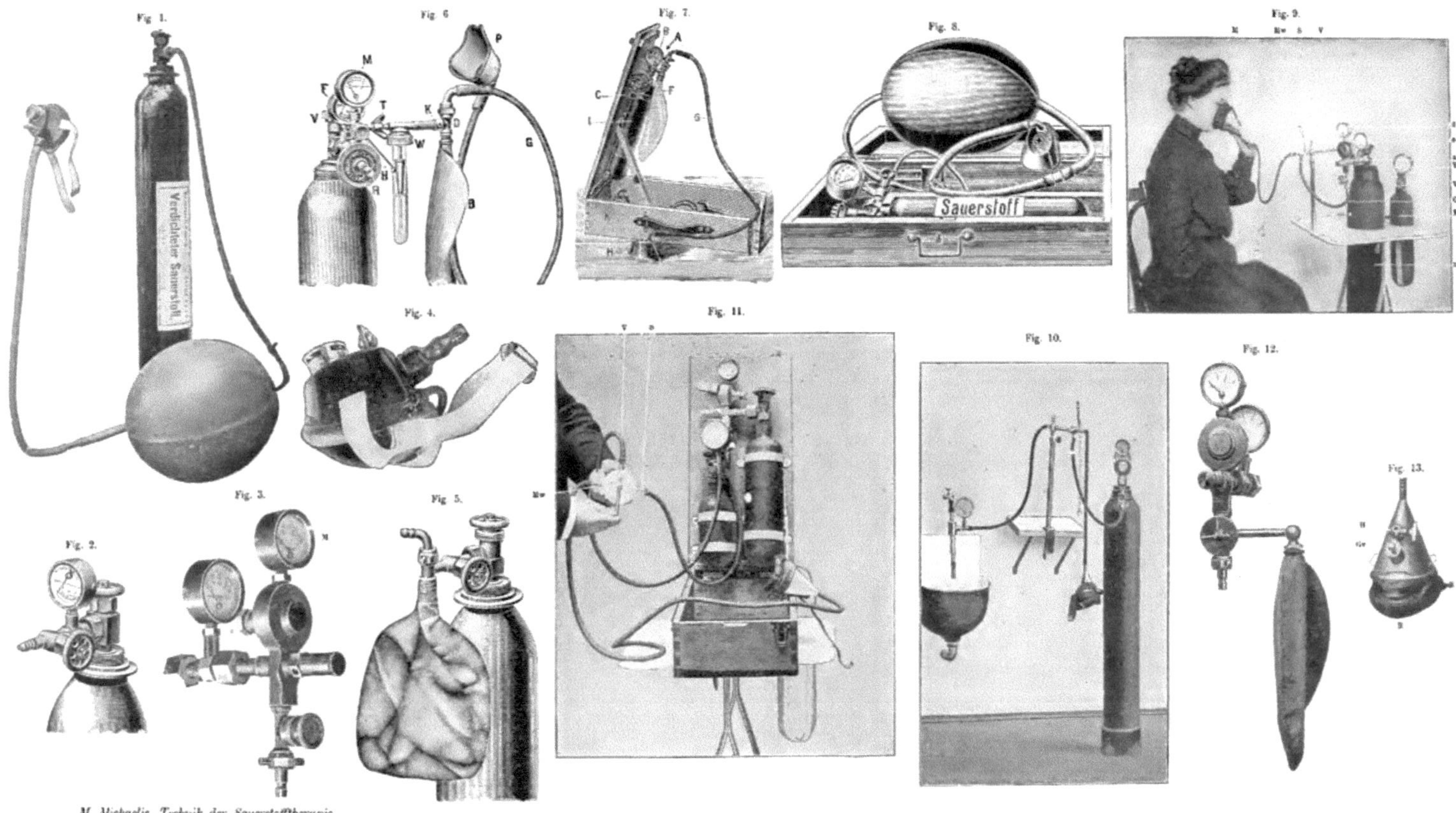

M. Michaelis, Technik der Sauerstofftherapie.

VI.

Die intravenöse Sauerstoffinfusion.

Von

Prof. Dr. **Gustav Gaertner** in Wien.

(Hierzu 9 Figuren im Text.)

————

Gestützt auf eine experimentelle Untersuchung, habe ich vor zwei Jahren die intravenöse Einverleibung von Sauerstoff als letztes Rettungsmittel für bestimmte Krankheitsfälle vorgeschlagen[1].

Dieser Eingriff wurde seither am Menschen meines Wissens einige male durchgeführt. Publiziert ist jedoch nur ein einziger Fall.

Ich zweifle nicht daran, dass bei richtiger Auswahl der Kranken, des Zeitpunktes der Operation und bei gewissenhafter Befolgung der notwendigen Vorsichten die intravenöse Sauerstoffinfusion, ohne selbst Schaden zu stiften, hier und da lebensrettend werden kann.

Zunächst muss allerdings die Idee, ein Gas in das Venensystem des Menschen einzubringen, auf begreiflichen Widerstand stossen. Das Eindringen von Luft ist ein höchst gefährliches, in vielen Fällen ein todbringendes Ereignis. Wenn bei Operationen, namentlich am Kopfe oder am Halse, eine grössere Vene eröffnet wird, dann kann während der Inspiration durch die Wunde Luft in das Blutgefäss und in das rechte Herz gelangen. Die Kontraktion des rechten Ventrikels treibt das Gas entweder als grosse Blase oder als schaumiges Blut in die Arteria pulmonalis. In beiden Fällen wird damit ein mächtiges, wenn es sich um grössere Gasmengen handelt, ein unüberwindliches Hindernis für die Zirkulation eingeschaltet.

Die relativ schwache Kraft des rechten Herzmuskels reicht nicht aus, um die grössere Reibung des schaumigen Blutes oder des Gases an der Kapillarwand zu überwinden. Die Kapillarität der Lunge wird mehr oder weniger vollständig unwegsam, das linke Herz erhält kein Blut oder doch zu wenig Blut, kann also auch keines oder nur ungenügend viel in die Aorta hineinwerfen, der Blutdruck sinkt rapid. Es tritt sofort tiefstes Koma und innerhalb kurzer Frist der Tod ein.

————

1) Ueber intravenöse Sauerstoffinfusionen von Gustav Gaertner. Wiener klinische Wochenschrift. 1902. No. 27 u. 28.

P. Bert[1]) hat nachgewiesen, dass das Gas, welches man nach solchen Zwischenfällen in dem Gefässsystem vorfindet, nahezu reiner Stickstoff ist, und dass man also nicht von Luftembolie, sondern von Stickstoffembolie, sprechen müsste.

Der in der Luft enthaltene Sauerstoff wird von den roten Blutkörperchen rasch gebunden und nur der Stickstoff, dessen Lösungsfähigkeit im Blute viel geringer ist, bleibt als todbringender Fremdkörper zurück.

Diese Beobachtung Bert's war der Ausgangspunkt meines Ideengangs. Ich nahm an, dass reiner Sauerstoff in beträchtlicher Menge dem venösen Blut zugeführt werden könne, da er vom Blute gebunden, seine Gasform aufgeben und sich nicht anders verhalten werde, als der durch die Lungen einverleibte Sauerstoff.

Es ist ja bekannt, dass venöses Blut Sauerstoff, mit dem es in Berührung gebracht wird, auch ausserhalb des Gefässsystems absorbiert. Die Absorption wird beschleunigt durch Schütteln, wobei die Berührungsfläche zwischen Blut und Gas vergrössert wird, ferner dadurch, dass die Einwirkung unter erhöhtem Druck erfolgt.

Beide Bedingungen sind auch in unserem Experiment gegeben. Die Kontraktionen des Herzens wirken ähnlich wie das Schütteln. Man kann sich durch die Inspektion des lebenden Herzens davon überzeugen, dass das Gas im Herzen zu feinen Bläschen zersplittert wird.

Der rechte Ventrikel setzt ferner das Blut unter einen nicht unansehnlichen Druck, wodurch die Lösung des Sauerstoffs wesentlich beschleunigt werden muss.

In der Literatur finden sich nur sehr spärliche Angaben über Einverleibung von Sauerstoffgas ins Blut vor. Nysten[2]) hat zuerst derartige Versuche ausgeführt. Er injizierte verschiedene Gase, Sauerstoff, Stickstoff, Luft, Kohlensäure, Wasserstoff etc. stossweise mittelst einer Spritze in eine Vene und ermittelte die Mengen, welche notwendig waren, um das Tier zu töten. Als Beispiel sei hier eines seiner Versuchsprotokolle angeführt:

Einem 5 kg schweren Hunde werden in 10 Dosen 200 ccm Sauerstoff innerhalb 31 Minuten injiziert. Jede Injektion war gefolgt von einem „bruit de mélange". Puls und Respiration wurden eine Zeit lang beschleunigt. Im Anfang war aber der Puls kräftiger und verlangsamt. Sonst kein Effekt. Zwei Minuten später nach der letzten Injektion folgt eine solche von 30 ccm, dann noch eine von 30 ccm — kein Effekt. Eine Minute später 40 ccm. Schmerzhafter Aufschrei, Respiration verlangsamt, Konvulsionen, Harnentleerung, Puls nicht fühlbar, Tod. Sektion: Die Venae cavae und deren Wurzeln enthielten Gas, der rechte Ventrikel und der rechte Vorhof mit Gas und mit schaumigem Blute prall gefüllt. In einem folgenden Versuche wirkten bei einem 4 kg schweren Hunde 60 ccm Sauerstoff, auf einmal injiziert, sofort tödlich.

Nysten hat auch schon versucht, die intravenöse Einverleibung von Sauerstoff bei Tieren, welche der Erstickung ausgesetzt waren, zu erproben. Er tracheotomierte mehrere gleich grosse Tiere und verband die Trachea derselben mit Gefässen, die mit Stickstoff gefüllt waren. Alle starben innerhalb vier Minuten, ein Hund, dem 200 ccm Sauerstoff injiziert wurden, erst nach zehn Minuten. Nach Beendigung des Versuches enthielt das Gefäss

beim Kontrollhund .   O 5 pCt., N 88 pCt., CO_2 7 pCt.
„   Sauerstoffhund   O 8   „   N 78   „ CO_2 14   „

1) P. Bert, La pression barométrique. Paris 1878.
2) Nysten, Recherches de physiologie et de chimie physiologique. Paris 1811.

Nysten hat es unterlassen, dafür Sorge zu tragen, dass die bei der Atmung gebildete Kohlensäure entfernt werde und es unterliegt kaum einem Zweifel, dass das Versuchstier daran zugrunde ging. Der Gehalt von 14 pCt. Kohlensäure in der Exspirationsluft spricht für diese Annahme.

Sonst fand ich nur noch zweimal Angaben über Sauerstoffinfusion in die Vene. Demarquay[1] injizierte Sauerstoff durch die Pfortader mit einer Spritze. Er fand wie Nysten nur einen quantitativen Unterschied zwischen Luft und Sauerstoff. Ohne das Tier zu schädigen, konnte er von letzterem Gase auf einmal mehr einspritzen und die Injektionen in kürzeren Zwischenräumen wiederholen.

Einen ähnlichen Gedankengang verfolgte Corrado Bernabei[2]. Er fand, dass die nichttödliche Dosis per Gramm Tier in Kubikmillimetern beträgt:

Für Sauerstoff .   1,7
„ Kohlensäure   25,2
„ Luft .   0,625 u. s. w.

Ich habe den Beweis dafür erbracht, dass zwischen Luft und Sauerstoff ein qualitativer Unterschied besteht. Luft, in eine Vene injiziert, tötet schliesslich, auch wenn die Infusion sehr langsam erfolgt, während Sauerstoff in raschem Strome beliebig lange ohne Schaden eingegossen werden kann.

Meine Versuche führte ich an Hunden durch. In die Vena jugularis wurde herzwärts eine Glaskanüle eingebunden, die mittels eines Gummischlauches mit einem sauerstoffgefüllten Gasometer verbunden war. In das System war ein feinregulierbarer Hahn und eine Waschflasche eingeschaltet, an welcher die Geschwindigkeit des Gasstromes beobachtet werden konnte. Das Gas stand unter dem Druck einer Wassersäule von ungefähr 40 cm Höhe.

Während des Einströmens entsteht ein mit der Herzaktion synchrones Plätschergeräusch. Von der Geschwindigkeit des Stromes hängt die Intensität dieses Geräusches ab. Bei langsamer Strömung ist es nur dem an den Brustkorb unmittelbar angelegten oder dem mit einem Stethoskop bewaffneten Ohre wahrnehmbar, bei rascherer Infusion hört man es auf kurze, bei weiterer Steigerung der Geschwindigkeit auch auf grosse Distanzen.

Im nachfolgenden lege ich einige meiner Versuchsprotokolle vor, die besser als wortreiche Ausführungen für die Zulässigkeit der intravenösen Sauerstoffinfusion sprechen werden.

I. Versuch.

Hund, 6 kg schwer, 0,045 Morph. hydrochlor. subkutan injiziert.

Nach eingetretener Betäubung wird die V. jugul. ext. dextr. aufpräpariert, mit der Kanüle verbunden und von 6 Uhr 10 Minuten ab ca. 12 ccm Sauerstoff in der Minute in kontinuierlichem Strom infundiert. Plätschergeräusch auf ungefähr $1/2$ m Entfernung hörbar. Puls 64, anfangs unregelmässig, nach einigen Minuten regelmässig. Respiration 18, mässig tief.

Die Sauerstoffinfusion dauert genau eine Stunde bis 7 Uhr 10 Minuten.

---

1) Es liegt mir eine deutsche Uebersetzung von Oskar Reiher aus dem Jahre 1867 (Versuch einer medizinischen Pneumatologie von J. N. Demarquay) vor. Das französische Original ist 1865 erschienen.

2) Prof. C. Bernabei, L'assorbimento extrapolmonare dei gas e la emfisiterapia. Estratto degli atti d. X. Congresso di Medicina Interna. Roma 1900.

Sauerstoffverbrauch, am Gasometer abgelesen, 700 ccm.

Die Wunde wird vernäht, der Hund seiner Fesseln befreit. Er läuft sofort leicht taumelnd umher (Morphiumwirkung).

Am nächsten Tage ist er vollkommen wohl und auch an den folgenden Tagen ist nichts Abnormes an ihm wahrzunehmen. Er dient vier Tage später zu einem neuen Versuch.

II. Versuch.

Hund, 4 kg schwer. Injektion von 0,02 Morphium. Blutdruckschreibung aus der Carotis. Blutdruck zu Beginn des Versuches 150 mm Hg.

6 Uhr 40 Minuten. Sauerstoffinjektion beginnt, ca. 15 ccm in der Minute. Die Blutdruckkurve zeigt anfangs nur unwesentliche Aenderungen. Der Blutdruck sinkt um 10 mm Hg (Fig. 1 bei ⚲ Beginn der Sauerstoffinfusion).

Fig. 1.

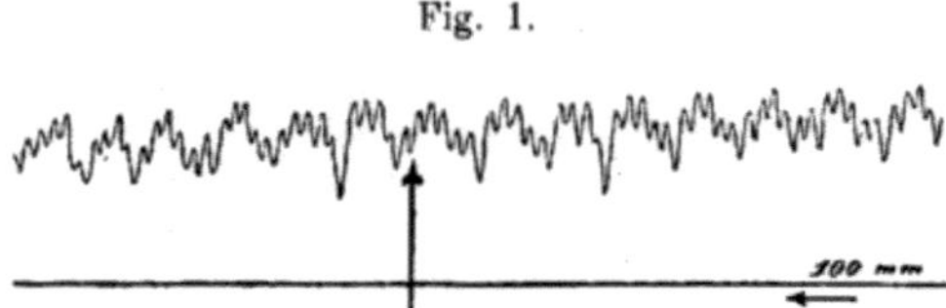

Bei ↑ Beginn der Sauerstoffinfusion, 15 ccm in der Minute, keine Veränderung bemerkbar.

6 Uhr 42 Minuten. Das Tier winselt. Die Pulse sind jetzt ein wenig grösser und seltener geworden. Die Atmungsschwankungen, welche anfangs sehr deutlich waren, sind nur angedeutet. Blutdruck 130 (Fig. 2).

Fig. 2.

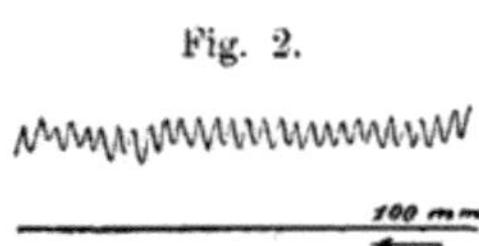

Zwei Minuten später. Pulse seltener, Atmungsschwankungen nicht vorhanden, Blutdruck ein wenig gesunken.

6 Uhr 44 Minuten. Sauerstoffinjektion sistiert. In diesem Momente treten sechs Vaguspulse auf, dann nimmt die Trace wieder ihren alten Charakter an. Die Atmungsschwankungen werden wieder sichtbar.

6 Uhr 45 Minuten. Sauerstoffinfusion beginnt wieder (12 ccm in der Minute). Die Atmung wird tiefer. An der Kurve keine Veränderung, als Vertiefung der Atmungsschwankungen. Blutdruck 130 mm Hg (Fig. 3; bei ⚲ Sauerstoffinfusion).

Fig. 3.

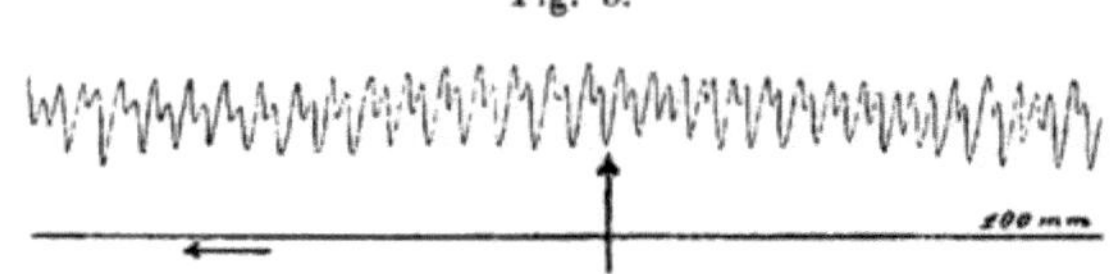

Bei ↑ Beginn der Sauerstoffinfusion, 12 ccm in der Minute. Keine wesentliche Veränderung an der Kurve zu bemerken.

6 Uhr 50 Minuten. Das Tier winselt.

Die Sauerstoffzufuhr wird etwas gedrosselt, 10 ccm in der Minute. Blutdruck 130 mm Hg.

6 Uhr 52 Minuten. Der Gasstrom wird verstärkt bis auf ca. 38 ccm (!) in der Minute. Das Tier wird unruhig, winselt heftig. Der Blutdruck sinkt ein wenig (auf 110 mm Hg), die Pulse werden seltener, etwas unregelmässig. (Fig. 4; ⋏ Verstärkung des Stromes auf 38 ccm.)

Fig. 4.

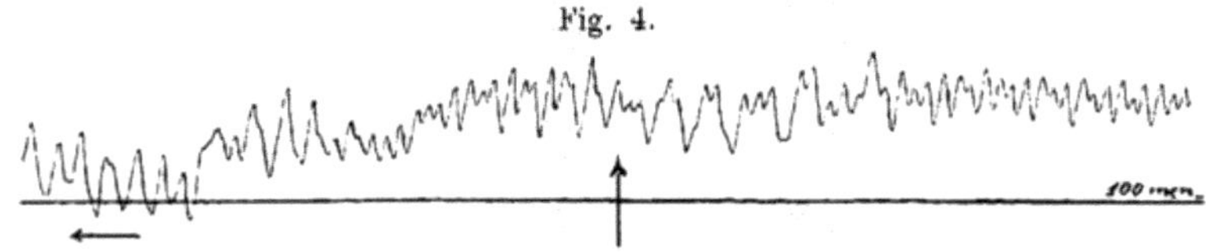

Bei ⋏ wird der Gasstrom von 10 ccm auf 38 ccm (!) verstärkt. Blutdrucksenkung. unregelmässige Pulse.

6 Uhr 53 Minuten. Der Gasstrom sistiert.

Der Blutdruck erhebt sich wieder zur früheren Höhe, die Pulse werden frequenter und regelmässiger. (Fig. 5; bei ⋏ Sistierung des Gasstromes.)

Fig. 5.

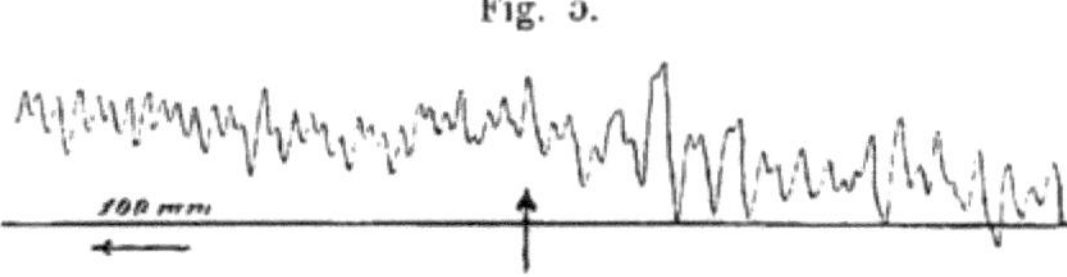

Bei ⋏ sistiert der Gasstrom (38 ccm). Die Pulse werden sofort wieder regelmässig. Der Blutdruck erhebt sich.

Um 6 Uhr 56 Minuten wird das Tier kuraresiert und künstliche Atmung eingeleitet.

6 Uhr 58 Minuten. Um das Tier zu töten, wird ein sehr kräftiger Sauerstoffstrom eingeleitet, ca. 35 ccm in der Minute. Zunächst Vaguspulse, der Druck sinkt allmählich ab, die Pulse werden dann immer kleiner und das Tier stirbt um 7 Uhr 1 Minute.

Obduktion: Das rechte Herz und die Lungenarterien prall mit Gas gefüllt, im linken Herzen keine Gasblasen.

III. Versuch.

Hund, 5 kg schwer, identisch mit dem Tier des Versuches I. Kurare, künstliche Atmung. Thorax und Perikard eröffnet, das Herz schlägt sehr langsam. (Die damals im Laboratorium Knoll in Verwendung gestandene Kuraresorte soll häufig diesen Effekt veranlasst haben).

Die Injektion von Sauerstoff beginnt um 6 Uhr 30 Minuten, ca. 10 ccm in der Minute. Das rechte Herz erscheint heller rot, als das linke. Die Pulmonalarterie rosarot, durch dieselbe bewegt sich Blut, welches feine Gasblasen führt. Auf weite Distanz hört man ein Geräusch, ähnlich dem Gezwitscher junger Vögel.

Der Herzschlag wird um 6 Uhr 40 Minuten frequenter und regelmässiger.

Selbst bei Infusion von 20 ccm Sauerstoff in der Minute und zwölf Minuten Dauer dieser verstärkten Stromgeschwindigkeit schlägt das Herz ruhig weiter. Weder der rechte Ventrikel, noch der rechte Vorhof erscheinen gebläht oder wesentlich vergrössert.

Nach Unterbrechung des Gasstromes dauert das „Zwitschern" noch zwei bis drei Minuten an und verschwindet dann rasch.

Die künstliche Atmung wird unterbrochen. Es treten Vaguspulse auf, das Herz vergrössert sich mächtig.

Nun wird Sauerstoff eingeleitet. Sofort treten bessere Herzkontraktionen auf und der Puls wird wieder frequenter. Die Sauerstoffinjektion wird nach einer Minute wieder sistiert, die Atmung bleibt unterbrochen, das Tier stirbt vier Minuten nach Schluss der Sauerstoffinjektion.

Die grossen Gefässe werden unterbunden und die Herzhöhlen unter Wasser eröffnet.

Im linken Herzanteil keine Spur von Gas, im rechten Ventrikel einige kleine Gasblasen, hauptsächlich jedoch flüssiges Blut.

IV. Versuch.

Hund, 5 kg Kurare, künstliche Atmung. Vagi am Halse durchschnitten.

Beginn des Versuches um 6 Uhr 22 Minuten, Blutdruck in der Karotis 106 mm Hg.

6 Uhr 23 Minuten, die künstliche Atmung wird sistiert. (Fig. 6; bei ⋏ Atmungssuspension.)

Fig. 6.

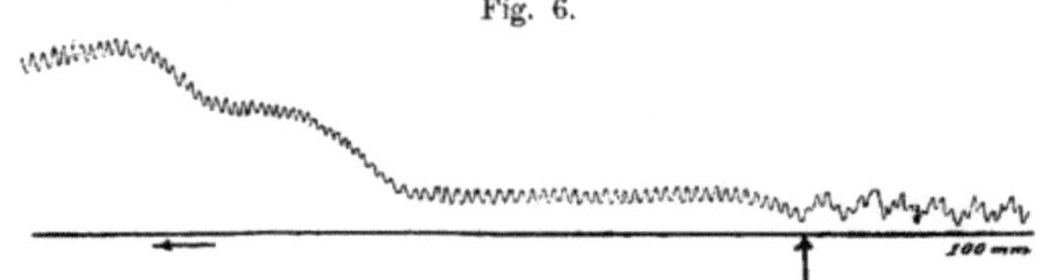

Keine Sauerstoffinfusion. Bei ↑ Atmungssuspension, mächtiger Druckanstieg.

Der Blutdruck steigt unter Entfaltung Traube-Hering'scher Wellen bis auf 170 mm und sinkt dann wieder bis auf 82 mm Hg.

Genau zwei Minuten nach Aussetzen der Atmung, 6 Uhr 25 Minuten, wird die künstliche Respiration wieder in Gang gebracht. Der Blutdruck erhebt sich dabei zunächst bis auf 200 mm Hg.

Um 6 Uhr 27 Minuten wird bei einem Blutdrucke von 115 mm Sauerstoff infundiert, und zwar 6—7 ccm in der Minute. An der Trace wird durch diesen Eingriff nicht die geringste Veränderung hervorgebracht (Fig. 7).

Fig. 7.

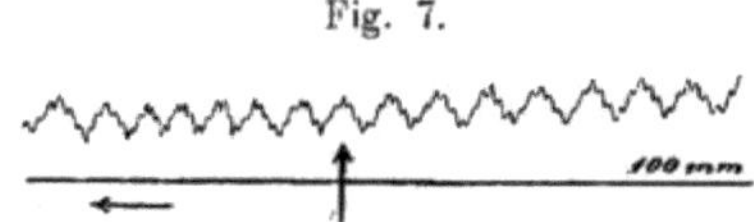

Bei ↑ Sauerstoffinfusion 6—7 ccm, keine Veränderungen an der Kurve.

Es ändert sich zunächst weder der Blutdruck noch die Pulzfrequenz noch die Grösse der Atmungsschwankungen.

Nach einigen Minuten steigt der Blutdruck auf 130 und zeigt leichte wellenförmige Erhebungen.

Um 6 Uhr 32 Minuten wird die Atmung sistiert (Fig. 8).

Fig. 8.

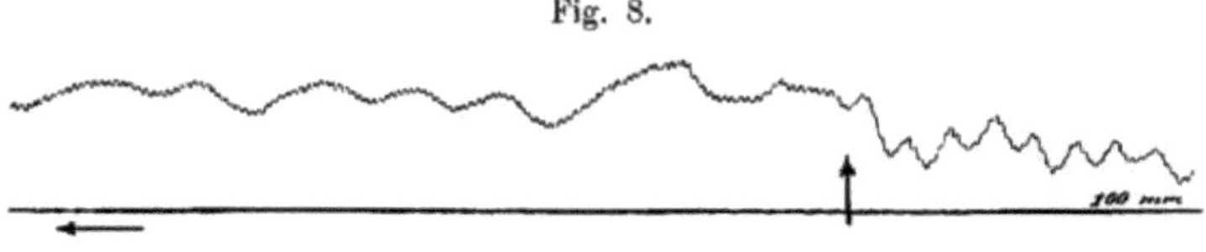

Sauerstoffinfusion 6—7 ccm; bei ↑ Atmungssuspension. Geringer Druckanstieg.

Der Druck steigt nur vorübergehend ein klein wenig an, hält sich zirka 40 Sekunden auf gleicher Höhe (130 mm) um von da an ganz allmählich bis auf 30 mm abzusinken.

Nach Einsetzen der Atmung erhebt er sich zunächst nur um 10 mm, steigt dann aber, nachdem die Sauerstoffinfusion (6 Uhr 36 Minuten) aufhört, bis auf 140.

Um 6 Uhr 37 Minuten werden wieder 10 ccm Sauerstoff in der Minute infundiert.

Blutdruck bleibt 140, die Trace verläuft aber weniger eben als vorher.

Um 6 Uhr 42 Minuten Blutdruck 125, die Sauerstoffinfusion wird sistiert und das Tier um 6 Uhr 47 Minuten durch Ersticken getötet.

Im Herzen, welches unter Wasser geöffnet wird, nicht eine Spur von Gas.

V. Versuch.

Dieses und das nachfolgende Experiment wurden ausgeführt, um die mögliche Verwendbarkeit der Sauerstoffinfusion zu therapeutischen Zwecken zu prüfen. Im Versuche VII handelt es sich um ein Tier, das einer allmählichen Entziehung des Sauerstoffes in der Atmungsluft ausgesetzt wird, während gleichzeitig dieses Gas auf dem Wege der Blutbahn zugeführt wurde.

Eine 12 l fassende Glasflasche ist mit einem durchbohrten Pfropfen armiert; durch die Bohrung geht ein weites Glasrohr bis nahe an den Boden. In der Flasche befinden sich 50 g Natriumhydroxyd in 200 g Wasser gelöst.

Einem 6400 g schweren Windhunde werden um 6 Uhr 0,04 Morph. hydrochl. injiziert.

6 Uhr 25 Minuten. Das Tier wird tracheotomiert und mit der Luftröhre eine weite Kanüle dicht verbunden.

Um 6 Uhr 37 Minuten Beginn des Sauerstoffstromes ca. 30 ccm (!) in der Minute.

6 Uhr 38 Minuten. Die Trachealkanüle wird mit der Flasche verbunden. Das Tier atmet von nun ab aus dem Hohlraume derselben. Die Absorption der Kohlensäure wird durch häufiges Schütteln der Flasche unterstützt.

6 Uhr 40 Minuten. Der Sauerstoffstrom wird gedrosselt (auf ca. 15 ccm in der Minute), weil sehr lautes Plätschern über dem Herzen hörbar ist.

6 Uhr 43 Minuten. Respiration regelmässig, 40 in der Minute. Das Plätschern ist noch immer laut. Der Sauerstoffstrom wird ca. 30 Sekunden lang unterbrochen. Das Geräusch verschwindet. Dann wieder Sauerstoff (15 ccm pro Minute) infundiert.

Die Erscheinung wiederholt sich noch einige Male. 30 Sekunden langes Aussetzen bringt jedesmal das Plätschergeräusch zum Schwinden.

6 Uhr 53 Minuten. Respiration 38, ruhig.

6 Uhr 55 Minuten. Sauerstoffstrom auf 8 ccm pro Minute gedrosselt. Von nun ab tritt lange Zeit kein auf Distanz hörbares Plätschern auf.

7 Uhr 2 Minuten. Respiration ruhig, 30 in der Minute.

7 Uhr 7 Minuten. Respiration ruhig, 32, Puls 84.

7 Uhr 13 Minuten. Sauerstoffstrom auf 13 ccm in der Minute verstärkt, kein Plätschern.

7 Uhr 21 Minuten. Respiration 32, Puls 56.

7 Uhr 26 Minuten. Sauerstoff auf 16 ccm erhöht.

7 Uhr 28 Minuten. Respiration 16, tief, regelmässig. Puls 40.

7 Uhr 30 Minuten. Sauerstoff auf 23 ccm erhöht, bald darauf wieder auf 16 ccm gedrosselt, weil Plätschern eintrat.

7 Uhr 33 Minuten. Sauerstoffstrom abgesperrt. Nach wenigen Sekunden wird die Atmung schwer dyspnoisch, Respiration 12, Puls 48, unregelmässig.

7 Uhr 35 Minuten. Orthopnoe.

7 Uhr 43 Minuten. Allgemeine Krämpfe, vier Atemzüge in der Minute, Puls 60.

7 Uhr 45 Minuten. Der Sauerstoffstrom wird, offenbar zu spät, in Gang gesetzt. Einige Sekunden später der letzte Atemzug.

Sektion: Lungenödem, im rechten Herzen ein wenig Gas.

Das Tier hat aus dem geschlossenen, 12 l fassenden Gefäss 55 Minuten geatmet, während Sauerstoff in sein Blut einfloss.

VI. Versuch.

Eine 14 kg schwere Pudelhündin, die einige Tage vorher geworfen hatte, wird mit Morphin betäubt.

Um 6 Uhr 35 Minuten wird durch eine trichterförmige, die Schnauze eng umschliessende Maske „Wassergas", welches ca. 40 % (!) Kohlenoxyd enthält durch zwei Minuten zugeführt. Es tritt heftigste Dyspnoe ein. Durch Sauerstoffinfusion, die um 6 Uhr 37 Minuten beginnt (22 ccm in der Minute) wird das Tier rasch beruhigt.

6 Uhr 41 Minuten. Das Tier liegt ruhig da, Respiration 120, regelmässig. Ueber dem Herzen auf Distanz kein Geräusch wahrzunehmen.

6 Uhr 50 Minuten. Der Sauerstoffstrom wird unterbrochen. Das Tier hat regelmässigen Puls und Atmung und scheint sich von der schweren Vergiftung erholt zu haben.

Es wird nun neuerlich Wassergas den Lungen zugeführt, und zwar 45 Sekunden lang. Das Tier hört wieder auf zu atmen. Puls sehr verlangsamt, unregelmässig.

6 Uhr 51 Minuten. Sauerstoffinfusion beginnt. Nach 30 Sekunden erster Atemzug, Puls wird frequenter.

6 Uhr 55 Minuten. Respiration 12, orthopnoisch, Puls 88.

7 Uhr. Das Tier stirbt plötzlich. Bei der Obduktion rechtes Herz mit Gas prall gefüllt.

Aus den Versuchen ergaben sich folgende Schlussfolgerungen: Reines Sauerstoffgas kann in grossen Mengen und durch lange Zeit in das Venensystem eines Hundes infundiert werden, ohne dass irgendwelche Schädigungen des Tieres zur Beobachtung kämen.

Unmittelbar nach Beendigung des Versuches waren die Hunde ganz gesund und zeigten nur die Symptome, welche durch die vorausgegangene Narkose bedingt waren. Sobald diese, mit der Sauerstoffinfusion in keinem Zusammenhang stehenden Nachwirkungen geschwunden sind, tritt völlig normales Verhalten ein. Auch die längere Beobachtung der Tiere ergab ein negatives Resultat.

An der Blutdruckkurve ist der Beginn der Infusion in der Regel gar nicht ausgeprägt. Pulszahl und Druck bleiben häufig völlig unbeeinflusst. Das Gas wird teilweise schon in der Vene, durch welche es zufliesst und im Herzen vom Blute aufgenommen. So erklärt sich die Erscheinung, dass das rechte Herz hellrot wird. Immerhin enthält das diesem Herzabschnitte entströmende Blut noch reichliche Mengen feinster Gasblasen. Die Aufsplitterung zu feinen Bläschen ist sicherlich von grösster Bedeutung, da hierdurch die Berührungsfläche zwischen Gas und Blut beträchtlich vergrössert wird.

Die Gasblasen verschwinden auf dem Wege durch die Lungen. Im linken Herzen fand ich selbst bei raschester Infusion niemals eine Gasblase.

Das Einströmen des mit Sauerstoffbläschen durchsetzten Blutes in die Lungen scheint kein wesentliches Zirkulationshindernis zu bilden, sonst hätte eine Stauung im rechten Herzen und im Venensystem, eine schlechtere Speisung des linken Herzens und implicite ein Druckabfall in der Aorta eintreten müssen, und zwar jedesmal bald nach Beginn der Sauerstoffinfusion.

Bei Infusion mässiger Sauerstoffmengen trat eine ansehnliche und fortschreitende Drucksenkung niemals ein. Bei sehr stürmischer Sauerstoffeinverleibung, der die Absorption nicht Schritt halten konnte, kam es selbstverständlich auch zu Druckabfällen, diese schwanden aber im Verlaufe der kürzesten Zeit, wenn der Gasstrom sistiert oder gedrosselt wurde. Die dem Tiere aus der zu raschen Infusion drohende Gefahr machte sich, wie bereits erwähnt, durch eine mächtige Verstärkung der Plätschergeräusche bemerkbar.

Eine Ausnahme von der Regel bildet der Versuch VI (Kohlenoxydvergiftung). Während die Folgen der ersten Inhalation des in furchtbar starker Konzentration zugeführten Gases noch überwunden wurden, trat nach Wiederholung der Kohlenoxydinhalation der Tod trotz der Sauerstoffinfusion auf. Der Einfluss der ersten Sauerstoffdarreichung war allerdings ein äusserst frappanter. Das Tier, welches unmittelbar nach der Inhalation sterbend zu sein schien, erholte sich während der Sauerstoffinfusion und zeigte regelmässigen Puls und regelmässige, wenn auch beschleunigte Atmung. Die weitere Zufuhr des giftigen Gases hat aber einen Effekt hervorgebracht, den wir bei keinem anderen unserer Versuche beobachteten. Trotzdem die zugeführte Sauerstoffmenge unter Berücksichtigung des Gewichtes des Versuchstieres nicht übermässig war, fanden wir bei der Obduktion das rechte Herz mit Gas prall angefüllt. Es müssen zwei Möglichkeiten als Erklärung für diese Erscheinung Berücksichtigung finden. Es kann einerseits die Menge des Kohlenoxydhämoglobins so gross geworden sein, dass das Blut die Fähigkeit Sauerstoff aufzunehmen, in hohem Grade eingebüsst hat. Bekanntlich ist die Verbindung des Hämoglobins mit Kohlenoxyd fester als die mit Sauerstoff. Man kann den Sauerstoff mit Kohlenoxyd aus dem Blute austreiben. Die Fähigkeit der Sauerstoffabsorption wird mit zunehmender Kohlenoxydvergiftung abnehmen. An demselben Tiere wird also ein in das Gefässsystem geleiteter Sauerstoffstrom von bestimmter Stärke sehr verschiedene Effekte hervorrufen, je nachdem es vorher Kohlenoxyd eingeatmet hat oder nicht. Das Blut des unvergifteten Tieres wird den Sauerstoff noch glatt aufnehmen, während das kohlenoxydhämoglobinhaltige Blut nur einen Teil des Gases absorbiert. Der Rest sammelt sich dann im Herzen und in der Pulmonalarterie an und führt durch Unterdrückung der Zirkulation zum Tode — ganz in der gleichen Weise, wie wir dies an Menschen und Tieren sehen, in deren Venensystem Luft eingedrungen ist. Die zweite Möglichkeit ist aber die, dass die Vergiftung eine Herzlähmung herbeigeführt hat, und dass noch nach Eintritt dieses Ereignisses, also bei stillstehendem Herzen Gas eingeleitet wurde, welches nun selbstverständlich unabsorbiert liegen blieb.

Die Kohlenoxydvergiftungen, welche am Menschen beobachtet werden, dürften wohl nur ganz ausnahmsweise durch so konzentriertes Gas entstehen, wie in dem Versuch, bei welchem das Tier ein Gemenge atmete, welches 40 pCt. Kohlenoxyd und keinen Sauerstoff enthielt. Leuchtgas enthält bekanntlich nur $4^1/_2$ bis $7^1/_2$ pCt. Kohlenoxyd. Es genügt aber eine Beimengung von weniger als 1 pCt. dieses Gases zur Atmungsluft, um bei längerer Einwirkung Menschen und Tiere zu töten.

Trotz der grossen Konzentration des Kohlenoxyds (40 pCt.) schien die Sauerstoffinfusion in dem ersten Teil des Versuchs die Vergiftung aufzuheben.

In weiteren Versuchen habe ich den Beweis dafür erbracht, dass der Tod durch Erstickung beim Atmen aus einem geschlossenen Luftraum durch Sauerstoffinfusion hinausgeschoben werden kann, wenn gleichzeitig die Kohlensäure durch Lauge entfernt wird. Die intravenöse Sauerstoffinfusion kann nur einen der chemischen Vorgänge, welche sich bei der Atmung im Blute abspielen, fördern oder ersetzen. Auf die Abgabe von Kohlensäure ist ein Einfluss nicht zu erwarten. Und so ist es selbstverständlich, dass ein Tier, dessen Atmungswege zugeschnürt sind, trotz ausreichender Sauerstoffzufuhr auf intravenösem Wege an Kohlensäurevergiftung zugrunde gehen muss.

Im allgemeinen nahm die Sauerstoffinfusion, solange sie sich in bestimmten Grenzen hielt, auf die Pulsfrequenz keinen Einfluss. Bei beschleunigtem Gasstrom trat meist eine Pulsverlangsamung (Vaguswirkung) ein.

Aehnlich verhielt es sich mit der Atmung. Man beobachtet zumeist keine Einwirkung, zuweilen jedoch wesentliche Vertiefung der Atemzüge.

Die Tierversuche wurden seither an verschiedenen Orten wiederholt und meine Angaben bestätigt.

Am Eingehendsten hat Dr. E. Stuertz[1]) den Gegenstand behandelt. Mit reichlichen Hilfsmitteln ausgerüstet, war er in der Lage, die Experimente nach mehreren Richtungen zu erweitern und zu ergänzen. Sein Verdienst ist es, die quantitativen Verhältnisse der Infusion studiert und ihre Gefahrengrenze bestimmt zu haben. Sie liegt für den Hund bei der Infusion von einem Drittel des Sauerstoffsbedarfs. Die durch Stuertz vorgenommene, nachträgliche Sichtung meiner Zahlen ergab auch nach dieser Richtung eine erfreuliche Uebereinstimmung.

Die Versuchsanordnung Stuertz' unterschied sich von meiner wesentlich durch die Einschaltung einer Gasuhr zwischen Gasometer und Waschflasche. Unwesentlich ist die Verwendung einer metallenen Einstichkanüle, anstatt der von mir gewählten gläsernen Kanüle.

Als Gefahr signalisierendes Zeichen hatte ich das laute, auf grössere Distanz hörbare Plätschern bezeichnet. Stuertz hat ein neues, sehr wichtiges Symptom entdeckt: Ein systolisches Rauschen über dem rechten Herzen, welches die relative Insuffizienz der Trikuspidalis, durch Dehnung des rechten Ventrikels und Vorhofs entstanden, anzeigt.

Stuertz hat die Resultate seiner eigenen und meiner Versuche mit Rücksicht auf das Bestehen von Lebensgefahr in Tabellen übersichtlich zusammengestellt. Diese Tabellen lehren nun, wie Stuertz hervorhebt, folgendes:

Sauerstoffinfusionen mit Geschwindigkeiten bis zu $1/5$ des O-Bedarfs bedingen keine Lebensgefahr, auch wenn sie eine Stunde dauern.

Die Dosis $1/4$ des Bedürfnisses erfordert schon sorgfältigste Ueberwachung.

Sobald man sich der Dosis $1/3$ nähert, tritt meist hohe Lebensgefahr auf.

Dosen von $1/2$ und mehr rufen sofort hohe Lebensgefahr hervor und können unmittelbar tödlich wirken. Sicher tun sie dies nach einer Anwendungsdauer von mehreren Minuten.

Auch F. Mariani[2]) kommt zu ähnlichen Resultaten. In der Technik der Infusion hat Mariani mir und Stuertz gegenüber eine Abänderung ge-

---

1) Dr. E. Stuertz, Ueber intravenöse Sauerstoffinfusion. 1. Mitteilung. Aus der II. med. Universitätsklinik zu Berlin. Zeitschrift f. diät. u. physikal. Therapie. 1903/1904. Bd. VII. Heft 2 u. 3.

2) Le injezioni endovenese di ossigeno nell'uomo. La Riforma medica. 1902. Vol. III. No. 17 und La Terapia Endovenosa. Relazione fatta per incarico del consiglio direttivo della Società Ital. de Med. int. al XII. Congresso di Medicina. Roma, 28.—31. ottobre 1902.

troffen, die aus später zu besprechenden Gründen nicht unwichtig erscheint. (Fig. 9, dem Original Mariani's entnommen.) Das Gas befindet sich in dem graduierten, mit doppelt tubuliertem Gummipfropfen verschlossenen Zylinder B und wird aus diesem durch Wasser verdrängt, welches aus dem beliebig hoch einstellbaren Druckgefäss A einfliesst. Damit ist die Möglichkeit geboten, den Infusionsdruck innerhalb weiter Grenzen zu variieren.

Mariani injizierte einem Hunde von 14 kg Gewicht in 2 Stunden 3 l und einem Hunde von 10 kg in 1½ Stunden 1½ l Sauerstoff, ohne die geringste Unzukömmlichkeit zu bemerken.

Ein Tier, dem durch die Lungen nur Wasserstoff, durch die Venen nur Sauerstoff zugeführt wurde, lebte über 1½ Stunden. (Versuchsfehler scheinen die Beweiskraft dieses interessanten Experiments allerdings einzuschränken).

Mariani hat auch die Blutdruckversuche wiederholt und ist zu Resultaten gekommen, die sich mit meinen vollständig decken.

Fig. 9.

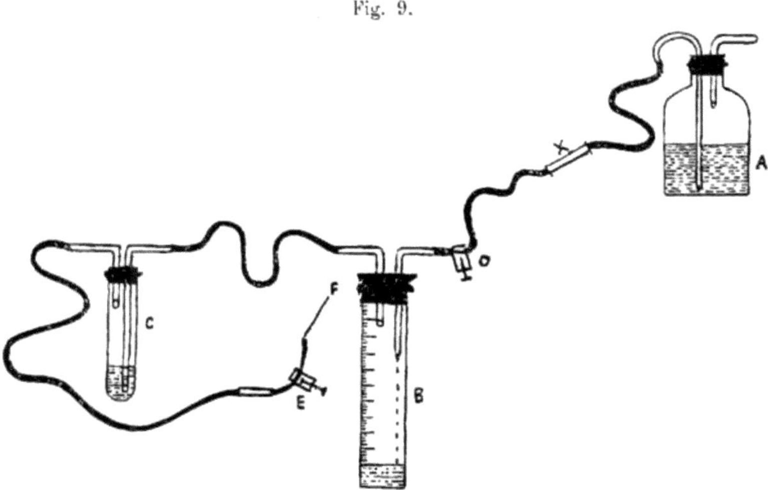

Infusionsapparat nach Mariani.

Eine interessante Beobachtung hat Dr. Albert Seelig[1]) publiziert.

Er fand, dass die Glykosurie, welche durch Aetherinhalation regelmässig hervorgerufen werden kann, durch gleichzeitige venöse Sauerstoffinfusion unterdrückt wird. Diese Tatsache bilde nach S. eine neue Stütze für die Annahme von Hoppe-Seyler und Araki über das Entstehen von Glykosurie durch Sauerstoffmangel und für die Annahme Seelig's, dass auch die Aetherglykosurie aus derselben Ursache entsteht.

Den Beweis dafür, dass der auf intravenösem Wege eingeführte Sauerstoff an die Stelle der durch die Lungen zugeführten tritt, hat Stuertz in seiner zitierten Arbeit erbracht. Er bestimmte die durch die Lungen aufge-

---

1) Dr. Albert Seelig, Ueber Aetherglykosurie und ihre Beeinflussung durch intravenöse Sauerstoffinfusionen. Aus dem Laboratorium des Geheimrat Prof. Jaffé. Königsberg. Zentralblatt für innere Medizin. 1902. No. 8.

nommene Sauerstoffmenge vor und während der Infusion und fand, dass „innerhalb gewisser Grenzen der O-Verbrauch aus der Inspirationsluft umsomehr abnahm, je mehr O intravenös dem Körper einverleibt wurde. Die Sauerstoffinfusion setzt die Sauerstoffaufnahme aus der Aussenluft herab. Der infundierte O kann einen Teil des sonst aus der Luft aufgenommenen Sauerstoffs ersetzen.

Die infundierten O-Mengen werden in den Versuchen Stuertz' nachweislich fast vollkommen für die Atmung verwendet.

Sehr wichtig ist der von S. geführte Nachweis, dass die Kohlensäureausscheidung während der Infusion nicht gehemmt wird. Im Zusammenhalt mit der von mir gefundenen Tatsache, dass der arterielle Blutdruck durch die Infusion (wenn sie gewisse Grenzen nicht überschreitet) nicht herabgedrückt wird, bildet sie den Beweis dafür, dass der Eingriff die Blutzirkulation durch die Lungen nicht beeinträchtigt.

Die hier erwähnten Beobachtungen und Erfahrungen bedürfen sicherlich noch zahlreicher Wiederholungen, Abänderungen und Ergänzungen.

Die Experimente sollten namentlich an verschiedenen anderen Tierspezies durchgeführt werden. Ich halte unsere Kenntnisse über die Sauerstoffinfusion für ausreichend, um sie in geeigneten Fällen am Menschen zu versuchen. Die Entscheidung über die Bedeutung und über ihren Wert wird schliesslich doch nur die Erprobung am Menschen bringen. Mit der gebotenen Vorsicht durchgeführt, wird die Infusion keinen Schaden verursachen, vielleicht aber hier und da lebensrettend wirken.

Die Sauerstoffinfusion kommt in Frage, wenn die O-Aufnahme durch die natürlichen Wege zur Erhaltung des Lebens nicht ausreicht.

Die Störungen, welche die Atmung behindern, sind entweder stetiger Natur und dann meist fortschreitend und irreparabel. Mit diesen wollen wir uns nicht beschäftigen. In solchen Fällen wird die Sauerstoffinfusion keinen wesentlichen oder dauernden Nutzen bringen können. Für uns kommen nur die akuten und transitorischen Störungen in Betracht, die Fälle, wo es gilt, einem Erstickenden über eine oder einige Stunden hinwegzuhelfen, um ihn am Leben zu erhalten. Beispiele dieser Art sind die akuten Erstickungszustände auf mechanischer Grundlage, z. B. Fremdkörper in den Luftwegen, Croupmembranen, die Bronchiolitis; auch Pneumonien, vorausgesetzt, dass der Tod durch Erstickung, nicht durch Insuffizienz des rechten Herzens, droht.

Vergiftungen mit Kohlenoxydgas scheinen mir ebenfalls zu einem therapeutischen Versuche geeignet. Gegenüber Stuertz halte ich gerade diese Indikation für sehr berechtigt und Erfolg versprechend. Das Schütteln mit Sauerstoff unter Druck ist das geeignetste Mittel, um das Kohlenoxydgas aus dem Blute zu entfernen, um die feste Verbindung des Kohlenoxyds mit dem Hämoglobin zu zerreissen. Durch die Sauerstoffinfusion wird, wie schon erwähnt, diese Bedingung erfüllt. Selbstredend wird auch hier die Gaszufuhr nicht zu rasch erfolgen dürfen, da die Fähigkeit des Blutes, Sauerstoff aufzunehmen, wesentlich gelitten hat. Man wird in der Zeiteinheit anfangs nur ganz geringe Mengen einfliessen lassen und sehr vorsichtig unter steter Kontrolle des Herzens mit der Intensität des Stromes ansteigen.

Am meisten geeignet für einen ersten Versuch scheinen mir aber asphyktische Neugeborene. Hier handelt es sich darum, das Blut einmal zu arterialisieren und damit die tief gesunkene Erregbarkeit des Atmungszentrums so weit zu heben, dass Athembewegungen ausgelöst werden. Dann kann man die Sauerstoffinfusion natürlich wieder einstellen.

Man versuche zunächst die üblichen Wiederbelebungsmittel und wenn sie, was ja oft geschieht, alle versagen und wenn das Herz noch schlägt, dann infundiere man durch die Vena umbilicalis Sauerstoff. Dieser Weg, der sich beim Neugeborenen ohne operativen Eingriff darbietet, ist wahrscheinlich für die Infusion besonders geeignet, da das Gas beim Durchtritt durch die Kapillarität der Leber in grosser Oberfläche mit dem Blute Kontakt erhält.

Die Gefahr der Infusion beruht, wie die Tierversuche überzeugend lehren, in einer Ueberlastung des rechten Herzens bei zu rascher Gaszufuhr. Die Absorption kann dann mit der Zufuhr nicht Schritt halten, es sammelt sich Gas im rechten Vorhof und im rechten Ventrikel an und bläht diese Herzabschnitte auf. Damit wird die diesen Organen auferlegte Arbeit erschwert, indem nicht bloss die normale Quantität des Blutes, sondern auch noch das Gas in die Pulmonalis eingepresst werden muss. Ist die Menge des Gases eine beträchtliche, so wird dadurch der Zutritt des venösen Blutes zum rechten Vorhof erschwert, es entsteht Stauung im System der Hohlvenen und im äussersten Fall vollständige Unterbrechung des Kreislaufs.

Diese Gefahren drohen aber nur dann, wenn der Gasstrom zu stark ist; beim Hunde z. B. die Grösse von $\frac{1}{3}$ des Sauerstoffbedarfs übersteigt. Eine kurz dauernde Steigerung über dieses Mass wurde hingegen durch eine nachfolgende Unterbrechung der Infusion immer leicht überwunden.

Beim therapeutischen Eingriff am Menschen sind die Verhältnisse zweifellos weniger günstig, als beim Tierversuch. Hier haben wir normale Zirkulationsorgane und normale Druckverhältnisse, dort hingegen nicht selten ein krankes Herz und abnorme Druckverhältnisse.

Meine jüngst publizierte Untersuchung über den Druck im rechten Vorhof des Menschen[1]) scheint mir auch für die vorliegende Frage von Bedeutung zu sein. Ich habe gezeigt, dass man durch exakte Beobachtung des Niveaus, in welchem die Venen (und zwar nur die mit zarten Wandungen versehenen Venen) des Armes beim allmähligen Erheben kollabieren, einen Einblick gewinnt in die Druckverhältnisse des rechten Vorhofs. Die Niveaudifferenz gegenüber dem Vorhof entspricht dem Druckminimum in diesem Herzabschnitt. Die Venen bilden nämlich Manometer, in welchen man den Stand der Blutflüssigkeit beobachten kann. Da sie mit Klappen versehen sind, die sich herzwärts öffnen, sind sie als Minimummanometer anzusprechen.

Die Erfahrung hat nun gelehrt, dass bei gesunden Menschen der Druck im rechten Vorhof sich um Null herum bewegt, während er bei verschiedenen Erkrankungen der Zirkulations- und Respirationsorgane wesentlich gesteigert sein kann.

Zu diesen Erkrankungen gehört nun in erster Linie die Lungenentzündung. Man findet hier Drucksteigerungen von ansehnlicher Höhe. Die Erweiterungen des rechten Herzens und namentlich des Vorhofs, die man perkutorisch und radiographisch nachweisen kann, sind bekanntlich ebenfalls Anzeichen dieser durch Erschwerung des Lungenkreislaufs verursachten Drucksteigerung und Blutstauung.

---

1) Dr. Gustav Gaertner, Die Messung des Drucks im rechten Vorhof. Münchner med. Wochenschr. 1903. No. 47.

Diese abnormen Verhältnisse, welche mit Hilfe meiner Methode nicht bloss erkannt, sondern auch in ihrer Grösse beurteilt werden können, beeinträchtigen natürlich die Toleranz für eine Sauerstoffinfusion. Andererseits werden sie diese, wenn sie unter geringem Drucke erfolgt, geradezu verhindern. Sobald der Minimaldruck im rechten Vorhof grösser ist als 20 cm, was oft genug vorkommt, kann von einem Gas, welches unter dem Drucke einer Wassersäule von 20 cm steht, auch nicht die geringste Menge in eine Vene eindringen. Dieser Umstand wird uns zu besonderer Vorsicht mahnen. Wir werden dann, falls wir auf der Durchführung der Infusion bestehen, den Druck steigern müssen, gleichzeitig aber die Ausflussöffnung so drosseln, dass nur ein sehr langsamer Gasstrom passieren kann.

Aus diesem Grunde halte ich es aber auch für angezeigt, die Einrichtungen so zu treffen, dass man den Druck, unter welchem infundiert wird, variieren kann.

Man beginne mit sehr geringem Druck und lasse ihn langsam ansteigen, bis die ersten Gasblasen in die Vene eintreten. Durch Oeffnung des Drosselventils steigert man den Strom so weit als notwendig und zulässig ist. Ein Druckanstieg im rechten Vorhof würde die Gaszufuhr automatisch unterbrechen und damit die Gefahr einer Herzblähung beseitigen.

Nur unter besonderen Bedingungen könnte auch die Infusion mit geringem Druck eine Ueberlastung des Herzens hervorrufen.

Während bei der Atmung mit freien Luftwegen der inspiratorische negative Druck niemals eine beträchtliche Höhe erreicht, kann bei vollständig aufgehobener Durchgängigkeit des Atmungsrohrs oder bei bedeutender Stenosierung desselben die ad maximum gesteigerte Tätigkeit der Inspirationsmuskeln sehr beträchtliche Druckdepressionen im Innern des Brustkastens erzeugen, Depressionen von der Höhe, wie man sie am Pneumatometer von Waldenburg beobachten kann. Dieser negative Druck wird natürlich auch auf den rechten Vorhof einwirken, es wird auch von diesem eine Saugwirkung ausgeübt werden, die zu einer unbeabsichtigten Beschleunigung des Gasstromes führen könnte. Man wird also unter diesen Umständen darauf zu achten haben, dass das Drosselventil nicht zu weit offen und der Infusionsdruck sehr niedrig sei. Das Einströmen des Gases, welches bei normalen Druckverhältnissen im Thorax durch die Respirationsphasen nicht sichtlich beeinflusst wird, kann hier sehr ungleichmässig werden. Durch die Inspiration wird es beschleunigt, durch die Exspiration, welche wesentliche Druckanstiege bedingen kann, wird es ganz oder nahezu ganz unterdrückt.

Bei der Infusion durch die Vena umbilicalis des Neugeborenen wird selbstredend ein viel höherer Druck in Anwendung kommen müssen, als bei der Infusion durch eine Körpervene. Das Gas muss die Kapillarität der Leber passieren und findet hier gewiss einen beträchtlichen Widerstand. Ich hielte es unter diesen Umständen für zweckmässig, die Einverleibung des Gases mit Hilfe einer Spritze vorzunehmen, deren passend geformter Ansatz in die Vena umbilicalis einzuführen wäre. Die Entleerung der Spritze müsste selbstverständlich sehr langsam erfolgen. Um die Gewissheit zu erlangen, dass keine Luft in der Spritze enthalten ist, würde ich dieselbe zunächst mit physiologischer Kochsalzlösung füllen, entleeren und jetzt erst mit dem Schlauch der komprimierten Sauerstoff enthaltenden, mit einem Reduzierventil armierten Stahlflasche in Verbindung bringen.

Der zur intravenösen Einverleibung bestimmte Sauerstoff sollte chemisch rein sein; er darf höchstens Spuren von Stickstoff oder Wasserstoff enthalten. Zu gewerblichen Zwecken wird ein Gas in den Handel gebracht, welches bis 10 pCt. Stickstoff enthält. Dieses ist für uns vollständig unbrauchbar, da der Stickstoff zu Embolien Veranlassung geben würde.

Die Berliner Sauerstofffabrik (vormals Elkan) erzeugt auch chemisch reinen Sauerstoff, der in komprimiertem Zustande zur Versendung gelangt.

Die Infusion erfolgt entweder mittels eines Gasometers oder vorteilhafter noch mit dem Apparat Mariani's, der im Vorhergehenden beschrieben und abgebildet wurde. Das Gas lässt man durch eine kleine Wasserflasche hindurchgehen. An den Gasblasen, die durch die Sperrflüssigkeit aufsteigen, vermag man die Geschwindigkeit des Stromes jederzeit zu beurteilen. Ferner muss ein fein regulierbarer Hahn vorhanden sein, der uns in den Stand setzt, den Strom exakt abzustufen.

Die Verbindung mit der Vene wird durch eine aus Glas oder aus Metall gefertigte Kanüle hergestellt. Ich halte das Einbinden der Kanüle für sicherer und ratsamer als das Einstossen einer scharfen Kanüle durch die Haut hindurch.

Bezüglich der Vene, welche zur Infusion verwendet werden soll, sind folgende Punkte zu berücksichtigen:

Es ist besser, eine vom Herzen weiter entfernte Vene zu wählen, als eine naheliegende, weil im ersteren Falle auf dem Wege bis zum Herzen eine grössere Menge Sauerstoffs absorbiert werden kann.

Zu vermeiden wären allerdings Venen, in deren Verlauf sich Varikositäten befinden, wegen der Gefahr einer Embolie.

Wie viel Sauerstoff im ganzen und wie viel in der Zeiteinheit infundiert werden soll, darüber können uns nur die Erfahrungen am Menschen Aufschluss geben. Es ist indes nicht notwendig, nur von grossen Mengen einen Vorteil zu erhoffen. Die Fälle, in welchen die Sauerstoffzufuhr durch die Lungen nahezu ganz abgeschnitten ist, sind wohl nicht zu retten. In Betracht kommen vielmehr Erkrankungen, bei denen die Sauerstoffaufnahme vorübergehend nahe unter die Grenze gesunken ist, die mit der Fortdauer des Lebens noch vereinbar ist. Ein geringer Zuschuss von Sauerstoff, auf intravenösem Wege zugeführt, kann dann sicherlich den Kranken über die Gefahr hinwegbringen.

Zum Schlusse berichte ich noch über die erste am Menschen ausgeführte Sauerstoffinfusion. Sie wurde, durch meine Publikation angeregt, von Professor Mariani an der Klinik des Professors Maragliano in Genua durchgeführt (l. c.).

Es handelte sich um einen Mann von 23 Jahren, der an schwerer Lungentuberkulose litt. Die Atemnot war so gross, dass der Tod unmittelbar bevorstehend schien.

Nachdem verschiedene therapeutische Versuche, u. A. Sauerstoffinhalationen, erfolglos geblieben waren, schritt man an die Infusion. Vorher wurde folgender Befund aufgenommen.

Der Kranke ist cyanotisch, mit kaltem Schweiss bedeckt, die Extremitäten livid und kalt, Orthopnoe, 54 Respirationen, 144 kleine fadenförmige, arythmische, intermittierende Pulse, Temperatur 38,5. Während der Präparation der Vene tritt Trachealrasseln auf, der Tod scheint unmittelbar bevorstehend. Die Infusion geschieht durch die Vena pediaea, und zwar äusserst langsam. In einer halben Stunde wurden nur 80 ccm Sauerstoff infundiert. Respiration 50, Puls 140, etwas regelmässiger. Der Kranke fühlt sich wohler.

Nachdem noch 40 ccm eingedrungen, Respiration 48, Puls 136.

Dann wird die Infusion unterbrochen. Anwandlung von Ohnmacht. Man reicht Marsalawein und Exzitantien. 5 Minuten später Respiration 46, Puls 136. Patient fühlt sich wohler, der Puls ist regelmässiger. Eine Stunde später Respiration 40, Puls 120, Temperatur 38,0.

Die folgende Nacht verlief ziemlich ruhig. Am Abend stellte sich neuerdings eine Verschlimmerung des Zustandes ein, der Kranke verlangt wieder eine Infusion. Da man jedoch auch nach Anlegung einer Kompressionsbinde perkutan eine Vene nicht auffinden konnte, stand man davon ab und der Kranke erlag bald darauf seinem Leiden.

Mariani glaubt bestimmt, dass die intravenöse Infusion in diesem Falle das Leben verlängert habe.

Die infundierte Menge war hier allerdings sehr gering und ich selbst wäre geneigt, den günstigen Einfluss eher einer Exzitation des Herzens als der Unterstützung der Atmung zuzuschreiben.

VII.

Die therapeutischen Indikationen der Sauerstofftherapie.

Von

Max Michaelis.

Die Tatsache, auf welche ich schon wiederholt hingewiesen habe, dass die Physiologen ihre Experimente fast stets am gesunden Tiere machten, hatte dazu geführt, noch bis vor wenigen Jahren die physiologischen Indikationen für eine Sauerstofftherapie ausserordentlich selten anzuerkennen. Pathologische Verhältnisse hatte man eigentlich nur bei bestimmten Vergiftungen, wie besonders Kohlenoxydvergiftungen, wo man dann allerdings objektiv den Nachweis einer günstigen Einwirkung einer Sauerstoffinhalation in nicht zu bestreitender Weise führen konnte. Erst die letzten Jahre veranlassten Physiologen, den Wert der Sauerstoffinhalation bei anderen Vergiftungen, wie Anilin-, Morphium-, Benzol-, Nitrobenzolvergiftungen, zu untersuchen, um dann allerdings zu positiven Resultaten zu kommen. Ebenso gelang es experimentell nachzuweisen, dass Strychninkrämpfe durch Sauerstoffinhalationen kupiert oder abgeschwächt würden, dass ferner die Erstickungskrämpfe bedingt wären nicht durch die Kohlensäureüberladung, sondern durch den Sauerstoffmangel im Organismus. Theoretisch, aber nicht experimentell (abgesehen von der Luftschiffahrt) wurde von denjenigen Physiologen, die der Sauerstofftherapie freundlicher gegenüberstanden — ich nenne hier Zuntz und Löwy — die Möglichkeit einer Einwirkung in allen den Fällen zugegeben, wo es sich um eine hochgradige Herabsetzung des Sauerstoffgehaltes der Luft in den Lungenalveolen selbst handelte. Allerdings sollte diese womöglich bis unter 6 pCt. gehen. Hierher gehören Verengerungen der luftzuführenden Wege, Stenosen der Trachea und Bronchien. Klinisch würden bis zu einem gewissen Grade hier auch alle Krankheiten, in denen überhaupt eine Stauungsbronchitis, z. B. bei Herzaffektionen, vorliegt, in Betracht kommen. Physiologische Experimente über diesen Gegenstand stehen bis jetzt noch aus.

In den letzten Jahren haben eine Reihe von klinischen Beobachtungen, die warm für die Sauerstofftherapie eintraten, und zu welchen wir wohl als mit anregend unsere eigenen Untersuchungen rechnen dürfen, Veranlassung dazu gegeben, dass man experimentell der Sauerstofftherapie wieder näher trat und auch physiologischerseits jetzt schon geneigt ist, die Grenzen für eine mögliche Einwirkung viel weiter zu ziehen als es früher je der Fall war.

Therapeutische Indikationen.

Ich gehe auf die therapeutischen Indikationen ein, welche uns die Klinik an dem Krankenbette bietet. Hier werden wir sagen, dass eine Indikation für die Zuführung von vermehrtem Sauerstoff in allen Fällen vorhanden ist, wo ein Sauerstoffmangel im Organismus vorliegt. Schwieriger ist die Beantwortung der Frage, ob wir in all diesen Fällen Wege finden, den Sauerstoff in wirksamer Weise zuzuführen.

Erwarten dürfen wir von Sauerstoffinhalationen in erster Linie dort etwas, wo die zuführenden Luftwege verengt sind, so dass überhaupt nicht genügend Luft eindringen kann, um durch Ventilation der Lungenluft einen hinlänglich hohen Sauerstoffgehalt in den Lungenalveolen dauernd zu erhalten. Hier werden wir durch Zufuhr einer sauerstoffreicheren Luft zweifellos nützen können. Es gehören in dieses Gebiet Stenosen des Larynx, der Trachea und der Bronchien. Als Typus für solche Fälle und am häufigsten vorkommend, führe ich die Larynxstenosen bei Diphtherie an. Von allen Seiten mehren sich die Angaben, dass besonders bis zu der Möglichkeit einer Intubation oder einer Tracheotomie die Sauerstoffinhalationen von günstigstem, ja teilweise zauberhaftem Erfolg gewesen sind. Dann kommen in Betracht Fälle von Trachealstenosen durch Kompression, durch Tumoren oder Aneurysmen; ferner Fälle von akuter Bronchiolitis obliterans (A. Fraenkel) und von schwerer ausgesprochener Stauungsbronchitis. Von diesen letzteren wurde einer für mich durch die prägnante Besserung, das Verschwinden der tiefblauen, zyanotischen Färbung bis zum Hellrosawerden der Finger, der Zehen und des Gesichts, das Nachlassen aller Symptome von Atemnot und Angstgefühl schon bei den ersten Atemzügen bei Sauerstoffinhalation die Hauptveranlassung, meine klinischen Untersuchungen über Sauerstofftherapie fortzusetzen.

Lungenaffektionen.

Weniger erfolgreich, wenn auch keineswegs aussichtslos, werden Sauerstoffinhalationen in den Fällen sein, wo ein Teil der Lungenalveolen unfähig ist, überhaupt Luft aufzunehmen. Es sind dies die Fälle von Pleuraexsudat, wo das Lungengewebe komprimiert und so der Atmung entzogen ist, und von Pneumonien, wo die infiltrierten Lungen ebenfalls keine Luft aufnehmen können. Hier wird stets das durch die komprimierten oder infiltrierten Partien hindurchströmende Blut venös oder fast venös bleiben, da es keine Gelegenheit hat, Sauerstoff aufzunehmen und sich in diesem sauerstoffarmen Zustande mit dem durch die gesunden Lungenpartien hindurchströmenden Blute mischen muss. Einigen und immerhin nicht unwesentlichen Nutzen werden wir jedoch dadurch erzielen, dass einmal das Hämoglobin wie sonst nur zu $^4/_5$ sauerstoffhaltig, sich jetzt mit Sauerstoff zu sättigen vermag, dass ferner das Plasma des die gesunde Lunge durchströmenden Blutes bei Sauerstoffeinatmung etwas mehr (bis zu 2 pCt. Sauerstoff) zu binden imstande ist und schliesslich die gesunde Lunge bei reiner Sauerstoffeinatmung weniger tief und energisch zu inspirieren braucht. Hierfür, wie besonders bei Emphysematikern, ist durch Arbeiten von Cowl und mir nachgewiesen worden, dass bei Sauerstoffinspiration die Atmungsexkursionen nicht gleich grosse wie bei der Lufteinatmung sind. Es braucht sich die Lunge dementsprechend nicht so auszudehnen und es wird zweitens dadurch Muskelarbeit gespart. Es ist dieses ein Moment, auf das von seiten der Physiologie nicht genügend geachtet werden konnte, wenngleich Löwy schon darauf hingewiesen hat, dass auch beim gesunden Menschen die Atmung ruhiger und etwas langsamer wird. Bei dem dyspnoischen Menschen tritt dieses Moment in vermehrter Weise hervor.

Grade bei dieser Frage kommt es uns jetzt besonders zu nutze, dass in den letzten Jahren die Tierarzneikunde angefangen hat, die Sauerstoffinhalationen für sich zu verwerten. Wurde uns früher der Vorwurf gemacht, dass die Suggestion bei unseren Patienten ein Herabgehen der Atmungsfrequenz und der Pulsfrequenz bewirken, so darf dieser Einwand, seitdem bei verschiedenen Affektionen bei Tieren, besonders bei der Brustseuche der Pferde, in einer ganz beträchtlichen Zahl von Fällen immer wieder ein Heruntergehen der Puls- und Atmungsfrequenz beobachtet wurde, als erledigt betrachtet werden.

Herzaffektionen.

Bei Herzaffektionen dürfen wir besonders in vorgeschrittenen Fällen, sobald es sich um Kompensationsstörung handelt, wobei so gut wie stets die Lunge in Mitleidenschaft gezogen ist, ebenfalls einen Nutzen von der Sauerstofftherapie erwarten. Nicht allzu viel Hoffnung dürfen wir auf die angeborenen Herzfehler mit ihrer ausgesprochenen Blausucht setzen, da in der Mehrzahl der Fälle sich immer wieder venöses Blut mit arteriellem bei Offenbleiben des Foramen ovale, des Septum, des Ductus arteriosus Botalli mischen wird und bei den Pulmonalstenosen als solchen so schon eine fast völlige Sättigung des durch die Lungen strömenden Blutes mit Sauerstoff stattfindet.

Vergiftungen.

Weiteren wesentlichen Nutzen von Sauerstoffinhalationen dürfen wir bei Vergiftungen erwarten. Hierher gehören in erster Linie Kohlenoxyd-, Gas-, Rauchvergiftungen. Ferner alle diejenigen Vergiftungen, welche zur Methämoglobinbildung führen: Anilin-, Benzol-, Nitrobenzolvergiftungen, ferner Morphiumund Opiumvergiftungen. Bei einer völlig bewusstlosen Patientin mit schwerster Morphiumvergiftung konnte ich selbst durch Sauerstoffeinatmung die jedesmalige Besserung der Puls- und Atemfrequenz, das Nachlassen der Cyanose konstatieren und anderen Aerzten demonstrieren. Das Gleiche haben Ortner und andere beobachtet.

Krankheiten des Blutes.

Nutzen von der Sauerstofftherapie kann ferner theoretisch erwartet werden bei den akuten und chronischen Anämien und Chlorosen. Hier, wo wir eine Herabsetzung des Hämoglobingehalts bis auf 25, selbst 20 pCt. finden, kann die Sauerstoffsättigung des Hämoglobins, die Sauerstoffaufnahmefähigkeit des Plasmas eine wesentliche Rolle spielen. Es entsprechen diesen theoretischen Annahmen eine Reihe von Beobachtungen, die von besonderen Erfolgen durch Sauerstoffeinatmung berichten, ferner erbringen experimentelle Untersuchungen von Küttner den sicheren Nachweis, dass bei akuten Blutverlusten Sauerstoffatmung lebensrettend wirken kann.

Krampfstillende Wirkung.

Die beruhigende Wirkung des Sauerstoffs ist experimentell besonders bei Strychninkrämpfen (Jacobi, v. Leube und andere) beobachtet worden, ferner bei Erstickung von Tieren, wie ich schon früher erwähnte. Therapeutisch wird man daher zur Sauerstoffinhalation bei Strychninkrämpfen, bei Chorea, Eklampsie, Epilepsie und Tetanus greifen dürfen.

Stoffwechselkrankheiten.

Bei einer Reihe von Stoffwechselkrankheiten, bei denen es sich um verminderte Oxydationsprozesse im Organismus handelt, so bei Gicht, Fettleibigkeit und Diabetes, ist Sauerstoff vielfach angeblich mit Nutzen angewendet worden. Andere und ich selbst standen diesen Beobachtungen etwas skeptisch gegenüber. Nachdem aber in dem Jaffé'schen Laboratorium in Königsberg die Möglichkeit gezeigt worden ist, experimentell erzeugte Glykosurie an Tieren durch intravenöse Sauerstoffinjektionen zu verhindern, scheint auch hier die Sauerstofftherapie festen Fuss fassen zu wollen.

Nierenkrankheiten.

Kovacs will nach Sauerstoffinhalationen eine Steigerung der Diurese beobachtet haben. Auch hier werden wir noch weitere bestätigende Resultate abwarten müssen.

Nachdem man sich in den letzten Jahren der Sauerstofftherapie wieder energischer zugewandt hat, seitdem die verschiedenen Präparate in reinem Zustande verhältnismässig billig und bequem geliefert werden, haben sich eine Reihe weiterer neuer Indikationen ergeben:

Sauerstoffinjektionen als schmerzlinderndes Mittel.

So sind Sauerstoffinjektionen subkutan als schmerzlinderndes Mittel bei Neuralgien angewendet worden, vor allen Dingen von Thiroir, Cartolloi. Um in besonders gefährlichen Fällen von akuten Anämien nützen zu können, sind intravenöse und subkutane Kochsalzinfusionen und intravenöse Blutinjektionen mit Sauerstoff gesättigt gegeben worden (Küttner, Mamlock).

Chirurgie.

In der Chirurgie ist der Sauerstoff besonders von Thiroir und seinen Schülern und nach ihm von anderen verwandt worden. Subkutan wurde er gegen eine Reihe von bakteriellen Infektionen angewandt. Thiroir's Berichte überraschen zum Teil durch die ausserordentlichen Erfolge, welche er bei Furunkel und Karbunkel, bei malignen Oedemen, Erysipel und Fingerpanaritien erzielte. Weitere Verwendung fand der Sauerstoff, indem man ihn mittels kontinuierlichen Stromes zum Auswaschen bei kalten Abszessen und Osteoarthritiden gebrauchte. Ferner ist er von verschiedenen Seiten intraperitoneal bei tuberkulösem Ascites benutzt worden (Thèse de Lyon 1898. Gluck, Thiroir), wiederum in einzelnen Fällen mit überraschendem Resultat. Bei der Behandlung von Furunkeln und Karbunkeln geht Wohlgemuth derart vor, dass er mittels Inzision den Eiter entleert, die Wunde mittels Sauerstoffstroms auswäscht, dann Sauerstoffinjektionen in das umgebende Gewebe bis zur Entstehung eines leichten Emphysems macht, schliesslich die Wunden mit feuchten Verbänden von H_2O_2 bedeckt. Es ist natürlich, dass zu all diesen Behandlungen nur sterilisierter stickstofffreier Sauerstoff benutzt werden darf. Sterilisierter Sauerstoff wird jetzt zum grössten Teil statt Luft zur Durchblasung von Nase und Ohren, ebenso zur Aufblähung des Magens und Darms gebraucht.

Narkose.

Ein besonderes Gebiet ist die Anwendung des Sauerstoffs bei der Narkose. Während experimentelle Untersuchungen am Tiere noch zu keinem abschliessenden Urteil geführt haben, scheint sich praktisch die Verbindung der Chloroform- und Aethernarkosen mit Sauerstoff mehr und mehr Eingang zu verschaffen (Wohlgemuth). Während man die Sauerstoffinhalationen anfänglich nur bei drohender Asphyxie anwandte, schritten andere, Landerer, Prochownik, Grosse dazu. sie nach Beendigung jeder Narkose zu benutzen, um so schnelleres Erwachen hervorzurufen und die Nachwirkungen der Narkose einzuschränken. Ein weiterer Schritt war der, den Sauerstoff von Beginn der Narkose an anzuwenden. Ein wenn auch geringer Nachteil der kombinierten Sauerstoffchloroformnarkose besteht darin, dass die Narkose langsamer eintritt, dagegen ist diese selbst eine äusserst leichte und angenehme; das Excitationsstadium ist geringer. Der Patient sieht während der Narkose frisch aus, das Gesicht ist rosig gefärbt, der Puls nicht beschleunigt, voll und kräftig, das Erwachen findet wesentlich schneller statt. Erbrechen während und nach der Narkose tritt seltner ein. Uebelkeit, Kopfschmerzen und ähnliche Erscheinungen, welche sonst öfters noch tagelang nach der Narkose bestehen, fehlen entweder gänzlich oder sind zum mindesten in weit geringerem Maasse und nur kurze Zeit vorhanden. Ein weiterer Vorzug der Sauerstoffchloroformnarkose vor der einfachen Chloroformnarkose besteht darin, dass eine Ueberdosierung des Chloroforms ausgeschlossen ist und in jedem Augenblicke nur so viele Mengen Chloroform vom Körper aufgenommen werden, wie zur Innehaltung völliger Muskelerschlaffung nötig sind. Die für die Dauer der Narkose notwendige Chloroformmenge wird so auf das Minimum beschränkt. Für die Verbindung des Stickoxyduls (Lust- oder Lachgas) mit gleichzeitiger Sauerstoffinhalation ist besonders warm Hillischer eingetreten, und es ist nach von anderen bestätigten Angaben anzunehmen, dass in Zukunft die Indikationen für eine solche häufiger von den Chirurgen gestellt werden dürften. Ebenso empfiehlt Kobert (Rostock) die Einatmung eines Gemisches von 4 Volumen Lachgas mit $1/_2$—1 Volum Sauerstoff. Es kommt hierbei nach seinen Angaben zu einer -zwar nicht mit Bewusstlosigkeit verbundenen, aber doch recht bemerkenswerten Herabsetzung der Schmerzempfindung, bei welcher die Cyanose ganz fehlt oder doch nur gering ist. Im Gegensatz zur gewöhnlichen Lustgasnarkose, welche nur wenige Minuten dauern darf, kann diese Art von Schmerzbetäubung lange Zeit hindurch fortgesetzt werden. Kobert hält diese Methode besonders bei Gebärenden. wo man auf das Mitpressen Wert legt, für ausserordentlich nutzbringend; ebenso glaubt er sie indiziert in der Zahnheilkunde, für die kleine Chirurgie und die Behandlung von Schwindsüchtigen schwerster Form.

Darminfusion.

Wir selbst haben Sauerstoff in einer Reihe von Fällen vom Darm aus durch Darminfusionen in der Annahme zugeführt, dass das Gas von hier aus resorbiert und für die Atmung benutzt werden könnte. In gleicher Weise ist bei von Noorden Dr. Salomon vorgegangen. Sollte sich diese Annahme bestätigen. so wird diese unschädliche Methode der Anwendung weitere therapeutische Indikationen ergeben.

Luftschiffer, Bergsteiger, Taucher, Bergwerksarbeiter.

Am einleuchtendsten und am wenigsten bestritten wird der Nutzen der Sauerstoffinhalationen in den Fällen sein, wo es sich um einen Aufenthalt in verdichteter, resp. verdünnter Luft oder in irrespirablen oder giftigen Gasen handelt. In all diesen Fällen wird die Einatmung von Sauerstoff in erster Linie prophylaktisch am Platze sein, ferner wenn Krankheitserscheinungen aufgetreten sind, seine Indikation als spezifisches Heilmittel gegeben sein. Hierher gehören die Fälle, wo Taucher oder Caissonarbeiter, welche in der Tiefe unter erhöhtem Luftdruck gearbeitet haben, nun zur atmosphärischen Luft zurückkehren. Bei der Ausdehnung der Caissonarbeit, beim Bau von Brückenpfeilern, Hafen- und Dockanlagen, Tunnels unter Meeresarmen oder Flussläufen etc. gewinnt die Sauerstoffatmung immer mehr und mehr an Bedeutung. Die Anwendung des Sauerstoffs bei Ballonfahrten ist eine allgemeine. Hier ist, bestimmten Höhengrenzen entsprechend, die Luftverdünnung und damit die Verminderung des barometrischen Druckes so wesentlich, dass die Sauerstoffversorgung des Blutes erst mangelhaft, schliesslich völlig ungenügend zur Erhaltung des Lebens wird. Das einzig hiergegen anwendbare Mittel ist der Sauerstoff. Nach den Angaben v. Schrötters (1904) ist die Anwendung des Sauerstoffs in Höhen von 5000 m zweckmässig, von 5500 m an notwendig; bis zu einer Höhe von 8000 m muss eine Menge von 5 l, oberhalb dieser Grenze eine solche von 10 l pro Minute und Person vorhanden sein. Die verwandten Apparate müssen leicht handlich und mit Luftreservoir und Maske für die Einatmung versehen sein. In gleicher Weise wie bei den Ballonfahrten finden die Sauerstoffeinatmungen Anwendung bei Eisenbahn- oder Wagenfahrten in entsprechenden Höhen. Es kann so von vornherein in einer Reihe von Fällen der Bergkrankheit vorgebeugt werden. Anders und schwieriger verhält es sich mit der Benutzung des Sauerstoffs bei Bergsteigern, weil hier zu den Nachteilen des Höhenklimas die körperliche Ueberanstrengung als wesentlicher Faktor hinzukommt. Während prophylaktisch Sauerstoffeinatmungen ebenfalls von Nutzen sein dürften, wenn dieselben wiederholt während der Bergbesteigung vorgenommen werden würden, haben sie in Fällen, wo es nach Bergbesteigung zum Collaps kam, versagt. Zweifellos von Nutzen werden Sauerstoffeinatmungen dort sein, wo Patienten in einem mittleren Höhenklima weilen sollen und dort in der ersten Zeit an Kopfschmerzen, Schlaflosigkeit event. Attacken von Atemnot und Beklemmung zu leiden haben. Hier dürfte die Sauerstoffinhalation zu einer wesentlich beschleunigten Akklimatisation führen.

Schliesslich ist der Sauerstoff bei Eisenbahnfahrten, Tunnelfahrten (v. Mosso) angewandt worden.

Intravenöse Sauerstoffinfusion.

Die von Gärtner vorgeschlagene kühne Methode der intravenösen Sauerstoffinfusion ist bis jetzt noch nicht zur allgemeinen Verwendung gekommen. Die Ursache ist in der bei nicht absoluter Sachkenntnis und Uebung für den Patienten vorhandenen Gefahr der Gasembolie zu suchen. Man wird diese Methode vorerst nur in den ernstesten sonst fast verlorenen Fällen für indiziert halten, wo die Sauerstoffaufnahme durch die Lunge versagt. Hierher gehören Fälle, in denen die Luftwege durch Fremdkörper, Croupmembranen etc. verstopft werden. Ferner wird von Gärtner hier noch die Asphyxie der Neugeborenen angeführt, wenn die anderen üblichen Wiederbelebungsmittel versagt haben.

Eine weitere praktische Verwendung, welche mehr in das Gebiet der Hygiene fällt, welche ich aber auch an dieser Stelle anführen möchte, ist die Verwendung des Sauerstoffs zum Altern von alkoholischen Getränken, zur Reinigung von Leuchtgas, und besonders Versuche, ihn zur Milchkonservierung zu benutzen. Die frischgemolkene Milch wird unter einem Drucke von 5 bis 6 Atmosphären mit Sauerstoff gesättigt und unter diesem Druck einige Stunden stehen gelassen. Nach Ermässigen des Druckes auf 2 Atmosphären ist dann die Milch versandbereit.

Von den Sauerstoffpräparaten erwähne ich das Magnesiumsuperoxyd, das allerdings in reklamehafter Weise angepriesen, seine kleinen Sauerstoffmengen im Darm abspalten und so zur Desinfektion und eventuell zur Vermehrung der Oxydation, besonders bei Diabetes, Fettleibigkeit und ähnlichen Affektionen dienen soll. Ich selbst halte die so eingeführten Mengen für zu gering, um irgend welchen Nutzen zu bringen.

Indikationen für die Anwendung von Wasserstoffsuperoxyd.

Eine grosse Rolle wird voraussichtlich in nächster Zeit das Wasserstoffsuperoxyd spielen, welches besonders in der Chirurgie als Desinfizienz sowohl wie zu Ausspülungen mehr und mehr Verbreitung gewinnt. In 1—3prozentiger Lösung wird es als vorzügliches Desodorans gegen jauchige Empyeme, stinkende Ulzerationen und Geschwüre, feuchte Gangrän verwandt. Ferner wird es sich zur Loslösung festklebender Verbände eignen. Zur Tamponade wird es in 5—10prozentiger Lösung bei tuberkulösen Fisteln und Abszessen, bei Vereiterungen inguinaler Drüsen, bei Ulcus molle, Ulcus cruris benutzt. In der Augenheilkunde in 3prozentiger Lösung zu Pinselungen, bei einfacher und ulzeröser Blepharitis, bei kroupöser Konjunktivitis, traumatischen Hornhautgeschwüren, Ulcus serpens und ähnlichen Affektionen, ferner zur Blutstillung aus kleineren Gefässen, besonders gegen Kapillarblutungen benutzt. — In der Dermatologie wird es in 2prozentigen Lösungen gegen Herpes tonsurans, gegen Ekzeme, gegen syphilitische Ulzerationen an der Zunge und dem Rachen angewandt.

Am längsten schon hat das Wasserstoffsuperoxyd bei den Zahnärzten Würdigung gefunden. Als Gurgelwasser wird es in 1prozentiger Lösung verwandt und hat besondere Dienste bei Gingivitis und Stomatitis geleistet. Ferner wird es zur Behandlung von gangränösen Pulpen, Alveolarabszessen, Fisteln, Pyorrhoea alveolaris und als Hämostatikum verwendet. Als letzteres besonders in stärkerer bis 30prozentiger Lösung.

Zum Schlusse möchte ich noch von der Verwendung des Wasserstoffsuperoxyds in der inneren Medizin sprechen. Dieselbe ist bisher eine geringe gewesen. S. Moller hat es gegen Angina und Diphtherie angewendet. Ferner wird es von Nowikoff gegen bösartige infantile Diarrhoe, Chorea, Abdominaltyphus empfohlen. Mallet verwandte es innerlich gegen Diabetes, Anämie und Chlorose.

Noch lässt sich kein abschliessendes Urteil über seinen Wert für die innere Medizin geben. Doch scheint es, als ob das Wasserstoffsuperoxyd besonders für die Desinfektion des Darmes und vielleicht auch als Hämostatikum gegen Magen- und Darmblutungen Bedeutung gewinnen wird.

Ozon.

Voraussichtlich wird das Ozon als Desinfizienz eine besonders wesentliche Rolle spielen. Seine Hauptverwendung hat es bisher bei uns in Deutschland von den Siemens'schen Werken aus und in Frankreich als bestes Desinfizienz für die Abwässer bekommen. Es ist wohl sicher, dass es in Zukunft in ausgedehnterer Weise besonders zur Sterilisierung von Instrumenten und Verbandmaterial eventuell zur Desinfizierung von Krankenräumen benutzt werden wird.

ZWEITER TEIL

1.

Der Sauerstoff in der Prophylaxe und Therapie der Luftdruckerkrankungen.

Von

Dr. phil. et med. **Hermann von Schrötter** in Wien.

(Hierzu 27 Figuren im Text.)

Um die Bedeutung des Sauerstoffes für die auf dem Gebiete der Luftdruckerkrankungen in Betracht kommenden Krankheitserscheinungen zu verstehen, erscheint es notwendig, wenigstens in aller Kürze auf die Aetiologie und Pathologie derselben einzugehen und jene Gesichtspunkte auseinanderzusetzen, denen wir nach dem heutigen Stande unseres Wissens zu folgen haben. In diesem Sinne werde ich der Verwendung des Sauerstoffes bei den verschiedenen Luftdruckerkrankungen je einen Abschnitt voranschicken, in welchem die technische Anordnung, beziehungsweise die äusseren Umstände bei Veränderungen des Luftdruckes berührt und daran anschliessend die dadurch herbeigeführten Erkrankungen erörtert werden sollen, um bei Besprechung der Pathogenese der einzelnen Erscheinungsgruppen daraus die Bedeutung des Sauerstoffs in prophylaktischer und therapeutischer Beziehung zu folgern. Es soll hierbei insbesondere auf das Erfahrungsmaterial der letzten Jahre Rücksicht genommen werden, welches mir auf dem gesamten Gebiete in seltener Vollständigkeit zur Verfügung steht. Wir werden sehen, dass sich dem Sauerstoffe gerade im Bereiche der Luftdruckerkrankungen ein weites Feld eröffnet, dadurch bedingt, dass die Verwendung des Gases hier vielfach unmittelbar begründet ist.

Es soll mit der Verwendung komprimierter Luft begonnen werden.

Sauerstoff bei Luftverdichtung.

Diese kommt bei jenen Apparaten in Betracht, welche einen längeren Aufenthalt unter Wasser gestatten oder die Arbeit in einem Terrain ermöglichen sollen, das durch Wassereinbruch gefährdet ist.

Wir haben hierbei zwei Arten von Vorrichtungen zu unterscheiden, die eine dazu dienend einer grösseren Anzahl von Menschen die Arbeit unter Wasser möglich zu machen; die andere derart eingerichtet, dass eine Person mehrere Stunden gefahrlos in der Tiefe zubringen kann. Die erstgenannte Gruppe hat sich methodisch aus der schon seit mehreren Jahrhunderten bekannten Taucherglocke in der Mitte des vorigen Säkulums entwickelt und zu dem Typus des sogenannten Caissons geführt, welcher zum Zweck der pneumatischen Fundierung eine früher ungeahnte Bedeutung für die Gründung von Brückenpfeilern, Hafen- und Dockanlagen erlangt hat.

Der Caisson stellt im wesentlichen eine Kammer dar, die ins Wasser versenkt und in welche von oben her Luft eingepresst wird, deren Druck der jeweiligen Wassertiefe entspricht; hierdurch hält die Pressluft der drückenden Wassersäule das Gleichgewicht und verhindert das Eindringen von Wasser in den Arbeitsraum. Ein solcher Apparat dient nun nicht bloss dazu, auf der Flusssohle oder dem Meeresboden Arbeiten auszuführen, um nach Fertigstellung derselben wieder entfernt zu werden, — der Caisson kann vielmehr auch nach Untergrabung (Sprengung) des Bodens, auf welchem der Kasten ruht, noch in diesen hineingetrieben, versenkt werden und solcher Art als bleibendes Fundament für weiteren Aufbau dienen.

Hiermit ist in allgemeinster Form das Prinzip der Druckluftgründung gegeben. Um die Kommunikation zwischen dem Senkkasten und der äusseren Atmosphäre zu ermöglichen, ist an seiner Decke ein Schacht angebracht, welcher an seinem oberen Ende eine besonders eingerichtete Kammer trägt die den Ausgleich zwischen der Innen- und Aussenwelt vermittelt. Die beistehende Skizze (Fig. 1) mag das Gesagte noch anschaulicher gestalten.

Fig. 1.

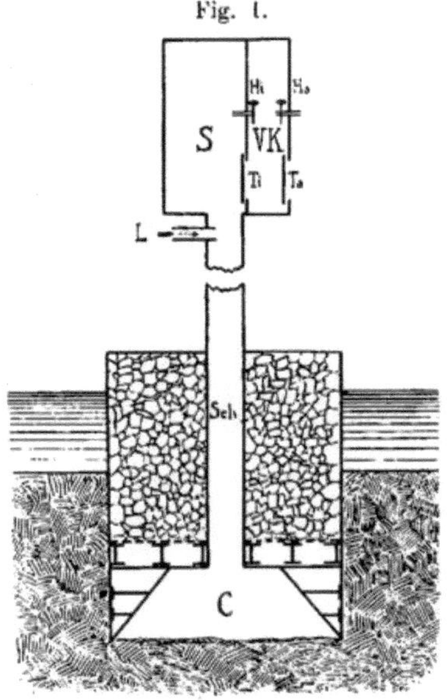

Der Senkkasten (C), auf welchem oben successive fortgemauert wird, ist hier bereits weit in das Erdreich vorgetrieben. In den Arbeitsraum des Caissons, welcher durch den Schacht (Sch) mit der Schleuse (S) in Verbindung steht, wird durch das Rohr L komprimierte Luft eingeblasen. An der Schleuse befindet sich die Vorkammer (VK) welche durch Kommunikationstüren und

Hähne einerseits mit dem Innenraum, andrerseits mit der äusseren Atmosphäre in Verbindung gesetzt werden kann, wie dies beim Ein- und Ausschleusen der Arbeiter notwendig ist. Dieselben treten in die Vorkammer oder Personenschleuse, welche gegen das Schachtrohr durch den auf der Türe (Ti) lastenden Druck abgeschlossen ist, ein, die äussere Tür (Ta) sowie der Hahn (Ha) werden geschlossen und es wird nun nach Oeffnung des Hahnes (Hi) komprimierte Luft aus dem Schachtrohr einströmen gelassen, bis hier der gleiche Druck wie im Caisson herrscht: jetzt kann man die Tür (Ti) öffnen und sich in den Arbeitsraum hinabbegeben. Umgekehrt hat man bei Verlassen der Schleuse, nachdem man in die Vorkammer eingetreten ist, zunächst die Tür (Ti) zu schliessen und den Kommunikationshahn (Hi) abzustellen; dann öffnet man den Hahn (Ha), wodurch der Druck in der Kammer auf den äusseren Atmosphärendruck herabgeht, so dass man jetzt die Tür (Ta) öffnen und wieder ins Freie gelangen kann. Wir werden hören, dass die Geschwindigkeit, mit welcher der Druckausgleich bei der Dekompression, also die Rückkehr nach aussen, vor sich geht, für die weiteren Folgen der Beteiligten, das Entscheidende ist.

Zur Beförderung des Materiales welches natürlich auf ganz dieselbe Weise nach innen und aussen gebracht werden muss, dienen Materialschleusen und zur Entfernung von plastischem und sandigem Materiale Syphons d. h. Röhren, welche den Schlamm oder Sand durch die bestehende Druckdifferenz nach aussen fortschleudern. Soll der Caisson tiefer ins Erdreich versenkt werden, so verlassen die Arbeiter, welche die Schneide desselben untergraben haben, den Senkkasten, die Luft wird abgeblasen und der durch das bereits fortgeschrittene Mauerwerk beschwerte Caisson sinkt nun tiefer ein. Dies wird so oft wiederholt, bis der Apparat tragfähigen Grund erreicht hat; dann werden die Schachtrohre und Schleusen abgenommen, das Innere mit Beton ausgegossen und das Fundament ist fertig.

Mit dieser Schleuse, welche uns zur Schilderung des Vorganges bei der Kompression und Dekompression gedient hat, haben wir gleichzeitig eine der Haupttypen derselben kennen gelernt wie sie von den meisten Firmen verwendet wird. Ausnahmsweise und namentlich in der letzteren Zeit kommen aber auch andere Anordnungen vor und ich möchte nicht unterlassen in dieser Richtung noch kurz eine Form wiederzugeben, welche die rühmlichst bekannte Firma Ph. Holzmann & Co. zuerst bei dem Bau der grossen Trockendocks No. 5 und 6 für die kaiserliche Werft bei Kiel 1900 verwendet hat. Diese Schleuse bietet, wovon ich mich selbst bei meinem Besuche dieser Anlage, September 1901, überzeugt habe, Vorteile in hygienischer Richtung, wodurch ein anerkennenswerter Fortschritt gegeben ist. Die Schleuse kann nämlich durch die liegende Zylinderform und ihre verhältnismässig grosse Länge auch bequem als Krankenschleuse zur Rekompression gebraucht werden, ein Verfahren, auf welches wir noch später einzugehen haben. Soll diese Schleuse (Fig. 2) zu dem genannten Zwecke verwendet werden, so wird die Türe (T) zum Schachte geschlossen und diejenigen der Vor- (VR) und Hauptkammer (HR) geöffnet, um einen möglichst grossen Raum und entsprechendes Luftquantum auch für den Arzt und zu dessen Hülfe zur Verfügung zu haben. Für das Ein- und Ausschleusen während der Arbeit dagegen bleibt die Schachtüre offen und es findet der Ausgleich nur in der Vorkammer (VK) statt. Um die Dauer des jeweiligen Ueberganges nicht dem Belieben des Einzelnen zu überlassen, waren die Hähne derart eingerichtet, dass die Ausgleichsdauer vollkommen selbständig reguliert wurde und möglichst gleichmässig erfolgte, was ebenfalls von ganz

Fig. 2.

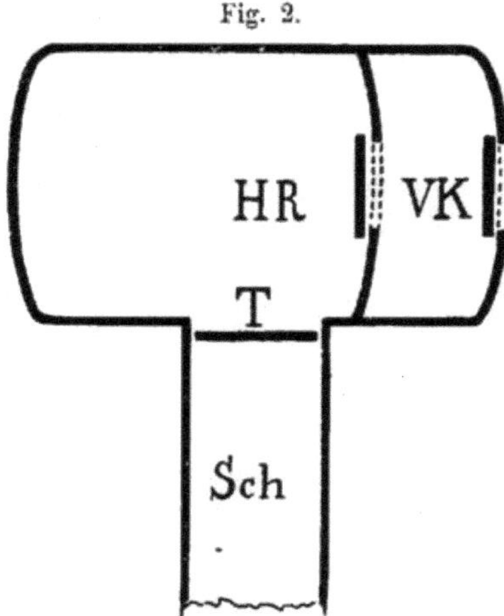

besonderer Wichtigkeit in prophylaktischer Richtung ist; solche Vorrichtungen sind schon wiederholt, so u. A. von v. Brennecke, Michel, Volontat, empfohlen worden.

Das pneumatische Prinzip, wie wir es im Vorigen für die Fundierung kennen gelernt haben, findet aber auch noch in anderer Weise ausgedehnte Anwendung. Ich übergehe hierbei den Gebrauch der komprimierten Luft bei Abteufung von Schächten, wobei der Raum, in welchem gearbeitet werden soll, durch eine, mit einer Schleuse versehene Scheidewand gegen den äusseren Atmosphärendruck abgedichtet wird.

Ich muss jedoch, bei der grossen Ausdehnung, welche das Verfahren gerade im letzten Dezenium bei der Konstruktion von Tunnelen unter Flussläufen oder Meeresarmen gewonnen hat, näher auf dasselbe eingehen, umsomehr, als sich die hygienischen Verhältnisse gerade auf diesem Gebiete aus verschiedenen Gründen noch ungünstiger gestalten, als bei der pneumatischen Fundierung. So lange der Tunnel durch wasserdichtes Gestein geführt wird, vermag man ohne Druckluft vorzugehen und es können die den ganzen Tunnel stützenden Stahlrohre dem Fortschreiten des Baues entsprechend nachgezogen werden. Sobald aber durchlässige Schichten zu durchbohren sind, welche

Fig. 3.

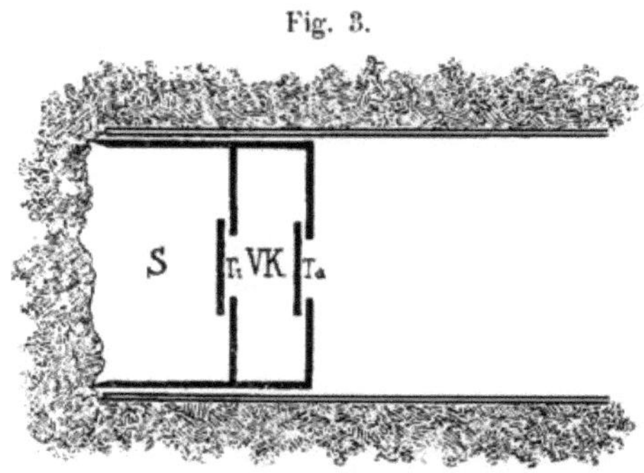

Wassereinbruch und damit Vernichtung der ganzen Arbeit befürchten lassen, muss auch hier Druckluft angewendet werden. Am besten wird man das Verfahren verstehen, wenn man sich vorstellt, dass eine Art von zylindrischem Caisson jetzt nicht in vertikaler, sondern in horizontaler Richtung vorgetrieben wird. Zum besseren Verständnisse des Vorganges diene die beistehende Skizze (Fig. 3), welche das gegen das Erdreich andringende „Schild" im Querschnitte zeigt; an der entgegengesetzten Seite trägt dasselbe eine, beziehungsweise mehrere Schleusenkammern. Man begreift, dass, der Tiefe und dem verschiedenen Charakter der zu durchdringenden Schichten entsprechend, der Betriebsdruck öfters wechseln wird, dass die Luftbeschaffenheit infolge des beschränkten Raumes der vorhandenen Arbeitskammern eine ungünstigere ist u. A., so dass sich im allgemeinen die Bedingungen bei Vortreibung eines Tunnels schwieriger gestalten, als bei der Gründung von Pfeilern.

Insbesonders sind es England und Amerika, wo, durch den grossen Verkehr veranlasst, mehrere Kommunikationen unter Wasser in bedeutender Tiefe hergestellt werden mussten, die reiche Erfahrungen in technischer Richtung, aber auch ein beträchtliches Material von Erkrankungen geliefert haben.

Ich will nicht unterlassen, hier schliesslich noch einige der wichtigsten ober- und unterirdischen Verkehrswege zu nennen, welche unter Anwendung der pneumatischen Methode und hohem Drucke ausgeführt wurden; so wären unter Anführung des beim Baue notwendigen Maximaldruckes beziehungsweise der Wassertiefe in annähernd zeitlicher Folge zu nennen.

Von Fundierungen: Seinebrücke bei Argenteuil 23 m, Dordognebrücke bei Cubsac 28 m, Brooklynbrücke in New York 24,8 m, Mississippibrücke bei St. Louis 33,7 m, Limfijordbrücke bei Aalborg 36,6 m, Forthbrücke bei Edinburgh 28,4 m, Donaubrücke bei Cernavoda 32,5 m, Godavaribrücke in Vorderindien 15 m, Hafenbau von Bordeaux 26 m, Hafenbau von Ostia 25 m; aus den letzten Jahren in Deutschland: Hansabrücke in Stettin 15,5 m, Dock für die K. Werfte in Kiel 20 m, Dock in Wilhelmshaven u. A.; in Oesterreich-Ungarn: Schleusenwerk an der Donau in Wien 26 m, Schwurplatzbrücke in Budapest 17 m, Elisabethbrücke 16 m ebenda, Theissbrücke bei Algyö 20 m u. A.

Von Tunneln: Hudson-Tunnel 37 Pf., St. Clair-Tunnel 35 Pf., East River-Tunnel 48 Pf., Blackwall-Tunnel 36 Pf., South London-Tunnel 35 Pf., Cleyde-Tunnel 30 Pf. u. A.

Schliesslich mag noch auf einige der wichtigsten Bauwerke hingewiesen sein, die bereits in Angriff genommen werden oder für die Zukunft ins Auge gefasst sind.

Williamsbourg-Brücke[1]), Manhattan-Brücke und Backwall-Island-Brücke, alle drei für New York. Tunnel ebenda unter dem Hudsonflusse für die Pennsylvania-Eisenbahn. In weitere Ferne gerückt erscheinen die ober- oder unterirdische Verbindung von England mit dem Kontinente, von Italien mit Sizilien, endlich die Unterführung der Beringstrasse zur Vereinigung von Asien und Amerika!

Wir haben jetzt noch kurz die zweite Gruppe der eingangs genannten Apparate zu besprechen, die Vorrichtungen nämlich für den Einzeltaucher. Diesbezüglich lassen sich wieder 2 Arten von Einrichtungen unterscheiden. Der ältere Scaphanderapparat und der Taucherapparat von Rouquayrol-Denayrouze vom Jahr 1865, welch letzterer dadurch charakterisiert ist, dass zwischen die Pumpe und die Lunge des Tauchers ein Regulator eingeschaltet ist, der bewirkt, dass der Taucher unter Wasser stets Luft von einem Drucke

---

1) Ist bereits fertiggestellt; Fundierungstiefe Max. 32,8 m.

atmet, der ganz genau der Tiefe entspricht, in welcher er sich jeweils befindet. Der ältere Scaphander besteht im wesentlichen aus einem metallenen Helme und luftdichter Kleidung. An dem Helme, der mit Fenstern und entsprechenden Schutzgittern versehen ist, wird der Luftzuführungsschlauch befestigt. Dieser ist daselbst mit einer Sicherheitsvorrichtung ausgestattet, die das Entweichen der Luft im Falle eines Schlauchrisses verhindert. Ausserdem ist noch ein Luftablassventil zur Einstellung des jeweiligen Luftbedarfes und ein Hahn angebracht, durch welchen einer allzugrossen Luftmenge im Anzuge gesteuert werden kann. Will der Taucher rasch an die Oberfläche zurückkehren, so werden die genannten Hähne geschlossen; der Anzug füllt sich mit Luft und der Taucher kommt nach oben. Ueberdies trägt derselbe Bleigewichte und mit Bleisohlen beschwerte Schuhe, welche durch zweckmässige Gewichtsverteilung die Arbeit unter Wasser ermöglichen.

Der zweite von den Franzosen konstruierte Taucherapparat wurde in seiner ursprünglichen Form ohne Helm verwendet, indem der Taucher bei gleichzeitig fest zugeklemmter Nase seine Atemluft aus dem als Tournister getragenen Regulator durch einen mit Mundstück versehenen Schlauch zugeführt erhält. In neuerer Zeit aber finden wir beide Systeme vielfach mit einander kombiniert. Zum Verständnis dieser Anordnung mag beistehende Skizze

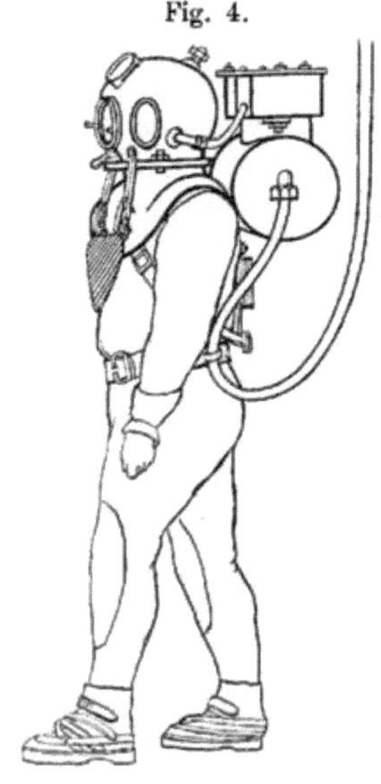

Fig. 4.

(Fig. 4) dienen, welche einen Taucher sowohl mit Helm und Anzug als auch mit dem Lufttournister ausgerüstet zeigt, der die komprimierte Luft hier in das Innere des Helmraumes leitet. Auf die näheren Details der so geistreichen Konstruktion des Luftregulators Rouquayrol-Denayrouze soll hier nicht besonders eingegangen werden, umsomehr, als die Vorteile desselben, die Vermeidung von Druckschwankungen, gegenwärtig durch fortgesetzte Verbesserungen am englischen Apparate wett gemacht erscheinen.

Nach Berichten, welche mir vor mehreren Monaten von Seiten der kais.

russ. Kriegsmarine, die sich schon seit Jahren in besonders verdienstlicher Weise mit dem vergleichenden Studium der Taucherapparate beschäftigt (Kommandant Kononoff), zugegangen sind, leistet die neue Anordnung in der Luftzufuhr auch tatsächlich das, was von ihr angegeben wird und macht den französischen Lufttornister überflüssig. Auch die Firma L. v. Bremen hat mir geschrieben, dass Apparate mit Luftreservoir in Abnahme begriffen und bei den Tauchern wenig beliebt sind. Es mag noch erwähnt werden, dass der Taucher heute überdies noch mit Telephon und elektrischer Beleuchtung ausgerüstet ist, ja in neuester Zeit hat man sogar in Russland (Marinearzt Esipoff) ein Mikrophon angebracht, welches gestattet, die Herztöne des Tauchers an der Oberfläche zu hören und zu kontrollieren. Besondere Sorgfalt wird der Konstruktion der Pumpen zu teil, welche es ermöglichen, Luft selbst noch auf 60 m Wassertiefe hinab zu senden; es versteht sich, dass die Luft gekühlt werden muss.

Ausser den beschriebenen Typen sind in der Marine der verschiedenen Länder noch sogenannte Tiefseeapparate vorgeschrieben, welche auf dem Prinzipe beruhen, dass die Luft den Tauchern nicht nachgepumpt, sondern von diesen mitgeführt wird. Zu diesem Zwecke werden geeignete Stahlzylinder mit Luft von hohem Drucke (15—25 Atm.) gefüllt hinabgesenkt, aus welchen der Taucher seinen Bedarf nach entsprechender Reduktion des Druckes im Wege eines Regulatorapparates bezieht. Wegen der Schwierigkeiten, welche mit dem Gebrauche dieser Hochdrucktaucherapparate verbunden sind, finden dieselben nur sehr beschränkter Anwendung und die Firma L. v. Bremen teilt mir auf meine diesbezügliche Frage in dem genannten Schreiben mit, dass Tiefseetaucherapparate bisher in brauchbarer Form noch nirgends in Benützung stehen. Der letzte ist von Buchanan und Gordon in Melbourne konstruiert worden, der Taucher ist mit einem kupfernen Panzer bekleidet etc.[1]).

Auch hier mögen wieder einige Angaben der grössten bisher erreichten Tiefen angeführt sein, da wir bei den späteren Erörterungen hierauf noch zurückkommen werden.

Ein weites Arbeitsfeld, welches besondere Sorgfalt und Geschick erheischt, ist die Verwendung der Taucher zur Hebung gesunkener Schiffe und Bergung der darin enthaltenen Waren. Hierbei wurden schon ganz erstaunliche Tiefen erreicht. Zunächst sind die allerdings vergeblichen Versuche zu nennen, welche seitens der k. russischen Marine zur Hebung des im finnischen Meerbusen gesunkenen Schiffes „Russalka" unternommen wurden, wobei ein Taucher die amtlich festgestellte Tiefe von ca. 62 m erreichte. Von den seitens der Firma Siebe, Gorman & Co. durchgeführten Bergungen sind mehrere hervorragende Leistungen einzelner Taucher anzuführen. Leider ist nicht angegeben, wie lange die betreffenden Leute in der Tiefe verweilten und wie rasch sie hinab-, beziehungsweise wie schnell sie emporgestiegen sind. Es wird nur im allgemeinen angegeben, dass für die Dekompression aus Tiefen von etwa 150 Fuss mehr als 2 Sekunden für je 2 Fuss verwendet wurden. Der Taucher A. Lambert barg im Jahre 1886 den Goldschatz eines bei den kanarischen Inseln gesunkenen Schiffes aus ca. 50 m, der Taucher A. Erostabe Silber beim Kap Finisterre aus ca. 53 m. Der Taucher R. Ridyard hob ebenfalls Silber aus 50,6 m bei Shanghai. Endlich ist die grosse Tiefe zu nennen, welche bei den Bergungsversuchen eines am Kap Horn untergegangenen Schiffes durch den Taucher J. Hooper erreicht wurde: dieselbe betrug 34 Faden (Druck von 38,5 Pf. auf den Quadratzoll), also ca. 62,5 m. Wir sehen also, was auf diesem Gebiete heute möglich ist.

---

1) Vergl. den neuesten Katalog der Firma Siebe, Gorman u. Co. in London.

In diesem Zusammenhange ist es auch am Platze, der submarinen Schiffe oder Tauchboote zu gedenken, die gegenwärtig ihrer definitiven Ausgestaltung und praktischen Verwendung immer näher rücken. Ja man kann, wenn ich die neuesten Informationen auf diesem Gebiete berücksichtige, sagen, dass die Sache heute bereits spruchreif ist; die Berichte, die wir eben über den russisch-japanischen Krieg lesen, bestätigen diese Ansicht.

Derartige Schiffe müssen, da eine kontinuierliche Zufuhr von Respirationsluft nicht möglich ist, ihren Luft- bezw. Sauerstoffbedarf mit ins Wasser hinabnehmen, wobei der Luftdruck der Wassertiefe entsprechend sein oder von derselben unabhängig gemacht werden kann, indem der Schiffskörper den Wasserdruck übernimmt und die in denselben eingeschlossenen Personen Luft von Atmosphärendruck atmen. Hier wird aber zunächst, da es sich um einen abgeschlossenen Luftraum handelt, ein allmählicher Verbrauch des Sauerstoffes und eine Verschlechterung der Luft durch die produzierte Kohlensäure eintreten müssen, wofern nicht für eine Abfuhr dieser gesorgt und Sauerstoff nachgepumpt wird. Mit Bezug auf die Zahl der Personen, die Grösse des zur Verfügung stehenden Luftraumes lässt sich natürlich der Grad der Luftverschlechterung nach bestimmten Zeiträumen genau berechnen und der Punkt bestimmen, von wann an eine Korrektur notwendig wird. Ich möchte hier nur bemerken, dass ich in diesem Sinne die seinerzeit von Anschütz-Kämpe für dessen Unterseebot getroffenen Anordnungen vom hygienischen Standpunkte zu beurteilen Gelegenheit hatte, die auch allen Anforderungen genügten.

Es versteht sich, dass es vor allem die Kriegsmarine ist, welche diesen Schiffen das Hauptinteresse zuwendet. Es mögen nur einige Namen genannt werden, an welche die Konstruktionen der im letzten Dezennium in den verschiedenen Ländern versuchsweise erprobten Apparate geknüpft sind. Pino, J. P. Holland, Commelin, Keifler und Tuch, G. Zédé & Romazotti, Bolsamello und Piati dal Pozzo, M. Enroth u. A. Es sei bemerkt, dass die Gebrauchsfähigkeit der submarinen Boote, insbesondere von dem Umstande abhängig erscheint, dass aus denselben eine gute Uebersicht auf die Wasseroberfläche sowie nach vorne hin möglich ist. Dies ist erst in den letzten Jahren durch die Konstruktion des „Periskopes" zum Teile gelungen; in jüngster Zeit ist eine Fülle interessanter Literatur über diesen Gegenstand erschienen.

Aber abgesehen von dieser speziellen Verwendung, welche kaum die Erreichung von grösseren Tiefen als 10 m notwendig erscheinen lässt, wurden diese Vorrichtungen bereits seit längerer Zeit gerade auch für das Tauchen von Menschen in sehr grosse Wassertiefen projektiert, da es ja auf diese Weise möglich ist, sich von jener hohen Kompression der Respirationsluft unabhängig zu machen, welche für den Taucher bei Luftzuführung von oben her dem jeweiligen Wasserdrucke entsprechend hergestellt werden muss. Derartige Konstruktionen verschiedener Kombination sind in den letzten Jahren wiederholt durch die Fachpresse gegangen, ohne dass man aber gehört hätte, dass irgend etwas Bleibendes daraus resultiert wäre. Auch hierbei ist ja schliesslich noch eine Ventilation von oben her möglich, wenn der Zuführungsschlauch inkompressibel gemacht wird, im übrigen aber würde man auf die Mitnahme von Sauerstoff rekurrieren müssen. Genug mit den gemachten Andeutungen; man sieht jedenfalls, dass der Sauerstoff auch auf diesem Gebiete stetig an Bedeutung gewinnt.

Wie an den Ausbau der Elektrotechnik, an die Verwendung hochgespannter Ströme im Dienste der Industrie vielfache Erkrankungen und Todesfälle geknüpft sind, so haben sich diese auch an den Entwicklungsgang der viel älteren Pneumatik geheftet. Dieselben sind aber nicht bloss Kinderkrankheiten dieses technischen Zweiges geblieben; sie haben denselben lange begleitet und folgen der Verwendung von Pressluft leider auch noch, obwohl die Aetiologie der Erkrankungen gegenwärtig über allen Zweifel festgestellt ist und demgemäss auch die Massnahmen klar vorgezeichnet sind, welche man zur endgiltigen Vermeidung von Krankheitserscheinungen einzuhalten hat.

Seit der Verwendung komprimierter Luft war es aufgefallen, dass der Aufenthalt unter stationärem Drucke unschädlich ist, dass die Erkrankungen vielmehr erst nach dem Uebergange unter normalen Atmosphärendruck auftreten. Es bestand kein Zweifel darüber, dass die Dekompression die Gefahren in sich berge.

Ueber die Ursachen derselben gingen die Meinungen aber im vorigen Jahrhunderte anfänglich weit auseinander.

Ueberblickt man die diesbezüglich entwickelten Anschauungen, so lassen sich im wesentlichen drei Theorien unterscheiden.

Die mechanische Theorie liess die pathologischen Symptome Folgen von Druckdifferenzen sein, welche die Verteilung des Blutes im Organismus derart stören, dass eine Hyperämie der inneren Organe mit konsekutiver Anämie der Körperoberfläche zustande kommt. Nach rascher Dekompression sollte das Blut dann in die vorher anämisierten Bezirke einströmen und daselbst zu Hämorrhagien verschiedenen Grades Veranlassung geben. Es braucht nicht näher darauf eingegangen zu werden, dass diese Theorie auf einer vollkommen irrigen Auffassung der physikalischen Vorgänge beruht und es erscheint kaum verständlich, dass man, soweit ich die letzte englische und amerikanische Literatur übersehe, auch heute noch ab und zu Aussprüchen begegnet, welche auf dieser unrichtigen Anschauung fussen: Ich kann mich hiermit auch der Kritik einer Arbeit von Hornung[1]) enthalten, welcher mittelst einer neuestens von Moritz, de la Camp u. A. klar widerlegten Methodik eine Erweiterung des Herzens unter erhöhtem Luftdrucke nachgewiesen haben wollte.

Eine andere Theorie sah in Erkältungen, denen sich die Caissonarbeiter aussetzen, den Grund der Erscheinungen u. a. m.

Erst die lichtvolle Darstellung von P. Bert hat Klarheit gebracht, nachdem schon im Jahre 1857 Hoppe-Seyler den Grund der Dekompressionserkrankungen richtig vermutet und die Angaben von Boyle 1670 und Musschenbroeck 1755 bestätigt hatte.

P. Bert stellte auf Grund ausgedehnter, exakter Untersuchungen fest, dass nach rascher Dekompression von erhöhtem Atmosphärendrucke freier Stickstoff im Blute des lebenden Tieres auftritt und dieses durch Gasembolie töten kann; die Erkrankungen der Taucher und Caissonarbeiter kommen auf demselben Wege zustande. Diese Anschauung begegnete aber vielfachem Widerspruche, der insbesondere darauf zurückzuführen ist, dass man bei den Sektionen von Menschen, welche nach der Arbeit in Druckluft verstorben waren, in der überwiegenden Zahl der Fälle keine freien Gase in der Blutbahn nachzuweisen vermochte, sowie dass die Krankheitserscheinungen oft erst nach einem längeren Zeitraume seit dem Verlassen der Pressluft auftreten. Eine spätere Prüfung der Frage durch Philippon 1892, welcher die Befunde P. Berts vollkommen bestätigen konnte, blieb unbeachtet und so schien die Aetiologie

---

1) Münchner med. Wochenschr. 1901. No. 37.

der Erkrankungen bis zur Mitte des letzten Dezenniums noch vielfach unentschieden zu sein.

Ich habe dann mit meinen Mitarbeitern den Gegenstand neuerlich aufnehmen und durch eine Reihe ausgedehnter Untersuchungen weitere Beweise für die Lehren P. Bert's beibringen können. Hierdurch war es möglich, die Ergebnisse der experimentellen Studien an der Hand eines umfassenden Materials mit der klinischen Erfahrung in volle Uebereinstimmung zu bringen und die Pathogenese der Erkrankungen in ihren Einzelheiten klarzustellen, wie dies in dem Werke „Luftdruckerkrankungen“[1]) geschehen ist.

In jüngster Zeit endlich haben Hill und Macleod[2]) in ihren Untersuchungen über die Wirkung von hohem Sauerstoffdruck auch die Erkenntnis der bei der Dekompression auftretenden Erscheinungen gefördert und neue Belege für die Gastheorie beigebracht. Wir haben die Blasen seinerzeit in den Venen des Hundes auftreten gesehen, Hill und Macleod ihre Entstehung in den Gefässen des Fledermausflügels beobachtet.

Aus der Theorie der Gasembolie ist eine wolfundierte Tatsache geworden[3]). Durch Tierversuche steht fest, dass durch zu rasche Dekompression Gas und zwar nach den Analysen von P. Bert und v. Zeynek der Hauptmenge nach Stickstoff im Blute (und in den Darmgasen, Philippon) frei wird, wenn der Aufenthalt unter erhöhtem Luftdrucke hinreichend lange gedauert hat und dass die hierdurch bewirkten Erscheinungen um so schwerer sind je höher der stationäre Druck und je grösser die Geschwindigkeit des Druckabfalles war. Der Sauerstoff wird nur dann frei, wenn er, wie bei dem hohen Drucke von 20—30 Atm. O_2, auch reichlicher im Blutplasma gelöst war.

Auch die Erfahrungen am Menschen haben mittlerweile zu diesem Ergebnisse geführt, indem in mehreren Fällen die Gegenwart freier Gase im Zirkulationsapparate einwandsfrei als Todesursache festgestellt werden konnte.

Besondere Bedeutung kommt in dieser Richtung einem Falle von Tauchertod zu, welcher sich bei uns in der K. und K. Kriegsmarine zugetragen hat, derselbe ist von v. Wenusch beschrieben worden. Es soll ferner auf eine Beobachtung von Dethlefsen sowie namentlich auf die drei von Schäffer 1898 mitgeteilten Fälle verwiesen werden, welche sich infolge einer fast momentanen Druckverminderung von ca. 2,5 Atm. Ueberdruck, durch Berstung des Luftzuführungsschlauches bedingt, ereigneten. Dieselben sind deshalb von Wichtigkeit, da bei dem einen Toten ausser dem Befunde von Gasembolie auch allgemeines Zellgewebsemphysem bestand, wie dies nur nach plötzlicher Dekompression von höherem Drucke vorkommen kann. Ich will noch mit wenigen Worten eigener Erfahrungen gedenken.

Bei Gründung des Wiener Schleusenwerkes (1895—96) ereigneten sich zwei Todesfälle, wovon der erste bei der Sektion einen Befund bot, der gegen Gasembolie zu sprechen schien, während der zweite einen Beweis für dieselbe ergab.

Der erste Fall betraf den 31 Jahre alten S. F., welchen ich am 17. Juni 1895 auf seinen Gesundheitszustand untersucht, mich jedoch trotz vollkommen

---

1) R. Heller, W. Mager, H. v. Schrötter. Luftdruckerkrankungen mit besonderer Berücksichtigung der sogenannten Caissonkrankheit. Wien, 1900. Das Werk hat eine lichtvolle, mit vollem Verständnis verfasste Interpretation durch G. Kabrhel (Hygienische Rundschau, 1903, No. 4) erfahren, die hier besonders vermerkt sei.

2) Journal of Hygiene. Vol. III. No. 4. Oktober 1903.

3) Auch in England ist die Gastheorie nunmehr infolge der Arbeiten von H. Snell zur massgebenden geworden; vergl. diesbezüglich Quain's Dictionary of Medicine III. edit. pag. 238, London 1902 bei Green & Co.

normalen Befundes schriftlich gegen seine Verwendung bei dem eben im Bau befindlichen Caisson ausgesprochen hatte, da die Dekompression allzu rasch und demgemäss nicht einwandsfrei bewerkstelligt wurde. Leider besass ich damals nicht jene Autorität, welche es ermöglicht hätte, auf energische Durchführung der mir zweckmässig erscheinenden Massnahmen zu dringen.

Trotz meiner Warnung liess die Bauunternehmung den Mann am nächsten Tage zur Arbeit in den Caisson einsteigen, woselbst er unter einem Ueberdrucke von 2,2 Atm. arbeitete. Er wurde in ca. 18 Minuten dekomprimiert und fühlte sich zunächst wohl. Nach einer halben Stunde aber traten heftige Schmerzen in den Armen und Beinen auf; es gesellten sich Atemnot und Cyanose hinzu und der Arbeiter starb 2 Stunden nach Verlassen des Caissons.

Die durch v. Hofmann vorgenommene Obduktion ergab Oedem und Hyperämie der Lungen mit dem Bilde der Erstickung als Todesursache.

Der zweite Fall, ebenfalls einen vollkommen gesunden Mann betreffend, trug sich am 3. April 1896 zu, nachdem der Mann N. L. unter einem Ueberdrucke von 2,3 Atm. gearbeitet hatte; die Zeit der Dekompression war nicht genau festzustellen. Bemerkenswert erscheint, dass der Tod nach vorübergehenden Schmerzen in den Gliedern, Atemnot und Herzbeklemmungen erst nach ca. 5 Stunden eintrat. Aus dem Sektionsbefunde, Dr. Richter, hebe ich das Folgende hervor; es sei ausdrücklich bemerkt, dass jegliche Fäulniserscheinungen an der Leiche fehlten:

.... In der Trachea blutiger Schleim, Schleimhaut blassrot, die des Rachens blassviolett. Rechte Lunge hinten oben locker fixiert, ziemlich gross, glatt, hinten mit sehr spärlichen kleinen Ekchymosen, überall lufthaltig, in den hinteren Partien blutreich, vorn mässig blutreich, ziemlich feucht. In den Bronchien blasser Schleim, ihre Schleimhaut blassrot. In der linken Lunge derselbe Befund wie in der rechten. Herz und Herzbeutel mässig mit Fett bewachsen, letzterer leer. Rechtes Herz schlaff, mässig ausgedehnt, ergibt bei der Perkussion auch beim Auflegen auf die Handfläche tympanitischen Schall. Linkes Herz kontrahiert. Das abgebundene Herz unter Wasser eröffnet, entleert beim Einschneiden des rechten Ventrikels ziemlich reichliche Luftblasen, sowie flüssiges, dunkles Blut. Herzklappen zart und schlussfähig. Intima der Aorta unmittelbar über den Klappen nur wenig fleckig verdickt. ....

Hier (N. L.) war die Todesursache klar, sie erfolgte offenbar durch Lähmung des Herzmuskels, nachdem die durch das Kreisen von Gas bewirkten Erscheinungen noch überwunden worden waren. Im ersteren Falle (S. F.) handelte es sich wahrscheinlich um Lähmung des Atemzentrums, durch embolisch verschleppte Gasmassen hervorgerufen, obwohl sich bei der Sektion keine solchen mehr im Gefässsystem nachweisen liessen. Denn es scheint verständlich, dass, wenn die Menge des frei gewordenen Gases keine zu grosse und ein hinreichend langer Zeitraum verstrichen ist, dieses bereits aus dem Zirkulationssysteme verschwunden sein kann und nur mehr die direkten oder indirekten Folgen der freien Gasblasen, wie in unserem Falle in Form des Erstickungsbildes, gefunden werden. Ein solcher Befund spricht also nicht gegen Gasembolie als Todesursache.

Bevor wir des Näheren die Bedingungen untersuchen, welche zur Entbindung von freiem Stickstoffe im Körper notwendig sind, erscheint es geboten, wenigstens in Kürze Einblick in die Natur der gesetzten Läsionen, und in die Symptomatologie der Erkrankungen zu nehmen, wodurch wir erst mit vollem Verständnis auf unser spezielleres Thema, die Verwendung von Sauerstoff, werden eingehen können.

Nach der Menge und Verteilung der Gasblasen, welche sowohl im venösen, wie im arteriellen Blute kreisen und verschleppt werden können, erscheint es verständlich, dass die pathologischen Erscheinungen grosse Mannigfaltigkeit im Bezug auf In- und Extensität aufweisen, und im allgemeinen jenen Symptomen ähnlich sind, wie sie nach Lufteintritt ins Venensystem beobachtet, oder nach Einbringung von Luft in die Arterien erzeugt werden können. In diesem Sinne lassen sich die pathologischen Erscheinungen ihrer Genese nach in zwei Hauptgruppen teilen.

Die eine bezieht sich auf die schweren Störungen der Herz- und damit der Lungentätigkeit, welche durch die Gegenwart grösserer Gasmengen im Gebiete des kleinen Kreislaufes verursacht werden und direkt den Tod herbeiführen können. Die aus den Venen ins rechte Herz vordringenden und sich daselbst ansammelnden Gasblasen behindern die Propagation des Blutes nach dem linken Ventrikel und beeinträchtigen die O_2-Aufnahme in der Lunge.

In die andere Gruppe, welche die weitaus überwiegende Zahl der Fälle umfasst, gehören die Schädigungen des Zentralnervensystemes, insbesondere jene des Rückenmarkes, die durch Verschleppung von Gas in die Arterien verursacht werden. Das Kreisen der freien Gasblasen führt entweder zu vorübergehenden Ernährungsstörungen des Zentralnervensystemes, welche — wie in dem mit einer ungleich reicheren Gefässversorgung ausgestatteten Gehirne —, durch Wiederherstellung der Zirkulation in den befallenen Gebieten bald zum Ausgleiche kommen, oder es werden bleibende Zerstörungen gesetzt, indem die Blutzufuhr durch längere Zeit behindert, beziehungsweise aufgehoben wird. Die Paralysen treten nicht sofort, sondern zumeist erst nach einem längeren beschwerdefreien Intervalle ein.

Man versteht demnach, dass die im Rückenmarke gesetzten Veränderungen ischämischer Natur sein müssen, wodurch es zur Nekrose der befallenen Gewebspartien kommt. Andere Autoren haben von myelitischen Prozessen, wieder andere von Rupturen der Kapillaren und konsekutiven Hämorrhagien des Gewebes gesprochen, ohne exakte Beweise für diese Anschauungen beibringen zu können.

Auf Grund der zahlreichen, experimentellen und anatomischen Untersuchungen, welche von mir und meinen Mitarbeitern ausgeführt wurden, habe ich jedoch mit aller Bestimmtheit zuerst die Ansicht vertreten können, dass die gesetzten Läsionen in der Tat durch Ischämie des Gewebes zustande kommen und nicht durch primäre Blutungen oder Hämorrhagien hervorgerufen werden. Durch diese meine Auffassung konnte übrigens der Begriff der Myelitis auch nach anderer Richtung klar erfasst und anatomisch, sowie klinisch schärfer umschrieben werden. Wie ich damals betont habe[1]), handelt es sich somit, in Uebereinstimmung mit den Befunden von Regnard und Blanchard um multiple, herdweise Nekrosen, insbesondere der weissen sowie auch der grauen Substanz des Rückenmarkes, welche je nach der Grösse und dem Alter der gesetzten Läsionen ein verschiedenes Bild darbieten, zu Sklerosierung oder Höhlenbildung führen und von Degenerationen gefolgt sein können.

Nur unter dem praktisch bisher nicht in Betracht kommenden Umstande, dass die Dekompression von sehr hohem Drucke und plötzlich — décompression instantanée —, bewerkstelligt wird, scheinen doch auch Zerreissungen des Gewebes und dadurch Blutungen erfolgen zu können, wobei die durch die

---

1) Verhandl. d. deutsch. patholog. Gesellschaft. I. Bd. 1898—1899.

plötzliche Volumsvermehrung bedingte Druckzunahme der in die knöchernen Räume mehr oder minder eingeschlossenen Gebilde zu berücksichtigen ist.

In diesem Sinne sind wohl neben den Ergebnissen von Philippon, der nach solcher Dekompression von 7 Atm. Hämorrhagien der Lungen und Pneumothorax beobachtete, die Befunde zu erklären, die Lépine 1900 in einer neuesten Untersuchungsreihe[1]) bezüglich des Rückenmarkes feststellen konnte. Nach 17 Experimenten, bei welchen er Hunde von einem Ueberdrucke von 8 bis 10 Atm. in 2 bis 10 Minuten dekomprimierte, konnte er nach plötzlichem Druckabfall Rupturen von Gefässen und Blutextravasate im Rückenmarke feststellen, deren Entstehung er auf das in loco freiwerdende Gas zurückführt.

Unter solchen Umständen also, bei welchen die durch den plötzlich entbundenen Stickstoff bedingte Volumvermehrung des Gefässinhaltes (hier um ca. 10—15 pCt.) in Frage kommt, kann die Dekompression offenbar auch zu primärer Hämatomyelie führen. So konnte eben Finlayson[2]) bei Ratten, welche Hill von ca. 20 Atm. in 2—5 Minuten dekomprimiert hatte, Gasblasen im Zentralnervensysteme finden, deren Entbindung auf mechanischem Wege kleine zystenähnliche Höhlungen erzeugt hatte, die von komprimierten „flattened" Nervenzellen und anämisierten Bezirken umgeben waren; solche Höhlen fanden sich auch in der Leber.

Bei dem grossen Interesse, welches die endgiltige Klarstellung der Pathogenese der „Caisson- oder Taucherlähmung" beansprucht, möchte ich nicht darauf verzichten, hier wenigstens in Kürze die Resultate von Untersuchungen zu berühren, welche ich im heurigen Jahre an bezüglichem Materiale von Menschen anzustellen in der Lage war. Das Rückenmark von solchen Fällen ist seit der letzten Mitteilung von Ch. W. Sharples 1894 nicht mehr Gegenstand des Studiums gewesen[3]). Ich hatte nun die seltene Gelegenheit, drei Rückenmarke von Tauchern zu untersuchen, die im Vorjahre an der afrikanischen Küste nach längerer Krankheit verstorben waren: ich verdanke das Material dem freundlichen Entgegenkommen von Prof. Savas in Athen.

Die Krankengeschichte, Fall 1, auf welche sich die Abbildungen, Fig. 5a und 5b, beziehen, ist folgende:

Der von der Insel Symi gebürtige Taucher M. S. war während der Kampagne an der afrikanischen Küste mit der Gewinnung von Schwämmen beschäftigt. Er ist seit einem Jahre als Taucher tätig.

Im Mai 1903 arbeitete er zweimal hintereinander in einer Tiefe von 24 Brassen = 38,4 m, wobei er sich das zweitemal 40 Minuten unter Wasser aufhielt. Nachdem er sehr schnell wieder an die Oberfläche gelangt war, wurde er sofort von Schwindel erfasst und sein linker Oberarm schlief ein. Die Symptome verschwanden jedoch nach einigen Stunden und der Taucher ging am nächsten Tage wieder seinem Berufe nach. Anfangs Juni wiederholte sich derselbe Anfall, nachdem er in einer Tiefe von 26 Brassen = 41,6 m gearbeitet hatte; auch dieses Mal gingen die Erscheinungen rasch wieder vorüber und der Mann setzte seine Beschäftigung fort. Am 27. Juni arbeitete er durch 50 Minuten in einer Tiefe von 30 Brassen = 48,0 m, worauf er sehr schnell an die Oberfläche zurückkehrte; er

---

1) Etude sur les hématomyélies. Paris. 1900. p. 221 u. ff.
2) Vergl. die Arbeit von Hill und Macleod l. c. S. 164.
3) Bezüglich der Literatur über diesen Gegenstand vergl. „Luftdruckerkrankungen". l. c. S. 965—973. — Was die früheren Arbeiten anlangt, möchte ich nicht unterlassen auf die wertvolle Untersuchung von E. v. Leyden (Archiv für Psychiatrie und Nervenkrankh. Bd. IX, H. 2, 1879) besonders hinzuweisen; diese für unseren Gegenstand grundlegende Untersuchung verdient umsomehr Beachtung, als dieselbe zuerst in eingehender Weise die anatomischen Veränderungen im Rückenmarke erkrankter Caissonarbeiter beschrieben hat.

fühlte sich darnach vollkommen wohl. $1\frac{1}{2}$ Stunden später tauchte er abermals in die gleiche Tiefe und verblieb 45 Minuten unter Wasser; rasch emporgezogen, fühlte er sich ebenfalls wohl. Eine weitere Stunde später tauchte er zum dritten Male an diesem Tage; er blieb nur 35 Minuten, aber in einer Tiefe von 30 Brassen, wurde mit gleicher Geschwindigkeit wie die ersten Male emporgezogen und hatte zunächst ebenfalls keinerlei Beschwerden. Als man ihm aber den Taucherhelm abnehmen wollte, wurde er von heftigem Schwindel ergriffen und fiel bewusstlos nieder. Nach 4 Stunden war die Ohnmacht vor-

Fig. 5.

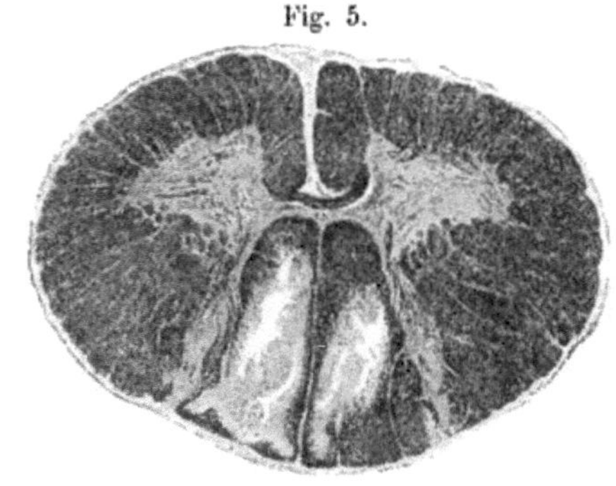

a

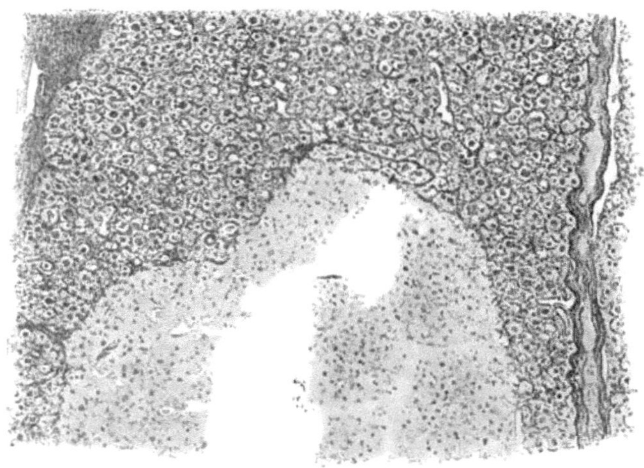

b

Querschnitt durch das Cervicalmark von Fall I.
a Färbung nach Weigert zeigt die Nekrosen in beiden Hintersträngen. b Färbung nach van Gieson Randpartie des einen nekrotischen Herdes bei starker Vergrösserung.

über, jedoch waren die Beine gelähmt, so dass er sich ohne Hilfe nicht aufzurichten vermochte. Die Parese der Beine nahm dann noch zu und es wurde vollständiger Verlust der Motilität und Sensibilität aller Glieder konstatiert; auch bestand Harnretention.

In diesem Zustande wurde der Taucher auf das Depotschiff gebracht. Als Patient nach einigen Tagen sein Lager wechseln wollte, wobei ihm seine Kameraden behilflich waren, entdeckten diese, vier talergrosse gangränöse Stellen am Rumpfe, der Sakralgegend und am Gesässe; jede ärztliche Hilfe fehlte. Die nekrotischen Partien vergrösserten sich und nahmen an Tiefe zu; überdies litt der Kranke fürchterliche Schmerzen. Man reinigte den Dekubitus mit Karbolwasser und verband den Patienten notdürftig. Um Urin entleeren zu können, musste ihm auf den Unterleib gedrückt werden, worauf dann etwas Harn ausgepresst wurde und sich der Kranke etwas erleichtert fühlte. Ausserdem bestand hochgradige Obstipation, weshalb man Rizinusöl eingab, das viele Entleerungen verursachte, aber auch von Entkräftung gefolgt war. Im weiteren Verlaufe konnte M. S. den linken Arm wieder ein wenig bewegen. Am 19. Juli, also 20 Tage nach dem Unfalle wurde er in das griechische Lazarettschiff eingeliefert, welches im Hafen von Tripolis lag. Daselbst wurde der folgende Status erhoben: M. S. ist erblich nicht belastet; für Lues kein Anhaltspunkt, er ist kein Potator. Patient sieht sehr herabgekommen aus, die Haut schlaff und faltig Panniculus adiposus geschwunden; die Muskulatur atrophisch, Zunge trocken belegt, Puls schwach, arythmisch. Unstillbarer Durst plagt den Kranken. Das Abdomen ist im Bereiche der Unterbauchgegend infolge Ueberfüllung der Blase mässig aufgetrieben, weshalb Patient katheterisiert wird; hierbei werden 1000 gr eines wasserklaren Urines entleert, der weder Eiweiss noch Zucker enthält. Am Rücken viele kleine schwarz verfärbte Hautpartien. In der Gegend des Kreuzbeines eine 20 cm grosse nekrotische Stelle, die bis auf den Knochen reicht, der noch vom Periost bedeckt ist. Die schwarz verfärbte gangränöse Partie ist deutlich von der gesunden Haut abgegrenzt. Auch an der rechten Gesässbacke befindet sich eine gangränöse Stelle; die Zerstörung reicht hier bis auf den Oberschenkelknochen. Die beiden unteren Extremitäten, sowie der rechte Arm sind vollständig gelähmt. Die Sensibilität von der Hüfte nach abwärts beiderseits vollständig aufgehoben; im Bereiche des Rumpfes und des rechten Armes Hypästhesie; sowohl am rechten Arme als an den beiden Beinen keine Reflexe. Der Kranke gibt an, des Nachts von Zeit zu Zeit Muskelzuckungen in den Beinen zu spüren; Obstipation und Dysurie halten an. Libido sexualis fehlt, keine Pollutionen. Es besteht Fieberbewegung, Morgens 38°, Abends 38,7°. Therapeutisch wurde eine teilweise Exzision und Kauterisation der nekrotischen Partien vorgenommen und die Wunden antiseptisch verbunden; Intern: Chinin. Diät: Milch und Bouillon. Trotz weiterer Massnahmen verschlechterte sich der Zustand und Patient starb am 14. August, also 48 Tage nach dem Unfalle.

Die Obduktion wurde am nächsten Tage im Hafen von Tripolis vorgenommen. Es ist nur der Befund von Hirn und Rückenmark angegeben. Nach Eröffnung des Schädels: Die Dura, besonders der linken Schläfengegend entsprechend, hyperämisch; sonst weder auf der Hirnoberfläche, noch bei der Zerlegung des Hirnes in Schnitte Veränderungen zu erkennen. Auch die Medulla oblongata und das Kleinhirn wiesen keine sichtbaren Veränderungen auf. Bei Eröffnung der Wirbelsäule zeigten die Meningen normales Verhalten; der Oberfläche des Dorsal- und Lendenteiles entsprechend fand sich ein kleiner Bluterguss. Das Rückenmark dieser Gegend zeigte veränderte Konsistenz und war deutlich weicher[1]).

Wie man aus den Figuren ersieht, handelt es sich in der Tat um multiple ausgedehnte Nekrosen der weissen Substanz, wie sie durch die infolge Gastransportes bewirkte Ischämie bewirkt werden; von Blutungen ins Gewebe ist nirgends etwas zu finden. Die Abbildungen beziehen sich auf eine der Praedilektionsstellen der Veränderungen, auf das Cervicalmark. Wie Fig. 5b erkennen lässt, ist es hier bereits zu einer deutlichen Verdichtung des Maschenwerkes der Glia und damit zu einer scharfen Abgrenzung des Herdes gekommen; dieser selbst ist von Detritus, Fettkörnchenzellen, Resten verquollener Achsenzylinder u. a. erfüllt.

Die gleichen hochgradigen Veränderungen ergab auch die Untersuchung

---

1) Geschrieben im Hafen von Tripolis am 15. August 1903.

des Falles II, von dem mir leider keine Krankengeschichte zugegangen ist.
Fig. 6a zeigt über den ganzen Querschnitt disseminierte Lücken in der weissen,
sowie in der grauen Substanz, welche dem Untergange der nerösen Elemente,
Quellung, Degeneration und Resorption von Nervenfasern, entsprechen; in dem
einen Hinterstrange ist auch die Stützsubstanz in ausgedehnterem Masse zerstört. Die Grösse und Form des Nekroseherdes wird durch Fig. 6b illu-

Fig. 6.

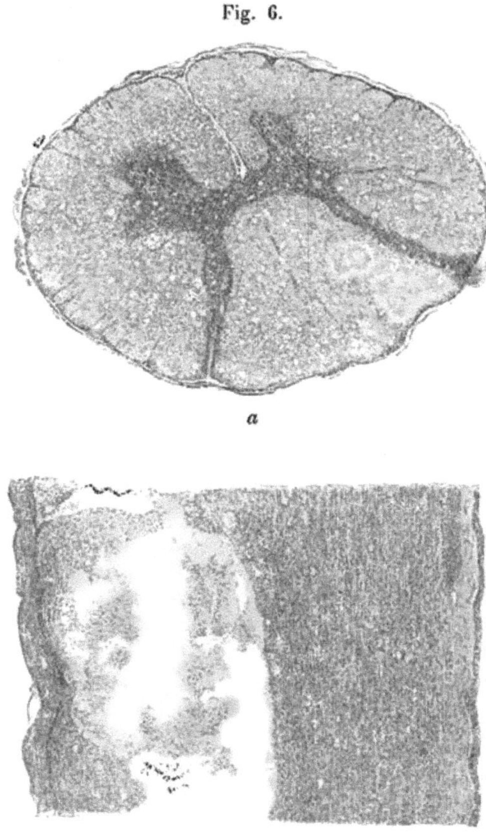

a

b

u u. b Quer- beziehungsweise Längsschnitt durch das untere Dorsalmark von Fall II bei schwacher
Vergrösserung. Hämatoxylin-Eosinfärbung.

striert, welche einen Längsschnitt der betreffenden Partie darstellt. In dem
zerfallenen Bezirke ist das Gewebe bereits zum grössten Teile resorbiert; da
und dort ragen vom Rande her noch Reste von Gefässen herein; in der Umgebung der Höhle leere Gliamaschen. Um andere Stellen findet sich reaktive
Zellwucherung etc.

Die in den Fällen I und II erhobenen Befunde stehen in voller Uebereinstimmung mit jenen, welche wir seinerzeit an Hunden feststellen konnten,

Fig. 7.

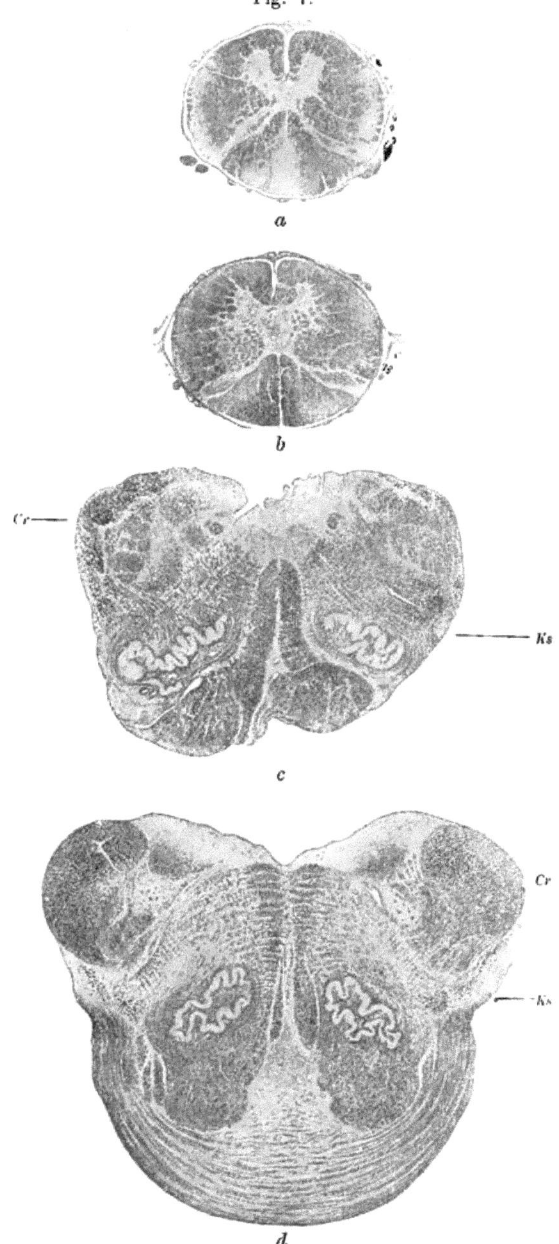

Querschnitte durch das obere Cervicalmark (*a*, *b*) und die Medulla oblongata (*c*, *d*) des Falles III.
a Färbung nach Weigert. *b*, *c*, *d* Färbung nach Marchi zur Darstellung der aufsteigenden Degenerationen;
beim Schnitte *c* ist das Rückenmark etwas schräg getroffen.

die nach genügendem Aufenthalte rasch von hohem Drucke dekomprimiert worden
waren und nach erlittener Läsion noch 3—4 Wochen gelebt hatten [1]).

Im Anschlusse an die beschriebenen Zerstörungsvorgänge kommt es zu
aufsteigenden Degenerationen, die ich im III. Falle zu studieren in der Lage
war, auf welchen sich die Abbildungen, Fig. 7 a, b, c, d, beziehen.

P. K., 24 Jahre alt, auch von der Insel Symi gebürtig, unverheiratat. Der Mann war
seit 5 Jahren als Taucher mit der Gewinnung von Schwämmen beschäftigt. Während der
Zeit von vier Jahren hatte er niemals über Beschwerden zu klagen. Am 27. Juni 1903
arbeitete er durch etwa eine halbe Stunde in einer Tiefe von 25 Brassen = 40,0 m. Er
liess sich hierauf rasch an die Oberfläche emporziehen. Nach Abnahme des Helms empfand
er sofort fürchterliche Schmerzen im Rücken und namentlich in der Gegend zwischen den
Schulterblättern. Einige Minuten später traten diese Schmerzen auch beiderseits in der
Lendengegend auf. Nach weiteren fünf Minuten wurde er von vollständiger Lähmung der
oberen und unteren Extremitäten befallen. Man unterzog ihn der Behandlung, wie sie bei
den Tauchern üblich ist, d. h. es wurden durch 4 Stunden hindurch kalte Douschen angewendet, worauf eine vorübergehende Besserung insofern eingetreten sein soll, als Patient
durch etwa 5 Minuten zu gehen imstande war; hierauf trat aber wieder Paralyse der oberen und
unteren Extremitäten ein. Man wiederholte die Wasserkur, jedoch nunmehr ohne Erfolg.
Seitdem liegt er bettlägerig im Schiffe. Er konnte nicht urinieren und litt an Obstipation;
Es gelang die Blase auszupressen und dieser Art den Harn zu entleeren, die Verstopfung
wurde mit Abführmitteln behandelt. 15 Tage nach dem Unfalle waren Dysurie und Obstipation von Inkontinentia vesicae et alvi gefolgt. Gleichzeitig trat in der Gegend des Kreuzbeines eine schmerzlose, nekrotische Stelle auf.

P. K. wurde nunmehr in ärztliche Behandlung gegeben; die Lähmungserscheinungen
der oberen Extremitäten gingen allmählig zurück, die Paralyse der Beine blieb jedoch bestehen. Am 4. August wurde er auf das griechische Lazarethschiff aufgenommen.

Status praesens: Patient erblich nicht belastet, für Lues kein Anhaltspunkt, Alkohol
in Abrede gestellt, der allgemeine Ernährungszustand befriedigend. Ueber dem Kreuz-
beine findet sich eine ca. handgrosse, schwarze, gangränöse Stelle, die bis auf den Knochen
reicht; ebenso bestehen zwei kleine gangränöse Geschwürsflächen im Bereiche der Glutäal-
region. Die Lähmung der unteren Extremitäten ist eine vollkommene; man konstatiert
thermische Anästhesie, sowohl für Wärme als Kälte, Nadelstiche werden nicht empfunden;
die Reflexe im Bereiche der unteren Extremitäten sind gesteigert. Unter Tags besteht
Zittern der unteren Extremitäten, des Nachts klagt er über Muskelzuckungen. Auch an den
Beinen sind jetzt einzelne kleine, gangränöse Stellen aufgetreten, so insbesondere an der
inneren Fläche der Oberschenkel. Es besteht Schlaflosigkeit; unwillkürliche Entleerungen
von Blase und Mastdarm.

Dieser Zustand hielt ohne Besserung bis zu seinem, am 11. November, also
ca. 4 Monate nach seinem Unfalle erfolgten Tode an. Obduktionsbefund: Bei Eröffnung der
Wirbelsäule findet sich in der Höhe des 12. Wirbels eine kleine Hämorrhagie im Bereiche
der Häute. Von da ab ist das Rückenmark weich und zerreisslich; das Gehirn leicht
hyperämisch, ergibt sonst makroskopisch normalen Befund.

Das Lenden- sowie das untere Brustmark erwiesen sich in diesem Falle
vollständig erweicht. Ich will die diesbezüglichen Veränderungen übergehen
und hier nur dem Befunde der sekundären, aufsteigenden Degeneration einige
erläuternde Worte beigeben.

Die beiden, einander ergänzenden Abbildungen Fig. 7a u. b, Querschnitte

---

1) Vergl. „Luftdruckerkrankungen“. l. c. S. 164, das Kapitel: „Pathologische Anatomie
des Rückenmarkes“. S. 933 u. ff.

durch das obere Zervikalmark darstellend. zeigen entsprechend den genannten Zerstörungen in ausgesprochener Weise vollständige Degeneration der Goll-schen Stränge, Degeneration der Kleinhirnseitenstrangbahnen und Untergang der Fasern des Gower'schen Bündels: die Degeneration der anterolateralen Stränge tritt besser bei a. weniger deutlich bei b hervor. Ueberdies erscheint auch der periphere Anteil des Burdach'schen Stranges der einen Seite dege-neriert. Die Randzone des Vorderstranges erweist sich frei von Veränderungen, ebenso ist das Hinterstrangfeld erhalten. Der Schnitt c durch den spinalen Ab-schnitt der Medulla in der Höhe des unteren Olivenpoles gelegt, gestattet die Degeneration der Kleinhirnseitenstrangbahn weiter zu verfolgen. Bei Ks finden wir ein scharf hervortretendes Degenerationsfeld, dem rubrospinalen, beziehungs-weise spinotektalen und thalamischen Systeme der Kleinhirnseitenstrangbahn zugehörig: bei Cr, dem Anfangsteile des Corpus restiforme, zeigt sich die Degeneration entsprechend dem Gebiete des dorsalen Kleinhirnbündels. Fig. 7 d endlich, einen Schnitt durch die Medulla im Bereiche des unteren Brückenteiles darstellend, lässt ausser der beschriebenen Degeneration Ks oberhalb der Sub-stantia reticularis lateralis, deutlich Degeneration im Bereiche der Corpora restiformia, Cr. jeder Seite hervortreten; hier erscheinen die zentral gelegenen, also die der direkten Kleinhirnseitenstrangbahn zugehörigen Fasern erkrankt.

Auf weitere Einzelheiten der Degeneration im Falle III werde ich ebenso wie auf eine genaue Beschreibung der anatomischen Veränderungen in den Beobachtungen I und II in einer demnächst erscheinenden ausführlichen Publi-kation eingehen; dort soll auch auf den Zusammenhang der Befunde mit den beobachteten Symptomen Rücksicht genommen werden.[1])

Aus dem Mitgeteilten geht hervor, dass die durch Schädigung des Zentral-nervensystemes verursachten Krankheitsbilder vielgestaltig sein müssen und die Betrachtung des bisher vorliegenden Krankenmateriales hat auch ergeben, dass hier eine Polymorphie besteht, wie sie wohl durch keine andere Schädigung hervorgerufen wird.

Die Veränderungen der Gewebe sind ceteris paribus von der Verzweigungs-art der Arterien und dem Kapillarreichtume abhängig: sie stehen zu diesem in umgekehrtem Verhältnisse. Sind die freigewordenen Gasmengen — wie nach rascher Dekompression von höherem Ueberdrucke, ca. 2,5 Atm. — grosse, so sind auch die Bedingungen für die viel selteneren zerebralen Erscheinungen gegeben, welche dann aber, aus der gleichen Ursache, zumeist mit Symptomen der ersten Gruppe kombiniert erscheinen.

Damit hängt es zusammen, dass die Deutung gewisser Erscheinungen, wie der interessanten, zuerst von P. Bert, Wagner u. A. bemerkten. von L. v. Schrötter[2]) genauer beschriebenen Bradykardie auf Schwierigkeiten stösst, indem hierbei einerseits die Schädigungen des Herzmuskels, vielleicht zum Teile auch durch Gasembolie der Koronararterien verursacht, andererseits die nervösen beziehungsweise medullären Störungen zu berücksichtigen sind.

Die Erkrankungen setzen. wie wir dies in dem genannten Werke[3]) ausführ-lich geschildert haben, entweder apoplektiform oder nach einer Latenzperiode von verschiedener Dauer ein, was noch begründet werden wird. Allen Krank-heitsbildern ist gemeinsam, dass dieselben niemals Progredienz zeigen, sondern dass sie nach dem Abklingen der schweren Initialerscheinungen, wozu

<hr>

1) In Vorbereitung.
2) Prager med. Wochenschrift. XXIV. Bd. No. 14. 1899.
3) „Luftdruckerkrankungen" l. c. pag. 164.

neben den Störungen von Seiten des rechten Herzens die Hirnsymptome, Bewusstlosigkeit, Schwindel, Aphasie, psychische Exaltationszustände, Lähmung einzelner Hirnnerven u. A. gehören, den tiefergreifenden Läsionen entsprechend stationär bleiben. Im Beginne bestehen meist Reizerscheinungen, die dann von den Lähmungen des motorischen und sensiblen Apparates gefolgt sind. Die sogenannten „bends“, reissende oder lanzinierende Gliederschmerzen von grosser Heftigkeit, sind als nervöse Irritationserscheinung und nicht, wie neuestens wieder Hill und Macleod[1]) meinen, als ein durch lokale Gasembolie bedingtes Symptom aufzufassen.

Gehen wir nunmehr an der Hand einiger Beispiele etwas näher auf die Symptomatologie ein und wenden wir uns dabei den Lähmungen im engeren Sinne zu; indem dieselben ja doch das Hauptkontingent der Erkrankungen stellen. Insbesondere handelt es sich um das Ergriffensein der unteren Extremitäten und es stehen somit Paraplegien und Paresen der Beine im Vordergrunde, welche in den ersten Stadien noch von Monoplegien verschiedenen Grades in den oberen Extremitäten oder von Hirnsymptomen begleitet sein können. Catzaras hat schon hervorgehoben, dass manchmal Bilder zur Beobachtung kommen, die der Erkrankung bestimmter Strangsysteme ähnlich sind.

Als Beispiel eines solchen Falles von Paraplegie diene eine Beobachtung, die L. v. Schrötter publiziert hat[2]), an dessen Klinik die beim Nussdorfer Schleusenbaue erkrankten Caissonarbeiter im offiziellen Auftrage behandelt wurden. Der Fall ist auch deswegen interessant, da hier nicht blos die unteren Extremitäten beteiligt waren, sondern in den ersten Krankheitstagen auch Veränderungen bestanden, die auf eine Lähmung des Zwerchfelles und der Darmmuskulatur bezogen werden mussten. Ausser vorübergehenden cardiopulmonalen Störungen waren in diesem Falle offenbar auch Schädigungen des Halsmarkes oberhalb der Abgangsstelle der Phrenici zustande gekommen, während für die bleibende Affektion wohl eine Läsion im Bereiche des unteren Brustmarkes anzunehmen war.

K. A., 36 Jahre alt, aus Mähren. Stammt von gesunden Eltern und war selbst niemals krank. Potus negiert, für Lues kein Anhaltspunkt. Befund bei der Aufnahme zur Arbeit in Pressluft am 25. Juni: gross, kräftig gebaut, Hautdecken und Schleimhäute blass. Thorax entsprechend lang und breit, gut gewölbt. Lungen: Vorne links bis zur 4. Rippe, vorne rechts bis zum oberen Rande der 7. Rippe, hinten beiderseits bis gut handbreit unter den Skapularwinkel heller voller Schall; deutliche respiratorische Verschieblichkeit; allenthalben vesiculäres Inspirium, kein hörbares Exspirium. Atmungsfrequenz 16. Herz: Spitzenstoss im 5. Interkostalraume innerhalb der Mamillarlinie, Dämpfung bis zum linken Sternalrand reichend, Basis nicht verbreitet; Töne rein. Radialis etwas rigider, nicht geschlängelt, von guter Füllung, normaler Spannung. Frequenz 89. Gelenke frei. Gehörorgan normal. Der Harn enthält keine abnormen Bestandteile.

Nachdem K. vom 25. auf den 26. Juni 1895 von 10 Uhr bis 2 Uhr nachts zum erstenmal unter einem Totaldrucke von 3,3 Atm. ohne die geringsten Beschwerden gearbeitet hatte, wurde er eine halbe Stunde nach dem Aussteigen von hochgradigsten Schmerzen in den Beinen und Armen befallen; zunehmende Schwäche in den unteren Extremitäten, eine halbe Stunde darauf heftige Atembeschwerden. Patient vermochte sich nicht mehr aufrecht zu halten, wurde bewusstlos und stürzte zusammen. Hochgradige Dyspnoe, intermittierender Puls, bedeutende Zyanose im Gesichte. Ueber den unteren hinteren Partien der Lunge

---

1) l. c. pag. 164.
2) l. c. S. 173.

reichlich feinblasige Rasselgeräusche. Im Gesicht sowie an den oberen Extremitäten tritt fleckig livide Marmorierung auf. Puls klein, fast nicht mehr fühlbar, sehr frequent. Nach Kampferäther-Injektion und künstlicher Respiration kehrt das Bewusstsein wieder, jedoch ist die Atmung noch immer sehr dyspnoisch und frequent. Patient klagt über heftige Schmerzen, besonders im rechten Arme, und über Kältegefühl im ganzen Körper; auch objektiv erscheint die Temperatur merklich herabgesetzt. Heftiger Durst. Unvermögen die Beine zu bewegen. Auf Analeptika: Kognak, Tee etc., welche im Anfange erbrochen werden, tritt reichlicher Schweiss auf. Er wird an die k. k. III. medic. Universitätsklinik gebracht und auf Z. No. 70 aufgenommen.

Status praesens: Der Kranke, leicht benommen, jammert fortwährend, klagt über rasende Schmerzen im Kreuz und der Magengegend; Kopfschmerz, zeitweilig tritt Brechreiz auf. Der ganze Körper von Schweiss bedeckt. Gesichtsfarbe blass, Lippenschleimhaut zyanotisch, ebenso die Schleimhaut des Pharynx und der Trachea dunkel schwarzblau. Die Haut am Thorax dunkel livide verfärbt und dabei fleckig marmoriert. Temperatur 36^{0}; Pulswelle niedrig, Spannung unter der Norm, Pulsfrequenz 96, rhythmisch. Respiration: Sehr mühsam, kostal mit Zuhilfenahme der auxiliären Muskeln. Frequenz 32, beide Hälften atmen gleich. Perkussion: Rechts vorne heller voller Schall bis zum unteren Rande der 4. Rippe. Das Zwerchfell tritt bei tiefer Inspiration kaum nachweisbar nach abwärts. Links vorne beginnt die Dämpfung am oberen Rande der 3. Rippe, reicht bis zum unteren Rande der 4. Rippe, von da nach abwärts tympanitischer Schall. Die unteren Lungengrenzen hinten drei Querfinger unter dem Skapularwinkel. Auskultation: Ueberall vesikuläres Atmen, hinten feinblasige Rasselgeräusche. Herz: Herzstoss im 3. Interkostalraume in der Mamillarlinie, Dämpfung beginnt am oberen Rande der 3. Rippe, reicht nach rechts bis zum linken Sternalrand. Herztöne rein.

Das Abdomen in seiner Totalität nicht besonders aufgetrieben, jedoch besteht im Epigastrium eine auffallende, annähernd horizontal verlaufende Vorwölbung. Bei der Perkussion konstatiert man oberhalb und entsprechend der genannten Vorwölbung in einer 10 bis 12 cm breiten, querverlaufenden Zone, welche sich beiderseits unter den Rippenbögen noch nach rückwärts erstreckt, hellen tympanitischen Perkussionsschall, der über dem rechten Rippenbogen exquisit metallischen Beiklang hat und bis zur hinteren Axillarlinie reicht. Die Leber nach aufwärts verdrängt, zeigt eine wesentlich kleinere, aber doch noch deutlich nachweisbare Dämpfung. Keine Hyperästhesien im Bereiche der Haut des Abdomens; die Muskulatur, besonders die Recti abdominis, stark gespannt und auf Druck sehr empfindlich.

Keine Schwellungen der Muskulatur an den Extremitäten, keine wesentliche Druckempfindlichkeit der Nervenstämme daselbst. Unvermögen die Beine zu bewegen. Sensibilität nicht zu prüfen.

Patient hat seit gestern abends weder Abgang von Urin, noch ist eine Stuhlentleerung erfolgt. Die Blase war auch abends nicht gefüllt. Die Blutuntersuchung ergibt: Hämoglobingehalt nach Fleischl 100, spec. Gewicht 1060, spec. Gewicht des Serums 1028, Zahl der roten Blutkörperchen 6,030,000, mässige Leukozytose.

27. Juni. Der Kranke war während des gestrigen Tages und der Nacht halb benommen. In der Nacht erfolgte unwillkürlicher Abgang von Stuhl und Urin. Während der ganzen Zeit bestanden abundante Schweisse. Heute antwortet er auf Befragen, dass es ihm gut gehe, eine Euphorie, welche mit seinem körperlichen Zustande in auffallendem Kontraste steht. Schweissausbruch geringer, Morgentemperatur $37,5^{0}$. K. scheint auch ziemlich bedeutende Schmerzen zu haben, da er sich fortwährend hin und her wälzt und das Gesicht verzieht.

Nachmittags klagt der Kranke über heftigen Kopfschmerz, Kältegefühl und Parästhesien, sowie über Ameisenlaufen in den unteren Extremitäten; starke Schmerzen von reissendem Charakter im rechten Arme und im rechten Schultergelenke, ausserdem Gefühl von bedeutender Spannung und Völle in der Magengegend. Im Gebiete der Hirnnerven keine Erscheinungen;

die Bewegung der Extremitäten in allen Gelenken frei. Nervenstämme auf Druck nicht besonders empfindlich, ebenso keine Druckempfindlichkeit der Wirbelsäule. Hyperästhesie an den Beinen. Der beschriebene Hochstand des Zwerchfelles besteht fort; über der, dem ausgedehnten Darmabschnitte entsprechenden Vorwölbung exquisiter Metallklang. Die Druckempfindlichkeit in der Magengegend bedeutend geringer. Harnmenge 1300. Der spontan entleerte Harn ist sauer, vom spec. Gewicht 1025, Spuren von Eiweiss, kein Zucker, Aceton deutlich nachweisbar, Indikan und Phosphate vermehrt, Chloride normal, kein Sediment. Die Untersuchung des Gehörorganes ergibt nichts Pathologisches.

28. Juni. Herzspitze im 4. Interkostalraume, Magengegend in geringem Grade vorgetrieben. Beginn der Leberdämpfung am oberen Rande der 5. Rippe. Harnmenge 1200. 29. Juni. Bedeutende Hyperästhesie an beiden Unterschenkeln; keine Sensibilitätsstörungen im Bereiche des Rumpfes; keine Vorwölbung mehr im Abdomen. Patient vermag nicht spontan zu urinieren, er muss katheterisiert werden. 1. Juli. Heute etwas blutig tingiertes Sputum, ohne dass objektiv eine Erklärung dafür gefunden werden konnte. Lungengrenzen herabgerückt, rechts an der 6., links an der 4. Rippe. Harn durch Katheter, Harnmenge 1200. Harn von ammoniakalischem Geruche und deutlich alkalischer Reaktion. 4. Juli. Parästhesien an beiden unteren Extremitäten, namentlich ein Gefühl von Totsein in denselben. Auf Druck ist die Muskulatur, besonders jene des rechten Unterschenkels, empfindlich. Spontane Harnentleerung; Harnmenge 1000. 7. Juli. Patient kann ohne Katheter urinieren, ist aber nicht imstande den Harn längere Zeit zu halten, sondern muss sofort urinieren, sobald sich „das brennende Gefühl" einstellt. Harnmenge 1400. Im übrigen keine Veränderung. 8. Juli. Das Gefühl von Totsein im linken Beine noch vorhanden. Rücksichtlich der Blasenstörung status idem, Harnmenge 1900. Patient verlässt am 13. Juli gebessert die Klinik und bleibt in ambulatorischer Behandlung.

Eine am 18. Juli vorgenommene Untersuchung ergab: Zwerchfellsstand wie bei der ersten Untersuchung am 25. Juni, Lungengrenzen deutlich respiratorisch verschieblich. Respiration kostoabdominal. Nirgends Entartungsreaktion nachweisbar, an der Oberschenkelmuskulatur mit 2—2½ MA., am Unterschenkel mit 1½ MA. Kathoden-Schliessungszuckung. Dabei besteht hochgradige Schmerzhaftigkeit sowohl bei Anwendung des galvanischen wie des faradischen Stromes, und sind insbesonders die Sehnen in der Kniekehle sowie der Fussrücken und die Gegend des Tibialis anticus schmerzhaft; auch beim Beklopfen der betreffenden Partien Schmerzhaftigkeit. Motorische Kraft beiderseits, besonders links stark vermindert, taktile Sensibilität und Temperatursinn normal; Hyperalgesie. Patellarreflex beiderseits, besonders links hochgradig gesteigert, Fussklonus jedoch nicht auslösbar. Subjektiv hat Patient noch immer die Empfindung von Totsein im linken Beine. Manchmal treten spontane Schmerzen in den Tibien auf. Auch die Blasenfunktion ist noch nicht vollkommen intakt. 20. Juli. Angeblich treten des Morgens Schmerzen an der Dorsalseite der Fussgelenke sowie auch im linken Kniegelenke auf, so dass K. das Bein nicht abbiegen kann. Kein Ameisenlaufen; „Totsein" der drei äusseren Zehen des linken, weniger ausgesprochen des rechten Fusses. Gang spastisch paretisch, das linke Bein wird nachgeschleift. Patellarreflex beiderseits gesteigert, schon vom Muskel aus hervorzurufen. Motorische Schwäche der linken unteren Extremität bei allen Bewegungen. Taktile Sensibilität intakt, doch besteht Hyperästhesie gegen Nadelstiche sowie gegen Kneipen und Walken der Muskulatur an der linken unteren Extremität. Besondere Druckempfindlichkeit der Nervenstämme nicht nachweisbar. Incontinentia vesicae geringen Grades. Im Gebiete der Hirnnerven keine Störungen.

Eine im September 1895 vorgenommene Untersuchung ergab: K. gibt an, von Zeit zu Zeit nach dem Erwachen, von heftigem Schwindel befallen zu werden, wenn er aufstehen will. Derselbe stellt sich besonders des Morgens ein, er sieht dann Nebel vor den Augen; nach circa zwei Stunden sind diese Erscheinungen geschwunden. Patient empfindet noch Schmerzen im rechten Ellbogen- und im linken Kniegelenke, welch letztere sich nach abwärts bis in die drei mittleren Zehen des Fusses erstrecken, in welchen noch immer das Gefühl von „Totsein" besteht. Keine Mastdarmstörungen, doch gibt er an, dass er seine Leibwäsche seit der Entlassung aus dem Spitale zweimal durch unwillkürlichen Stuhlabgang beschmutzt habe. Den Urin könne er kaum eine Stunde lang halten; nachts müsse er oft viermal behufs Harnentleerung aufstehen. Es stellt sich dann ein Brennen in der Urethra ein, welches ihn zur sofortigen Entleerung zwingt. Auch habe er die Empfindung im vorderen Teile der Harnröhre vollständig verloren. Die libido sexualis seit seiner Erkrankung geschwunden. Bei einem trotzdem vorgenommenen Koitus hat K. den Eintritt der Ejakulation nicht gefühlt. Ueber Störungen des Gesichts und Gehöres klagt er nicht. Befund: Hirnnerven vollständig intakt. Ueber dem linken Knie eine Zone leichter Hyperästhesie, eine ebensolche um den Malleolus externus des rechten Beines. Sonst ist die taktile Sensibilität beiderseits normal. Vom linken Knie nach abwärts starke Hyperalgesie: rechts besteht dieselbe am ganzen Beine. Temperatursinn: links intakt; kalt wird jedoch als sehr schmerzhaft empfunden. Kremasterreflex links schwächer als rechts. Patellarreflex beiderseits stark gesteigert, besonders links. Die motorische Kraft im linken Beine noch immer bedeutend herabgesetzt, Gang paretisch. Romberg deutlich. Im übrigen normales Verhalten.

Januar 1897, sowie März 1897 untersucht, bietet er vollständig normales Verhalten und klagt über keinerlei Beschwerden beim Gehen.

Weiters möchte ich hier eine Beobachtung von Lépine anführen[1], die dadurch besonders lehrreich erscheint, als sich die Erkrankung nach der Dekompression von weniger als 1.5 Atm. Ueberdruck ereignete. Allerdings erfolgte der Druckabfall nahezu plötzlich durch Platzen der Vorkammer. Auch hier bestand wieder eine kurze Latenzzeit, die nach ungefährer Schätzung der in Betracht kommenden Verhältnisse 1 Minute betragen haben dürfte. Es trat keine Bewustseinsstörung ein und die schweren Initialerscheinungen gingen rasch zurück. Mit Bezug auf die deutlich dissoziierte Empfindungslähmung welche im Bereiche der unteren Extremitäten zu konstatieren war, sowie im Hinblick auf die Atrophien einzelner Muskelgruppen, werden wir dem Autor beistimmen, wenn er für die Läsion eine Schädigung der grauen Substanz des Lumbosakralmarkes annimmt. Ob es sich, wie er weiter meint, in der Tat um Hämatomyelie handelt, möchte ich mit Rücksicht auf das oben Gesagte (cf. S. 166) nicht sicher entscheiden. Dass man nach plötzlicher Dekompression von selbst nur 1.0 Atm. Ueberdruck freies Gas im Blute finden kann, konnten wir seinerzeit am Hunde[2] zeigen.

N. B., 36jähriger Pflasterergehilfe, ohne hereditäre Antezedentien. Seit dem Frühjahre 1898 arbeitete er in Caissons, ohne bisher jemals an Beschwerden gelitten zu haben. Erst am 30. September d. J. erlitt er einen schweren Unfall, da der Caisson, in dem er mit mehreren Kameraden beschäftigt war, „explodierte". Die Berstung fand in der oberen Einschleuskammer statt, welche durch einen engen Kamin mit dem Arbeitsraume der Glocke in Verbindung stand. Im Moment der Explosion befand sich N. B. unterhalb des Schachtes. Der heftige Luftstoss warf ihn zu Boden, ohne dass er jedoch eine Verletzung beim Falle davongetragen hätte. Er erhob sich bald, half den anderen die Rettungsleiter, welche umgestürzt war, in Ordnung zu bringen, und stieg mit ihnen die 5 bis 6 m empor, welche sie von der Erdoberfläche trennte. Da das elektrische Licht auch erloschen war, bestand zunächst eine begreifliche Konfusion, sodass immerhin einige Zeit verstrich, bis die Arbeiter nach oben gelangen konnten. Es drang Wasser ein und war bereits bis zu 1,5 m angestiegen, als die Arbeiter die Glocke verliessen.

---

1) Revue de Médecine. Bd. 1899. p. 480.
2) l. c. „Luftdruckerkrankungen" S. 823.

Nachdem N. B. oben angekommen war, konnte er noch einige Schritte machen, dann aber fiel er schwer zu Boden. Seine Füsse blieben unbeweglich und man musste ihn fortschaffen. Er fühlte dumpfe Schmerzen in der Tiefe der Nierengegend, welche sich zunehmend steigerten, um dann ungefähr eine Stunde nach dem Ereignisse nachzulassen; gleichzeitig erfolgte unwillkürlicher Harnabgang. Die Beine waren nicht blos unbeweglich, sondern Patient hatte auch die Sensibilität im Bereiche derselben verloren. Am nächsten Tage brachte man den Kranken ins Hotel Dieu, wo er in eine chirurgische Abteilung aufgenommen wurde. Er blieb daselbst vier Tage und wurde dann in häussliche Pflege gegeben. Hierauf verstrich etwa eine Woche, ohne dass sich in seinem Zustande irgend etwas geändert hätte. Vierzehn Tage nach dem Unfalle vermochte er die Beine etwas zu bewegen, gleichzeitig kehrte die Sensibilität zurück und der Zustand besserte sich allmählich. Die Inkontinenz blieb jedoch ebenso wie hartnäckige Obstipation bestehen. Am Ende des zweiten Monates konnte B. aufstehen und etwas herumgehen, aber die anfänglich schlaffe Lähmung war von spastischen Erscheinungen und beginnenden Kontrakturen gefolgt. Es bestanden heftige Schmerzen, namentlich schmerzhaftes Gürtelgefühl, das in Attaquen auftrat, wobei die Schmerzen gegen die unteren Extremitäten ausstrahlten. Manchmal waren dieselben blitzartig, manchmal hatten sie mehr den Charakter eines intensiven, oft mehrere Minuten anhaltenden Brenneus. Die Beschwerden von Seite der Sphinkteren liessen nach; sonst nur unbedeutende Veränderungen im Krankheitszustande. Am 4. April 1899 stellte sich Patient im Hospice Antiquaille vor, worauf er an die chirurgische Klinik von Professor Augagneur aufgenommen wurde.

Der Befund, zirka $6\frac{1}{2}$ Monate nach dem Unfalle von Lépine erhoben, war nun folgender: Zunächst fällt die eigentümliche Gangart auf, welche tastend und unsicher ist; der Kranke schleppt zeitweise das eine oder das andere Bein, manchmal auch beide nach, wobei dieselben von heftigem epileptoidem Zittern ergriffen werden, sodass er bald stehen bleiben muss. Die Muskelkraft hat, und zwar beiderseits in nahezu gleichem Grade, wesentlich abgenommen; es besteht Atrophie, namentlich im Bereiche der Unterschenkel. Der Oberschenkel misst, 15 cm über der Patella in liegender Stellung des Patienten, 38 cm rechts und 36 cm links; überdies besteht deutliche Kontraktur. Die Sensibilität war ebenfalls und zwar in verschiedener Weise gestört. Die taktile Empfindung etwa 20 cm unterhalb der Crista ilei beiderseits stark vermindert, oberhalb dieser Grenze weniger, und zwar fleckweise alteriert; im Bereiche des Abdomens und der beiden Flanken ist die Berührungsempfindung intakt. Noch stärker ausgesprochen sind die Störungen der Schmerzempfindung; dieselben reichen höher hinauf und es werden insbesondere an der Rückseite tiefe Stiche nur als leichte Berührung empfunden. Im Gebiete der Kreuz- und Steissbeinnerven fehlt die Schmerzempfindung nahezu vollständig. Weniger alteriert erweist sich die Temperaturempfindung, es sind die bezüglichen Störungen mehr auf die unteren Segmente der Beine. sowie auf den Fuss beschränkt. Die Sehnenreflexe sind hochgradig gesteigert; Knie- und Fussklonus können sehr leicht ausgelöst werden. Die Hautreflexe sind stärker abgeschwächt und der Plantarreflex selten und träge; der Kremasterreflex fehlt vollständig. Eine Zone von Hyperästhesie ist nirgends nachzuweisen. Ausser der Muskelatrophie sind atrophische Störungen der Haut vorhanden. So findet sich im Bereiche des rechten Gesässes eine in die Tiefe reichende Narbe von der Grösse eines Fünffrankstückes, sowie zwei ähnliche, aber kleinere Veränderungen im Bereiche des linken, wo die Haut analgetisch ist. Diese narbenartigen Stellen entsprechen mit Borken bedeckten Hautveränderungen, welche mehrere Tage nach dem Unfalle, zu einer Zeit aufgetreten waren, als die Anästhesie noch eine vollständige war. Die Untersuchung des Harns ergibt jetzt keine Veränderungen, auch bestehen keine Zeichen der damaligen Inkontinenz mehr. Die anderen Organe sind gesund, der Gesamtzustand ist befriedigend; die Arme haben ihre Kraft behalten. Man findet keine Stigmata, welche auf Hysterie hinweisen würden.

Wie mir eben Herr Kollege Lépine auf meine Anfrage mitzuteilen die Güte hatte, hält der Zustand unverändert an. Autor hat den Kranken seit vier Jahren wiederholt gesehen: es besteht spastische Parese der Beine mit teilweiser Atrophie und Störungen der Sensibilität.

Ohne mich des weiteren in die Symptomatologie der Dekompressionserscheinungen zu verlieren, wobei auf die Besprechung der Störungen von Seiten der Blase und des Mastdarmes auf die Atrophien u. A., weiters auf die Schilderung der cerebralen Erscheinungen, wie Aphasie, epileptiforme Krämpfe, Störungen der Hirnnerven, Augenmuskellähmungen u. A. einzugehen wäre, möchte ich in diesem Zusammenhange nur noch zwei Formen der Erkrankung hervorheben, da dieselben früher keine befriedigende Deutung erfahren haben. Ueberdies beanspruchen dieselben dadurch allgemeines Interesse, dass infolge ihres Auftretens unter den hier massgebenden Bedingungen eine präzisere Auffassung ihrer Pathogenese auch unter anderen Umständen ermöglicht wird.

Ich meine die Störungen im Gebiete der Vasomotoren, sowie das Vorkommen des Ménière'schen Symptomenkomplexes nach rascher Druckverminderung.

Was erstere anlangt, so bestehen sie in dem Auftreten von eigentümlichen Hautmarmorierungen, insbesondere aber in dem Erscheinen von diffusen Schwellungen an den Extremitäten, welche offenbar durch Transudation in die tiefen, intermuskulären Zellgewebsschichten, hervorgerufen werden. Dieselben können zu beträchtlicher Volumzunahme des ergriffenen Gliedes führen, gehen aber meist nach 3—5 Tagen zurück.

Aus dem gleichzeitigen Vorkommen dieser im Krankheitsbilde so sehr auffallenden Symptome mit den Lähmungen im Bereiche der motorischen und sensorischen Sphäre ergibt sich, dass diese Veränderungen gleiche Dignität besitzen, wie die anderen evidenten Nervenläsionen und dieselben somit als durch angioparalytische Vorgänge hervorgerufene Erscheinungen, beziehungsweise als spinale Oedeme aufzufassen sind, wie dies auch schon L. v. Schrötter betont hat[1]). Es handelt sich hier um Krankheitsbilder, wie sie kürzlich wieder Quinke und Gross[2]) in anderem Zusammenhange besprochen haben.

Vielleicht noch grösseres Interesse beansprucht der Ménière'sche Symptomenkomplex, welcher unter den nach rascher Dekompression auftretenden Erkrankungen nicht selten ist, wenn die Arbeit bei höherem Luftdrucke stattfand.

Schwindel, Taubheit und Erbrechen setzen hier nach verschiedener Latenzperiode meist plötzlich ein, ohne dass das Mittelohr erkrankt, ohne dass Blutungen in dasselbe erfolgt wären. Durch diesen Umstand, sowie durch die zeitliche Koinzidenz mit anderen Störungen des Zentralnervensystems habe ich zuerst mit aller Bestimmtheit die Meinung vertreten, dass der Ménière'sche Symptomenkomplex hier durch eine Schädigung der zentralen Hör- beziehungsweise Gleichgewichtsbahn zustande kommt. Damit war übrigens auch die Berechtigung gegeben für das Vorkommen desselben bei anderen Erkrankungen eine solche ursächliche Läsion annehmen zu dürfen.

Wie an der entsprechenden Stelle in dem Werke „Luftdruckerkrankungen"[3])

---

1) Erkrankungen der Gefässe in Nothnagel's Pathologie und Therapie. XV. Bd. III. Th. S. 402.

2) Ueber einige seltenere Lokalisationen des akuten umschriebenen Oedemes. Deutsche medizin. Wochenschrift. No. 1, 1904.

3) l. c. pag. 1040.

ausführlich begründet ist, musste allerdings der nähere Sitz der Läsion offengelassen werden. Soviel aber ist sicher, dass die Erscheinungen nicht durch ein Trauma des peripheren Gehörapparates, des Labyrinthes, verursacht werden.

Ich habe die Freude gehabt, dass meine Anschauung mittlerweile durch Heermann[1]) volle Würdigung gefunden hat, der anlässlich des Dockbaues für die K. Werfte in Kiel vier Fälle dieser Erkrankung zu studieren Gelegenheit hatte. Dieselben ereigneten sich nach zu rascher Dekompression von ca. 1,5 bis 2,0 Atm. Ueberdruck; die durchschnittliche Latenzzeit betrug ca. $\frac{1}{2}$—1 Stunde; den kurzen Krankengeschichten sind genaue otologische Befunde beigegeben. Heermann stützt die Annahme, dass es sich in der Tat um eine zentrale Schädigung handelt noch besonders durch die auch schon von uns betonte Beobachtung, dass die Ménière'schen Erscheinungen einschliesslich der Hörstörungen nach der Rekompression zurückgehen können.

Schliesslich muss ich noch kurz über das Vorkommen von Zellgewebsemphysem sprechen, welches jedoch nur nach sehr rascher Dekompression von hohem Drucke auftreten kann und daher äusserst selten gesehen wurde. Hierbei können die aus den Gewebssäften sich entbindenden Gasmengen nicht mehr rasch genug in die Blutbahn hinausdiffundieren, verbleiben am Orte ihrer Entstehung und sammeln sich im Zellgewebe an, während die Gefässe selbst von freiem Stickstoffe überladen sind. Ich verweise diesbezüglich auf die von Schäffer mitgeteilten Fälle[2]) sowie auf eine Krankengeschichte von Catzaras[3]), welche einen Taucher betrifft, der aus 32 m Tiefe infolge Berstung des Kautschuckschlauches schnell hinaufgezogen werden musste.

Damit der Stickstoff, den wir im Vorigen als den ätiologischen Faktor der Krankheitserscheinungen kennen gelernt haben, in hinreichender Menge frei werden kann, um seine schädlichen Folgen zu entfalten, ist es notwendig, dass der Aufenthalt in komprimierter Luft genügend lange gedauert hat. Dieser Umstand, der schon manchen früheren Beobachtern aufgefallen war, ist dann auch von P. Bert auf Grund seiner experimentellen Erfahrungen betont worden, sagt dieser doch ausdrücklich „. . . . les accidents . . . sont la conséquence du dégagement de bulles d'azote dans le sang et même dans le tissus quand la compression avait duré un temps suffisant". Genau sind jedoch die hierbei in Frage kommenden Momente noch nicht gewürdigt worden. In dieser Richtung hat zuerst mein verehrter Lehrer N. Zuntz[4]) versucht, den Vorgängen, welche bei der Gasaufnahme massgebend sind, zahlengemässen Ausdruck zu verleihen. Ich habe dann diesen Gedankengang aufgenommen, demselben in dem Werke „Luftdruckerkrankungen"[5]) eine allgemeine Formulierung gegeben und hieran auch bereits weitere Folgerungen geknüpft.

Die Vorgänge bei der Sättigung des Organismus sind jedoch für das Verständnis der bei der Dekompression sich abspielenden Prozesse, insbesondere in zeitlicher und quantitativer Richtung so wichtig, dass ich mich mit dem Gegenstande neuerdings beschäftigt habe und demselben eine noch präzisere Darstellung zu geben bemüht war, umsomehr, als die Betrachtung der hier obwaltenden Beziehungen für die Atmung körperfremder Gase überhaupt

---

1) Volkmann's Beiträge. No. 334. 1902.
2) Zeitschrift f. Medizinal-Beamte. Heft 13, 1898.
3) Accidents survenant par l'emploi des scaphandres. Paris 1890. p. 209.
4) Fortschritte der Medizin. 1897. No. 15 u. 16.
5) l. c. S. 164.

und so in gewisser Richtung auch für den Mechanismus der Narkose (Stick-oxydul, Chloroform etc.) von Wichtigkeit ist.

Die Anreicherung der Körpersäfte mit Stickstoff kann nur auf dem Wege vor sich gehen, dass das Blut während seiner Passage durch die Lungen, dem höheren Drucke entsprechend, Stickstoff unter voller Sättigung aufnimmt, und dieser sich dann per diffusionem über das übrige Gewebswasser verteilt. Da dessen Menge eine ungleich grössere ist als jene des zirkulierenden Blut-quantums, so bedarf es einer von der relativen Menge von Blut und Säfte-masse abhängigen Zahl von Kreisläufen, bis überall der gleiche Stickstoffdruck herrscht und somit Gleichgewicht des Gases angebahnt bezw. erreicht ist.

Nimmt man an, dass von der gesamten Säftemasse $\frac{1}{11}$ Blut und $\frac{10}{11}$ Ge-websflüssigkeit wären, ferner, dass das Blut unter normalem Barometerdrucke a-Volumprozent Stickstoff enthielte und der Organismus unter einen Druck von n-Atm. gebracht würde, so müssten die Stickstoffmengen nach der Zeit eines Kreislaufes, derart verteilt sein, dass $\frac{na \text{ Vol. pCt.}}{11}$ Stickstoff im Blute, $\frac{10a \text{ Vol. pCt.}}{11}$ in den Gewebsflüssigkeiten, also $\frac{na \text{ Vol. pCt.}}{11} + \frac{10a \text{ Vol. pCt.}}{11}$ im Gesamtkörper vorhanden sind, wobei die hinreichend gestützte Annahme vorausgesetzt ist, dass sich das Blut bei einmaliger Passage durch die Lunge dem neuen Stickstoff N-Partialdrucke entsprechend, vollständig sättigt, weiter aber auch, dass sich der Spannungsunterschied zwischen dem Blute und dem Gewebswasser während der Dauer eines Kreislaufes oder was für die rechne-rische Betrachtung dasselbe ist, am Schlusse eines solchen gleichsam mit einem Schlage ausgleicht; nach den neuesten Untersuchungen sind ja in der Tat schon wenige Millimeter Spannungsdifferenz als hinreichende Triebkräfte anzusehen. Nach dem nächsten Kreislaufe werden, wenn wir die genannte Summe mit s, den Wert $\frac{na \text{ Vol. pCt.}}{11}$ mit B bezeichnen,

$$B + \frac{10s}{11} = s_1,$$

$$\text{nach dem dritten } B + \frac{10s_1}{11} = s_2,$$

$$\text{nach dem vierten } B + \frac{10s_2}{11} = s_3,$$

$$\text{nach dem xten } B + \frac{10s_{x-1}}{11}.$$

Stickstoff absorbiert sein, und die Gasaufnahme solange vor sich gehen bezw. es werden soviele Kreisläufe notwendig sein, bis $na = B + \frac{10s_{x-1}}{11}$ geworden, das heisst die Tension $\frac{na}{100}$ allenthalben erreicht ist.

Die Verallgemeinerung der aus dieser Formel sich ergebenden Betrach-tungen bezw. die rechnerische Auswertung derselben für spezielle Fälle ge-staltet sich jedoch höchst umständlich und zeitraubend, wenn man den ein-fachen Weg betritt, nach Einsetzen der entsprechenden Werte solange fort zu rechnen, bis die oben definierte Bedingung erfüllt, d. h. die Tension im Ge-webe jene des Blutes nahezu vollständig erreicht hat. Ich habe mich daher an eine spezialistisch geschulte Kraft, Herrn Dr. H. Hahn vom mathematischen Seminare in Wien gewendet, welcher so freundlich war, die Berechnung der geometrischen Reihe in eine brauchbare Form zu kleiden und mir in der mathematischen Formulierung meiner weiteren Ueberlegungen an die Hand zu gehen. Nach unseren Auseinandersetzungen gelangte Hahn zu der folgenden bequemen Lösung des obigen Ansatzes:

Bezeichnet a wieder die unter normalem Drucke im Blute enthaltenen Volumprozente Stickstoff, n die Zahl der Atmosphären, unter welche der Organismus gebracht wird, k die Anzahl der Kreisläufe, die zur Sättigung der Gewebssäfte erforderlich ist, so würde die Menge der in den gesamten Flüssigkeiten des Körpers gelösten Volumprozente Stickstoff nach einem Kreislaufe betragen:

$$s = \frac{na}{11} + \frac{10a}{11}$$

nach dem zweiten Kreislaufe, wenn $\frac{na}{11} = B$ gesetzt wird:

$$s_1 = B + \frac{10}{11} s$$

nach dem dritten Kreislaufe

$$s_2 = B + \frac{10}{11} s_1 = B + \frac{10}{11} B + \left(\frac{10}{11}\right)^2 s$$

u. s. w., mithin nach dem k-ten Kreislaufe:

$$s_{k-1} = B + \frac{10}{11} B + \left(\frac{10}{11}\right)^2 B + \dots + \left(\frac{10}{11}\right)^{k-2} B + \left(\frac{10}{11}\right)^{k-1} s =$$

$$= B \left\{ 1 + \frac{10}{11} + \left(\frac{10}{11}\right)^2 + \dots + \left(\frac{10}{11}\right)^{k-2} \right\} + \left(\frac{10}{11}\right)^{k-1} s =$$

$$= B \frac{\left(\frac{10}{11}\right) - 1}{\left(\frac{10}{11}\right) - 1} + \left(\frac{10}{11}\right)^{k-1} s =$$

indem man für B und s ihre Werte einführt:

$$= na \left[1 - \left(\frac{10}{11}\right)^{k-1} \right] + \left(\frac{10}{11}\right)^{k-1} \left(\frac{na}{11} + \frac{10a}{11} \right) =$$

$$= na - \left[\left(\frac{10}{11}\right)^{k-1} \left(na - \frac{na}{11} - \frac{10a}{11} \right) \right] = na - \left(\frac{10}{11}\right)^k (n - 1)a.$$

Die Anzahl der nach k-Kreisläufen insgesamt vorhandenen Volumprozente Stickstoff beträgt also:

$$na - \left(\frac{10}{11}\right)^k (n - 1)a.$$

Volles Gleichgewicht zwischen dem Gase im Blute und jenem im Gewebswasser kann natürlich niemals erreicht werden, denn nach dem k-ten Kreislaufe wird der erreichte Wert noch immer um $\left(\frac{10}{11}\right)^k (n - 1)a$ unter dem der vollen Sättigung entsprechenden Werte bleiben. Diese Grösse nimmt aber, wie ein Blick auf die noch zu besprechenden Kurven zeigt, ungemein schnell ab, so dass die Sättigung mit Rücksicht auf praktische Verhältnisse schon nach einer viel geringeren Kreislaufszahl beziehungsweise nach kürzerer Zeit als voll angesehen werden kann.

Beifolgende Tabelle I gibt zunächst zahlengemäss den Stickstoffgehalt der Gewebsflüssigkeit nach einer gegebenen Anzahl von Kreisläufen in Volum-Prozenten, wobei angenommen wurde, dass der Stickstoffgehalt des Blutes und der Gewebsflüssigkeit 1,5 pCt. bei 1 Atm. betrage. Dieser Wert liegt etwas unter dem Mittel des, für das Blut im Durchschnitte angenommenen N-Gehaltes, gestattet aber eine leichtere Uebersicht bei der Berechnung; für einen speciellen Fall kann ja für a der etwa durch Analyse ermittelte Wert eingesetzt werden. An dem Vorgange der Sättigung wird, wie die Gestaltung der Schlussformel zeigt, hierdurch relativ nichts geändert, da a nur als Proportionalitätsfaktor vorkommt und dementsprechend zu berücksichtigen ist. Es versteht sich aber, dass die absoluten Werte dann höher (a = 1,8 pCt. nach Pflüger, sowie Hill und Macleod) oder tiefer (a = 0,99 pCt. nach Hoppe-Seyler) liegen werden, als sie im folgenden berechnet sind.

Tabelle I.

Totaldruck in Atm.	Zahl der Kreisläufe						
	2	5	10	15	25	35	50
1 Atm.	1,5	1,5	1,5	1,5	1,5	1,5	1,5
2 „	1,760	2,069	2,422	2,641	2,862	2,947	2,987
3 „	2,021	2,637	3,343	3,782	4,223	4,393	4,474
4 „	2,281	3,206	4,265	4,923	5,585	5,840	5,962
5 „	2,541	3,774	5,186	6,064	6,946	7,286	7,449
6 „	2,802	4,343	6,108	7,205	8,308	8,733	8,936

Stickstoffgehalt in Volumprozenten

Fig. 8.

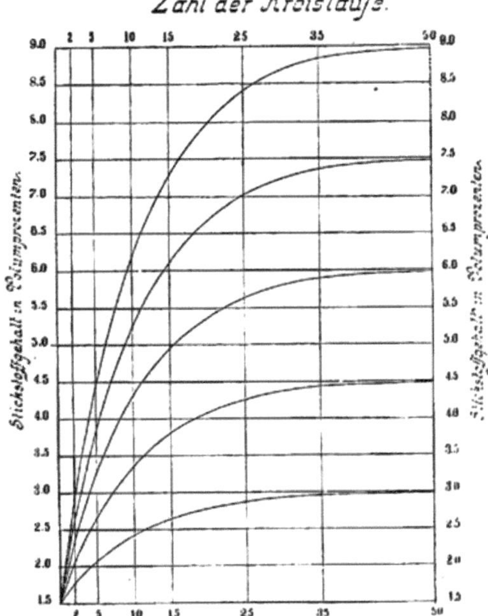

Stellt man den Vorgang der Sättigung graphisch dar, wie ich dies beistehend (Fig. 8) ausgeführt habe. so lässt sich das Gesetz, nach welchem die Gasaufnahme in den Organismus vor sich geht, noch anschaulicher machen. Die Kurven sind derart konstruiert. dass für die Zeit eines Kreislaufes und für einen Spannungszuwachs um 0,1 Vol. pCt. gleiche Längen angenommen sind.

Der asymptotische Verlauf zeigt klar, wie die einzelnen Tensionswerte erreicht werden und wie rasch die Anreicherung bis zur vollen Sättigung unter einem Ueberdrucke von 1. 2. 3. 4. 5 Atm. vor sich geht. Man erkennt, dass hierzu eine um so grössere Zahl von Kreisläufen notwendig ist. je mehr sich die Gasaufnahme dem vollen Spannungsausgleiche nähert.

Je höher der Druck ist, unter welchem der Körper gebracht wurde, desto rascher steigt die N-Aufnahme im Beginne an. um so grösser fällt aber auch wieder das nach einer bestimmten Zahl von Kreisläufen noch bestehende Stickstoffdefizit aus. Die nach 2. 5. 10, 15, 25. 35 und 50 Minuten auf den Ausgleich fehlenden Tensionswerte sind in Tabelle II zusammengestellt.

Tabelle II.

Totaldruck in Atm.	Zahl der Kreisläufe						
	2	5	10	15	25	35	50
1	0,000	0,000	0,000	0,000	0,000	0.000	0,000
2	1,240	0,931	0.57S	0,359	0,138	0.053	0,013
3	2,479	1,863	1.157	0,718	0,277	0.107	0,026
4	3,719	2,794	1.735	1,077	0,415	0,160	0,038
5	4,959	8,726	2,314	1,436	0,554	0.214	0,051
6	6,199	4,657	2,892	1,796	0,692	0,267	0,064

Werte der Differenz

Das Stickstoffdefizit nach 50 Kreisläufen wird durch das folgende Schema (Fig. 9) „bei starker Vergrösserung" ausgedrückt: diese Darstellung hat allerdings mehr theoretisches Interesse.

Fig. 9.

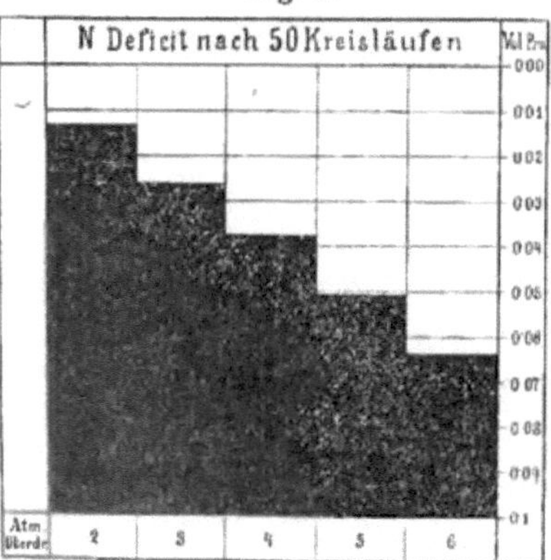

Abgesehen von der verschiedenen Geschwindigkeit der Diffusionsvorgänge in den einzelnen Organen, bezüglich welcher der Reichtum an Kapillaren, der Turgor des Gewebes u. a. von Einfluss ist, können wir uns für die Beurteilung der Verhältnisse in praxi vollkommen damit begnügen, anzugeben, wann die Stickstofftension unter den gemachten Annahmen von jener bei voller Sättigung noch um ein bestimmtes Mass abweicht: ja diese Betrachtung erweist sich sogar gerade in dieser Beziehung als die viel richtigere. Die Frage lautet daher mit Rücksicht auf die pathologischen Konsequenzen nach rascher Dekompression derart: nach dem wie vielten Kreislaufe ist die Differenz zwischen wirklich erreichtem Stickstoffgehalte und dem Gleichgewichtswerte unter eine angenommene Grösse c herabgegangen? Zu diesem Zwecke bestimmt man zunächst z aus der Gleichung

$$\left(\frac{10}{11}\right)^z (n-1)\, a = c$$

aus der sich durch logarithmieren ergibt

$$z\,(\lg 10 - \lg 11) + \lg (n-1) + \lg a = \lg c$$

$$\text{oder} \qquad z = \frac{\lg c - \lg (n-1) - \lg a}{\lg 10 - \lg 11}$$

Die Zahl x, welche hieraus folgt, wird im allgemeinen keine ganze Zahl sein; nennt man die zunächst auf das gefundene x folgende ganze Zahl k, so wird nach Verlauf von k-Kreisläufen, der Wert des genannten Unterschiedes schon kleiner als c geworden sein etc.

Für die Beurteilung der praktischen Verhältnisse genügt es vollkommen, wenn man für c 0,1 Vol. pCt. annimmt[1]). Weicht die Tension um diesen Wert vom vollen Gleichgewichte ab, so sind bei einem Totaldrucke von

1,5 Atm.	21,1	Kreisläufe erforderlich	
2,0 „	28,4	„	„
2,5 „	32,7	„	„
3,0 „	35,7	„	„
3,5 „	38,0	„	„
4,0 „	39,9	„	„
4,5 „	41,6	„	„
5,0 „	43,0	„	„
5,5 „	44,2	„	„
6,0 „	45,3	„	„

Da man sagen kann, dass der Kreislauf in rund 1 Minute vollendet ist, so geben die entsprechenden Kreislaufswerte auch die Zeit an, welche zur Sättigung notwendig ist. Man kann aus dieser Zusammenstellung auch ferner beurteilen, wie gross sich die Gefahr, nach rascher Dekompression von Schädigungen getroffen zu werden, mit Bezug auf Druck und Dauer des Aufenthaltes gestaltet. Es ist dies namentlich für den Taucher von Wichtigkeit, da hierbei ausser der Tiefe auch die Zeit des Verweilens unter Wasser prophylaktisch in Betracht kommt.

Bei unserer bisherigen Annahme sind wir davon ausgegangen, dass das Verhältnis von Blut und Gewebsflüssigkeit sich wie $^1/_{11} : {}^{10}/_{11}$ gestaltet. Dies ist aber natürlich ebenfalls nur eine im allgemeinen geltende Schätzung.

---

1) Der Zuwachs, welcher eintreten müsste, damit beispielsweise bei 3,5 Atm. Totaldruck nurmehr ein Defizit von 0,01 Vol. pCt. besteht, würde im ganzen 62,2 Kreisläufe erfordern.

Abgesehen davon, dass die relative Menge beider Flüssigkeiten von anderen Autoren anders dargestellt wird, so werden ja schon individuelle Unterschiede das Verhältnis ändern. So kann es geschehen, dass die Mengen so verteilt sind, dass wir $1/10$ Blut und $9/10$ Gewebsflüssigkeit haben. Der Wert B ist jetzt grösser, die Differenz in der Endformel somit kleiner, so dass die Sättigung um so rascher vorsichgehen muss, je mehr kreisendes Blut vorhanden ist. Für den bereits diskutierten Fall n = 3,5 würde n a—0,1 bei einer Blutverteilung von $1/10 : 9/10$ bei 36,6 Kreisläufen, also um etwa $1\frac{1}{2}$ Minute früher als auf Grund obiger Voraussetzung erreicht sein.

Berücksichtigt man weiter, um den wahren Verhältnissen näher zu kommen, den Umstand, dass ja schon während des Druckanstieges eine Aufnahme von Stickstoff ins Blut und die Gewebe erfolgt, so wird der Vorgang ein noch komplizierterer.

Es empfiehlt sich dennoch, auch diese Beziehung einigermassen zu diskutieren, da die Geschwindigkeit der Gasaufnahme während der Kompression ebenfalls für die Beurteilung der Bedeutung des Aufenthaltes in Pressluft in Hinblick auf den Eintritt von Gefahren nach rascher Dekompression von Wichtigkeit ist. Nehmen wir der Einfachheit halber an, dass der Druck nach je einem Kreislaufe, der wieder in einer Minute vollendet sein soll, um 0,1 Atm. ansteigen würde, so ergibt sich die folgende Reihe:

$$\text{Nach dem 1. Kreislaufe Gesamtmenge } \sigma = \frac{1,1\,a}{11} + \frac{10\,a}{11}$$

$$\text{nach dem 2. Kreislaufe } \sigma_1 = \frac{1,2\,a}{11} + \frac{10\,\sigma}{11}$$

$$\text{„   „   3.   „   } \sigma_2 = \frac{1,3\,a}{11} + \frac{10\,\sigma_1}{11}$$

$$\vdots$$

$$\text{„   „   n.   „   } \sigma_{n-1} = \frac{1,n\,a}{11} + \frac{10\,\sigma_{n-2}}{11}.$$

Eine allgemeine Summierung dieser Reihe ist nun aber nach dem Urteile von Kollegen Hahn auch im Wege einer Differentialgleichung nicht möglich, worauf hier nicht näher eingegangen zu werden braucht, und es bliebe nichts übrig, als die Verhältnisse für den speziellen Fall jeweilig auszurechnen, wenn man die Dauer der zur Sättigung notwendigen Kreisläufe für verschiedene Kompressionsgeschwindigkeiten zahlengemäss ermitteln wollte.

Im allgemeinen lassen sich jedoch durch diese Betrachtung mehrere Gesichtspunkte gewinnen, die vielleicht nicht ohne weiteres verständlich sind. Zunächst muss die Sättigung unter konstantem Drucke ungleich rascher eintreten, als wenn dieselbe durch Kompression (auf den nämlichen Druckwert) erreicht werden soll. Es genügt ja, darauf hinzuweisen, dass der massgebende Wert n a, wie ein Blick auf die entsprechenden Formeln lehrt, ungleich grösser ist als 1,1a, 1,2a, 1,3a etc., Werte, von denen der Gang der Gasaufnahme im zweiten Falle abhängig ist.

Gleiche Zeiten für die Dauer der Kompression und den Aufenthalt unter konstantem Drucke vorausgesetzt, wird demgemäss die Sättigung im ersteren Falle viel langsamer fortgeschritten sein, als im letzteren. Da während der Kompression jedoch schon Stickstoff nach dem oben angedeuteten Gange aufgenommen wird, und der Organismus sozusagen mit einer bestimmten, von der Kompressionsgeschwindigkeit abhängigen Ladung von Gas unter den konstanten

Druck kommt, so wird die zur vollen Sättigung notwendige Zeit kürzer zu sein brauchen, als wenn der Organismus mit einem Male in den Maximaldruck gebracht wird.

Bei gleicher Kompressionsgeschwindigkeit geht die Stickstoffaufnahme umso schneller vor sich, je höher der Druck ist, der erreicht werden soll. Diesen nunmehr, für zwei Fälle gleichgesetzt, wird die Sättigung umso rascher erfolgen, je länger die Kompression dauert, beziehungsweise je langsamer sie ist. Denn, je rascher die Druckzunahme verläuft, umso ungenügender gestaltet sich die Anreicherung der Körpersäfte mit Stickstoff und diese könnte sich jener, bei langsamem Druckanstiege nur dann einigermassen nähern, wenn die Zirkulationsgeschwindigkeit zunehmen, die Zahl der Kreisläufe gesteigert würde.

Für die Beurteilung der Gefährlichkeit, welche sich bei gleicher Dekompressionszeit durch die, während der Kompression und die Dauer des Aufenthaltes unter konstantem Drucke aufgenommenen Stickstoffmengen ausdrücken und messen lässt, ergibt sich demnach, dass jemand, der sich beispielsweise rasch auf 5 Atm. komprimieren würde und nach kurzem Aufenthalte unter Pressluft wieder in die äussere Atmosphäre zurückkehrt, geringeren Gefahren entgegensieht, als wenn er sich auf 4 Atm. langsam komprimiert hätte, oder daselbst längere Zeit verweilt wäre.

Ich will keine weiteren Beispiele geben und die Diskussion nicht länger ausdehnen, es genügt, gezeigt zu haben, dass bei Beurteilung des Sättigungsgrades die Kompressionszeit ebenfalls berücksichtigt werden muss. Je länger dieselbe dauert, desto mehr verkürzt sie jenen Zeitraum, der bis zur Erreichung voller Sättigung in komprimierter Luft unter stationärem Drucke notwendig ist.

Neuestens sind von Hill und Macleod eine grössere Reihe von Analysen des Stickstoffes im Blute von Versuchstieren bei hohem Drucke ausgeführt worden, welche zeigen, dass die Aufnahme dieses Gases conform der Annahme P. Bert's in der Tat nach dem Dalton'schen Gesetze erfolgt. Mit Recht betonen die Autoren, dass es bei diesen Bestimmungen notwendig ist, hinreichend lange Zeit — sie geben (vergl. meine Kurve; Fig. 9) mehr als eine Stunde an — zu warten, bis die Sättigung mit Stickstoff möglichst vorgeschritten ist; nur dann könne die Analyse die gewünschte Uebereinstimmung mit den theoretisch zu erwartenden Mengen ergeben. Hierdurch entfallen auch die Bedenken, welche Regnard und Portrier, sowie Richet gegen die Geltung des obigen Gesetzes angeführt haben.

Man würde aber fehlgehen, wenn man lediglich auf Grund der Blutgasanalysen von Hill und Macleod bestimmte Vorschriften für die Dauer des Aufenthaltes unter Druck hinsichtlich der späteren Gefahren aufstellen wollte. So geben diese Autoren an, dass die Schichtdauer für einen Ueberdruck von 3—4 Atm. 4 Stunden, für 5 Atm. 1 Stunde, für 6—7 Atm. 30 Minuten bis 1 Stunde betragen solle. Diese Verkürzung ist nun — von dem letztangeführten Drucke wegen seiner schon an sich bedenklichen Wirkung abgesehen — überflüssig, wenn die Dekompression in ausreichender Zeit also beispielsweise für 4 Atm. in etwa 2 Stunden bewerkstelligt wird. Ist dies aber nicht der Fall, und darum handelt es sich ja, soll der Dauer des Aufenthaltes prophylactische Bedeutung zukommen, so sind natürlich diese Zeiträume viel zu breit angenommen, denn dann ist selbst bei hohem Druck volle Sättigung erreicht.

Gerade hier zeigt sich der praktische Wert unserer rechnerischen Betrachtung, die auf den ersten Blick hin vielleicht nur theoretisches Interesse zu bieten schien, aber mit den Erfahrungen des Betriebes gut übereinstimmt.

Denn, wie die Kurven (S. 183) zeigen, darf für alle in Betracht kommenden
Druckwerte schon nach 15—20 Minuten eine so hohe Sättigung angenommen
werden, dass es kaum mehr wesentlich ist, ob der Aufenthalt in der Tiefe
noch über diese Zeit hinaus ausgedehnt wird. Soll daher eine prophylaktische
Massnahme auf die Dauer des Verweilens gegründet werden, so hat dies nur
innerhalb des angegebenen Grenzwertes Bedeutung. Die Analysen allein können
über die Geschwindigkeit der Anreicherung, die ja hier in Betracht
kommt, keinen genügenden Anhalt bieten: dieselbe geht jedoch klar aus dem
Gange obiger Kurven hervor.

Durch die vorigen Betrachtungen ist die Basis gegeben, nach welcher die
Menge des im Körper absorbierten Stickstoffes und damit ceteris paribus die
Gefahr für den Organismus bei rascher Dekompression geschätzt werden kann,
wenn man für die berechneten Volumprozente die entsprechenden Gasmengen in Kubikzentimeter einsetzt. Wir werden hierauf noch später an
der Hand eines Beispieles zurückkommen.

Wenden wir uns nunmehr den Vorgängen bei abnehmendem Drucke, bei
und nach der Dekompression, zu.

Geht dieselbe langsam vor sich, so treten keine pathologischen Erscheinungen auf und der Caissonarbeiter verlässt gesund die Schleuse.
Auf die Umstände, welche massgebend sind, damit ein vorhandener Stickstoffüberschuss noch ohne bedenkliche Folgen abgegeben und aus der Säftemasse
hinausgeschafft wird, soll hier nicht eingegangen werden, ich werde darauf in
anderem Zusammenhange zurückkommen. Wir wollen uns vielmehr gleich der
Frage zuwenden, wann die Dekompression als zu rasch anzusehen ist.

Besitzen wir ein Mittel, dass uns eine Schätzung der gefärlichen
Gasmasse gestattet? In dieser Richtung kann, da die für die Gasförderung
und -Resorption günstigen Hilfsvorgänge in ihrer quantitativen Leistung nicht
zu erfassen sind, nur die Erfahrung ein Mass für die Beurteilung der zulässigen Stickstoffmengen abgeben. Wir müssen uns an die Beobachtungen
halten, welche über das Auftreten von Krankheiten bei Anwendung von komprimierter Luft vorliegen.

Ueberblickt man diesbezüglich das gesamte, bisher in amtlichen Quellen
und in der medizinischen Literatur niedergelegte Material, so zeigt sich, dass
bei einer Dekompressionsgeschwindigkeit von 1 Minute pro 0,1 Atm. noch
bestimmt Erkrankungen vorkommen, während solche bei einer Dekompressionszeit von 2 Minuten pro 0,1 Atm. mit Sicherheit ausgeschlossen sind. Eine
Geschwindigkeit, welche in der Mitte zwischen diesen beiden Grenzwerten
liegt, also etwa 1 Minute 30 Sekunden pro 0,1 Atm. beträgt, erscheint somit
hinreichend, um den Stickstoffüberschuss aus dem Körper hinaus zu befördern,
ohne dass die Gefahr embolischer Vorgänge besteht. Nehmen wir nun den
Fall eines ca. 65 kg schweren Mannes, so wird derselbe etwa 41,67 Liter
Blut und Gewebswasser besitzen, und diese Flüssigkeitsmenge, wenn wir wieder
einen mittleren Stickstoffgehalt von 1,5 Vol. pCt. voraussetzen, 625,05 ccm,
bei 2 Atm. also die doppelte Menge Stickstoff absorbiert enthalten. Bei der
Dekompression auf den herrschenden Luftdruck müssen also wieder 625,05 ccm
Stickstoff abgegeben werden, was bei einer Geschwindigkeit von 1 Minute
30 Sekunden pro 0,1 Atm. 41,67 ccm pro Minute ausmacht. Da während
dieser Zeit ein Kreislauf vollendet ist [1]), so wird man sagen können, dass die

---

1) Nach neuesten, noch nicht publizierten Berechnungen von A. Löwy und H. von
Schrötter würde die Dauer des Kreislaufes beim Menschen im Mittel ca. 70 Sekunden betragen, die folgenden Werte wären dementsprechend zu korrigieren.

Druckverminderung dann in unschädlicher Weise vor sich geht, wenn während der Dauer eines Kreislaufes **41.67 ccm oder 0,1 Vol. pCt.** Stickstoff durch die Lungen nach aussen befördert werden. 20 Respirationen pro Minute, von gleicher Tiefe, angenommen, so würden dieser Menge etwa 2,1 ccm pro Atemzug entsprechen. Wird aber die Grenze von 41.67 ccm pro Minute überschritten, dann tritt Gasstauung im Blute ein.

Ist die Entgasung bei hinreichend langsamer Dekompression unter physiologischen Bedingungen vor sich gegangen, so ist kein Stickstoffüberschuss mehr im Blute nachweisbar, wie dies auch aus der von v. Zeynek mit meinem eigenen Blute vorgenommenen Analyse hervorgeht. Nachdem ich Juli 1895 in einer Tiefe von 25 m unter Wasser durch $^3/_4$ Stunden verweilt und mich in 35 Minuten dekomprimiert hatte, betrug der Stickstoffgehalt des, meinem linken Arme sofort nach der Rückkehr entnommenen Blutes (108 ccm) 1,43 pCt.

Aus dieser, für unseren Gegenstand so wichtigen Betrachtung lässt sich aber noch eine weitere Beziehung gewinnen, die ich hier nicht übergehen möchte. Sie gestattet nämlich die ungefähre Schätzung der für den Menschen gefährlichen, beziehungsweise tötlichen „Luftdosis". Da die Dekompressionsgeschwindigkeit, welche in den letzten Jahren vielfach am Bauplatze üblich war, 1 Minute pro 0.1 Atm. betrug, und bei Beobachtung dieser Vorschrift nach der Arbeit bei 2 Atm. Ueberdruck schwere Erscheinungen auftreten können, so darf man annehmen, dass ca. 62,50 Stickstoff pro 0,1 Atm. Druckabfall gefährlich sind, indem nach Obigem je 20,83 ccm zurückgehalten werden. Bei 2 Atm. Ueberdruck würden demnach, wenn sich die Dekompression mit der angegebenen Geschwindigkeit gleichmässig vollzieht, im Ganzen ca. 416,6 ccm Stickstoff im Körper verbleiben müssen: für einen 65 kg schweren Menschen ergibt dies 6,4 ccm pro Kilogramm.

Dies wäre also die gefährliche Dosis, wie sie sich aus einer kritischen Betrachtung der Dekompressionserkrankungen ableiten lässt; unter Berücksichtigung individueller Verhältnisse, sowie von Stickstoffwerten, welche durch direkte Analyse gewonnen würden, können obige Grössen natürlich für spezielle Fälle korrigiert werden. Es ist nun nicht ohne Interesse, den gefundenen Wert mit jenem zu vergleichen, den seinerzeit Barthélemy nach Versuchen über Luftembolie am Tiere als gefährliche Grenze für den Menschen angegeben hat, indem er der Meinung war, dass diese etwa bei 600 ccm Luft liegen dürfte. Auf unseren Fall bezogen würden dieser Menge 9 ccm Luft pro Kilogramm entsprechen; geht man statt von einem Stickstoffgehalte von 1,5 Vol. pCt. von einem solchen von 1,8 pCt. aus, so kommt die sich ergebende Menge von 7,6 der von Barthélemy angenommenen Grösse ziemlich nahe. Wenn man ferner berücksichtigt, dass in früheren Zeiten meist viel rascher, so häufig mit 30 Sekunden pro 0,1 Atm. dekomprimiert wurde, wonach wiederholt bei einem Ueberdrucke von 2 Atm. Todesfälle aufgetreten sind, so würden sich als tötliche Menge 25,6 ccm pro Körperkilo ergeben. Es versteht sich aber, dass wir uns bei der praktischen Beurteilung an den Grenzwert von 6,4 pro Minute halten und diese Menge bereits als gefährlich bezeichnen werden.

Man wird sich weiters vor Augen halten, dass auch dieser Wert im allgemeinen schon zu hoch gegriffen ist, da ja bereits beim Vorhandensein viel geringerer Gasmengen infolge embolischer Verschleppung freier Gasblasen nach lebenswichtigen Centren hin der Tod eintreten kann. Die Betrachtung gibt daher mehr einen Massstab für die Beurteilung der den Zirkulationsapparat und das Herz betreffenden Schädigung; und hinsichtlich dieser ist neben der Menge die Raschheit, mit welcher das Gas ins Herz gelangt, von Bedeutung.

Auf die Verhältnisse der Stickstoffresorption kann ich hier nicht besonders eingehen.

Die obigen Auseinandersetzungen haben ergeben, dass wir jede Dekompression, die rascher verläuft, als einem Gefälle von 0,1 Atm. pro 1,5 Minuten entspricht, als gefährlich ansehen müssen.

Nehmen wir beispielsweise an, es würde sich jemand bei einem Ueberdrucke von 2 Atm. unter gleichmässigem Druckabfalle in 10 Minuten dekomprimieren, so wären zur vollständigen Entgasung 1250,10 ccm Stickstoff abzugeben, während jedoch tatsächlich nur 416,7 ccm ausgeschieden werden können und daher ein Gasüberschuss von 833,4 ccm im Organismus zurückgehalten wird. Es versteht sich, dass aber auch bei einer Dekompression, deren Gesamtzeit jenem Postulate genügt, Gasstauung dann auftreten kann, wenn die Geschwindigkeit der Druckverminderung keine gleichmässige ist.

Denn, setzen wir wieder den Fall, von 2 Atm. Ueberdruck, von welchem sich jemand derart ausschleusen würde, dass er zur Dekompression vom maximalen Drucke bis auf 1 Atm. Ueberdruck 5 Minuten, für den weiteren Abfall bis zum normalen jedoch die noch fehlenden 25 Minuten verwendet, so findet während der ersten Periode der Dekompression eine Stauung von 416,7 ccm Stickstoff statt, deren Folgen sich dann, trotzdem der Vorschrift Genüge geleistet wurde, im Auftreten von Krankheitserscheinungen äussern können. Diese Betrachtung ist deshalb wichtig, weil die pathologischen Symptome dann scheinbar durch die Kürze der Gesamtdauer der Dekompression verursacht sind, während sie tatsächlich durch die erste Etappe veranlasst waren.

In der Tat wurde auch in früherer Zeit auf die Gleichmässigkeit der Dekompression viel zu wenig Gewicht gelegt, ein Umstand, welcher bei Beurteilung der zulässigen Dekompressionsgeschwindigkeit auf der Basis des vorliegenden Krankheitsmateriales, immerhin nicht ausser Acht zu lassen ist.

Da man bei der Aufstellung hygienischer Vorschriften mit voller Sicherheit vorgehen muss, erscheint auch der Grenzwert von 1,5 nicht hinreichend, um Gefahren mit Bestimmtheit auszuschliessen. Ich habe mich daher seinerzeit veranlasst gesehen[1], anlässlich der Naturforscherversammlung in Düsseldorf, für ein Dekompressions-Normale von 2 Minuten pro 0,1 Atm. auch für niedere Arbeitsdrücke einzutreten. Wie richtig diese Vorsicht war, mag unter anderem auch daraus ersehen werden, dass bei Fundierungen mit einem Betriebsdrucke entsprechend 20 m Gründungstiefe nach der (gleichmässigen?) Dekompression von 1 Minute 30 Sekunden pro 0,1 — noch Krankheitserscheinungen vorgekommen sind. So ist mir der Bericht des Brückenbaues von Algyö bei Szegedin (1900—1901) zugekommen, bei welchem unter Einhaltung dieser Vorschrift Krankheitserscheinungen beobachtet wurden, welche die Rekompression notwendig machten; der maximale Ueberdruck bei diesem Betriebe betrug 2,3 Atm.

Ich gebe an dieser Stelle zur bequemeren Orientierung die Dekompressionszeiten, wie sie einer Geschwindigkeit von 0,1 Atm. pro 2 Minuten entsprechen. Die Wichtigkeit des Gegenstandes veranlasste mich damals, das von mir und meinen Mitarbeitern aufgestellte Regulativ gleichzeitig in französischer und

---

1) H. v. Schrötter, Ueber die Bedeutung der Rekompression bei Luftdruckerkrankungen. Monatsschr. f. Unfallheilk. 1898.

englischer Uebersetzung herauszugeben[1]), um demselben möglichste Verbreitung
zu sichern.

Für 0,5 Atm. Ueberdruck 10 Minuten
1,0   20
1,5   30
2,0   40
2,5   50
3,0   60
3,5   70
5.0   100

Nach genauer Einhaltung dieser Vorschriften können mit aller Sicherheit
Krankheitserscheinungen vermieden werden.

Wie aber ein Blick auf diese Tabelle zeigt, ist die Gesamtdauer, welche
für die Dekompression von den einzelnen Druckhöhen notwendig ist, immerhin
eine beträchtliche, da der Arbeiter beispielsweise nach einem Aufenthalte
unter 20 m Wassertiefe 40 Minuten in der Schleuse verweilen soll. Dies hat sowohl für die Arbeiter, welche stets rasch wieder aus der unbequemen Schleuse
zurückkehren wollen, insbesondere aber auch deshalb sein Missliches, da hierdurch Arbeitszeit verloren geht und die Schnelligkeit des Betriebes gestört
wird. Diesem Umstande ist es zuzuschreiben, dass man der Verlängerung
der Dekompressionszeit, trotz aller Mahnungen und Erlässe, von seiten
der Techniker nicht sehr wohlwollend gegenübersteht. Gerne findet man sie
bereit, gegen jene Momente, wie ungenügende Ventilation (besonders bei
Arbeit in Tegelschichten), Einflüsse der Temperatur, Druckschwankungen in
der Arbeitskammer[2] u. a., Vorkehrungen zu treffen, denen früher, aber vielfach
auch heute noch eine grosse Bedeutung für das Zustandekommen der Erkrankungen beigelegt wird. Nur für die Regelung gerade des wesentlichen
Punktes, der Verminderung der Dekompressionsgeschwindigkeit,
wollen sie aus den eben angedeuteten Gründen nicht gerne Opfer bringen.
Man erbaut heizbare Baracken, man versieht die Arbeiter mit wollenen
Kleidern und schwarzem Kaffee, ja man errichtet sogar in letzter Zeit Rekom-
pressionsschleusen zur Behandlung der Erkrankten, aber das Mittel, pathologische
Erscheinungen überhaupt zu verhindern, die Dekompression in genügendem
Masse zu verlängern, ist noch immer nicht gehörig durchgedrungen.

Man könnte nun sagen, die gegebenen Vorschriften müssen mit aller
Strenge durchgeführt werden und man solle in diesem Sinne durch fortwährende
Belehrung unterstützend einwirken. Es frägt sich aber andrerseits, ob wir
nicht doch Mittel besitzen, um den Bedürfnissen des Betriebes entgegen-
zukommen und so den Forderungen der Hygiene und der Techniker
voll zu genügen. Es liesse sich allerdings der Einwand machen, dass es
unzweckmässig erscheint, ein Verfahren, das einmal als gut und richtig erkannt
ist noch verbessern zu wollen. Aber der Hinweis darauf, dass in praxi die
Verlängerung der Dekompressionszeiten aus welchen Gründen immer tatsächlich
auf Schwierigkeiten stösst, lässt die Anwendung weiterer Massnahmen dennoch

---

1) R. Heller, W. Mager, H. v. Schrötter. Hygienische Vorschriften für Arbeiten in
komprimierter Luft mit Ausschluss der Taucherarbeiten. Wien. A. Hölder. 1898.

2) Es soll hier im Gegensatz zu einer seinerzeit von Silberstern aufgestellten Behauptung noch besonders bemerkt werden, dass den Luftdruckschwankungen, welche in der
Arbeitskammer eines Caissons bestehen, keine Bedeutung für das Auftreten der nach Verlassen der Schleuse einsetzenden Erkrankungen zukommt.

wertvoll und berechtigt erscheinen, wenn dieselben geeignet sind. die Rückkehr unter normalen Atmosphärendruck zu erleichtern und dieselbe dabei ebenfalls zu einer vollkommen ungefährlichen zu gestalten. Die Anwendung besonderer Massnahmen wird aber dort zur Notwendigkeit, wo es aus äusseren Gründen, wie beim Taucher, nicht möglich ist, den Schwerpunkt der Prophylaxe auf die langsame Dekompression allein zu verlegen.

In diesem Sinne kommt der **Sauerstoff** als Vorbeugungsmittel in Betracht.

Wie wir noch ausführlicher besprechen werden, ist der Gebrauch dieses Gases als therapeutisches Mittel bei den Dekompressionserkrankungen zuerst von P. Bert empfohlen und durch ad hoc angestellte Experimente in seiner Tragweite geprüft worden. Die Benützung des Gases als Prophylakticum gegen die Gefahren der Dekompression hat P. Bert noch nicht in Erwägung gezogen, wohl infolge der Schwierigkeit, welche damals der industriellen Verwendung des Sauerstoffes in grösserem Massstabe gegenüber stand. Auf diese Anwendungsweise hat zuerst N. Zuntz 1897 aufmerksam gemacht, indem er bemerkte, dass sich die Dekompression unter Benutzung dieses Gases rascher würde bewerkstelligen lassen. Auf eine nähere Analyse ist dieser Forscher jedoch nicht eingegangen: er sagt nur kurz. dass bei der durchschnittlichen Atemgrösse von 6 l ca. 100—150 l Sauerstoff bei 2.5 Atm. genügen würden, um den Organismus von seinem Stickstoffgehalte zu befreien. Rechnet man 5 Atemzüge auf die Minute, so würde dies einer angenommenen Zeit von 5 Minuten entsprechen.

Bei der Wichtigkeit des Gegenstandes für die Dekompression. in Anbetracht des Umstandes, dass der Gebrauch des Sauerstoffes hier mit allen Sicherheiten für die Technik nutzbar gemacht werden soll, bedarf derselbe aber einer eingehenden Auseinandersetzung und Beleuchtung, um die vollen Konsequenzen ziehen zu können.

Bekanntlich hat auch schon Pflüger nach Versuchen an Tieren darauf hingewiesen. dass bei Atmung eines nur Sauerstoff und Kohlensäure enthaltenden Gasgemisches nach kurzer Zeit kein Stickstoff mehr im Blute zu finden ist. Es spielt sich hierbei gewissermassen ein ähnlicher Vorgang ab, wie wenn man beispielsweise Schwefelsäure in den Raum über einer Lösung von Ammoniak in Wasser bringt. welche dieses Gas bindet; es müssen daher immer neue Ammoniakmengen aus der Lösung herausgehen. bis diese kein Gas mehr enthält. Hier handelt es sich um Entfernung des Stickstoffs aus dem Körper, durch Darreichung eines indifferenten bez. stickstoffarmen Gasgemisches; je geringer dessen Gehalt an Stickstoff beziehungsweise dessen N-Tension ist, desto mehr wird der Körper davon an die umgebende Luft abgeben müssen.

Die Verhältnisse, welche bei dieser Entgasung in Betracht kommen, wird man sich zunächst dadurch am besten klar machen können, wenn man dem Gedankengange folgt, den wir für die Gasaufnahme unter erhöhtem Drucke eingeschlagen haben, indem man wieder von der relativen Menge von Blut und Gewebsflüssigkeit ausgeht. Hat man nämlich das Blut durch Atmung eines indifferenten, stickstoffarmen Gases, also durch Sauerstoff, von seinem N-Gehalte befreit, so wird es dadurch in den Stand gesetzt, den im Gewebe aufgespeicherten Stickstoff herauszuwaschen[1]. Hierzu werden so viele

---

[1] Den Gedanken, die Sauerstoffatmung zu benutzen, um einen im Körper vorhandenen Stickstoffüberschuss hinauszuschaffen, habe ich vor kurzem in einem Falle von geschlossenem Pneumothorax verwirklicht und bei Vorstellung des geheilten Patienten zuerst auf dieses

Kreisläufe notwendig sein, als die Menge des Gewebswassers jene des Blutes übertrifft, vorausgesetzt, dass die Rückdiffusion des Stickstoffes in die Blutbahn in solcher Menge bezw. so rasch vor sich geht, dass das Blut während eines Kreislaufes, den seiner gesamten Menge zukommenden Stickstoff herausfördern kann. Man wird sich daher den Vorgang von vornherein so vorzustellen haben, dass etwa 10 Kreisläufe oder 10 Minuten notwendig sind, um den Körper von seinem Stickstoffgehalte zu befreien, wenn das bestehende Gefälle bei reiner Sauerstoffatmung voll ausgenützt wird, d. h. hinreichende Stickstoffmengen nachrücken. Dass die Triebkräfte insbesondere im Hinblick auf neueste Untersuchungen von Zuntz und Löwy als hinreichend angesehen werden können, ist schon oben bemerkt worden. Nehmen wir nun weiter an, dass man die Sauerstoffatmung bei Aufenthalt unter einem anderen konstanten Drucke, etwa unter 2—3 Atm. Ueberdruck vornehmen würde, so müssen die Verhältnisse die gleichen sein, da der Stickstoffgehalt der Gewebe allerdings dem äusseren Drucke entsprechend erhöht ist, aber auch das Blut, dass durch die Sauerstoffatmung seines Stickstoffgehaltes entledigt wird, eine entsprechend grössere Kapazität für den nachkommenden Stickstoff besitzt. Das Gefälle zwischen Gewebswasser und Blut wird demnach bei 2 oder 3 Atm. Ueberdruck das gleiche sein, wie unter normalem Barometerstande und es wird demgemäss auch die Entgasung in beiden Fällen gleiche Zeit beanspruchen.

Für die Beurteilung der vollständigen Stickstoffentfernung käme nur noch die Frage in Betracht, ob nicht in Rücksicht auf kürzlich sichergestellte Erfahrungen mit Kohlensäure und Sauerstoff (H. Winternitz beziehungsweise Salomon sowie Zuelzer bei der bestehenden Spannungsdifferenz zwischen Aussenluft und dem Gewebswasser eine Diffusion von Stickstoff durch die Haut erfolgt, durch welche dem Körper wieder Stickstoff zugeführt würde. Diese jedoch nur theoretisch interessante Erwägung entfällt natürlich ganz, wenn der Sauerstoff nicht bloss geatmet, sondern der gesamte Körper in eine Sauerstoffatmosphäre gebracht wird.

Untersuchungen, welche über die Wirkung stickstoffarmer Gasgemische unter normalem Barometerdrucke angestellt wurden, dürfen nach Obigem auf das Verhalten unter erhöhtem Drucke übertragen werden. Da es sich hier aber um Ermittelung zahlenmässiger Werte für den Menschen handelt, so können Tierversuche, welche in dieser Richtung vorliegen, nur mit Vorbehalt in Diskussion gezogen werden. Speziell auf diese Frage gerichtete Untersuchungen beim Menschen sind bisher nicht angestellt worden, wohl aber wird man jene Versuche berücksichtigen können, in welchen der Einfluss von Schwankungen des Sauerstoffgehaltes der Inspirationsluft auf den Chemismus der Atmung studiert wurde.

In dieser Beziehung kommen zunächst jene Versuchsreichen in Betracht, welche seinerzeit Speck über die Respiration sauerstoffreicher Gasgemische angestellt hat, wobei er auch bereits auf das Verhalten des Stickstoffes hinwies. Seine bezüglichen Zahlen können aber deshalb von uns nicht weiter verwertet werden, da der Autor nicht mit reinem Sauerstoff gearbeit hat und es sich ja für unsere Zwecke um die bestimmte Beantwortung der Frage handelt, wann hiebei

---

neue Verfahren aufmerksam gemacht, indem mir dessen Anwendung gerade beim Pneumothorax von Vorteil erscheint. Ich werde hierauf noch an anderer Stelle zurückkommen und beschränke mich hier, auf das kurze Referat meines Vortrages zu verweisen; vgl. Sitzungsber. d. Gesellsch. f. innere Medizin in Wien vom 9. Juni 1904 (Wiener medizin. Wochenschrift, No. 26, 1904).

die volle Entmischung des Stickstoffes erreicht ist. Denn würde man selbst den niedersten Stickstoffgehalt berücksichtigen, welchen Speck in seinen Versuchen verwendet hat, so entspricht er etwa einer Druckverminderung auf $\frac{1}{2}$ Atm., so dass noch eine diesem Drucke zukommende Stickstoffmenge in den Säften absorbiert sein muss. Die Geschwindigkeit, mit welcher für diesen Fall der volle Ausgleich vor sich ginge, wäre allerdings dieselbe, wie wenn reiner Sauerstoff verwendet würde, da das Gefälle hier wie dort das gleiche ist; denn einer grösseren Gasmenge entspricht auch ein höherer Partialdruck und umgekehrt. Aber wie schon erwähnt, sind die Experimente nicht bis zur vollen Konstanz der Stickstoffwerte durchgeführt.

Von besonderem Werte waren nach dieser Richtung die Ergebnisse von Versuchen, welche A. Durig zum Zwecke des Studiums des Sauerstoffverbrauches bei erhöhtem Sauerstoffpartiärdrucke[1]) angestellt hat, indem diese mit grosser Genauigkeit, auf Grund sehr exakter Methoden durchgeführt wurden. Aus diesen Experimenten (vergl. u. A. Versuchsprotokoll XXV) ging schon hervor, dass die Stickstoffabgabe in ca. 7 Minuten erledigt und der Körper auf den neuen Stickstoffdruck eingestellt ist. Da in den bezüglichen Experimenten nur Gasgemische von etwa 20 pCt. Stickstoff verwendet wurden, so habe ich mich an Herrn Prof. Durig mit der speziellen Bitte gewendet, einen Versuch mit möglichst reinem Sauerstoff, also möglichst stickstofffreier Luft anzustellen. Aus den bezüglichen Experimenten, die Durig vorzunehmen die Güte hatte, ergab sich, dass schon nach 5 Minuten Gleichgewichtszustand erreicht war und der Stickstoffgehalt der In- und Exspirationsluft durch weitere 20 Minuten, während welcher Zeit Proben gewonnen wurden, stationär blieb. Im Besonderen, es wurde Bombengas geatmet, ergab sich: Probenahme nach 5, 14, 20, 25 Minuten; Stickstoffgehalt der Inspirationsluft 3,54, der Exspirationsluft 3,54; Inspirationsluft 3,54, Exspirationsluft 3,54; Inspirationsluft 3,53, Exspirationsluft 3,53; Inspirationsluft 3,53, Exspirationsluft 3,54; die Analysen sind bis auf 0,01 genau.

Es genügen also schon ca. 5 Minuten, um den Stickstoff aus dem Körper auszuwaschen und es findet während nahezu einer halben Stunde sicher keine nennenswerte Stickstoff-Diffusion durch die Haut in den Körper statt; jedenfalls tritt das Gas im Zeit-Differentiale nur in solchen Mengen ein, dass die bezügliche prozentische Aenderung der Exspirationsluft in die Analysenfehler fällt. Ich bemerke, dass Durig mit diesem speziellen Gegenstande noch zwecks Studien der die Haut passierenden, absoluten Stickstoffmengen beschäftigt ist.

Hierdurch ist auch wieder gezeigt, dass die Diffusion der Gase aus den die verschiedenen Texturen durchdringenden Gewebssäften ins Blut bei den in Betracht kommenden Triebkräften sehr rasch und unbehindert vor sich geht. Für unsere Frage kann es somit nach diesen Ausführungen als sicherstehend angesehen werden, dass auch auf Grund der experimentellen Prüfung die zur Entgasung notwendige Zeit in der Tat innerhalb jener Grenze liegt, welche theoretisch vorauszusehen war und die wir oben mit 10 Minuten angenommen haben. Dieser Zeitraum ist somit auch unter erhöhtem Drucke sicher hinreichend, um den bei rascher Dekompression so gefährlichen Stickstoff herauszuschaffen.

Der Caissonarbeiter in der Schleuse oder der Taucher im Scaphanderapparate hätten mithin bei 2, 3, 4 Atm. Ueberdruck Sauerstoff von gleichem

---

1) Archiv f. Anat. u. Physiol. Supplement Bd. 1903.

Drucke zu atmen, um sich rasch ihres Gasüberschusses zu entledigen. Da aber drängt sich die weitere Frage auf, ob unter diesen Umständen die Anwendung des Sauerstoffes nicht aus anderen Gründen bedenklich und daher undurchführbar erscheint. P. Bert hat bekanntlich zuerst darauf aufmerksam gemacht, dass bei Anwendung von hohem Luftdruck, über mehr als 5 Atm., oder von Sauerstoff mit entsprechender Spannung schwere Erscheinungen auftreten, welche nach der Höhe des Druckes und der Dauer der Einwirkung den Tod herbeiführen können. In diesem Sinne hat man ja auch des öfteren den Gedanken ventiliert, ob es nicht ratsam wäre, dem Taucher in grosse Tiefen eine sauerstoffärmere beziehungsweise mit Stickstoff verdünnte Luft nachzupumpen.

Doch gehen wir etwas näher auf die Bedenken ein, welche sich infolge Ansteigen der Sauerstofftension ergeben könnten.

Die Kritik der Bert schen Befunde durch v. Cyon kann übergangen werden, indem die weitere Forschung gezeigt hat, dass die von Bert gemachten Beobachtungen zu Recht bestehen. Ausser den Arbeiten von Dastre, Philippon[1], L. Smith, Regnard ist namentlich die letzte Nachprüfung des Gegenstandes durch Hill und Macleod[2] zu nennen, die eine volle Bestätigung, nicht nur der Erscheinungen, sondern auch der von P. Bert gegebenen Erklärung gebracht hat, indem gezeigt werden konnte, dass es offenbar die Wirkung des absorbierten Sauerstoffes ist, welcher die Oxydationsvorgänge beeinflusst und wodurch nach vorübergehenden Reizerscheinungen allgemeine Paralyse hervorgerufen wird. Der im Plasma gelöste Sauerstoff scheint den chemisch gebundenen gleichsam zu inaktivieren und damit die Spaltungsprozesse in den Zellen zu hemmen; die CO_2-Produktion sinkt und die Körpertemperatur geht herab. Konform den Angaben Berts tritt mit Sicherheit der Tod dann ein, wenn die Menge des im Blute enthaltenen Sauerstoffes auf ca. 35 Vol. pCt. ansteigt, was bei einer Kompression auf ca. 20 Atm. der Fall ist. Es bestehen jedoch im Sauerstoffgehalte bei diesen hohen Druckwerten ziemlich beträchtliche individuelle Schwankungen. Aber schon unter der genannten Grenze können schwere Störungen eintreten, wenn die Versuchstiere lange genug im hohen Drucke belassen würden. Bei Drücken von 15—20 Atm. reinen Sauerstoffes beobachteten Hill und Macleod Konvulsionen, vielfach aber auch rasch eintretende Dyspnoe und Koma. Wichtig erscheint, dass die englischen Forscher, eine irritative Wirkung hoher Sauerstoffspannung auf die Lunge, sich äussernd in Hyperämie und Exsudation, festgestellt haben.

Ich will nicht ausführlicher auf die Kritik dieses Gegenstandes eingehen und nur noch bemerken, dass es ziemlich gleichgiltig erscheint, ob man die Berechtigung des Begriffes Toxizität, beziehungsweise „toxische Wirkung des Sauerstoffes von hoher Spannung“, wie sie P. Bert bezeichnet hat, anerkennt oder bestreitet; die von ihm beschriebenen Erscheinungen sind voll bestätigt worden.

Uns interessieren die Grenzwerte, von welchen an der Sauerstoff für den Menschen als schädlicher Faktor in Betracht kommt.

In dieser Richtung kämen zunächst jene Erfahrungen in Betracht, welche, wie ich bereits mitgeteilt habe, über das Tauchen in Tiefen von 55—60 m vorliegen. Die Berichte hierüber sind jedoch, namentlich was die Dauer des Aufenthaltes und die Geschwindigkeit der Dekompression anlangt, so ungenügend, dass dieselben für präzise Schlussfolgerungen nicht verwendet werden können.

---

1) Journal de l'anatomie et de physiologie. No. 3 u. 4, 1894 und No. 4, 1895.
2) l. c. S. 164.

Grosse Tragweite beansprucht daher jenes Experiment, welches Hersent in Bordeaux[1] nach vorhergehender Prüfung an Tieren, am Menschen, dem Arbeiter *Babonnaud*, Ende Mai 1894 durchgeführt hat, nachdem man zwei andere Personen, die leichte Erscheinungen, jedoch offenbar aus anderer Ursache zeigten, grosser Vorsicht halber ausgeschlossen hatte. Diese Experimente wurden mit Rücksicht auf die Fundierung der bereits projektierten Brücke über den Kanal la Manche vor einer Kommission ausgeführt, der mehrere Mitglieder der medizinischen Fakultät von Bordeaux, ich nenne nur Jolyet, Layet, Ferré und Cassaët, angehörten, welche die Anordnung und Ergebnisse der Versuche genau prüften. Man nahm, was gemäss meinen oben mitgeteilten Betrachtungen gewiss richtig ist, an, dass eine Stunde genügen würde, damit die Körpersäfte vollkommen mit Stickstoff gesättigt wären und liess die Versuchspersonen zuerst auf einen Ueberdruck von 2,5, dann von 3,5, endlich den einen Mann auf 5,4 Atm. komprimieren, worauf bei der Dekompression ein Zeitraum von je 10 Minuten für 0,1 Atm. Druckabfall verwendet und die Luft zur Vermeidung von Erkältungen vor und während der Dekompression in der Kammer erwärmt wurde.

Die Kommission äusserte sich dahin, dass der Mensch mindestens eine Stunde unter einem Drucke von 5,4 Atm. ohne Gefahr verweilen könne; „des á present, nous pouvons considerer comme acquis qu'il est possible sans danger d'explorer le fond de la mer à 50 m de profondeur et d'y faire des traveaux."

Tiere können, nach den Versuchen von Hill und Macleod — sie experimentierten auch am Affen — mit Sicherheit 4—5 Stunden in 7 Atm. Ueberdruck leben, ohne, auch nach wiederholten Versuchen mit demselben Tiere, Erscheinungen zu zeigen. Die Autoren glauben ferner, dass mit Rücksicht auf den Menschen, dieser in 7 Atm. Ueberdruck oder einer Wassertiefe von 200 engl. Fuss, bei Regelung des Aufenthalts und der Dekompressionszeit, unbeschadet arbeiten könnte: 24 stündiger Aufenthalt in einer Atmosphäre von 168 pCt. O_2 würde Kongestionierung der Lunge bewirken. Wir können also nach dem heutigen Stand der Dinge, wenigstens auf beschränkte Zeit sicher bis in eine Tiefe von ca. 60 m vordringen, ohne dass man es nötig hätte, die Atmungsluft etwa durch Zumischung von Stickstoff bezüglich ihres Sauerstoffgehaltes zu verdünnen.

Wie aber, wenn wir reinen Sauerstoff nach den oben diskutierten Vorschlage in der Schleuse zur Veratmung bringen, oder dem Taucher vor Verlassen der Tiefe respiriren lassen wollen?

Bezüglich dieser Frage kann man mit Rücksicht auf die Ergebnisse der gesamten Versuche der obgenannten Autoren sagen, dass reiner Sauerstoff wohl bei 3 Atm. „toxisch" wirkt, vorausgesetzt aber, dass der Aufenthalt in dieser Atmosphäre genügend lange gewährt hat, damit sich das Blut maximal mit diesem Gase sättigt; denn wie bereits betont, kommt nicht der ans Hämoglobin gebundene Sauerstoff, sondern die Spannung des im Blute und den Gewebssäften gelösten Sauerstoffes in Betracht. Die Aufnahme desselben beziehungsweise die Steigerung dieses absorbierten Anteiles kann daher ebenfalls nur langsam, im Wege einer allmählichen Anreicherung vor sich gehen und darin liegt offenbar auch die, bisher noch nicht hinreichend gewürdigte Erklärung, warum der Eintritt von Erscheinungen an ein längeres Verweilen in der Sauerstoffatmosphäre geknüpft ist. Diese Erkenntnis ist für unsere Anwendungs-

---

1) Note sur l'emploi de l'air comprimé von H. Hersent, Paris. Imprim. Chaix. 1895.

weise von ganz besonderer Wichtigkeit, denn sie gestattet uns die berechtigte Behauptung, dass bei der Kürze der Zeit, welche zur Stickstoffentmischung nach unseren früheren Erörterungen erforderlich ist, nämlich ca. 10 Minuten, der Sauerstoff nicht nur bei 3, sondern auch bei 4 Atm. und wohl noch darüber unbedenklich eingeatmet und dieser Art prophylaktisch verwendet werden kann. Das Zuntzsche Theorem, nach welchem die Aufnahme eines lösbaren Gases vor sich geht, hat sich also auch für diese Seite unserer Betrachtungen in ihren praktischen Konsequenzen fruchtbar erwiesen: es braucht Zeit, bis sich infolge des hohen Sauerstoffdruckes Erscheinungen geltend machen können. Man wird demnach bezüglichen Versuchen mit berechtigter Hoffnung auf Erfolg entgegensehen dürfen.

Noch muss die Frage erledigt werden, wie sich die Verhältnisse gestalten, wenn unter gleichzeitiger Sauerstoffatmung dekomprimiert wird.

Geht der Druckabfall rasch vor sich, so kann es hierbei doch geschehen, dass in der Zeiteinheit aus den Gewebssäften viel mehr Stickstoff frei wird, als das Blut aufzunehmen bezw. absorbiert zu halten vermag und es können somit trotz der Anwendung von Sauerstoff freie Gasblasen in der Blutbahn auftreten. Es erscheint daher notwendig, diese Frage näher zu analysieren.

Die Gewebssäfte und das Blut mögen sich wieder wie $^{10}/_{11}$ zu $^{1}/_{11}$ verhalten. Ist der Druck stationär, so wird bei Sauerstoffatmung das seines Stickstoffgehaltes beraubte Blut bei jedem Kreislaufe, also etwa in einer Minute, $^{1}/_{10}$ des in den Gewebssäften absorbierten Stickstoffes lösen und nach aussen befördern können. Nehmen wir aber den Fall an, dass der Druck und zwar in der Weise sinken würde, dass derselbe in einer Minute um 0,1 Atm. abnimmt, so findet die diesen 0,1 Atm. entsprechende Stickstoffmenge sozusagen nicht mehr genügenden Platz im Blute, da dessen Aufnahmefähigkeit ja trotz Fortbestehens der Sauerstoffatmung ebenfalls dem Druckabfalle von 0,1 Atm. entsprechend heruntergegangen ist. Das Blut kann daher nach einer Minute nur mehr $^{9}/_{10}$ des mittlerweile freigewordenen Anteiles des gesamten Gewebsstickstoffes $\dfrac{G}{10}$ aufnehmen, es werden also nur $\dfrac{G \times 9}{100}$ absorbiert werden und $\dfrac{G}{100}$ ungelöst zurückbleiben.

Nach dem nächsten Kreislaufe werden abermals $\dfrac{G}{10}$ frei und sollten im Blute untergebracht werden; dieses hat aber jetzt nur mehr ein Fassungsvermögen von $^{8}/_{10}$ seines ursprünglichen Wertes und es werden daher jetzt $\dfrac{G \times 8}{100}$ in Lösung gehen und $\dfrac{2 G}{100}$ zurückbleiben. Nach 100 Kreisläufen sind somit $^{1}/_{100} + {}^{2}/_{100} + {}^{8}/_{100}$ also $^{1}/_{10}$ Vol. pCt. angestaut worden, während unter konstantem Drucke in der gleichen Zeit schon der gesamte Stickstoff hinausbefördert worden wäre; zur vollständigen Auswaschung würde also noch ein Kreislauf erforderlich sein. Ginge die Dekompression noch rascher, also etwa doppelt so schnell, mit einem Abfalle von 0,2 pro 1 Minute vor sich, so würden die zu entbindenden Stickstoffmengen das Fassungsvermögen des Blutes um das Doppelte übertreffen und dessen Aufnahmefähigkeit im selben Masse abgenommen haben. Die gestauten Mengen wären also nach jedem Kreislaufe um mehr als die Hälfte der Druckdifferenz zu gross, dabei aber natürlich noch immer ungleich geringer, als wenn die Dekompression ohne Sauerstoffatmung bewerkstelligt worden wäre. Jede Druckverminderung, welche rascher verläuft, als einem Abfalle von 0.1 Atm. pro Minute entspricht, wird somit trotz künstlicher Sauerstoffzufuhr von einer Rückstauung von Gas gefolgt sein, die umso grösser ist, je rascher der Druck abnimmt.

Wird aber die Dekompression derart vollzogen, dass auf 1 Minute weniger als 0,1 Atm. entfallen, so sind jetzt die infolge Abnahme des Luftdruckes aus dem Gewebe förderbaren Stickstoffmengen geringer, als jene, die unter Anwendung von Sauerstoff bei konstantem Drucke ohnehin abströmen können etc.

Es zeigt sich, dass trotz Sauerstoffatmung bei einer Dekompressionsgeschwindigkeit von ca. 1 Minute pro 0,1 Atm. Stickstoffretention eintreten wird und dass somit durch Sauerstoffatmung erst dann ein Vorteil hinsichtlich Verkürzung der Dekompressionszeit resultiert, wenn dieselbe derart vorgenommen wird, dass durch den Druckabfall in der Minute weniger als $\frac{G}{10}$ nach aussen zu fördern sind. Diese Begrenzung wird sich allerdings mit Rücksicht darauf, dass das Verhältnis von $^1/_{11}$ Blut und $^{10}/_{11}$ Gewebsflüssigkeit nur ein im allgemeinen gültiges ist, ferner dass dem Organismus ja noch die anderen Hülfsmittel zur Verfügung stehen, welche wir oben bei der Dekompression ohne Sauerstoff angedeutet haben, in Wahrheit günstiger gestalten. Denn würden Blut und Säftemasse dem Verhältnisse von 1 : 9 entsprechen, so könnte die Dekompression ohne Gefahr einer Stickstoffstauung rascher bewerkstelligt werden; individuelle Momente sind also auch hierbei massgebend.

Jedenfalls darf aus diesen Auseinandersetzungen gefolgert werden, dass durch gleichzeitige Sauerstoffatmung keine so wesentliche Verkürzung der Dekompressionszeit resultiert, als man von vornherein erwarten könnte. Wir sehen, dass die Geschwindigkeit von 1 Minute pro 0,1 Atm., welche in früherer Zeit vielfach für die Rückkehr unter normalen Druck vorgeschrieben und als genügend erachtet wurde, dies in Wahrheit erst dann wäre, wenn gleichzeitig reiner Sauerstoff geatmet würde. Ja es konnte sogar gezeigt werden, dass man die Dekompression, um ganz sicher zu gehen, sogar noch unter 0,1 Atm. zu halten, also mit etwa 0,09 Atm. pro Minute zu bewerkstelligen hätte.

In dieser Richtung steht auch die obige Betrachtung, welche sich aus rein theoretischen Ueberlegungen entwickeln liess, in voller Uebereinstimmung mit den Ergebnissen der Praxis, die gezeigt hat, dass bei Befolgung einer Dekompressionsgeschwindigkeit von 0,1 Atm. vielfach Krankheitserscheinungen auftreten und dass somit schon durch die Erfahrung eine viel langsamere Druckverminderung postuliert wird.

Berücksichtigt man ganz allgemein, dass durch die Sauerstoffatmung das Gefälle zwischen dem Blute und der Lungenluft um $^4/_5$ gesteigert wird und die Entgasung bei der Dekompression dementsprechend beschleunigt werden kann, so würde, wenn wir die S. 190 diskutierte Geschwindigkeit von $1^1/_2$ Minuten für je 0,1 Atm. zu Grunde legen, diese (nach $1,5 \times {}^4/_5 = 1,2$) auf 1,2 Minuten pro 0,1 Atm. erhöht werden können. Unter Bezugnahme auf die S. 43 gemachten Auseinandersetzungen würden daher statt 41,67 bei gewöhnlicher Dekompression, 42,08 ccm oder zirka 0,13 Vol. pCt. pro Minute bei gleichzeitiger Sauerstoffatmung gefahrlos nach aussen gefördert werden.

Es versteht sich, dass diese Betrachtungen nur Grenzwerte liefern können und das Erfahrungen, welche durch den direkten Versuch zu gewinnen sein werden, der Vorzug gebührt. Um vollständig sicher zu gehen, schien es ja geboten, 2 Minuten für je 0,1 Atm. vorzuschlagen und wenn wir den Effekt der Sauerstoffatmung auf diese beziehen, so würde sich die hierdurch gewonnene Verkürzung der Dekompressionzeit wie folgt gestalten:

0,5 Atm. Ueberdruck	8	Minuten
1,0 „ „	16	„
1,5 „ „	24	„
2,0 „ „	32	„
2,5 „ „	40	„
3,0 „ „	48	„
3,5 „ „	56	„
5,0 „ „	80	„

Man sieht, dass hieraus kaum ein Gewinn resultiert, indem es für den Arbeiter ziemlich gleichgiltig ist, ob er beispielsweise bei einem Ueberdrucke von 2,5 Atm. 50 oder 40 Minuten in der Schleuse zuzubringen hat. Hierzu kommt, dass während der ganzen Dekompressionszeit Sauerstoff nachströmen bez. eingeatmet werden müsste und daher ein beträchtlicher Mehrkonsum von Sauerstoff erforderlich wäre.

Mit Rücksicht auf die grossen Vorteile, welche, wie früher auseinandergesetzt, bei der Verwendung von Sauerstoff unter konstantem Drucke sich ergeben, kommt daher dem Gebrauche des Gases während der Dekompression praktisch keine Bedeutung zu. Der Schwerpunkt liegt in dem kurz dauernden Gebrauche von Sauerstoff unter voller Kompression, vor Beginn der Rückkehr unter normalen Atmosphärendruck; von ganz besonderer Wichtigkeit erscheint diese Erkenntnis für den Taucher.

Wenn nach den obigen Auseinandersetzungen auch die Verwendung von Sauerstoff zur Verkürzung der Dekompression nicht nur theoretisch, sondern auch durch die Erfahrungen bei Sauerstoffatmung am Menschen unter normalem Drucke sowie durch Experimente mit hohem Luftdrucke wohl fundiert erscheint, so versteht es sich dennoch, dass man, bevor das besprochene Verfahren für die Praxis mit allen Garantien der Sicherheit empfohlen werden kann, noch zunächst Tierversuche ad hoc ausführen wird.

Wir haben bisher davon gesprochen, in welcher Weise der Sauerstoff in prophylaktischer Richtung, d. h. zur Vermeidung einer späteren Gasstauung in Betracht zu ziehen ist. Anders liegen die Verhältnisse, wenn die Dekompression zu rasch erfolgt war und bereits Stickstoff frei geworden ist, also pathologische Verhältnisse bestehen. Ich werde auf die sehr komplizierten, noch nicht hinreichend gewürdigten Bedingungen, unter welchen sich das Gas in den Gewebssäften und der Blutbahn entbindet, noch in einer späteren Arbeit[1]) zurückkommen; ich bemerke hier nur, dass dabei das Verhalten von in Gewebsschichten interkalierten gasführenden Flüssigkeitslamellen, die Textur der Organe, Wärmetönung der sich abspielenden Prozesse, de norma unvollständige Sättigung des arteriellen Blutes mit Stickstoff, verschiedene Konzentration des Blutes der Venen und Arterien, die Viskosität und osmotische Spannung gasführenden Blutes, u. A. in Frage kommen.

Im Status nascendi ist der freie Stickstoff zunächst ungefährlich, erst dann, wenn die aus den Geweben nachrückenden Gase in den venösen Bahnen zu grösseren Blasen konfluieren, wird der Stickstoff zum schädlichen Agens. Damit sich aus der anfänglich bestehenden Gasemulsion derartige Blasen formieren können, bedarf es aber Zeit. Zuerst treten, entsprechend dem schon

---

1) In Vorbereitung.

von Hoppe-Seyler betonten Umstande, dass in den Venen der niederste Druck herrscht, die Gasblasen daselbst auf und dann folgt ein allmähliches Nachrücken derselben von den Geweben her, wodurch das rechte Herz weiter mit Gas gespeist wird. Dorthin findet überdies eine Rückstauung desselben statt, da wegen der so geringen Spannungsdifferenz zwischen der Alveolenluft und den Blasen im Lungenblute, nur eine ganz untergeordnete Ausscheidung erfolgen kann; ausserdem leidet die Blutbewegung. Es ergibt sich hieraus, dass die Bedingungen für die Entfernung des Stickstoffes äusserst ungünstig liegen, aber immerhin bedarf es, wie gesagt, einer längeren Frist, bis durch das Kreisen der Blasen Störungen in Erscheinung treten, vorausgesetzt, dass die in den Geweben sich entbindende Gasmenge nicht schon gleich im Beginne eine bedeutende war. Die Ausnützung dieser somit aus verschiedenen Momenten sich ergebenden Latenzperiode bietet aber einen wertvollen Behelf für die Therapie, denn die gleich zu besprechenden Massnahmen werden sich um so wirkungsvoller gestalten, je früher sie in Anwendung gezogen werden.

In dieser Richtung konnte man schon auf Grund theoretischer Erwägungen daran denken, dass durch die Wirkung einer neuerlichen Erhöhung des Luftdruckes, also im Wege der sogenannten Rekompression, ein günstiger Effekt zu erzielen sein müsse, indem die Gasblasen dadurch rasch verkleinert und demnach für eine Fortschaffung und Resorption geeignet gemacht werden. Die hier in Betracht kommenden Vorgänge sind auch direkt zu beobachten: ich möchte diesbezüglich die Schilderung eines Experimentes von Hill und Macleod nicht übergehen: Etwa 1 Minute nach dem Druckabfall von 20 Atm. traten in den feinen Gefässen des Fledermausflügels Bläschen auf, immer mehr und mehr, wobei sie die roten Blutkörperchen vor sich hertrieben; dann war das ganze Gefäss vom Gase eingenommen und die Zirkulation stockte. Wurde nunmehr rasch rekomprimiert, so konnte man sehen, wie die Gase wieder gelöst wurden, die Blutkörperchen in den Kapillaren erschienen und die Zirkulation wieder vor sich ging. Die Rekompression kommt dem Gesamtorganismus zugute, sie ist das souveraine Mittel gegen die Gasembolie.

Die Beseitigung der Gasblasen wird konform den Anschauungen Bert's in zweifacher Richtung begünstigt; einerseits durch direkte Volumsverkleinerung der Gasblasen und andererseits durch die Schaffung einer leistungsfähigeren Resorptionsfläche. Es ist klar, dass unter allen Umständen jene Erscheinungen beseitigt werden, welche an das Vorhandensein grösserer Gasmengen im Herzen und im kleinen Kreislaufe geknüpft sind. Die Symptome von Seiten entfernter Organe, insbesondere jene des Zentralnervensystemes, sei es, dass dieselben durch autochtone Gasblasen hervorgerufen oder im Wege arterieller Embolie entstanden sind, werden jedoch nur unter der Bedingung zum Schwinden gebracht werden können, dass daselbst noch keine texturellen Veränderungen begonnen oder sich bereits ausgebildet haben. Den Lähmungserscheinungen wird man also nur dann mit Erfolg entgegentreten können, wenn die Zeit zwischen den ersten Anzeichen derselben und der Rekompression eine möglichst kurze war.

Hiermit hätte ich in knapper Form das Wesen der Rekompression auseinandergesetzt.

Die praktische Erfahrung bei Brückenbauten und beim Tauchen hatte schon längst gezeigt, dass durch den Rücktransport erkrankter Arbeiter in die Schleuse, beziehungsweise durch eine neuerliche Versenkung des Tauchers oftmals Heilung erreicht wurde. Aus dieser traditionellen Anwendungsweise ist

im Laufe der letzten Jahre ein systematisches Heilverfahren geworden, seitdem
A. W. Moir zuerst beim Bau des Hudson-, sowie später bei der Bohrung des
Blackwall-Tunnels (1885 beziehungsweise 1892) eine eigene Druckkammer
für erkrankte Arbeiter aufstellen liess.

Dann ist am Kontinente auf Veranlassung von S. Taussig beim Baue des
Schleusenwerkes in Nussdorf bei Wien 1895 eine Rekompressionsschleuse
errichtet worden, über deren Wert wir eigene Erfahrungen zu sammeln in der
Lage waren: dieselben sind des Genaueren in den „Luftdruckerkrankungen",
S. 1138 u. ff. wiedergegeben, worauf hiermit verwiesen sei. Auch aus unseren
Erfahrungen ging hervor, dass die Erscheinungen von Seiten des Herzens und
der Lunge jederzeit prompt, die verschiedenen Paralysen aber, wie wir sie im
ersten Abschnitte dieser Abhandlung kennen gelernt haben, nur dann wesentlich
gebessert werden, wenn die Rekompression rasch nach dem Einsetzen der Erscheinungen angewendet werden konnte. Damit stehen auch die Ergebnisse
des Tierversuches in guter Uebereinstimmung, bezüglich welcher man S. 983 u. ff.
des genannten Werkes[1] vergleiche.

Zuletzt ist, soweit mir bekannt, eine eigene Krankenschleuse in Ungarn konstruiert und benützt worden. Die bekannte Firma G. Gregersen & Söhne hat
nämlich, angeregt durch die Mitteilungen über die günstigen Erfolge, welche mit
der Rekompressionsschleuse bei den Nussdorfer Hafenarbeiten erzielt wurden,
beim Baue der Algyöer Eisenbahnbrücke über die Theiss nächst Szegedin, in
Berücksichtigung der hierbei zu gewärtigenden grossen Fundierungstiefen, ebenfalls
eine Rekompressionsschleuse angewendet. Dieselbe ist nach dem mir freund-
lichst zur Verfügung gestellten Materiale beistehend (Fig. 10a, b, c) skizziert.

Fig. 10.

a

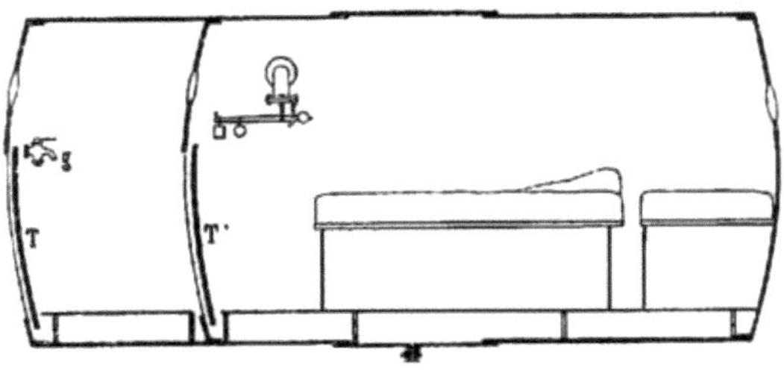

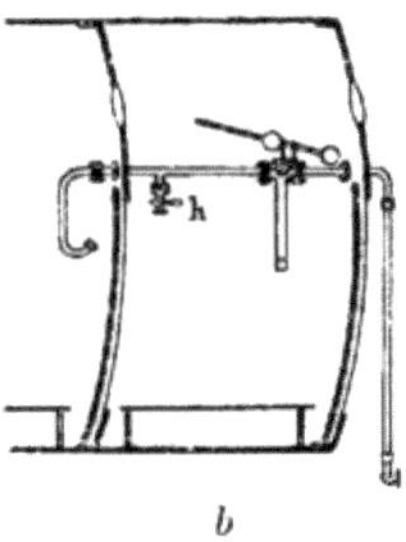

b 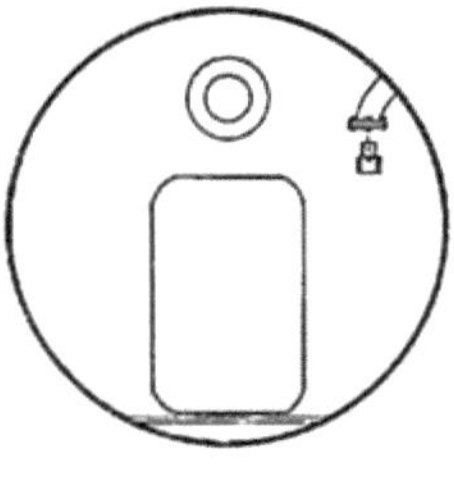 *c*

1) „Luftdruckerkrankungen" l. c. pag. 12.

Die Schleuse stellt einen liegenden Zylinder, aus 2 Abteilungen bestehend, dar: einer Vorkammer, zum Ein- und Ausschleusen dienend, und der eigentlichen Krankenkammer. Die Kompression und Dekompression erfolgt hier natürlich genau in derselben Weise, wie bei einer Förderschleuse und es haben daher die Türen T und T" dieselbe Rolle, wie wir dies pag. 3 auseinandergesetzt haben; ebenso werden die mit g und h bezeichneten Hähne gebraucht. Wie bei der Förderschleuse, ist auch hier ein Rückschlagsventil angebracht, welches im Falle eines Gebrechens im Zuleitungsrohre das plötzliche Entweichen der Pressluft verhindert. Der Krankenraum war für 3 Patienten eingerichtet, die auf gepolsterten Ruhestätten bequem liegen konnten. Das Tageslicht drang durch Glaslinsen ein, bei Nacht wurden die Räume elektrisch beleuchtet.

Von Armaturen waren ferner vorhanden: ein Manometer von aussen, um den inneren Druck kontrollieren zu können; in dem Krankenraume oberhalb des Manipuliertischchens war eine nach Art der Sicherheitsventile konstruierte Vorrichtung mit verstellbarem Hebelarm angebracht, welche es ermöglichte, in der Krankenschleuse einen beliebigen, je nach Vorschrift des Arztes, nötigen Druck zu halten etc.

Es braucht nach den obigen Andeutungen nicht mehr besonders ausgeführt zu werden, wie die Rekompression in praxi vorzunehmen ist. Es versteht sich, dass man damit so rasch als möglich beginnen, den Druck bis zur vollen Erholung des Kranken stationär erhalten und dann möglichst langsam dekomprimieren wird, damit hierdurch nicht neuerlich Schädigungen gesetzt werden. Um den vollen Nutzeffekt zu erzielen, wird man auf jenen Druck komprimieren, unter dem vorher gearbeitet wurde.

Wir besitzen aber noch ein zweites Heilmittel und zwar wieder im **Sauerstoff**, welchem wir ja hier unser besonderes Interesse zuzuwenden haben. Die Idee, dieses Gas zur Bekämpfung der Dekompressionserkrankungen anzuwenden, ging von P. Bert aus; der Gedanke, welcher dieser Massnahme zugrunde liegt, ist schon zum Teile im vorigen berührt worden. Nach der Analyse der freigewordenen und im Blute zirkulierenden Gase ergab sich ja, dass die Stickstofftension derselben nahezu die gleiche ist, wie jene der Alveolenluft, sodass eine wirksame Diffusion dieses Gases nach aussen nur in ganz untergeordneter Weise stattfinden kann. Denn die Spannungsdifferenz, welche im günstigsten Falle besteht, beträgt nur ca. 5 pCt.; füllen wir aber die Alveolen mit reinem Sauerstoff, so bringen wir den Stickstoffgehalt der Lungenluft auf ein Minimum herunter, sodass jetzt eine Spannungsdifferenz von ca. 84 pCt. besteht, wodurch der Gasaustausch wesentlich beschleunigt werden muss.

Im allgemeinen würden hiebei die gleichen Gesichtspunkte gelten, wie wir sie bei der Atmung von Sauerstoff unter normalem oder erhöhtem Drucke erörtert haben. Die Verhältnisse liegen hier aber insoferne anders, als nicht der in der Blut- und Säftemasse gleichmässig absorbierte Stickstoff eliminiert (physiologische Entgasung), sondern grössere, unregelmässig verteilte Gasmassen zur Ausscheidung kommen sollen, und ausserdem die Zirkulation gestört ist. Es handelt sich daher unter diesen Umständen nicht um eine gesetzmässige Entmischung, sondern um einen Vorgang (pathologische Entgasung), bei welchem ausser der Spannungsdifferenz auch die Mengen der freien Gase und ihre Verteilung in Betracht kommen.

Ich behalte mir vor, auf diese Verhältnisse im Zusammenhange mit noch anderen, nicht genügend diskutierten Punkten (vergl. S. 199) an späterer Stelle einzugehen und die Beziehungen, soweit dies zulässig ist, auch noch rechnerisch zu verfolgen.

Hier möchte ich das Hauptgewicht auf die Ergebnisse von bezüglichen

Experimenten legen, da wir über den Gebrauch des Sauerstoffes bei Menschen, die nach rascher Dekompression erkrankt sind, noch keine ausreichenden Berichte besitzen, indem das Gas bei den Caissonarbeiten nur fallweise ohne nähere Mitteilungen hierüber angewendet wurde. Im Taucherbetriebe ist der Sauerstoff, wie mir Siebe, Gormann u. Co. schreiben, bisher noch nirgends benützt worden. Auch in der russischen Kriegsmarine, die sich in besonders eingehender Weise mit der Hygiene des Tauchers beschäftigt hat, ist Sauerstoff bisher weder prophylaktisch noch therapeutisch benützt worden, wie mir das K. russische Marineministerium in einem Briefe vom Januar dieses Jahres mitgeteilt hat.[1])

Um sich über die Grenze der Leistungsfähigkeit des Sauerstoffes beim Zirkulieren freier Gase in der Blutbahn zu überzeugen, hat P. Bert Experimente am Hunde nach rascher Dekompression von 7—8 Atm. ausgeführt, wovon er 7 Versuche in seinem Werke[2]) ausführlicher wiedergibt. Ueberblickt man seine Ergebnisse, so lassen dieselben allerdings keinen durchschlagenden Erfolg der Sauerstoffatmung erkennen. Man muss aber berücksichtigen, dass die Tiere sehr rasch und zwar von hohen Druckwerten dekomprimiert wurden, wodurch eine Ueberschwemmung des Blutes mit freiem Gase bewirkt wird, Umstände, die jedoch in solchem Grade praktisch kaum in Frage kommen. Ueberdies wurde die Sauerstoffatmung nicht immer gleich nach dem Druckabfalle in Anwendung gebracht.

P. Bert hat bereits selbst auseinandergesetzt, in welcher Weise der Sauerstoff eine günstige Wirkung bei Gasembolie zu entfalten vermag. Der therapeutische Effekt liegt vor allem darin, dass der Sauerstoff die im rechten Herzen sowie in den grossen Venenstämmen enthaltenen Gasblasen zu raschem Verschwinden bringen und dadurch den infolge Behinderung des kleinen Kreislaufes drohenden Tod hintanhalten kann. Dieser Effekt wird umso eher eintreten, je weniger Gas neben dem Blute kreist und es werden sich daher nach der Dekompression von geringerem Drucke als in obigen Experimenten mit Recht Heilwirkungen erwarten lassen. Das von seinem Stickstoffgehalte befreite Blut wird aber nur allmählich eine vollständige Lösung der im Rückenmarke vorhandenen Gase, bei daselbst stagnierender Zirkulation, herbeiführen können und die mittlerweile gesetzten Ernährungsstörungen werden hinreichen, um bleibende Läsionen hervorzurufen.

Da der Sauerstoff zunächst auf das vom rechten Herzen her andringende Gas einwirken und demgemäss diesem am meisten bedrohten Teile des Zirkulationszentrums zu Hilfe kommen soll, so schien es mir vor allem zweckmässig, der Wirkung der Sauerstoffinhalation bei Embolie des rechten Herzens, in welchem sich ja die aus dem Körper kommenden Gasblasen anstauen, in Ergänzung der Versuche P. Bert's noch einige Experimente am Tiere zu widmen.

Ich will hier an der Hand eines Beispieles nur die Ergebnisse meiner bezüglichen Versuche anführen; dieselben beanspruchen auch deshalb Interesse, weil sie für die Beurteilung der Sauerstoffinhalation in Fällen von Luftembolie am Operationstische in Betracht kommen. Die Experimente habe ich im vergangenen Sommer im Laboratorium der K. K. III. med. Universitätsklinik in Wien ausgeführt.

---

1) Brief vom 14. Januar 1904, Bureau des Hauptmedizinal-Inspektors der K. russ. Flotte: „. . . Das Tauchen in 25 Sachen Tiefe und darüber ist gefahrlos: in Gebrauch ist der Apparat von Denayrouze mit den von Dr. Schidlowsky gemachten Verbesserungen. . . . . Für grosse Tiefen wäre die Luft mit Rücksicht auf die hohe Sauerstoffspannung zu verdünnen.“
2) S. 977 u. ff.

Was die Versuchsanordnung anlangt, so bemerke ich nur, dass die Einblasung der Luft in einigen Vorexperimenten einfach mit einer Spritze ausgeführt wurde; dann aber habe ich mich zur genaueren Dosierung der Menge und Geschwindigkeit der eindringenden Luft eines mit dem Injektionsschlauche armierten, breiten Messzylinders bedient, aus welchem die Luft durch Wasser verdrängt wurde, das unter annähernd konstantem Gefälle aus einer zweiten, möglichst breiten Flasche zufloss. Ein an dem Verbindungschlauche der beiden Gefässe angebrachter Hahn gestattete eine genaue Regulierung des zuströmenden Wassers und damit der in die Vene eindringenden Luftmenge.

9 kg schwerer Hund erhielt vor dem Experimente 0,02 Morphin subkutan; Injektion der Luft in die rechte Vena jugularis.

11 Uhr 15 Min. Nach Freilegung der linken Karotis wird eine Kanüle eingebunden und der Blutdruck geschrieben; derselbe schwankt um ein Niveau von zirka 160 mm Hg.

11 Uhr 16 Min. Dem Hunde werden unter einem Wasserdrucke von 80 mm im Verlaufe von 65 Sekunden 20 ccm, also pro Sekunde etwa 0,3 ccm Luft injiziert, was einer Menge von zirka 2 ccm auf 1 Kilogramm des Tieres entspricht.

11 Uhr 18 Min. Die Pulsfrequenz hat bedeutend zugenommen, schabende Geräusche über dem Herzen zu hören.

11 Uhr 18 Min. 30 Sek. Der Blutdruck ist, wie bestehende Kurve (Fig. 11) zeigt, um zirka 25 mm abgesunken, die systolischen Wellen bedeutend niedriger.

Fig. 11.

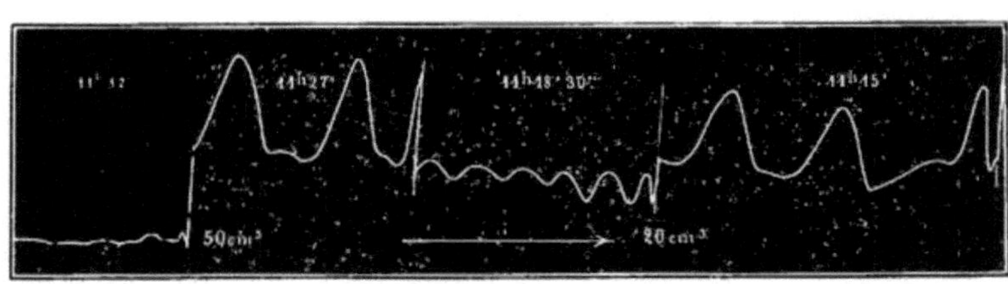

11 Uhr 19 Min. Auch die Atmung beschleunigt und tief.

11 Uhr 20 Min. Die Respiration wird ruhiger, über dem Herzen bereits Töne gut zu hören, keine begleitenden Nebengeräusche mehr wahrnehmbar.

11 Uhr 27 Min. Der Hund hat sich erholt, Töne rein; der Blutdruck ist wieder angestiegen und übertrifft den früheren Wert um zirka 5—10 mm. Es wird nunmehr Sauerstoffatmung eingeleitet und durch die Folgezeit fortgesetzt.

11 Uhr 29 Min. Dem Hunde werden nunmehr unter dem gleichem Drucke in 90 Sekunden 50 ccm, also pro Sekunde 0,55 ccm Luft injiziert. Während man abermals Luft eindringen lässt, nimmt die Frequenz der Herzaktion zu und es sind nur schwache Töne zu konstatieren. Etwa 20 Sekunden nach der Injektion deutlich glucksende Geräusche über dem Herzen hörbar.

11 Uhr 31 Min 30 Sek. Kolossale Beschleunigung der Herzaktion, Zählung der Pulse nicht möglich.

11 Uhr 32 Min. Der Blutdruck sinkt um zirka 65 mm herab; keine Herzkontraktionen mehr, der Hund atmet noch.

11 Uhr 33 Min. Der Zustand bessert sich, das Herz kommt wieder in Bewegung. Nach einiger Zeit schwacher Herzaktion zirka 120 Pulse; die Respiration kräftiger und tiefer.

Es wechseln kurze Perioden, während welcher keine Herztätigkeit zu konstatieren ist, mit solchen schwacher Herzaktion.

11 Uhr 35 Min. Der Hund atmet trotz offenbaren Herzstillstandes derart fort, dass einzelne sehr tiefe, langsame Atemzüge erfolgen.

11 Uhr 36 Min. 30 Sek. Die Atmung sistiert.

Durch künstliche Respiration bei gleichzeitiger Sauerstoffzufuhr und Herzmassage kann keine Besserung mehr erzielt werden.

11 Uhr 45 Min. Künstliche Atmung ausgesetzt.

Sektion: Das abgebundene Herz schwimmt im Wasser. Der rechte Ventrikel, welcher leicht gedehnt erscheint, ist ebenso, wie der rechte Vorhof von feinschaumigem Inhalte erfüllt, Gasblasen im Hauptstamm und den Zweigen der Arteria Pulmonalis; im linken Herzen nur mässige Mengen reinen Blutes.

Der Versuch ergibt, dass von dem 9 kg schweren Hunde 20 ccm Luft in zirka 11 Minuten auch ohne Sauerstoffatmung nach vorübergehender Depression des Blutdruckes überwunden wurden. Als aber dann 50 ccm rasch eingespritzt worden waren, gelang es trotz der noch vor der Injektion eingeleiteten Sauerstoffatmung nicht mehr, das Tier zu retten. Der durch diese Gasmenge in seiner Funktion bereits wesentlich geschädigte rechte Ventrikel konnte sich seines fremdartigen Inhaltes nicht mehr entledigen etc.

Wie sich zeigte, kommt dem Sauerstoffe nur eine beschränkte Wirkung hinsichtlich der das rechte Herz betreffenden Schädigungen zu. Wenn die Gasmassen, welche in demselben angehäuft werden, grosse sind, und der Inhalt des Ventrikels mehr und mehr den Charakter einer Flüssigkeit verliert, so findet wohl eine sehr rasche Entfernung derjenigen Luftmengen statt, welche bereits in die Kapillaren der Lunge hineingepresst wurden, aber es werden nicht hinreichende Mengen von Blut nachgeschickt, um das schon stark in Anspruch genommene oder dilatierte Herz schnell genug zu entlasten; es erfolgt, wie Kurve Fig. 11 gezeigt hat, ein jäher Abfall des Blutdruckes. Ueberschreiten die in das Herz in bestimmter Zeit eindringenden oder in demselben vorhandenen Gasmengen ein gewisses Mass, so wird der Sauerstoff somit nur in ganz untergeordnetem Grade wirken können und es erscheint demnach verständlich, dass trotz reichlicher Sauerstoffzufuhr keine Beschleunigung in der Entleerung, mithin kein Nutzeffekt zu konstatieren ist. In der Tat fand sich auch, dass die Respiration infolge ungenügender Blutzufuhr nach dem linken Ventrikel und die Arterien früher als das Herz erlahmen kann, da das Kapillarnetz der Lunge wohl Stickstoff frei, aber infolge der geschädigten Funktion des rechten Herzens nicht blutreicher gemacht wurde. Nur insolange, als dem Herzen ein sehr feinschaumiges Gemisch zugeführt beziehungsweise dieses sehr langsam in den Ventrikel eingebracht wird, kann der Sauerstoff die Entgasung wesentlich befördern. Man wird auch verstehen, dass bei solcher Gasverteilung im Venenblute das Uebertreten von, noch freien Stickstoff führenden Blutes in das linke Herz und damit in die arteriellen Bahnen sicher verhindert wird; ich habe auch bei Sauerstoffatmung kein Gas im linken Vorhofe finden können.

Wie sich gezeigt hat, kann sich aber eine selbst feinblasige Mischung von Blut und Luft mechanisch in deutlicherem Grade äussern, indem sie die Druck- und Reibungsverhältnisse im Herzen und damit die Propagation der Flüssigkeit beeinflusst.

Hiermit möge mit Rücksicht auf obige Experimente die Wirksamkeit der Sauerstoffinhalation bei venöser Gasembolie angedeutet sein.

Ungleich günstiger als bei diesen Versuchen liegen die Verhältnisse für die Anwendung des Gases nach rascher Dekompression. Hierbei werden, wenn es sich nicht um einen allzu jähen Druckabfall mit Gasentbindung auch im Gewebe und den Arterien handelt, erst allmählich durch Sammlung der Bläschen und Nachrücken der Blasen in den rechten Ventrikel solche Gasmassen angehäuft, wie sie hier in grosser Menge und relativ kurzer Zeit bei den übrigens kleinen Hunden eingebracht wurden. Die rasch eingeleitete Sauerstoffatmung wird durch fortwährende Abfuhr der aus dem rechten Herzen anfänglich noch leicht auszutreibenden Gase hier die gefährliche Stauung derselben verhindern und damit Wertvolles leisten. Hierzu kommt, dass nach der Dekompression nur eine einmalige Schädigung und nicht eine wiederholte Lähmung des rechten Ventrikels gesetzt wird, wie dies zum Zwecke des Studiums der maximalen Sauerstoffleistung in obigen Experimenten geschehen ist.

Man muss den Sauerstoff, soll er seine Wirksamkeit nach rascher Druckverminderung voll entfalten, möglichst frühzeitig, also noch innerhalb der Latenzzeit, anwenden, solange noch mikroskopisch feinster Schaum in den Gefässen kreist, bevor noch eine Kummulierung zu grossen Gasmengen im Herzen stattgefunden hat. Auf diese Weise können die aus der Gasstauung im Venensystem resultierenden, akuten Gefahren beseitigt und damit dem Eintritte von Schädigungen entfernter Organe vorgebeugt werden; man darf nicht warten, bis bereits deutlich kardiopulmonale Erscheinungen bestehen oder wie in einigen Experimenten von P. Bert „gargouillements“ über dem Herzen zu hören sind. Ist es bereits zu Symptomen von Seiten der nervösen Zentralorgane, zu Lähmungen der Extremitäten gekommen, so kann das durch die Sauerstoffatmung von seinem Stickstoffgehalte befreite Blut noch immer auf die im grossen Kreislaufe, in den Arterien befindlichen Gasblasen einwirken, indem es deren Reabsorption erleichtert. Für die Entgasung grösserer Kapillarbezirke in entfernten Organen wird die Sauerstoffatmung aber nicht viel zu leisten vermögen, hier bleibt die Rekompression souverain.

Der Hauptwert der Sauerstoffatmung ist somit wesentlich ein prophylaktischer und nicht so sehr ein therapeutischer. Der Sauerstoff wird dort, wo die Dekompression aus äusseren Gründen nicht immer hinreichend verlangsamt werden kann, wie beim Taucher, hohen Wert als Vorbeugungsmittel besitzen, bei bereits manifester Erkrankung aber den Zustand nur einseitig zu bessern im Stande sein.

Halten wir uns dasjenige, was über die Wirkung der Rekompression und der Sauerstoffatmung gesagt wurde, vor Augen und vergegenwärtigen wir uns, dass die erste Massnahme im wesentlichen auf eine Vernichtung der Gasblasen in loco, letztere auf die Austreibung des Gases durch die Lunge gerichtet ist, so leuchtet ein, dass das Ideal einer therapeutischen Beeinflussung in einer Kombination beider Verfahren liegen muss. Nimmt man die Rekompression derart vor, dass man den Erkrankten gleichzeitig Sauerstoff atmen lässt, so wird das angestrebte Ziel unschwer zu erreichen sein. In diesem Sinne habe ich mich schon in der Diskussion zu einem von S. Taussig im österr. Ingenieur- und Architekten-Vereine am 28. November 1896 gehaltenen Vortrage ausgesprochen und dem kombinierten Verfahren neuerdings im Jahre 1898[1]) das Wort geredet, nachdem dasselbe mittlerweile auch von N. Zuntz[2]) warm befürwortet worden war. Es soll nicht vergessen werden,

---

1) l. c. S. 190.
2) l. c. S. 180.

anzuführen. dass auch bereits Philippon auf Grund seiner experimentellen Erfahrungen auf eine Verbindung beider Verfahren aufmerksam gemacht hat. für welche neuestens auch Regnard[1] eintritt.

Erfolgt die Rekompression mit reinem Sauerstoffe, so wird, entsprechend der hohen Spannungsdifferenz zwischen Alveolarluft und der im Lungenblute enthaltenen Blasen eine rasche Absaugung dieses Gases eintreten. während gleichzeitig unter dem ansteigenden Drucke eine fortschreitende Volumsverkleinerung, auch der in entfernten Bezirken vorhandenen Gasblasen vor sich geht. Zweckmässig wird man aber die Rekompression nicht mit reinem Sauerstoffe bewerkstelligen, sondern den Erkrankten in der Kammer Sauerstoff aus einem Rezipienten atmen lassen, wodurch der gleiche Effekt erzielt wird. Hierdurch wird man auch jene Möglichkeiten vermeiden. die durch längeren Aufenthalt in einer Sauerstoffatmosphäre von hohem Drucke eintreten könnten. In den meisten Fällen wird es schon genügen. wenn der Erkrankte. während der Druck ansteigt. Sauerstoff atmet und man wird während dieser Zeit gewiss schon einen Rückgang der kardiopulmonalen Erscheinungen. der Dyspnoe. eintreten sehen.

Wenn dies auch bereits ausserhalb einer rein medizinischen Betrachtung liegen mag, so möchte ich dennoch in Kürze darauf eingehen, wie sich einige der im Vorigen gewonnenen Erfahrungen in die technische Praxis umsetzen lassen.

Wie bereits betont. wird der Sauerstoff im Dienste der **Therapie** der Dekompressionserkrankungen hoffentlich nur mehr bescheidene Verwendung finden. Zu diesem Zwecke werden dem Sauerstoffe in Verbindung mit der Rekompression beim Caissonbetriebe umso weniger Schwierigkeiten entgegenstehen, je mehr der Gebrauch dieses Gases durch die zum Zwecke der Prophylaxe geübte Benutzung ausgebildet und technisch vervollkommnet sein wird. Man bedarf dann keiner eigenen Rekompressionsschleuse mehr, in welche man Sauerstoff, sei es von aussen oder mit Hilfe von im Inneren derselben disponierten Zylindern einströmen lässt; es wird vielmehr möglich sein die durch irgendwelchen Zufall, unvorgesehene Ereignisse etc., erkrankten Personen in die zu leichtem Transporte eingerichtete Arbeitsschleuse zu bringen. welche ja nach unseren obigen Auseinandersetzungen bereits mit den notwendigen Vorrichtungen versehen sein würde, um Luft von hohem Sauerstoffdrucke herzustellen.

Anders liegen die Verhältnisse beim Taucher. Hier bringen es ja vielfach mit dem Betriebe zusammenhängende Umstände mit sich, dass für die Dekompression keine genügende Zeit verwendet werden kann; wohl aber würde die Mitführung von Sauerstoff, welchen der Taucher, bevor er seinen Aufenthalt in der Tiefe beendet. zu atmen hätte, keinen Schwierigkeiten begegnen. Die Druckverminderung wird sich beim Taucher zumeist in nicht vollständig einwandsfreier Weise bewerkstelligen lassen und der Mann somit. nachdem er aus der Tiefe emporkommt. Gefahren ausgesetzt sein. Es wird sich daher, wie schon P. Bert[2] vorgeschlagen hat, vorerst empfehlen den Taucher, wenn derselbe nach längerem Aufenthalte in grösseren Tiefen rasch an die Oberfläche gekommen ist. praeventiv Sauerstoff atmen zu lassen. In diesem Sinne habe ich auch eine vor mehreren Monaten an mich gerichtete Anfrage der kgl. griechischen Regierung beantwortet und ihr als das zunächst zweckmässigste Mittel gegen die so zahlreichen Erkrankungen der Schwammtaucher

---

1) Traité de Physique biologique. Tom. I. p. 1060. Paris, Masson 1901.
2) Pression barométrique. p. 1148.

angeraten, dass Sauerstoff mitgeführt, beziehungsweise an Bord der die Kampagne begleitenden Schiffe bereitgehalten werden soll.

Wie wichtig vorbeugende Massnahmen für diesen Berufszweig sind, möge daraus hervorgehen, dass sich, wie mir Professor Savas mitteilte, alljährlich noch immer 10—20 Todesfälle bei der Schwammtaucherei ereignen. Dieselbe spielt ja namentlich in Griechenland eine grosse Rolle, indem der Ertrag derselben eine nicht unwesentliche Einnahmsquelle des Landes, etwa 6—7 Millionen Francs bildet. Insbesondere ist es die Bevölkerung der Inseln Hydra, Aegina und Spezia, die in dem Dienste einzelner Unternehmer steht, welche für die notwendigen Apparate, Schiffe und Pumpen sorgen, und die Taucher, und zwar im allgemeinen hoch, entlohnen. Die Schwammfischerei findet in den Monaten April bis Oktober statt, wobei ca. 2000 Mann beschäftigt werden. Man zieht hierbei an die afrikanische Küste, wo sich die reichsten Bänke befinden und woselbst die Schiffe der Küste entlang in einer Linie von beträchtlicher Ausdehnung aufgestellt werden. Da die Schwämme in Tiefen von 30—40 m vielfach exploitiert sind, sucht man Vorkehrungen zu treffen, die ein gefahrloses Tauchen auch in noch grössere Tiefen ermöglichen sollen. Gegenwärtig ist ein Hospitalschiff eingerichtet, welches die Kampagne begleitet, und woselbst den Erkrankten ärztliche Hilfe zuteil wird.

Aus dem Gesagten geht hervor, dass bei der grossen Ausdehnung des Arbeitsfeldes keine zentrale Hilfsstelle etwa in der Weise eingerichtet werden kann, dass auf dem Wachtschiffe eine Rekompressionsschleuse eingestellt würde. Die Therapie muss, wie wir ja gehört haben, so rasch als möglich zur Wirkung kommen und aus diesem Grunde habe ich es vorläufig als das Zweckmässigste bezeichnet, dass auf allen Barken der ganzen Kette Sauerstoff in Stahlzylindern zur Verfügung steht, damit die Taucher dieses Gas gleich nach dem Emporkommen durch etwa 10—15 Minuten einatmen können; der die Kampagne begleitende Dampfer würde mit dem entsprechenden Vorrate auszurüsten sein, von woher der Bedarf der einzelnen Abteilungen leicht gedeckt werden könnte. Selbstredend wird man aber ausserdem die Rekompression d. h. die unter anderen auch von Catzaras empfohlene Rückbringung des Tauchers in die gleiche oder nahezu dieselbe Wassertiefe, in welcher er gearbeitet hat, nicht ausser acht lassen.

Das Schwergewicht allein darauf zu verlegen, die Dauer der Arbeit in grösseren Tiefen zu verkürzen, würde nur dann einen sicheren Erfolg garantieren, wenn der Aufenthalt in der Tiefe, wie ein Blick auf die S. 183 gegebenen Kurven (Fig. 8) lehrt, auf die Zeit von ca. 15—20 Kreisläufen beschränkt würde. Denn nach dem entsprechenden Zeitraume ist weitaus die Hauptmasse des absorbierbaren Gases aufgenommen und damit bereits die bedenkliche Gefahrsquote erreicht. Ueberdies geht die zur Kompression erforderliche Zeit, während welcher ja bereits eine Anreicherung stattfindet, verloren, so dass der Aufenthalt namentlich in grossen Tiefen auf kaum 5 Minuten ausgedehnt werden dürfte um ganz sicher zu gehen. Man wird also im Wesentlichen Catzaras zustimmen müssen, der nach seinen Beobachtungen für 25 Faden einen Aufenthalt von 5 Minuten, für 30 Faden 1 Minute empfahl. Der Taucher vermag nun aber seine Arbeit während so kurzer Zeiträume nicht ergibig genug zu entfalten, sodass diese Massregel auf Hindernisse stösst. Gerade die Rücksicht auf die Praxis hat mich daher auch bestimmt, dem Gebrauche von Sauerstoff besonderen Nachdruck zu geben. Die Mitführung von Sauerstoff ist nicht bloss bei den Schwamm- und Perlen-Fischern, wo grössere Massen von Tauchern berufsmässig ihrem gefährlichen Gewerbe obliegen, sondern auch auf solchen

Schiffen geboten, welche wie die grossen Kriegsschiffe auf oft ferne gelegenen Stationen Taucher zu entsenden in die Lage kommen.

Nach dieser, mehr therapeutischen Richtung schien es mir also zunächst notwendig, Vorkehrungen zu treffen, da die Versendung von Sauerstoff in hinreichenden Mengen nach selbst weit entfernte Oertlichkeiten heute bereits überall leicht durchführbar erscheint. Denn die zweite, ungleich wichtigere, im wahren Sinne **prophylaktische Massnahme**, von der wir gleich sprechen wollen, kann sich erst einbürgern, wenn die Technik so weit gekommen ist, dass sie die Taucherapparate selbst mit Sauerstoff in bequemer handlicher Form ausrüstet.

Wir müssen uns gegenwärtig halten, dass die Einatmung von Sauerstoff nach einer nicht einwandsfreien Dekompression doch nur ein gewisses Auskunfsmittel darstellt. Der einzig rationelle Weg, um mit Sicherheit präventiv vorzugehen, besteht darin, die Taucherapparate mit einem Sauerstoffreservoir auszustatten und das Gas, entsprechend den oben ausführlich gegebenen Darlegungen, in der Tiefe, vor dem Emporkommen, einatmen zu lassen. Für die Zukunft ist mit aller Entschiedenheit darauf zu dringen, dass Apparate, welche diesem Postulate genügen, namentlich dort vorgeschrieben sind, wo zahlreiche Menschen, wie in Griechenland oder an der afrikanischen Küste, gewerbsmässig in grosse Tiefen tauchen.

Die Sache wird sich umso leichter durchführen lassen, als die zur Entgasung des Körpers erforderlichen Sauerstoffmengen relativ geringe sind, da ja, eine Ventilationsgrösse von 6 Litern vorausgesetzt, etwa 60 l Sauerstoff, von dem jeweiligen Drucke, genügen, um das Emporkommen des Tauchers zu einem gefahrlosen zu gestalten. Zu diesem Zwecke wäre unterhalb des Tournisters oder sonst an passender Stelle ein kleiner (1—2 l) fassender Stahlzylinder mit komprimiertem Sauerstoffe — nach Art jener bei den Rettungsapparaten der Feuerwehr gebräuchlichen — anzubringen, der mit einem geeigneten Reduzierventile versehen, gestatten würde, das Gas mit einer dem jeweiligen Wasserdrucke entsprechenden Spannung in den Helm, beziehungsweise in ein daselbst angebrachtes Mundstück gelangen zu lassen. Beabsichtigt der Taucher nach oben zu gehen, so sperrt er den Zuführungsschlauch der Pumpen ab, atmet durch 5 Minuten Sauerstoff und begibt sich nach oben. Diese Einrichtung hätte auch den grossen Vorteil, dass der Taucher im Falle eines Schlauchbruches, welcher ihn sonst nötigt, sehr rasch an die Oberfläche zu kommen, nicht nur einen genügenden Vorrat für seine Respiration hätte, sondern dass er gleichzeitig auch ein Gas zugeführt erhält, welches den in seinem Körper angesammelten Stickstoffüberschuss nach aussen fördert und dadurch wieder ein selbst rasches Emporkommen ungefährlich gestaltet. Prof. Savas möchte, wie er mir schreibt, den Sauerstoffrezipienten an Stelle des Bleigewichtes setzen, welches der Taucher auf der Brust trägt; gewiss auch ein guter Gedanke umsomehr als dadurch vielleicht eine bessere Verteilung der vom Taucher zu tragenden Last erzielt würde etc. Doch ich will hier nicht auf nähere Details eingehen und nicht der heute gerade auf dem Gebiete der Sauerstoffapparate so hoch entwickelten Technik vorgreifen; ich denke hier insbesondere an die bekannten Firmen von Siebe, Gormann u. Co. in London sowie von Draeger in Lübek, denen ich die Sache ganz besonders ans Herz legen möchte.

Ich darf annehmen, dass durch die Vorkehrungen, welche ich hier entwickelt habe, in Hinkunft ein wirksamer Schutz des Tauchers und damit ein bleibender Fortschritt auf diesem Zweige der Hygiene angebahnt ist. Wie mir eben mitgeteilt wird, habe ich begründete Hoffnung, dass die besprochenen präventiven Massnahmen demnächst gesetzliche Sanktion seitens des an der Frage am meisten interressierten Staates (Griechenland) erhalten werden.

Es erübrigt noch einiges über den Gebrauch des Sauerstoffes im Dienste der Prophylaxe bei den pneumatischen Fundierungen nachzutragen.

Auch hier soll ja das Gas nicht an erster Stelle bereits ausgebrochene Krankheitserscheinungen oder gefahrdrohende Symptome bekämpfen, sondern dazu dienen, die Dekompression auch in kurzer Zeit zu einer gefahrlosen zu gestalten. Bei den Gründungsarbeiten mit komprimierter Luft sind schon für den blossen Betrieb derartige maschinelle Hilfsmittel vorhanden, dass eine Neuerung hier viel leichter durchgeführt werden kann, und sich auch als ökonomisch erweisen dürfte. Eine bezügliche, unter Rücksichtnahme auf die Arbeitslöhne und auf den gegenwärtigen Erzeugungspreis des Sauerstoffes gegründete Ueberschlagsrechnung wird in anderem Zusammenhange mitgeteilt werden.

Die Dekompression nach vorausgehender Sauerstoffatmung könnte zunächst in der Weise bewerkstelligt werden, dass in der Schleuse Stahlzylinder aufgestellt sind, welche mit Schläuchen und Masken, entsprechend der Zahl der Arbeiter zu versehen wären. Nachdem diese die Vorkammer gegen den Schacht, beziehungsweise den Arbeitsraum abgeschlossen haben, würden sie durch etwa 10 Minuten Sauerstoff atmen und dann die Dekompression rasch in wenigen Minuten vornehmen. Die Einrichtung könnte auch so getroffen sein, dass man Sauerstoff von aussen in die Schleusen ein- und die Kammerluft ohne Veränderung des Druckes abströmen liesse, bis der gesamte Raum mit Sauerstoff von hoher Tension erfüllt ist; dann wäre der Druck durch die erforderliche Zeit stationär zu belassen und hierauf die Dekompression vorzunehmen. Endlich könnten am Schachtrohre oder im Tunnel auch je eine Ein- und Aussteigschleuse, voneinander getrennt, angebracht sein, um in letzterer konstant eine Atmosphäre von Sauerstoff, dem jeweiligen Arbeitsdrucke entsprechend, zu erhalten.

Man könnte sich zu den genannten Zwecken vielleicht vortheilhafter der flüssigen Luft bedienen, nachdem dieselbe durch Stickstoffabgabe auf den genügenden Sauerstoffgehalt angereichert worden ist; wenn erst einmal die Bedingungen, unter welchen die Vergasung erfolgt, sowie die Raschheit der Abströmung genügend festgestellt sind, dann dürfte sich sogar die Verwendung von flüssiger Luft bei der pneumatischen Fundierung ökonomisch noch vorteilhafter gestalten, als der Gebrauch von komprimiertem Sauerstoff in Stahlzylindern. Denn berücksichtigt man, dass bei den pneumatischen Anlagen schon für den Betrieb allein eine grössere Zahl von Kompressionspumpen notwendig sind, so wird es kaum Schwierigkeiten bereiten, auch eine solche für die Erzeugung flüssiger Luft im Maschinenhause einzustellen, um am Bauplatze selbst den zur Dekompression notwendigen Sauerstoff unter günstiger Ausnützung der gegebenen maschinellen Kräfte zu erzeugen.

Alle diese Möglichkeiten wollte ich hier nur angedeutet haben; es versteht sich, dass es, nachdem alle hygienischen Einzelheiten einmal sichergestellt sind, schliesslich „Sache des Bleistiftes" sein wird, welche von den oben skizzierten Anordnungen sich am günstigsten auch in finanzieller Beziehung erweisen, und inwieweit dadurch eine Verbesserung der bisherigen Verhältnisse zu erzielen sein wird.

Fasst man nochmals übersichtlich die verschiedenen Beziehungen zusammen, welche zwischen dem Sauerstoffe und der Anwendung komprimierter Luft bestehen, so lässt sich kurz folgendes sagen:

Der Sauerstoff setzt durch Zunahme seiner Spannung dem Aufenthalte unter einem Luftdrucke von ca. 6 Atm. und darüber eine Grenze. Es sind besondere Massnahmen vorzukehren, soll die Arbeit unter diesen Bedingungen ermöglicht werden.

Der Sauerstoff bildet ein wichtiges Hilfsmittel in der Prophylaxe und Therapie der Gasembolie. Durch seinen Gebrauch, beziehungsweise die Veratmung desselben unter stationärem Drucke, kann die Dekompression durch erfolgte Entgasung für den Taucher und Caissonarbeiter zu einer gefahrlosen gemacht werden.

Bei eingetretener Erkrankung begünstigt er die Entgasung des rechten Herzens und fördert die Zirkulation im grossen Kreislaufe.

Mit der neuerlichen Erhöhung des Aussendruckes, der Rekompression kombiniert, kommt sein therapeutischer Effekt zur maximalen Wirkung.

Wenden wir uns nunmehr den Erfahrungen bei Luftverdünnung zu.

Sauerstoff bei Luftverdünnung.

Eine Einleitung in technischer Hinsicht kann hier entfallen, denn der Ballon, welcher uns in die hohen Luftschichten emporträgt, ist seinem Wesen nach so bekannt, dass hier einleitende Worte kaum notwendig erscheinen. Nicht viel anders liegt die Sache für das zweite Transportmittel, durch welches wir grössere Höhen erreichen, für die Bergbahnen. Auch hier kommt die rein technische Seite für den Mediziner nur in untergeordneter Weise in Betracht, denn es entfallen jene Massnahmen, welche bei Anwendung der komprimierten Luft für den Uebergang oder die Rückkehr unter normalen Atmosphärendruck erforderlich sind, und deren Schilderung für das Verständnis der Wirkung auf den Organismus im vorigen Kapitel notwendig war. Viel eher wäre hier ein Abschnitt am Platze, welcher einen Ueberblick über die bisherigen Leistungen bei Ballon- und Bergfahrten bringen und über Bergbahnen, Höhenobservatorien und die dabei gemachten Erfahrungen berichten würde. Auf dieses grosse, sehr lehrreiche Material kann aber hier selbstredend nicht eingegangen werden und es sollen bezügliche Angaben in den folgenden Betrachtungen nur als Beispiele angereiht oder als Hilfsmittel unserer Darlegungen angeführt werden.

I. Passive Beförderung.

Ballonfahrten.

Was die Aetiologie anlangt, so wollen wir zunächst auf die Ursache jener Erscheinungen eingehen, welche bei passiver Beförderung in grosser Höhe in Frage kommen, und ich werde von der sogenannten Bergkrankheit, bezüglich welcher der aktiven, körperlichen Arbeit ein so schwerwiegender, pathologischer Einfluss zukommt, erst an zweiter Stelle sprechen; die im Ballon in Betracht kommenden Verhältnisse gestalten sich durch den Wegfall des letztgenannten Faktors wesentlich einfacher, da hierbei die physikalischen Veränderungen der Atmosphäre allein, so zu sagen in reiner Form, von ursächlicher Bedeutung sind.

Wir müssen uns zunächst darüber klar werden, ob die sogenannte mechanische Theorie heute noch zu Recht besteht.

Nach einer, selbst bis in die letzte Zeit, zäh festgehaltenen Doktrin sollten
die Störungen durch eine auf mechanischem Wege bewirkte Veränderung der
Blutverteilung in der Art hervorgerufen werden, dass durch den verminderten
Druck auf die Körperoberfläche und die Lunge ein Abströmen des Blutes dahin, und damit eine Anämisierung der inneren Organe zustande käme. Diese
jeder exakten physikalischen Vorstellung bare Auffassung, der man mit
E. Mach entgegen halten kann, „dass auch die fruchtbarste Theorie gelegentlich ein Hemmnis der Forschung bildet“, wird heute nicht mehr ernst
genommen.

Einer näheren Diskussion bedarf jene Anschauung, nach welcher die
Atmung auf mechanische Weise beeinflusst und dadurch Störungen der Zirkulation gesetzt werden sollten. Dieser Gedankengang hat dazu geführt, dass
selbst solche Autoren, für welche die Richtigkeit der Sauerstofftheorie kaum
mehr einem Zweifel unterliegen konnte, dieselbe nicht in ihrer vollen Tragweite acceptierten, indem sie für den Eintritt der Erscheinungen und für gewisse Symptome, insbesondere jene von seiten des Herzens immer wieder eine
primäre Störung der Respirationstätigkeit supponierten.

Diese Erwägungen gründen sich auf die Annahme einer geänderten
Lungenstellung und dadurch bewirkten Differenz des exspiratorischen und
intrapleuralen Druckes, wie sie namentlich durch von Liebig, Lazarus und
Aron vertreten wird. Ausser Hueppe hält aber auch Kronecker und so
wieder in seiner neuesten Arbeit, noch an der Berechtigung solcher Momente
fest, wenn er trotz Widerlegung der von Aron vertretenen, irrtümlichen Auffassung davon spricht, „dass eine Stauung in den Lungenkapillaren, verursacht
durch verminderten Luftwiderstand in den Alveolen die wesentlichen Erscheinungen der Bergkrankheit hervorrufen kann.“ An der Möglichkeit einer Lungen-
schwellung durch Stauung im Pulmonalgebiete zweifeln wir nicht; dieselbe hat
aber eben andere Ursachen, die namentlich in einer Schädigung des Herzens
liegen; aus mechanischen Gründen nimmt „der negative Druck auf das Herz“
(Hueppe) nicht zu.

Ich kann mich hier nicht auf eine ausführliche Widerlegung der von Liebig
inaugurierten und weiter von Aron[1]) entwickelten Anschauungen einlassen und
zwar um so weniger, wenn dieser letztgenannte Autor neuestens die Behauptung aufstellt, „dass wir in der Pleurahöhe des normalen Tierkörpers ein
gewisses kleines Luftquantum allseitig abgeschlossen annehmen müssen.“ Ich
habe schon seinerzeit nach gründlichster Erwägung der in Betracht kommenden Umstände gegen die Annahme einer engeren Lungenstellung oder einer
Vermehrung des negativen intrapleuralen Druckes, für welche, wie gesagt, auch
Kronecker zuletzt wieder eintritt, Stellung genommen. Nach den von
A. Mosso sowie dessen Schüler Treves ad hoc durchgeführten Experimenten kann in der Tat die Berechtigung solcher Vorstellungen nicht
mehr aufrecht erhalten werden.

Ich möchte nur noch in Kürze auf das Verhalten der Lunge unter
niederen Druckwerten eingehen, da diese Frage allgemeine biologische Bedeutung besitzt. Von einer Veränderung der Lungenstellung und einer

---

1) Der gleichsam vermittelnden Auffassung, welche dieser Autor gegenwärtig vertritt,
indem er neben dem physikalischen die Lunge betreffenden Momente nunmehr auch den
Sauerstoffmangel gelten lässt, können wir uns natürlich ebenfalls nicht anschliessen. Man
vergleiche hier auch den jüngst erschienenen Aufsatz Aron's (Berlin. klin. Wochenschrift
No. 29 und 30, 1904), in welchem er seine Anschauungen gegen die von Löwy erhobenen
Einwände zu verteidigen bemüht ist.

dadurch geänderten Inanspruchnahme der Atmungsmuskulatur bei Wechsel des äusseren Atmosphärendruckes kann nicht die Rede sein.

Sehen wir zunächst von der intrabronchialen Spannung des Wasserdampfes ab. Die Stellung der Lunge ist, bei gleichbleibendem Zustande ihrer elastischen Gewebselemente, ebenso wie der intrapleurale Druck, eine Funktion der respiratorischen Exkursionen des Thorax und wird erst dann eine Veränderung erfahren, wenn der Druck des umgebenden Mediums unter den Wert der der Lunge bei Ruhestellung, beendigter Exspiration, zukommenden Kontraktionskraft — in Max. ca. 8 mm Hg — herabgeht.

Die Möglichkeit, die Lunge inspiratorisch mit Luft zu füllen, wird aber, wenn wir jetzt den Wasserdampfgehalt derselben berücksichtigen, schon früher und zwar entsprechend der Körpertemperatur von 37^0 C. bei einem Drucke von 46,6 mm Hg aufgehoben sein, da sich jetzt die Drücke aussen und in der Lunge das Gleichgewicht halten und somit keine Luft mehr eindringen kann. Ein sich jetzt inspiratorisch erweiternder Thorax würde sozusagen leer pumpen, da die Lunge der Brustwand nicht mehr folgen würde und es müsste, wenn wir die Viskosität der pleuralen Flächen ausseracht lassen, zur Entbindung von Wasserdampf zwischen beide Pleurablätter, zu einem „décollement“ derselben, kommen. Ueberdies ist aber auch noch die in die Lungenluft, am Ende der Exspiration ausgeschiedene Kohlensäure zu berücksichtigen, deren Spannung etwa 4 Vol. pCt. entspricht. Diese muss sich bei zunehmender Luftverdünnung ausdehnen und würde demnach bei einer Verminderung auf $1/_4$ oder $1/_6$ Atm. Druck 16, bezw. 24 Vol. pCt. betragen oder einen Druck von ca. 30 mm beanspruchen.

Man ersieht also, dass die Möglickeit, die Lunge inspiratorisch mit Luft zu füllen, bei einem Drucke von 46,6 mm, dem Wasserdampfe, + 30,4 mm, der Kohlensäure entsprechend, also bei zirka 77 mm Hg oder $1/_{10}$ des Druckes an der Erdoberfläche erschöpft ist.

Dies wäre mit Bezug auf die Verhältnisse in der Atmosphäre in einer Höhe von über 15 000 m der Fall, während v. Liebig seinerzeit angegeben hat, dass es in Höhen von über 8000 m schliesslich unmöglich würde, die Lunge hinreichend auszudehnen, und demgemäss eine Ueberfüllung des rechten Herzens eintreten müsste. Wir haben von derartigen Einflüssen bei einem Drucke von 250 mm oder einer Höhe von 8500 m nichts wahrnehmen können. Die manometrisch gemessenen exspiratorischen Druckwerte waren nahezu unverändert; wir konnten noch ex- und inspiratorisch pfeifen etc.

Nicht die Art der elastischen Aufhängung der Lunge, nicht eine engere Stellung derselben, oder, wie Aron meint, die Zunahme des negativen intrapleuralen Druckes, sondern der intrabronchiale Wasserdampfgehalt und die Kohlensäure setzen dem Respirationsakte, gleichgiltig was geatmet werden soll, ihre Schranken[1]).

Wir werden auf diese Verhältnisse noch bei Besprechung jener Grenze, bis zu welcher man bei Sauerstoffatmung mit dem Luftballon emporsteigen kann, zurückkommen.

Während sich nach Obigem ein Teil der sogenannten mechanischen Theorie, welcher auf das Verhalten der Lunge Bezug nimmt, bis in die allerletzte Zeit gehalten hat, begann doch die Erklärung nach chemisch-physiologischen

---

1) Die hier nur kurz berührten Anschauungen kommen auch für das Verständnis der neuestens von Sauerbruch, Brauer und Petersen zur Vermeidung des chirurgischen Pneumothorax unternommenen Versuche in Betracht (vgl. u. a. F. Sauerbruch, Zentralblatt für Chirurgie, No. 6, 1904).

Gesichspunkten im Anschlusse an die fundamentalen Forschungen P. Bert's immer mehr an Boden zu gewinnen und in den Vordergrund der Anschauungen zu treten, ohne jedoch in ihrer vollen Tragweite angenommen zu werden. Die französische Schule hielt streng an der P. Bert'schen Lehre fest, während dieselbe von seiten der deutschen Forscher nur von N. Zuntz und seinen Schülern nach sorgfältiger Prüfung wieder aufgenommen wurde. Andere Autoren haben mit Rücksicht auf das anscheinende Missverhältnis zwischen den Erfahrungstatsachen und den Resultaten der chemischen Analyse die allgemeine Giltigkeit der Sauerstofftheorie bezweifelt. Aber selbst auch bezüglich des Verhaltens in grossen Höhen wurde ausser dem Sauerstoffe noch rein mechanischen Momenten eine Bedeutung eingeräumt, und dies selbst zu einer Zeit, als schon Berson und Gross ihre Hochfahrten bis an die Grenze von 9000 m ausgeführt hatten. Die Unsicherheit, wie ich sie angedeutet habe, geht aus dem Vortrage hervor, den Lazarus vor dem Forum der Berliner Medizinischen Gesellschaft am 17. Juli 1895 gehalten hat; vielfach zitiert wurde ferner die Kritik, welche v. Cyon an dem Resultate der Fahrt des Ballon „Zenith" geübt hatte; v. Liebig führte die Veränderung der Lungenstellung ins Treffen; Kronecker bezweifelte die P. Bert'schen Anschauungen überhaupt. Hierzu kam noch, dass die Verhältnisse im Ballon und im Gebirge nicht immer scharf genug auseinander gehalten wurden. Soweit aber die chemische Seite diskutiert wurde, drehte sich alles um den Sauerstoff. Da trat im Jahre 1898 Mosso mit einem in dieser Frage neuen Gedanken hervor und nahm das Studium des Gegenstandes von einem völlig verschiedenen Gesichtspunkt in Angriff: Nicht der Sauerstoff ist es, der uns fehlt, sondern die Kohlensäure. — Wie man sieht, die Fundamente begannen zu wanken.

Es war damals nicht leicht, eine einheitliche Auffassung in die Aetiologie der Erscheinungen bei Luftverdünnung zu bringen; hierzu kam, dass ich selbst noch über keine eigenen Beobachtungen auf diesem Gebiete verfügte. Nach einem erschöpfenden, kritischen Studium gelangte ich jedoch zu der sicheren Ueberzeugung, dass für das Verhalten unseres Organismus im Hochgebirge und im Ballon alle anderen Anschauungen unhaltbar und die Sauerstofftheorie in der Tat das massgebende sei. Die glückliche Fahrt von Berson war für mich das Experimentum crucis für die Richtigkeit dieser Behauptung, indem es ja durch Anwendung von Sauerstoff möglich geworden war, bei vollem Wohlbefinden in eine Höhe von 9000 m empor zu steigen. Ich muss gestehen, die Worte: „Ich befinde mich lächerlich wohl", welche Berson in der Höhe von 9150 m in seine Notizen schrieb, klangen mir im Ohre; seine Erfahrungen wurden meine sichere Richtschnur. Ich vermag nicht zu verstehen, wie Mosso seinerzeit schreiben konnte, dass die Physiologie aus aëronautischen Aufstiegen noch wenige Vorteile ziehen konnte; ich glaube, wie gesagt, gerade die Hochfahrten im Ballon haben den Ausschlag gegeben. Nichts desto weniger schien es mir in Anbetracht der Unsicherheit der Anschauungen, wie ich sie oben kurz erörtert habe, schon damals unumgänglich notwendig, dass der Mediziner selbst Erfahrungen im Ballon über die massgebenden Einflüsse sammeln müsse, um ein abschliessendes Urteil über die in Frage kommenden Faktoren zu gewinnen.

Man wird begreifen, dass ich, von der Wichtigkeit des Gegenstandes durchdrungen, nicht eher geruht habe, bis es mir möglich wurde, an einer Hochfahrt in jene gefährliche Region teilzunehmen. Zunächst musste die Sauerstofffrage endgiltig klar gestellt werden, — dann erst konnte man sich dem Studium weiterer Probleme in grossen Höhen zuwenden. Aber erst Juli 1901 ist es mir durch das gütige, verständnisvolle Entgegenkommen der Herren Geheimräte v. Assmann und v. Bezold, deren ich hier in dankbarer Verehrung gedenke, möglich geworden, meinen Wunsch erfüllt zu sehen und an einer Hochfahrt im Ballon mit Berson und Süring teilnehmen zu können, sowie in Gemeinschaft mit diesen beiden Gelehrten Versuche über die Wirkung starker Luftverdünnung und bedeutender Variationen des Druckes in der Berliner pneumatischen Kammer anzustellen. So wurde mir die freudige Genugtuung zu Teil, dasjenige voll bestätigt zu finden, was ich mehrere Jahre zuvor schriftlich vertreten hatte.

In diesem Sinne nehme ich das Verdienst für mich in Anspruch, als Mediziner zuerst für die Bedeutung des Sauerstoffes, auf Grund eigener Erfahrungen und Beobachtungen im Luftballon, eingetreten zu sein und damit diese Frage endgiltig erledigt zu haben.

Der im September 1901 tagende internationale Physiologen-Kongress in Turin sowie die spätere Tagung der internationalen aëronautischen Kommission in Berlin Mai 1902 gaben mir Gelegenheit, mich ohne Rückhalt dahin zu äussern, dass die bei passiver Beförderung auftretenden Erscheinungen durch Sauerstoffmangel bewirkt und diese vollständig vermieden werden, wenn dem Körper die für seinen normalen Bedarf notwendige Sauerstoffmenge zugeführt wird.

Ich möchte hier einen kleinen Irrtum meines Freundes Dr. Guglielminetti berichtigen, wenn er in einem 1903 erschienenen Aufsatze ohne nähere Angaben schreibt, dass „die Ballonfahrten zu physiologischen Zwecken zuerst in Frankreich in Angriff genommen wurden, und dann von solchen in Wien und Berlin gefolgt waren." Richtig ist, dass schon im Jahre 1873 ein Arzt, Dr. Pétard, an einer Ballonfahrt in die Höhe von 4600 m (429 mm bei — 10 Grad) mit Crocé Spinelli, Penaud, Jobert und Sivel teilnahm und im Ballon Pulskurven aufgenommen sowie Messungen mit dem Pneumodynamometer ausgeführt hat [1]). Dann aber ruhte der Gegenstand durch zwei Dezennien vollkommen: kein Arzt dachte daran, zu Studienzwecken selbst in den Korb zu steigen. Bei mir entstand der Plan zu systematischen Forschungen im Luftballon, für welche naturgemäss die Erreichung grosser Höhen in Aussicht genommen war, schon zu der Zeit, als ich mich in Wien mit der „Caissonkrankheit" zu beschäftigen hatte. In den Jahren 1896 und 1897 erlangte ich auch die Erlaubnis, an zwei Ballonfahrten in die Höhe von zirka 3500 m von Wien aus teilnehmen zu können, wobei verschiedene physiologische Fragen, so insbesondere auch das Verhalten des Gehörorganes untersucht [2]), jedoch die Wirkung bedeutender Luftverdünnung, auf die es ja gerade angekommen wäre, nicht studiert werden konnte.

Erst im Sommer 1901 kam ich in die Lage, in jene kritische Region emporzusteigen, in welcher die Verminderung des Luftdruckes bedeutungsvoll wird. Diese für die Entscheidung der Hauptfrage, wie ich annehmen darf, nicht unwichtige Fahrt war dann im Herbste 1901 von den Fahrten der französischen Forscher gefolgt. Dieselben sind auf die tatkräftige Initiative von Guglielminetti zurückzuführen, dessen Appell bei der Académie de médecine und der Société de biologie des Aéroclub in Paris mit Begeisterung aufgenommen und von nachhaltigem Erfolg begleitet war; die bezüglichen vielseitigen Untersuchungen werden uns noch beschäftigen. Diesen folgen dann allerdings erst

---

1) Vgl. P. Bert „Pression barométrique" S. 202.
2) Die Fahrten wurden mit Dr. W. Mager ausgeführt. Conf. „Luftdruckerkrankungen" l. c. pag. 164; vergleiche insbesondere die Seiten 94, 628, 681, 692 und folgende.

die Fahrten, welche ich gelegentlich des internationalen aëronautischen Kongresses in Berlin mit meinem verehrten Lehrer Professor Zuntz in die Region von 5000 m auszuführen in der Lage war, wobei Studien mit einer Genauigkeit angestellt werden konnten, wie dies früher noch bei keinem Aufstiege der Fall war. Aber wie bemerkt, ist die erste zu physiologischen Zwecken unternommene Hochfahrt dem französischen Unternehmen vorausgegangen.

Bevor ich auf meine eigenen Erfahrungen zu sprechen komme, will ich mich zunächst den Ergebnissen jener Forschungen zuwenden, die im Laboratorium über die Wirkung der Luftverdünnung gewonnen wurden, und welche die Richtigkeit der Sauerstofftheorie beweisen.

Gehen wir zunächst zu den Studien über, welche sich auf das Verhalten bei Aufenthalt unter niederem Luftdrucke beziehen. P. Bert war auf Grund seiner ausgedehnten Tierexperimente und der Versuche an sich selbst zu der Ueberzeugung gelangt, dass die Sättigung des Blutes mit Sauerstoff bei einem Drucke von 410 mm, ungefähr der Höhe des Mont Blanc entsprechend, ungenügend wird, was mit den praktischen Erfahrungen über das Auftreten von pathologischen Erscheinungen in diesen Höhen übereinstimmt; er fand Abnahme des Gaswechsels und der Lungenventilation. Auch A. Fränkel und Geppert kamen nach ihren bekannten Experimenten zu der gleichen Grenzbestimmung. Nach Speck traten deutliche Erscheinungen erst bei ca. 9 pCt. Sauerstoffspannung hervor, die Versuchsperson stand aufrecht; erst entsprechend diesem Drucke fand er eine deutlichere Verminderung der Sauerstoffaufnahme. Auch nach den Untersuchungen A. Löwy's, welche sitzend oder liegend angestellt wurden, beginnt sich der Sauerstoffmangel bei einem O_2-gehalte der Alveolarluft von weniger als 9 pCt. bemerkbar zu machen. Dies kann aber noch durch Vertiefung der Respiration kompensiert werden, so dass Sauerstoffinsuffizienz erst bei einem alveolaren Gehalte von 7 pCt. deutlich in Erscheinung tritt.

Von Terray gelangte in Uebereinstimmung mit A. Fränkel und Geppert auf Grund ausgedehnter Tierversuche zu dem Ergebnis, dass die Grenze der eingeatmeten Luft, bis zu welcher sich die Respiration nicht verändert, etwa bei 10,5 pCt. liegt. Bei diesem Werte nimmt die Atemgrösse zu, die Zahl der Respirationen beginnt zu wachsen, sodass in der Zeiteinheit mehr Luft in die Lunge gelangt. Bei noch niedrigerer Spannung beginnt der respiratorische Quotient durch vermehrte Kohlensäureausscheidung zu steigen und wird umso grösser, je geringer der Sauerstoffgehalt der eingeatmeten Luft ist; ebenso treten dann Erscheinungen auf, welche durch die mangelhafte Versorgung der Gewebe mit Sauerstoff bedingt sind. Die Differenz, welche zwischen der Grenzbestimmung von P. Bert und Fränkel-Geppert einerseits, sowie jener von A. Löwy anderseits besteht, ist jedoch nur eine scheinbare, die Werte rücken einander wesentlich näher, wenn man berücksichtigt, dass die früheren Forscher von dem Sauerstoffgehalte der Aussenluft, der letztgenannte Autor aber, was entschieden vorzuziehen ist, von der Tension der Alveolarluft ausgeht.

Durch Einführung des Begriffes der Alveolarspannung hat A. Löwy die Wirkung des sinkenden Sauerstoffdruckes in einer für die Chemie der Atmung und die Vorgänge im Organismus verständlichen Form erklären können. Sehr richtig betont er, dass nicht der Sauerstoffgehalt das umgebenden Mediums, sondern die alveolare Sauerstoffspannung unmittelbar in Betracht gezogen werden müsse. Diese weicht nun infolge des Vorhandenseins eines schädlichen Raumes in unseren Luftwegen nicht unwesentlich von der Sauerstofftension der Aussenluft ab, so zwar, dass die Spannung in der Lunge niedriger liegt, als jene in der äusseren Atmosphäre. Wir werden daher die Abhängigkeit zwischen Sauerstoffspannung und Blutversorgung nicht auf die äussere Luft, sondern auf das so zu sagen „innere Klima" zu beziehen haben. Innerhalb gewisser Grenzen ist nun die alveolare Sauerstoffspannung[1] eine Funktion der Respirationsmechanik; die Tension in den Lungenalveolen kann erhöht werden, wenn die Atmung, sei dies willkürlich oder durch besondere Atemreize bedingt, vertieft wird. Hierdurch ist eine viel weitgehendere Toleranz gegen die Sauerstoffverminderung der Respirationsluft möglich, als dies bei flacher Atmung der Fall wäre. De norma verfügen wir über eine „Luxusatmung", wie schon Mosso gezeigt hat; eine Luftdruckdifferenz von 300 mm Quecksilber kann bei vollkommen ruhigem Verhalten durch grösstmögliche Ausnützung des gegebenen Regulationsmittels noch vollständig kompensiert werden; ja selbst leichte Arbeit kann insofern förderlich sein, als dadurch die Aktivität der Respiration gesteigert und so eine 2—3 fache Menge Sauerstoff der Lunge zugeführt wird. Bis zu einem Drucke von 450 mm beziehungsweise einer alveolaren Sauerstofftension von 50—40 mm ändert sich der respiratorische Quotient nicht; erst bei ca. 7 pCt. erweist sich die Vertiefung der Atmung, wie bereits oben angedeutet, insuffizient, und bei einer Sauerstoffspannung von 5 pCt. oder einer Luftverdünnung auf weniger als $\frac{1}{3}$ Atmosphäre versagt die Kompensation gänzlich.

Durch verstärkte Ventilation wird aber erreicht, dass sich das Blut gewissermassen unter einem um $\frac{1}{5}$—$\frac{1}{8}$ höheren Atmosphärendrucke mit Sauerstoff versorgen kann, als bei unveränderter Atmung. Die minimale, einen normalen Gaswechsel noch zulassende Sauerstoffspannung vermag demnach bei verschiedenem Atmosphärendrucke erzielt zu werden. Unzweckmässige Muskelarbeit, durch welche die Respiration, wie beim Bergsteiger, behindert wird, schädigt die volle Ausnützung dieses Regulationsmittels.

Wenn wir auch nach den Resultaten der Beobachtungen im pneumatischen Kabinette sehen, dass die Grenze, bei welcher sich ein deutlicher Ausschlag im Gaswechsel zeigt, erst bei einer Alveolarspannung von ca. 8 pCt. beginnt, so müssen wir uns doch vergegenwärtigen, dass dieser Befund nicht einfach auf die Verhältnisse des praktischen Lebens übertragen werden kann. Unter den in Rede stehenden Druckwerten ist eben nur bei vollständiger Ausschaltung jedweder Inanspruchnahme die hinreichende Sauerstoffversorgung garantiert. Der dauernde Aufenthalt unter solchem Drucke, sowie die schon durch die gewöhnliche Betätigung gegebenen Mehranforderungen verschieben die Toleranzgrenze wesentlich. Man wird demnach den Satz, welchen unter anderen Speck ausgesprochen hat, dass nämlich das menschliche Leben ohne Störung des Wohlbefindens innerhalb einer Druckverminderung bis zu 9 pCt. fortbestehen könne, nur bedingt gelten lassen; dies trifft eben nur für den

---

1) Um dem Begriffe der alveolaren Sauerstoffspannung weitere Verbreitung zu verschaffen, gebe ich hier die Formel, nach welcher sich dieselbe auf Grund der Analysenwerte berechnet. Bezeichnet man mit T die Atemtiefe, mit A den prozentischen Sauerstoffgehalt der Exspirationsluft, so ergibt sich die Alveolarspannung X in Prozenten nach folgender Formel
$$X = \frac{T \times A (140 \times 20.9)}{T-140},$$
wenn 140 ccm als schädlicher Raum angenommen werden. Daraus lässt sich dann die Alveolarspannung in Millimetern ermitteln, wobei man von dem jeweiligen Barometerdrucke die Tension des intrabronchialen Wasserdampfes, ca. 46 mm, in Abzug zu bringen hat.

Versuch, aber nicht für den dauernden Aufenthalt in der entsprechenden Höhe
im Gebirge und selbst auch nicht für den Ballon zu, ganz abgesehen davon,
dass ja schon durch mässige köperliche Arbeit die Verhältnisse noch bedeutend verschoben werden. Es ist etwas anderes, ob man sich durch eine
halbe oder 1—2 Stunden im Versuche befindet oder sich durch mehrere
Stunden, wie im Ballon, oder durch mehrere Tage, wie bei passiver Beförderung auf hohe Gebirgsplateaus, der entsprechenden Luftverdünnung aussetzt, wobei der Einfluss anderer meterologischer Faktoren, sowie individuelle
Verschiedenheiten vorläufig ganz unberücksichtigt bleiben mögen.

Wir werden daher nicht fehl gehen, wenn wir in Uebereinstimmung mit
den praktischen Erfahrungen sagen, dass die Sauerstoffversorgung schon bei
einer Luftverdünnung entsprechend **10,5 pCt.** oder einem mittleren Alveolar-
gehalte von etwa 8 pCt. O_2 ungenügend wird, und durch Sauerstoffmangel bewirkte Erscheinungen auftreten können; ja wir werden sehen, dass selbst
diese Grenze für die Verhältnisse im Hochgebirge, beziehungsweise für den
Bergsteiger noch zu niedrig gegriffen ist, indem schon eine Verminderung auf
einen Partialdruck von 90 mm Insuffizienz in der Sauerstoffversorgung herbeizuführen vermag. Also schon im Niveau des Mont Blanc, auf welchen
die heutige Technik bereits den Schienenstrang emporzuführen beabsichtigt,
kann die Sauerstoffversorgung unzureichend werden.

An dieser Grenzbestimmung hat auch die französische Schule seit P. Bert
unentwegt festgehalten, indem für sie die Erfahrungen der Praxis mit den
Resultaten der chemischen Analyse in Uebereinstimmung stehen.
P. Bert hatte festgestellt, dass bei jenen Druckwerten, bei welchen die ersten
pathologischen Erscheinungen auftreten, bereits eine deutliche Verminderung der
Sauerstoffmenge des Blutes zu konstatieren ist. Die von ihm benützte
Methode bestand darin, dass er die Tiere in verdünnte Luft brachte, und

Fig. 12.

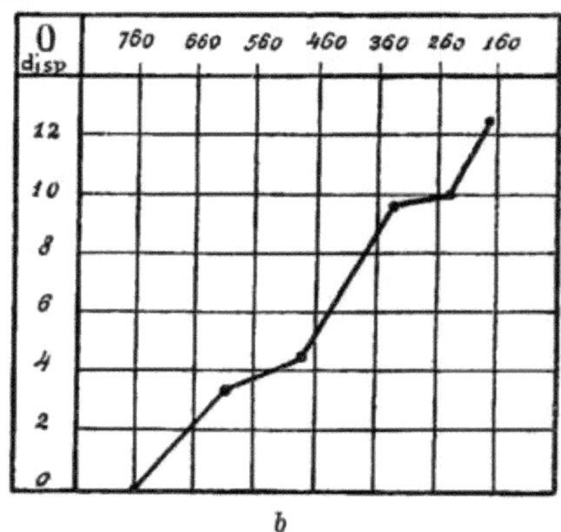

denselben, während sie sich im Apparate befanden, Blutproben zur Analyse
entzog; die Methode ist pag. 636 seines Werkes auseinandergesetzt. Unter
Betonung des Umstandes, dass der arterielle Sauerstoffgehalt individuelle
Schwankungen aufweist, fand er, dass das Blut bei Druckwerten von
400—300 mm Hg. in einzelnen Fällen bis zur Hälfte seines Sauerstoffgehaltes
verloren haben konnte. Die beistehenden Kurven, welche ich dem Werke

von Regnard[1]) entnehme, mögen diese Verhältnisse veranschaulichen; dieselben beziehen sich auf die Resultate, welche P. Bert pag. 425, 644 und 645 seines Buches graphisch dargelegt hat. Die erste Kurve Fig. 12a zeigt die Abnahme des Sauerstoffgehaltes unter der Annahme, dass das arterielle Blut bei 760 mm Druck 20 pCt. O_2 enthält; die zweite, Fig. 12b, in Ergänzung dieser die Mengen von Sauerstoff, welche das Blut mit zunehmender Höhe verliert.

Zur Kontrolle dieser Resultate, welche durch die Analysen des dem lebenden Tiere entnommenen Blutes gewonnen wurden, hat P. Bert noch ausgedehnte Versuchsreihen über die Dissoziation des Blutes in vitro angestellt, welche zunächst ein wesentlich verschiedenes Verhalten zu ergeben schienen. Als aber die Temperatur berücksichtigt und die Blutproben bei 38 Grad geschüttelt wurden, so zeigte sich, dass der Gang der Dissoziation jenem entsprach, welcher durch die erst angewendete Methode ermittelt worden war, aber dass die betreffende Kurve höher lag, als jene des dem Tiere entnommenen Blutes.

Hinsichtlich sehr grosser Höhen wurde die Berechtigung der Annahme einer durch das Verhalten der Dissoziationsspannung bewirkten Anoxyhämie in der Folgezeit nicht bezweifelt, da auch die Untersuchungen des respiratorischen Gaswechsels am Menschen, sowie Tierversuche, welche sich mit den Beziehungen der Sauerstoffspannung und der Dissoziation des Oxyhämoglobins beschäftigten, deutliche Hinweise nach dieser Richtung lieferten. Wir haben schon angedeutet, dass der Gaswechsel nach P. Bert, Löwy und v. Terray bei einer Verminderung des Sauerstoffgehaltes unter 7 pCt. nicht nur quantitative, sondern auch qualitative Veränderungen zeigt: die Kohlensäureproduktion steigt und die Körpertemperatur beginnt zu sinken, als Zeichen dafür, dass retrograde Prozesse in den Geweben platzgreifen. Ich nenne ferner die Untersuchungen von Friedländer und Herter, Worm-Müller, Dohmen u. A., aus welchen hervorgeht, dass bei einer Sauerstoffspannung von 30 pCt. eine wesentliche Abnahme der im Blute enthaltenen Sauerstoffmenge anzunehmen ist. Auch die wertvollen Forschungen von Wolffberg, sowie jene von Strassburg liessen die quantitativen Beziehungen zwischen Spannung und Menge, wie sie P. Bert angenommen hatte, richtig erscheinen. Nach Wolffberg, der zur Messung der Sauerstofftension des venösen Blutes Lungenkatheter-Versuche ausführte, sowie nach den Bestimmungen von Strassburg und Nussbaum, welche direkt den Gehalt des, dem Tiere entströmenden venösen Blutes untersuchten, ergibt sich bei einer O_2-Spannung von etwa 25 mm ein mittlerer Gehalt von 60 pCt. Sauerstoff. P. Bert hatte nun allerdings eine Verminderung um 50 pCt. der vollen Sättigung schon bei einem Luftdrucke von 250 mm angenommen, immerhin aber wiesen die Versuche dieser Autoren darauf hin, dass bei diesen niederen Druckwerten doch bereits eine wesentliche Dissoziation des Hämoglobins stattfinden müsse. Hierzu kam last not least, dass künstliche Sauerstoffzufuhr bei passiver Beförderung alle Beschwerden prompt beseitigte. Soweit schien die Lehre der Anoxyhämie gesichert zu sein.

Da kamen die Einwände, welche Hüfner[2]) auf Grund seiner zahlreichen Untersuchungen über die Dissoziation des Sauerstoffhämoglobines gegen diese Lehre erhob, indem er die Ergebnisse, welche er an Schüttelversuchen mit Hämo-

---

1) La cure d'altitude Paris 1897.

2) Vergl. dessen Arbeiten im Archive für Anatomie und Physiologie. Jahrgänge 1890, 1901, 1903.

globinlösungen, beziehungsweise modifiziertem, lackfarbenem Blute gewonnen hatte, auf die Verhältnisse des lebenden Menschen übertrug. Nach den Bestimmungen, die er 1890 publizierte, wäre das Hämoglobin beispielsweise bei einem Sauerstoffdrucke von 25 mm, was einer Höhe von zirka 15 000 m entsprechen würde, noch zu 91,2 pCt. gesättigt gewesen. Hüfner konnte daher die Dissoziation des Oxyhämoglobins als Ursache der pathologischen Erscheinungen im Hochgebirge und im Ballon nicht anerkennen, und sah sich genötigt, andere Momente für eine unzureichende Sauerstoffsättigung ins Treffen zu führen, worauf wir noch eingehen müssen. Auch Bohr fand keine befriedigende Uebereinstimmung zwischen der Alveolarspannung und dem Sauerstoffgehalte des Blutes und gelangte zu der Annahme mehrerer Hämoglobine mit verschiedener Sauerstoffkapazität, um das Verhalten bei Luftverdünnung zu erklären. Bohr sowie Haldane und Smith sprechen dem Lungenepithele die Fähigkeit aktiver Sauerstoffabsorption zu, sodass die O_2-Aufnahme von der alveolaren Sauerstoffspannung bis zu einem gewissen Grade unabhängig durch eine Art von Sekretion gesteigert werden könnte. Nach Bohr und Henriquez ist die Diffusion allein nicht imstande, die bestehende Differenz zwischen der Sauerstoffspannung des Blutes und der Alveolarluft zu erklären; sinkt die letztere, so soll die sekretorische Tätigkeit des Lungenepitheles stimuliert und dadurch der Sauerstoffgehalt des Blutes vermehrt werden. Dies könnte insbesondere für die Verhältnisse bei rascher Dekompression, wie im Ballon, von Bedeutung sein, worauf Hallion und Tissot aufmerksam gemacht haben etc.

Mir schien es in Anbetracht der guten Uebereinstimmung zwischen den Versuchen P. Bert's und den praktischen Erfahrungen, insbesondere aber in Hinblick darauf, dass die französische Schule mit unverändertem Blute gearbeitet, während Hüfner sich mit mehr oder weniger veränderten Hämoglobinlösungen beschäftigt hatte, von vornherein wahrscheinlich, dass die Differenz in den Befunden auf diesen letztgenannten Umstand zu beziehen sei, und demgemäss den Untersuchungen der Franzosen die entscheidende Bedeutung zukommen müsse. Zu der Zeit, als ich meine „*Bergkrankheit*" schrieb, war es für mich, der ich damals auf diesem Gebiete selbst experimentell zu arbeiten noch nicht in der Lage war, schwierig, bei der Differenz der bestehenden Anschauungen den richtigen Weg einzuhalten. Ich lege Gewicht darauf, den Absatz zu zitieren, mit dem ich schon damals meine bezüglichen Auseinandersetzungen eingeleitet habe: „. . . . wie die Erfahrungen gezeigt haben, treten von der Höhe von zirka 6500 m an pathologische Erscheinungen und zwar meist schwerer Natur auf, als deren Ursache der Laboratoriumsversuch und die chemische Analyse (P. Bert, Strassburg, Wolffberg und A. Löwy) Sauerstoffmangel ergeben haben, eine Erklärung, die auch nach meiner Meinung durch die Ergebnisse der Untersuchungen von Hüfner nicht widerlegt wird."

Heute liegen die Dinge viel günstiger, indem selbst jene Schwierigkeiten beseitigt erscheinen, welche sich der Annahme einer mangelhaften Sauerstoffversorgung des Blutes gerade für das Höhenniveau von 5000 m entgegen stellten. Der erste, auf sorgfältige eigene Untersuchungen gestützte Einwand gegen die Auffassung Hüfners wurde 1899 von A. Löwy erhoben, welcher mit frischem, unverändertem Menschenblute mehrere Versuchsreihen über die Beziehungen zwischen Sauerstoffspannung und Sättigung des Blutes bei niederen Druckwerten und Körpertemperatur ausgeführt hat. Von geringen, individuellen Schwankungen (um ca. 10 pCt.) abgesehen, auf welche wir noch später zurückkommen werden, ergab sich, im Gegensatze zu Hüfner, dass bereits von einem Partialdrucke von 40 mm Hg angefangen, eine deutliche Dissoziation zu beobachten war.

Dass von Löwy bei einer Spannung von 22,5 mm ein Sättigungsgrad von 58,52 pCt. konstatiert wurde, steht auch in vollem Einklange mit jener Beziehung, die seinerzeit Strassburg für das venöse Blut bestimmt hat, indem einem Spannungswerte von 25 mm Hg eine, im venösen Blute enthaltene Sauerstoffmenge von 60 pCt. der vollen Sättigung entsprach. Die gute Uebereinstimmung zwischen den durch die Versuche in vitro und jenen am lebenden Tiere von P. Bert gewonnenen Resultaten spricht für die Exaktheit der von Löwy benützten Methode.

Nach diesen Versuchen kann es keinem Zweifel unterliegen, dass die Sauerstoffversorgung bei einem Alveolardrucke von 35 mm ungenügend ist. Da diese Tension bei Körperruhe, etwa bei einem äusseren Luftdrucke von ca. 380 mm realisiert ist, so folgt auch schon aus den Erfahrungen in vitro, dass die Sauerstoffversorgung in der Höhe von ca. 5500 m leidet, und dies muss umso mehr im lebenden Blute der Fall sein, bezüglich dessen der fortwährende Verbrauch, die Ausnützung seitens der Gewebe, in Betracht kommt. Wenn diese nun auch etwa 8 pCt. betragen mag, so weist das Verhalten des Gaswechsels, sowie der Eintritt pathologischer Erscheinungen darauf hin, dass schon bei mässigen Anforderungen ein Sauerstoffdefizit im Blute vorhanden sein, und infolge desselben örtlicher oder allgemeiner Sauerstoffmangel bestehen kann; es ergibt sich ferner daraus, dass dieser Zustand unter den noch weiter zu berücksichtigenden Momenten auch bereits bei höheren Druckwerten eintreten wird.

Die hier gewonnenen Anschauungen finden noch eine weitere gewichtige Stütze in Versuchsreihen, welche Löwy und Zuntz[1]) über die Dissoziationsspannung des Oxyhämoglobines in jüngster Zeit publiziert haben, und die wohl endgiltig klarstellen, dass die von Hüfner gewonnenen Resultate auf die Verhältnisse des lebenden Tieres nicht übertragen werden dürfen und demgemäss für die Pathogenese nicht in Betracht kommen. Was die letzten von Löwy über die Dissoziationsverhältnisse des Sauerstoff-Hämoglobines in normalem menschlichen Blute gemachten Versuche anlangt, so stehen dieselben in ihren Mittelwerten in voller Uebereinstimmung mit seiner erstgenannten Versuchsreihe. Als weiterer sehr wichtiger Befund ergab sich ferner, dass, wie ich schon früher vermutet hatte, individuelle Differenzen bestehen, die wir noch später ausführlicher würdigen werden; es zeigte sich auch hier wieder, dass einer Alveolartension

von 53,42 mm eine prozentische Sättigung von 83,36 pCt.
„ 38,8 „ „ „ „ „ 73,7 „
„ 25,7 „ „ „ „ „ 63,78 „

zukommt. Man wird also wohl als sicherstehend annehmen dürfen, dass der Schwellenwert oberhalb einer alveolaren Sauerstoffspannung von 7,5 pCt. oder ca. 53 mm liegt; das Blut kann dann schon fast $^1/_5$ seines normalen Gehaltes verloren haben.

Die Beziehung zwischen Spannung und Menge des Sauerstoffes im Blute, wie sie in beistehender Kurve zum Ausdrucke kommt, bedarf aber noch einer Korrektur, indem Bohr und seine Schüler in einer vor mehreren Monaten er-

---

1) Archiv f. Anatomie u. Physiol. Bd. 1904. S. 165.

schienenen, verdienstvollen Arbeit[1]) zuerst nachdrücklich darauf hingewiesen haben, dass die gleichzeitige Kohlensäuretension die Dissoziation des Hämoglobines beeinflusst. In der Tat lässt sich nicht leugnen, dass mit Ausnahme von P. Bert alle späteren Untersucher das gleichzeitige Verhalten der Kohlensäure unberücksichtigt gelassen haben; aber auch Bert hat keine engeren Beziehungen angegeben.

Unter Berücksichtigung der von Bohr gegebenen Zusammenstellung würden die Verhältnisse also in Wahrheit so liegen, dass beispielsweise einer Sauerstoffspannung

$$\text{von 43,9 eine Sättigung von etwa 73,5 pCt.}$$
$$„ \quad 35,9 \qquad „ \qquad „ \qquad „ \qquad 59,5 \quad „$$
$$\text{und } „ \quad 27,6 \quad „ \qquad „ \qquad „ \qquad „ \qquad 51,8 \quad „$$

des vollen Gehaltes zukäme.

Graphisch würde diese Relation in Beziehung auf die jüngst von Löwy publizierte Kurve derart zum Ausdrucke kommen, dass dieselbe unter annähernd gleicher Form etwas nach links zu rücken wäre; wie A. Löwy und ich noch in einer gemeinsamen Arbeit zeigen werden, kann die Verschiebung von Sauerstoffspannung und -Menge im Blute in Fällen mit hoher Kohlensäuretension bis zu 10 pCt. betragen.

Hüfner hat in einer weiteren, mit der gewohnten Exaktheit durchgeführten Versuchsreihe, bei welcher er vorbehandeltes Hämoglobin benützte, die Dissoziationsspannung höher hinauf gerückt, und ist zu der Anschauung gelangt, dass die Grenze, von welcher ab die Sauerstoffbindung des Oxyhämoglobins leidet, bei 57 mm Hg anzunehmen sei. Um die Ergebnisse seiner Untersuchungen mit den Erscheinungen bei Luftverdünnung in Einklang zu bringen, sah sich Hüfner genötigt auf andere Momente zu rekurrieren, für welche er auch eine Fülle sinnreicher Beweise beigebracht hat, die zu einer weiteren Vertiefung des Gegenstandes Veranlassung gegeben haben. Hüfner nahm an, dass die Zeit, während welcher das Blut die Lunge passiert, ungenügend sei, damit sich das Oxyhämoglobin auf den vollen Spannungswert sättigen könne. Bei Muskeltätigkeit, wo die Geschwindigkeit der Blutzirkulation noch gesteigert ist, würden sich die Verhältnisse noch ungünstiger gestalten. Um die erforderlichen Sauerstoffmengen ins Blut zu führen, sei eine hohe Triebkraft notwendig; die Diffusionsgeschwindigkeit reiche nicht hin, um bei abnehmendem Drucke die genügenden Sauerstoffmengen in die Blutbahn zu fördern. Als Kompensation dieses Umstandes nahm er Vergrösserung der Diffusionsfläche durch vertiefte Respiration, Erweiterung der Lunge und langsamere Zirkulation an, damit das Blut hinreichend Zeit habe sich zu sättigen. Durch Zuntz und Löwy ist nun auch diese Auffassung als unhaltbar erwiesen worden.

Nach einer Reihe ausgedehnter Versuche über die Diffusion von Gasen durch Flüssigkeitsschichten, sowie über die bei der Diffusion durch das Lungengewebe massgebenden Vorgänge, konnten diese Forscher exakt nachweisen, dass die Sauerstoffwanderung aus den Alveolen ins Blut eine ungleich günstigere ist, als sie Hüfner angenommen hatte, und die Durchgängigkeit des Lungengewebes weitaus hinreicht, um selbst bei schwachen Triebkräften noch genügend Sauerstoff ins Blut zu bringen. So haben sie den bemerkenswerten

---

1) Bohr, Hasselbalch und Krogh, Zentralbl. f. Physiol. 7. Bd. No. 22. 1904; sowie die weiteren Arbeiten von Bohr über die Theorie der Sauerstoff- und Kohlensäurebindung in derselben Zeitschr. Bd. 1904.

Befund festgestellt, dass die Diffusion des Sauerstoffes durch das feuchte Lungengewebe, wenn nicht leichter, so doch keinesfalls schwerer erfolgt, als durch eine gleich dicke Wasserschicht, und dass eine Spannungsdifferenz von 2 mm Hg sicher ausreicht, um dem Blute den Bedarf des ruhenden Körpers, also etwa 250 ccm pro Minute zuzuführen. Ja die Experimente machen es sogar wahrscheinlich, dass etwa 3 mm an Triebkraft genügen, um den Bedarf des schwerarbeitenden Menschen zu decken. Der Absorptionsstrom ermöglicht selbst bei erhöhter Geschwindigkeit der Blutzirkulation volle Sättigung; auch die Abgabe des Sauerstoffs an die tätigen Gewebszellen ist in hinreichender Weise Gewähr geleistet. Die zur Verfügung stehende Triebkraft ist durch Bestimmung der Differenz zwischen Alveolartension und der, dem venösen Blute zukommenden Sauerstoffspannung gegeben: berücksichtigt man nun den Verbrauch, so kann die Wanderung des Sauerstoffes von den Alveolen ins Blut auch unter niederen Druckwerten quantitativ bestimmt werden; hierbei hat sich gezeigt, dass die Triebkräfte mit zunehmender Erhebung bei sehr hohem Sauerstoffverbrauche an der Grenze von etwa 5000 m tatsächlich ungenügend werden. Für den Sauerstoffbedarf bei Körperruhe würde das Gefälle zwischen der Sauerstoffspannung in den Alveolen und jenen in den Venen noch weitaus hinreichen, um eine, dem Spannungswerte entsprechende Sauerstoffmenge auch bei hohen Graden der Luftverdünnung ins Blut zu fördern, aber hier beginnt die Sauerstoffsättigung infolge der Dissoziation des Oxyhämoglobines zu leiden: wir haben noch später des näheren auf diesen Gegenstand zurückzukommen.

Durch diese letzten Arbeiten ist aus der Theorie der Anoxyhämie als ätiologischen Faktor der pathologischen Erscheinungen bei Luftverdünung eine wissenschaftliche Tatsache geworden.

Man muss das Genie P. Bert's bewundern, der mit einfachen Mitteln aber durch konsequente Durchführung jener Methode zu sicheren und bleibenden Resultaten gelangte, welche man von vornherein als die prinzipiell richtige ansehen muss. Er untersuchte das Blut direkt unter jenen Bedingungen, unter welchen es sich im Tierkörper befand; der Weg, den er einschlug, kommt dadurch den natürlichen Verhältnissen am allernächsten; näher kommt ihm die Untersuchung mit unverändertem Blute im Schüttelapparate; das Studium von Hämoglobinlösungen, wie immer sie auch dargestellt sind, entfernt sich von ihnen. Die wertvollen, einander korrigierenden und ergänzenden Forschungen der deutschen Physiologen, so insbesondere wieder die letzten Studien von Zuntz und Loewy mit ihrer klaren Beweisführung haben sozusagen indirekt zu jenen Ergebnissen geführt, zu denen P. Bert durch das Studium des Blutes des dem Experimente unterworfenen Tieres gelangt war. — Die engiltige Erledigung der infolge der Methodik von Hüfner geschaffenen Widersprüche durch die analytische und rechnerische Betrachtung der obengenannten Autoren bildet mit Berücksichtigung der von Bohr betonten Korrectur die Krönung eines, durch mehrere Dezennien umstrittenen Forschungsgebietes. Auf Grund dieser Ergebnisse sind die Schwierigkeiten, welche sich der Fundierung der Anoxyhämie auch für relativ niedere Druckwerte entgegenzustellen schienen, endgültig beseitigt; wir können heute mit voller Sicherheit in Uebereinstimmung mit P. Bert sagen, dass das Verhalten unseres Organismus schon in der Höhe von 5000 m, beziehungsweise unter dem entsprechenden Barometerstande, kein normales mehr ist und die Sauerstoffversorgung des Blutes und der Gewebe auch bei nur mässigen Anforderungen leiden kann.

Zur genaueren Orientierung über die hier in Betracht kommenden Fragen möchte ich noch das Folgende anführen.

Mit Rücksicht auf die Unterschiede, welche, wie zu erwarten war, zwischen unverändertem Blute und in verschiedener Weise dargestellten Hämoglobinlösungen gefunden wurden, liegt heutzutage, wo wir unter dem Eindrucke der durch die Immunitätsforschung gewonnenen Erfahrungen stehen, und die moderne Chemie von katalytischen Wirkungen und von der Bedeutung der Fermente beherrscht wird, der Gedanke nahe, dass noch komplizierteren, im lebenden Blute kreisenden Körpern eine Bedeutung für die Dissoziationsvorgänge des Hämoglobines zukommen könnte. Ob solche etwa von bestimmten Organen stammende „Katalysatoren" schon de norma im Blute vorhanden sind, oder erst unter bestimmten Umständen gebildet werden, lässt sich heute noch nicht entscheiden; wir besitzen nur gewisse Anhaltspunkte.

So lassen sich im Blute erstickter Tiere reduzierende Substanzen nachweisen, welche nach einer, von Afanassiew bereits im Jahre 1872 publizierten Arbeit an die Blutzellen gebunden erscheinen. Gegenwärtig, wo wir viel mehr Erfahrung nach dieser Richtung besitzen, sollten diese Studien mit Rücksicht auf verschiedene Fragen aufgenommen werden. Es wäre zu untersuchen, wie sich die Dissoziation des Blutes nach Injektion von, die Erythrozyten schädigenden Substanzen verhält, des ferneren könnten auch in vitro Untersuchungen angestellt werden, ob und inwieweit sich die Sauerstoffbindung durch Organextrakte, bakteritische Gifte und andere Fermente beeinflussen lässt; es erscheint mir nicht ausgeschlossen, dass hierbei auch die Leukozyten als die Träger solcher Körper eine Rolle spielen.

Als ich mir diese Gedanken notierte, kamen die schon besprochenen, so bemerkenswerten Arbeiten der Bohr'schen Schule, aus welchen hervorgeht, dass der Kohlensäure ein wesentlicher Einfluss auf die Dissoziationsvorgänge des Oxyhämoglobins zukommt, der nach Bohr auch biologisch von Bedeutung ist. P. Bert weist S. 1090 auf die Schwierigkeit hin, welche besteht, damit die Gewebe ihren Bedarf bei niederer Spannung noch aus dem schwer dissoziablen Oxyhämoglobin decken können; nach diesen Ergebnissen würden sich die Verhältnisse bei hohem Kohlensäuregehalte günstiger gestalten. Jedenfalls müssen wir den Befunden von Bohr und seinen Schülern bei allen, die Beurteilung der Dissoziationsspannung des Oxyhämoglobins betreffenden Fragen und so auch bei Deutung der individuellen Schwankungen erhöhte Beachtung zuwenden: wir werden mit Löwy in Rücksicht auf unsere am Menschen gewonnenen Erfahrungen noch auf den Gegenstand zurückkommen. Wie dieser bereits in einem vor kurzem gehaltenen Vortrage[1]) auseinandergesetzt hat, bleiben jedoch, soweit wenigstens unser bisheriges Material (7 Fälle) reicht, individuelle Unterschiede bestehen, auch wenn man die für die Dissoziationsspannung des Oxyhämoglobines gefundenen Werte unter Berücksichtigung des Kohlensäuregehaltes umrechnet.

Hinsichtlich der hier angedeuteten Studien käme der so expeditiven Haldane-Barcroft'schen Methode gegenüber den technisch viel komplizierteren Untersuchungen mit der Blutgaspumpe besonderer Wert zu. Dieselbe wurde auch bereits zu Blutgasanalysen im Hochgebirge von Mosso und Marro benützt. Das Haldane'sche Verfahren ist eben durch F. Müller einer gründlichen Nachprüfung unterzogen und in seiner Brauchbarkeit verbessert worden; es hat sich hierbei gezeigt, dass man damit ebenso genaue Resultate erhalten kann, wie mit der klassischen Methode.

---

1) Vergl. Sitzungsber. der Berliner physiol. Gesellschaft vom 11. März 1904.

Für die eingreifenden Schädigungen, welche die Gewebe unterhalb einer Grenze von zirka 10 pCt. Sauerstoffspannung erfahren und die mit sinkendem Drucke zunehmend in Erscheinung treten, liefert nicht nur die Untersuchung der Dissoziationsspannung und des respiratorischen Gaswechsels, sondern auch das Verhalten anderer Funktionen Anhaltspunkte in chemischer Richtung.

Schon A. Fränkel beobachtete, dass die Eiweisszersetzung bei behinderter Sauerstoffzufuhr wesentlich steigen kann. Die Bildung des Harnstoffes wird beeinflusst, Harnsäure tritt in vermehrter Menge auf; Milchsäure und Oxalsäure erscheinen im Harne. Die weitere Oxydation der intermediären Stoffwechselprodukte leidet, welche selbst wieder als Reize wirksam, einen erhöhten Sauerstoffverbrauch anregen etc. Aendert sich die Sauerstoffaufnahme nur für ganz kurze Zeit, so kann, wie Pflüger betonte, der Verbrauch noch der gleiche bleiben; dann aber treten rasch die destruktiven Vorgänge ein, welche in einer Steigerung des respiratorischen Quotienten ihren Ausdruck finden: die ausgeatmete Kohlensäure enthält jetzt mehr Sauerstoff, als aufgenommen wurde.

Aber nicht bloss die chemische Untersuchung der Respiration und Sekretion unter bedeutender Luftverdünnung ergibt Beweise für die gestörten Zellfunktionen, wir sind auch imstande, dieselben anatomisch nachzuweisen und dieserart einen Einblick in die texturellen Folgen der Desoxydationsvorgänge zu erlangen. Nach dieser Richtung erscheinen mir Versuche erwähnenswert, die ich vor 2 Jahren in Erweiterung ähnlicher Experimente von Lewinstein angestellt habe.

Dieser arbeitete mit Kaninchen, während ich Meerschweinchen benützte. Werden diese Tiere unter einen Druck von 300—400 mm Hg gesetzt, wobei für genügende Ventilation in der Glocke durch Nachstreichen frischer Luft gesorgt werden muss, so gehen die Tiere nach zirka 2—3 Tagen zu Grunde. Die histologische Untersuchung ergibt dann hochgradige „fettige Degeneration" der quergestreiften Muskulatur, insbesondere des Herzens, sowie der parenchymatösen Organe; gerade das Zentrum der Zirkulation wird am stärksten betroffen.

Ich teile hier einen Versuch aus meinen Protokollen mit[1]):

Meerschweinchen II. Das Tier wird am ersten Tage unter einem Drucke von 410 mm, am zweiten unter 360 mm, am dritten Tage unter einem Drucke von 310—275 mm, im ganzen durch 74 Stunden in der Glocke belassen. Temperatur in derselben im Mittel 18⁰ C.; zur Nahrung erhält es Grünfutter. Am vorletzten Tag zeigt das Tier auffallende Trägheit, es sitzt den ganzen Tag über an der gleichen Stelle; die Respiration zumeist oberflächlich, Frequenz 150. Zeitweise ist ein auffallendes Zittern zu bemerken, manchmal treten auch Schüttelbewegungen, sowie ein ruckweises nach vorne Stossen des ganzen Tieres auf (Singultus?). Am letzten Tage ist die Respiration entschieden tiefer und hat an Frequenz abgenommen. Später häufen sich die genannten Erscheinungen, insbesondere, wenn sich das Meerschweinchen zu bewegen sucht; es taumelt dann hin und her, schleppt die Extremitäten ataktisch nach. Zuletzt war das Meerschweinchen auf die Seite gesunken und streckte die Beine krampfartig von sich. Da ich in diesem Falle sehen wollte, wie es sich unter normalem Drucke weiter entwickeln würde, sowie um die Ausbildung der Läsionen verfolgen zu können, liess ich den Druck rasch ansteigen und nahm das Tier heraus. Es atmete gut,

---

1) Einen Teil dieser Experimente habe ich bereits in den Verhandlungen der deutschen pathologischen Gesellschaft, V. Tagung, S. 410, 1903, mit entsprechenden Abbildungen, bei schwacher Vergrösserung, publiziert.

war aber ausser Stande, ein Glied zu rühren und blieb sozusagen als träge Masse in jeder Lage, die man ihm gab; die Beine dabei in den verschiedensten Stellungen, ohne dass man sagen konnte, an welcher Extremität die Lähmung stärker ausgeprägt wäre. Jeder Lage-veränderung folgten kurz dauernder Schütteltremor des ganzen Körpers, sowie Zuckungen einzelner Glieder. Etwa eine halbe Stunde, nachdem das Tier aus der Glocke genommen worden war, starb es.

Sektionsbefund: Ausser Blässe keine auffallenden Veränderungen an den Organen. Mikroskopisch ergab sich bei Färbung nach Marchi: Herz: Die Muskulatur des rechten und linken Ventrikels ist in gleich intensiver Weise ergriffen. Die Degeneration ist auch an den Papillarmuskeln sehr deutlich nachzuweisen; ebensolche Veränderungen zeigt die Wand der Vorhöfe. In der Niere sind die Harnkanälchen allenthalben von Fetttröpfchen durchsetzt; schon bei schwacher Vergrösserung differenziert sich die blasse Rinde deutlich von dem durch Osmium geschwärzten Marke. In der Leber ist namentlich die Peripherie der einzelnen Acini reichlich fettig infiltriert. Im Bereiche der Schultermuskulatur keine Veränderungen, wohl aber solche vereinzelt in den Muskeln beider Oberschenkel. Das Diaphragma zeigt streifenförmige Schwärzung. Beistehende Figur (Fig. 13) zeigt die Ver-

Fig. 13.

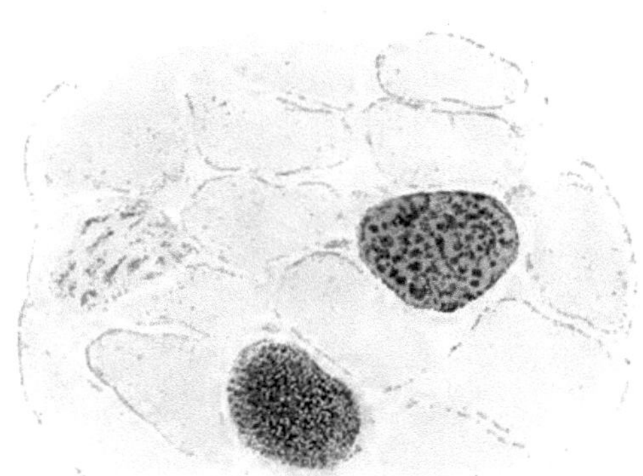

Degeneration der Muskelfasern des Zwerchfelles. Querschnitt. Osmiumfärbung.

änderung in den Muskelfasern bei starker Vergrösserung. An der Muscularis mediae einzelner Arterien schwarze Punktierung. Im Rückenmarke keine auffallenden Veränderungen, die Deutung des Befundes der Ganglienzellen bei Methylenblaufärbung zu unsicher. Das Blut zeigte vereinzelt kernhaltige Erythrozyten und Polychromatophilie der roten vielfach vergrösserten Blutscheiben.

Auffallend gering waren im Vergleiche zu den so schweren Schädigungen bei den Meerschweinchen die Befunde an zwei genau untersuchten Tauben, da sich bei diesen nur in den Viszeralorganen, sowie in einzelnen Muskeln des Stammes Degenerationsherde nachweisen liessen, während das Herz selbst jener Taube, welche über 10 Tage unter einem Drucke zuletzt bis zu 200 mm ver-weilt hatte, keine Veränderungen aufwies. Dieses Verhalten drängt zu der Annahme, dass die Bindungsverhältnisse des Vogelbluthämoglobines andere, beziehungsweise ungleich günstigere sind als jene bei Säugetieren.

Hüfner sucht, wie schon seinerzeit Campana, die grosse Toleranz der Vögel gegen Luftverdünnung durch die so hoch entwickelte Atemmechanik dieser Tiere zu erklären; ich kann mich dieser Auffassung nicht anschliessen. Hüfner beruft sich in seiner bezüglichen Betrachtung[1] auf Angaben von Gätke, die schon seit längerer Zeit von anderen Ornithologen und zwar mit vollem Recht, bezweifelt werden; hat doch Gätke sogar behauptet, dass die Vögel Höhen bis 35000 Fuss, also mehr als 10000 m erreichen sollen! Abgesehen von den Bedenken in mechanischer Richtung fragt sich wohl Jeder, wie eine solche Behauptung konstatiert werden soll. Ich kann hier nicht näher auf den Gegenstand eingehen, bemerke jedoch, dass ich in meinen Fragebogen, welchen ich vor ca. drei Jahren in Luftschifferkreisen verteilt habe, ebenso wie dies bereits v. Lucanus getan hat, Beobachtungen über das Verhalten von Vögeln im Ballon aufgenommen habe.

Die Tatsache, dass bei Sauerstoffmangel auch schwere, texturelle Veränderungen eintreten, ist deshalb besonders wichtig, weil sie die Beantwortung der Frage erleichtert, ob längeres Verweilen in Höhen von 5000 m schon lebensgefährlich werden kann. Wir haben gesehen, dass bereits der Aufenthalt unter einem Drucke von 350 mm, wenn die Versuchstiere rasch unter denselben gebracht werden, hinreicht, um eingreifende Schädigungen zu bewirken. In erhöhtem Grade wäre dies der Fall gewesen, wenn die Tiere noch angestrengtere Arbeit hätten verrichten sollen; ich komme darauf noch später zurück.

Gehen wir, nachdem wir die Aetiologie der Erscheinungen bei Luftverdünnung auseinandergesetzt haben, etwas näher auf deren Begriffsbestimmung ein.

Für den in der Höhengrenze von **6500 m** entsprechend ca. 330 mm Hg unvermeidlich eintretenden pathologischen Zustand, beziehungsweise die daraus notwendig folgenden Krankheitserscheinungen, welche durch mangelhafte Sauerstoffversorgung des Blutes und Asphyxie der Gewebe verursacht sind, erscheint die klassische Bezeichnung von Jourdanet „Anoxyhaemia barometrica" berechtigt. Man wird sie aus den genannten Gründen als Anoxyhaemia absoluta bezeichnen können, indem die dem Organismus zu Gebote stehenden regulatorischen Mechanismen nicht mehr hinreichen, den erforderlichen Sauerstoffbedarf zu decken und dadurch nicht mehr im Stande sind, die vitalen Funktionen, selbst bei ruhigem Verhalten in noch physiologischer Weise ablaufen zu lassen. Pathologische Zustände müssen aber umso sicherer eintreten, wenn in solchen Höhen körperliche Arbeit wie beim Bergsteigen geleistet werden soll, woraus auch folgt, dass man im Gebirge ohne vorausgegangene Akklimatisation jene Höhen nicht zu erreichen imstande ist, in welche man vom Ballon emporgetragen wird. Die Schnelligkeit der Vertikalbewegung, mit welcher der Ballonfahrer in raschem Uebergange vom dichteren ins dünnere Medium der genannten Höhengrenze, wenn auch passiv zustrebt, wird das Auftreten schwerer Erscheinungen begünstigen.

Dem Begriffe der absoluten Anoxyhämie entsprechend, sind die Störungen derselben demnach stets manifest; sie äussern sich durch pathologische Symptome, die umso schwerer sind und umso akuter einsetzen werden, je grösser der Unterschied des barometrischen Druckes ist und je rascher der Wechsel erfolgte. Den Veränderungen der anderen meteorologischen Faktoren kommt bei der Elevation in Höhen mit einem Sauerstoffgehalte entsprechend 7 pCt. nur nebensächliche Bedeutung zu. Das für den physiologischen Ablauf der

---

1) Archiv f. Anat. u. Physiol. 1901.

Zellfunktionen lebenswichtige Gas steht dem Organismus selbst bei Körperruhe trotz Vertiefung der Atmung, beziehungsweise Erhöhung der alveolaren Sauerstoffspannung nicht mehr in genügender Menge zu Gebote und es können die hiervon abhängenden Störungen nur dadurch beseitigt werden, dass das Fehlende ergänzt, dass Sauerstoff geatmet wird. Gegen die Anoxyhämie im Ballon ist die Sauerstoffatmung somit das spezifische therapeutische Mittel.

Für Höhen von 6000—7000 m, beziehungsweise einen Druck von etwa 330 mm Hg ist, wie wir sehen werden, noch eine teilweise Anpassung und Gewöhnung möglich; pathologischen Erscheinungen in Höhen von 8000 m wird jedoch ohne Sauerstoffatmung niemand entgehen können. Der Umstand, dass sich die Ersteiger solcher Höhen schon durch längere Zeit in hohen Gebirgsregionen bewegen und nur langsam nach aufwärts dringen, bewirkt, dass die Schädigungen, welche der Organismus notwendiger Weise erfahren musste, und die sich tatsächlich in mannigfachen Beschwerden äussern, nicht solche Grade erreichen, dass bleibende Störungen eintreten.

Nicht so einfach wie für die Erhebung in ein Niveau über 6500 m lagen die Verhältnisse für die Deutung jener pathologischen Erscheinungen, die in Höhen bis zu einer unteren Grenze von beiläufig **4500 m** eintreten. Bezüglich dieser ergaben die Versuche im pneumatischen Kabinete noch keinen Ausschlag, welcher mit Sicherheit auf die Wirkung des verminderten Sauerstoffdruckes der Atmosphäre zu beziehen gewesen wäre; auch war ja aus den Dissoziationsverhältnissen des Oxyhämoglobines das Bestehen einer verminderten Blutsättigung nicht zu folgern. Diese Schwierigkeiten sind, wie wir gehört haben, heute beseitigt. Die Anoxyhämie ist jedoch hier noch keine absolute, erst bei Mehranforderungen an den Organismus, sowie unter der Mitwirkung prädisponierender Faktoren tritt dieselbe in Erscheinung. Die regulatorischen Vorgänge, welche sich unwillkürlich einstellen oder willkürlich in Tätigkeit gesetzt werden können, wenn die Sauerstoffversorgung ungenügend zu werden beginnt, versagen dann, und es tritt jetzt trotz Erhöhung der alveolaren Spannung ebenfalls Sauerstoffinsuffizienz der Gewebe ein; der Zustand von Anoxyhämie ist aber hier ein relativer, abhängig von den genannten Faktoren. Die Anoxyhämie wird jedoch auch hier manifest, wenn man in solchen Höhen körperliche Arbeit, wie beim Bergsteigen, leistet; aber die Erfahrung zeigt, dass der Zustand auch ohne diesen Einfluss kein normaler mehr ist. Denn die Krankheitssymptome, welche den Besteiger der asiatischen oder südamerikanischen Hochplateaus befallen, bestehen selbst nach mehrstündiger Rast fort, ja sie nehmen sogar während der Nachtruhe an Intensität zu, da die Krankheitserscheinungen in solchen Höhen schon durch den Grad der Luftverdünnung allein bedingt sein können.

Vielfache Umstände bringen es mit sich, dass die kritische Grenze, in welcher Beschwerden auftreten, beträchtliche Verschiebungen erleiden kann. Weiter werden die Wirkungen der äusseren meteorologischen Faktoren durch den Einfluss, welchen sie auf die disponiblen regulatorischen Mechanismen nehmen, massgebend für das Einsetzen von Störungen.

Was die medizinischen Forschungen nach passiver Beförderung bis zur Höhe von 4—5000 m anlangt, so kommen hier die Beobachtungen bei Ballonfahrten in Betracht; die Ergebnisse, welche in der gleichen Höhe im Gebirge beziehungsweise auf den andinischen Hochplateaux gewonnen wurden, werden wir an anderer Stelle zu erörtern haben, da für die Beurteilung derselben auch auf die körperliche Betätigung Rücksicht genommen werden muss.

Bezüglich der Ballonfahrten der französischen Forscher kann ich hier nur die Fahrten von Tissot und Hallion, sowie jene von Dupasquier nennen.

Ich selbst hatte gemeinsam mit meinem verehrten Lehrer Professor N. Zuntz Gelegenheit, an zwei Ballonfahrten in die Höhe von rund 5000 m teil zu nehmen, über deren Ergebnisse wir bereits ausführlich berichtet haben[1].

Hier möchte ich nur das Folgende anführen: Die erste Fahrt wurde am 24. Mai 1902 in die Maximalhöhe von 4888 m bei 413 mm Hg-Druck und —12,2° C. ausgeführt. Wir erreichten nach ca. 2½ Stunden die Höhe von 4000 m und verblieben durch weitere 3 Stunden in einer mittleren Erhebung von 4500 m. Bei dem zweiten Aufstiege, der am 21. Juni 1902 ausgeführt wurde, gelangten wir nach 5½ Stunden in das Niveau über 4000 m und verblieben, nachdem wir allmählich bis auf 5552 m bei 319 mm Hg-Druck und —14,0° C. aufgestiegen waren, durch etwa 2 Stunden in der Höhe von 4500 m. Ich will mich bloss auf die Wiedergabe des einen Barogrammes (Fig. 14) der ersten Fahrt beschränken.

Fig. 14.

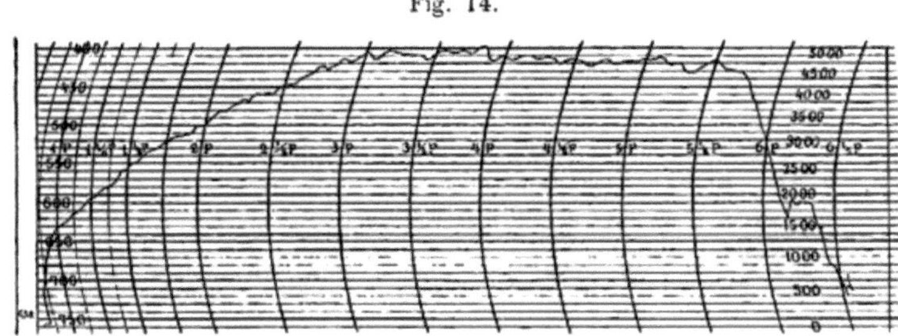

Barogramm der Fahrt vom 24. Mai 1902.

Wir nahmen Beobachtungen des Pulses und des Blutdruckes sowie spektroskopische Messungen über die Reduktionskraft der Gewebe vor und fertigten Blutpräparate an; ausserdem wurden die Perspirationsverhältnisse eingehend studiert. Unser Hauptaugenmerk aber betraf die Untersuchung des Gaswechsels im Luftballon. Zu diesem Zwecke wurden die Versuche genau wie im Laboratorium unter Mitnahme einer Gasuhr vorgenommen und aliquote Teile der Respirationsluft aufgesammelt. Die Analysen wurden teils über Wasser, teils über Quecksilber ausgeführt und die gewonnenen Resultate genau mit den Normalwerten verglichen, die in mehreren Versuchsreihen von uns Beiden vorlagen. Wir fanden Steigerung der Lungenventilation, welche jedoch in geringerer Höhe die Wirkung der Luftverdünnung nicht einmal ganz kompensierte; nur in der grössten, damals erreichten Höhe wurde die Steigerung der Atmung erheblich. Deutlicher als in der Atemgrösse sprach sich in der Frequenz und in der Tiefe der einzelnen Atemzüge die charakteristische Wirkung der Höhe aus. Die Atmung nahm hier auch ausgesprochen periodischen Typus an. Unter Berücksichtigung der alveolaren Spannung der Kohlensäure und Berechnung der auf 1 mm Kohlensäurespannung entfallenden Atemquote, gewannen wir einen Massstab für die Beurteilung der in Betracht kommenden Atemreize.

---

1) Pflüger's Archiv. 92. Bd. 1902.

Die alveolare Spannung der Kohlensäure war bei allen Versuchen im Ballon relativ niedrig und nahm mit der Dauer des Aufenthaltes ab, während die Atemgrösse anstieg. Es ergab sich, dass bei uns Beiden, bei Zuntz deutlicher als bei v. Schrötter, dem gleichen Kohlensäureize eine stärkere Ventilation der Lunge entsprach. Unter der Annahme, dass die Erregbarkeit des Zentrums nur wenig schwankt, führt dieses Ergebnis zu dem Schlusse, dass sich im Ballon ebenso wie im Gebirge akzessorische Reize geltend machen, bezüglich welcher namentlich die Insolation und Kälte in Betracht kommen.

Was den Chemismus der Atmung anlangt, so war die Oxydation nicht merklich gesteigert; besonders zeigte Zuntz auch im Ballon deutliche Konstanz seines Sauerstoffverbrauches. In Bezug auf die Qualität der Umsetzungen war bei Zuntz eine stete Steigerung des Quotienten im Verlaufe beider Fahrten zu beobachten. Entsprechend der Abnahme der alveolaren Sauerstoffspannung, welche im Laufe des Aufstieges mit zunehmender Höhe erfolgt, muss dieses Verhalten darauf bezogen werden, dass ein geringer Grad von Sauerstoffmangel in der grössten Höhe bestand. Hierfür spricht vielleicht auch, dass im Harne von Zuntz nach der zweiten Ballonfahrt reichliches Uratsediment auftrat. Bei v. Schrötter war vermehrte Kohlensäureproduktion zu konstatieren und zwar fand sich diese bei der relativ hohen alveolaren Sauerstoffspannung von 63 pCt., so dass offenbar doch in einzelnen Körpergeweben Sauerstoffmangel bestanden haben musste. Aus anderen Versuchen ging keine deutliche Abweichung des Quotienten von der Norm hervor; so war in einem Falle die durch heftiges Kältegefühl hervorgerufene Steigerung der Ventilation Ursache eines abnorm hohen Quotienten.

Zusammenfassend ergab sich also, dass die Lungenventilation und zwar nicht so sehr in Folge Abnahme des Luftdruckes als durch die Einwirkung der übrigen meteorologischen Faktoren gesteigert war. Die qualitative Veränderung der Oxydationsprozesse, sich äussernd in einer Zunahme des respiratorischen Quotienten, begann in einer Höhe von zirka 4000 m erkennbar zu werden; die Grenze ihres Eintrittes war jedoch individuell und zeitlich verschieden. Die subjektiven, durch Sauerstoffmangel bedingten Empfindungen gingen mit dem objektiven Ausdruck derselben im respiratorischen Quotienten nicht immer parallel. Die mässige Zunahme des Sauerstoffverbrauches in einigen Versuchen ist durch die Steigerung der Atemarbeit, sowie durch die Aktion anderer Muskelgruppen infolge Einwirkung der Kälte erklärt. Wie man sieht, war also selbst schon bei der passiven Beförderung in die Höhengrenze von 5000 m, wobei ja jedwede nennenswerte Betätigung ausgeschlossen war, — bei der ersten Fahrt hatten wir nicht einmal Zeit über den Korbrand hinauszusehen —, doch bereits ein leichter Grad von Sauerstoffmangel angedeutet; dass die Oxydationsprozesse nicht gesteigert waren, erscheint mit Rücksicht auf die vollkommene Ruhe vor und während der Versuche verständlich.

Meine Beobachtungen bei Hochfahrten werden an späterer Stelle mitgeteilt werden.

Wenn nach den im vorigen Abschnitte gemachten Auseinandersetzungen kein Zweifel bestehen kann, dass die pathologischen Erscheinungen bei Luftverdünnung durch Sauerstoffmangel der Gewebe verursacht sind, so erübrigt es noch, in Kürze die von Mosso entwickelten Anschauungen kritisch zu beleuchten.

Nach der Auffassung dieses Forschers ist die Abnahme der Kohlensäure im Blute der ätiologische Faktor. Durch die Verminderung der Kohlensäure-

spannung sollen sich die nervösen Zentren in einem Zustande herabgesetzter
Erregbarkeit befinden, den er mit dem besonderen Namen Akapnie im
Gegensatze zu Asphyxie bezeichnet hat. Das Hauptargument, welches ihn
zu dieser Annahme führte, war sein Befund, dass die Respiration im Hochgebirge weniger aktiv ist.

Mosso stützt sich darauf, dass die Atmung flach ist und periodischen
Charakter zeigt; im Schlafe, wo die Erregbarkeit schon an und für sich bedeutend geringer ist, tritt dies besonders hervor. Die Ventilationsgrösse bleibt
gleich oder vermindert sich, die Respirationsfrequenz nimmt ab; die Pausen
zwischen Ex- und Inspiration sind grösser als de norma, ja die Atmung weist
Cheyne-Stocke'schen Typus auf. Der Tonus der Blutgefässe ist vermindert, die Herzarbeit schwächer. Mosso spricht geradezu von einer durch
Kohlensäuremangel bedingten Paralyse des Vagus, worauf er die Veränderung der Respirationsmechanik des Pulses, sowie die gastrischen Störungen
zurückführt.

A. Mosso gebührt das Verdienst, die Wirkung der verminderten Kohlensäurespannung neuerdings in Diskussion gebracht und damit ein weiteres
Studium über die Bedeutung dieses Gases als Atemreiz veranlasst zu haben.
Bevor ich an die Abfassung dieser Publikation schritt, habe ich abermals
sein schönes Werk zur Hand genommen und die Fülle geistreicher Gedanken
und Anregungen bewundert. Seine Erfahrungen sind lehrreich und stimmen
vielfach mit denjenigen überein, die auch wir und andere Autoren gemacht haben;
trotzdem kann ich jenen Standpunkt, welchen ich schon vor mehreren Jahren
in meiner „Bergkrankheit" vertreten habe, nicht ändern und die Schlussfolgerungen Mosso's auch heute nicht akzeptieren. An der Richtigkeit vieler
Beobachtungen zweifeln wir ja nicht, aber die Erklärung derselben am Wege
einer Akapnie ist unhaltbar. Schon damals habe ich gegen die Mosso'sche
Lehre entschieden Stellung genommen und dabei ähnliche Argumente vorgebracht, wie sie auch gleichzeitig von A. Löwy ins Treffen geführt wurden;
hier will ich mich nur auf Andeutungen beschränken, umsomehr als sich ja noch
im Laufe unserer Auseinandersetzungen Gelegenheit geben wird, auf den Gegensatz zwischen Mosso's und unserer Auffassung hinzuweisen.

Die von ihm gefundene Abnahme der Funktion des Respirations- und
Zirkulationsapparates kann durch die verminderte Erregbarkeit der Zentralorgane infolge von Sauerstoffmangel, nicht aber durch Verminderung der Reize
infolge Abnahme der Kohlensäurespannung erklärt werden; darin liegt der
prinzipielle Unterschied der Auffassung; manche Symptome weisen auf Parese
des Vagus und Störung der Vasomotoren (Lungenhyperämie), aber die Funktion
dieser Nerven hat durch ungenügende Ernährung seines Zentrums gelitten.

Bei schon vorhandener Bergkrankheit oder bei bereits manifesten Störungen im Luftballon ist die Erregbarkeit vermindert, und die normalen
Atemreize, wozu der Kohlensäuregehalt des Blutes zu rechnen ist, scheinen
dann unzureichend. Eine stärkere Erregung, etwa durch Zufuhr von
Kohlensäure, mag nun die Tätigkeit des Respirationsapparates befördern und
sich so indirekt gegen den bestehenden Sauerstoffmangel wirksam erweisen.
In grossen Höhen kommt dieser Umstand überhaupt nicht in Betracht; in
solchen Regionen jedoch, wo bei intakter Tätigkeit regulatorischer Mechanismen
noch kein Sauerstoffmangel zu bestehen braucht, könnte die Kohlensäure bei,
etwa durch Ermüdung bedingter, mangelhafter Funktion derselben als Stimulans
wirken und durch Anregung der Atemmechanik den pathologischen Zustand
temporär beheben.

Aber wir können die von Mosso supponierte Abnahme der Kohlensäuremenge des Blutes nicht als einen prädisponierenden Faktor für die Bergkrankheit in dem Sinne ansehen, dass infolge der hierdurch bewirkten Verflachung der Atmung dem Eintritte pathologischer Erscheinungen gleichsam Vorschub geleistet würde. Diese sind vielmehr an die ungenügende Arterialisierung des Zentrums geknüpft, überdies ermüden die Respirationsmuskeln und das Herz durch gesteigerte Inanspruchnahme etc. Dem Momente der Kohlensäureverminderung wird demnach von vornherein ebensowenig ein ungünstiger Einfluss auf die Atmung zukommen, wie ein solcher früher aus rein mechanischen Gründen angenommen wurde; erst bei schon vorhandenen Beschwerden käme die Tension der Kohlensäure in Betracht. Die durch unseren Stoffwechsel gebildeten sowie durch akzessorische Momente bewirkten Atemreize genügen, um die Respiration und Herztätigkeit in physiologischer Weise ablaufen zu lassen, vorausgesetzt, dass eine hinreichende Sauerstoffversorgung garantiert ist. Man kann unter Luftverdünnung tiefer atmen, ein gegenteiliger Befund spricht nicht gegen diese Fähigkeit. Regnard bemerkt, dass bei den Bewohnern der „Puna“-Region, wenn deren Blut auch etwa 10 pCt. Kohlensäure weniger enthalten mag, als das der Küstenbewohner, die Atemfunktion ungestört und den jeweiligen Anforderungen entsprechend vor sich geht. Kommt Mosso zu dem Schlusse, dass die Summe der die Zentren treffenden Reize ungenügend ist, so konnten dagegen Zuntz und ich im Luftballon, sowie Zuntz und seine Schüler auf dem Monte Rosa zeigen, dass die Reize durch die Wirkung äusserer Faktoren sogar erhöht sind.

Demgegenüber werden wir uns dem neuestens von Mosso vertretenen Satze: „L'asfissia per ossido di carbonio e indentica al male de montagna“ viel eher anschliessen können, da diese beiden pathologischen Zustände durch Sauerstoffmangel, wenn auch auf verschiedene Weise verursacht, herbeigeführt werden, wobei noch die erregende Komponente des Gases zu berücksichtigen ist. Schon Haldane vergleicht die Erscheinungen der Luftverdünnung mit den Symptomen bei Kohlenoxydgasvergiftung; auch bei dieser erfolgen zuerst zerebrale Erscheinungen, sowie Uebelkeit und Erbrechen, ebenso Verminderung der Atemmechanik und Zunahme der Pulsfrequenz; die Atmung kann periodischen Charakter zeigen. Dann schwindet die Motilität, endlich die Sensibilität. Der Tod durch Kohlenoxydgas, betont Mosso, ist der mildeste, den man sich vorstellen kann; auch bei Luftverdünnung ist, wie ich schon in einem früheren Aufsatze[1] hervorgehoben habe, der Eintritt des tödlichen Endes mit keinerlei Beschwerden verbunden. Man soll in Japan empfohlen haben, die progressive Luftverdünnung als Hinrichtungsmittel zu verwenden! Die Lähmungserscheinungen von seiten des Vagus, welche Mosso früher auf ungenügende Kohlensäurereize des bezüglichen Nervenzentrums zurückführte, bezieht er nunmehr auf Schädigung des Nerven durch Sauerstoffmangel[2].

Bei diesen kritischen Andeutungen über die Mosso'sche Lehre wollte ich es bewenden lassen, als ich im Februar dieses Jahres mein Manuskript aus der Hand gab. Mittlerweile sind jedoch von Mosso wieder eine Reihe wertvoller Arbeiten erschienen, die über seine neuesten Forschungsresultate berichten und durch welche er bemüht ist, seiner Theorie der Akapnie weitere Stützen zu geben. Ich muss auf diese Mitteilungen doch noch ausführlicher

---

[1] Die medizinische Woche, No. 38, 1901.
[2] La Respiration dans les Tunnels etc. Arch. italiennes de Biologie. T. XXXIV, pag. 99, 1900 und T. XXXV, pag. 51, 1901.

eingehen, da dieselben bei aller Würdigung der geistreichen vielseitigen Fragestellung dieses Autors sowie der tatsächlich erhobenen Befunde gerade auch
wieder dazu auffordern, das Irrige in der Auffassung Mosso's klarzustellen.

Das Hauptargument, welches er auch in allen seinen neuen Arbeiten
hervorhebt, ist die verminderte Erregbarkeit der nervösen Zentralorgane in der
pneumatischen Kammer und am Mt. Rosa. Ueber das Bestehen einer solchen
kann, worauf wir ja in den folgenden Abschnitten wiederholt zurückkommen
werden, bei starker Luftverdünnung allerdings kein Zweifel sein, aber die Erklärung, die Mosso gibt, ist eine unhaltbare; die Ursache liegt nicht in einer
Abnahme des Kohlensäuregehaltes des Blutes, sondern, wie bereits oben betont,
in der verminderten Sauerstoffversorgung.

Sein interessanter Befund, dass die Wirkung des Kohlensäurereizes unter
vermindertem Luftdrucke ausbleibt[1]), kann nun aber offenbar keine Stütze für
die Ansicht Mosso's sein, nach welcher die Verminderung der Atemfunktion
im Hochgebirge durch Abnahme der Kohlensäuretension des Blutes hervorgerufen sein sollte; das Ergebnis bildet vielmehr ein wichtiges Argument gegen
diese Anschauung. Denn wenn die Auffassung von Mosso richtig wäre, hätte
doch die Zufuhr von Kohlensäure die bestehende Inaktivität der Respiration
beheben, dieselbe der normalen entsprechend gestalten, bezw. diese sogar
steigern müssen.

Die Annahme dieses Forschers als zutreffend vorausgesetzt, hätte man ja
sogar erwarten können, dass im Gebirge schon eine geringere Kohlensäuremenge
hinreichend sein würde, um den gleichen Effekt hervorzurufen, wie im Tale,
da doch, eine Verminderung des Kohlensäurebestandes angenommen, die Zuführung einer bestimmten Menge dieses Gases bei niederem Barometerdrucke
einen relativ viel grösseren Zuwachs und damit wohl auch stärkeren Reiz bedeutet als die Einatmung der gleichen Menge bei normalem Kohlensäuregehalt
des Blutes. Hat nun Mosso im obigen gezeigt, dass sich die Wirkung der
Kohlensäure bei Verminderung des Luftdruckes abschwächt, so kann er danach
doch nicht mehr die Behauptung aufrecht erhalten, dass die veränderte Innervation
der Atmung im Hochgebirge durch Kohlensäuremangel hervorgerufen wird.
Wenn der Autor früher vorgeschlagen hat, die gefährlichen Effekte der Luftverdünnung durch Zufuhr von Kohlensäure zu bekämpfen, so hat er durch
diese Untersuchungen selbst bewiesen, dass davon nichts zu erwarten ist, indem sich sogar die Beimischung grosser Kohlensäuremengen so gut wie unwirksam erwies. Wir dürfen mithin wohl sagen, Mosso hat sich durch seine
Befunde ein Argumentum contra opinionem suam geschaffen. Auffallend erscheint, dass die Depression der nervösen Zentren, selbst bei anscheinend
vollkommenem Wohlbefinden bereits in der Höhe des Mt. Rosa eine solche
ist, dass ein so wirksames Reizmittel wie die Kohlensäure keinen Ausschlag
mehr gibt.

Zu der Erkenntnis, dass die Theorie der Akapnie unhaltbar ist, müsste
ja deren Autor schon durch jene Versuche gelangen, in denen er den Einfluss des verminderten Luftdruckes auf die Zeitdauer studiert,
während welcher man die Respiration aussetzen kann. Anstatt nämlich in dem Befunde, nach welchem die Unterdrückung der Atmung am
Mt. Rosa etwa nur halb so lange ertragen wird, wie unter normalem
Barometerdrucke, ein klares Argument für die Sauerstofftheorie zu sehen, gelangt er nach dem speziellen Ergebnisse, dass bei Herabsetzung des Druckes

---

1) Sitzungsber. der R. Accademia dei Lincei vom 15. Mai sowie 4. Juni 1904.

auf weniger als die Hälfte die Zeit, während welcher die Respiration ausgesetzt werden kann, um mehr als die Hälfte herabgeht, zu dem Schlusse, dass die Erscheinung nicht durch den verminderten Sauerstoffgehalt der Atmosphäre hervorgerufen sein könne, da dieser ja auch nur um weniger als die Hälfte abgenommen hat. Bei der Prüfung älterer Personen würde seine Anschauung insofern gestützt erscheinen, als er bei diesen die Zeitdauer der Atemsuspension am Mt. Rosa nahezu gleich, ja einigemale sogar etwas grösser fand als in Turin. Um die Differenz der Ergebnisse zu deuten, rekurriert er auf individuelle Verschiedenheiten sowie auf den Umstand, dass die Respiration bei jugendlichen Personen schon durch einen geringeren Reiz ausgelöst wird etc.

Die Ergebnisse der beiden besprochenen Beobachtungsreihen werden demgegenüber viel eher durch die Annahme einer mangelhafteren Arterialisierung unter niederen Druckwerten verständlich; das Verhalten der Respiration erfährt keine Veränderung, wenn dem Organismus unter diesen Umständen genügend Sauerstoff zugeführt wird. Nicht der Reiz ist es, der uns fehlt, sondern die Empfindlichkeit der Nervensubstanz weist eine solche Herabsetzung auf, dass es in Rücksicht auf die Erfahrungen mit Kohlensäure wesentlich gesteigerter Impulse bedarf, um eine Reaktion hervorzurufen. Bezüglich des Verhaltens bei Aussetzung der Atmung[1]) liegen die Verhältnisse offenbar derart, dass die das Atemzentrum erregenden Stoffe bei der ungünstigeren Sauerstoffversorgung früher ihren Schwellenwert erreichen.

Eine weitere experimentelle Stütze für das Bestehen eines verminderten Kohlensäurereizes im Hochgebirge glaubt Mosso in jenen Versuchen des letzten Jahres[2]) zu finden, welche sich mit der Analyse der Gase und Bestimmung der Alkalität des Blutes beschäftigen. Allerdings bemerkt er selbst, dass die Prüfung der Blutgase (nach Haldane's Methode) beim Hunde und Affen keine eindeutigen Ergebnisse im Sinne eines verminderten Kohlensäuregehaltes geliefert hat; er legt daher jetzt mehr Gewicht auf die gefundene Abnahme der Blutalkalität.

Dass der Kohlensäuregehalt des Blutes ebenso wie jener der Exspirationsluft gegebenenfalls auch vermindert gefunden wird, ist nicht wunderbar, wenn wir berücksichtigen, dass die Stoffwechselvorgänge namentlich im Beginne des Aufenthaltes · und zwar individuell herabgesetzt sein können; dabei wird man aber auch eine Verminderung des Sauerstoffverbrauches zu erwarten haben. Ich erinnere hier, dass bei einer der Zuntz'schen Expeditionen an einem der Teilnehmer, Dr. Müller, der bergkrank war, keine Steigerung des Gaswechsels zu konstatieren war; P. Bert fand in der pneumatischen Kammer bei einem Drucke von $^2/_3$ Atm. die Kohlensäureproduktion und den Sauerstoffverbrauch vermindert; nach Regnard's Versuchen an Tieren war die Kohlensäureausscheidung in den ersten Tagen vermindert, nach 5—6 Tagen wurde sie wieder normal. Dafür, dass in der ersten Zeit nach der Ankunft im Hochgebirge nicht nur das Nervensystem schlechter funktioniert, sondern auch in der Tat der gesamte Stoffwechsel verlangsamt ist, würden weiters auch neueste Befunde von Bayeux[3]) am Mont Blanc einen Hinweis geben. Dieser konnte nämlich nach spektroskopischen Untersuchungen über die Reduktions-

---

1) Ich will hier nur nebenbei bemerken, dass ich gerade in der letzten Zeit Gelegenheit nahm, interessante Erfahrungen am Menschen über den Gasaustausch in der Lunge bei vollständigem Abschlusse der Trachea zu sammeln.

2) Vergl. ausser den oben zitierten Arbeiten Giornale della R. Accademia di Medicina di Torino. Vol. X. Fasc. 1. p. 11. 1904.

3) Compt. rend. T. 138. No. 15. 1903.

geschwindigkeit des Oxyhämoglobins an sich und seiner Frau feststellen, dass dieselbe mit zunehmender Erhebung eine deutliche Herabsetzung erfuhr und die Aktivität der Austauschvorgänge somit eine geringe wäre. Auch die Körpertemperatur nahm nach den Messungen dieses Autors deutlich ab; während dieselbe in Paris 36,8° bezw. 36,7° betrug, fand er auf dem Mont Blanc 35.2° bezw. 35,4° u. a. Im allgemeinen aber besteht nach erfolgter Akklimatisation in der Höhenlage von 4800 m gemäss den übereinstimmenden Untersuchungen der deutschen Forscher eine Steigerung der Ventilation und des Gaswechsels. Was endlich die Verminderung der Alkalität des Blutes anlangt, welche Mosso mit der geänderten Kohlensäurespannung in Beziehung bringt, so würde diese durch die Gegenwart intermediärer Stoffwechselprodukte bei den ungünstigeren Oxydationsbedingungen erklärt sein können.

Ein viel befriedigenderes Resultat als die Blutgasanalysen Mosso's hat die Untersuchung des respiratorischen Gaswechsels am Mt. Rosa durch Aggazzotti ergeben; leider sind die Ergebnisse nur am Meerschweinchen gewonnen. A. fand bei den Tieren, die vorher in Turin untersucht worden waren, nach 10 tägiger Akklimatisation auf der Spitze, von einer geringen Vermehrung in der Kohlensäureausscheidung abgesehen, im ganzen genommen pro kg Tier so gut wie keine Differenzen in der Kohlensäureproduktion und im Sauerstoffverbrauche gegenüber den früher im Tale ermittelten Werten.

Jedenfalls kann aus den bisher von der Mosso'schen Schule erhobenen Befunden nicht der Eindruck gewonnen werden, dass beim Aufenthalte im Hochgebirge eine „diminuzione d'ell anidride carbonica nell sangue" zu Recht besteht. Wir können demnach unseren Standpunkt gegenüber seiner Lehre nicht ändern.

Ich wende mich nunmehr wieder eigenen Beobachtungen zu.

Der Hauptpunkt, auf welchen ich damals (Juli 1901) meine Untersuchungen gelenkt habe, war der, endgiltig festzustellen, ob tatsächlich die von P. Bert begründete Theorie der Anoxyhämie das Entscheidende ist, oder ob noch andere Momente, wie sie seitens der Physiologen diskutiert wurden, in pathogenetischer Hinsicht in Frage kommen. Die Grenze, bis zu welcher man ohne künstliche Sauerstoffzufuhr gehen könne, sollte präzisiert, die Wirkung des Sauerstoffes bei eingetretenen Erscheinungen festgestellt werden, um aus diesen Versuchen Erfahrungen zu gewinnen, welche für die von Süring und Berson auszuführende Hochfahrt in die Höhe von 10 000 m in Betracht kamen.

Experimente in der pneumatischen Kammer bei sehr niederen Druckwerten sind schon vor uns von P. Bert, sowie von Mosso ausgeführt worden. Bert dekomprimierte sich seinerzeit bei unterbrochener Sauerstoffatmung in 85 Minuten auf 248 mm, während A. Mosso April 1898 sogar einmal bis zu einem Drucke von 192 mm herabging, was einer Höhe von ca. 11 650 m entsprechen würde. Uns kam es vor allem darauf an, die Versuchsbedingungen möglichst ungünstig zu gestalten, uns, im Gegensatze zu früheren Forschern möglichst rasch unter bedeutende Luftverdünnung zu begeben, um dann, nach Eintritt beziehungsweise nach Beseitigung der akuten Erscheinungen, längere Zeit unter einer entsprechenden Druckverminderung zu verweilen. Durch diese Umstände waren unsere Versuche nicht ganz ungefährlich, sie konnten jedoch deshalb ohne Bedenken angestellt werden, weil ja die Versuchspersonen, Berson, Süring und ich, vollkommen mit den Erscheinungen bei Luftverdünnung vertraut waren und die Beobachtungen daher ausserdem in Ruhe, mit Wegfall aller störenden psychischen Einflüsse vorgenommen werden konnten; ich glaube daher, dass unsere Erfahrungen nicht ohne bleibenden Wert sein werden. Wir wollten damals mit der progressiven Luftverdünnung bis an die äusserste Grenze gehen, aber leider vermochten die Pumpen des Berliner pneumatischen Kabinettes den Druck nur bis auf einen Wert von 225 mm herabzusetzen. Kaninchen, denen kein Sauerstoff zugeführt wurde, starben hierbei nach ca. $1^1/_2$ Stunden; mitgenommene Tauben überlebten das Experiment, wiewohl wir sie neben uns umfallen und auf den Boden rollen sahen.

Ich will im Folgenden an der Hand der nebenstehenden graphischen Darstellung[1]) (Fig. 15) etwas ausführlicher auf einige unserer Beobachtungen eingehen, da dieselben manche Ergebnisse enthalten, die, soweit ich sehe, noch nicht hinreichend gewürdigt worden sind.

Was die Ballonfahrer — ich nenne vor allen Berson und Gross — längst betont, aber zumeist vor tauben Ohren gepredigt haben, zeigte sich zunächst bei diesen Experimenten in glänzender Weise bestätigt, und ich kann nicht genug den geradezu imponierenden Eindruck betonen, welchen die prompte Wirkung des Sauerstoffes hervorruft.

..... Wir befinden uns bei einer Verdünnung entsprechend einem Luftdrucke von 300 mm. Schon haben sich früher, während das Quecksilber sank, eigenartige Sensationen, ein Gefühl von Müdigkeit und Schlafsucht, bemerkbar gemacht, gegen welches wir noch durch absichtlich eingeleitetes, vertieftes Atmen ankämpfen konnten.

Nun aber wird der Zustand immer beunruhigender; auffallende Blässe mit lividem Kolorite stellt sich ein, der Kopf wird schwer und schwerer, die Beine zittern, die Hand versagt den Dienst und das Bewusstsein beginnt zu schwinden.

Einige Züge aus dem Sauerstoffrezipienten, und sofort fühlen wir uns neu belebt; die bedrohlichen Erscheinungen sind wie mit einem Schlage geschwunden, und volle geistige und körperliche Frische zurückgekehrt.

Der Druck sinkt weiter in der Kammer ab, und wir können, während wir am Sauerstoffschlauche atmen, in aller Ruhe die beabsichtigten Untersuchungen, Puls, Reflexe, Dynamometer u. s. f., vornehmen.

Der Luftdruck geht unter 260 mm, einer Höhe von ca. 8500 m entsprechend, hinab; man beschliesst die Messungen und ist schliesslich noch in der Lage, bei diesem Drucke eine Zigarette zu rauchen.

Eine andere, in ihren Konsequenzen gerade bei Luftverdünnung so wichtige Beobachtung, welche ich nirgends besonders vermerkt finde, bezieht sich auf das Fehlen einer Empfindung für die Dichte der Luft. Dieser Befund, der manchem selbstverständlich erscheinen mag, ist auch hinsichtlich der über die Lungenstellung bei Wechsel des Luftdruckes ausgesprochenen Ansichten (S. 212) nicht ohne Interesse. Ich habe, wie einleitend bemerkt, Juli 1895 in einem Caisson des Nussdorfer Schleusenbaues bei Wien Gelegenheit gehabt, 26 m unter Wasser, also unter einem Totaldrucke von 3,6 Atmosphären, zu arbeiten, und befand mich während der in Rede stehenden Versuche Juli 1901 wiederholt in einem Drucke von $^1/_3$ Atmosphäre; aber die Gefühle beim Atmen gestatten allein keine Entscheidung, ob die umgebende Luft dichter oder dünner als das gewohnte Medium geworden ist. Es versteht sich aber, dass man bei Druckverminderung in der Kammer und im Ballon durch das Einsetzen anderer Erscheinungen rasch über die Natur der umgebenden Luft informiert wird.

---

1) Wir haben im ganzen 6 Versuche ausgeführt; der besseren Uebersicht halber sind jedoch nur 4 Experimente in die Tafel eingetragen.

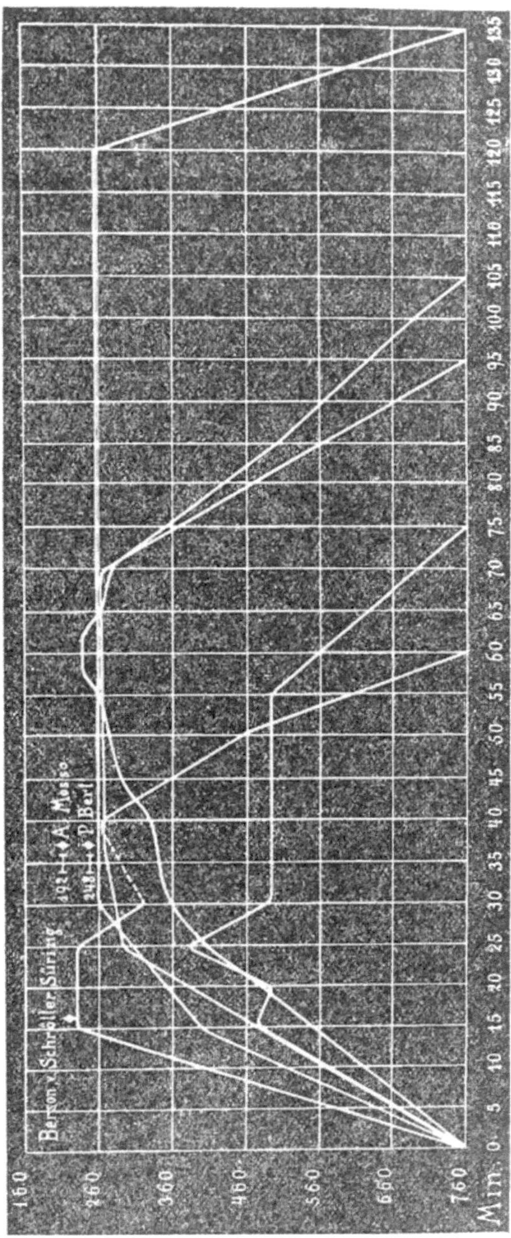
Fig. 15.
Berton v. Schröller Süring
A. Mosso
D. Bert
Mm.
760 660 560 460 360 260 160
0 5 10 15 20 25 30 35 40 45 50 55 60 65 70 75 80 85 90 95 100 105 110 115 120 125 130 135

Da man ferner gefragt wird, ob diese Symptome einen unangenehmen Charakter haben, namentlich aber, ob sie den Beschwerden bei Dyspnoë bezw. den Empfindungen beim Ersticken ähnlich sind, so soll besonders erwähnt werden, dass, abgesehen von der Verschiedenheit der Erscheinungen bei Luftverdünnung und den genannten Zuständen in pathogenetischer Beziehung (Bedeutung der CO_2), die subjektiven Wahrnehmungen ganz andere sind. Beim Bergsteiger, wo die Folgen körperlicher Anstrengung in den Symptomenkomplex eingreifen, kommt es zu Beklemmung und Kurzatmigkeit; hier aber handelt es sich nicht um Oppressionsgefühle, nicht um das Ringen nach Atem oder eine Empfindung von Todesangst. Der Ausdruck Dyspnoë scheint demnach zur Bezeichnung des Verhaltens der Respiration bei Luftverdünnung oder Atmung eines sauerstoffarmen Gasgemisches nicht statthaft. Trägheit und angenehme Schläfrigkeit stellen sich vielmehr ein, man lässt den Kopf sinken und verfällt in stumpfe Apathie; es bedarf nicht mehr viel, und Ohnmacht erfolgt.

Damit habe ich auch schon angedeutet, dass die ersten Symptome der Anoxyhämie zerebraler Natur sind und sich bei der Geschwindigkeit, mit welcher die Dekompression für uns im allgemeinen in Frage kommt, in Lähmungserscheinungen äussern. Die auf verminderte Sauerstoffversorgung so empfindlich reagierende Hirnrinde wird zuerst betroffen, dann folgen die Störungen seitens der Medulla.

Die allgemeinen Hirnsymptome dokumentieren sich zunächst in Schwindel und Schlafsucht; nur ruhig sitzen bleiben, nur keine Bewegungen machen, nur sein Denkvermögen nicht anstrengen! Man befindet sich in einem Zustande latenten Bewusstseins. Es wird noch berichtet werden, wie wir uns im Ballon bloss mit aller Anstrengung dazu aufschwingen konnten, unsere Ablesungen vorzunehmen. Berson und Süring konnte nur der Gedanke, dass die Fahrt unter grossem Aufwande vorgenommen wurde und sie hoch oben Messungen durchzuführen hätten, wie dies zuvor noch Niemandem gegönnt war, dazu anspornen, das Assmannometer aufzuziehen und die Stände der Instrumente zu notieren.

Die Sehschärfe leidet, auch die Hörempfindung vermindert sich. Damit hängt es zum Teile auch zusammen, dass man in grossen Höhen geradezu schreien muss, um sich verständlich zu machen; es wäre noch eine ganz interessante Aufgabe die Hörempfindlichkeit etwa nach Ostmann's Methode der objektiven Hörmessung bei niederen Druckwerten und zwar mit und ohne Sauerstoffatmung in der pneumatischen Kammer oder im Luftballon zu untersuchen. Halluzinationen haben wir nicht beobachtet. Dagegen möchte ich nachdrücklicher und gerade mit Bezug auf die Wahrnehmungen im Luftballon betonen, dass man bei ungenügender Sauerstoffzufuhr kein klares Auffassungsvermögen für die Vorgänge in seiner Umgebung besitzt und sich nur dunkel an dieselben erinnern kann. Ja, gewisse Ereignisse, die sich während des Versuches oder im Ballon zugetragen haben, erscheinen gänzlich ausgelöscht. Stets wird die Zeit unterschätzt; es ist eine Stunde vergangen und man glaubt, dass nur Minuten verstrichen sind. Aber es dürfte sich nicht so sehr um ein Vergessen der Vorfälle als vielmehr darum handeln, dass Sinneseindrücke überhaupt nicht mit der genügenden Intensität zustande kommen, wie wenn die „photographische Platte" an „Sensibilisation" für dieselben verloren hätte. Jedenfalls wird man gerade in den Erscheinungen, welche bei bestehender Anoxyhämie zu verzeichnen sind, einen Beweis dafür erblicken, dass die Vorgänge, welche im Gehirne zur Fixierung der Sinneswahrnehmungen führen und damit die Entstehung von Erinnerungsbildern ermöglichen, in der Tat materieller

Natur sein müssen. Bei starker Luftverdünnung ist die Schwelle des Bewusstseins verschoben, sie ist nach aufwärts gerückt.

Aubert hat angegeben, dass die Einatmung sauerstoffarmer Luft ein sehr wertvolles Mittel sei, um Gehirn und Rückenmark auszuschalten, wobei jedoch die Erregbarkeit der Nerven und Muskeln erhalten bleibt („asphyktische Narkose"): er bemerkt jedoch, dass unter diesen Umständen alle Reflexe aufgehoben sind. Ich muss hervorheben, dass ich wiederholt Steigerung des Patellarreflexes, ja einmal sogar bis zum leichten Klonus unter Druckwerten von 250 mm vor Eintritt schwerer Erscheinungen beobachten konnte, was wohl in einer Schädigung beziehungsweise in einer vorübergehenden Ausschaltung der zerebralen Hemmungsbahnen seinen Grund hat; es ist viel weniger wahrscheinlich, dass der Befund mit einer ischämischen Reizung des (schlechter vaskularisierten) oberen Lendenmarkes zusammenhängt.

Es ist noch nicht erwähnt worden, dass ich wiederholt bei bestehender Blässe und sinkendem Blutdrucke Erweiterung der Pupillen, wie dies auch Berson bei mir beobachtete, wahrnehmen konnte; dabei reagierten dieselben prompt auf Licht und Akkommodation. Auch Uebelkeit und Brechneigung, Symptome, welche ich an mir selbst allerdings nicht wahrgenommen habe, sind ebenfalls als zerebrale Erscheinungen zu deuten. Mosso sah beim Affen fast regelmässig Erbrechen eintreten, allerdings wurde aber in den bezüglichen Experimenten die Dekompression auf niedere Druckwerte innerhalb einer oder wenigen Minuten bewerkstelligt. Ob die Pulsbeschleunigung und das Herzklopfen auf Störungen des Vagus allein zu beziehen sind, oder ob deren Zustandekommen nicht vielleicht mit primären Schädigungen der Ernährung des Herzens zusammenhängt, wird schwer zu entscheiden sein. Einigemale fand ich leichte Arhythmie; hier muss auch der periodischen Atmung gedacht werden, die bei starker Luftverdünnung wiederholt angedeutet war.

Wenn die Funktion der nervösen Zentralapparate leidet, machen sich zumeist deutliche Koordinationsstörungen sowie Ataxie der Extremitäten bemerkbar und ich konnte mehrmals das Bestehen des Romberg'schen Symptomes in der Kammer nachweisen. Aus der beistehenden Schriftprobe (Fig. 16), welche

Fig. 16.

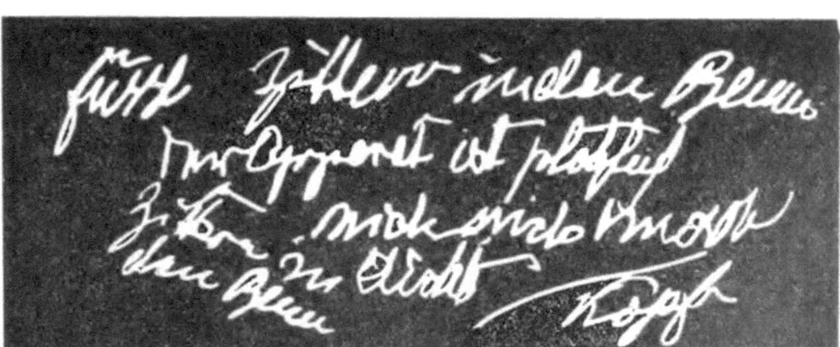

meiner Hand unter einem Drucke von etwa 240 mm, zirka 2 Minuten nach dem Aussetzen der Sauerstoffatmung, entstammt, wird nicht bloss die Ataxie der Arme, sondern auch die Unbesinnlichkeit und geistige Verwirrtheit ersichtlich, wie dies aus dem doppelt geschriebenen Worte „nich" (soll heissen „nicht") hervorgeht. Die Muskelkraft bleibt namentlich in den Armen ziemlich lange erhalten, ein Versuch am Dynamometer, oder das Heben eines schweren Gegenstandes löst aber dann mit einem Schlage den Symptomenkomplex aus; man taumelt und muss sich rasch niedersetzen. Schreitet der Zustand fort, so nimmt die Muskelschwäche zu und die Beine versagen ganz den Dienst, während die Motilität der Arme anscheinend etwas länger erhalten bleibt; endlich vermag man aber auch die Arme nicht mehr zu bewegen.

Die hier mitgeteilten Beobachtungen über das Verhalten der nervösen Zentralorgane beim Menschen, auf welche ich bereits vor mehr als zwei Jahren aufmerksam gemacht habe[1]), sind mittlerweile auch von Mosso nach Versuchen an Affen beschrieben worden[2]), ohne dass der Autor jedoch meine bezüglichen Befunde erwähnt hätte. Auch Mosso betont das initiale Auftreten der zerebralen Erscheinungen, die erst von den Störungen seitens der Medulla gefolgt sind. Bei Hunden und Affen, welche wiederholt, innerhalb 20 Minuten, auf niedere Werte dekomprimiert wurden, will er eine gewisse Gewöhnung der Tiere beobachtet haben, indem das Erbrechen bei den späteren Versuchen ausblieb u. A.

Was die Symptome von seiten des Herzens anlangt, so stellte sich in der Kammer stets auffallende Blässe ein, die mit lividem Kolorite einhergeht; ausgesprochene Cyanose habe ich nie beobachtet, wohl aber bläuliche Verfärbung der Lippen. Bei Süring trat die fahle Blässe und der beängstigende Gesichtsausdruck am stärksten hervor.

Im Zusammenhange mit diesen Erscheinungen geht der Blutdruck herab und die Pulsfrequenz nimmt deutlich zu. Bezüglich derselben verweise ich auf die nebenstehende Tabelle, in welche ich jedoch nur zwei Versuchsreihen und die dabei beobachteten Daten eingetragen habe. Wird nun Sauerstoff geatmet, so erreicht der Blutdruck rasch wieder sein normales Niveau und es lassen sich dann auch an der Form des Pulses keine Besonderheiten erkennen; ich verzichte deshalb darauf, hier die entsprechenden Sphygmogramme wiederzugeben. Leider gelang es mir nicht, den Puls an einem von uns zu schreiben, während bereits schwerere Symptome bestanden: man hat, wie begreiflich, dann nicht die nötige Ruhe, um eine exakte Kurve aufzunehmen und wesentliche Veränderungen im Bilde scheinen, soweit ich nach der Palpation sagen kann, eben erst ziemlich spät aufzutreten. Deutliche Verlangsamung der Herzschläge bei Sauerstoffatmung um zirka 15—20 Pulse haben wir einige Male, aber nicht als konstante Erscheinung beobachten können.

Bezüglich der Respiration muss ich zunächst hervorheben, dass dieselbe häufig ganz unverändert bleibt und erst absichtlich, bewusst vertieft werden muss, um dem Anfall einigermassen vorzubeugen.

Vom teleologischen Standpunkte würde man erwarten, dass sich die Atmung bei zunehmender Druckverminderung spontan vertiefen würde, um damit die Spannung des Sauerstoffes in den Alveolen zu erhöhen und so dem Sinken des Gasdruckes entgegenzuarbeiten. Wohl mag die Atemgrösse im Beginne der Dekompression, und zwar in individuell verschiedener Weise steigen, aber bald wird die Respiration mit dem Eintritt pathologischer Erscheinungen ungenügend, verändert dann auch ihren Charakter und lässt mit dem Absinken der

---

1) Monatsschrift f. Gesundheitspflege, No. 4, 1902.
2) Sitzungsber. d. R. Accademia dei Lincei vom 6. März 1904.

Druck	Beobachter	Alter	Körper-Gewicht und Grösse	Puls-Frequenz	Blutdruck	Respirations-Frequenz	Ex-spirations-Druck	Vital-Kapazität in ccm	Umfang des Thorax (Mammillar-L.) in cm	Umfang des Bauches (Nabelhöhe) in cm	Dynamo-meter	Körper-Temperatur (Rectum)
760 mm T 25° C.	B.	42	60 kg 161 cm	81, 82	115	20	70—80	stehend M 3450 sitzend M 3360	insp. 85,5 exsp. 84	68	36	37,6°
	v. S.	31	64 kg 170,5 cm	77	120	24	70—80	stehend M 4340 sitzend M 4090	insp. 87 exsp. 85	70	40	37,7°
	S. Nichtraucher	35	71 kg 178,2 cm	75	100	20	—	—	—	—	—	37,6°
260 mm T über 20° C.	B.	—	—	95 bei O_2-Atmung	85, bei O_2-Atmung 120	20	70—80	stehend M 3106 sitzend M 3006	insp. 85,5 exsp. 84	71	37	37,9°
	v. S.	—	—	108, 94; unter O_2-Atmung 86, 76	120 bei O_2-Atmung	20	70—80	stehend M 4175 sitzend M 3956	insp. 87 exsp. 85	73	—	—
	S.	—	—	—	105	—	65	—	—	—	—	37,6°
230 mm T ca. 26° C.	B.	—	—	M 105; unter O_2-Atmung 92, 88	90 bei ungenügender O_2-Atmung	—	—	—	—	—	37	—
	v. S.	—	—	—	—	20	—	—	—	73	40 trotz Zittern in den Beinen	37,2°
	S.	—	—	96	90 nach Aussetzen der O_2-Atmung	12 unmittelbar vor O_2-Atmung bei bestehender Blässe	—	—	—	—	—	—

nervösen Impulse, sowie der übrigen muskulären Leistungen, ebenfalls an Intensität nach; die willkürliche Vertiefung der Atmung hat ja überdies ihre Grenze. Ausgesprochen Cheyne-Stoke'sches Atmen habe ich nicht gesehen, jedoch schien mir die Respiration bei Berson und Süring in Pausen an Tiefe zu wechseln, sodass eine gewisse Periodizität der Respiration unter niederen Druckwerten angedeutet war; genaue Bestimmungen habe ich damals nicht vornehmen können.

Für Druckwerte unter einer halben Atmosphäre kommt die Atemtiefe des Einzelnen prophylaktisch wohl kaum noch in Betracht. Nichtsdestoweniger zeigen sich aber noch immer deutlich Differenzen, derart, dass die schweren Erscheinungen bei dem einen rascher, bei dem anderen langsamer eintreten. In diesem Sinne war es interessant, dass Berson am leichtesten von uns Drei bis zu so niederen Druckwerten gelangen konnte und am längsten ohne Sauerstoff auszuhalten vermochte. Süring ging bei einem unserer Versuche einmal bis 300 mm hinab, dabei war sein Gesicht livide, die Pupillen weit. Ich konnte ausnahmsweise einmal bei vollkommener Ruhe bis 280 mm ohne Sauerstoffatmung auskommen, dann aber war es hohe Zeit, zum Schlauche zu greifen. In Zusammenhang mit dem individuellen Sauerstoffbedürfnisse, das selbst bei so rascher Dekompression auf tiefe Druckwerte noch zum Ausdrucke kommt, ist auch die Dauer der günstigen Wirkung des Gases eine verschiedene und somit die Zeit eine wechselnde, nach welcher man wieder zum Schlauche greifen muss. Die Anreicherung des Blutes mit Sauerstoff hält bei dem einen länger, bei dem anderen kürzer vor, aber ihr Effekt wird bei beiden rasch durch Muskelarbeit vernichtet.

Bei gewöhnlicher Atmung vermochte Berson bei einem Drucke von 260 mm etwa 4, bei tiefer Respiration zweimal sogar bis 8 Minuten ohne Sauerstoff auszukommen; mir gelang dies nur bis zu 2 Minuten. Hält man ausserdem den Atem an, so erleidet diese Zeit natürlich eine wesentliche Verkürzung. Es versteht sich, dass mit der Bezeichnung „Anreicherung" nicht eine Anhäufung des intrazellulären Sauerstoffes etwa im Sinne Rosenthal's gemeint ist; die Sache verhält sich offenbar so, dass das Blut wieder mehr Sauerstoff aufgenommen hat und es nun wieder einige Zeit dauert, bis die frisch zugeführte Sauerstoffmenge ad maximum ausgenützt ist. Man könnte daran denken, dass dieser Vorgang bei Berson ökonomischer verläuft und sein Sauerstoffbedarf ein geringerer ist, auch kommt die verschiedene Zirkulationsgeschwindigkeit in Betracht. Endlich liesse sich seine erhöhte Widerstandskraft auch durch die Annahme erklären, dass seine Blutmenge eine relativ grössere ist, als bei Süring und mir. Der Sauerstoffverbrauch war nach bezüglichen Bestimmungen bei Süring am grössten.

Was die Vitalkapazität anlangt, so ist es hinsichtlich der Bestimmung dieser nicht gleichgiltig, ob man vorher Sauerstoff geatmet hat oder nicht. Befindet man sich nach künstlicher Respiration unter normalen Bedingungen, so zeigt dieselbe, wie aus beistehenden, bei 260 mm Druck gewonnenen Werten der Tabelle hervorgeht, keine oder jedenfalls nur ganz belanglose Veränderungen. Dass der exspiratorische Druck bei normalem Befinden keine Veränderung zeigt, dass man auch unter einem Drucke von weniger als 300 mm zu pfeifen imstande ist, habe ich schon in der Einleitung zu diesem Abschnitte (S. 213) bemerkt.

Bestimmungen der Körpertemperatur ergaben keine deutlichen Abweichungen von der Norm, was ja in Anbetracht der doch immerhin nur kurzen Dauer unserer Versuche sowie der zeitweise notwendigen Zuführung von Sauerstoff verständlich erscheint. Auffallende Veränderungen des Harnes konnte ich auch nach jenen Experimenten, bei welchen wir uns wiederholt den bedrohlichen Zuständen während der Druckverminderung ausgesetzt hatten, nicht konstatieren, insbesonders fand sich kein Eiweiss.

Auf die Mitteilung weiterer Erfahrungen kann hier nicht eingegangen werden.

Noch muss ich über ein Ereignis berichten, welches sich bei einem unserer Versuche zugetragen hat und das den Gegenstand von einer anderen Seite beleuchtet; dasselbe bedarf einer näheren Erklärung.

Bei einem unserer Experimente, bei welchem wir, wie aus der Kurve (Fig. 15) ersichtlich, in zirka 15 Minuten einen Druck von 230 mm erreicht hatten, geschah es, dass ich plötzlich, als ich eben wieder den Schlauch zur Sauerstoffatmung in den Mund genommen hatte, nicht mehr zu respirieren im Stande war. Zugleich machte sich ein äusserst schmerzhaftes Gürtel- und Umschnürungsgefühl der unteren Brustapertur, wie durch ein eisernes Band verursacht, bemerkbar; zu dem bestehenden Krampfe des Diaphragmas gesellte sich überdies die Unmöglichkeit, die auxiliären Atemmuskeln genügend zu betätigen. Die Beine versagten vollständig den Dienst und wurden unbeweglich, ich vermochte mich nicht zu erheben. Meine Arme wurden in Streckstellung nach vorne gezogen, wobei die Hände „Schreibfederhaltung“ einnahmen; es war unmöglich, die Finger zu bewegen. Gleichzeitig wurde ich von einem Krampfe der Masseteren befallen, infolge dessen ich das gläserne Mundstück zerbiss und meine Lippen leicht verletzte; mein Gesichtsausdruck soll ein verfallener gewesen sein, Cyanose bestand nicht. Dies alles geschah, während sich Berson und Süring vollständig wohl befanden, beziehungsweise um meine Wiederherstellung bemüht waren. Bemerkenswert ist ferner, dass ich während der 5 Minuten, welche der Zustand etwa dauerte, bei vollständig klarem Verstande war und volle Dispositionsfähigkeit besass; ja, ich dachte sogar noch während der bestehenden Erscheinungen an ihre mögliche Ursache und überlegte, ob ich meine Kameraden nicht auffordern sollte, künstliche Respirationsbewegungen einzuleiten.

Unter kalten Begiessungen und nachdem wir den Druck wieder um ca. 100—150 mm hatten ansteigen lassen, gingen die Erscheinungen im Verlaufe von etwa 10 Minuten vollständig zurück. Zunächst konnte ich wieder atmen, obwohl noch eine gewisse Spannung in der Gegend des Zwerchfelles bestand; dann liessen die übrigen Krämpfe nach und die Motilität der unteren Extremitäten kehrte zurück. Wärmegefühl, ein eigenartiges Drängen nach der Peripherie und Ameisenlaufen traten dabei in den Beinen ein; zuletzt schwand die Steifigkeit der Finger.

Dass das Sistieren meiner Respirationstätigkeit nicht etwa durch eine Verengerung der Lungenstellung bedingt war, wie eine solche Deutung vielleicht seitens der Anhänger dieser Theorie gegeben werden könnte, geht schon klar aus den übrigen Erscheinungen im Bereiche des Muskelapparates, aus den Krämpfen und der Lähmung der unteren Extremitäten hervor. Ausserdem blieben die Erscheinungen bei einem weiteren Versuche, welcher einige Tage darauf bis zu einer Druckverminderung von 250 mm, jedoch in etwas langsamerem Abstiege ausgeführt wurde, ebenso aus, wie dies bei den früheren Experimenten der Fall war. Auch der Hinweis auf das vollständige Wohlbefinden meiner Begleiter spricht schon gegen derartige Annahmen. Dies genügt auch, um die Vermutung zurückzuweisen, dass das Diaphragma vielleicht durch Auftreibung des Magens mit folgendem Druck auf den Plexus solaris in seiner Funktion behindert worden wäre. Ich füge hinzu, dass mein Abdomen keine Auftreibung zeigte und die Möglichkeit, den Magen durch Ruktus zu entleeren, bestand.

Die Erscheinungen unterschieden sich aber auch ganz wesentlich von jenen Symptomen, die wir sonst bei progressiver Luftverdünnung kennen, und die wir in den vorigen Versuchen wiederholt beobachtet hatten. Bei dem in Rede stehenden Ereignis waren Krämpfe bei freiem Sensorium das dominierende Symptom, während ja für gewöhnlich die Paralyse und gerade das Erlöschen der zerebralen Funktionen den Zustand charakterisieren. Die Störungen konnten daher nicht ohne weiteres als Erscheinungen der Anoxyhämie angesehen werden. Dies forderte dazu auf, in Anbetracht der doch kurzen Dekompressionszeit an einen Umstand zu denken, den wir in diesem Zusammenhange noch nicht berücksichtigt haben: an die Möglichkeit, dass der Symptomenkomplex durch pathologische Entgasungsvorgänge verursacht worden sei, indem bei der Schnelligkeit, mit welcher die Druckverminderung vor sich ging, freier Stickstoff im Zirkulationssysteme aufgetreten sein konnte. Derselbe hätte dann ebenso, wie wir dies bezüglich der Caissonarbeiter gehört haben, zu embolischen Vorgängen und damit zur Auslösung der Krämpfe geführt. Auch schien mir eine Erklärung nach dieser Richtung um so wahrscheinlicher, als ich mich eines Arbeiters J. J. erinnerte, der nach Verlassen der Schleuse von ähnlichen Respirationsbeschwerden ergriffen wurde. Diese Deutung der bei mir aufgetretenen Krampf- und Lähmungserscheinungen, wie ich sie in einer früheren Publikation vertreten habe, schien mir damals[1]) die wahrscheinlichste zu sein und· ich glaubte hierdurch auch den Beweis dafür erbracht zu haben, dass bei allzu rascher Dekompression von normalem Luftdrucke Gasembolie bei Menschen erfolgen kann.

Dass unter dieser Bedingung freie Gasblasen in der Blutbahn auftreten und Störungen verursachen können, ist durch Tierexperimente sichergestellt. Aber dies findet nur dann statt, wenn die Dekompression auf niedere Werte derart erfolgt, dass der Stickstoff in hinreichender Menge frei wird; die Geschwindigkeit des Druckabfalles, welche hierzu notwendig ist, muss aber eine sehr bedeutende und viel grösser als jene sein, mit welcher wir uns im obigen Versuche dekomprimiert hatten, so dass mir bei der genaueren Beurteilung meines Falles doch Zweifel aufstiegen, ob die Erklärung, welche ich seinerzeit gegeben hatte, die richtige sei.

Für den Menschen war es ja naturgemäss fraglich, ob bei der Dekompression von normalem Drucke überhaupt Gasblasen auftreten können. Gehen wir auf diese Beziehungen etwas näher ein und erinnern wir uns, dass dabei nicht der Grad, sondern die Geschwindigkeit des Druckabfalles massgebend ist. Mein Nacktgewicht betrug damals 60 kg; hätte mein Körper einen Wassergehalt von 68 pCt., so würde diesem eine Flüssigkeitsmenge von 40,8 kg entsprechen. Der Stickstoffgehalt meines Blutes betrug bei einer im Jahre 1896 vorgenommenen Analyse 1,43 pCt. Nehmen wir danach 1,4 als Stickstoffgehalt der Gesamtflüssigkeit, so waren in meinem Körper unter normalem Luftdrucke zirka 571,2 ccm Stickstoff absorbiert. Da wir uns in dem fraglichen Experimente auf 230 mm Quecksilber dekomprimiert hatten, so mussten 398,4 ccm Stickstoff durch die Lunge abgegeben werden, was unter der Annahme, dass die

---

1) Vgl. u. a. meinen Aufsatz, Ueber Höhenkrankheit etc. Wiener med. Wochenschrift. No. 27—29. 1902.

Dekompression gleichmässig erfolgt wäre, einer Menge von 26,6 ccm, pro Minute entsprechen würde.

Diese ist nun bedeutend geringer als jene Menge, welche auf Grund der S. 189 gemachten Erörterungen unbeschadet, ohne Gasstauung im Blute, abgegeben werden kann, indem wir dieselbe mit maximal 40 ccm pro Minute glaubten ansetzen zu dürfen. Es wäre nun denkbar, dass sich die Verhältnisse bei meinem Experimente vielleicht ungünstiger gestaltet haben, als die rechnerische Betrachtung ergibt, da der Druckabfall nicht ganz gleichmässig erfolgte, und ich nicht in gewohnter Weise oder nicht hinreichend tief geatmet hatte. Demgegenüber muss aber bemerkt werden, dass ich kurze Zeit vor dem Einsetzen der Beschwerden, mit dem Herrichten von Instrumenten beschäftigt, einige Züge Sauerstoff gemacht und, durch beginnende Erscheinungen an die künstliche Respiration gemahnt, eben wieder zum Schlauche gegriffen hatte, wodurch die Stickstoffabgabe offenbar eine Förderung erfuhr.

Nachdem die Erklärung der Erscheinungen durch die Annahme gasembolischer Vorgänge nicht aufrecht zu halten ist, auf welche Ursache können dieselben schliesslich zurückzuführen sein? Diesbezüglich müssen wir auf jene Tierexperimente rekurrieren, die gezeigt haben, dass bei einer Dekompression, die zwar rasch, aber noch nicht mit jener Geschwindigkeit verläuft, welche die Entbindung freier Gasblasen im Gefolge hat, bei den Versuchstieren Krämpfe auftreten und dieselben dann unter Erscheinungen zugrunde gehen, wie sie bei Erstickung aus anderen Gründen beobachtet werden. Insbesondere hat schon P. Bert eine grössere Zahl derartiger Versuche mitgeteilt, nach welchen diese Tatsache mit Sicherheit feststeht; schwieriger ist ihre Erklärung. Ich gebe hier die Worte P. Berts wieder:

„. . . . elles ne sont autre chose qu'une réponse violente de la moelle épinière surexcitée par une modification brusque dans les conditions de sa nutrition. Si les transitions sont soigneusement ménagées, s'il n'ya que des changements lents et progressifs, on ne voit plus de phénomènes violents, plus de convulsions . . . . .

. . . . Ce que nous venons de dire suffit, sans qu'il soit utile d'insister d'avantage, pour prouver que c'est à cette diminution brusque de l'oxygène que devaient être attribuées les excitations médullaires et les contractions musculaires. . . . . ."

Gegen diese Auffassung einer anämischen Reizung wurde angeführt, dass die Kohlensäure als erregender Faktor dabei im Spiele sei, aber P. Bert betont, dass ja auch dieses Gas bei rascher Dekompression im Blute abnehmen müsse und jedenfalls nicht vermehrt sein könne.

Der Meinung P. Berts folgend, möchte ich glauben, dass die Krämpfe durch Intervention der vorhandenen Reize auf das in seiner Ernährung plötzlich eingreifend geschädigte Zentralorgan hervorgerufen werden. Es würde sich hierbei um etwas ähnliches handeln, wie bei anämischer Reizung aus anderer Ursache, wie sie etwa bei embolischen Vorgängen beobachtet wird; dazu käme die cummulative Wirkung jener sauren Produkte, die bei Sauerstoffmangel der Gewebe gebildet, nicht mehr rasch genug oxydiert werden können. Die Geschwindigkeit, mit welcher die Zellen in ihrer Ernährung geschädigt werden, erscheint von massgebender Bedeutung. Auch Verworn[1]) rekurriert bei Erklärung seiner Beobachtungen über dyspnoische Vagusreizung auf den Sauerstoffmangel; derselbe wirke allerdings nicht direkt als Reiz, sondern sekundäre Intermediärprodukte wären als die erregenden Faktoren anzusehen.

---

1) Archiv f. Anat. u. Physiologie. S. 66. Bd. 1903.

Aber sehen wir von der Deutung ab, die ja heute vielleicht noch nicht vollkommen befriedigend gegeben werden kann. Wichtiger als diese erscheint der von mir für den Menschen festgestellte Befund, dass die Erscheinungen bei Sauerstoffmangel durch die Schnelligkeit des Druckabfalles wesentlich verändert werden können, bezw. dass bei einer Dekompressionsgeschwindigkeit von 15 Minuten auf $^1/_3$ Atmosphären, entsprechend einem Druckabfalle von 35,5 mm oder 0,05 Atm. pro Minute, Störungen auftreten, die sich in Krämpfen manifestieren und die nicht sofort durch Sauerstoffatmung behoben werden. Leider war ich nicht mehr in der Lage, mich mit der gleichen oder einer noch grösseren Geschwindigkeit bei voller Sauerstoffatmung zu dekomprimieren. Unter dieser Bedingung wären dann wohl keine derartigen Erscheinungen aufgetreten. Bei einem weiteren Versuche, welcher einige Tage darauf bis zu einer Druckverminderung von 250 mm, jedoch in langsamerem Abstiege und bei Benützung von Sauerstoff ausgeführt wurde, war mein Befinden wieder ein vollkommen normales.

Bei Mitteilung obiger Versuche konnten wir schon Gelegenheit nehmen, auf das Bestehen individueller Differenzen hinzuweisen, indem solche sogar noch bei Dekompression auf so niedrige Druckwerte zum Ausdrucke gelangen, unter denen bei längerer Einwirkung unvermeidlich die schwersten Erscheinungen beziehungsweise der Tod eintreten muss. Sie gestatten aber eine Beurteilung dafür, wieso es dem Menschen doch möglich wurde, auch ohne Sauerstoffzufuhr entsprechende Höhen im Luftballon noch unbeschadet zu erreichen. Ich will in diesem Sinne nicht vergessen, an Glaisher zu erinnern, der Höhen passierte, in welchen später die französischen Kameraden zugrunde gingen. Als Hochfahrt ohne Sauerstoffatmung wird sein Aufstieg auf 8500 bis 9000 m, in welcher Höhe Ohnmacht erfolgte, stets eine staunenswerte Leistung bleiben.

Ungleich grössere Wichtigkeit beanspruchen jedoch die individuellen Differenzen für das Verhalten in jenen Höhen, welche noch nicht als absolut gefährlich zu bezeichnen sind, sodass hier der Toleranz des Einzelnen ein weiterer Spielraum gegeben ist; ich verweise hier nochmals darauf, dass Zuntz und ich[1]) im Ballon an der Grenze von 5000 m direkt beobachten konnten, wie sich die qualitativen Veränderungen der Oxydationsprozesse bei uns individuell und zeitlich verschieden rasch einstellten.

Wenn die körperliche Eignung nun auch gerade für das Verhalten des Bergsteigers von besonderer Wichtigkeit ist, so möchte ich demnach schon an dieser Stelle etwas näher auf die Frage der individuellen Disposition eingehen. Ich will dabei die zeitlich verschiedene Widerstandskraft des einzelnen Menschen, die temporäre Disposition, nur nebenher streifen, da diese ja leicht zu verstehen ist.

So ist es klar, dass vorausgegangene körperliche Anstrengungen, ungenügender Schlaf, nervöse Erschöpfung, Alkoholgenuss, ferner Störungen von Seiten des Magens und Darmtraktes eine ungünstige Wirkung ausüben müssen, indem sie durch ihren Einfluss auf das Herz und den Nervenapparat dem Eintritte pathologischer Erscheinungen Vorschub leisten etc.

Hierher gehört auch die Frage, inwieweit sich die Disposition im Tierexperimente beeinflussen lässt.

Ich teile in dieser Beziehung das Ergebnis eines Versuchs mit, welchen ich über das Verhalten von Tieren in der pneumatischen Kammer in Berlin am

---

1) l. c. pag. 229.

15. Juli 1901 angestellt habe. Die Bedingungen waren hierbei die gleichen, wie bei den Untersuchungen, die wir an uns selbst, S. 232, ausgeführt hatten. Einerseits sollten die Folgen einer Blutentziehung, andererseits der Einfluss von Morphin beobachtet werden.

Zu diesem Zwecke kamen drei Kaninchen von gleichem Wurfe in Verwendung, von welchen dem einen, A, ca. 24 Stunden vorher $\frac{1}{3}$ seiner Blutmenge entnommen worden war, während ein anderes, C, etwa 1 Stunde vor dem Experimente, 0,01 Morphin subcutan erhielt; Kaninchen B diente als Kontrolltier. Ueberdies wurden noch 2 Tauben in die Kammer mitgegeben. Das Verhalten der Tiere konnte durch das Fenster des Kabinettes von aussen her bequem beobachtet werden. Die Luftverdünnung, unter welcher die drei Kaninchen zu Grunde gingen, entsprach einem Sauerstoffgehalte der Luft von zirka 6 pCt., welchem sie durch etwa eine Stunde unterworfen waren.

Es erscheint verständlich, dass sich durch Verringerung der Blutmenge, der „surface oxygenophore“, die Bedingungen für die Sauerstoffaufnahme wesentlich ungünstiger gestalten müssen; in der Tat starb das betreffende Kaninchen zuerst und zwar 26 Minuten früher als das Kontrolltier. Bezüglich der Wirkung des Morphins konnte man daran denken, dass das Tier die Folgen der Luftverdünnung besser vertragen würde, als das normale, da das Sauerstoffbedürfnis durch Anwendung dieses Mittels herabgesetzt wird. Andererseits aber kam in Betracht, dass durch Morphin die Erregbarkeit des Atemzentrums wesentlich vermindert wird (A. Löwy), sodass durch ungünstige Atemmechanik dem Eintritt schwerer Schädigungen Vorschub geleistet werden könnte. Das Tier starb später als das Kontrolltier, jedoch ist die Differenz gegenüber diesem hier eine so geringfügige (ca. 5 Minuten), dass sich eine sichere Entscheidung nicht treffen lässt.

Mosso hat einen Affen, nach Applikation von Morphin, früher verenden sehen, als ein entsprechendes Kontrolltier; nach seiner Meinung würden die durch Kohlensäuremangel in ihrer Erregbarkeit herabgesetzten Zentren durch den lähmenden Einfluss des Morphins noch in erhöhtem Grade geschädigt werden. In einem Versuche desselben Autors blieb eine Blutentziehung von $\frac{1}{3}$ des Körpergewichtes auf das Befinden eines Hundes, der unter einen Druck von 320 mm gebracht worden war, ohne Einfluss; Puls und Atemfrequenz änderten sich nach dem Eingriffe nicht. Hunde scheinen im allgemeinen die Druckverminderung besser als Affen zu vertragen, wie es überhaupt den Eindruck macht, dass die Widerstandskraft mit der Höhe der Organisation des Tieres abnimmt. Ich glaube, die hier angedeuteten Versuche sollten noch ein genaueres Studium erfahren.

Die Tauben erwiesen sich toleranter als die Kaninchen und überlebten das Experiment; wir haben gesehen, dass dies ebenso bei der chronischen Schädigung durch Sauerstoffmangel (S. 226) der Fall ist.

Wirkungen, wie wir sie oben (S. 246) berührt haben, werden sich natürlich in demselben Sinne bei jedem Menschen äussern, viel schwieriger aber gestaltet sich die Erkenntnis jener Momente, welche, ohne dass Schädigungen vorausgegangen wären, dem Einen grössere Widerstandskraft verleihen, als Anderen; es erscheint rätselhaft, dass sonst kräftige, mit gesunden Organen ausgestattete Personen niemals bestimmte Höhen ohne schwere Symptome überschreiten können.

Man hat zur Erklärung der Disposition auf Unterschiede in der Bauart, insbesondere des Thorax (Brustumfang) hingewiesen sowie das Verhalten der

Vitalkapazität in Betracht gezogen. Mosso suchte die individuelle Widerstandsfähigkeit durch Messung der Zeit zu bestimmen, während welcher man die Respiration auszusetzen imstande ist, die gefundenen Differenzen sind aber nicht eindeutig etc. Ungleich grössere Bedeutung als diesen Momenten kommt dem individuellen Atemtypus zu, worauf auch schon P. Bert, pag. 1033, hingewiesen hat.

Löwy und Zuntz haben das Verdienst, die Gründe hierfür klargestellt zu haben. Der durch unsere Luftwege gegebene schädliche Raum, mit ca. 140 ccm, macht einen so erheblichen Antheil, ca. 5 pCt. des Atemvolumens aus, dass die Sauerstoffspannung unserer Lungenalveolen beträchtlich hinter dem Sauerstoffgehalte der äusseren Luft zurückbleibt. Durch Vertiefung der Respiration, Einführung einer grösseren Luftmenge (vgl. S. 217) muss die alveolare Sauerstoffspannung eine wesentliche Erhöhung erfahren. Wir verstehen demnach, dass Individuen mit einer frequenten, aber flacheren Respiration, sich weniger resistent verhalten werden, als solche mit seltener und tiefer Atmung. Während sich daher bei Menschen mit flacher Respiration Erscheinungen von Sauerstoffmangel schon in Höhen von 3500 bis 4000 m einstellen können, werden sich solche bei Individuen mit tiefer Atmung erst unter viel geringerem Barometerdrucke geltend machen, indem sie ihre alveoläre Sauerstoffspannung für die genannte Höhe noch innerhalb ausreichender Grenzwerte zu erhalten vermögen. Es versteht sich aber, dass die auf die individuelle Atemmechanik sich gründende Resistenz nur bis zu bestimmten Druckwerten von Einfluss sein wird, indem bei stärkerer Verdünnung die notwendige Spannung in den Lungenalveolen nicht mehr erreicht werden kann. Bei Körperruhe genügt diese Kompensationsvorrichtung bis zu einer Abnahme des Druckes auf etwa 340 mm, entsprechend einer Höhe von 5600 m, damit die vitalen Funktionen eben noch in physiologischer Weise ablaufen, beim Bergsteigen wird sie aber schon viel früher, entsprechend einer Alveolartension von etwa 60 mm, insufficient, wie wir noch hören werden.

Es ist nun meines Erachtens von vornherein nicht anzunehmen, dass die Unterschiede in der Resistenz gegen die Einflüsse der Luftverdünnung ausschliesslich an eine doch immerhin so labile und durch die verschiedensten Faktoren so leicht zu beeinflussende Funktion geknüpft sein sollten, beziehungsweise, dass Differenzen in der Atemmechanik allein die individuellen Unterschiede genügend erklären könnten. Es müssen hierfür noch andere Momente massgebend sein, und darauf weist gerade auch die Beobachtung, dass individuelle Differenzen noch unter solchen Druckwerten, wenn auch in entsprechend abgeschwächter Form bestehen, die durch eine Steigerung der Ventilation nicht mehr kompensiert werden könnten.

In diesem Zusammenhange möchte ich bezüglich der Dispositionsfrage einem Gedanken Ausdruck verleihen, welchen ich schon vor mehreren Jahren in meiner *„Bergkrankheit“* angedeutet habe, indem ich der Meinung war, dass die individuellen Differenzen, welche auch für die Akklimatisation in Betracht kommen, einen tieferen Grund chemischer Natur haben müssten. Darauf weisen ja schon die Unterschiede im Sauerstoffbedarfe und im Energieverbrauche einzelner in ihrem Körperbau übereinstimmender Menschen bei gleicher physischer Arbeit unter normalen Verhältnissen, wobei die Untersuchung der obengenannten Faktoren keine genügende Erklärung hierfür liefert. Ich habe nun bereits früher daran gedacht und bin neuerdings durch meine Erfahrungen in der pneumatischen Kammer und im Luftballon darauf hingewiesen worden, dass die individuellen Differenzen in Unterschieden in der Bindungskraft des Hämoglobines für den Sauerstoff ihre

Ursache finden könnten. Schon P. Bert hat wiederholt darauf aufmerksam gemacht, dass die Sauerstoffkapazität des Blutes bei gleichen Spannungen beträchtliche Unterschiede (für das arterielle Blut des Hundes gibt er Mengen von 14,4—22,8 pCt. an, nach anderen Analysen ergeben sich Schwankungen um ca. 2 pCt.) aufweisen kann. Diese Annahme hat durch Untersuchungen von Loewy[1] (mit Menschenblut), sowie durch Erfahrungen am Menschen, über welche Loewy und ich verfügen, sehr an Berechtigung gewonnen. Und zwar geht aus denselben hervor, dass sich Differenzen der gebundenen Sauerstoffmengen bei gleicher Sauerstofftension gerade bei niederen Druckwerten zeigen, während die Unterschiede der Dissoziation bei höherer Spannung weniger hervortreten und die Werte der maximalen Kapazitäten meist näher bei einander liegen. Dass den einzelnen Blutkörperchen ein verschiedener Hämoglobingehalt zukommen könnte, erscheint mir nicht unwahrscheinlich, wobei an Differenzen in der Struktur des Stromas — Art der Fixierung des „Endosoma“ (Rollet) im Erythrozyten — zu denken wäre. Ueber die Art der Verteilung des Hämoglobins im Blutkörperchen wird vielleicht auch die Untersuchung mit dem Ultramikroskope von Siedentopf und Zsigmondy Aufschlüsse gestatten; ich gedenke in diesem Zusammenhange auch mit durch flüssige Luft vorbehandelten Blutkörperchen zu arbeiten.

Zu der Annahme individueller Unterschiede in der Sauerstoffkapazität des Blutes berechtigen auch weiter die Untersuchungen von Loewy und Zuntz über die Dissoziationsspannung des Hundeblutes, sowie die Analysen von Hill und Macleod, die, gleich P. Bert, auch bei hohem Sauerstoffdrucke, 3 Atmosphären und darüber, Differenzen in der Sauerstoffaufnahme des Blutes nachgewiesen haben. Man braucht hier nicht etwa der Bohr'schen Vorstellung, welche auch von Haldane und Smith vertreten wird, zu folgen, nach welcher verschiedene mit differenter Sauerstoffkapazität ausgestattete Hämoglobine in wechelnden Mengenverhältnissen kreisen, sondern wir möchten auf Grund der obigen Erfahrungen glauben, dass sich das gesamte Oxyhämoglobin eines Individuums von dem eines anderen durch seine Dissoziationsspannung unterscheidet, beziehungsweise, dass dieselbe bei den besser disponierten Individuen tiefer liegen würde. Nach der neuesten Arbeit von Bohr und seinen Schülern kommt, wie schon besprochen, der Kohlensäurespannung ein wichtiger Einfluss auf den Sauerstoffgehalt des Blutes zu, die individuellen Differenzen aber scheinen hierdurch nicht tangiert zu werden.

Ausser nach der hämatologischen Richtung würden individuelle Differenzen aber auch darin ihre Begründung finden, dass eine verschiedene Avidität der fixen Gewebselemente für den Sauerstoff bestehen könnte; bei einzelnen scheinen die Vorgänge der inneren Atmung ökonomischer zu verlaufen als bei anderen. Die Zellen vermögen ihren Sauerstoffbedarf aus unbekannten Gründen noch bei niederen Spannungswerten zu decken, ohne dass deren Funktion wesentlich leidet. Hierbei dürften die Texturen der einzelnen Organe ebenfalls in verschiedenem Grade anpassungsfähig sein; andererseits aber kann in einzelnen Geweben schon Sauerstoffmangel bestehen, ohne dass der Sauerstoffvorrat des Venenblutes vollständig erschöpft wäre.

Wenn man schon von einer Eignung für das Hochgebirge beziehungsweise für Ballonfahrten in grosse Höhen spricht, so wäre die betreffende Person nicht nur in Bezug auf ihre Atemmechanik, sondern auch auf ihre Sauerstoffkapazität durch Blutanalysen zu untersuchen.

---

[1] l. c. S. 221.

Hiermit hätte ich die wichtigsten Anschauungen über die Ursachen der individuellen Disposition auseinandergesetzt; wir wollen den Boden der Hypothesen verlassen und uns den praktischen Erfahrungen zuwenden, die aus der Erkenntnis der Tatsache verständlich werden, dass die pathologischen Erscheinungen, welche bei Verminderung des Barometerdruckes nach passiver Beförderung eintreten, durch Anoxyhämie der Gewebe verursacht sind.

Wir dürfen behaupten, dass die Sauerstofffrage nunmehr in der Tat als erledigt angesehen werden kann; ich glaube aber die Beweise im Folgenden noch verstärken zu müssen, denn der Widerspruch gegen die Sauerstofftheorie, welcher auch aus der neuesten Arbeit von Kronecker durchscheint, „zwingt“, um den Wortlaut aus einem anregenden Essay des Philosophen Meringer zu gebrauchen, „die These so stark zu machen, als sie nach ihrer inneren Entwicklungsfähigkeit gemacht werden kann.“ Auf Kronecker's Arbeit wird sich wieder eine Fülle von Autoren berufen; da der Gegenstand aber nicht blos theoretisches Interesse hat, sondern auch praktisch von einschneidender Bedeutung ist, indem das Leben von Menschen auf dem Spiele steht, so werden wir für den Gebrauch des Sauerstoffes im Ballon noch nachdrücklich einzutreten haben.

Der tragische Ausgang der Fahrt des Ballons „Zenith“ vom 15. April 1875 hat naturgemäss in der ganzen zivilisierten Welt die grösste Teilnahme hervorgerufen. Derselbe ist auch von den Physiologen in lebhafte Diskussion gezogen worden, leider aber vielfach mit dem Resultate, dass dadurch die ursächliche Bedeutung des Sauerstoffmangels angezweifelt und das Ereignis immer wieder gegen die Sauerstofftheorie ins Treffen geführt wurde. Ja man hat sich nicht gescheut, den Tod von Sivel und Crocé-Spinelli geradezu P. Bert zur Last zu legen und dessen Ratschläge als leichtsinnig und phantastisch hinzustellen. Es erscheint mir daher notwendig, diesen Punkt endgiltig klar zu stellen. Jener Trauerfall in der Geschichte der Ballonfahrten war ausschliesslich unglücklichen äusseren Umständen zuzuschreiben, und es ist nur zu bedauern, dass P. Bert seinen Triumph nicht mehr erleben konnte, wie er ihm durch die Erfahrungen wäre bereitet worden, welche die deutschen Meteorologen an der Wende des vorigen Jahrhunderts im Ballon gemacht haben.

Zu der Zeit, als dieser Forscher seine Untersuchungen begann, hatte schon Glaisher seine berühmten Hochfahrten in England ausgeführt, bei welchen er die Höhe von 8000 m überschritten und daher auch bereits an sich selbst sowie an seinem Begleiter Coxwell die Gefahren kennen gelernt hatte, welche dem Organismus in jenen hohen Regionen drohen. Fonvielle gab 1869 den Rat, Sauerstoff mitzunehmen; P. Bert aber hat die Notwendigkeit dieser Massnahme zuerst experimentell begründet. Seine Studien fallen in die Zeit, als die Aëronautik in Frankreich durch die Bestrebungen Tissandier's neues Leben erfuhr. Die mit Rücksicht auf die Praxis zunächst an sich selbst durchgeführten Versuche P. Bert's werden stets ein bleibendes Denkmal von entschlossenem Eintreten für eine wissenschaftliche Idee bilden. Dann nahm P. Bert, wie dies auch ich Juli 1901 in Gemeinschaft mit Berson und Süring durchgeführt habe, orientierende Versuche mit Crocé-Spinelli und Sivel in der pneumatischen Kammer vor, auf Grund welcher er sich von der sicheren Wirkung der Sauerstoffatmung unter niedrigem Drucke überzeugte. Ich übergehe die hierbei gewonnenen Erfahrungen; es genügt, die Experimente vom Februar 1874 zu erwähnen, worüber man des näheren P. Bert's Werk S. 749—763 vergleiche.

Diesen Versuchen folgte am 22. März 1874 eine Ballonfahrt von Sivel und Crocé-Spinelli, bei welcher diese Forscher zwei Gasgemische zur künstlichen

Atmung, das eine mit 40, das andere mit 70 pCt. Sauerstoffgehalt emporführten. Die Aëronauten erreichten in ca. 2 Stunden 7300 m, wobei sie sich mit gutem Erfolge des Sauerstoffvorrates und zwar in der Weise bedienten, dass sie den Ballon mit der niedrigen O_2-Spannung bis zu 6000 m und von da ab jenen mit 70 pCt. O_2-Gehalt benützten. Dann fand am 15. April 1875 die Hochfahrt des „Zenith" statt, an welcher die beiden Genannten und Tissandier teilnahmen. Sie führten drei aus Kautschuk gefertigte Ballons mit, welche ein Gasgemenge von 72 pCt. Sauerstoff enthielten, aber eine ganz ungenügende Kapazität besassen. Wir wollen diese Fahrt nicht in ihren Einzelheiten schildern, wie sie durch den überlebenden Tissandier bekannt geworden sind, da wir ja heute vollkommen verstehen, warum die beiden Gelehrten den Tod fanden; der Sauerstoffvorrat war ungenügend, und überdies wurde das Gas zu spät eingeatmet. Die Beschreibung der Fahrt ist vielfach reproduziert worden; ich beschränke mich darauf, hier die Kurve derselben wiederzugeben (Fig. 17). Die beiden

Fig. 17.

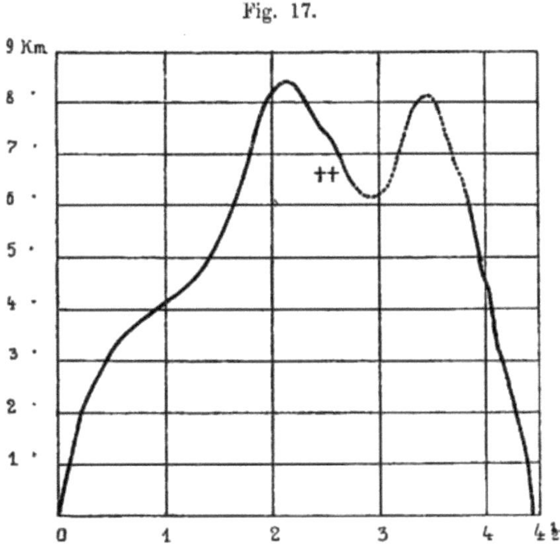

Kreuze bezeichnen die Höhe beziehungsweise den Zeitpunkt, wann Sivel und Crocé-Spinelli vermutlich zugrunde gingen. Weniger bekannt dürfte sein, dass Tissandier seit der Fahrt bleibend taub geblieben ist. Dass P. Bert leichtsinnig vorgegangen sei, wird man wohl nicht behaupten können, wenn man sich der eben von mir erwähnten Vorversuche erinnert. Was die Fahrt selbst anlangt, so trifft P. Bert keine Schuld an dem Ereignisse, obwohl es, abgesehen von der später durch v. Cyon geübten Kritik, auch damals in Paris nicht an Stimmen fehlte, welche, wie Collin, die unrichtige physiologische Anschauung P. Bert's verantwortlich machen wollten. Ich verweise auf dessen bezügliche Korrespondenz mit Tissandier *„Pression barométrique"* S. 1060.

Ausdrücklich hebt P. Bert in seinem Buche hervor, „dass die Grösse der für die Sauerstoffrespiration in Betracht kommenden Ballons so gewählt werden müsse, dass zirka 10 l Gas pro Minute in den gefährlichen Regionen zur

Verfügung stehen. Bis zu der Höhe von 7000 m würde eine Mischung von 70 pCt. genügen, für Fahrten bis 9000 m wäre reiner Sauerstoff mitzunehmen. Um bei der Fahrt des „Zenith" alle Gefahren zu vermeiden, hätten mindestens 1300 l der Mischung, und 1800 l von reinem Sauerstoff, beziehungsweise 3 cbm Gas in 9 cbm fassenden Ballons mitgeführt werden müssen. Der Schlauch wäre durch ein Galibert oder Denayrouze'sches Mundstück zu fixieren gewesen, damit er dem Beobachter nicht hätte entgleiten können. — S'il avait eu le tube à la bouche, ils étaient tous sauvés."

Nach der Fahrt des Ballon „Zenith" herrschte lange Zeit Ruhe; erst im Beginn der 90er Jahre wurden Hochfahrten im Dienste der Meteorologie von seiten des deutschen Vereines für Luftschifffahrt in Berlin, unterstützt vom preussischen Militär-Aerare, gefördert von Sr. Majestät dem deutschen Kaiser in grossem Massstabe und mit früher ungeahntem Erfolge wieder aufgenommen. So konnte der Vorstand des Kgl. aëronautischen Observatoriums R. Assmann bereits 1895 über 12 Aufstiege berichten, wobei 7 mal Höhen über 6000 m 3 mal solche von 6—7000 m, 1 mal 8000 und 1 mal 9000 m erreicht wurden. Jeder einzelne dieser Aufstiege lieferte einen neuen Beweis für die Richtigkeit der Sauerstofftheorie und widerlegte schlagend alle gegen dieselbe erhobenen Einwände. Die praktische Erfahrung ist hier der physiologischen Forschung durch die exakte Beweisführung am Menschen zuvorgekommen. Hilfreich griffen die Fortschritte der Industrie ein, durch welche es möglich wurde, reinen Sauerstoff in grossen Mengen, auf kleinen Raum komprimiert, mittelst der Stahlzylinder emporzuführen.

Ich kann im folgenden nicht auf alle jene so wichtigen Hochfahrten eingehen, welche durch den am 11. Mai 1894 erfolgten Aufstieg von Berson und Gross in die Höhe von 7930 m bei — 36,5° C. inauguriert wurden.[1] Ich will jedoch einige Fahrten herausgreifen, da ihre Schilderung die hier in Betracht kommenden Verhältnisse wertvoll zu beleuchten und meine späteren Ausführungen zu begründen imstande ist.

Die Fahrt von Gross und Berson war am 4. Dezember 1894 von dem bekannten Aufstiege Berson's allein gefolgt (vgl. Fig. 18), bei welchem er

Fig. 18.

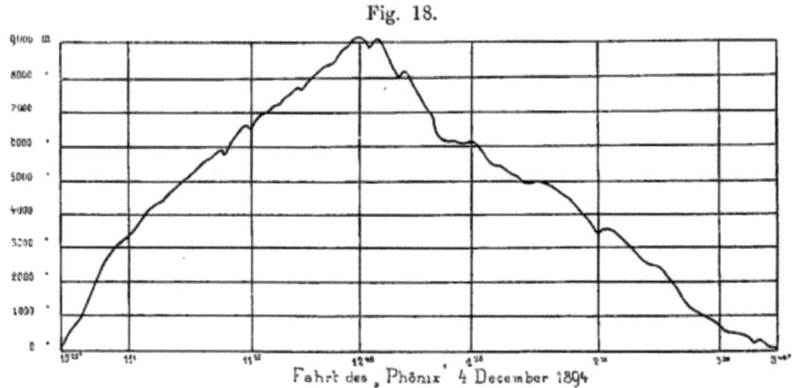

<hr>

1) Des Näheren vergleiche die interessante Schilderung dieser Fahrt in „Wissenschaftliche Luftfahrten" von R. Assmann u. A. Berson. Braunschweig 1900, II. Bd., S. 285; in der grössten Höhe war Berson einer Ohnmacht nahe und Gross zog das Ventil.

den Höhenrekord von 9150 m bei — 47,9° C. schuf[1]). Diese Leistung wird derjenige umsomehr zu würdigen wissen, der, wie ich selbst, in der Lage war, den Zustand in jenen grossen Höhen aus eigener Erfahrung kennen zu lernen. Beim Aufstieg eines Einzelnen fehlt der hilfreiche Freund, der Einen gelegentlich zur Sauerstoffatmung auffordert und rechtzeitig den rettenden Schlauch in den Mund steckt; der Forscher ist auf sich allein angewiesen, er muss seine Instrumente ablesen, den Gang des Ballons kontrollieren und gleichzeitig sein Befinden im Auge haben; es gehört Mut dazu, allein Hochfahrten zu machen, wie sie Glaisher, Berson, Süring, Elias ausgeführt haben.

Diese Fahrt zitiert nunmehr auch Kronecker in seinem neuesten Aufsatze[2]). Wieso er aber zu dem Schlusse kommt, dass dieselbe gezeigt habe, „Innerhalb welch enormer Luftdruckschwankungen der menschliche Körper sich zu adaptieren mag" und nicht klar dasjenige betont, was daraus mit aller Bestimmtheit hervorgeht — die Bedeutung des Sauerstoffes —, erscheint besonders im Hinblick auf die noch pag. 124 gemachte Bemerkung zumindest unverständlich. „Sie erinnern sich," schreibt er dort, „dass alle Hochluftschiffer ihren Proviant an Sauerstoff mitnehmen und in beträchtlicher Höhe sich nur durch Atmung dieser Lebensluft erhalten zu können meinen."

Ich möchte gerade wegen der sehr treffenden Bemerkungen über diesen Punkt eine Fahrtbeschreibung Bersons[3]) wiedergegeben, welche sich auf einen mit Stanley Spencer in England unternommenen Aufstieg — 14. September 1898 — bezieht.

„ . . . . Der „Excelsior", wie unser Ballon — nebst zahlreichen seiner Brüder — hiess, stieg zeitweise mit einer vertikalen Geschwindigkeit von 5—6 m pro Sekunde empor — und als er nach genau einer halben Stunde die Höhe erreicht hatte, in welcher er voll und auch der erste Auftrieb von zirka 80 kg verbraucht war, befanden wir uns bei einem Barometerstande von 315 mm und einer Temperatur von — 26,5° in rund 7200 m, sodass die mittlere Geschwindigkeit seines Aufwärtsfluges noch immer 4 m in der Sekunde betragen hatte. Eine halbe Stunde lang stiegen wir also in jeder Sekunde um ein Stockwerk höher.

Schon vorher, bei etwa 6000 m, hatte mir Mr. Spencer zugerufen, er fange an, sich „so komisch" zu fühlen; ich wusste wohl aus früherer Erfahrung, was dies zu bedeuten habe und gab ihm den Rat, sogleich mit der Sauerstoffatmung zu beginnen. Er tat es mit ausgezeichnetem Erfolge und wenige Minuten später folgte ich seinem Beispiele. Ich kann es angesichts gegenteiliger, meist vom grünen Tische aus geäusserten Ansichten nicht kräftig genug betonen, in welch' ausgezeichnetem Masse ich noch bei jedem, mit dem ich Fahrten in grosse Höhen unternommen habe und bei mir selber die erfrischende, kräftigende, Energie und Wohlbefinden in gleicher Weise hebende Wirkung der künstlichen Sauerstoffzuführung festgestellt habe; natürlich kann ich hier nicht näher auf diese Frage eingehen.

In langsamer Vorwärtsbewegung hatte der Ballon indessen beinahe einen Halbkreis beschrieben und hatte schon vor 3 Uhr unter Ballastauswurf 8000 m Höhe überschritten. Die Temperaturabnahme, welche zunächst nur in den untersten 1000 m, in der Nähe der stark erhitzten Erde, schnell erfolgte, dann aber bis über 4500 m mässig war (wenig über 0,5° per 100 m), nahm nun über diesen mittelhohen Schichten immer mehr zu, bis auf 0,8 und 0,9° per 100 m — und rasch sah ich trotz England und ozeanischem Klima, trotz einer Wärme von 27° unten und barometrischem Maximum, sowie südwestlicher Luftströmung,

---

1) Ebenda, Bd. I, S. 105 und Bd. II, S. 418, sowie Meteorolog. Zeitschrift „Das Wetter". 12. Jahrg., H. 1, 1895.

2) Separatabdruck aus „Deutsche Klinik etc." im Verlage von Urban und Schwarzenberg, Berlin-Wien 1903.

3) Meteorologische Zeitschrift „Das Wetter", 15. Jahrg., H. 10, 1898.

meine Thermometer (Quecksilber- und Alkohol-) den in diesen Höhen gewohnten und von uns auch erwarteten tiefen Kältegraden zueilen. Schon unterhalb von 8000 m war die Temperatur unter — 30⁰ gesunken und fiel noch immer rasch weiter . . .

. . . Vier Minuten nach drei hiess es „Halt!" — nach und nach hatten wir den verfügbaren Ballastvorrat verbraucht und nur vier mässige Sandsäckchen von insgesamt etwa 60 kg Gewicht waren übrig, die denn doch für den Abstieg aufbewahrt werden mussten. Wir befanden uns in 8320 m Höhe, bei 271 mm Luftdruck und — 34,1⁰ Lufttemperatur, beide bei Sauerstoffatmung, die ich sogar gelegentlich auf volle Minuten aussetzte, wenn sie mich bei der Hantierung mit den Apparaten störte, ganz wohl und munter, wenn auch freilich in der eigentümlichen, mit Worten nicht wiederzugebenden Verfassung, in welche der gesamte Organismus, der physische wie der geistige, in dieser dünnen kalten Luft trotz aller Palliative, versetzt wird. Als nun der Ballon nach ganz geringem Falle wieder umbog und wir uns andauernd in dieser grossen Höhe hielten, wurde bei der schon tiefstehenden Sonne die Kälte besonders empfindlich, umsomehr, als wir uns im Drange der Vorbereitungen zur Abfahrt gegen dieselbe garnicht versehen, sondern die Pakete mit warmer Wollwäsche friedlich auf dem Rasen der Anlagen zurückgelassen hatten und genau so gekleidet waren, wie es für einen heissen Sommertag in London eben passte — was bei einer Wärmeabnahme von 61⁰ C. allerdings nicht mehr genügte. Zur Entschuldigung muss ich hinzufügen, dass ich nur sehr geringe Hoffnung gehabt hatte, zu zweien mit dem nicht sehr grossen Ballon tatsächlich so erhebliche Höhen und damit so tiefe Temperaturen erreichen zu können . . ."

Anschliessend hieran will ich auch die Fahrt der „Vega" nicht übergehen, weil sie auf so manchen, für uns wichtigen Punkt Streiflichter zu werfen imstande ist. Der Aufstieg erfolgte am 3. Oktober 1898 von Sitten in der Schweiz; Teilnehmer waren Spelterini, Biedermann, Maurer und Heim. Die folgende Darstellung des körperlichen Befindens der Teilnehmer entstammt der Feder des letzteren:

„. . . Bei 6000 m bis 6800 m fühlte ich mich, sitzend in einer Ecke der Gondel auf einigen Ballastsäcken, unaussprechlich behaglich und wohl. Halb träumend schaute ich hinaus über die glänzenden Wolken, nach dem gelblichen Horizont oder zum schwarzblauen Himmel.

Ich hatte kein Bedürfnis nach künstlicher Sauerstoffatmung, keine Atemnot, kein Unbehagen, keinen „Lufthunger". Aber die Fähigkeit zur Arbeit war gering, die Energie verschwunden. Nur das Notizbuch zu heben und zu schreiben war eine starke Anstrengung. Mit einem photographischen Apparate zu hantieren, erzeugte sofort beschleunigten Atem, ein völliges Luftschnappen. In Ruhestellung war meine Atmung nicht beschleunigt. Mein Puls war sehr schwach, ich konnte ihn kaum mehr finden, aber er war ruhig wie immer, 60 bis 63 Schläge per Minute. Allmählich empfand ich die andauernde Kälte von — 20⁰, ich fror jetzt doch in meinem Sommeranzuge. Die Beine zitterten, mein Gesicht habe seine natürliche Färbung verloren, ich sei wachsgelb, der Kapitän dunkelbraun geworden, sagte Dr. Maurer. Aber es war so schön, ruhig sitzen zu bleiben! Lieber erfrieren, als die Mühsal auf sich nehmen, den neben mir liegenden Mantel aufzuheben und umzuschlagen! Es blieb nur mein Gewissen in Tätigkeit, welches mir stets sagte: Du sollst beobachten, sollst aufpassen, sollst notieren, und ich schaute gehorchend über den Korbrand hinaus in die weite Welt, aber ich sah nichts besonderes, ich beachtete nicht, was ich hätte beachten sollen, ich notierte nichts mehr, ich fand die Programmpunkte in meinem Geiste nicht mehr zusammen; ich war geistig wie gelähmt und stumpfsinnig geworden, aber es war mir sehr wohl dabei. Nur ruhig unbeweglich sitzen und den Ballon steigen lassen, hinauffahren in himmlische Höhen, das müsste ein seliges schönes Ende sein.

Der Kapitän hantierte mit den Sandsäcken und den photographischen Apparaten tapfer weiter. Er wusste die Erschlaffung am meisten zu beherrschen, er blieb am leistungsfähigsten, aber auch er bekam eine matte Stimme, eine dunkle Gesichtsfärbung von blauem Blute und keuchte und schnappte Luft, sobald er sich anstrengte. Ebenso Dr. Biedermann. Von der Kälte bekam letzterer etwas Nasenfluss. Als er sich schneuzen wollte, war es ihm, wie wenn der ganze Kopf explodieren wollte, sofort musste er den Versuch einstellen und durfte fürderhin nur sachte abwischen, so lange wir in der Höhe blieben. Ganz übereinstimmend atmeten wir drei ruhig, sobald wir stille blieben, aber jede Bewegung, jedes Heben eines Armes oder Beines erzeugte sofort das Luftschnappen, das aber ebenso schnell wieder aufhörte.

Dr. Maurer beschreibt selbst seinen Zustand wie folgt: „12 Uhr 40 Minuten, nahe 6000 m! Wir stehen über Moudon, das Thermometer zeigt auf — 17° C. und das Quecksilberbarometer markiert kaum noch 370 mm Luftdruck; in dieser enormen Höhe treiben wir eine volle Stunde lang hin. Ich fühle, dass ich zusehends schwächer werde; zeitweise befällt mich starke Schlafsucht, aus der ich mich energisch aufraffen muss. Leichtes Herzklopfen stellt sich ein, ich fühle einen stechenden Kopfschmerz." Dr. Maurer erinnert sich hier an Sivel und Crocé-Spinelli, die in solchen Höhen aus Sauerstoffmangel infolge Luftverdünnung im Ballon starben. Er fährt dann fort: „Ich setze einen Gummischlauch an das Ventil der einen Sauerstoffstahlflasche und sauge das belebende Gas in langen gierigen Zügen in die Lungen. Der lästige Kopfschmerz, das zeitweise leichte Herzklopfen nehmen sofort ab und ich fühle unmittelbar die erfrischende belebende Wirkung des Gases auf den geschwächten Körper." Später, nach dem letzten Aufstiege, am Kulminationspunkte unserer Bahn bei 6800 m über Gray, ruft Dr. Maurer: „Ich kann nicht mehr ablesen, ich sehe kaum mehr." Dr. Biedermann machte die Ablesung an einem, ich am anderen Instrumente, ich sah noch ganz gut und scharf, war aber schlaff und gleichgiltig geworden.

Jeweilen, wenn der Ballon um 200—500 m wieder fiel, waren wir sofort wieder neu belebt, die Wirkung der Luftverdünnung hielt nur so lange an, als wir in dieser Höhe uns befanden. Als wir auf 4000 m heruntersanken, und das Thermometer wieder auf — 5° gestiegen war, fühlte ich mich sehr warm, sodass ich mir durch Aufknöpfen der Weste Kühlung verschaffen musste.

Wir haben aus ungenügender Erfahrung in den Vorbereitungen für den Aufenthalt in einer Höhe von über 6000 m entschieden einige Fehler begangen, die sich uns, zu spät, deutlich zeigten. Freilich, wir hatten nicht die Absicht, über 5000 m zu steigen. Man sollte alle schützenden Einrichtungen fix und fertig treffen, bevor man deren Notwendigkeit empfindet, denn wenn man schon so hoch ist, dass sich das Bedürfnis einstellt, ist unterdessen die Schlaffheit erschienen, welche jede Manipulation in Frage stellt oder gar durch eine, innerhalb von Sekunden zunehmende Ohnmacht unmöglich machen kann. Als wir merkten, dass es jetzt für uns alle am Platze wäre, die künstliche Sauerstoffatmung in Gang zu setzen, steckte der Schlüssel noch nicht an der zu diesem Zwecke mitgenommenen Bombe mit komprimiertem Sauerstoff und das Reduktionsventil zum. langsamen Auslassen des komprimierten Gases lag daneben, statt schon mitsamt den Kautschukschläuchen angeschraubt zu sein. Alles sollte schon früher fix und fertig bereit sein und man muss die warm haltenden Ueberkleider anziehen, bevor man zu frieren beginnt. Indessen wir drei, die wir keinen Sauerstoff zu atmen bekamen und die Bombe gefüllt zur Erde zurückbrachten, haben auch in 6800 m bei Ruhe noch keine Not empfunden.

Ich kann hier die dramatische Szene nicht übergehen, welche sich am Kulminationspunkte unserer Fahrt in der Gondel abspielte. Der Kapitän wollte die Sauerstoffbombe, die neben ihm an der Innenseite des Fahrkorbes aufrecht befestigt worden war, zur künstlichen Atmung für uns drei öffnen, während Dr. Maurer für sich schon seit einiger Zeit die Bombe benutzen konnte, welche gleichzeitig der Aspiration für den Assmann'schen Termographen diente. „Wo ist der Schlüssel?" Wir suchen ihn, freilich in einer so schlaffen Weise, dass man sich der Erfolglosigkeit nicht zu verwundern brauchte. „Vielleicht ist er unter diesem

Mantel, unter jenen photographischen Apparat gelangt?" Der Meteorologe war über die
Bomben gesetzt, er hätte es wissen sollen! Ohne künstliche Sauerstoffatmung durfte auch
der Kapitän nicht wagen, weiteren Ballast auszuwerfen; er will aber unbedingt unter Mitwirkung der künstlichen Sauerstoffatmung noch höher. Der Ehrgeiz des Luftschifferkapitäns
macht sich geltend; er hat immer noch die Hoffnung, es könnte uns höher oben ein Rück-
strom in die Schweiz führen.

Maurer widerspricht sehr entschieden; er wisse bestimmt, dass er bei weiterem
Steigen in sichere Lebensgefahr gerate; jetzt solle die Ventilleine gezogen und der Ballon
zum Sinken gebracht werden! Ich meinerseits erklärte ruhig und bestimmt: „Kapitän, es
ist genug, jetzt nicht mehr höher; es hat keinen wesentlichen Nutzen!" Denn mir schien die
Situation nun auch sehr gefährlich zu werden. Da fingierte der Kapitän, er könne die Ventilleine nicht ziehen, weil er vergessen habe, welche von den beiden aus dem Ballon herab-
hängenden Leinen die normale Ventilleine und welches die Reissleine sei, und dürfe nicht
riskieren, an der Reissleine zu probieren, sonst stürzen wir. Ich antwortete ihm: „Das zu
wissen ist Deine Pflicht: übrigens weiss ich trotz meines schlechten Gedächtnisses und meiner
Schlaffheit hier oben ganz bestimmt, dass Du am roten Seil zu ziehen hast, das weisse ist
die Reissleine." Der Kapitän fügte sich, ... er zog 3 Uhr 43 Minuten an der Klappe,
man hörte das Rauschen des austretenden Wasserstoffgases. Nach dem Aneroidbarometer,
das ich nun beobachtete, fielen wir noch nicht, er zog ein zweites und drittes Mal. Jetzt
kamen wir ins Sinken. Dass dort droben unser Meteorologe den „Schlüssel zum Himmel-
reich", das heisst den Schlüssel zur Sauerstoffbombe im Stiefel wohl verborgen hielt, während
wir ihn suchten, erfuhren wir selbst erst einige Tage später. Jene Szene bei 6800 m hat
übrigens unser Einvernehmen nicht getrübt, sondern befestigt. Wir sind alle darüber einig,
das unter den genannten Umständen Umkehr das Richtige war . . . ."

Am Tage der „Vega"fahrt unternahmen auch Berson und Süring einen
Aufstieg von Berlin aus, wobei sie nach ca. 3 Stunden eine Höhe von 7377 m
bei einem Drucke von 306,6 mm und — 21,8° C. erreichten. Aus ihren
Notizen entnehme ich:

„5628 m, wir beginnen vorübergehend Sauerstoff zu atmen; 5638 m, Berson verspürt
ohne Sauerstoffatmung nach Heben von Ballastsäcken Benommenheit im Kopfe und Herzklopfen; 6000 m, Süring zeigt Spuren von Mattigkeit; 7000 m Mattigkeit und Appetitlosigkeit, aber sonst keinerlei Beschwerden; Zählung des Pulses: bei Süring 75, bei
Berson 84 (sehr unsicher)."

Aus dem Jahre 1899 ist die Fahrt Süring's vom 24. März zu nennen,
bei welcher dieser Forscher eine Höhe von 7955 m erreichte. Ich hebe aus
seinen Aufzeichnungen hervor, dass sein Befinden während des mehr als ein-
stündigen Aufenthaltes in Höhen zwischen 7600 und 7900 ein gutes war und
kein Herzklopfen bestand; ja Süring bemerkt sogar, dass er die Sauerstoffatmung während des Ventilzuges aussetzen konnte.

Das Ausstellungsjahr 1900 brachte zwei Hochfahrten von französischem
Boden, den am 27. September von Paris unternommenen Aufstieg von
Balsan und Godard auf 8417 m und die Fahrt von de la Vaulx und
Maison auf 7200 m; beide Male wurde Sauerstoff, und zwar von einer
Höhe von etwa 6000 m an, eingeatmet. Dort ist Balsan einer Ohnmacht nahe
und Godard reicht ihm den Schlauch, hier droht Maison umzusinken, nach-
dem er einen Ballastsack entleert hat, und de la Vaulx versorgt ihn mit
Sauerstoff.

Ausführlicher muss ich auf die Hochfahrt zu sprechen kommen, welche
ich dann selbst zur Klärung der Sauerstofffrage am 11. Juli 1901 mit Berson

und Süring auszuführen die Freude hatte, nachdem ich eine Woche früher an einer Fahrt mit Berson auf Mt. Rosa-Höhe, bezw. auf 4582 m teilnehmen konnte.

Ich will auf die Fahrtbeschreibung nicht näher eingehen, da dieselbe an anderer Stelle[1] mit den entsprechenden Kurven ausführlich wiedergegeben ist. Die bei diesem Aufstiege, sowie den bezüglichen Vorversuchen in der Berliner pneumatischen Kammer gewonnenen Erfahrungen (vergl. S. 235) setzten mich in den Stand, am internationalen Physiologenkongresse in Turin 1901 als medizinischer Beobachter zum erstenmale ohne Reserve und mit allem Nachdrucke für die Richtigkeit der Sauerstofftheorie einzutreten, eine Anschauung, welche auch durch die bei der späteren Hochfahrt von Berson und Süring stattgefundenen Ereignisse nicht erschüttert wurde.

Die Fahrt vom 11. Juli 1901 dauerte 9 Stunden 25 Min., bei einer Fahrtlänge von 550 km und einer mittleren Geschwindigkeit von 16,2 m pro Sekunde. Wie aus vorstehender Tabelle hervorgeht, passierten wir nach zirka 6 Stunden 6000 m, um uns dann durch nahezu 2 Stunden auf einer Höhe von rund 7000 m zu halten; die grösste Höhe wurde um 3 Uhr 27 Min. bei einem Drucke von 305.5 mm und einer Temperatur von - -22° C. mit 7475 m erreicht.

Was zunächst die glänzende Wirkung der Sauerstoffinhalation anlangt, welche wir nach Passierung von 5500 m unserem jeweiligen Bedürfnisse entsprechend in Anwendung brachten, so bewährte sich diese im Ballon mit der gleichen Sicherheit, wie in der pneumatischen Kammer; jeder der so glücklich war, einmal „ins Reich der Cirren" vorzudringen, wird mit Dankbarkeit P. Bert's gedenken. Wir befanden uns vollkommen wohl und konnten in vollen Zügen die Schönheit dieser herrlichen Fahrt geniessen, da wir bei dem klaren Sommerwetter einen Ausblick auf die Erde hatten, wie dies wohl nur selten der Fall ist; der Rhein und die Windungen des Mainflusses waren auf weite Gebiete zu überblicken.

Es zeigte sich, dass man bei hinreichender Sauerstoffzufuhr ganz wohl fähig ist, feinere, geistige und physische Arbeiten zu verrichten und dass man selbst kompliziertere Messungen in jenen Höhen ausführen kann, in welchen seinerzeit Sivel und Crocè-Spinelli allerdings nach vorheriger Passierung noch höherer Schichten infolge ihrer mangelhaften Ausrüstung den Tod fanden.

An sich beansprucht die Messung der physiologischen Funktionen in diesen Höhen weniger Bedeutung, da ja der Körper künstlich unter geänderte Verhältnisse gesetzt werden muss, um den Ablauf der vitalen Funktionen zu erhalten; dass dieselben aber bei richtiger Sauerstoffversorgung vollkommen der Norm entsprechen können, wird durch die Daten in Tabelle S. 258 gezeigt.

Fig. 19.

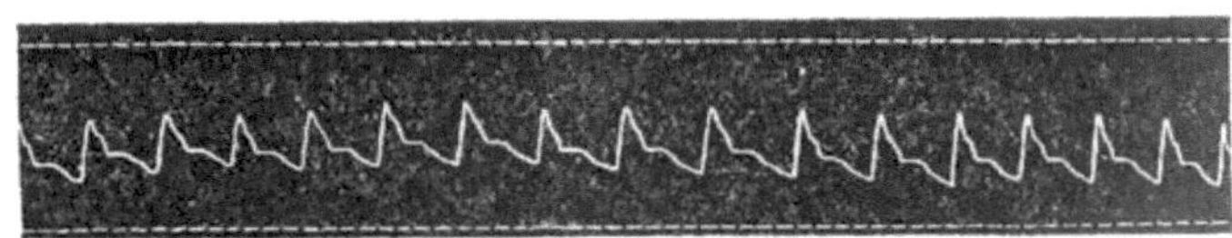

In diesem Sinne mag beistehende Pulskurve, welche ich in ca. 7300 m unter einem Drucke von 320 mm und bei einer Temperatur von —20° C. ge-

---

1) Ergebnisse der Arbeiten am aëronautischen Observatorium 1900—1901. Herausgegeben von R. Assmann u. A. Berson. Berlin 1902. S. 217.

Höhe	Beob-achter	Pulsfrequenz	Respirations-frequenz	Exspirations-Druck mm	Körper-Temperatur	Hör-Prüfung mittels Stimmgabeln C, C', C''
Berlin (60 m)	B.	92	21	70	36,9	normal
	v. S.	82	17	80	37,0	
	S.	84	20	—	36,7	
Ballon (7500 m)	B.	104—108: nach O_2-Atmung 87	20 ca. 1 Min. nach Aussetzen der O_2-Atmung	70	36,4	wie unten, Trommelfell leicht hyperämisch
	v. S.	99: nach O_2-Atmung 86	—	80	36,9	wie unten
	S.	102	21 ca. 1 Min. nach Aussetzen der O_2-Atmung	65	36,6	wie unten, Trommelfell leicht hyperämisch

schrieben habe, für die Physiologie nicht ohne Interesse sein; sie bietet ein normales Pulsbild und liefert damit den Beweis, dass es selbst unter so ungünstigen Aussenbedingungen gelingen kann, noch ein gutes Sphygmogramm aufzunehmen. Ich muss bemerken, dass die Kurve etwa eine Minute nach Aussetzen der Sauerstoffatmung geschrieben wurde. Die Pulsfrequenz war, wie aus vorstehender Tabelle hervorgeht, zumeist deutlich erhöht. Leider kam ich nicht mehr in die Lage, auch noch den Blutdruck, dessen Bestimmung den ganzen Befund krönen sollte, in der Maximalhöhe zu messen. Man wird mir aber, der ich mich mit der palpatorischen Schätzung der Pulsqualitäten wohl vertraut halten darf, glauben, wenn ich beifüge, dass der Puls weder bei Berson, noch bei Süring und mir eine auffallende Veränderung hinsichtlich seiner Füllung und Spannung gezeigt hat; übrigens bietet ja auch die Kurve keine Zeichen verminderten Blutdruckes und keine Dikrotie. Bezüglich der anderen Funktionen verweise ich auf die in der Tabelle eingetragenen Werte und bemerke noch, dass der Puls nach länger fortgesetztem Sauerstoffgebrauche mehrmals um 10 bis 15, einmal sogar um 21 Schläge abnahm.

Da wir im besten Wohlbefinden in die grösste Höhe kommen wollten, gingen wir mit dem Sauerstoffe ziemlich verschwenderisch um und verbrauchten während unserer Fahrt etwa 1850 l; unser unbedingt erforderlicher Bedarf wäre mit weniger zu befriedigen gewesen. Wir setzten die künstliche Atmung wiederholt absichtlich aus, um in der Höhe zwischen 6500 und 7400 m Versuche über das Sauerstoffbedürfnis des Einzelnen, sowie über die Dauer der günstigen Wirkung des Gases anzustellen, indem wir beobachteten, wie lange die Anreicherung des Blutes mit Sauerstoff individuell vorhält. Wie schon gelegentlich der Schilderung unserer Versuche in der pneumatischen Kammer bemerkt, ergab sich auch hier wieder der interessante Befund, dass das Bedürfnis des Einzelnen nach Zufuhr von Sauerstoff selbst noch unter diesen niedrigen Druckwerten ein relativ verschiedenes ist. Auch im Ballon war es wieder Berson, der von uns am längsten ohne Sauerstoff aushalten konnte, bevor ihm schwindelig wurde und deutlichere Symptome, Zittern der Beine u. a. in Erscheinung traten.

Unsere Gesichtsfarbe war blass, livide; ausgesprochene Cyanose trat, auch selbst, wenn wir den Schlauch längere Zeit vom Munde entfernt hatten, nicht auf. Andererseits aber bestand die bläuliche Verfärbung der Lippen, auch bei guter Sauerstoffversorgung, was offenbar auf Rechnung der niederen Lufttemperatur zu setzen ist. Es muss jedoch bemerkt werden, und dies ist ja mit eine der auffallendsten Erscheinungen im Ballon, dass man die Kälte der Umgebung nur sehr wenig empfindet. Die absolute Windstille lässt bei der mächtig gesteigerten Sonnenstrahlung — man kann aktinometrische Differenzen (bei unserer Fahrt 30^{0}) von 50^{0} und darüber beobachten — trotz der doch nennenswerten Temperaturerniedrigung keine Kälteempfindung aufkommen. Während die eisige Kälte am unteren Körperabschnitte, namentlich an den Beinen, wenn dieselben nicht gehörig geschützt sind, sehr unangenehm fühlbar ist, macht sich auf den Oberkörper und das Gesicht die Sonnenstrahlung intensiv geltend, wobei sie gewissermassen kompensierend dem Wärmeverlust durch die Kälte entgegenwirkt. Hierzu kommt noch, worauf mich v. Bezold zuerst aufmerksam gemacht hat, dass die im Wege der Leitung erfolgende Wärmeabgabe von seiten unseres Körpers in verdünnter Luft eine geringere sein muss, als bei gleicher Temperatur unter normalem Barometerstande. Wir fühlten uns trotz der zirka — 20^{0} Lufttemperatur, die uns umgab, ebenso wenig wie bei meiner späteren Fahrt über 8000 m, genötigt, die Pelzkappe dauernd über die Ohren zu ziehen, oder die Hände ständig in den Handschuhen zu tragen; es ist danach auch verständlich, wieso es uns möglich wurde, die obigen physiologischen Bestimmungen auszuführen. Ausser der Wärmestrahlung kommt aber auch als wichtiges Erregungsmittel für den Nervenapparat die gesteigerte Intensität der Lichtstrahlung zur Geltung, auf welche unser, noch nach Tagen gebräuntes Gesicht, sowie die braune Färbung der Hände hinwiesen.

Wenn ich früher vom vollkommenen Wohlbefinden gesprochen habe, so wäre noch zu bemerken, dass ich bei dieser Fahrt bei bestem Appetite war und zwischen 6000 bis 6500 m mehr Kaviarbrötchen zu mir genommen habe, als ich dies sonst bei meiner gewöhnlichen Beschäftigung getan hätte.

Von ganz besonderem Werte für die Beurteilung der Prophylaxe in grossen Höhen war die stets wieder auffallende Beobachtung, wie leicht man den gefährlichen Zustand unterschätzt, wie sehr man sich täuschen lässt, und, seiner Sache gewiss, den unbequemen Schlauch aus dem Munde nimmt. Man plaudert mit den Kameraden, man vergisst auf das Atmen, weil Einen nichts dazu mahnt, bis man auf einmal verwirrt zu sprechen beginnt und die Beine zu zittern anfangen. Noch höre ich, wie bald der Eine, bald der Andere von uns seinen Kameraden an die Sauerstoffatmung erinnert, wie dem Beobachter die eintretende Blässe und der unsichere Zustand früher auffallen, als es dem Betreffenden selbst recht bewusst wird. Man atmet jetzt ein paarmal besonders tief, stellt den Hahn des Luftzuführungsschlauches nach und reichert sein Blut sozusagen wieder auf einige Zeit an; aber dann interessiert man sich wieder für den Stand des Thermometers oder den Gang eines anderen Instrumentes, wird unachtsam und vergisst der drohenden Gefahr. Gerade die Beschäftigung und die Inanspruchnahme der Aufmerksamkeit lassen Einem die ersten Anzeichen der Gefahr nicht gewahr werden und wenn man dann zum Schlauche greift, so bemerkt man erst, wie mühsam sich der Arm nach demselben ausstreckt, und dass es hohe Zeit war, das belebende Gas wieder einzusaugen. Die Anoxyhämie ist in der Ruhe latent, bei körperlicher Arbeit springt sie in die Augen. So geht die Sache nun allerdings ganz gut zwischen 7 und 8000 m, insbesondere, wenn man sich mit so erfahrenen Kameraden wie Berson und Süring im Ballon befindet und sich selbst als „Wissenden" bezeichnen darf. Wie aber gestalten sich die Dinge oberhalb dieser Grenze und dabei allein im Korbe?

Die besprochene Fahrt, welche ebenso wie unsere damals ausgeführten Vorversuche in der pneumatischen Kammer, ausser zu meteorologischen Zwecken, namentlich auch zur Orientierung in physiologischer Richtung ausgeführt wurde, war ca. drei Wochen später, am 31. Juli 1901, von der berühmten Hochfahrt von Berson und Süring auf 10500 m gefolgt, an welcher ich leider nicht teilnehmen konnte.

Ich gebe zunächst an der Hand des beistehenden Barogrammes eine Schilderung dieses Aufstieges (Fig. 20).

Fig. 20.

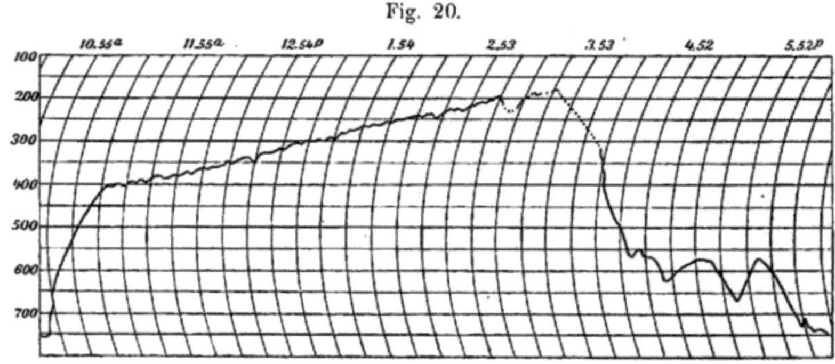

„. . . . . 10 Minuten vor 11 Uhr erhob sich der mit 5400 cbm Wasserstoff gefüllte „Preussen" mit uns beiden und zirka 3600 kg Sand- und Eisenballast (in der Form von Feilspänen) sehr ruhig in die Luft, bei nur zum kleinen Teile mit Cu- und Cirrus-Wolken bedecktem Himmel und schwachem Nordwestwinde. Der zu $^3/_5$ volle Ballon stieg rasch und anhaltend; nach 40 Minuten hatte er bereits, rund 5000 m Höhe erreicht, wo er erst die Kugelform annahm. Zur künstlichen Atmung wurden 4 Stahlzylinder à 1000 l Inhalt mitgeführt.

Bald darauf begannen wir völlig nach rechts abzudrehen und bekamen Fahrtrichtung auf die Gegend südlich von Potsdam; die Temperatur war bereits um mehr als 30°, von 23,5° unten auf — 7° gesunken. Wir fingen bereits zwischen 5 und 6000 m mit der regelmässigen Sauerstoffatmung an, mehr aus Vorsicht und um unsere Kräfte zu sparen, als aus dringendem Bedürfnis. Im allgemeinen wurde nun der Ballon in stetigem Aufstiege gehalten, indem wir stets grössere Ballastmengen, zwischen 60 und 150 kg schwankend, auswarfen; dann wurde bei Erreichung der Ruhelage eine vollständige Beobachtungsreihe ausgeführt, gelegentlich auch eine kurze Orientierung vorgenommen, darauf der Ballon wieder um mehrere Ballastsäcke entlastet u. s. w. Ausser den regelmässigen Ablesungen, die sich bei einer Hochfahrt naturgemäss stets auch auf das Hg-Barometer erstreckten, wurden gelegentlich noch zwei besonders eingerichtete Schwarzkugelthermometer beobachtet, deren eines nach oben, das andere nach unten gegen Strahlung geschützt war. Nach etwas über dreistündiger Fahrt hatten wir 8000 m erstiegen, nach 4 Stunden 9000 m und damit bald auch die grösste bis dahin erreichte Höhe (9155 m am 4. Dezember 1894) überschritten. Der Einfluss der nunmehr unter $^1/_3$ Atm. verdünnten und auf — 32° abgekühlten Luft machte sich wohl in einer Steigerung des nach kaum 3—4stündiger Nachtruhe ohnehin vorhandenen Schlafbedürfnisses geltend; doch zeigte sich diese Wirkung nur in einem vorübergehenden Einnicken, aus welchem wir uns durch Anruf sofort wieder ermunterten. Nur wurde jede schwerere Arbeit immer anstrengender empfunden. Die Energie reichte wohl noch zur Ausführung sämtlicher instrumentellen Ablesungen nebst deren Aufzeichnung, sowie zu den Ballastarbeiten u. s. w., nicht aber mehr zur Fortführung einer kontinuierlichen, genaueren Ortsbestimmung.

So kann denn aus diesen grossen Höhen nur gesagt werden, dass in der südwestlichen Bewegung einmal ein völliger Stillstand, ja der Beginn einer rückkehrenden Strömung auf Berlin zu, beobachtet wurde, dann das Wiedereinsetzen des langsamen Fluges nach Südwest, — in den grössten Höhen aber der jähe Eintritt eines sehr starken Westwindes, der nun den Ballon rapide gegen Osten brachte.

Die letzte, Druck sowohl wie Temperatur umfassende Beobachtungsreihe (und zwar erstere am Aneroid- und Hg-Barometer abgelesen) wurde in 10225 Höhe um 3 Uhr 18 Min. p. m. bei 210,5 mm und — 39,7° ausgeführt und noch prompt und völlig deutlich niedergeschrieben. Bald darauf fielen wir beide in kurzen Zwischenräumen in tiefe Ohnmacht; Berson zog noch unmittelbar vorher mehrfach das Ventil, als er seinen Gefährten schlafen sah. Während des Ventilziehens wurde, etwa 4—5 Minuten nach jener letzten Ablesungsreihe, von ihm noch ein Barometerstand von 202,5 mm, entsprechend 10500 m Höhe, beobachtet. Sowohl aus der notwendigen Wirkung des bei 10250 m geworfenen Ballastes in der Gesamtmenge von zirka 185 kg, als aus dem Barogramme (Fig. 20) ergibt sich gleichmässig, dass der Ballon noch kurz nachdem auch der zweite Korbinsasse bei 10500 m das Bewusstsein verloren hatte, um mindestens noch 300 m stieg, somit eine Maximalhöhe von sicherlich 10800 m (vielleicht 11000 m) erreicht und hierauf, unter Nachwirkung des Ventilzuges, in ein jähes Fallen umbog. Die Ohnmacht beider Luftschiffer ging wohl bald in einen tiefen und schweren Schlaf über; erst nach reichlich $^3/_4$ Stunden wachten sie ziemlich zu gleicher Zeit auf und fanden den Ballon, in dauerndem raschen Falle begriffen, in einer Höhe von nur noch 5500—6000 m. Ein Gefühl grosser Mattigkeit, besonders aber bleierner Schwere in den Extremitäten machten zunächst jede Arbeit, ja jede Bewegung trotz völlig wieder erlangtem Bewusstsein, unmöglich. Später gelang es, sich soweit aufzuraffen, dass wir die Führung des Ballons wieder in die Hand bekamen — an eine Wiederaufnahme der Ablesungen war jedoch nicht zu denken . . . . ."

Abgesehen von dieser Leistung in aëronautischer Beziehung beansprucht das Befinden von Berson und Süring in diesen grössten bisher erreichten Höhen wesentliches Interesse in physiologischer Beziehung. Insbesondere dreht sich alles um die Frage, warum sind unsere beiden Forscher trotz Sauerstoffatmung dennoch ohnmächtig geworden?

Ich erinnere mich noch gut, in welcher Lage ich mich selbst bei Besprechung dieses Ereignisses befand. „Sie sehen", sagte man, „die Ursache der schweren Erscheinungen kann nicht im Sauerstoffmangel liegen, denn Berson und Süring hatten ja doch Sauerstoff in hinreichender Menge mit"; „es müssen noch andere Faktoren im Spiele sein"; „vielleicht ist die Anschauung Mosso's doch die richtige"; „die Sauerstoffatmung genügt eben nicht" und Anderes; es war nicht immer leicht, die bezüglichen Diskussionen zu einem befriedigenden Abschlusse zu bringen.

Als ich die in Betracht kommenden Verhältnisse nochmals durchdachte und mir namentlich jene Erfahrungen gegenwärtig hielt, die wir seinerzeit gemeinsam im pneumatischen Kabinete und im Ballon gewonnen hatten, so kam ich zu der Ueberzeugung, dass das Ereignis offenbar doch nur durch den damals noch

nicht hinreichend gewürdigten Gebrauch des Sauerstoffes verursacht war, aber
nichts gegen die Sauerstofftheorie beweisen könne. Es wurde mir klar, dass die
Sauerstoffversorgung doch keine genügende war, die Respiration nicht kontinuierlich, unausgesetzt erfolgte und kleine Unterlassungssünden vorgekommen sind. Ich hätte dieselben zu der Zeit wohl allerdings auch selbst begangen, denn, wie ich schon erwähnt habe, täuscht man sich ja trotz genauer
Kenntnis der in Betracht kommenden Gefahren immer wieder nur allzu leicht
über seinen Zustand. Nähere Mitteilungen über die Vorgänge bei der Fahrt
lagen mir zu jener Zeit noch nicht vor; ich nahm jedoch keinen Anstand,
meiner Meinung in diesem Sinne auf dem genannten Physiologenkongresse
in Turin[1]) Ausdruck zu verleihen, das Ereignis durch die damals nicht hinreichende Sicherung der Sauerstoffversorgung zu erklären und den Gebrauch
einer Maske als notwendiges Postulat hinzustellen. Dass ich das Richtige
angenommen hatte, haben mir dann die näheren Berichte über die Fahrt, sowie
insbesondere jene Mitteilungen bestätigt, welche mir Berson und Süring noch
später persönlich gemacht haben.

In Erweiterung jener Ausführungen, die ich schon für den genannten
Kongress skizziert habe[2]), sollen nun kurz zusammenfassend die Gründe angeben werden, warum Berson und Süring ohnmächtig geworden sind.

Wenn uns auch für jene Höhen, bis zu welchen ich damals selbst vorgedrungen war, die Respiration des Sauerstoffgases mittelst eines am Schlauche
befestigten Mundstückes und die freie Benützung des Gases hinreichend erschien, so ist damit keine Garantie für grössere Höhen gegeben; der Schlauch
kann dann doch dem Munde entfallen und jeder sozusagen inhaltsarme
Atemzug in diesen Höhen bedeutet schon einen schweren Verlust für den
Organismus.

Ich habe bereits gelegentlich der Schilderung unserer Versuche in der
pneumatischen Kammer bemerkt, dass wir keine direkte Empfindung für die
Dichte der Luft, keine verlässlichen Anzeichen, kein Warnungssignal dafür besitzen, wann und wie rasch uns die abnehmende Luftdichte gefährlich zu werden anfängt. Weiter ist die Atmung durch Schlauch und Mundstück eine ungewohnte; dieselbe wird zum Gegenstand der fortwährenden Sorge
und Beschäftigung und bedingt dieser Art gesteigerte Aufmerksamkeit. Wir
haben keine Schätzung dafür, dass die eingeatmete Luft, bezw. das eingeatmete
Gasgemisch minderwertig wird; kleine, unbeachtete Unterlassungsfehler
rächen sich, und das Verhängnis kommt bei Beobachtung eines Instrumentes
oder einer andern geringen Anforderung plötzlich heran; ein Gefühl des Erstickens gibt es ja nicht. Wohl befindet man sich, wie Berson einmal so
treffend geschrieben hat, „in einer eigentümlichen, mit Worten nicht wiederzugebenden Verfassung“, aber deutlich graduell sich steigernde Symptome
fehlen und hierin liegt die Gefahr. Bei der bestehenden Lethargie oder verführt durch momentanes Wohlbefinden, vergisst man vom Schlauche kontinuierlichen Gebrauch zu machen oder die Atmung setzt erfahrungsgemäss
beim Beobachten der Instrumente oder anderen Hantierungen zeitweise aus.
Derartige Zufälligkeiten können aber rasch verhängnisvoll werden, indem man
den richtigen Zeitpunkt übersieht und dieser Art schon ein Nachlassen der
geistigen oder physischen Kräfte erfolgt; man kommt dann mit der Sauerstoff-

1) Vergl. Communications d'expériences physiologiques faites pendant un voyage en
ballon à 7500 m et Rapports de différents essais concernant l'étude de l'influence de l'air
raréfié sur l'organisme humain. Bericht des internationalen Physiologenkongresses Turin 1901.
2) Zum Teile in meinem Aufsatze in der „Medizinischen Woche“. Jahrg. 1901. No. 38.

versorgung gleichsam nicht mehr nach und es tritt Bewusstlosigkeit ein. Schon aus der gründlichen Beachtung dieser Erfahrungen ergeben sich die notwendigen Massregeln.

Von weiterer Bedeutung ist der bisher noch nicht gewürdigte Umstand, dass wir bei der Sauerstoffatmung mittelst eines bloss in den Mund eingeführten Schlauches, also ohne gleichzeitige Bedeckung der Nase, nicht immer jene Sauerstoffmenge zugeführt erhalten, welche dem vollem Bedarfe genügen würde. Das Gas, welches wir im Ballon einatmen, muss sich, gleichgiltig in welcher Menge und unter welchem Arbeitsgefälle dasselbe ausströmt, expandieren und besitzt den Druck der uns umgebenden Luft. Hierdurch kommt es, dass wir beispielsweise in 11 000 m mit zirka $\frac{1}{4}$ Atm. Druck nicht Sauerstoff von 100 pCt., sondern — auf die normalen Verhältnisse an der Erdoberfläche mit 760 mm bezogen — Sauerstoff von 25 pCt. oder einem Partialdrucke von 192 mm einatmen. Würde man nun sein gesamtes inspiratorisches Luftvolumen aus dem in den Mund genommenen Schlauch decken, so wäre die zugeführte Sauerstoffmenge natürlich weitaus genügend. Bei der Art der Respiration, wie sie seinerzeit von uns, sowie von Berson und Süring bei ihrer Hochfahrt angewendet wurde, geschieht es jedoch, dass nicht nur das dem Schlauche entströmende Gas, sondern dass daneben auch durch den Mund sowie namentlich durch die Nase gleichzeitig Luft aus der uns umgebenden Atmosphäre eingeatmet wird, und sich also dann das in die Lunge eindringende Gasgemisch aus reinem Sauerstoff und Umgebungsluft zusammensetzt. Hieraus folgt eine weitere Verdünnung des dem Rezipienten entströmenden Gases, und es können sich die Verhältnisse bei der Atmung beispielsweise so gestalten, dass die Hälfte des inspiratorischen Luftvolumens aus dem Schlauche, die andere von aussen gedeckt wird. In die Lunge wird dann nicht ein Sauerstoff von 25 pCt., sondern von zirka 13 pCt. oder einem Partialdrucke von 96 mm eindringen, die alveolare O_2-Tension noch entsprechend tiefer, also etwa bei 9 pCt. liegen und die Versorgung daher eine ungenügende sein

Und in der Tat haben Berson und Süring nicht ihren vollen Sauerstoffbedarf aus dem Rezipienten ergänzen können, da zwischen Stahlzylinder und Mundstück kein Reservoir eingeschaltet war, welches seinen Inhalt, dem inspiratorischen Zuge folgend, leicht in die Lunge entleert hätte. Das Gas strömte vielmehr in verschieden kräftigem Strahle aus dem Schlauche heraus und es musste nebenher bei der inspiratorischen Erweiterung des Thorax Luft aus der Umgebung angesaugt werden. Das Verhalten mag sich dadurch vielleicht etwas günstiger gestaltet haben, dass die umgebende Luft mit dem ausströmenden Gase bis zu einem gewissen Grade geschwängert, also sauerstoffreicher war und B. und S. ebenso wie ich seinerzeit des öfteren an dem Schlauche bei sonst geschlossenem Munde sogen. Die Sicherung der Sauerstoffatmung ist aber in diesen Höhen nur dann möglich, wenn das Gas in jener, der jeweiligen Ventilationsgrösse entsprechenden Menge automatisch zugeführt wird. Wir haben damals unseren O_2-Bedarf durch die Regulierung des Haupthahnes am Rezipienten, sowie eines zweiten kleinen Hahnes in dem dünnen Zuführungsschlauche, unserem jeweiligen Bedürfnis entsprechend, geregelt. In den grossen Höhen hat dieses Vorgehen jedoch seine Bedenken: hier muss bei voller Ausnützung des Gases am Wege gleichzeitiger Mund- und Nasenatmung eine bestimmte, der Atemtiefe entsprechende Sauerstoffmenge garantiert sein.

Denn nehmen wir an, es würden dem Stahlzylinder 5 l pro Minute entströmen und die Atemtiefe des Beobachters bei einer Frequenz von 15 Respirationen 350 cm betragen, so könnte den Anforderungen der Respiration auch bei 10000 m genügt werden, da der gesamten Inspirationsluft ein Sauerstoffdruck von zirka 30 pCt. (auf 760 mm bezogen), zukommen würde. Nimmt aber die Athemtiefe aus einem ja leicht realisierten Grunde zu, steigt sie, sagen wir, auf 10 l oder darüber, so würde die O_2-Spannung der Inspirationsluft wieder keine, dem normalen Bedarfe entsprechende sein. Bei Vertiefung der Respiration, wie dies infolge körperlicher Arbeit, im speziellen beim Ziehen an der Ventilleine der Fall ist, wird sonach bei der Atmung durch den Mund mittelst einfachen Schlauches das Deficit an erforderlichem Sauerstoff wachsen und die Versorgung damit eine noch unzureichendere werden, wenn der Gasstrom nicht etwa vorher durch Stellung des Hahnes gesteigert worden ist. Gerade zu der Zeit, wo die Sauerstoffversorgung also eine besonders günstige sein sollte, erfolgt eine Verdünnung des lebenspendenden Gases, die verhängnisvoll wird. Trotz der scheinbar hinreichenden Sauerstoffzufuhr ist dieselbe dann unter den genannten Umständen ungenügend. Ohne dass man es merkt, da ja die Respiration aus mechanischen Gründen von statten geht, hat die Blutversorgung bereits in empfindlicher Weise gelitten. Berson und Süring haben, selbst wenn sie den Schlauch kontinuierlich im Munde gehabt hätten, zeitweise vielleicht nur Gasgemische mit einem Gehalte von 10 pCt. oder nur 8 pCt. Sauerstoff beziehungsweise Gas mit einem O_2-Partiärdrucke von zirka 68 mm in ihre Lungen bekommen, während sie zum vollständigen Wohlbefinden eine Inspirationsluft von 20 pCt. beziehungsweise 150 mm O_2-Spannung benötigt hätten. Wir werden hören, dass sich die Verhältnisse in Höhen über 11000 m noch ungünstiger gestalten.

Berücksichtigen wir schliesslich die gesteigerte geistige Inanspruchnahme, die Kälte der Umgebung, die unbequeme Kleidung, welche damals die Bewegungen im Korbe beschwerlich machte, denken wir ferner an die Bemühungen um den ohnmächtigen Gefährten, wobei die Respiration des Sauerstoffes, wie wir gehört haben, gewiss eine noch ungenügendere war, so lässt uns die Summe der einzelnen Momente in ihrer Wechselwirkung aufeinander die Ereignisse bei der letzten Hochfahrt verständlich erscheinen.

Ich glaube durch diese Darlegungen, insbesondere durch jene Bemerkungen, die sich auf die Art der ungenügenden Sauerstoffzufuhr beziehen, den Schleier gelüftet und die Frage beantwortet zu haben, warum Berson und Süring trotz aller Vorsicht schliesslich doch ohnmächtig wurden. Ich musste dabei etwas länger verweilen, weil sich über den Gegenstand anlässlich meines letzten Berliner Vortrages (16. November 1903) eine Diskussion gerade auch seitens meiner verehrten Freunde Berson und Süring entspann, nach welcher bei manchen vielleicht doch der Eindruck bleiben konnte, dass noch andere bisher unbekannte Einflüsse mit im Spiele waren. Ebenso darf ich den jüngst wieder von Mosso[1]) aufgeworfenen Satz als berichtigt ansehen, dass Berson und Süring das Bewusstsein verloren „malgrado le proviste di ossigeno che avevano portato con loro". Aus obigen Betrachtungen hat sich aber auch klar ergeben, dass der Sauerstoffschlauch untrennbar, also durch eine Maske, mit Mund und Nase des Luftschiffers verbunden und die Zuführung des Gases in der richtigen Menge und mit dem richtigen Drucke garantiert sein muss; auf die weitere praktische Nutzanwendung werden wir später eingehen.

Die Ohnmacht, von welcher Berson und Süring bei ihrer Hochfahrt über 10 000 m befallen wurden, beweist somit gerade auch mit Rücksicht auf

---

1) Giornale della R. Accademia di Medicina. 67. Jahrg. Vol. X. Fasc. 1. 1904.

dasjenige, was mir diese beiden Gelehrten noch selbst mündlich mitgeteilt haben, nichts gegen die Sauerstoffatmung. Der ohne Maske erfolgte und eben nicht kontinuierliche Gebrauch des Gases von überdies ungenügendem Partiärdrucke gibt eine hinreichende Erklärung für das eingetretene Ereignis. Allerdings muss ich bemerken, dass mir zu der Zeit, als Berson und Süring ihre Hochfahrt ausführten, die in Betracht kommenden Verhältnisse noch nicht in jener Schärfe klar geworden waren, die mich schon damals veranlasst hätte, ihnen die Anwendung einer Maske ans Herz zu legen.

Die von Berson und Süring gemachten Erfahrungen forderten mich jedoch auf, den Gegenstand nochmals nach allen Richtungen durchzudenken, und es schien mir unbedingt notwendig, abermals in jene hohen Regionen emporzusteigen, welche meine beiden Freunde passiert hatten. Ich wollte noch den besonderen Beweis dafür erbringen, dass in der Tat alles von der richtigen Sauerstoffzufuhr abhängt und keine weiteren Momente in Frage kommen. Puls und Atmung sollten geschrieben und der Blutdruck in den grössten Höhen gemessen werden, um hierdurch in Verfolgung meiner ersten Beobachtungsreihe anschaulich zu zeigen, dass wir uns bei richtiger Sauerstoffzufuhr auch in Höhen über 8000 m vollkommen wohl und im Vollbesitze unserer geistigen Fähigkeiten befinden können. Alles war hierzu vorbereitet, die betreffenden Instrumente mitgenommen. Durch die noch zu erwähnenden Umstände kam es jedoch anders, als wir gewollt hatten, indem diesmal nicht die Mittel und das Verständnis für den richtigen Gebrauch des Gases, wohl aber der Sauerstoffvorrat fehlte, indem dessen Zufuhr gerade in den grössten Höhen eine ungenügende war. Aber durch die ungünstigen Verhältnisse, in denen Berson und ich uns befanden, erfuhren wir weitere wertvolle Belehrung über die Toleranz selbst noch in solchen Höhen, wenn man wie wir mit den in Betracht kommenden Gefahren voll vertraut ist, über die Bedeutung auslösender Faktoren u. A., so dass wir gerade hierdurch den so zu sagen indirekten Beweis für die bei uns schon früher feststehende Annahme über die letzten kausalen Momente erbringen konnten. Die Fahrt ist dadurch vielleicht noch lehrreicher für mich geworden, als wenn ich in Sauerstoff geschwelgt hätte.

Ich muss auch an dieser Stelle Gelegenheit nehmen, Herrn Geheimrat Assmann neuerdings für sein Entgegenkommen zu danken, wodurch es mir möglich wurde, diese wertvollen Erfahrungen mit Berson zu sammeln, welche mich zu einem abschliessenden Urteil über den Gegenstand und damit zu einer, wie ich glaube, definitiven Erledigung desselben geführt haben.

Ich will unsere Fahrt vom 24. Juni 1903 nicht in ihren Einzelheiten schildern, umsomehr, als ich auf dieselbe noch gelegentlich Mitteilung der hierbei gemachten Messungen der Lichtintensität an anderem Orte zurückzukommen habe. Ich verweise auf das umstehende Barogramm (Fig. 21), das mir seitens des kgl. aëronautischen Observatoriums in Berlin gütigst zur Verfügung gestellt wurde. Zur Respiration nahmen wir, und zwar zum erstenmale, flüssige Luft in der von Erdmann (siehe später) empfohlenen Anordnung, sowie gasförmigen Sauerstoff im üblichen Stahlzylinder, aber infolge eines Versehens leider nicht in der genügenden Quantität mit, da der Ballon mit flüssiger Luft nicht die hinreichende Sauerstoffmenge bot, die er nach Vorversuchen im Laboratorium zu liefern schien.

Einige Zeilen aus meinen Notizen werden von Interesse sein:

4 Uhr 30 Min. Ich will eine Photometerbestimmung ausführen und beuge mich über den am Boden des Korbes liegenden Koffer, um demselben das in schwarze Tücher ge-

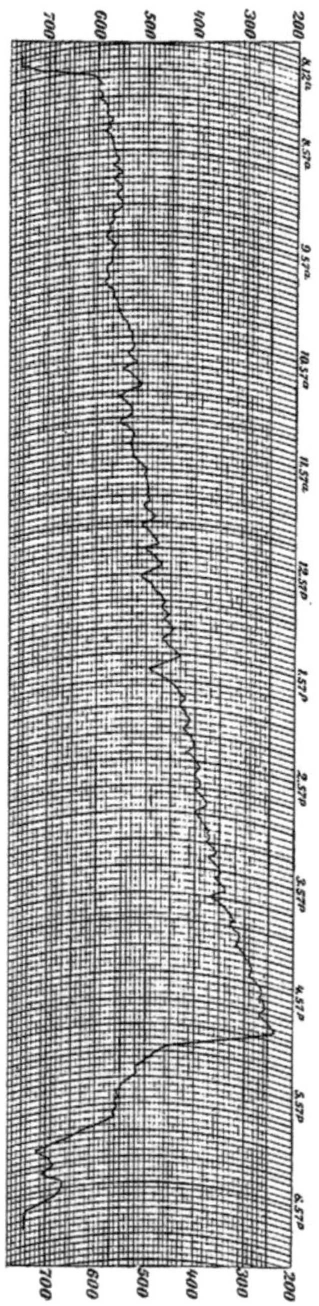

hüllte Instrument zu entnehmen. Ich empfinde
dies als eine grosse Leistung, indem ich erschöpft
zum Sauerstoffschlauche greife. Da wir sehen, dass
der Erdmann'sche Beutel zu wenig Sauerstoff
liefert, beschliessen wir sparsam umzugehen. Die
Bewegung in den schweren, mit Thermophorplatten
versehenen Filzschuhen ist anstrengend.

4 Uhr 55 Min. Obwohl wir uns bewusst sind,
wie sehr wir Sauerstoff nötig haben, setzen wir
zeitweise die Sauerstoffatmung aus und dies umso
leichter, als man trotz seiner Ueberzeugung nach
einigen Zügen immer wieder verführt wird zu
glauben, „ach, es ist nicht so gefährlich."

5 Uhr: Die Zeit schwindet. Obwohl ich mir
denke, es wäre jetzt zweckmässig, die sphygmo-
graphischen Kurven zu schreiben, will ich lieber
warten, bis wir 8000 m überschritten haben. Puls
bei Berson 91, bei mir 96; bei beiden von guter
Füllung und Spannung. Wir hängen den Erdmann'schen Beutel in die Sonne und suchen durch
Abklappen eines Teiles seiner Umhüllung die Entgasung zu beschleunigen; manchmal geht die Sache,
dann setzt der Gasstrom wieder aus etc. Das
Sprechen ist anstrengend; wir schreien oft geradezu, um uns verständlich zu machen, da die Stimme
nur matt klingt.

5 Uhr 7 Min. So kommen wir, uns abwechselnd
bald des Stahlzylinders, bald der flüssigen Luft
bedienend, wobei wir entweder die Maske benutzen, oder, da das Gas dem Kautschukbeutel nur
sehr schwach entströmt, an dessen Zuführungsschlauch saugen, auf 8000 m. Ich packe mühsam,
indem ich mir energisch sage, „die Arbeit muss geleistet werden", die Instrumente zur Bestimmung
des Blutdruckes aus dem Koffer und beginne alles
zurecht zu legen, — da bemerke ich, wie die Sauerstoffzufuhr wieder mangelhaft wird.

5 Uhr 28 Min. Ich stehe am Korbrande und
sehe tief unten auf die nur in einzelnen Farben-
umrissen erscheinende Erde; ich denke eben, womit
ich am besten beginnen solle, aber meine Gedanken
sind nicht klar. . . . . Während ich noch am Korbrande gelehnt stehe und offenbar ungenügend atme,
fühle ich mich angenehm wohl, kein Zittern der
Beine, kein Herzklopfen — ich will mir wieder am
Sauerstoffzylinder zu schaffen machen . . . . Was
dann weiter geschah, weiss ich nicht mehr genau.
Ich hörte undeutlich, dass mich Berson ansprach;
ob und was ich ihm erwiderte, ist mir unbekannt.
Es ist mir erinnerlich, dass sich Berson an der
Ventilleine zu schaffen machte; wie er zog, welche

Stellung er dabei einnahm, wie lange das alles dauerte, weiss ich nicht. Ich weiss nur, dass ich auf einmal ganz frisch war, alles gewann wieder Leben. Ich erinnere mich sofort der Messungen, aber wir sind nahe an 6000 m; der Ballon fällt rapide.

Man wird es unter den angeführten Umständen begreiflich finden, dass wir in der grössten Höhe keine Pulskurven schreiben und den Blutdruck nicht exakt bestimmen konnten, obwohl ich es mir fest vorgenommen hatte. Die Kälte (ca. —35,5) hätte, wie die gelungene Registrierung des Pulses bei unserer Fahrt am 11. Juni 1901 gezeigt hat, kaum ein Hindernis geboten. Vielleicht erscheint die physiologische Ausbeute dieser Fahrt für jene, die gerne Zahlen sehen, gering, aber gerade die bei diesem Aufstiege gewonnenen Erfahrungen setzten mich in die Lage, die letzten Konsequenzen mit aller Sicherheit zu ziehen und wie gesagt die praktische, hygienische Seite des Gegenstandes vollkommen klar zu stellen.

Die ungenügende Versorgung mit Sauerstoff war auch der Grund, dass wir die Höhenquote von 9000 m nicht mehr übersteigen konnten; um 9000 m voll zu machen, hätte uns noch ein Ballastsack zur Verfügung gestanden, ausreichend für etwa 300 m weitere Erhebung. Allein die beginnende Atemnot nötigte Berson zum Abstiege, der mit noch 9 grossen Säcken (zu je 1 Zentner Ballast) angetreten wurde. Die Landung war eine äusserst glatte, der Korb setzte sich weich ohne umzukippen auf die Felder von Uthausen bei Wittenberg. Während der Verpackung wollte ich den letzten Rest aus dem Sauerstoffrezipienten entfernen, aber es strömte bei voller Oeffnung des Hahnes kein Gas aus. Als wir jedoch später nochmals die Flasche öffneten, kamen vielleicht noch ca. 50 l zum Vorscheine; dieses Verhalten mag mit einem Zufrieren der fast kapillaren Abströmungsöffnung zusammenhängen, ein Umstand, auf den wir noch aufmerksam machen werden.

Gehen wir nunmehr auf die Prophylaxe ein.

Die Fundamente derselben sind von P. Bert entwickelt worden. Versuchen wir auf Grund der Erfahrungen, über welche wir heute verfügen, dessen Ausführungen zu erweitern, um dieser Art die Ballonhygiene zu einem endgiltigen Abschlusse zu bringen.

Dass wir Sauerstoff atmen müssen, steht heute absolut fest. Es kommt aber ganz wesentlich auf das wie an, und gerade ein Rückblick auf die Mitteilungen, welche wir im vorigen zu erbringen in der Lage waren, beweist, wie wichtig es ist, sich alle Einzelheiten der Sauerstoffatmung klar zu machen und dieselben in eine präzise Formulierung zu bringen.

Es soll zunächst nochmals angedeutet werden, was die Sauerstoffatmung mit Rücksicht auf die Abnahme der alveolaren O_2-Spannung zu leisten, welches Defizit sie zu decken hat.

Nehmen wir als Beispiele das Verhalten von Berson, v. Schrötter und Süring. Unter normalem Luftdrucke beträgt ihre alveolare O_2-Spannung nach Bestimmungen, die seinerzeit im Zuntz'schen Laboratorium ausgeführt wurden, bei ruhiger Atmung 99,1, 105,1 und 100,3 mm. Diese würde sich, wenn keine weitere Vertiefung in der Atmung eintritt, bei einem Drucke von 225 mm oder einer Höhe von zirka 9700 m auf 25,0, 26,5, 25,3 mm stellen; die künstliche Sauerstoffatmung hätte also ein Druckdefizit von 74,1, 78,6, 75,0 mm zu kompensieren, damit die Atmung bei den drei Beobachtern in der ihrer Norm entsprechenden Weise ablaufen könte; bei Arbeit würde dies natürlich um so notwendiger sein, da der Verbrauch wächst.

Halten wir uns ferner noch einmal jene Beobachtungen vor Augen, welche die Erörterung der nachfolgenden Punkte postulieren.

Dass man gelegentlich auch ohne Sauerstoff in die Höhe von 7000 m vordringen kann, ist nicht zu bezweifeln. Aber der Zustand, in dem man sich befindet, ist kein normaler mehr, und man ist nicht in der Lage jenen Zwecken voll zu genügen, derentwegen man die Hochfahrt angetreten hat; das gilt auch für Aufstiege in selbst noch geringere Höhen. Oberhalb dieser Grenze wird der Zustand aber noch bedenklicher. Wille und Entschlossenheit vermögen dann nicht mehr die Schwäche und Lethargie zu bekämpfen, ja aussergewöhnliche Kraftleistungen befördern nur den bedrohlichen Zustand, und dieser ist gerade deshalb so unheimlich, weil man keinen rechten Masstab für den Grad der Gefahr besitzt; man merkt nicht, dass die Respiration eine minderwertige ist. In geringeren Höhen wird es einem noch klar, wenn die Situation kritisch zu werden beginnt und man greift rechtzeitig zum Schlauche; allmählich aber verliert man die Beurteilung, und ist gleichgiltig gegen sich selbst und gegenüber den Beobachtungen, die man beabsichtigt hatte.

In grösseren Höhen können sich die Verhältnisse aber auch trotz Sauerstoffatmung, wenn dieselbe nicht kontinuierlich erfolgt, in ganz gleicher Weise gestalten. Man glaubt genug Sauerstoff zu haben, setzt wieder aus, betrügt sich dieser Art selbst, und wenn erst Schwäche und Schwindel eintreten und die Beine plötzlich den Dienst versagen, dann kann es zu spät sein. Man täuscht sich über die latente Gefahr; man liest z. B. in 8500 m seine Instrumente ab oder beobachtet das Chronometer, und plötzlich lässt die Energie nach. Nicht ein Gefühl von Erstickung fordert zum Atmen auf, sondern dieselbe wird beim freien Gebrauche des Sauerstoffschlauches mehr weniger aktiv eingeleitet. Der Organismus befindet sich also bei nicht gehöriger Sauerstoffatmung in einem Zustand, den ich glaube nicht besser bezeichnen zu können, als wenn ich sage: es ist ein fortwährendes Pendeln um die physiologische Gleichgewichtslage, das leicht verhängnisvoll wird; im letzten Momente kann die Kraft versagen, um die rettende Ventilleine zu ziehen.

Nichts desto weniger mag auch bei nicht hinreichender Sauerstoffversorgung oder bei nicht genügender Sicherung derselben nach der bisher üblichen Methode noch alles gut gehen, namentlich wenn man mit den Gefahren voll vertraut ist. Einen Beweis für den ersten Fall haben Berson und ich bei unserer letzten Fahrt geliefert, wiewohl die Situation in den grössten Höhen bereits verhängnisvoll zu werden begann: für den zweiten hat neuerlich wieder Elias durch seine am 3. Juli 1901 von Berlin aus unternommene „Solofahrt" einen schönen Beleg erbracht, indem sein Befinden bei „fleissigem Gebrauche" des Schlauches ein durchaus normales war, was auch aus den vollständigen Aufzeichnungen seiner Fahrt in den grössten Höhen hervorgeht. Er erreichte nach zirka $7\frac{1}{2}$ Stunden die Höhe von 7832 m bei einem Drucke von 278,6 mm und einer Temperatur von $-34,2^{\circ}$ C.

Trotzdem werden wir uns aber damit in Zukunft nicht begnügen dürfen, die Sauerstoffatmung muss so eingerichtet sein, dass sich der Luftschiffer ohne sein besonderes Zutun stets im Vollbesitze seiner Leistungsfähigkeit befindet.

Es kann daher dem nicht genug widersprochen werden, wenn dem Sauerstoff von gewissen Seiten (Kronecker u. A.) noch immer nicht jene Bedeutung für die Aëronautik beigemessen wird, welche ihm gebührt und es ist mehr als bedauerlich, wenn ein Fachjournal, das Anspruch erhebt, in seinen Aeusserungen ernst genommen zu werden, die folgende Meinung vertritt. So schreibt Silberer in seiner Sportzeitung[1]):

„. . . . Die letzte Hochfahrt des Wiener Aëro-Klubs lieferte weiter wieder einen Beweis dafür, dass es gar keinen Zweck (sic!) hat, für gewöhnliche Hochfahrten, bei denen die Erreichung von 8000 m oder darüber so gut wie ausgeschlossen erscheint, Sauerstoffapparate mitzunehmen. Wer für Hochfahrten speziell tauglich ist, der erträgt, wie die letzte Rekordfahrt von Dr. Valentin deutlich zeigt, auch Höhen bis über 7000 m ohne O_2-Inhalation. Wessen Konstitution für Hochfahrten nicht geeignet ist, der sollte aber lieber gar keine Hochfahrt unternehmen. . . .“

Wir haben bei Besprechung der Aetiologie gehört, dass sich der Organismus bereits in einer Höhe entsprechend einem Druckwerte von etwa 400 mm nicht mehr unter vollständig normalen Bedingungen befindet, und dass von dieser Grenze ab nicht nur im Gebirge, sondern auch im Korbe beim Einen früher, beim Andern später Störungen in verschiedener Intensität erkennbar werden. Ich stimme daher Linke[2]) vollständig bei, wenn er als Hochfahrten diejenigen bezeichnet, bei welchen Höhen erreicht werden, die bereits eine deutliche Wirkung auf den Organismus entfalten, und wir werden mithin Aufstiege über 5000 m als Hochfahrten definieren.

Soll man an dieser Grenze schon Sauerstoff atmen? Notwendig ist dies noch nicht, denn der Organismus verfügt noch über Mittel, den Bestand seiner vitalen Funktionen, insbesondere bei vollkommener Ruhe auch noch bei weit höheren Erhebungen zu sichern. Aber es handelt sich ja nicht darum, dass wir diese Höhe eben noch unbeschadet erreichen, sondern es ist doch der Zweck, dass wir uns im vollen Besitze, namentlich auch unserer geistigen Kräfte befinden; in dieser Richtung werden wir uns erinnern, dass sich Schläfrigkeit und Apathie als erste zerebrale Erscheinungen gerade schon an der genannten Grenze so häufig manifestieren. Wenn man daher genaue Beobachtungen anstellen und mit komplizierten Apparaten arbeiten will, so kommt es ja darauf an, diese störenden Zustände zu beseitigen, und dies tritt erfahrungsgemäss sehr prompt durch die künstliche Respiration ein. Die ersten Züge Sauerstoff „wirken wie ein Wunder“, und man ist wieder mit ganzer Seele bei der Sache.

Aber nicht nur in diesem Sinne wird sich der Sauerstoff vorteilhaft erweisen. Der frühzeitige Gebrauch desselben wird vielmehr dann zweckmässig sein, wenn man beabsichtigt höher zu gehen, um nicht schon in einem geschwächten Zustande unter die niederen Druckwerte zu gelangen. Derjenige, der den Beginn von Erscheinungen abwartet, und erst dann zum Sauerstoffschlauche greift, wird ungünstiger daran sein, als jener, der gleichsam vorbeugend von der erfahrungsgemäss kritischen Höhe von 5000 m angefangen, die künstliche Respiration in Anwendung zieht.

Der Ballon steigt höher empor: in welcher Dichte und in welcher Menge sollen wir das Gas anwenden?

Wir haben schon gehört, dass P. Bert ursprünglich vorgeschlagen hat, nicht reinen Sauerstoff, sondern ein Gemisch dieses Gases mit atmosphärischer Luft einzuatmen, und es ist ja richtig, dass, um jene Bedingungen für die Respiration herzustellen, welche unter normalem Barometerdrucke vorhanden sind, bei einem angenommenen konstanten Atemvolumen Gasgemische mit einem Prozent-

1) Jahrgang 1903. No. 7.
2) „Moderne Luftschiffahrt.“ Berlin, A. Schall, 1903.

gehalte von 42 pCt. für eine halbe, 63 pCt. für eine drittel, 84 pCt. für eine viertel Atmosphäre ausreichend wären, ich brauche darauf rechnerisch nicht näher einzugehen. Es empfiehlt sich jedoch, um sämtlichen Postulaten zu genügen, reinen Sauerstoff, unverdünnt anzuwenden, wenn man auch, wie gesagt, unterhalb einer Grenze von etwa 7000 m mit minderwertigerem Gase auskommen kann.

Gründe der Ersparnis dürfen hier nicht ins Gewicht fallen, und Apparate, die der Art eingerichtet sind, dass sie mit einem Minimum von Sauerstoff den notwendigen Anforderungen eben genügen oder nur einen Theil der Atemgrösse durch Sauerstoff, den Rest durch Luft decken, sind im Ballon unzweckmässig. Dort, wo der einzelne Mann seinen Sauerstoffvorrat in einen, mit Rauch oder schädlichen Gasen erfüllten Raume mitzuführen hat, erweisen sich jene sinnreichen Apparate, welche mittels Injektors und Absorption der Kohlensäure durch Natronkalk möglichst wenig Sauerstoff beanspruchen, gewiss sehr vorteilhaft; ja es ist geradezu erst durch diese sinnreichen Anordnungen möglich geworden, dass sich der Sauerstoff für die Zwecke des Feuerwehr- und Bergmannes eingebürgert hat. Im Ballonkorbe aber kann alles und soll alles möglichst einfach sein, und der Umstand, dass wir einige Liter Sauerstoff mehr unbenutzt entweichen lassen, ist nicht von Belang. Es erscheint vielmehr, wenn man auch in niederen Regionen mit weit weniger auskommen kann, mit Rücksicht auf den Bedarf für grössere Höhen wünschenswert, gleich von vornherein 5 l Sauerstoff pro Minute in Anschlag zu bringen, wobei man in der Breite von 6—7000 m noch seinem Bedarfe entsprechend, sparsamer umgehen mag. Für die grösseren Höhen ist aber die **Präzisierung der Sauerstoffzufuhr** in quantitativer Richtung eine Notwendigkeit und wir werden dieselbe nach folgenden Gesichtspunkten pro Person zu veranschlagen haben.

Wie schon gelegentlich der Besprechung der Hochfahrt vom 31. Juli 1901 bemerkt (S. 260), muss naturgemäss nicht nur die Sauerstoffspannung, sondern auch die Ventilationsgrösse berücksichtigt und die Gasmenge für eine mittlere, nicht zu kleine Atemtiefe berechnet werden. Erinnern wir uns, dass der Sauerstoff in der Höhe von 9000 m mit ca. $\frac{1}{3}$ Atm. Druck nicht mehr eine Spannung von 100 pCt., sondern eine solche von 33 pCt. (auf 760 bezogen) besitzt, und nehmen wir an, dass in der Minute 5 l aus der Flasche ausströmen würden, so wäre die Sauerstoffversorgung im Falle eines gleich grossen Ventilationswertes weitaus genügend. Steigt derselbe aber auf 10 l, so würde nur ein Gas von 16,5 pCt. O_2-Gehalt oder einem Partiärausdruck von 125 mm in die Lunge gefördert werden. Um also auf die erforderlichen 21 pCt. Spannung zu kommen, müsste der Sauerstoffstrom auf 6,5 l eingestellt werden. Wie man sieht, würde man mit 5 l pro Minute bis 9000 m eben noch auskommen, es wird sich jedoch empfehlen, diese Grenze schon auf **7000 m** herabzusetzen. Nach Passierung dieser Höhe, bezw. nachdem der Druck unter 316 mm gesunken ist, wird man eine Menge von 10 l pro Minute vorsehen. Man wird dann allerdings mehr Sauerstoff zur Verfügung haben, als man braucht, indem die Ventilationsgrösse von 10 l schon reichlich bemessen ist, aber man wird sicher gehen. In diesem Sinne erscheint es mir daher zweckmässig, dass der Sauerstoffapparat der Art eingerichtet ist, dass derselbe eine untere Abströmungsmenge von **5 l** und eine obere von **10 l** garantiert. Denn stets werden wir uns den Grundsatz gegenwärtig halten: lieber zuviel Sauerstoff als zu wenig; der Kostenpunkt darf hier keine Rolle spielen. Der Apparat muss ferner möglichst einfach zu bedienen sein.

Für die grossen Höhen über 11 000 m genügt aber auch die genannte

Sauerstoffmenge nicht mehr, da hier, wie wir später zeigen werden, durch das nunmehr bedeutungsvolle Eingreifen des Partialdruckes, beziehungsweise die Abnahme der Gasdichte noch andere Forderungen zu erfüllen sind.

Wenn wir vorhin die erforderliche Sauerstoffmenge in Litern definiert haben, so versteht es sich, dass diese Literwerte auf den jeweiligen Aussendruck bezogen sind, da sich ja das ausströmende Gas diesem entsprechend expandieren muss. Um zu einer Beurteilung der absoluten Sauerstoffmenge zu gelangen, welche für bestimmte Höhen bezw. für eine gewisse Fahrtdauer nach obigen Forderungen notwendig sind, müssen wir die Bedingungen, unter welchen die Ausströmung des komprimierten Sauerstoffes aus den bisher üblichen Stahlzylindern erfolgt, etwas näher analysieren.

An der Flasche ist ein sogenanntes Reduzierventil mit Dosierungsdüse angebracht, welche bewirkt, dass das Gas mit einem bestimmten Gefälle, z. B. mit $\frac{1}{4}$ Atm. Ueberdruck abströmt. Der Gasstrom wird aber nur dann ein gleichmässiger sein, wenn der Gegendruck konstant bleibt, wie dies für gewöhnlich an der Erdoberfläche der Fall ist. Erheben wir uns jedoch mit dem Apparate in höhere Luftschichten mit niedrigerem Drucke, so muss das Gefälle ansteigen und es wird daher mit zunehmender Höhe eine grössere Menge Sauerstoff aus dem Rezipienten abströmen, was zu einer rascheren Erschöpfung des Vorrates führt.

Wie gross diese Beschleunigung ist, darüber möge folgendes Beispiel Aufschluss geben:

Wenn die Dosierungsvorrichtung eines 1000 l (auf 760 mm bezogen) fassenden Stahlzylinders 5 l pro Minute liefert, so würde man unter Annahme eines Ueberdruckes von $\frac{1}{4}$ Atm. in der Höhe von 9000 m mit $\frac{1}{3}$ Atm. Druck nicht 3 Stunden 20 Minuten, sondern bloss 2 Stunden 46 Minuten auskommen; die Erschöpfung des Vorrates wird also um 17 pCt. beschleunigt werden etc. Um den dieser Art sich ergebenden, immerhin nennenswerten Verlust zu kompensieren, wäre zu empfehlen, das Gefälle für abnehmenden äusseren Barometerdruck dadurch konstanter zu gestalten, dass man die Dosierungsdüse auf einen hohen Arbeitsdruck einrichtet, wodurch der bei zunehmender Erhebung resultierende Strömungszuwachs wesentlich herabgedrückt wird, wie man sich leicht rechnerisch überzeugen kann.

Für die Bemessung des erforderlichen Sauerstoffvorrates haben wir aber noch weiter auf den wichtigen Umstand Bedacht zu nehmen, dass sich das ausströmende Gas entsprechend der Abnahme des Barometerdruckes ausdehnen muss. Wäre der Sauerstoffapparat beispielsweise derart gestellt, dass er an der Erdoberfläche bei 760 mm Hg Druck 2,5 l pro Minute liefert, so würde dieses Quantum bei $\frac{1}{2}$ Atm. einen Raum von 5, bei $\frac{1}{3}$ Atm. einen solchen von 7,5 l etc. einnehmen. Um daher in den genannten Höhen die im Vorigen als notwendig bezeichneten Sauerstoffmengen, denen ja der Druck der umgebenden Luft zukommt, zur Verfügung zu haben, wäre es überflüssig, die Dosierung im Reduzierventil so einzurichten, dass dieselbe schon unter normalem Luftdrucke 5 l bezw. 10 l liefert.

Denn benutzt man einen solchen Apparat, der schon unter gewöhnlichen Verhältnissen 5–10 l abströmen lässt, so würde, die Veränderung der Stromgeschwindigkeit ausser Acht gelassen, der Vorrat unter der Grenze von 7000 m bei Atmung von 5 l nur 3 Stunden 20 Minuten, oberhalb derselben, bei Atmung von 10 l nur 1 Stunde 40 Minuten vorhalten und die bezüglichen Differenzen von zirka 62,5 g bezw. 104 g Sauerstoff pro Minute unverbraucht entweichen. Man wird den „Ballonautomaten" vielmehr derart einrichten, dass er bei hohem

Arbeitsdrucke unter normalen Verhältnissen mindestens 2,5 l pro Minute abgibt; wenn man den Apparat dann in der kritischen Höhe in Tätigkeit setzt, so wird die Zufuhr der erforderlichen Sauerstoffmengen von 5 l beziehungsweise 10 l gesichert sein.

Nach unseren Postulaten würde also ein Stahlzylinder mit 1000 l Sauerstoff und der entsprechenden Dosierung von 2,5 l (auf 760 mm bezogen) pro Minute unter der Annahme möglichst konstanter Abströmung sowohl unterhalb als oberhalb der vorhin besprochenen Grenze von 7000 m zirka 6 Stunden ausreichen; aber auch bei einer Dosierung von 5 l würde man für diese Zeit gerade noch auskommen können, da die im Handel gebräuchlichen, mit Attest versehenen Sauerstoffzylinder eine Kapazität von 1100 l besitzen. Um jedoch für die Praxis mit voller Sicherheit vorzugehen, wie dies ja bei jeder hygienisch-technischen Massnahme geboten ist, möchte ich **3,5** (von normalem Drucke) als **Abströmungsquote** vorschreiben. Es können ja immerhin Umstände eintreten, welche einen Gasüberschuss zweckmässig erscheinen lassen; der Sauerstoff, den wir benutzen, ist nicht 100, sondern nur 97 prozentig, die Atmung eines Beobachters kann besonders tief sein u. a. Mit einem 1000 l fassenden Stahlzylinder würde dann eine Person allerdings nur etwa 5 Stunden mit Sauerstoff versorgt sein, aber es wird wohl selten vorkommen, dass man sich durch noch längere Zeit in den kritischen Regionen aufhält.

Eine andere Frage ist die, in welcher Form sollen wir den Sauerstoff verwenden, um denselben in den geforderten Mengen möglichst zweckmässig mitzuführen — woraus soll das Gas geatmet werden? Genügen die bisher benützten Stahlzylinder oder liegt ein Grund vor, sich nach anderen Mitteln umzusehen?

Dass die Mitnahme von Kautschukballons, wie sie seinerzeit von Tissandier und seinen Arbeitsgenossen benutzt wurden, unzweckmässig ist, braucht nicht besonders betont zu werden. Die Ballons besitzen eben nur eine beschränkte Kapazität, ihr Inhalt dehnt sich mit zunehmender Erhebung aus und beansprucht daher, um hinreichenden Sauerstoffvorrat zu liefern, einen grossen Raum; die abströmende Menge kann nicht genau kontrolliert und geregelt werden etc. Der Stand der damaligen Sauerstoffindustrie gestattete eben noch nicht grosse Mengen, auf kleinem Raume vereinigt, also so zu sagen Sauerstoff in handlicher Form herzustellen. Mit dem im letzten Dezennium zunehmenden Gebrauche des Gases für industrielle Zwecke, insbesondere durch den Umstand, dass der Sauerstoff in stählerne Zylinder gepresst aufbewahrt werden konnte, welche die Anwendung von hohem Druck gestatten, entstanden für die Aëronautik wesentliche Vorteile. Jene Forscher, an welche der neue, grosse Aufschwung der wissenschaftlichen Luftfahrten geknüpft ist — Berson, Gross, Süring — und wir anderen haben uns nun auch der stählernen Flasche bedient, welche ca. 1000 l Sauerstoff (bei 760 mm) auf einen Raum von 10 l komprimiert mitzuführen gestattet, und in der Tat bietet dieselbe, mit den entsprechenden, heute tadellos funktionierenden Ventilen versehen, jedenfalls die sicherste Garantie für eine genügende Luftzuführung, wie wir noch spezieller ausführen werden. Von manchen Seiten wurde jedoch betont, dass der Stahlzylinder unhandlich, beziehungsweise zu schwer sei, und es auch nicht zweckmässig erscheine, ein Gefäss, indem so hohe Drucke gespeichert sind, mitzuführen und den Insulten bei der Landung auszusetzen. Man hat daher daran gedacht, die Mitnahme des Gases in einer noch kompendiöseren Form zu empfehlen, indem man dasselbe, sei es in flüssiger Form, mitführt oder sich flüssiger Luft bedient, welche, nachdem der Stickstoff abdiffundiert ist, ein Gasgemisch von hohem Sauerstoffgehalte liefert.

Cailletet empfiehlt flüssigen Sauerstoff[1]. Um die Abströmung des Gases zu regeln, ist nicht so sehr auf Schutz vor Wärmeeinflüssen als vielmehr auf eine genügende Entwicklung von Gas durch Wärmezufuhr Rücksicht zu nehmen. Diese wird durch einen nach Art eines Zerstäubers wirkenden Apparat erreicht; 1 kg flüssigen Sauerstoffes liefert ca. 800 l Gas.

Die Vorrichtung Cailletet's bedarf jedoch steter Ueberwachung und Kontrolle und bietet, was ja gerade nicht sein soll, einen neuen Gegenstand, einen neuen „soin particulier“ der Beachtung seitens des Aeronauten. So viel Bestechendes auch seine Anwendungsweise haben mag, es wird dem Sauerstoffapparat dadurch eine Kompliziertheit gegeben, die nicht erwünscht ist und die rücksichtlich seiner absoluten Zuverlässigkeit verhängnisvoll werden kann.

Professor Erdmann in Berlin hat aus Gründen der Gewichtsersparnis an flüssige Luft gedacht und den gewiss guten Gedanken gehabt, dieselbe nicht in der bisher üblichen Weinholdschen Flasche, sondern in einem aus Kautschukstoff gefertigten und daher nicht zerbrechlichen, ca. 10 l fassenden Ballon mitzuführen. Um der flüssigen Luft genügenden „Wärmeschutz“ zu verleihen, umgab Erdmann die innere Schicht des Beutels mit einer dicken Lage (600 g) von Eiderdunen, die von einem äusseren Schutzmantel aus Inlett umkleidet war. Das Innere des Ballons war mit ungeleimter Watte gefüllt, welche von der flüssigen Luft imbibiert wird und dadurch eine sozusagen bessere Fixierung der Luft gestattet, es aber mit sich bringt, dass die Gasentwicklung noch mehr verzögert wird. Um gegebenenfalles eine bessere Erwärmung der flüssigen Luft möglich zu machen, war die Einrichtung getroffen, einen Teil der isolierenden Aussenhülle in meridionaler Richtung abzuknöpfen.

Cailletet hat sehr richtig bemerkt, dass, um hinreichende Gasmengen zur Verfügung zu haben, die Vergasung künstlich befördert und die Verdampfung dem Bedarf entsprechend gesteigert werden müsse. Ferner ist zu berücksichtigen, dass sich die Mitnahme von flüssiger Luft bei weitem nicht so ökonomisch gestaltet, wie die Anwendung von flüssigem Sauerstoff, da ja gemäss dem Umstande, dass der Sauerstoff einen niedrigeren Siedepunkt besitzt als der Stickstoff, dieser erst abdampfen muss, bis sich das entweichende Gasgemisch so weit an Sauerstoff anreichert, dass dasselbe der Anwendung von reinem Sauerstoffe gleichkommt, und wir haben ja gehört, dass für grosse Höhen gerade die Anwendung des möglichst konzentrierten Gases geboten erscheint. Aus Erdmann's Ballon beginnt das Gas gleich nach der Füllung abzuströmen, und er wird gleichsam rauchend zur Benützung gebracht. Das würde nun, wenn erst einmal die Bedingungen der Abströmung quantitativ bekannt sind, kein Uebelstand sein, da ja bei einer Ballonfahrt bis zu dem Zeitpunkte, wann man den Sauerstoff benötigt, immerhin längere Zeit vergeht, so dass mittlerweile eine genügende Anreicherung des ausströmenden Gasgemisches an Sauerstoff stattfinden konnte. In der Tat schienen auch die Vorversuche, welche von Erdmann in seinem Laboratorium angestellt wurden, in dieser Hinsicht Gewähr zu bieten.

---

1) L. Cailletet, Sur l'emploi de l'oxygène dans les ascensions à grandes hauteurs. Protokoll der III. Versammlung der internationalen Kommission für wissenschaftliche Luftschiffahrt Berlin 1902. S. 98.

Im allgemeinen ging aus den Versuchen Erdmann's hervor, dass pro
Minute mindestens 10 l Gas von hoher Sauerstoffspannung garantiert waren.
Ich hielt es aber dennoch für zweckmässig, gasförmigen Sauerstoff in Stahlzylindern mitzunehmen, um für den Fall, als der Ballon mit flüssiger Luft
doch nicht entsprechend funktionieren sollte, hinreichend Sauerstoff zur Verfügung zu haben. Durch äussere Umstände hatten wir jedoch bei unserer
Fahrt vom 24. Juni 1903 statt zwei Zylinder nur einen solchen zur Verfügung,
so dass wir, da uns die Erdmann'sche Bombe vielfach im Stiche liess, namentlich in den grössten Höhen Mangel litten; die Wärmezufuhr war eine zu geringe, die Vergasung unzureichend. Gerade in Höhen über 7500 m strömte
nicht Gas genug ab, und 1000 m höher war auch der Vorrat aus der Flasche
für uns beide unzureichend. Wir mussten (vergl. S. 266) unseren Vorrat dosieren
und atmeten nur dann aus dem Zylinder, wenn sich bereits deutlichere Erscheinungen fühlbar machten; dadurch besassen wir nicht mehr volle Denkund Arbeitsfähigkeit.

Es versteht sich, dass auch Apparate mit flüssiger Luft für die Respiration
im Ballon gebrauchsfähig gemacht werden könnten, namentlich wenn mit
Bezug auf den Erdmann'schen Ballon erst einmal die Verhältnisse der Gasabgabe in quantitativer und qualitativer Richtung bei verschiedenen Aussentemperaturen, verschiedener Bestrahlung und Umhüllung, endlich, was jedoch
weniger von Belang ist, unter verschiedenem Drucke einwandfrei festgestellt
sind; der Erdmann'sche Beutel wird jedoch kaum einer Vorrichtung für
raschere Entgasung entbehren können. Aber welche Form schliesslich daraus
resultiert, derselbe wird ebenso wie der von Cailletet vorgeschlagene Apparat,
der gleich vom besten Materiale, dem flüssigen Sauerstoff, ausgegangen ist,
der Kontrolle und Ueberwachung bedürfen; und das muss vermieden werden.

Ueberblickt man die Verfahren, welche wir im vorigen einer näheren
Kritik unterzogen haben, so liegt meines Erachtens kein Grund vor, den
Stahlzylinder durch etwas anderes zu ersetzen. Er enthält den Sauerstoff in
gasförmigem Zustande, also in jener Form, wie wir ihn für die Atmung gebrauchen, und er funktioniert nach den wesentlichen Verbesserungen, welche
an den Ventilen angebracht wurden, sicher und tadellos.

Wie schon bemerkt, hat man angeführt, dass der Stahlzylinder zu schwer
sei. Aber wenn man gemäss den früheren Auseinandersetzungen bei einer
Fahrt selbst 2, 3 oder auch mehr Zylinder benötigen sollte, so steht deren
Gewicht ihrer Verwendung im Korbe nicht hindernd im Wege, denn die zirka
24 oder 36 kg, welche dadurch an totem Ballast resultieren, kommen für
jene Ballons, mit welchen Hochfahrten ausgeführt werden, nicht in Betracht.
Die 12 kg, welche ein Zylinder ohne Armatur wiegt, beeinträchtigen auch
nicht die erreichbare Grenze, wenn ein Beobachter mit einem kleinen Ballon
in grössere Höhen emporsteigt. Dass der, heute übrigens stark reduzierte
Preis des Sauerstoffes keine Bedeutung beansprucht, braucht nicht noch besonders bemerkt zu werden.

Der Sauerstoffzylinder kann, mit den entsprechenden Ventilen [1]) ausgerüstet,
sich selbst überlassen werden; das kontinuierliche Nachströmen des Gases
in den früher erörterten Mengen, ist namentlich unter Anwendung der noch
möglichen Verbesserungen, keinen Zufälligkeiten ausgesetzt; ich möchte daher
nachdrücklichst für denselben eintreten und ihn für die Zukunft beibehalten

---

1) Die von den „Draegerwerken" in Lübeck patentierten scheinen mir die besten
zu sein.

wissen. Die Sauerstoffzylinder haben auch den Vorteil, dass sie ihren Inhalt jahrelang halten und leicht zu versenden sind.

In Berücksichtigung dessen, was ich oben über die verschiedene Geschwindigkeit des Sauerstoffstromes bei abnehmendem Barometerdrucke gesagt habe, ist es gewiss verdienstlich, wenn die Firma *Draeger*, durch einen meiner Vorträge über die künstliche Atmung im Luftballon angeregt, nunmehr bestrebt ist, die Differenz des absoluten Druckes im Ventile minus dem Gegendrucke der äusseren Atmosphäre, also den sogenannten Arbeitsdruck des Reduzierapparates möglichst konstant zu gestalten.

Dies soll dadurch bewirkt werden, dass man für die Dosierung der Abströmung einen hohen Arbeitsdruck von 5—10 Atm. verwendet. Nimmt man, wie dies B. Draeger in seiner bezüglichen Publikation[1] anführt, etwa einen Arbeitsdruck von 8 Atm. in Aussicht, dann würde die Abströmung im Reduzierventile an der Erdoberfläche nach Abzug der einen Atm. Gegendruck unter einem Gefälle von 7 Atm. erfolgen; bei einer Höhe von 6000 m würde der Ueberdruck nach Abzug von zirka 0,5 Atm. 7,5 Atm. und in einer Höhe von 11000 m nach Abzug von zirka 0,25 Atm., 7,75 Atm. betragen. Der Arbeits- oder Ueberdruck ist also von 7 auf 7,75 Atm. angewachsen, so dass die Dosierung der Abströmung nur etwa entsprechend dem 9. Teile des anfänglichen Gefälles bei 760 mm, die Leistung somit zwischen einer und einer halben Atmosphäre nur um das 1,04fache gesteigert wird, während die Strömungsgeschwindigkeit unter der bisherigen Anwendung eines Arbeitsgefälles von $^1/_4$ oder $^1/_2$ Atm. Druck ungleich rascher (cf. S. 271) zunimmt.

Diese Massnahme ermöglicht daher die Abströmung, auch bei Fahrten in grosse Höhen nahezu konstant zu erhalten und daher einen unnötigen Mehrverbrauch bezw. eine zu rasche Erschöpfung des Sauerstoffvorrates hintanzuhalten. Wenn in diesem Sinne auch die Bemühungen der genannten Firma anerkennenswert sind, so muss ich dennoch in Hinblick auf den bezüglichen Aufsatz Draeger's bemerken, dass die Prämissen, von welchen er daselbst ausgeht, physikalisch nicht einwandsfrei sind. Er gelangt dadurch zu einer unrichtigen Schätzung der Menge und Dauer des Sauerstoffvorrates im Luftballon, ebenso ist er sich über die Bedeutung des Partiärdruckes der Inspirationsluft für die hier in Betracht kommenden Fragen nicht klar; doch ich brauche darauf hier nicht näher einzugehen, umsoweniger, als ich den Autor bereits brieflich auf die bezüglichen Punkte aufmerksam gemacht habe. Nur um Missverständnissen vorzubeugen, die in Luftschifferkreisen vielleicht bei der Lektüre der Draegerschen Publikation entstehen könnten, bemerke ich, dass durch die besprochene Verbesserung, die ja im wesentlichen nur eine Ersparung an mitzuführendem Sauerstoff bedeutet, bezw. ein längeres Auskommen mit einem gegebenen Vorrate ermöglicht, an der Notwendigkeit des Gebrauches eines hermetischen Korbes für Höhen über 12000 m natürlich nichts geändert wird (s. später). Nicht das jeweilige Sauerstoffvolumen, sondern der Partiärdruck, die Dichte des Gases ist von massgebender Bedeutung.

Wichtig ist auch, dass das (Haupt-)Verschlussventil an der Sauerstoffflasche tadellos funktioniert; der bezügliche Hahn soll bequem anzufassen und daher nicht zu klein dimensioniert sein. Damit im Zusammenhang möchte ich noch darauf aufmerksam machen, dass man den Sauerstoff, wenn er einmal in den grossen Höhen in Anwendung gezogen ist, kontinuierlich ausströmen lässt, da bei den niederen Temperaturen, in welchen man sich befindet, durch eine Unter-

---

1) Illustr. aëronaut. Mitteilungen Jahrg. VIII, H. 8, S. 249, 1904.

brechung der Abströmung ein Zufrieren der feinen Oeffnung im Haupthahne,
oder der Kanäle innerhalb des Reduzierapparates erfolgen und dadurch die
Sauerstoffzufuhr zeitweise intermittieren könnte. Ueberhaupt soll die Bedienung des ganzen Apparates derart einfach sein, dass man nicht erst an
den Ventilen herumzuschrauben und den Abstrom im Ballon zu regulieren hat;
derjenige, welcher im Begriffe ist, eine Hochfahrt zu unternehmen, muss sich
rasch mit dem ganzen Apparat vertraut machen können. Man wird sich daher
der sog. Automaten bedienen, und zwar jener Form, welche bei einem
gegebenen Arbeitsdrucke für einen bestimmten Literverbrauch eingerichtet sind[1]).

Wie beistehende Skizze (Fig. 22) veranschaulicht, besitzt der Reduzier-
apparat, der nach obigem noch für einen höheren Dosierungsdruck einzurichten sein wird, erstens ein Finimeter, welches die noch in der Flasche vor-

Fig. 22.

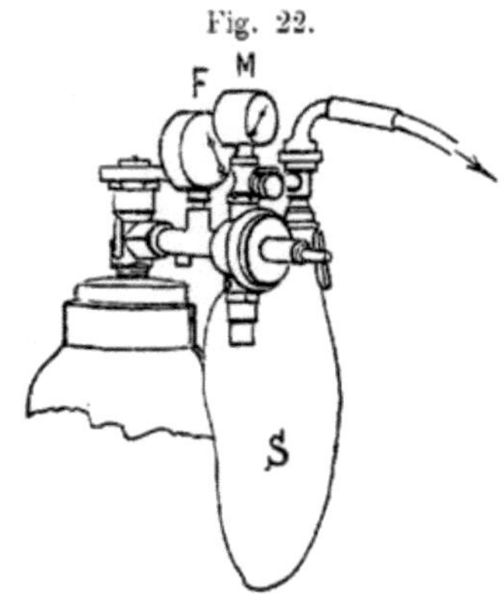

handene Sauerstoffmenge anzeigt und zweitens ein Manometer, das den jeweiligen Literverbrauch zu lesen gestattet. Nach den Forderungen, die wir
früher auseinander gesetzt haben, wird ein solcher von 3,5 l pro Minute (bei
760 mm) zu garantieren sein; man soll darin keine Verschwendung erblicken. Nach Oeffnung des Haupthahnes hat man dann nur an einer Schraube
zu drehen, um von der kritischen Grenze angefangen, diese Menge konstant
abströmen zu lassen. Der Hahn wird auch noch auf eine Dosierung von
5 und 6 l (auf 760 mm bezogen) einstellbar sein, um gegebenen Falles
grösseren Anforderungen, so etwa beim Versagen der Sauerstoffatmung eines
Kameraden genügen zu können. Die Abströmung soll aber nur innerhalb der
genannten Grenzwerte regulierbar sein; es erscheint mir untunlich, eine genauere, auf das Mindestmass der erforderlichen Sauerstoffmenge gegründete
Dosierung etwa nach Druckstufen von 1000 m durch entsprechende Hahn-
stellung zu ermöglichen und in der Teilung des Manometers zum Ausdrucke
zu bringen.

Ausserdem sehen wir an dem Reduzierapparate einen sogenannten „Sparbeutel“, besser jenes Gasreservoir (S) angebracht, welches notwendig ist, damit
der Sauerstoff, ohne dass man den Strom zu steigern oder am Schlauche zu

---

1) Des Genaueren vergl. die Kataloge der Firma Draeger in Lübeck, sowie jene der
Sauerstofffabrik G. m. b. H. in Berlin N.

saugen braucht, leicht dem inspiratorischen Zuge folgt. Mit Rücksicht auf grössere Atemtiefen werden wir denselben zu $1^1/_2$ l bemessen.

Der Schlauch, welcher den Apparat mit der atmenden Person verbindet, darf nicht aus dünnem Kautschuk bestehen, sondern muss aus Metall hergestellt sein. Dabei erscheint mir doch Aluminium zweckmässiger als das bisherige Stahlspiralrohr, da der Schlauch eine grössere Länge besitzen muss, um dem Luftschiffer seine volle Bewegungsfreiheit zu gestatten, und dann doch zu schwer würde. Zu diesem Zwecke wäre er in die Maske mittels Kugelgelenkes einzufügen. Der Schlauch soll ferner, um eine unnötige Reibung des einzuatmenden Gases zu vermeiden, einen Durchmesser von mindestens 10 mm besitzen; ausserdem sind in Abständen von einander Haken anzubringen, um den Schlauch nach Bedarf an der Korbwand befestigen zu können. Es empfiehlt sich nicht, die Sauerstoffzylinder für zwei oder drei Beobachter mit einander zu verbinden; jeder soll seinen eigenen Recipienten mit getrenntem, hinreichend langem Zuführungschlauche besitzen.

Das zweite wichtige Erfordernis ist die Maske, und darin liegt meines Erachtens das Hauptverdienst in Cailletet's Vorschlägen, für die Verwendung einer solchen eingetreten zu sein, indem er dieselbe unabhängig von mir ebenfalls als „Obligation absolue", allerdings ohne ausführliche Begründung, hingestellt hat. Ich muss etwas eingehender auf die Maske zu sprechen kommen, da ihre Bedeutung noch immer missverstanden und von den Aëronauten in ihrer Tragweite nicht hinreichend gewürdigt wird.

Der Gebrauch einer Maske ist nicht Sache der Bequemlichkeit; es ist nicht gleichgiltig, ob man sich eines selbst vollkommenen Mundstückes bedient oder Mund und Nase bedeckt. Wir haben oben auseinandergesetzt, wie ungünstig sich die Verhältnisse der Sauerstoffversorgung gestalten können, wenn das Gas nicht durch Mund und Nase gleichzeitig eingeatmet und die jeweilige Ventilationsgrösse nicht voll durch Sauerstoff gedeckt wird. Man könnte daran denken, sich bloss einer sogenannten Nasenolive zu bedienen und nicht durch den Mund zu atmen: ein mit Ausatmungsventil versehenes Mundstück allein dürfte in den grossen Höhen auch nur dann angewendet werden, wenn man zugleich die Nase verschliessen würde. Aber unter diesen Umständen wird sich die Möglichkeit zu sprechen doch noch viel schwieriger gestalten, als wenn man sich einer Maske bedient, welche Nase und Mund bedeckt und bei entsprechender Grösse viel leichter eine gegenseitige Mitteilung möglich macht. Erscheint dies den Aëronauten zu unbequem, dann gibt es, um vollständig sicher zu gehen, eben nur einen hermetischen Korb, der ja für Höhen über 12000 m, wie wir noch später zeigen werden, zur absoluten Notwendigkeit wird. Ist ein Luftreservoir von genügender Kapazität vorgeschaltet, so bereitet die Respiration durch eine Maske keinerlei Anstrengungen und geht ebenso leicht von statten, wie ohne eine solche. Die Nachstellung des Sauerstoffes auf höheren Druck, das Saugen am Mundstück entfällt; man hat nicht mehr notwendig, die Atmung wissentlich aktiv zu vertiefen. Die Maske braucht nicht luftdicht zu schliessen; die getroffenen Anordnungen garantieren eine genügende Sauerstoffzufuhr.

Voraussetzung ist aber immer, „dass das Saugrohr nicht dem Munde entgleitet" beziehungsweise dass die Maske sicher am Kopfe befestigt ist. Dieselbe muss vor Erreichung der Höhe von 7000 m bezw. einem Drucke von 310 mm angeschnallt sein und darf nicht mehr abgelegt werden.

Welche Form man der Maske im speziellen gibt und aus welchem Materiale dieselbe hergestellt ist, erscheint weniger von Belang. Wesent-

lich an ihr ist, dass die Exspirationsluft nicht in den Sparbeutel zurück-
dringt, sondern nach aussen gefördert wird. Zu diesem Zwecke muss im
Zuführungsrohr eine Rückschlagvorrichtung und in der Maske ein Ventil angebracht sein, welches die Ausatmungsluft entweichen lässt. Was die Form
anlangt, so habe ich nicht nur alle bisher vorliegenden Fabrikate probiert,
sondern auch selbst eine derartige Vorrichtung angegeben. Ich bin jedoch von
derselben zurückgekommen, da die von der Firma Dräger angegebene Maske
den an sie zu stellenden Forderungen am besten entspricht. Die „Gesichts-
passform" des Maskenrandes ist so vorzüglich gelungen, dass ein elastisches
Futter entbehrlich ist. Die der Respiration entsprechende intermittierende
Zuströmung wird dadurch erreicht. dass in die Vorderwand der Maske
ein leicht spielendes Glimmerblättchen eingefügt ist. welches eine bequeme Ausatmung gestattet. Es wird sich empfehlen. um den Kopf nicht
allzu sehr zu belasten, als Material Aluminium oder Celluloid zu verwenden,
und die Maske schon, um dieselbe bei den herrschenden niederen Temperaturen
ohne unangenehme Sensationen anfassen zu können, mit einem Stoffüberzug,
den Rand mit Filz zu versehen. Was die Fixierung desselben am Kopfe anlangt, so geschieht dies gewöhnlich durch einen die Maske umfassenden, mit
einem elastischen Bande versehenen Drahtring; zweckmässiger erscheint mir
nach eigenen Erfahrungen ein doppeltes Band zu sein. Man könnte denken.
die Sache auch so einzurichten, dass der Kopf des Aëronauten von einer dünnen,
etwa aus gefirnisstem Taffet hergestellten Hülle umkleidet würde. in deren
vordere Versteifung der Ansatz für den Zuführungsschlauch und das Ausatmungsventil eingefügt wären. Ob eine solche Vorrichtung angenehmer ist als
die nur Nase und Mund bedeckende Maske, mag dem Geschmacke des
Einzelnen überlassen werden; die Befestigung des Sauerstoffschlauches würde
sich hierdurch vielleicht noch bequemer gestalten, da das Gewicht des Apparates auf eine grössere Fläche zur Verteilung käme.

Noch muss die Temperatur des zur Veratmung gelangenden Gases berücksichtigt werden. denn man wird nicht zu vergessen haben, dass der Sauerstoff
in den eisernen Zylindern, beispielsweise in Höhen von 9000 m, ebenfalls eine
Temperatur von nur — 40° besitzen kann, beziehungsweise durch Expansion des
Gases noch tiefere Werte annehmen muss. Man könnte nun denken, dass die
Lungenluft bei derart niederen Aussentemperaturen doch wesentlich abgekühlt
werden würde. Dieser Umstand liess es mir seinerzeit wünschenswert erscheinen.
den Sauerstoff anzuwärmen, sowie auch eine geringe Anreicherung des Gases
mit Wasserdampf herbeizuführen, da sich ja häufig ein Gefühl von Austrocknung
der Schleimhäute nach länger andauernder Inhalation bemerkbar macht. In
diesem Sinne sollten seinerzeit von der „*Berliner Sauerstoff-Fabrik*" verschiedene
Verfahren ,erprobt werden; ich habe jedoch von diesen Forderungen wieder
Abstand genommen. da sie bei der Verwendung einer Maske nicht in Frage
kommen. Abgesehen davon. dass ich nach Messungen der Temperatur in der
Trachea, — bisher allerdings nur bei — 7° Aussentemperatur —, zu der
Ueberzeugung gekommen bin. dass selbst grosse Kältegrade die Temperatur
in den tieferen Luftwegen so gut wie nicht beeinflussen, gelangt der Sauerstoff bei Anwendung einer Maske schon vorgewärmt in den Kehlkopf. Nimmt
man Bestimmungen der Temperatur im Innern derselben zur Winterszeit vor,
so zeigt sich, dass dieselbe beispielsweise über + 20° beträgt, wenn in der
Umgebungsluft — 15° herrschen. Die Maske wirkt also nach Art eines Vor-
wärmeapparates und es kann dieser Effekt noch gesteigert werden, wenn man
dieselbe mit einem, die Wärmestrahlen absorbierenden, also schwarzem Filze

überzieht; ausserdem erhöht sich ja auch schon die Temperatur des Gases durch den Einfluss der starken Strahlung auf das Metallrohr. Ein nennenswerter Kalorienverlust am Wege der Respiration kann also hierdurch nicht zustande kommen. Aus dem Gesagten folgt aber ferner, dass die Ventile an der Maske nicht vereisen werden; wir beobachteten auch im Ballon keine diesbezügliche Erscheinung. Der Wasserdampf, welcher sich im Maskenraume niederschlägt, kann durch ein kleines, in der unteren Umrandung der Maske angebrachtes Loch nach aussen treten.

Damit hätten wir die für die **künstliche Respiration** im Ballon in Betracht kommenden technischen Behelfe in ihren Einzelheiten kennen gelernt. Gewiss werden sich noch da und dort Verbesserungen anbringen lassen, wie wir dies hinsichtlich der Strömungsbedingungen im Reduzierventile besprochen haben. Es würde aber wenig bedeuten, wenn solche Bestrebungen dahin gehen sollten, die Sauerstoffzufuhr aus Ersparungsgründen genau dem jeweiligen Druckdefizit entsprechend einzurichten.

Dass schliesslich bei einer Ballonfahrt alles richtig funktionieren und der Respirationsapparat im besonderen in Ordnung sein muss, scheint eigentlich selbstverständlich: aber es kann da doch so Manches vorkommen, wie sich dies beispielsweise bei der Fahrt der „Vega" ereignete, als in 6000 m Höhe der Schlüssel zu dem Sauerstoffrezipienten nicht zu finden und das Reduzierventil an diesen noch nicht angeschraubt war. Zweckmässig wird man für Aufstiege in grosse Höhen und längere Fahrtdauer stets einen Reservecylinder (mit ganzer Armatur) mitnehmen, um nicht in eine ähnliche Situation zu kommen, wie wir sie einmal selbst (vgl. S. 266) mitgemacht haben.

Von besonderer Wichtigkeit ist die bisher noch nicht berührte Frage: Wie hoch kann der Luftschiffer mittels der vorhin besprochenen Form der Sauerstoffatmung emporsteigen, müssen wir uns nicht noch nach anderen Mitteln umsehen, damit die höheren Schichten der Atmosphäre unbeschadet erreicht werden können? Früher war es ja nicht notwendig, die äussersten Grenzen der Luftverdünnung praktisch in Betracht zu ziehen, heute aber, wo Berson und Süring bis nahezu auf 11000 m vorgedrungen sind, ist es an der Zeit, die letzten Konsequenzen zu ziehen und die Bedingungen der Atmung für diese Höhen einwandsfrei klar zu stellen.

Lassen wir zunächst das Verhalten unserer Lungen beiseite. Die Verdünnung des umgebenden Luftmediums muss, wie ich ja schon wiederholt bemerkt habe, in gleicher Weise auch den Sauerstoff betreffen, welcher dem Stahlzylinder entströmt, so dass dessen Tension auf den der jeweiligen Höhe entsprechenden Druckwert absinkt.

Der Sauerstoff, welchen wir im Korbe einatmen, erleidet daher, jemehr man sich erhebt, eine Verminderung seiner Dichte und es wird der Fall eintreten müssen, dass der Lunge trotz Respiration von reinem Sauerstoffe und durch die Maske garantierter voller Ausnützung desselben (vgl. S. 263) eine zu geringe Gasmenge zugeführt wird. So ist der Druck beispielsweise in 11000 m fast nurmehr $\frac{1}{4}$ des Druckes an der Erdoberfläche und die Tension des Sauerstoffes somit, auf den Druck von 760 mm bezogen, nicht mehr 100 pCt., sondern 25 pCt. oder 190 mm[1]). Das genügt nun allerdings vollständig, ja wir bekommen noch mehr Sauerstoff zugeführt, als an der Erd-

---

1) Ich gebe die Spannungen in Folgendem in Prozenten des vollen Gehaltes an der Erdoberfläche, da dies vielleicht für den mit dem Gegenstande weniger Vertrauten bequemer ist, als wenn ich die Tensionswerte in ihrer absoluten Grösse, also in mm Hg ausdrücken würde.

oberfläche. Wenn man sich aber in eine Höhe von etwa 14500 m erhebt, also auf ca. $\frac{1}{6}$ Atm. Druck dekomprimiert, so würde der Sauerstoffdruck verglichen mit dem an der Erdoberfläche nur mehr einem Gehalte von 16,6 pCt., in ca. 17000 m oder annähernd $\frac{1}{8}$ Atm. nur mehr einem solchen von 12,5 pCt., endlich in 20000 m oder weniger als $\frac{1}{10}$ Atm., also kaum 10 pCt. entsprechen. Der Organismus würde sich also, um die Sache anschaulicher zu machen, unter den genannten Druckwerten, trotz Atmung reinen Sauerstoffgases, in derselben Lage befinden, wie wenn man sich ohne Sauerstoffatmung auf ca. $\frac{1}{2}$ Atm. dekomprimiert hätte, oder beispielsweise auf den Elbrus (5650 m) gestiegen wäre: es handelt sich gleichsam um eine Verschiebung der Respirationsverhältnisse auf die Bedingungen, welche mehrere 1000 m tiefer ohne künstliche Sauerstoffzufuhr bestehen. Eine O_2-Spannung der Inspirationsluft von 10 pCt. ist aber, wie wir wissen, nicht hinreichend, um den normalen Anforderungen des Organismus zu genügen, sondern es treten bereits unter dieser Bedingung pathologische Erscheinungen auf. Die Sauerstoffversorgung wird somit trotz Atmung reinen Sauerstoffgases und zwar nahe an derselben Grenze unzureichend, bei welcher aber bereits auch die Respiration aus anderen, mechanischen Gründen unmöglich wird.

Die vorige Darstellung war jedoch notwendig, um zu zeigen, dass schon infolge des Verhaltens des O_2-Partialdruckes die Respiration mittelst Stahlzylinders und Maske insufficient wird. Für die Beurteilung des atmenden Menschen müssen aber beide Momente in Betracht gezogen werden, umsomehr als durch Berücksichtigung des Verhaltens der Lunge die erreichbare Höhengrenze wesentlich herabgedrückt wird.

Hierbei sind zunächst jene Umstände massgebend, welche wir früher (S. 213), mit Rücksicht auf die Frage diskutiert haben, wie weit man aus physikalischen Gründen mit der progressiven Luftverdünnung gehen darf, damit den Bedingungen der Respirationsmechanik genügt werden kann. Jetzt ist der Gegenstand unter der Voraussetzung zu erörtern, dass Sauerstoff zur Veratmung kommt und die Grenze zu bestimmen, bei welcher noch eine hinreichende Versorgung des Blutes mit diesem Gase erreicht und damit auch der Respirationschemismus gesichert wird. Die Wasserdampfspannung und die durch die Lebenstätigkeit produzierte Kohlensäure greifen hier hemmend ein, da der auf sie entfallende Druckanteil für die Förderung des Sauerstoffes verloren geht.

Um ein Beispiel anzuführen, wären bei einer Verdünnung auf $\frac{1}{8}$ Atm. entsprechend einer Höhe von ca. 17000 m. 95 mm O_2-Druck in der Aussenluft verfügbar. In der Lunge kommt aber davon die Spannung des intrabronchialen Wasserdampfes, sowie die Kohlensäurequote in Abzug; wir haben ja gehört, dass unbedingt (46,6 + 30,1) 77 mm unbedingt erforderlich sind, um den Thorax inspiratorisch füllen zu können. Es ist also nur die Differenz beider Druckwerte, 95 − 77 = 18 mm Sauerstoff in den Alveolen disponibel. Dies ist für die Sauerstoffversorgung des Blutes und der Gewebe natürlich völlig unzureichend, da das Oxyhämoglobin nach den heute vorliegenden Untersuchungen schon oberhalb eines alveolaren Sauerstoffpartiärdruckes von etwa 53 mm zu dissoziieren beginnt: das arterielle und venöse Blut enthalten bei einem Drucke von 50 mm fast nur mehr 80 pCt. der ihnen de norma zukommenden Sauerstoffmenge. Noch ungünstiger gestaltet sich die Sauerstoffversorgung bei einer Alveolarspannung von 30 mm, da das Arterienblut dann nur etwa 55 pCt. seiner vollen Sättigung aufzunehmen vermag. Aber immerhin reicht mit Rücksicht auf den bezüglichen Sauerstoffgehalt des Venenblutes das

Gefälle zwischen der Alveolartension und der Spannung in den Venen hin, um bei Annahme einer Triebkraft von 3 mm pro 250 ccm O_2 (cf. S. 223) den Gesamtbedarf des Körpers zu decken, wobei allerdings bei starker körperlicher Betätigung örtlicher Sauerstoffmangel bestehen kann.

Entsprechend den 18 mm, welche in dem angezogenen Beispiele für die Sauerstoffversorgung verbleiben, würden also noch etwa 12 mm Sauerstoffdruck notwendig sein, um die erforderliche Tension von 30 mm aufzubringen. Dies kann aber nur dann geschehen, wenn wir den Druck des einzuatmenden Sauerstoffes absolut erhöhen. Da wir aber möglichst günstige Bedingungen für die Sauerstoffversorgung des Hämoglobines anzunehmen haben, so wollen wir für dieselbe einen Druck von rund 40 mm ansetzen.

Um die Anforderungen der Respiration zu sichern, ist also ein Druck von $76 + 40 = 116$ mm erforderlich, wie er einer Höhe von 15000 m entspricht. In einer sauerstoffreichen Atmosphäre konnte seiner Zeit P. Bert Tiere bei einem Drucke von 135 bis 95 mm Hg noch am Leben erhalten.

Für die Praxis jedoch wird man sich mit dieser theoretischen oder aber noch im Tierexperimente realisierbaren Grenzbestimmung nicht zufrieden geben dürfen. Der Sauerstoff muss vielmehr in so reicher Menge vorhanden sein, bezw. mit solcher Tension zu Gebote stehen, dass er mit Sicherheit nicht nur den äussersten, sondern gegebenen Falles auch gesteigerten Anforderungen genügt, wie sie für den Aëronauten durch die Beschäftigung im Korbe, eventuelle stärkere Muskelarbeit (Ventilziehen, Beobachtung der Instrumente), Kälte u. A. gegeben sind.

Hinzu kommt noch ein Umstand, auf welchen mich mein verehrter Lehrer, Professor Zuntz, aufmerksam gemacht hat und der ein weiteres Herabrücken der unbedingt gefährlichen Grenze bewirkt.

Es ist dies jener Druckverlust, welcher durch den Uebertritt des Sauerstoffes ins Blut, durch die Absaugung dieses Gases von Seiten des Hämoglobins zustande kommt.

Nimmt man einen Sauerstoffverbrauch von 250 cm pro Minute, so wären dies bei der Körpertemperatur von 37° C. nach $\dfrac{250 \cdot 37}{273} = 339$ ccm: das macht bei 16 Atemzügen 2,12 ccm O_2. Diese müssen, wenn wir weiters annehmen, dass 500 ccm von Körpertemperatur exhaliert werden, mit 500 weniger 140[1]$) = 360$ ccm Luft oder Gas in die Lunge eingeführt werden. Der Partialdruck der 21,2 ccm O_2 in 360 ccm Luft beträgt nun $\dfrac{21,2 \cdot 760}{360} = 44,1$ mm Hg.

Dies wäre der Druckverlust, den wir schliesslich noch zu berücksichtigen haben.

Fassen wir nunmehr die gesammten zum ungestörten Ablauf der Atmung notwendigen Druckwerte zusammen, indem wir als Triebkraft für die Hämoglobinversorgung eine Sauerstoffspannung von ca. 40 mm ansetzen, so ergibt sich die folgende Summe:

46.6 mm für die Tension des Wasserdampfes
30,4 „ „ „ „ „ der Kohlensäure
44,1 „ als Anteil für den Sauerstoffverbrauch am Ende der Exspiration
40,0 „ für die Hämoglobinversorgung
161,1 mm.

---

1) 140 ccm als Maass des schädlichen Raumes.

Der Druck der Atmosphäre, welcher diesem Postulate genügt, entspricht einer Höhe von nur wenig über 12 500 m.

Um mit Sicherheit alle Gefahren zu vermeiden, wird man aber die Grenze, von welcher an die Atmung mittelst Sauerstoffzufuhr durch Rezipienten und Schlauch ungenügend wird, noch weiter, auf ca. **11 000 m** herabsetzen, wie ich dies gelegentlich eines Dezember 1903 im *Deutschen Vereine für Luftschiffahrt* gehaltenen Vortrages mit Rücksicht auf die Hochfahrt von Berson und Süring betont habe.

Wie wir gehört haben, waren diese Forscher bei ihrem am 31. Juli 1901 unternommenen Aufstiege nur wenig von jener Höhe, Mosso in seinem bekannten Versuche in der pneumatischen Kammer nur wenig von jenem Druck entfernt, welchen wir als gefährliche Grenze, für die bisherige Art, wie wir den Sauerstoff bei Hochfahrten verwendet haben, bezeichnen müssen. Nimmt man den geschlossenen Korb schon für 11 000 m in Aussicht, so wird man dann in der Erreichung grösserer Höhen nicht beschränkt sein.

Durch die im vorigen ausführlich begründete Grenzbestimmung habe ich auch die seinerzeit von K. Müllenhoff[1]) hierüber gemachten Angaben ergänzt und berichtet.

Dieser Autor hat nämlich anlässlich eines von ihm im Jahre 1901 in der *Berliner physiologischen Gesellschaft* gehaltenen Vortrages die Frage, wie hoch man im Luftballon mit reiner Sauerstoffatmung gehen könne, dahin beantwortet, dass man unter dieser Bedingung bis zu jenem, der Tension des Sauerstoffes unter normalen Verhältnissen zukommenden Drucke von 152 mm, also auf eine Höhe von mehr als 12 000 m vordringen könnte. Mit Rücksicht auf den Umstand, dass wir ohne Sauerstoffatmung auch bei einer Druckveränderung auf $^2/_3$ bis $^1/_2$ Atm. noch zu leben vermögen, rückte er diese Grenze sogar auf eine Höhe von über 16 000 m hinauf.

Um dem menschlichen Körper bei Höhen über 11 000 m die Zufuhr genügender Mengen von Sauerstoff zu sichern, muss also das Gas den Lungen unter einem höheren Drucke zugeführt werden, als ihn die umgebende Luft besitzt. Dies könnte nun mittels eines Helmes erreicht werden, wobei der übrige Körper unter jenem Drucke stehen würde, welcher der äusseren Umgebung zukommt. Dies ist aber nur innerhalb einer beschränkten Grenze ohne Schaden für den Körper ausführbar; denn es entstehen sonst Druckschwankungen, welche für die Zirkulation, insbesondere des Lungenkreislaufes nicht gleichgiltig sind und zu Störungen in der Blutverteilung mit ihren weiteren Konsequenzen führen können. Es würden dann in der Tat jene Bedingungen zu Recht bestehen, welche die mechanische Theorie (S. 212) seinerzeit für den Aufenthalt unter geändertem Luftdrucke angenommen hat. Wenn man also die bisher durch die Ballon sondes oder „aérophiles" gelieferten Ergebnisse kontrollieren, selbst als Beobachter in die höchsten Schichten vordringen und so den Höhenrekord von Berson und Süring übertreffen will, so ist es geboten, den ganzen Körper in eine Atmosphäre von höherer Sauerstoffspannung zu bringen und es würde, da, nach Art von Taucher-Apparaten konstruierte Vorrichtungen zu kompliziert sind, dies zweckmässig nur in einem hermetisch geschlossenen Korbe möglich sein.

Diese Idee ist ja schon verschiedentlich ausgesprochen, aber noch niemals sachlich begründet worden; heute aber, nachdem wir die Verhältnisse einmal wissenschaftlich klar erkannt haben, sind dies keine Utopien mehr.

---

1) Archiv f. (Anatom.) u. Physiolog. Bd. 1891. S. 344.

In diesem Sinne habe ich anlässlich meines genannten Vortrages die
Konstruktion einer aus Aluminium, beziehungsweise vielleicht noch besser
aus Magnalium herzustellenden Gondel empfohlen: beistehende Skizze (Fig. 23)
mag den „Zukunftskorb" in seinen wesentlichsten Teilen illustrieren.

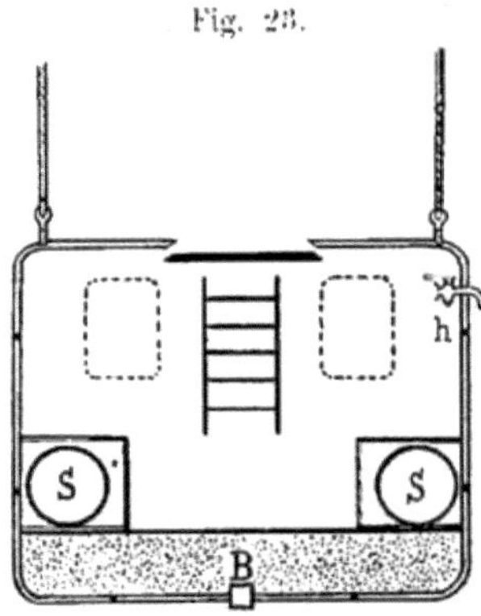

Fig. 23.

Da es sich um keine bedeutenden Druckdifferenzen zwischen dem Inneren
des Korbes und der Aussenluft handelt, und ein Druck von $1/_2$ Atm. Sauerstoff weitaus genügend erscheint, so braucht die Aluminiumwand keine besondere Stärke zu besitzen; man wird sie wegen des Wärmeschutzes doppel-
wandig machen, und zu diesem Zwecke auch Thermophore anbringen. S. S.
bezeichnen die im Innern disponierten Sauerstoffzylinder, welche den Raum
auf den gewünschten Druck setzen und denselben entsprechend ventilieren
sollen; B enthält einen Kasten für Ballast, der dann von innen aus bedient
werden kann. Auch die Beobachtung der Instrumente müsste vom Innern
des Korbes aus, durch die Fenster vorgenommen werden und es wird spezieller Anordnungen bedürfen, um ein Beschlagen derselben zu verhüten (Vorrichtung für Absorption des Wasserdampfes, Vorbeistreichen des trockenen
Gases an den Fenstern, wie im Taucherhelme); man wird den Korb zum Zwecke
der Verminderung stärkerer Stösse bei der Landung mit einem elastischen
Geflechte umgeben etc.: — doch ich will den Technikern nicht vorgreifen.

In Höhen bis zu 10000 m (bei 0°. 217,4 mm Hg) wird der Beobachter
auf dem Dache des Korbes verweilen, um sich bei Passierung dieser Grenze
nach Abschluss der Kommunikationstüre in den Korb zu begeben; beim Abstiege hätte er dann wiederum aus dem Raume nach oben zu steigen, um die
Landung vom Korbdache aus dirigieren zu können.

Man wird vielleicht die Frage aufwerfen, ob die anhaltende Atmung von
reinem Sauerstoff bezw. der Aufenthalt in dieser Sauerstoffatmosphäre nicht
bedenklich erscheint? Der Körper wird allerdings, wie wir dies schon im ersten
Teile unserer Ausführungen eingehend erörtert haben, seines Stickstoffgehaltes
beraubt, er ist mit Bezug auf den Stickstoff entgast. Die über protrahierte
Sauerstoffinhalation vorliegenden Erfahrungen, sowie die Beobachtungen am
Krankenbette rechtfertigen aber die Behauptung, dass der physikalisch absorbierte Stickstoff nicht zum Bestande unseres Lebens erforderlich ist. Die
Sauerstoffatmung macht, wie dies noch manchmal in Luftschifferkreisen ge-
glaubt wird, keinerlei Beschwerden, sie verursacht keinen Brechreiz und keine

Kopfschmerzen. Bei hohem Drucke, etwa von 6 Atmosphären angefangen, scheint jedoch nach den Forschungen von P. Bert, Philippon, Hill und Macleod die Beimischung von Stickstoff zum Sauerstoff notwendig zu sein, indem derselbe als Verdünnungsfaktor wirkt, welcher den Eintritt einer Insuffizienz jenes Gefälles verzögert, das für den Gasaustausch zwischen dem Sauerstoff der Gewebssäfte und dem der Gewebszellen erforderlich ist.

Wir werden schliesslich nicht darauf vergessen, dass der Körper in diesen hohen Regionen aber auch schon ohne Sauerstoffatmung eine beträchtliche Einbusse seines Stickstoffgehaltes erfährt, die proportional der jeweiligen Druckabnahme vor sich gehen muss. Um davon eine Vorstellung zu geben, hätten, wenn ich für Berson und Süring das Körpergewicht gleich und zu 60 kg und einen Stickstoffgehalt von rund 1,5 pCt. annehme, beide anlässlich ihrer Hochfahrt auf 10000 m schon durch die Veränderung der Atmosphäre allein zirka 450 ccm, Berson und ich unter der gleichen Voraussetzung bei unserer Hochfahrt auf 8800 m zirka 415 ccm Stickstoff infolge der Verminderung des atmosphärischen Druckes abgeben müssen. In der Maximalhöhe würde ihr Stickstoffgehalt somit 0,39 pCt. bezw. 0,48 pCt. statt 1,5 pCt. betragen haben. Während des Abstieges findet dann wieder eine entsprechende Anreicherung der Körpersäfte mit Stickstoff und zwar nach dem hierfür geltenden Gesetze (S. 183) statt; da hierbei hinreichend Zeit verstreicht, so kommt der Luftschiffer wieder auf sein normales Stickstoffniveau eingestellt auf die Erde zurück.

Dass sich durch diese Austauschvorgänge der Gase, den Verlust an Stickstoff und Kohlensäure, die Aufnahme zugeführten Sauerstoffes das Gewicht des Körpers ändern muss, möge noch angedeutet, aber nicht weiter rechnerisch verfolgt werden, da dies ja ebenfalls nur rein theoretisches Interesse hat.

In diesem Zusammenhange muss aber auch noch eine andere Frage von praktischer Bedeutung berührt werden, welche wiederholt ventiliert wurde.

Anschliessend an den Tod Crocé-Spinelli's und Sivel's im Luftballon ist von verschiedenen Seiten daran gedacht worden, dass das Freiwerden von Gasblasen im Gefässsysteme hierbei eine Rolle gespielt haben könnte, und dieses Moment bei Erwägung der Gefahren, denen sich der Luftschiffer bei Erreichung grosser Höhe aussetzt, in Betracht gezogen werden müsse. In neuerer Zeit hat u. a. Helmholtz auf diesen Umstand aufmerksam gemacht und Neumeister in seinem Lehrbuche darauf verwiesen.

Schon P. Bert hat sich dahin ausgesprochen, dass die Gasentbindung aus dem Blute als pathologisches Moment bei Ballonfahrten nicht in Betracht kommt. Wie wir ausführlich im ersten Teile dieser Bearbeitung auseinandergesetzt haben, ist hier nicht der Grad, sondern die Geschwindigkeit der Luftverdünnung das Entscheidende; es kommt nur der Stickstoff in Betracht, die Kohlensäure spielt dabei keine Rolle. Ein Beispiel wird die Sache sofort klar legen. Nehmen wir an, ein Luftschiffer würde die Höhe von 9000 m und zwar schon in zwei Stunden erreichen — denn in praxi wird ein Aufstieg mit solcher Schnelligkeit (konstant etwa 1 Meter pro Sekunde) natürlich kaum realisiert werden — so hätte er unter Rücksichtnahme auf das frühere Beispiel 383,4 ccm Stickstoff abzugeben, was pro Minute einem Betrage von 2,1 ccm entsprechen würde. Halten wir uns wieder vor Augen (S. 189), welche Stickstoffmengen in dieser Zeit unbeschadet aus dem Körper abgegeben werden können — im Mittel etwa 40 ccm — so ersieht man, dass der im Ballon realisierte Wert tief unter jener Grenze liegt, selbst wenn die Geschwindigkeit des Aufstieges zeitweise die doppelte wäre. Das Freiwerden von Gasblasen kann somit als pathogenetischer Faktor für den Ballon nicht in Frage kommen.

Ich will nochmals die Vorschriften präzise zusammenfassen, wie ich sie schon im wesentlichen in einem aëronautischen Fachjournale[1] niedergelegt habe.

Die Sauerstoffatmung wird sich bei Erreichung von 5000 m zweckmässig erweisen und soll von einer Höhe von 5500 m in Gebrauch gestellt werden. Bis zu einer Höhe von 8000 m muss eine Sauerstoffmenge von 5 l, oberhalb dieser Grenze eine solche von 10 l pro Minute und Person gesichert sein. Die Zuströmung soll kontinuierlich erfolgen und hat von dem jeweiligen Belieben und der Willkür unabhängig zu sein. Damit in der Tat auch der gesamte Sauerstoff und zwar ohne Beschwerde in die Lunge gelangt, muss die Abströmung durch ein leicht, mit einem Handgriffe zu bedienendes Reduzierventil, durch Anwendung eines, zwischen Ventil und die einatmende Person eingeschalteten, ca. 1½ l fassenden Luftreservoirs aus Taffet, endlich durch eine Maske garantiert sein, welche Mund und Nase bedeckt, einen regelmässigen, dem normalen möglichst entsprechenden Ablauf der Atmung gestattet, sowie fest und sicher am Kopfe des Luftschiffers befestigt ist. In einer Höhe von 11 000 m tritt der hermetische Korb in Kraft.

Bergbahnen.

Doch kehren wir aus diesen Regionen wieder auf die Erde zurück und sehen wir zu, was der Sauerstoff im Dienste jener Beförderungsmittel zu leisten im Stande wäre, welche uns ebenfalls mühelos am Wege des Schienenstranges in die Höhen des Mt. Blanc emporführen.

In dieser Richtung dürfte es zunächst am Platze sein, kurz über die bestehenden Hochbahnen zu referieren, da, wie ich mich zu wiederholten Malen überzeugt habe, hierüber nur weniges im medizinischen Kreise bekannt ist; erst unlängst bin ich wieder Erstaunen begegnet, als ich bemerkte, dass Bahnen in den amerikanischen Anden über die Grenze von 4000 m hinauf gehen.

Aus Nord-Amerika ist zunächst die Zahnradbahn auf den 4331 m hohen Pikes Peak in Colorado U. S. A. zu nennen, welche sich von der Pacificbahn bei Colorado Springs bezw. Manitou abgliedert. Weiter sind die Zweigbahnen der Denver and Rio grande Railroad zu nennen, welche im Minengebiete von Leadville Höhen von 3200 m, am Hagermanpasse 3639,2 m erreichen.

Aus den südamerikanischen Anden ist vor allem die in den siebziger Jahren erbaute Ferrocarril de la Oroya in Peru zu nennen, deren Profil ich beistehend in hundertfacher Uebertreibung wiedergebe. Die Daten verdanke in einem freundlichen Schreiben der *„The Peruvian Corporation Ltd.“* in Lima.

Der Zug verlässt des Morgens um 6 Uhr die Seeküste und gelangt am Nachmittage um 5 Uhr 50 Minuten nach Oroya; wie man sieht, wird die Maximalhöhe in ca. 10 Stunden erreicht. Der höchste Punkt, zu welchem diese Eisenbahn emporführt, ist Anticona, mit 4807,60 m auf einer Zweiglinie von Ticlio nach Marococha gelegen; Dörfer und Erzminen reichen über 5000 m Seehöhe hinauf.[2]

---

1) Illustrierte aëronautische Mitteilungen. Heft 1. Jahrgang 8. 1904.
2) Bezüglich der höchstgelegenen bewohnten Orte in den südamerikanischen Kordilleren verweise ich auf die sehr inhaltsreiche Memoria sobre las Cordilleras del desierto de Atacama

Ein zweiter wichtiger Schienenstrang führt den Reisenden von Antofagasta (Chili) nach Ueberschreitung einer Passhöhe von 4552,98 m nach Oruro: auch diese Bahn sei in der gleichen Weise zur Darstellung gebracht. Ver-

Fig. 24.

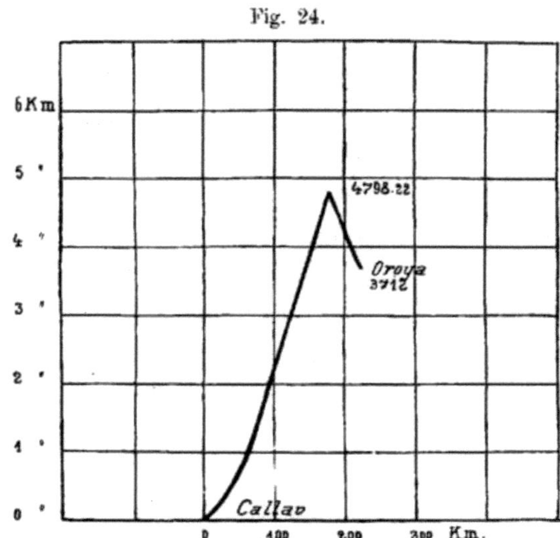

Fig. 25.

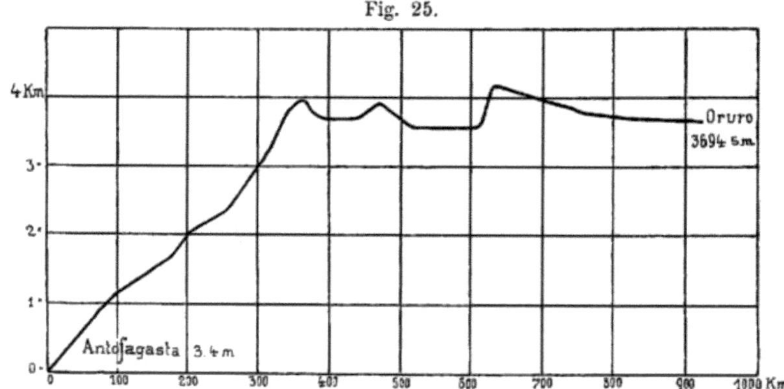

gleicht man die beiden genannten Adhäsionsbahnen an der Hand ihrer Profile (Fig. 24 u. 25), so zeigt sich, dass die erstere im Durchschnitte mit fast der dreifachen Steigung aufwärts strebt wie die zweite.

----

i rejiones limitrofes Santiago 1885. Aus der diesem Aufsatze beigegebenen Karte ersieht man, dass in Chile und Bolivia zwischen den 21. und 26.⁰ s. B. noch menschliche Ansiedlungen anzutreffen sind. Wir finden Ortschaften, Minen, Gehöfte, Futterplätze und Biwaks bis zu Höhen von 4800 m. Wer von Chile nach Argentinien über den Paso S. Francisco 68⁰ 19′ w. L. Gr., 26⁰ 39′ s. B. reisen will, der muss auf dem Camino de tropa limpiado (einem sauberen, im standegehaltenen Karawanenwege) eine Höhe von 4870 m überschreiten. In Peru liegt Villacota 5042 m, das Observatorium am Carchani 5075 m hoch. — Im Himalajagebiete ist das Kloster Hanle in Tibet in der Höhe von 4610 m, Thokdjalank in 4980 m gelegen.

Die moderne Technik dringt aber noch kühner vor. Eine in den neunziger Jahren begonnene, von Chilecito in Argentinien (Station der arg. Nordbahn) ausgehende Drahtseilbahn für den Minendistrikt von Mejicana endet in 4618 m. Diese Bahn übertrifft also noch um fast 500 m den Gipfel der Jungfrau, dessen Bezwingung durch die Zahnstange heute in Aller Munde ist. Allerdings sind die Terrainschwierigkeiten sowie die klimatischen Einflüsse, welche hier zu überwinden sind, wesentlich ungünstiger als die Verhältnisse in den Anden, wenn auch die Kälte, die beispielsweise am Paso de Galera herrscht, bereits recht empfindlich ist, wiewohl er sich unter dem 12. Breitegrade befindet.

Lage der Stationen und Steigungsverhältnisse (Project 1899).

Stationen	Seehöhe m	Entfernung vom Ausgangspunkte m	Entfernung zwischen zwei Stationen m	Grösste Steigung pCt.	Anmerkung
Kleine Scheidegg .	2064	—			Mundloch des Haupttunnels bei km 2,21 in 2359 m Seehöhe.
			2015	24.1	
Eigergletscher .	2322	2015			Fahrzeit:
			865	25	
Rothstock . .	2532	2880			Kleine Scheidegg—Eigergletscher 16 Minuten.
			1220	25	
Eigerwand . .	2788	4100			Eigergletscher—Rothstock 8 Min.
			1560	25	Kleine Scheidegg—Jungfraugipfel
Eismeer .	3153	5660			voraussichtlich ca. $1^3/_4$ Stunden.
			3560	6,9	
Jungfraujoch .	3398	9220			
			2980	25 zuletzt Elevator.	
Jungfraugipfel .	4166	12200			

Hinsichtlich der europäischen Bergbahnen, insbesondere der Jungfraubahn, welche ich zum Studium der hygienischen Verhältnisse vor zwei Jahren besucht habe, möge der Hinweis auf beifolgende Daten dienen. Als ich damals mit dem Ingenieur Aabel bis an das Ende des Stollens zu den Bohrmaschinen vorgegangen war, zählte ich bei ihm 100—102 Pulsschläge und 22 R.; ein Arbeiter, welcher an der Maschine stand, hatte eine Frequenz von 120 Pulsen. Je weiter die emsigen Pioniere der Jungfraubahn vordringen werden, desto deutlicher werden sich jene Schwierigkeiten geltend machen, die aus den Einflüssen der Veränderungen der Atmosphäre auf den Menschen erwachsen; bis jetzt ist noch eine Gewöhnung der Arbeiter zu verzeichnen.

Von anderen Bergbahnen des Kontinentes ist nur noch die Gornergratbahn zu nennen, welche jenes Gebiet tangiert, dass unser Interesse in Anspruch nimmt. In der Tat hat man selbst schon beim Bau dieser Bahn, welche von Zermatt aufsteigend in 9 km eine Höhe von 3020 m (Hotel 3176 m) erreicht, Beschwerden bei den Arbeitern eintreten gesehen, wie dies nach den Untersuchungen von Dr. de Courten im offiziellen Bauberichte bemerkt ist und worüber mir der Herr Kollege noch persönlich Mitteilung gemacht hat. Von 2700 m an zeigten die Arbeiter erhebliche Verminderung ihrer Leistungsfähigkeit und mussten mehrere Tage ins Tal geschickt werden. Die Schichtdauer betrug 8 Stunden und erfuhr keine Abkürzung; aber oberhalb Riffelberg wurde während der Arbeitszeit auffallend wenig geleistet. Viele Arbeiter klagten über „kürzeren Atem" und Respirationsbeschwerden; bei Kindern schien keine Wirkung vorhanden zu sein. Bei den angestellten Beamten werden seit Vollendung des Baues keine Erscheinungen wahrgenommen. Von den anderen Bergbahnen Europas, welche ausser auf österreichischen fast ausschliesslich auf Schweizerboden entfallen, können wir absehen, da dieselben nur Höhen von ca. 2300 m (Brienzer Rothhornbahn 2252 m) erreichen, welche für unsere Frage belanglos sind. Es mag noch erwähnt werden, dass in neuester Zeit auf Anregung von Vallot und Degerret Projekte ausgearbeitet werden, auch den die Jungfrau noch um 643 m überragenden Mt. Blanc durch den Schienenstrang zu bezwingen.

Wir haben bereits wiederholt bemerkt, dass der Zustand schon in Höhen von 4000 m kein normaler ist, auch wenn der Mensch passiv in jene Regionen befördert wird, und in der Tat liefern die zahlreichen Mitteilungen, welche über die Erfahrungen bei den genannten Hochbahnen vorliegen, ein reiches Beweismaterial dafür. Es handelt sich nicht nur um leichte Beschwerden, von denen berichtet wird, sondern die Störungen erreichen häufig einen solchen Grad, dass viele Personen gezwungen sind, wieder ans Meer zurückzukehren. Ja, es kommen sogar lebensgefährliche Erkrankungen vor, welche offenbar mit den klimatischen Einflüssen bezw. dem Sauerstoffmangel zusammenhängen. Bei vollkommener Ruhe zeigen sich nur geringfügige Erscheinungen, aber der latente pathologische Zustand macht sich sofort bei körperlicher Betätigung geltend. Dazu sind nicht etwa besondere Anstrengungen erforderlich, sondern die zum täglichen Leben notwendigen Verrichtungen genügen schon, um Beschwerden zu verursachen.

Es ist klar, dass diese Symptome noch in erhöhtem Masse auftreten, wenn stärkere körperliche Arbeit zu leisten ist, wenn Märsche ausgeführt werden sollen und dergl. Untertags geht es zumeist noch gut, indem ja durch mässige Betätigung der Muskulatur wieder die Atmung und damit die Lungenventilation befördert wird; die Beschwerden machen sich dann aber in der Nacht geltend, wo die Respiration weniger aktiv ist, und sind um so quälender.

Es würde mich zu weit führen, hier auf alle jene Belege einzugehen, nach denen sich eine interessante Schilderung der klinischen Erscheinungen geben liesse. Manche Quellen sind schon wiederholt benutzt worden; ich will sie nicht aufzählen, sondern greife nur einige Mitteilungen als Beispiele heraus, die mir in jüngster Zeit zugekommen sind.

Einen wertvollen Bericht hat mir Herr Dr. A. Plagemann, der als geborener Chilene die in Betracht kommenden Verhältnisse durch viele Jahre zu studieren Gelegenheit hatte, zugesandt. Ich muss hier verzichten, ausführlich auf seine interessanten Mitteilungen einzugehen, behalte mir jedoch vor, noch an anderer Stelle auf dieselben zurückzukommen; hier nur das folgende:

„. . . . Es ist nun ziemlich einerlei, ob der Reisende die von Ihnen besonders in's Auge gefasste Höhenregion (4000 m) zu Pferde oder auf einem Maultier reitend, im Wagen oder im Eisenbahnzuge bequem sitzend passiv erreicht oder überschreitet; und es verhalten sich die Eingeborenen im allgemeinen nicht anders als die Fremden. Es liegt ja in der Natur der Sache, dass die Bewohner der Küste und der tiefer liegenden Ebenen, zumal wenn sie keinerlei Training besitzen, viel eher von der Bergkrankheit ergriffen werden, als die Eingeborenen und Bewohner des Hochlandes und des Hochgebirges; und dass die reisenden Nordeuropäer und Nordamerikaner diesen im Ertragen der Strapazen wegen ihrer Neigung und Erziehung zu körperlichen Uebungen und Anstrengungen viel näher stehen, als die erstgenannten.

Abgesehen von einigen schwächlichen und weniger widerstandsfähigen Individuen, bei denen sich ausser Nasenbluten, Ohrensausen, Kopfschmerzen und Herzklopfen auch Blutungen aus den Ohren, Schwindel, Uebelkeit, Schwerhörigkeit, Atemnot, Angstgefühl und Apathie schon in der Gegend von 3000 m einzustellen pflegen, gelangt ein jeder kräftige gesunde Mensch reitend oder fahrend ohne alles Ungemach zu verspüren auf die Höhe von 4000—5000 m und selbst noch höher. Aber kaum hat er begonnen, sich aktiv zu bewegen, geringe körperliche Anstrengungen zu machen, so stellt sich auch bei ihm Nasenbluten, Herzklopfen, Kurzluftigkeit und Mattigkeit ein. Oft reichen nur wenige Schritte hin, es genügt schon das Ausziehen der Stiefel, vom Auspacken der Koffer garnicht zu reden, um einige Qualen zu erdulden.

Zunächst ist etwas Ruhe geboten. Aus diesem Grunde pflegen Reisende, die der Bergkrankheit schon in geringeren Höhen ausgesetzt sind, die Fahrt auf der Oroya-Eisenbahn mit einer Unterbrechung zurückzulegen. Sie übernachten in einer der Zwischenstationen um ca. 3000 m, wo die *Puna* sich bereits zu zeigen pflegt; sie ruhen sich aus und setzen am anderen Tage die Reise fort. Jeder gescheidte Reisende unterdrückt zunächst seine Sehnsucht, gleich nach Ankunft auf der Höhe zu kraxeln; denn er wird es meistens büssen müssen. Schon am nächsten, sicherlich aber am folgenden Tage wird er sich insoferne akklimatisiert haben, um sich körperlichen Uebungen und Anstrengungen hingeben zu dürfen — ohne weitere Unbequemlichkeit, als etwas Nasenbluten (das sich noch einige Tage wiederholen kann), beschleunigte Herzaktion und gesteigerte Zahl der Atemzüge zu verspüren. Bei vielen Individuen, die passiv bedeutende Höhen ohne alle Anzeichen der Bergkrankheit erreichen, äussert sich diese bei unvernünftigem Benehmen plötzlich in ihren schwersten Erscheinungsformen. Also auch bei der *Puna* hilft Gewöhnung. Es ist wohl überflüssig, zu erwähnen, dass Herzleidende die bedeutenden Erhebungen, von denen die Rede ist, meiden. . . .“

Der Direktor der „*The Peruvian Corporation Ltd.*“, Herr Schatzmann, teilt mir in seinem Schreiben vom 31. Oktober 1903 auf meine Anfrage mit:

„Menschen, die keine Erscheinungen zeigen, bilden die Ausnahme. Die Küstenbewohner leiden mehr als ganz Fremde, aber die Eingeborenen der hohen Regionen werden gelegentlich ebenfalls ergriffen. Auch die an der Küste lebenden Tiere zeigen Krankheitserscheinungen. Gesunde fremde Arbeiter leisten nicht so viel, wie die Ansässigen. Die Arbeiter aus diesem Gebiete Cholos, Mischlinge von Weissen und Indianern, welche in den Hochregionen geboren sind, fördern nahezu ebensoviel, oben als unten; aber stärkere Anstrengungen „schneiden ihnen ebenfalls die Atmung ab“. Es scheint mir, als ob der Zustand des Magens für die individuelle Disposition verantwortlich zu machen wäre.“

Auch aus seinen Erfahrungen geht also hervor, dass alle Tiefländer mehr oder weniger leiden, aber nach einigen Tagen tritt doch zumeist Akklimatisation ein, vorausgesetzt, dass nicht gleich erhöhte Anforderungen an den Organismus gestellt werden.

Jedenfalls ergibt sich aus allen diesen Informationen, und so insbesondere auch aus dem mitgeteilten Berichte der Direktion der Oroyabahn, dass das Auftreten von Krankheitserscheinungen bei Tiefländern nicht Ausnahme, sondern Regel ist. Viele Menschen können sich garnicht oder nur teilweise an ihre neue Umgebung gewöhnen, indem ihre physische Leistungsfähigkeit zumindest eine beträchtliche Einbusse erleidet. Nur nebenbei sei hier bemerkt, dass ich nach diesen Erfahrungen einer „thérapeutique par les grandes altitudes“, wie sie Lépine ins Auge gefasst hat, nicht allzu sanguinisch entgegensehen möchte. Auf die Frage der Akklimatisation werden wir noch zurückkommen.

Da die schädlichen Einflüsse, wie wir gehört haben, zum grössten Teile vermieden werden können, wenn man in den hochgelegenen Regionen jedwede stärkere Anstrengung unterlässt und die körperliche Betätigung auf ein Minimum einschränkt, so ist es von Bedeutung, sich nach Tunlichkeit passiver Beförderung zu bedienen; die Arbeit wird den Reittieren übertragen.

Auf diese Weise sind nun auch jene zahlreichen Expeditionen möglich geworden, welche in den Anden und den zentralasiatischen Gebirgsplateaux ausgeführt wurden.

Als der Geograph Sven Hedin im Jänner 1903 seinen Vortrag in Wien hielt, habe ich ihn aufgesucht, um Genaueres über sein Befinden zu erfahren, da er ja durch Wochen unter einem mittleren Drucke von 400 mm und darunter zugebracht hatte. Ich frug ihn nach seinen Beschwerden, er antwortete mir, dass er während der Passierung der hohen Regionen nie zu leiden hatte — aber er ritt.

„Nur wenn man einige Schritte macht oder die Arme heftig bewegt, so kommt man sofort ausser Atem; bei weiteren Versuchen stellen sich Herzklopfen, Schwäche und heftige Kopfschmerzen ein. . . . Ich pflege überhaupt nie zu gehen, sondern reite immer; man lässt ein Tragtier nach dem anderen sozusagen unter sich zugrunde gehen. Vielleicht mögen beim Tode der Tiere die schlechten Ernährungsverhältnisse, die elenden Weideplätze mitspielen; bei guter Fütterung geht die Sache entschieden besser. Am widerstandsfähigsten erweisen sich die Yaks (wilde Rinder), dann kommen die Maulesel; am schlechtesten eignen sich die Pferde. Die wilden Esel, die in grossen Scharen in diesen Gegenden vorkommen, sind nicht zu zähmen.

In der Nacht habe ich, offenbar, da die Anstrengungen des Tages möglichst vermieden wurden, immer gut geschlafen. Einmal nur, in einer Höhe von über 6000 m, hatte ich in der Nacht keine Ruhe, es bestand Atemnot und heftige Kopfschmerzen hatten sich eingestellt.

Die Kirgisen, die nicht immer ritten, hatten wiederholt heftige Beschwerden.“

Ich muss darauf verzichten, die Erfahrungen anderer Reisender, Böck, v. Tschudi u. A. wiederzugeben, die sich in den asiatischen und amerikanischen Hochregionen der Tragetiere bedient haben. Janssen versuchte bekanntlich die Anstrengungen des Aufstieges dadurch zu vermeiden, dass er sich mittelst Schlitten auf den Mt. Blanc befördern liess; aber er war trotzdem bergkrank. Hier fehlte eben die länger dauernde Gewöhnung an die Hochregion.

Doch kehren wir wieder zum Sauerstoff zurück und sehen wir zu, inwiefern derselbe für die Bergbahnen beziehungsweise für hochgelegene Stationen und Observatorien nutzbar gemacht werden könnte.

Die erste Anregung hierzu hat P. Bert bei Besprechung der Verhältnisse gegeben, unter denen sich die Bewohner hochgelegener Gebirgsplateaux befinden. Es würde sich empfehlen, schreibt er, pag. 1115, diejenigen, welche von Beschwerden befallen werden, eine Luft von erhöhtem Sauerstoffgehalte einatmen zu lassen oder dieselben in eine pneumatische Kammer mit komprimirter Luft zu bringen, um dieser Art einen, der Norm entsprechenden Sauerstoffdruck herzustellen. „Derartige Institute würden in Mexico, Lapaz, Cuzco, Cero de Pasco nicht nur für Kranke, sondern auch für Ankömmlinge sehr wertvoll sein.“

Offenbar unter dieser Anregung war es dann zuerst Malinowski, welcher 1892 in einer chilenischen Zeitung den Vorschlag machte, den Eisenbahnreisenden, falls sich Anfälle von „Sorroche“ einstellen, Sauerstoff zu reichen. Bemerkenswert ist ferner sein weiterer Rat, hermetisch geschlossene Eisenbahnwaggons, in welchem ein dem Meeresniveau entsprechender Luftdruck erhalten werden könnte, mitlaufen zu lassen.

Zweifellos wäre hier für die Verwendung von Sauerstoff noch ein reiches Feld gegeben und es könnten derartige Massnahmen umso leichter getroffen werden, als einerseits der Transport von Sauerstoff auf die hochgelegenen Stationen keinen Schwierigkeiten unterliegt, andererseits durch die daselbst zu Gebote stehenden maschinellen Einrichtungen eine Erzeugung dieses Gases an Ort und Stelle unschwer zu bewerkstelligen wäre.

Hier könnte, da ja Wasser zur Verfügung steht, auch jenes einfachere Verfahren in Betracht kommen, Sauerstoff aus komprimierten Briquettes von Natriumsuperoxyd nach der von Moissan entdeckten Reaktion mittelst Generatoren (Jaubert) zu erzeugen.

Wollte man den Gedanken wieder in Angriff nehmen, den schon seinerzeit Malinovski ventiliert hat, so würde sich dies heute sehr leicht durchführen lassen, indem man mittels der Sauerstoffzylinder bequem ein oder zwei Waggons unter höheren Sauerstoffdruck setzen könnte.

Ich habe mich bei der Direktion der Oroyabahn vor mehreren Monaten erkundigt, ob in dieser Richtung schon etwas geschehen sei; die Direktion berichtete mir: „. . . . Je n'ai pas connaissance qu'on eut employé l'oxygène pur ou l'air comprimé dans la cordillière. Ce que l'on fait en général c'est de souffrir en silence et — ceux qui peuvent descendent aussi vite que possible . . .“

Was die hochgelegenen Hotels anlangt, Pikes Peak u. A., so könnten daselbst, der ursprünglichen Idee P. Bert's folgend, nach Art von Inhalatorien, Räume eingerichtet werden, welche die „Sauerstoffbedürftigen“ aufsuchen würden. Ich meine natürlich damit nicht, dass auf diesem Wege eine raschere Akklimatisation an die neue Umgebung zu erreichen wäre; aber demjenigen, der nur wenige Tage in der Höhe verbleiben will, wird dieserart die Möglichkeit geboten sein, leichter über akute Beschwerden hinweg zu kommen.

Bekanntlich treten die Erscheinungen zumeist des Nachts auf und der Reisende wird gerade zu der Zeit am meisten von Atemnot und Beklemmungen gequält. Würde es da nicht sehr zweckmässig sein, wenn dem Erschöpften auf sein Verlangen ein Sauerstoffzylinder zu seinem Bette gestellt werden könnte, durch dessen Benützung ihm die Nacht gewiss erträglicher gemacht würde. Man mag diese Ideen vielleicht für allzu sanguinische Zukunftsträume halten, aber ich bin überzeugt, dass die Industrie, welche ihren Erzeugnissen immer weitere Absatzgebiete zu eröffnen bestrebt sein muss, auch noch in dieser Richtung unseren Erwartungen entsprechen wird.

Und dies umsomehr, wenn nach Fertigstellung der Jungfraubahn das Bedürfnis für solche Forderungen auch in Europa erst recht klar geworden ist. Denn gerade hier, wo es sich in der Tat nur darum handelt, dem Reisenden den Aufenthalt auf 1—2 Stunden ohne Beschwerden möglich zu machen, um ihn in den Vollgenuss der Naturschönheiten zu setzen, wird der Sauerstoff wertvolle Dienste leisten.

Mosso hat den kühnen Gedanken gehabt, ein pneumatisches Kabinet zu Studienzwecken und als „Trainierungsmittel“ auf dem Mt. Rosa zu errichten. er hat Sauerstoff in den Schornstein der Lokomotive geblasen, um die schädlichen Rauchgase zu verzehren und die Tunnelluft zu verbessern. Warum sollten hygienische Neuerungen, wie wir sie oben angedeutet haben, heute nicht in Aussicht genommen werden?

Man wende nicht ein, dass der Sauerstoff mit Rücksicht auf die Erfahrungen am Mt. Blanc keinen Nutzen bringen wird, denn auch wir sind davon überzeugt, dass der Sauerstoff kein Heilmittel für den Bergsteiger sein kann. Aber hier, wo es sich um passive Beförderung handelt, wobei der Organismus in keiner Weise durch geleistete Muskelarbeit oder deren Folgen in seinen Funktionen beeinflusst wurde, kann der Sauerstoff eine ebenso günstige Wirkung entfalten, wie im Luftballon. Eine Schwierigkeit erwächst nur in der gegebenen Falles längeren Dauer seiner Verwendung.

Auch der Tourist, der die Station am Pikes Peak zu Pferde oder der wissenschaftliche Beobachter, der das Observatorium am Misti auf dem Maultiere reitend erreicht hat, würde sich dennoch in der einzigen Nacht, die er vielleicht in den genannten Höhen zubringen soll, mit Vorteil der Sauerstoffatmung bedienen können.

Der Gebrauch des Sauerstoffes bei Bergbahnen würde sich ferner umso vorteilhafter erweisen, da diese ja nicht bloss Menschen mit der normalen Widerstandskraft in die Hochregionen befördern, sondern auch solche Individuen, die infolge ihrer Konstitution, oder bestehender Krankheit der Zirkulations- und Respirationsorgane den durch die Luftverdünnung bedingten Schädigungen viel leichter ausgesetzt sind. Solche Personen werden sich nun nicht absichtlich oder zum Vergnügen diesen Bedingungen aussetzen, aber das tägliche Leben bringt es mit sich, dass die Bewohner der südamerikanischen Küste die Verkehrsstrassen benutzen müssen, welche sie in die dort reich bevölkerte Hochregion hinauf- oder über die Gebirgspässe nach Osten bringen. Hier wird der Sauerstoff am Platze sein, um ihn gegebenenfalls auch bei ernsteren, lebensgefährlichen Erkrankungen in Anwendung bringen zu können; der Erfolg wird davon abhängig sein, ob bereits chronische, texturelle Schädigungen eingetreten sind und inwieweit die bestehenden Symptome auf Rechnung dieser kommen.

In diesem Zusammenhange mag auch die Frage berührt werden, welchen Standpunkt wir heute gegenüber der Erbauung von Bahnen auf hohe Bergspitzen einnehmen sollen.

Bei Anlage der grossen Verkehrswege in Südamerika, die gerade gegenwärtig wieder eine Ausbreitung ihres Netzes erfahren, haben die Mediziner nicht mitgeredet. Die Angelegenheit ist erst vor das ärztliche Forum gebracht worden, als Projekte auftraten, Observatorien auf hohen Gebirgspunkten zu errichten, oder den Schienenstrang im Dienste der Touristik in die Gletscherwelt hinaufzuführen; die Erörterungen knüpfen sich an die Erbauung der Jungfraubahn.

Auch wir werden uns in Anbetracht der vorliegenden Erfahrungen, sowie des experimentellen Tatsachenmateriales den günstigen Beurteilungen zukünftiger Bahnprojekte anschliessen, denn wir sind vollkommen überzeugt, dass für Menschen mit normalem Gesundheitszustande ein mehrstündiges Verweilen auf Höhen von 4500 m nach passiver Beförderung keine nachteiligen Folgen haben wird. Ich zweifle aber nicht daran, dass ab und zu leichte Beschwerden bei einzelnen Menschen während der Fahrt oder eines selbst nur kurzen Aufenthaltes auf der Spitze vorkommen werden und längeres Verbleiben ernstlichere Erscheinungen herbeiführen kann. Manche in der Ebene oder bei gewohnter Beschäftigung latente Herzinsuffizienz, manches Emphysem, das sonst nicht beachtet wird, mag sich hier offenbaren, namentlich wenn noch körperliche Betätigung hinzukommt. Aber diese Bedenken werden uns natürlich nicht hindern, für die Durchführung solcher Projekte einzutreten, da hierdurch vielen Menschen, die sonst nicht in der Lage wären, hohe Berge zu besteigen, der mühelose Genuss der grossartigen Gletscherwelt erschlossen wird. Bei intaktem Regulationsapparate wird nichts geschehen; Kranken hat man natürlich den Aufstieg zu widerraten. Auch bei Arteriosklerose, Bleichsucht und Tuberkulose wird man vorsichtig sein und ich stimme Zangger[1] vollständig bei, wenn er für solche Personen mehrtägigen Aufenthalt in geringeren Höhen und allmählige Gewöhnung für zweckmässig erachtet. Weiters würden die lokalen orographischen und klimatologischen Umstände, insbesondere auch die Höhendifferenz von Anfangs- und Endstation zu berücksichtigen und der Einfluss der Fahrt auf Eingeborene und Tiefländer zu sondern sein.

Wenn wir im Vorigen der Verwendung des Sauerstoffes vielleicht ein allzu weites Feld eingeräumt haben, so versteht es sich, dass dessen Wirkung nur eine zeitlich beschränkte sein und er nur dazu dienen kann, über die ersten Tage hinwegzuhelfen. Dem Sauerstoff wird also eine Wirkung, vornehmlich nur bei den akuten Anfällen leichteren oder schwereren Grades zukommen, wie sie sich im Anschlusse an die Erreichung der Hochregion einstellen. Das Weitere aber muss, wenn man nicht gar gezwungen ist, wieder ins Tiefland zurückzukehren, die Akklimatisation leisten.

Obwohl dies ausserhalb des Rahmens meiner Betrachtung liegt, werde ich auch diesen Gegenstand doch wenigstens streifen. Erst die Zukunft wird uns ein volles Verständnis für die bei der Akklimatisation massgebenden Vorgänge ermöglichen; heute sehen wir nur einzelne Erscheinungen, an die weitgehende Schlussfolgerungen geknüpft werden, das innere Wesen der Sache scheint mir noch nicht erfasst.

II. Aktive Beförderung.

Bergkrankheit.

Ganz anders wie für die passive Beförderung gestalten sich die Ursachen jener Erscheinungen, welche nach aktiver Erreichung höherer Regionen beobachtet werden, die Aetiologie der Bergkrankheit. Auch hier ist die Abnahme der Sauerstoffspannung von wesentlichem Einflusse, ja dieselbe wird sogar durch die an die Muskelarbeit geknüpften Folgen noch viel bedeutungsvoller als im Luftballon. In therapeutischer Richtung aber kommt dem Sauerstoffe hier keine so entscheidende Wirkung zu wie bei passiver Beförderung, und wir wollen uns daher in diesem Zusammenhange nur auf das wichtigste beschränken. Die Dynamik der Muskelarbeit greift massgebend in die Aetiologie der Bergkrankheit ein und schafft neue Wechselbeziehungen, wodurch die primären Ursachen vielfach verschleiert werden.

Schon unter normalen Verhältnissen kann gesteigerte körperliche Arbeit zur Erschöpfung und zu schweren Erscheinungen von Seiten des Herzens und des Zentralnervensystemes führen. Diese müssen um so leichter eintreten, wenn die Sauerstoffversorgung eine ungenügende ist. Hierdurch kommt es, dass die Grenze, bei welcher die Verminderung des Sauerstoffdruckes der äusseren Atmosphäre von massgebendem Einflusse auf den Organismus wird, tiefer herabrückt und pathologische Symptome demgemäss beim Bergsteiger viel früher in Erscheinung treten, als im Luftballon.

Dem hier zu Gebote stehenden Raume entsprechend, war es mir nicht möglich, in diesem Zusammenhange die Pathogenese der Bergkrankheit ausführlich zu besprechen; ich verweise auf die Darstellung, welche ich diesem

---

1) Korrespondenzblatt f. Schweizer Aerzte. 1903. No. 5.

Gegenstande in dem erweiterten Separatabdrucke dieser Arbeit Seite 204 bis 249 gegeben habe.

Nach diesen Auseinandersetzungen konnte trotz der vielfachen Deutungen, welche die Bergkrankheit erfahren hat, die Begriffsbestimmung derselben kurz und klar präzisiert werden. Unter Bergkrankheit haben wir den Symptomenkomplex allgemeiner Erschöpfung zu verstehen, der im Gebirge entweder nur durch körperliche Ueberanstrengung oder durch körperliche Anstrengung bei Sauerstoffmangel infolge verminderten Luftdruckes hervorgerufen wird. In Höhen unter 4000 m wird sie zumeist Folge jenes Momentes, in höheren Regionen Folge dieser Faktoren sein. Nach einer Erhebung auf 5000 m ist der Organismus auch nach passiver Beförderung (Reiten), nicht mehr im physiologischen Gleichgewichte; durch den Einfluss der verminderten Sauerstoffspannung treten pathologische Erscheinungen auch bei relativer Körperruhe ein.

Damit glaube ich die Definition der Bergkrankheit zu einem befriedigenden Abschlusse gebracht und dabei allen Umständen Rechnung getragen zu haben. Am nächsten ist derselben Guébhard gekommen. der die Erkrankung als „fatigue à forme anoxyhémique" bezeichnet. Je höher wir hinaufgelangen, desto mehr kommt dem Sauerstoffmangel Bedeutung zu; selbst mässige körperliche Arbeit genügt dann schon. um Krankheitserscheinungen auszulösen. während dieselben in tieferen Regionen an die Ueberanstrengung (Steigarbeit) allein geknüpft sind. Die Ermüdung ist dann, um die Worte Regnard's zu gebrauchen „non pas la cause effective mais la cause déterminante" für das Auftreten der Bergkrankheit.

Training und Akklimatisation vermögen im wesentlichen Grade beide Einflüsse abzuschwächen.

Des Ferneren erscheint es mir zweckmässig, unsere gegenwärtige Kenntnis über die Wirkung der Luftverdünnung auf den Menschen noch durch Hinweis auf die beifolgende, schematische Darstellung anschaulich zu machen. indem dadurch das Verständnis für die Verwendung von Sauerstoff im Ballon und beim Bergsteiger erleichtert wird.

Die folgende Auffassung habe ich im wesentlichen schon vor ca. vier Jahren konzipiert und mitgeteilt; ich möchte umsomehr Gewicht auf diese Darstellung legen, als dieselbe, wie so manches Produkt von österreichischem Boden bisher keine genügende Beachtung erfahren hat. obwohl ich annehmen durfte. dass die Verhältnisse bei dem bestehenden Chaos in der Literatur zum ersten Male unter Berücksichtigung aller Meinungen und Erfahrungen klar, und wie wir heute sagen dürfen, richtig erfasst wurden. Damit war seit dem für die damalige Zeit gewiss vortrefflichen Werke von Meyer-Ahrens, sowie den Anschauungen. welche Müllenhoff 1891 entwickelt hat, ein Fortschritt gegeben.

Auf der linken Seite der Höhenskala, welche nach unseren nunmehrigen Erfahrungen auf 10000 m erhöht wurde, sind die ursächlichen Momente, auf der rechten die pathologischen Zustände des Organismus in Schlagworten angegeben. Was die Bezeichnung des im Ballon und im Hochgebirge auftretenden pathologischen Zustandes anlangt, so wäre es in Rücksicht darauf. dass für die Vorgänge im Organismus schliesslich doch der Sauerstoffmangel der Gewebe und nicht so sehr der Sauerstoffgehalt des Blutes das entscheidende ist, vielleicht besser etwa von Anoxybiose, beziehungsweise Hypoxybiose anstatt von Anoxyhämie zu reden. Es erscheint mir aber kaum notwendig, neue Worte zu prägen; es ist viel zweckmässiger bei der

Fig. 26.

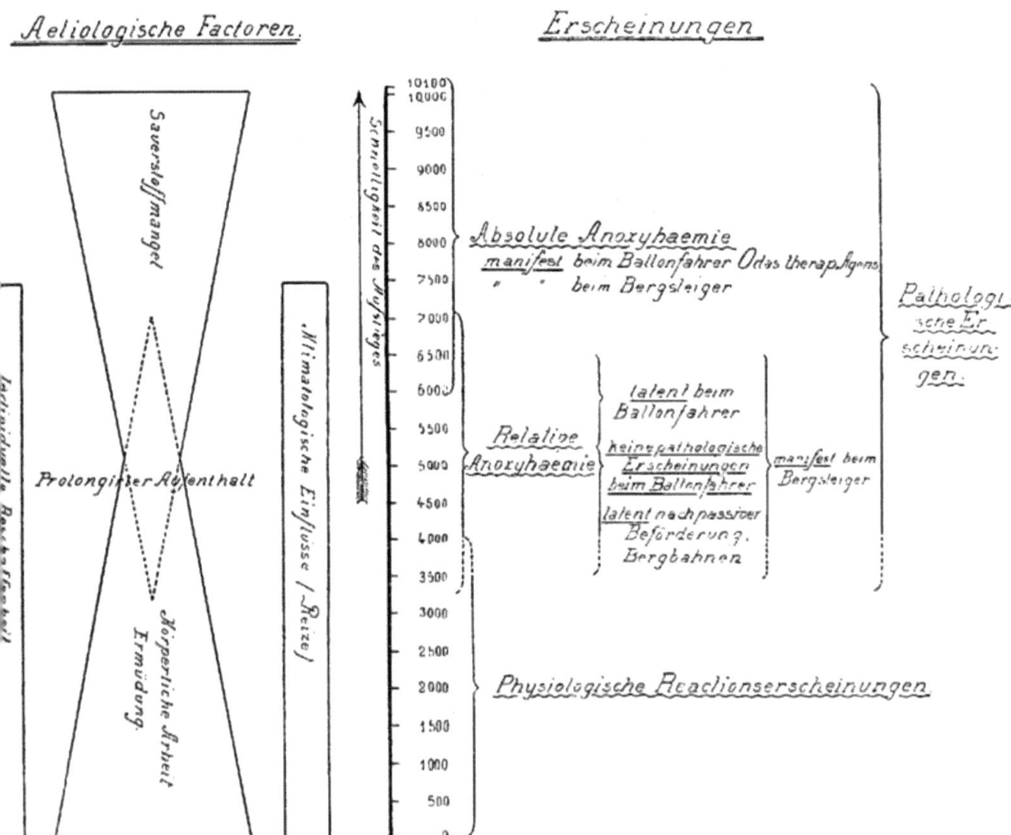

klassischen Bezeichnung „Anoxyhämie" zu verbleiben und damit begrifflich den Zustand gestörter, beziehungsweise herabgesetzter Gewebsatmung zu verbinden.

Die Darstellung der ätiologischen Faktoren in Form von Dreiecken soll die Bedeutung wiedergeben, welche denselben zur Erklärung der jeweiligen Erscheinungen zukommt. Dass die Dreiecke, „Muskelarbeit, Ermüdung" einer- und „Sauerstoffmangel" andererseits ihre Spitze gegen einander richten, bezeichnet, dass die Beziehung der erstgenannten Faktoren zu dem Auftreten pathologischer Symptome umsomehr in den Hintergrund tritt, je höher wir uns über den Meeresspiegel erheben, während das Moment des verminderten Sauerstoffgehaltes der Atmosphäre zunehmend prävaliert und allein im Stande ist, jene Erscheinungen zu verursachen, von welchen man auch bei passiver Beförderung befallen wird. Das Dreieck, „Muskelarbeit, Ermüdung" ist somit keineswegs Intensitäts-Dreieck und bedeutet nicht etwa, dass die Folgen der geleisteten Muskelarbeit, die Herzschwäche u. A. mit zunehmender Höhe geringer werden, sondern dass dieselben für die Erklärung der dabei eintretenden Erscheinungen immer mehr zurücktreten, während sie bezüglich der Höhengrenze bis zu ca. 3500 m für das Zustandekommen von krankhaften Symptomen, sowie der noch physiologischen Reaktionserscheinungen ausschliessliche Bedeutung haben; hier kommt ja das Moment der Sauerstoffverarmung des umgebenden Luftmediums, infolge der dem Organismus zu Gebote stehenden regulatorischen Mechanismen nicht oder nur zum geringen Teile an der oberen Grenze in Betracht.

Die Wirkung der klimatischen Faktoren und der dadurch erzeugten Reize tritt gegenüber den Folgen gesteigerter Muskelleistung wesentlich zurück und ist vorwiegend nur auf das Zustandekommen physiologischer Reaktionsphänomene von Einfluss. Die individuellen Momente, oder auch temporäre Disposition, endlich die Schnelligkeit des Aufstieges können, wie mehrfach betont, bedeutende Verschiebungen im Verhältnisse von Ursache und Wirkung hervorbringen und damit den Beginn der „région dangereuse" nach auf- oder abwärts verschieben. Zweckmässig werden wir auf Grund der praktischen und experimentellen Erfahrungen als kritische Grenze die Höhe von 4500 m (430 mm) und mit Rücksicht auf den Ballon rund 5000 m annehmen; die unbedingt gefährliche Region liegt (vergl. S. 227) natürlich für beide Fälle viel höher.

Ich hätte vielleicht auch der Bedeutung der Akklimatisation in meinem Schema Ausdruck verleihen sollen und dies umso eher, als gerade die Erfahrungen der letzten Jahre gezeigt haben, was dieselbe zu leisten, welche Verschiebungen der Toleranzgrenze sie zu bewirken vermag. Eine genauere Fixierung des Einflusses der Anpassung ist jedoch gegenwärtig noch nicht möglich und ich konnte schon deshalb darauf verzichten, als es sich ja in der gegebenen Darstellung vornehmlich um die Abgrenzung jener Erscheinungen handelt, wie sie nach relativ raschem Uebergange in hohe Regionen auftreten. Ich habe der Akklimatisation jedoch insofern Ausdruck verliehen, als ich die obere Grenze der relativen Anoxyhämie in Erweiterung der ihr seinerzeit gegebenen Breite auf 7000 m verlegt habe.

Es versteht sich, dass das gegebene Schema nur den Wert einer im allgemeinen giltigen Darstellung der Beziehungen zwischen den ursächlich in Frage kommenden Umständen und ihrer Wirkung auf den Organismus beanspruchen kann. Ich habe es jedoch für zweckmässig gehalten, dasselbe auch hier in der veränderten, und den Tatsachen besser entsprechenden Form niederzulegen, da es mir, soweit ich den Gegenstand übersehe, berechtigt erscheint anzunehmen, dass meine Auffassung, wie sie heute zu Recht besteht, auch für die Zukunft nicht ohne bleibenden Wert sein wird.

Das Gebiet der relativen Anoxyhämie tritt in meiner jetzigen Darstellung klarer hervor als damals, indem die für das Zustandekommen der Erscheinungen so wichtigen Wechselbeziehungen der beiden Faktoren, Sauerstoffmangel und Ermüdung, durch das Ineinandergreifen der bezüglichen Dreiecke graphisch besser zum Ausdruck kommen. Aber nicht nur nach körperlicher Arbeit sondern auch bei Körperruhe besteht in der bezüglichen Höhenlage ein Zustand verminderter Sauerstoffversorgung, der eine Steigerung des Stoffwechsels im Gebirge und wohl auch im Ballon veranlasst.

Ich glaube, wir können sagen, dass die Fundamente der Pathogenese der Ballon- und Bergkrankheit heute über allen Zweifel und viel klarer sichergestellt sind, als dies für so viele Fragen im Bereiche der übrigen Pathologie der Fall ist. Die bisher als Ursachen erkannten Faktoren genügen, namentlich wenn deren Wechselwirkung noch feiner ausgebaut sein wird, vollends, um die im Gebirge oder im Ballon, rücksichtlich der verschiedenen Höhe gemachten Erfahrungen zu erklären. Wir brauchen nicht nach besonderen, bisher noch unbekannten kosmischen Einflüssen zu suchen, um Vorgänge zu verstehen, die heute noch nicht befriedigend erklärt zu sein scheinen. Es handelt sich vielmehr darum, die bisher erkannten Beziehungen im Organismus sowie die Wirkung der denselben treffenden Reize hinreichend zu vertiefen, und die Bedeutung der einzelnen klimatischen Einflüsse noch genauer zu spezialisieren. Allein sind dieselben nicht im Stande, die Symptome der Bergkrankheit hervorzurufen, erst durch die „mechanische Koinzidenz" der Effekte, den verschiedenen Grad und die Kombination ihrer Wirkung wird dem Eintritte jener Erscheinungen Vorschub geleistet, welche durch gesteigerte Inanspruchnahme des muskulären Apparates, durch Ermüdung des Herzens verursacht werden. Dieses Symptomenbild tritt aber umso eher ein, je ungünstiger sich die Sauerstoffversorgung der Gewebe durch die Veränderung des umgebenden Luftmediums gestaltet. Für das Bestehen eines relativen Sauerstoffmangels in der Höhe von 4600 m sind, wie wir gehört haben, auch Durig und Zuntz[1] nach der Gesamtheit ihrer letzten Beobachtungen auf dem Mt. Rosa eingetreten: durch ihre Ergebnisse ist die Berechtigung meiner Begriffsbestimmung gestützt und befestigt worden.

Die Aetiologie der Berg- und Ballonkrankheit erscheint somit sicher gestellt. Den Hauptwert weiterer Forschungen, wie sie in hoffentlich nicht allzu ferner Zukunft in ausgedehntem Masse in den Anden und im Himalaya angestellt werden, möchte ich daher, wie schon früher angedeutet, vorwiegend in dem Studium der Akklimatisations-Erscheinungen sehen. Das Interesse wird sich vor allem jenen Vorgängen zuwenden, durch welche sich unser Organismus an bedeutende Höhenlagen adaptieren kann, und wir werden zu untersuchen haben, ob und wodurch sich die in jenen hohen Regionen lebenden Menschen in (anatomischer und) physiologischer Richtung vom Tiefländer unterscheiden. Die Gründe, warum der Alpinist in Mt. Blanc-Höhe, der Aëronaut im Reiche der Cirren von akuten Beschwerden befallen wird, sind klar; festgestellt aber muss werden, welche Hilfsmittel dem Organismus zu Gebote stehen, um die chronischen Schädigungen der Luftverdünnung zu paralysieren und das Leben auf den Hochplateaux der Erde möglich zu machen.

Vor einigen Jahren hat F. W. Howell eine Expedition zur Besteigung des Gaurisankars geplant und in letzter Zeit ist diese Frage wieder ventiliert worden; es wäre zu wünschen, dass bei solchen Anlässen physiologische Untersuchungen nicht zu kurz kämen.

Auch mit Rücksicht auf die weiteren Forschungen im Ballon werden Untersuchungen über das Verhalten in sehr grossen Höhen weniger von Bedeutung sein, da wir für diese den Grund der Erscheinungen klar erkannt haben. Aber abgesehen davon, werden sich brauchbare Messungen in Höhen von 6000—8000 m schon deshalb kaum anstellen lassen, da man ja gerade, um feinere Beobachtungen vorzunehmen, bereits gezwungen ist, Sauerstoff zu atmen, wodurch die Respiration eine unnatürliche würde. Derartige Untersuchungen kämen daher vorwiegend nur mit Rücksicht auf die von Mosso noch heute vertretene Anschauung, vergl. das pag. 190 Gesagte, in Frage.

Viel wichtiger erscheint noch ein weiteres Studium jener Veränderungen, welche vor Erreichung der gefährlichen Grenze, also in Höhen von 5000 bis 6000 m zur Beobachtung kommen und die der Untersuchung auch viel leichter

---

1) Sitzungsber. d. Kgl. preuss. Akademie vom 21. Juli 1904.

zugänglich sind; sie müssen natürlich mit jener Genauigkeit ausgeführt werden, mit welcher insbesondere N. Zuntz und H. v. Schrötter vorgegangen sind. Man würde hierbei jenen kompensatorischen Vorgängen der Atmung durch die chemische Untersuchung nachgehen können, welche der Organismus prophylaktisch in Tätigkeit setzt, um den Gefahren der progressiven Luftveränderung vorzubeugen, oder die schon als Folgen bestehenden Sauerstoffmangels, sowie endlich als Ausdruck der durch die Gesamtheit der veränderten Umgebung gesetzten Reize eintreten. In letzterem Sinne werden auch Weitfahrten innerhalb Höhen von ca. 400—300 mm Hg-Druck von Interesse sein.

An Aufstiegen, welche zu physiologischen Studien unternommen werden würden, müssen drei Beobachter teilnehmen, da eine Person vollauf durch die Führung des Ballons beansprucht wird. Die Untersuchungen sollen am Menschen ausgeführt werden, es hat keinen Zweck, Versuchstiere, etwa Hunde, behufs Blutgasanalysen in den Ballon mitzunehmen: das wird sich doch besser im Laboratorium ausführen lassen.

Wenden wir uns nunmehr der Verwendung des Sauerstoffes bei der aktiven Beförderung in die Hochregion, beziehungsweise bei ihren Folgen, der Bergkrankheit zu. Nachdem wir erkannt haben, dass bei deren Zustandekommen nicht allein der Sauerstoffmangel, sondern gleichzeitig der schädigende Einfluss der Steigarbeit beteiligt ist, so werden wir von vornherein nicht erwarten, dass dem Sauerstoffe hier ein direkt kurativer Effekt zukommen kann. Ich habe nie verstanden, wie das Ausbleiben günstiger Wirkungen unter den Umständen, welche für die Bergkrankheit massgebend sind, gegen die Sauerstofftheorie im allgemeinen ins Treffen geführt und als Beweis für die Richtigkeit anderer Anschauungen hingestellt werden konnte. Die Vertreter der Anoxyhämie haben doch niemals behauptet, dass die Bergkrankheit lediglich durch Sauerstoffmangel verursacht werde, stets wurde der Muskelarbeit und der Ermüdung, allerdings mit mehr oder weniger starker Betonung, eine wesentliche Bedeutung für das Zustandekommen der pathologischen Erscheinungen eingeräumt.

Doch hören wir zunächst, bevor wir uns selbst über den Gegenstand aussprechen und weitere Schlüsse ziehen, was bisher die praktische Erfahrung gelehrt hat.

Das Hauptinteresse wendet sich hier den bei der Mt. Blanc-Expedition des Jahres 1901 gemachten Erfahrungen zu. Dieselben sind an die Namen von Imfeld, Egli Sinclair, Guglielminetti und Jacottet geknüpft. Bekanntlich fand die Expedition einen traurigen Abschluss; Jacottet ging „trotz" Anwendung von Sauerstoff unter den Erscheinungen von Lungenödem zu Grunde. Eine grosse Fülle gedruckter und brieflicher Informationen liegt über die damaligen Ereignisse vor, jeder einzelne Bericht interessant und lehrreich. Ich muss es mir leider versagen, auf das gesamte Material hier näher einzugehen, nur einige Mitteilungen sollen berücksichtigt werden, die mir gerade wegen ihrer Uebereinstimmung bemerkenswert erscheinen.

Ich nenne vor allem die ausführlichen Schilderungen, die Guglielminetti entworfen hat[1]).

„. . . . Mir selbst wurde es in der Hütte mit jeder Stunde unangenehmer. Ich musste die am Morgen genossene Suppe erbrechen; der Kopfschmerz nahm zu und bei den unbedeutendsten Arbeiten trat Herzklopfen und starke Atemnot auf. Wir schrieben alle diese

---

1) Progrès médical. 1901 sowie L'écho des alpes, No. 2, p. 133. 1904.

Phänomene der Ermüdung zu, dem mangelhaften Schlafe in der letzten Nacht, der Kälte u. s. w. Sie erinnern sich wohl noch, wie Herr Imfeld und ich ja überhaupt nicht wenig geneigt waren, die sogenannte Bergkrankheit mehr als eine Folge der Ermüdung aufzufassen. Ganz anders dachten wir am anderen Morgen, dem 16. August, als nach so langem Liegen — von Schlafen kann ich garnicht reden — die Müdigkeit doch ziemlich geschwunden war, aber Kopfschmerz, Herzklopfen und Atemnot eher schlimmer geworden, sodass wir nicht einmal unsere Ueberröcke anziehen konnten, ohne durch diese leichte Tätigkeit Herzklopfen und Atemnot zu erzeugen. An diesem Tage wurde das Wetter schlecht, sodass wir in der Hütte liegen blieben. Ich fühlte mich bedeutend kränker als am Vortage nach den 6 Stunden langen und mühsamen Aufstiege. Bei meinen Freunden war es ebenso: Wir hatten absolut keinen Appetit, weder zu Mittag, noch am Abende; wenig Lust zum Trinken, noch viel weniger zum Arbeiten. Unseren Trägern ging es etwas besser, weil die meister am Aufbau der „Vallothütte" tätig gewesen waren, aber auch sie hatten anfänglich zu leiden.

Am 17. August, also am dritten Tage notiere ich noch immer Andauern der Appetitlosigkeit und der beschleunigten Atmung, wobei ich von letzterer ausdrücklich bemerke: mit Stokes'schem Charakter. Das heisst: war die Atmung eine kurze Zeit eine annähernd normale gewesen, so folgten einige rasche und tiefe Atemzüge und auf diese während einiger Sekunden ein Aussetzen der Atmung. Die tiefen Atemzüge ermüdeten so, dass der Brustkorb unwillkürlich zusammensank, um im Stadium der Erschlaffung auszuruhen. Dieser Tag war überhaupt ein recht böser; nicht nur Herr Vallot, sondern auch einige Touristen mit Führern und Trägern waren angekommen, die Hütte war überfüllt, nirgends ein Ruheplätzchen zu finden, unser Gemüt auf den Nullpunkt herabgestimmt. Ich nahm abends 2 g Phenacetin und schlief relativ gut.

Die Nacht verlief gut. Am 18. befanden wir uns besser, sodass ich gegen 11 Uhr den Aufstieg zur Spitze versuchte. Meine Beine waren schwer wie Blei, die Atemnot bedeutend, wie bei grosser Schwäche. Ich hatte auch schon mehrere Tage gelitten und nichts gegessen. Zwei Tage blieb ich auf der Spitze und sah den Arbeitern beim Tunnelbaue zu. Sie mussten nach jedem zehnten oder zwölften Schlage mit der Hacke ruhen, um zu atmen; sie arbeiteten dennoch tapfer drauf los: das einzige Mittel, um sich vor dem Erfrieren zu schützen, da das Thermometer mittags in der Sonne — 7 ⁰ C. zeigte. Gegen 5 Uhr kam ich zur Hütte zurück, vollständig erschöpft, ohne Fieber, aber mit heftiger Atemnot! Sauerstoffeinatmungen gaben mir keine Erleichterung; mir war elend zu Mute. Gegen 8 Uhr fühlte ich mich leichter und konnte etwas essen. Während der Nacht schliefen wir alle ordentlich in unseren Pelzkostümen.

Eine der merkwürdigsten Folgen der Bergkrankheit war die Vernichtung des Willens und eine vollständige Indifferenz uns selbst und anderen gegenüber. Nur mit der äussersten Willensanstrengung konnte ich unsere Körpertemperatur bestimmen: dieselbe war jedoch bei allen normal (36,8 ⁰ bis 37,5 ⁰). Der Puls war beschleunigt, zwischen 96 und 105 Schlägen, die Atemfrequenz betrug 23—30 in der Minute.

Die Träger befanden sich, wie gesagt, besser als wir, da die meisten von ihnen seit mehreren Tagen mit der Vergrösserung der Hütte beschäftigt gewesen waren. In den ersten drei bis vier Tagen jedoch hatten sie ebenfalls an Herzklopfen, Atemnot. Appetitlosigkeit, sowie an Kopfschmerzen und Erbrechen zu leiden. Mit Ausnahme von zweien akklimatisierten sie sich dann, aber diese beiden waren trotz der Inhalation von Sauerstoff genötigt, wieder ins Tal hinabzusteigen.

Kollege Dr. Jacottet aus Neufchâtel, der mich für die übrigen paar Tage in der Vallothütte vertreten wollte, kam am 30. August beinahe ohne Anstrengung herauf.

Ueber die Erkrankung Jacottets hat Guglielminetti noch ausführlicher als in dieser Mitteilung in einem späteren Briefe an Mosso berichtet; ich lasse sein Schreiben folgen:

„Le 1er septembre, après deux jours de repos dans la cabane où Jacottet semblait se sentir mieux que nous au commencement, il monta au sommet, y resta une heure et redescendit à la cabane. Pendant la nuit, il ne dormit pas, et toussa beaucoup, se plaignant à déjeuner de maux de tête et de manque d'appétit. Dans la matinée, il écrivit une lettre à son frère, à Vienne, dans laquelle il disait avoir passé une nuit si mauvaise qu'il ne la souhaiterait pas à son pire ennemi. Son malaise s'aggrava tellement qu' Imfeld lui conseilla de descendre à Chamonix, mais il refusa. Il écrivit encore à un de ses amis, lui disant qu'il ne pouvait lui écrire une longue lettre à cause des soulèvements de coeur qui le tourmentaient, qu'il souffrait du mal de montagne comme les autres, mais qu'il voulait étudier l'influence de la dépression atmosphérique et s'acclimater. Ce fut, hélas! sa dernière lettre, et ensuite il se jeta sur sa couche en tremblant de froid.

Le 2 septembre, depuis 3 heures, de forts frissons l'avaient saisi et bientôt il ne put plus porter lui-même son verre à sa bouche; il était comme paralysé et commençait à délirer. Imfeld lui donna de l'oxygène à respirer, mais sans résultat. La respiration était très superficielle (60 à 70 resp. par minute), le pouls irrégulier (entre 100 et 120), la température 38,3°. Vers 5 heures du soir, il cessa subitement de parler, devint somnolent et entra en agonie. Sa figure pâlit et vers les 2 heures du matin il succomba dans cette cabane de glacier victime de son dévouement à la science, comme le soldat sur le champ de bataille."

Egli-Sinclair erzählt über die Expedition:

„. . . . Wir, das heisst Imfeld, Dr. Guglielminetti und Dr. Egli, erkrankten gleichzeitig in ziemlich derselben Weise und gleicher Dauer unter Symptomen, wie sie gewöhnlich der Bergkrankheit zugeschrieben werden: Dyspnoe, Brechreiz, Kopfschmerz, Nackenschmerz, Appetitlosigkeit, Mattigkeit, Gemütsdepression und Schlaflosigkeit. Diese Erscheinungen traten sofort nach unserer Ankunft auf dem Rocher des Bosses, 4400 m, beziehungsweise der „Vallothütte", auf: bei G. mässig, bei I. ziemlich und bei E. stark. Die Beschwerden steigerten sich bis zum Abende des ersten Tages, dauerten in ziemlich gleichem Grade bis zum dritten Tage, nahmen von da an ab, um gegen Schluss unseres Aufenthaltes, am neunten Tage kaum mehr bemerkbar zu sein. Bei I. und G. trat nach der Gipfelbesteigung am zweiten Tage eine akute Steigerung der Erscheinungen auf, sodass auch Sauerstoffinhalationen, nach denen G. verlangte, nichts nützten. Es war eine relative Ueberanstrengung, relativ zu unserem bereits bergkranken Zustande . . . . Die Atmung war verändert, ihr Typus war dem Stokes'schen ähnlich, indem auf normale, tiefe, plötzlich mehrere sehr seichte Respirationen folgten, und dann die Atmung auf einige Sekunden sistierte . . . Das Ablesen von Instrumenten, das Zählen der Blutkörperchen beim Mikroskope, war wegen des dabei notwendigen leisen Atmens sehr beschwerlich . . . ."

Auch aus den Mitteilungen von Imfeld geht hervor, dass die Sauerstoffinhalationen keine Erleichterung brachten. Wie man sieht, stimmen die Angaben der Beteiligten über die Erscheinungen, welche bei Jacottet bestanden, bis in ihre Einzelheiten überein. der Gebrauch von Sauerstoff vermochte den tödlichen Ausgang nicht zu verhindern.

Guglielminetti stellte dann noch weitere Nachforschungen an, um zu erfahren. was Träger und Führer vom Sauerstoff halten.

„Wir waren bei schlechtem Wetter in der Hütte der grandes mulets. Das erste, was mir hier auffiel, war die grosse Menge von komprimiertem Sauerstoff in Stahlzylindern, die in einem Winkel der Hütte angehäuft waren. Ich hatte wohl vorher gesehen, dass man solche Zylinder nach oben für die Erbauung des Observatoriums trug, aber ich war doch erstaunt über die grosse Anzahl, die ich hier vorfand. Während wir in der Hütte ein Glas tranken, fragte ich *Pajot* im allgemeinen nach dem Nutzen des Mittels. Später habe ich hierüber bei den Arbeitern in Chamonix, welche an Bergkrankheit gelitten hatten, und wo sich weitere Gelegenheit bot, Nachfragen gehalten. Es war seltsam, dass auch nicht eine einzige Person die wohltuende Wirkung der Sauerstoffinhalation an sich selbst verspürt hatte. Als wir an jenem Tage zusammen sassen, entschlüpfte einem der Führer die Aeusserung, dass Wein besser sei als Sauerstoff. . . .“

„Die hier mitgeteilten Erfahrungen“, bemerkt Guglielminetti, „waren für mich eine grosse Enttäuschung, da nach P. Bert anzunehmen war, dass die Bergkrankheit durch Mangel an Sauerstoff entstehe und dieses Gas genügen würde, um die Symptome augenblicklich zum Verschwinden zu bringen. Mir ist während meines damaligen Aufenthaltes auf dem Mont Blanc klar geworden, dass das Einatmen von Sauerstoff nichts gegen die Bergkrankheit nützt. Jetzt ist jedermann überzeugt, dass das Tragen von Sauerstoff auf die Berge ebenso zwecklos ist, als ihn den Sterbenden zu reichen. Sicherlich ist auch noch niemand durch die Einatmung von Sauerstoff vom Tode errettet worden“.

Diese ungünstige Kritik hielt sich nun in der Literatur. Mosso zitiert sie und Kronecker beruft sich auf dieselbe. Wir verstehen Guglielminetti, denn wir wissen zu gut, wie man bei der Beurteilung therapeutischer Mittel nur allzu oft von dem momentanen Eindruck geleitet wird, insbesondere, wenn der Versuch ein Misserfolg war. Aber in dieser Weise ist die Sache doch nicht aufzufassen, und wir werden noch sehen, dass dem Gebrauch des Sauerstoffes nicht ohne weiteres jeglicher Wert abgesprochen werden kann. P. Bert hatte nie gesagt, dass die Bergkrankheit durch Sauerstoffmangel allein entstehe; es lag kein zwingender Grund zu der Annahme vor, dass dieses Gas genügen müsse, um die pathologischen Erscheinungen zum Verschwinden zu bringen.

Mir war es aufgefallen, dass sich demgegenüber J. Vallot, der doch sicherlich über reiche Erfahrungen verfügen konnte, lobend über den Wert der Sauerstoffrespiration in einem Artikel der *„Revue illustrée du Mont Blanc“* ausgesprochen und dieselbe empfohlen hatte. Auch erfuhr ich durch ein freundliches Schreiben des Bürgermeisteramtes von Chamonix, dass sich ein Dr. Rosière daselbst einen transportablen Sauerstoffrespirator konstruiert hatte, von welchem er sich gute Erfolge bei den Besteigern des Mont Blanc versprach. Beim Widerspruche der Meinungen über den Nutzen der Sauerstoffatmung für den Bergsteiger und da in den letzten Jahren nichts Authentisches mehr über die Verwendung des Gases bekannt geworden war, beschloss ich, bevor ich diese Arbeit begann, neuerdings Informationen einzuholen, was über die Sauerstofffrage im Mt. Blanc-Gebiete bekannt sei und ob derselbe noch in Gebrauch gezogen werde.

Die *Mairie* von Chamonix hatte neuerlich[1]) die Güte, auf meine Fragen Auskunft zu erteilen:

„. . . 1. Ist Sauerstoff für den Touristen in Chamonix erhältlich? Nein. — 2. Findet sich in den Schutzhütten des Mont Blanc Sauerstoff vorrätig? Nein. — 3. Welche Erfolge hat man zunächst gesehen? Herr Dr. Rosière versuchte während seines Aufenthaltes hier die Anwendung von Sauerstoff im Hochgebirge, um den Unfällen, die durch Bergkrankheit hervorgerufen werden, vorzubeugen. Das Gas wurde in Kautschukballons eingeschlossen; die Versuche waren erfolglos. Die wenigen Ballons, die den Bergführern anvertraut wurden, zerplatzten gewöhnlich, nachdem sie die Höhe von 4000 m erreicht hatten. . .“

Vallot, von dem nach dieser Richtung die besten Informationen zu erwarten waren, hatte die Güte, mir, wie folgt, zu antworten; ich gebe seinen

---

1) Brief datiert vom 13. Juli 1903.

Brief[1]) in der Uebersetzung wieder. Das Schreiben kann gewissermassen als Ergänzung eines früheren Berichtes über den Gegenstand an Dr. Guglieminetti[2]) dienen.

„. . . 1. Sauerstoff wird in Chamonix für Touristen nicht vorrätig gehalten, auch die Führer und Träger bekommen niemals Sauerstoff mit. Ich selbst habe mich in meinem Observatorium häufig des Gases bedient, sei es, um Experimente damit auszuführen, sei es, um gegen die Beschwerden der Bergkrankheit anzukämpfen. Der Gebrauch des Gases hat mir in letzterer Beziehung gute Resultate ergeben. Anfangs führte ich den Sauerstoff in komprimiertem Zustande von Paris mit, später nahm ich mir einen Apparat auf das Observatorium hinauf, mit welchem ich mir das Gas selbst bereiten konnte.

2. Um den Sauerstoff zu gebrauchen, fülle ich immer einen Kautschuksack mit demselben an, und atme einfach durch einen Schlauch.

3. Sauerstoff hat in der Praxis des Alpinismus keinen Eingang gefunden; niemand bedient sich desselben, man findet ihn in keiner Schutzhütte.

4. Nach meiner Meinung, welche auf Erfahrungen an mir und an Freunden beruht, vermindert das Gas die Erscheinungen der Bergkrankheit. Aber die Wirkung zeigt sich nur, wenn man genügend grosse Quantitäten, zirka 50 l, inhaliert; die günstige Wirkung hält jedoch nicht lange an.

5. Die gewöhnlichen Mt. Blanc-Touristen benützen den Sauerstoff nicht. Was die Führer anlangt, so würden sie es als eine Schande ansehen, irgend ein künstliches Mittel zu gebrauchen, um in den Bergen leben und arbeitsfähig sein zu können.

6. Was mich anlangt, so glaube ich, wie gesagt, dass der Sauerstoff ein gutes Mittel darstellt, um die Bergkrankheit zu bekämpfen, jedoch nur dann, wenn er in hinreichenden Mengen zum Gebrauche vorhanden ist, Mir scheint es, dass die Verwendung desselben für die Touristen (im gewöhnlichen Sinne) nicht praktikabel ist, dass aber das Gas mit grossem Vorteile für solche wissenschaftliche Beobachter verwendet werden kann, welche in hochgelegenen Observatorien arbeiten wollen und die in den ersten Tagen so häufig unter Erscheinungen der Bergkrankheit leiden. . .“

Weiters kann ich noch mit Bezug auf das Observatorium von Vallot über Erfahrungen berichten, die mir Mr. L. Rotch, den wir schon früher genannt haben, erzählt hat.

Rotch war dreimal, und zwar durch je 2—3 Tage auf dem Observatorium. Als er oben angekommen war, hatte er zunächst keine besonderen Beschwerden. Erst nach einigen Stunden traten dieselben auf. Sie waren stärker des Nachts und in liegender Stellung; das Atmen war dabei stets wesentlich schwieriger. Sein Zustand wurde durch Einatmung von Sauerstoff einigermassen gebessert: „I was alleviated by inhaling oxygen and by dones of phenacetine“. Am 2. Tage schwanden die akuten Symptome, das Herzklopfen, der Kopfschmerz und die Eingenommenheit; aber immerhin blieb die Atmung beschwerlich.

Ueberblickt man obige Mitteilungen, so geht daraus hervor, dass über den Nutzen der Sauerstoffatmung für den Bergsteiger keine Einigkeit herrscht; gerade die ärztlichen Beobachter haben demselben jegliche Bedeutung in prophylaktischer und therapeutischer Richtung abgesprochen. Wie schon einleitend bemerkt, kann das Ausbleiben günstiger Effekte beim Bergsteiger nicht Wunder nehmen und in der Tat wird schleunige Rückkehr ins Tal das beste Heilverfahren sein.

---

1) Datiert vom 3. September 1903.
2) Brief datiert vom 24. März 1894.

Bei passiver Beförderung hat der Organismus nicht gelitten: der Sauerstoff vermag hier jene Wirkung voll zu entfalten, die ihm überhaupt zukommen kann, indem er ein bestehendes Sauerstoffdefizit kompensiert und damit normale Bedingungen für die Respiration herstellt. Wie aber soll der Sauerstoff eine sichere kurative Wirkung bei einem Organismus hervorbringen, der in seinem biomechanischen und biochemischen Gleichgewichte und zwar nicht nur nach einer, sondern nach mehrfacher Richtung gestört ist. Was kann der Sauerstoff dort bewirken, wo, um einen Robin'schen Ausdruck zu gebrauchen, das „terrain" ein anderes geworden ist und die Symptome zunächst viel weniger durch den Sauerstoffmangel, als durch die Schädigungen des Herzens und die eingreifenden Folgen der unter ungünstigen Aussenbedingungen geleisteten Muskelarbeit hervorgerufen sind.

Man wird ja auch am Krankenbette nicht erwarten, dass der Sauerstoff die Erscheinungen von Opressionsgefühl, Atemnot und Herzinsufficienz stets prompt beseitigt, da diese Symptome ja doch durch die verschiedensten Umstände in wechselnder Kombination verursacht sein können. Die Wirkung des Sauerstoffes wird nur dort voll zur Geltung kommen, wo die Dyspnoe, wie bei akuter Stenosierung der Luftwege gewissermassen eine reine ist, und im wesentlichen der Sauerstoffmangel des Blutes und der Gewebe das Krankheitsbild beherrscht. Hier lassen sich die gefahrdrohenden Erscheinungen durch Zufuhr des Gases ebenso sicher wie im Ballon beseitigen.

Ueber den günstigen Einfluss des Sauerstoffes bei bestehender Gewebsdyspnoe verschiedener Herkunft haben sich zuletzt auch W. Cowl und E. Rogovin[1] an Tierversuchen orientieren können: beim Uebergange zur Atmung sauerstoffreicher Luft fanden sie, wie wir dies schon seit mehreren Jahren bei Kranken mit Verengerungen der Luftwege beobachten[2], Verminderung der Atemanstrengung und der Respirationsgrösse bei dyspnoischen Tieren. Hinsichtlich der Deutung ihrer weiteren Befunde wird man sich aber mit den Autoren nicht immer einverstanden erklären können.

Wie lange sich die Folgen der körperlichen Arbeit im Hochgebirge subjektiv und im Gaswechselversuche bemerkbar machen, haben wir schon früher hervorgehoben. Es konnte aber auch (S. 225) gezeigt werden, dass durch andauernden Sauerstoffmangel texturelle Veränderungen hervorgebracht werden, die einen Hinweis darauf liefern, dass der Organismus auf den Bergen in der Tat ein anderer ist. Gelangt der Körper wieder unter die gewohnten Aussenbedingungen, so können die schädlichen Effekte rasch wieder ausgeglichen werden. Dieselben erfahren aber eine Steigerung, wenn die Wirkung der ungünstigen Umgebung anhält, wenn der Körper längere Zeit unter dem Einflusse derselben verbleibt: eine Erholung ist dann nicht möglich, die Widerstandskraft nimmt zusehends ab und durch die Wirkung des nunmehr chronischen Sauerstoffmangels kann sogar das letale Ende eintreten. Der zeitweise Gebrauch von Sauerstoff wird nichts mehr nützen, wenn das Herz und damit die Blutversorgung der Zentralorgane bereits wesentlich gelitten haben.

---

1) Zeitschr. f. diät. u. physikal. Therapie. VIII. Bd. 1904.

2) Ich bemerke hier, dass ich bereits seit drei Jahren bei der Entrierung hochgradiger Trachealstenosen Sauerstoff mit bestem Erfolge in Anwendung gezogen habe: so verfüge ich besonders über einen Fall, die 34jährige Frau A. B. (Stenosis tracheae tuberculosa) betreffend, wo es ohne Anwendung dieses Mittels im Beginne überhaupt nicht möglich gewesen wäre, die Dilatationsbehandlung in Angriff zu nehmen; die Verengerung ist übrigens vollständig beseitigt worden. — Einer der Kollegen an der Klinik wird demnächst die Freundlichkeit haben, meine Erfahrungen über Sauerstofftherapie bei Laryngo-Trachealstenosen zu veröffentlichen.

In dieser Weise erklären sich wohl jene lebensgefährlichen, beziehungsweise letal verlaufenden Erkrankungen, die im Hochgebirge vorgekommen sind.

Begreiflicherweise ist das tragische Ende des Dr. Jacottet viel diskutiert worden; ich möchte nochmals darauf zurückkommen, um meiner Meinung hierüber kurz Ausdruck zu verleihen.

Die Obduktion ist damals am 4. September 1901 von Wizard in Chamonix ausgeführt worden, wobei der schon in vivo festgestellte Befund von Lungenödem verifiziert werden konnte. Das vollständige Protokoll hat A. Mosso in seinem Werke zum Abdrucke gebracht, es lautet:

„Vigoureuse constitution, nombreuses lividités, cyanose marquée des lèvres, du visage, des extrémités, cerveau très bien constitué. Meninges notamment congestionnées; pas d'adhésions. Vaisseaux de la pie mère augmentés de volume et gorgés de sang. Etat piqueté de la substance grise et blanche. Rien de particulier dans les centres, si ce n'est toujours l'état congestif secondaire à un état asphyxique. Thorax: Pas d'adhérences, pas d'épanchement. Coeur normal, valvules suffisantes. Les cavités pleines de caillots. Poumon: couleur violet, gonflé, foncé, congestion bilatérale, oedème considérable, muqueuse bronchique injectée fortement. Le liquide de la coupe est écumeux; congestion égale partout. Foie, rate, reins normaux. Pas d'oedème des jambes."

Bei Deutung dieses Befundes ist von verschiedenen Seiten das Hauptgewicht auf die Hyperämie der Lungen gelegt und diese als die wesentliche Todesursache angesehen worden. Der Zustand der Lungen, die erhöhte Blutfülle, sowie der ödematöse Zustand des Organes erscheint verständlich; aber die „Lungenkongestion" kann nicht das Ausschlaggebende gewesen sein. Die Sache muss vielmehr nach unserem Erachten so aufgefasst werden. dass es sich hier um die Folgen rasch sich entwickelnder Herzinsufficienz gehandelt hat, für welche der Sektionsbefund allerdings keine hinreichenden Angaben liefert. Eine mikroskopische Untersuchung des Herzens wurde nicht vorgenommen; es erscheint mir aber kaum zweifelhaft, dass nach den Befunden, die wir in einem früheren Abschnitte (S. 225) von Tieren mitgeteilt haben, welche chronischem Sauerstoffmangel ausgesetzt waren, degenerative Prozesse am Herzmuskel nachweisbar gewesen wären. Das Nachlassen des Herzens, das wohl in seinen beiden Ventrikeln gelitten haben musste, war die primäre Todesursache. Zu einer völlig befriedigenden Deutung fehlt schliesslich auch der bakteriologische Befund, denn es wäre immerhin denkbar, dass der Anstoss zu den akuten Erscheinungen durch eine accidentelle Infektion gegeben sein konnte; in dem kurzen Krankheitsverlaufe dominiert die Herzschwäche.

Diese Auffassung erscheint mir jedenfalls viel einfacher als jene Ansicht, nach welcher die Erscheinungen von Lungenkongestion auf Parese der Vagi, oder, wie Mosso bezüglich dieses Symptomes, sowie der Herzschwäche neuestens wieder bemerkt, auf eine Störung der im Gebiete des Sympathicus verlaufenden Vasomotoren zu beziehen wären. Immerhin mag ein solcher Einfluss nicht von der Hand zu weisen sein; wir müssten uns aber vorstellen. dass die betreffenden Nerven durch Sauerstoff- und nicht durch Kohlensäuremangel in ihrer Funktion geschädigt werden. Auch die Abnahme der Vitalkapazität beim Aufenthalte in verdünnter Luft sucht Mosso durch vasomotorisch bewirkte Lungenhyperämie zu erklären; nach seinen letzten Versuchen am Affen soll dieser Zustand auch auskultatorisch durch Verminderung des vesikulären Atmungsgeräusches zu konstatieren sein.

Durch die Folgen von Herzinsufficienz erklärt sich offenbar auch ein anderer Todesfall, der sich im Sommer 1903 auf dem Mont Blanc zugetragen hat. Es lagen nur Zeitungsberichte vor; man versteht, dass ich genauere Informationen zu sammeln bemüht war.

Vallot hatte die Güte, mir auch hierüber Mitteilungen zu machen. Leider ist nichts Genaueres zu eruieren gewesen; eine Sektion wurde nicht vorgenommen. Der junge, kräftige, etwa 33 Jahre alte Führer *Balmat* stieg, schwer belastet, ebenso wie seine Kameraden, auf die Höhe des Janssen'schen Observatoriums. Er soll sich erkältet haben und es traten die Erscheinungen der „Lungenkongestion" bei ihm auf; am Todestage hat er angeblich schwer geatmet. Man hätte ihn hinab bringen müssen, aber es wurden dazu keine Anstalten getroffen. Der Kranke blieb auf dem Observatorium auf einer Matratze hingestreckt, unfähig, sich zu bewegen. Als sich der Führer der Expedition, ein französischer Astronom, am zweiten Tage entschloss, hinabzugehen, war es schon zu spät. *Balmat* vermochte sich nicht mehr selbständig zu bewegen. Man brachte Seile an seinen Schultern und Armen an und zog ihn über den Schnee; aber eine Stunde, nachdem die Karawane die Spitze verlassen hatte, war er tot. Ich lasse Vallot's Worte folgen, da seine weiteren Ausführungen eigene Anschauungen über die Natur der Krankheitssymptome im Hochgebirge enthalten.

„ . . . Le malade n'a pas été pris tout d'un coup. Il a pris froid et a eu le poumon congestionné. Il a éprouvé le mal de montagne consécutif au mauvais état de la respiration, et la faiblesse consécutive au mal de montagne. Au bout de deux jours il était mourant, incapable de faire un mouvement, presque sans connaissance; c'est alors qu'on la trainé et qu'il est mort moins d'une heure après. Tout cela indique bien la congestion pulmonaire, et non la maladie de coeur.

Je puis vous citer d'autres cas analogues. L'entrepreneur qui a construit mon observatoire avait été chargé quelques années plus tard, de construire celui de M. Janssen. Dans une des ascensions qu'il faisait pour cela, il a failli avoir un accident semblable, et il me l'a raconté. Ayant pris froid, il s'est senti la poitrine comme serrée dans un étau, avec grande difficulté de respirer, au bout de quelques heures, et un soufflement très prononcé. Il s'est fait descendre par les guides, trainé sur la neige, ne marchant que dans les audroits les plus difficiles, à cause de la difficulté de respiration que lui causait le moindre mouvement. Il se sentait littéralement étouffer. Il a couché aux Grands Mulets, à 3000 m d'altitude et le lendemain, se trouvant à une altitude moins élévée, il a pu marcher jusqu'en bas. Trois jours après, il était complètement rétabli.

Plusieur fois, j'ai eu à mon observatoire des ouvriers pris de la même manière, de congestion pulmonaire, et ne pouvant pas marcher sans aide. Chaque fois, je les ai fait descendre sans tarder aidés par leurs camarades, et ils se sont toujour guéris en deux ou trois jours.

Il résulte de ces remarques, que l'on est facilement frappé de congestion pulmonaire au Mont Blanc, et que cette congestion se guérit avec la plus grande facilité, si l'on s'empresse de descendre. Ce qui fait la gravité de cette congestion c'est l'altitude. Mais, si l'on persiste à rester au Mont Blanc on meurt en un jour ou deux. Le Dr. Jacottet est mort aussi en 30 heures, d'une congestion double au poumon et au cerveau. Un de mes guides, qui a assisté à la maladie, me l'a décrite. Il a été pris d'abord par le poumon et respirait difficilement; les 6 ou 8 dernières heures, il avait le délire, ne parlait plus et portait constamment la main à son front, comme s'il souffrait beaucoup de la tête. La congestion du cerveau n'est venue, d'après cela que quelque temps après la congestion du poumon.

En résumé, la congestion pulmonaire est extrêment grave aux grandes altitndes, et emporte le malade en deux jours; mais si le malade descend assez tôt il guérit très rapidement. Les accidents pulmonaires sont donc aggravés énormément par le mal de montagne, mais en réalité, le malade est pris par le poumon, et non par le mal de montagne. J'ai vu souvent des gens ayant un mal de montagne très intense et n'avoir aucune suite grave même en restant au Mont Blanc, parce qu'il n'avaient pas pris froid et n'avaient rien au poumon.

Le mal de montagne est pénible mais il ne me paraît pas dangereux pour la vie. Cependant, on ne peut pas dire que le mal de montagne ne soit pas dangereux pour la santé générale. Je me suis toujours rassanté pendant quelque temps des longs séjours à l'observatoire (15 jours) . . ."

Ich kann natürlich Vallot in seinen Erklärungen nicht beistimmen; die Fälle von Erschöpfung, die er beschreibt, sind Opfer ihrer Herzschwäche, mit der sie schon auf den Mont Blanc hinaufgelangen. Das Herz kann sich bei dem bestehenden Sauerstoffmangel, welcher eine erhöhte Aktivierung der Respiration erfordern würde, nicht erholen, und dadurch treten die Erscheinungen zuerst von Seiten des kleinen und dann des grossen Kreislaufes ein. Am ersten Tage werden die Störungen noch kompensiert, dann aber erlahmt das Zirkulationszentrum und nun treten die Symptome von Seiten der Lunge als „Lungenkongestion" scheinbar primär auf. Nicht „der verminderte Druck verursacht", wie Kronecker schreibt[1]), „die Stauungen im Lungenkreislaufe", sondern die rapide fortschreitende, durch Ueberanstrengung eingeleitete Herzinsufficienz, an welche auch die Verminderung der Lungenkapazität geknüpft ist. Die weiteren zerebralen Erscheinungen sind nicht einer „congestion du cerveau", wie Vallot glaubt, zuzuschreiben, sondern sind Folgen der Hirnanämie, bedingt durch die unzureichende Speisung der linken Herzkammer mit überdies mangelhaft arterialisiertem Blute.

Der österreichische Geologe Stoliczka, welcher am **17. Juni 1874** im Karakorumgebiete in der Höhe von ca. 4500 m starb[2]), scheint an einer Meningitis zu Grunde gegangen zu sein.

Gegenüber diesen schweren Folgen der Bergkrankheit ist es andererseits sehr bemerkenswert, dass ein Fall von Lungenentzündung bekannt ist, der sich in der Höhe rasch nach der Ankunft entwickelt hatte, aber daselbst noch glücklich mit Heilung endete. Diese Erkrankung trug sich auf dem Gipfel des Monte Rosa, beziehungsweise in der Campanna Regina Marguerita, 4560 m. zu und betrifft den Soldaten *Ramella*. welcher an der Mossoschen Expedition des Jahres 1896 beteiligt war.

Die Erkrankung wurde zunächst als eine durch den Fränkelschen Pneumokokkus verursachte Entzündung angesehen, wiewohl keine mikroskopische Untersuchung des Sputums ausgeführt werden konnte. Die Pneumonie ging am 7. Tage unter langsamer Lysis zu Ende. Den glücklichen Ausgang des Prozesses werden wir aber nicht auf Rechnung einer geringeren Virulenz der Pneumokokken in dieser Höhe beziehen, wie diese Meinung von den Beteiligten ausgesprochen wurde, sondern darauf, dass der 22 jährige, kräftige, mit vollkommen gesunden Organen ausgestattete junge Mann die beiden Schädlichkeiten, die Folgen des Aufstieges und die hinzugetretene Lungenentzündung noch zu überwinden im stande war.

Mosso ist in weiterer Kritik des Falles zu der Ansicht gelangt, dass es sich hier um den typischen Befund einer durch Lähmung des Vagus auf der Basis

---

1) l. c. S. **253**.
2) Vergl. Verhandl. der k. k. geolog. Reichsanstalt. 1874. S. 279.

von Akapnie hervorgerufenen Lungenentzündung gehandelt habe. Wie aber soll sich das Fieber erklären? Man müsste dasselbe als ein sekundäres Symptom auffassen. Hervorgehoben wird Schwäche des Pulses und hohe Frequenz desselben bis zu 103 Schlägen, welcher Zustand wenige Stunden nach der Ankunft *Ramella's* in der Hütte zu konstatieren war: ferner, dass diese Erscheinungen mit der relativ niedrigen Körpertemperatur in keinem Verhältnisse standen. Ueberdies ist Schwäche des Herzstosses und Cyanose angegeben. Der Mann war mit einer Last von 20 kg bis zur Hütte hinaufgestiegen.

Ich glaube somit annehmen zu dürfen, dass auch hier eine primäre Herzschwäche den Symptomenkomplex eingeleitet hat und die Erscheinungen von Seiten der Lunge, vielleicht unter Beteiligung eines Infektionsmomentes, sekundärer Natur waren. Der Eintritt acuter Herzdilatation trägt auch gewiss die Mitschuld an so manchen alpinen Unfällen, die sich in viel geringeren Höhen als sie für uns hier in Betracht kommen, zugetragen haben.

In diesem Zusammenhange möchte ich noch einen Fall anführen, der allerdings keine so klare Deutung zulässt, da bei demselben Erscheinungen von Seiten des Muskel- und Nervenapparates im Gefolge eines protrahierten Aufenthaltes in der Höhe auftraten. Er betrifft die Erkrankung des Ingenieurs Imfeld, der ja seinerzeit mit der Erbauung des Janssen'schen Observatoriums auf der Spitze des Mont Blanc betraut, längere Zeit auf der „Vallothütte" in 4400 m leben musste. Imfeld schreibt über seinen Zustand etwa das Folgende:

„ . . . . Eigentlich wohl habe ich mich oben niemals befunden. In der „Vallothütte" habe ich durchschnittlich nur drei Stunden während der Nacht geschlafen. Mein Appetit war stets mangelhaft, der Puls oft aussetzend, die Arbeitslust sehr gering. Zehn Tage, nachdem ich meine Mt. Blanc-Expedition beendet, begann sich eine Lähmung der Beine auszubilden, welche allmählich zunahm und sich auf die Arme, ja sogar auf die Zunge ausbreitete; selbst die Atmung und das Schlucken wurden sehr beschwerlich. Erst nach Monaten gingen diese bedrohlichen Symptome zurück; erst jetzt vermag ich mit Hülfe eines Stockes einstündige Spaziergänge zu machen. Meine beim Tunnelbau verwendeten Arbeiter wurden anfänglich kurzatmig und ermüdeten sehr schnell; Schlaf- und Appetitlosigkeit scheint auf allen gelastet zu haben. Allmählich erst gewöhnten sie sich an die Arbeit in der Höhe. . . ."

Auffallend erscheint, dass sich die Lähmungserscheinungen hier erst spät, nach einem längeren beschwerdefreien Intervalle entwickelten. Man könnte es demnach vielleicht für wahrscheinlicher halten, dass es sich hier um paralytische Symptome auf anderer Basis gehandelt hat, die nicht mehr mit dem Aufenthalte am Mt. Blanc zusammenhingen. Genaueres ist ja nicht angegeben; wir wissen nicht, ob Fieber bestand, wir hören nichts von Schmerzen, es liegen keine Angaben über das Verhalten der Reflexe vor u. A., so dass eine sichere Entscheidung nicht möglich ist. Man könnte an die Folgen einer Erkältung oder Durchnässung, etwa an Polyneuritis denken. Demgegenüber möchte ich aber doch glauben, dass wir einen engeren Zusammenhang der Erscheinungen mit der Wirkung des chronischen Sauerstoffmangels nicht ganz ausschliessen können. In der Tat befand sich Imfeld während seines ganzen Aufenthaltes schlecht; dazu kommen noch die vielfachen Anstrengungen, denen er sich oben trotz alledem aussetzen musste. Ich kann nur wieder auf die Befunde bei meinen Versuchstieren (S. 225) verweisen; die degenerativen Erscheinungen im Bereiche der Muskulatur, welche ich oben beschrieben habe, würden die Symptome doch einigermassen verständlich erscheinen lassen. Die Untersuchung des Rückenmarkes, das ebenfalls stets sorgfältig durchmustert wurde, ergab allerdings keine deutlich präzisierbaren Veränderungen, obwohl bei den Tieren mehrfach Störungen des Nervenapparates zu beobachten waren.

Ich musste auf die Schilderung der schweren Form der Erkrankung etwas näher eingehen, um damit nochmals zu zeigen, dass der Organismus nach aktiver Beförderung in der Tat ein anderer geworden ist und die Bergkrankheit nicht einfach Folge jener Einflüsse ist, die aus der erreichten Höhe resultieren. Hält man sich dies vor Augen, so wird man von der Sauerstofftherapie bei bereits bestehenden oder als Nachwirkung der geleisteten Steigarbeit in der Hochregion auftretenden Erscheinungen von vornherein keine glänzenden Erfolge erwarten können. Aber der Sauerstoff kann immerhin unter den Mitteln, welche man anwenden wird, ebenso wie bei Störungen der Lungen und Herztätigkeit aus anderen Ursachen von Vorteil sein. In diesem Sinne stimme ich Kronecker bei, wenn er unter den therapeutischen Behelfen bei Bergkrankheit schreibt, „dass Sauerstoff bei trägem Lungenkreislaufe dazu beitragen kann, die Asphyxie zu mildern“; warum aber gerade die „Atmung komprimierten Sauerstoffes“ besonders günstig sein soll, vermag ich nicht einzusehen. Dem Sauerstoffe käme aber insofern noch Bedeutung zu, als er bei protrahiertem Gebrauche dem Organismus Atemarbeit zu ersparen und demgemäss die reparatorischen Bestrebungen zu fördern im Stande wäre. Er wird bei genügender Anwendung die Einflüsse der neuen Umgebung abschwächen, über die ersten Anfälle hinweghelfen und dieser Art die Akklimatisation erleichtern können. Aus diesem Grunde habe ich mich doch veranlasst gesehen, der Eckenstein schen Expedition, welche sich im Jahre 1902 ins Himalayagebirge begab, auf verschiedene Anfragen ihrer Mitglieder unter anderem auch die Mitnahme von Sauerstoff zu empfehlen [1]).

Wenn man sonach dem Sauerstoff eine günstige, aber doch nur beschränkte therapeutische Wirkung bei der Bergkrankheit nicht ganz absprechen wird, so wäre der Schwerpunkt seiner Anwendung doch in einer anderen Richtung zu suchen. Seine Wirkung muss eine rein prophylaktische sein, dahin zielend, das Entstehen des bedrohlichen Symptomenkomplexes überhaupt zu verhindern.

Aber auch schon an diese Seite hat P. Bert gedacht, „so dass“, sit venia verbo, „für uns zu tun fast nichts mehr übrig bleibt“. Er schreibt (S. 1103):

„. . . L'emploi de l'oxygène du souverain protecteur contre les dangers de l'air raréfié, présente ici de bien plus grandes difficultés que pour les ascensions en ballon. Il ne peut être question, en effet, d'emporter en montagne des ballonnets d'oxygène contenant plusieurs mètres cubes. Deux moyens seulement se présentent à l'esprit: renfermer la provision nécessaire d'oxygène, comprimée à plusieurs atmosphères, dans des récipients solides: ou encore, préparer extemporanément et sur place, de temps en temps, l'oxygène nécessaire.

Pour étudiers la réalisation du premier moyen, je me suis adressé à M. Denayrouze, qui a mis à ma disposition un appareil composé de deux cylindres en tôle d'acier d'un millimètre d'epaisseur, capables de supporter la pression de 40 atmosphères, et qu'on peut porter sur le dos comme un sac de touriste: les deux cylindres réunis n'ayant que 36 cm

---

1) An der Expedition nahmen ausser Eckenstein, H. Pfannl, V. Wessely, E. A. Crowlay und Dr. Jacot-Guillarmod teil. Es wurde eine Maximalhöhe von 6500 m erreicht, nachdem sich die Teilnehmer zuvor durch ca sechs Wochen in einer Höhe von über 5000 m aufgehalten hatten. Pfannl und Wessely kampierten durch eine Woche in der Höhe von 6300 m: ersterer erkrankte unter den Erscheinungen von Lungenoedem, wurde auf einem improvisierten Schlitten zu Tal gebracht und musste zurückkehren. Sauerstoff wurde nicht mitgeführt.

de hauteur sur 26 cm de largeur et pesant avec le regulateur Denayrouze seulement 13 kg. Le volume des cylindres étant de 11 l, on aurait à 30 atmosphères charge qui ne présente aucun danger, 330 l d'oxygène, qu'il faudrait évidemment prendre aussi pur que possible c'est à dire, dans la pratique, à 95 pour 100. Mais la respiration d'oxygène pur n'étant nullement nécessaire, j'ai fait construire un ajutage en forme de'Y qui peut servir à mêler, en proportion convenable, l'oxygène du récipient avec l'air extérieur, l'une des branches, qui debouche en dehors, est libre; l'autre, qui communique avec les cylindres, porte un verrou gradué, à des indications calculées à l'avance, afin de maintenir la tension de l'oxygène [1]) à un degré suffisant. En supposant qu'on respire en moyenne de l'air à 45 pour 100 d'oxygène, le volume disponible deviendrait 660 l, ce qui pourrait suffire à la respiration continuée d'un homme pendant plus d'une heure. Mais, dans la pratique, il ne serait pas nécessaire de respirer continuellement l'air suroxygéné .... ils n'auraient qu'à venir de temps en temps, aux passages difficiles. ..."

„.... Il serait certainement bien préférable de pouvoir produire de place l'oxygène, aux haltes nécessaires, et au fur et à mesure des besoins, enfin de l'emmagasiner dans de petits ballons. Mais jusqu'à present je ne connais aucune réaction chimique qui puisse être opérée facilement sans le transport d'instruments fragiles ou pesants, dans des conditions pratiques, en un mot, pour les ascensions ordinaires.

Mais les expéditions scientifiques de longe durée, comme celles qui séjournent pendant des semaines sur des hautes régions du Thibet, du Ladak, du Pamir, pourraient parfaitement et devraient même emporter l'outillage nécessaire pour se procurer de l'oxygène dans telle circonstance donnée. Il est rare sans doute qu'on meure exclusivement par l'effet de l'air raréfié, bien que nous ayons cité des exemples de ce genre de mort; mais son influence redoutable vient augmenter rapidement les dangers de toutes les maladies qui compromettent l'oxydation du sang. ..."

In dieser Richtung würde der Sauerstoff dazu dienen, jene Einflüsse, welche durch das umgebende Luftmedium geschaffen werden, zu kompensieren, so zwar, dass die Steigarbeit nun unter günstigen Verhältnissen erfolgt. Demjenigen, der erschöpft die Schutzhütte erreicht, wird der Sauerstoff nur wenig helfen; würde ihn der Alpinist aber einatmen, während er in die Gletscherregion hinaufsteigt, so würde seine Arbeitsleistung derart umgewandelt, als ob er dieselbe etwa 1500 m tiefer ausführen würde. Aus diesen Andeutungen folgt, dass ein wesentlicher Vorteil daraus resultieren würde, wenn man den Bergsteiger während des Anstieges, also präventiv, Sauerstoff respirieren liesse, welchen er nach Art eines Tornisters mit sich zu führen hätte.

Es ist nicht zu bezweifeln, dass der Tourist, wenn er beispielsweise in der Höhe von 2000 m oder noch tiefer ein Gasgemisch von jener Spannung atmet, welche im Tieflande herrscht, alle jene Mehranforderungen an seinen Organismus würde vermeiden können, welche sonst durch die körperliche Arbeit in der ungewohnten Umgebung herbeigeführt werden. Der Organismus kann dann seine ganzen disponiblen Kräfte zur Hebung des Körpers verwenden, wie er dies etwa im Mittelgebirge tut, und braucht nicht einen grossen Teil seines Stoffverbrauches in den Dienst seines Respirationsapparates zu stellen; auch bei flacher Atmung wäre dann eine hinreichende Sauerstoffversorgung garantiert, und die Respirationsmuskulatur wird geschont. Hierzu kommt, dass

---

1) En réduisant l'appareil à un seul cylindre, que porterait alors chaque voyageur, on pourrait obtenir 230 l de capacité sous 33 atm., avec un poids de 8 kg; en reunissant, au contraire, 3 cylindres, portés par un guide spécial pour le service de plusieurs voyageurs, on aurait une capacité de 510 l avec un poids de 17 kg.

durch die Sauerstoffatmung auch eine vollständige Oxydation jener intermediären Stoffwechselprodukte ermöglicht würde, welche bei der Steigarbeit insbesondere in grösseren Höhen bei mangelhafter Sauerstoff-Zufuhr gebildet werden.

Wenn wir auch heute, insbesondere auf Grund der abschliessenden Untersuchungen von Durig (l. c. S. 194) wissen, dass die Atmung von Sauerstoff oder eines O_2-reichen Gasgemisches bei Körperruhe keine Verbesserung der Sauerstoffaufnahme, beziehungsweise des Gaswechsels herbeiführt und sich der respiratorische Quotient nicht ändert, so darf man doch annehmen, dass sich die körperliche Arbeit bei Sauerstoffatmung günstiger gestalten und daher mit einem Nutzeffekte für den Organismus einhergehen muss. Ich selbst habe schon[1]) auf Grund meiner an der Klinik gewonnenen Erfahrungen die „physiologische Inaktivität" des Sauerstoffes unter normalen Verhältnissen betont; der Bergsteiger aber braucht die Atmung nicht zu vertiefen, um seine alveolare Spannung zu erhöhen, da ihm ohne Mehrleistung seiner Respirationsmuskeln ein Gasgemisch von bester Qualität zugeführt wird. Aber auch von dieser speziellen Leistung abgesehen, glaube ich, dass Versuche über starke körperliche Arbeit bei Sauerstoffatmung von Interesse wären, um zu entscheiden, inwieweit sich deren Gebrauch ökonomisch für den Organismus erweisen würde. Man wird sehen, wie sich die bei erhöhter Betätigung resultierende Steigerung der Ventilationsgrössen beeinflussen lässt, und welcher Anteil dadurch der beabsichtigten äusseren Arbeit zu gute kommt, wie sich die Kohlensäureproduktion verhält etc.; ich brauche darauf nicht näher einzugehen. Auch im Tierversuche könnte der Nutzeffekt der Sauerstoffatmung bei körperlicher Arbeit sowohl unter normalem als vermindertem Drucke an der Hand der Kohlensäureproduktion studiert werden[2]).

Auf unseren Gegenstand bezogen, wäre der Gebrauch des Sauerstoffes insbesonders dann zweckmässig, wenn es sich um nicht trainierte Individuen oder um solche handelt, die vermöge ihrer individuellen Anlage schlechter für Steigarbeit disponiert sind, bei denen die Atemmechanik schon früh nachlässt und den Mehrverbrauch an Sauerstoff nur ungenügend decken kann. Auch die Personen mit „labilem Herzen" oder „tachykardischer Disposition" kämen hier in Betracht; gerade unter diesen Umständen würden sich schöne Resultate erzielen lassen. Für Expeditionen wäre auch daran zu denken, die Reit- oder Tragtiere mit Sauerstoff auszurüsten und das Gas auch für diese nutzbar zu machen.

Nach obigen Andeutungen scheint mir eine Wiederaufnahme der schon von P. Bert vorgeschlagenen Versuche mit Sauerstoff im Hochgebirge zweckmässig; nicht so sehr, wie gesagt, um das Gas bei Fällen von Bergkrankheit anzuwenden, als vielmehr in der Absicht den Sauerstoff während des Marsches atmen zu lassen. In diesem Sinne habe ich mich in dem schon vorhin berührten Briefwechsel an die massgebenden Faktoren in Chamonix gewendet und kann berichten, dass sich Dr. Pajot erbötig gemacht hat, noch Studien auf diesem Gebiete in Angriff zu nehmen. Der genannte Arzt ist selbst ein eifriger und erfahrener Alpinist, so dass ich hoffe, dass meine Anregung volles Verständnis und entsprechende Durchführung finden wird. Ob sich die Sache in die alpine Praxis, einbürgert, muss die Zukunft lehren; aber man sage nicht, dass derartige

---

1) „Bergkrankheit", S. 37.

2) Mit Untersuchungen über die Kohlensäureausscheidung bei protrahiertem Aufenthalte in Sauerstoffatmosphäre ist, nach mündlicher Mitteilung, eben K. Oppenheimer (Versuchstiere Hunde) im Züntz'schen Laboratorium beschäftigt.

Vorschläge undurchführbar sind. Bei der heute so hoch entwickelten Technik könnten ganz zweckmässige Apparate für den Hochgebirgswanderer zusammen gestellt werden.

Schwierigkeiten erwachsen nur, das Gas für vielstündigen Gebrauch in genügenden Mengen mit sich zu führen. Es braucht nicht besonders bemerkt zu werden, dass man sich zu diesem nicht der Kautschukballons bedienen wird, sondern dass hier nur komprimierter Sauerstoff in Frage kommen kann. An diese Art der Anwendung scheint in Anlehnung an P. Bert übrigens schon Rosière gedacht zu haben, soweit sich wenigstens aus der dem bezüglichen Berichte beigegebenen Zeichnung (Fig. 27) entscheiden lässt[1]); nach obigen Informationen (S. 256) scheint sein Vorschlag jedoch nicht ausgeführt worden zu sein. Auch

Fig. 27.

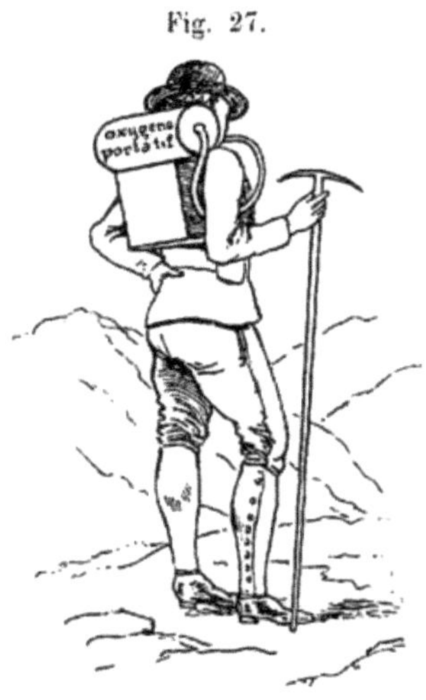

Guglielminetti rät nunmehr[2]) dem Bergsteiger, Sauerstoff mitzugeben, um das Gas schon in einer Höhe von 2—3000 m mittelst Maske atmen zu lassen. „So könnten vielleicht", schreibt auch er, „die Erscheinungen der Bergkrankheit gemildert, beziehungsweise vollständig beseitigt werden."

Bei der Benützung von Stahlzylindern werden sich jene Sauerstoff-Spar-apparate sehr vorteilhaft erweisen, welche bereits für die Zwecke der Feuer-wehr und des Bergmannes in vorzüglicher Form vorliegen; diese gestatten ja mit einem Mindestverbrauch an Gas auszukommen. Für den Alpinisten wird es auch nicht notwendig sein, reinen Sauerstoff zu atmen, wie dies in grossen Höhen für den Aëronauten erforderlich ist.

Man könnte endlich auch an das oben (S. 291) genannte Verfahren denken Sauerstoff aus Oxylithtabletten herzustellen. Bergsteiger und -Führer würden sich nur mit einer entsprechenden Menge von Pastillen auszurüsten haben.

---

1) Die Abbildung ist einem Aufsatze der *„Revue illustrée du Mt. Blanc"* entnommen; ich verdanke die Nummer dem freundlichen Entgegenkommen des Bürgermeisteramtes von Chamonix.

2) Publication citiert S. 215.

welche nach Bedarf in den als Tornister adaptierten Generator einzufüllen
wären; das Wasser könnte am Wege unschwer ergänzt werden. Leider aber
erweist sich bei näherer Betrachtung (24 Pastillen à 50 g = 1.2 kg liefern
ca. 180 l O_2) die Sauerstoffproduktion im Verhältnis zu dem notwendigen Gewichte so ungünstig, dass sich die Anwendung eines Rezipienten mit komprimiertem Sauerstoffgase noch immer ökonomischer gestalten würde. Eher
mag man daher die Verwendung solcher Apparate für hochgelegene Schutzhütten in Aussicht nehmen.

Nach dem Gesagten wird es sich vorläufig empfehlen, bei der Benützung
der Stahlzylinder zu bleiben. Dieselben müssten in den Schutzhütten in geeigneter Form vorrätig gehalten werden, um auf diese Weise den Bedarf des
ankommenden Bergsteigers für seine nächsten Wegstunden ergänzen zu können.
Der Zylinder wäre in den Tornister einzufügen; der ganze Apparat soll möglichst leicht hergestellt werden etc.

In Betreff der Dosierung der abströmenden Gasmengen im Reduzierventile
kämen schliesslich noch jene Gesichtspunkte in Betracht, die wir S. 275
bei Besprechung des Sauerstoffvorrates und des erforderlichen Arbeitsdruckes
für die Verhältnisse im Luftballon auseinander gesetzt haben. Gerade hier
wird es sich darum handeln, einer unnötigen Verschwendung des Gases vorzubeugen, da der Apparat geringes Gewicht besitzen muss und man dabei
möglichst lange mit demselben auskommen soll. Eben erhalte ich einen Aufsatz
von B. Draeger[1]) zugesandt; ich möchte auf diese Schrift deshalb verweisen,
da in derselben bereits praktische Versuche über die von mir im Obigen
angeregte Verwendung von Sauerstoff bei körperlicher Arbeit mitgeteilt sind.
Den Bemühungen dieser Firma ist es gelungen, einen, den vollen Luftbedarf
bei erhöhten Anforderungen (Karren schieben, Steigen auf einer Leiter etc.)
liefernden Atemapparat zu konstruieren, und dabei die Kohlensäure der Exspirationsluft vollständig zu beseitigen. Für unsere Zwecke, Verwendung im
Hochgebirge, wären naturgemäss entsprechende Veränderungen anzubringen,
beziehungsweise könnten Vereinfachungen vorgenommen werden. Die beschriebene Anordnung der Firma *Draeger* bedeutet wieder einen neuen technischen Fortschritt.

In letzter Stunde wird mir noch eine Arbeit von M. Bamberger und
F. Böck[2]) zugeschickt, welche durch Verwendung von Natriumkaliumsuperoxyd, $NaKO_3$, einen äusserst zweckmässigen Sauerstoffgenerator und
-regenerator konstruiert haben. 250 g dieser Substanz liefern eine Sauerstoffmenge, welche den Anforderungen der Respiration bei mittlerer Arbeitsleistung
in der Dauer von 30—45 Minuten genügt. Der Apparat wiegt nur 1 kg und
hat Dimensionen von 15 × 10 cm. Durch diese Verbesserung wären die
Schwierigkeiten beseitigt, welche sich, wie ich vorhin sowie S. 291 angedeutet
habe, der Verwendung des sogenannten Oxylithmateriales für die Zwecke des
Aëronauten und des Bergsteigers entgegenstellen. Solche Vorrichtungen, wie
die von Bamberger und Böck konstruierten, würden nun in der Tat geeignet
sein, die Zylinder mit komprimiertem Sauerstoff für manche Fälle und so insbesondere für den Bergsteiger zu verdrängen. Wir hoffen noch durch gemeinsame Arbeit für unser engeres Gebiet aus diesem Verfahren Nutzen zu ziehen

---

1) „Neue Untersuchungen über die Erfordernisse eines zur Arbeit brauchbaren Rettungsapparates“ — Ztschft. „*Glückauf*“ H. 42, 1904, sowie Ztschft. „*Feuer und Wasser*“ H. 39, 1904.
2) „Atmungsapparat zur Selbstrettung aus dem Bereiche irrespirabler Gase“ — Ztschft.
für angewandte Chemie. H. 38, 17. Jahrgang 1904.

und dasselbe auch für die Atmung bei Luftverdünnung, im Hochgebirge (Ballon) gebrauchsfähig zu machen.

Jedenfalls hätte die Verwendung des Sauerstoffes für den Bergsteiger und für Reittiere nur in der besprochenen Weise, also vornehmlich als Prophylaktikum, einen Wert; es hat nur untergeordnete Bedeutung, wenn ganz allgemein geraten wird, Sauerstoff auf die Hochgebirge mitzunehmen.

Ich möchte nicht unterlassen zu erwähnen, dass unter Anderen auch Buchner den Gebrauch des Gases im Hochgebirge empfohlen und M. L. Hepburn in einem Vortrage über die Himalayafrage im „Alpine-Club“ 1901 die Sauerstoffatmung für die Ersteigung grosser Höhen in Erwägung gezogen hat. Im vorigen Jahre las ich im *„Standard“*, dass zwei englische Damen, Miss Penn und Piek, den Gipfel des Sorata mit Schweizerführern bestiegen und Sauerstoff in Büchsen[1]) mitgenommen hätten, um auf der Spitze des Berges atmen zu können! Genaueres ist nicht angegeben.

Fassen wir noch einmal, ebenso wie wir dies bei Besprechung der Verhältnisse in komprimierter Luft getan haben, in kurzen Leitsätzen die Bedeutung des Sauerstoffes bei Luftverdünnung zusammen.

Bei passiver Beförderung in Höhen von 5000 m ist die Sauerstoffatmung das durch die Natur der Erscheinungen ursächlich begründete Heilverfahren; im Ballon ist der Sauerstoff das Spezifikum. Dauert der Aufenthalt in den genannten Regionen nach passiver Beförderung (Bergbahnen etc.) längere Zeit, so wird der Sauerstoff bei etwa auftretenden Krankheitserscheinungen mit vollem Erfolge gebraucht werden können.

Nach aktiver Beförderung mag seiner Verwendung immerhin nicht jegliche Wirkung abgesprochen werden. Sein eigentlicher Wert aber ist in prophylaktischer Richtung zu suchen. Ungleich wichtiger als der Sauerstoff ist für den Bergsteiger die Akklimatisation, beziehungsweise die systematische Trainierung in allmählich gesteigerten Höhenlagen.

Waren auch manche der dieser Erkenntnis zugrunde liegenden Anschauungen schon seit mehreren Dezennien bekannt, so hat es doch jahrelanger Erfahrungen und Beweise bedurft, um derselben zur allgemeinen Anerkennung zu verhelfen. Wenn wir die vor P. Bert und nach ihm geleistete Arbeit auf wissenschaftlichem und technischem Gebiete keineswegs unterschätzen, so sind doch die Fundamente in theoretischer und praktischer Beziehung von diesem Forscher gelegt worden; durch die Sicherheit und Entschiedenheit, mit welcher er für die Bedeutung des Sauerstoffes eingetreten ist, hat sich P. Bert ein dauerndes Denkmal gesetzt.[2])

Erinnern wir uns seiner Worte: „La pression d'oxygène est tout, la pression barométrique en elle même ne fait rien ou presque rien.“ — Die vollen Konsequenzen aus diesem Satze zu ziehen, haben erst die heutigen Fortschritte auf technischem Gebiete ermöglicht. Was einst Pristley sowie Ingenhouss in Wien für den Kranken geträumt haben, ist für den Arbeiter und Forscher Wahrheit geworden, wenn er sich dem Meere und der Luft anvertraut.

---

1) Vielleicht hat es sich hierbei um die oben erwähnten Oxylith-Tabletten gehandelt.

2) Damit mag auch jene biographische Notiz gerichtet und berichtigt sein, welche E. v. Cyon über die wissenschaftliche Tätigkeit P. Bert's (Biogr. Lexikon etc., herausgegeben von A. Hirsch, 1884, 1. Bd., S. 427) entworfen hat.

Ueberblickt man die im Vorigen niedergelegten Erfahrungen, so könnte gezeigt werden, dass hier für die Verwendung des Sauerstoffes ein reiches und ergiebiges Feld gegeben ist.

Der Sauerstoff bildet bei den Luftdruckerkrankungen nicht bloss ein unterstützendes Mittel der Behandlung, wie im Rahmen der übrigen Pathologie, seiner Verwendung kommt vielmehr bei Bekämpfung der in unserer Gruppe besprochenen Krankheitserscheinungen die ausschlaggebende und entscheidende Rolle zu; bei Luftverdünnung ist er das Spezifikum und das durch die Natur der Erfahrungen kausal geforderte Heilmittel. Im Ballon beseitigt der Sauerstoff direkt die mit dem Sinken des Barometers einhergehenden Gefahren, während er dem Arbeiter in komprimierter Luft, dem Taucher eine sichere Rückkehr unter normalen Druck ermöglicht, indem er, wenn die Dekompression nicht einwandsfrei erfolgt war und Schädigungen eingetreten sind, diese in ihrem deletären Einflusse abzuschwächen oder zu beseitigen vermag.

Ich will mit den Worten schliessen, die J. C. Janssen gelegentlich der Eröffnungsrede des internationalen aëronautischen Kongresses in Paris 1900 ausgesprochen hat: „Die Eroberung der Atmosphäre, diese Besitzergreifung eines Bereiches, dessen Zutritt uns die Natur für immer untersagt zu haben schien, wird gewiss, dank der Beharrlichkeit und der Grösse der Anstrengungen, die sie gekostet, dank der wunderbaren Entdeckungen, die sie hervorgerufen, eine der höchsten Ruhmestitel bilden, auf die der menschliche Geist das Recht hat, stolz zu sein."

II.

Die Bedeutung der Sauerstoffinhalationen in der Gewerbehygiene.

Von

H. Brat.

Einleitung.

Der Gegenstand des vorliegenden Abschnittes beschränkt sich im wesentlichen auf die Verwendung komprimierten Sauerstoffes und Zuleitung desselben mittels Schlauches und Maske resp. Mundstücks bei gewerblichen Vergiftungsfällen zu dem Respirationstraktus der betroffenen Individuen. Die Anwendung von Atmungs- oder Rettungsapparaten bei Arbeiten, welche in einer für den Atemprozess ungeeigneten Atmosphäre vor sich gehen, wird nur gelegentlich erwähnt werden. Die Möglichkeit, gewerbliche Vergiftungen in pneumatischen Kabinetten zu behandeln, konnte unberücksichtigt bleiben.

Als Basis für ein Urteil über die Wirksamkeit von O_2-Inhalationen bei gewerblichen Vergiftungen muss das Wesen der einzelnen im Gewerbetrieb vorkommenden toxischen Schädigungen erörtert werden. In dieser Beziehung muss zum Teil auf die vorhergehenden Abschnitte verwiesen werden, zum Teil müssen wir mit Rücksicht auf besondere Beobachtungen eine kritische Analyse des Symptomenkomplexes einiger schon besprochener Intoxikationen vornehmen, und das Wesen einiger noch nicht erwähnter gewerblichen Gifte in den Kreis unserer Betrachtungen ziehen.

Eine Fragestellung, wie die vorliegende nach der Wirksamkeit der O_2-Inhalationen bei Vergiftungen bedingt zur Beantwortung eine exakte physiologische und pharmakologische Grundlage. Gewissermassen müssen nicht allein die Vergiftungen in ihrem Gesamtbild, sondern auch die einzelnen Symptome derselben im Hinblick auf unsere Fragestellung durchgesiebt werden. Da ein Einteilungsprinzip nach dem Angriffspunkt der O_2-Therapie bei durch Vergiftungen veranlassten pathologischen Veränderungen die Beantwortung der Vorfragen nach dem primären Angriffspunkt des Giftes selbst resp. seiner Hauptwirkung, und nach den sekundären Folgeerscheinungen resp. seiner Nebenwirkung in präziser Weise voraussetzt, ist unsere Aufgabe nicht allein vom praktisch therapeutischen, sondern auch vom pathologischen und pharmakologischen Standpunkte instruktiv.

Um ein Bild von der Bedeutung der Sauerstoff-Therapie bei gewerblichen Vergiftungen zu erhalten, genügt es aber nicht allein, den Einfluss auf die durch gewerbliche Intoxikationen bedingten pathologischen Erscheinungen zu kennen, sondern wir müssen auch feststellen, welche Bedeutung den Ursachen zukommt, d. h. wir müssen die Gelegenheit und den Umfang der gewerblichen Intoxikationen würdigen. Damit treten wir erst eigentlich in die gewerbe-hygienische Betrachtungsweise ein. Freilich kann es nicht unsere Aufgabe sein, die Details technischer Betriebseinrichtungen zu schildern, aber die Umsetzungen, bei welchen sich toxische Einflüsse geltend machen können, durch ihre chemische Gleichung zu charakterisieren, halten wir doch für notwendig. Der Arzt und der Chemiker resp. Betriebsleiter soll der folgenden Abhandlung entnehmen können, bei welchen Prozessen, durch welche Substanzen Intoxikationen entstehen können, deren Behandlung durch O_2-Inhalationen zweckmässig ist.

Die allgemeine Grundlage für die Anwendung der O_2-Therapie, wie sie durch die Arbeit einer grossen Anzahl von Autoren geschaffen worden ist, ist in dem ersten Teil dieses Werkes durch Löwy und Zuntz zusammengefasst worden. Einzelne spezielle theoretische Punkte haben wir auf Grund eigener Beobachtungen und Versuche, welche zum Teil von Löwy und Zuntz schon erwähnt sind, weiter ausgeführt; aber im wesentlichen stand uns das Material zur Theorie der O_2-Inhalationen zur Verfügung. Ebenso konnten wir bezüglich der chemisch-technischen und pharmakologischen Angaben auf die grossen Werke von Albrecht, Rubner, Roth, Weyl, Handbuch der Hygiene, Kobert, von Jaksch, Wyss, Hermann zurückgreifen. Zu erheblich geringerem Bruchteil standen uns jedoch auch praktische Erfahrungen in einem sehr grossen chemischen Betrieb und eigene Untersuchungen und Beobachtungen zur Verfügung.

Weit grösseren Schwierigkeiten standen wir gegenüber, bei der Aufgabe die Frage zu beantworten, welche praktische Bedeutung O_2-Inhalationen in der Gewerbehygiene tatsächlich schon gefunden haben. Ausser vereinzelten Notizen in den Gewerbeinspektionsberichten Preussens und Deutschlands, ausser vereinzelten allgemein therapeutischen kurzen Bemerkungen in den erwähnten Handbüchern, oder bei Gelegenheit weniger Publikationen über gewerbliche Vergiftungsfälle war in der ganzen deutschen Literatur kein nennenswertes, für uns benutzbares Material angehäuft — eine Tatsache, die wohl ihre Erklärung darin findet, dass die neueste Aera der Sauerstofftherapie in Deutschland erst in den letzten Jahren unter der Aegide von Leydens vornehmlich durch den Herausgeber dieses Werks in Deutschland inauguriert wurde.

Unabhängig von Deutschland hat sich in England, dessen industrielle und gewerbehygienische Entwickelung noch immer in erster Reihe steht, die O_2-Therapie in der Gewerbehygiene einen Platz errungen und ist gewissermassen dokumentarisch in die Gewerbegesetzgebung eingeführt worden. Wir verdanken es der grossen Liebenswürdigkeit des Herrn Professor Jurisch, welcher uns ein umfangreiches Manuskript „Die englische Luftgesetzgebung" zur Verfügung stellte, eine Anzahl behördlicher Anordnungen in England, O_2-Inhalationen betreffend, unserer Abhandlung beifügen zu können. Dieselben sind in den Auszügen der jährlichen englischen Gewerbeberichte, wie sie Jurisch in seinem grossen Werke wiedergibt, eingestreut. Die spärlichen Anweisungen über O_2-Inhalationen in der französischen Industrie konnten wir einem im Auftrage des französischen Handelsministeriums herausgegebenen Werke „Poisons Industrielles, Paris, Imprimerie Nationale 1901" entnehmen. Aber ebensowenig wie die deutsche Literatur boten uns diese ausländischen

Berichte kasuistisches Material. Wir entschlossen uns daher eine Umfrage zu halten bei Bergwerken und Hütten, bei Pulverfabriken und chemischen Betrieben, bei Gasanstalten und Feuerwehren, ob und in welchem Umfange und mit welchem Erfolge Sauerstoff bei den Angefragten zur Anwendung kommt. Das Resultat dieser Enquête lieferte uns für die Frage nach der praktischen Bedeutung der O_2-Inhalationen ein wertvolles Material. Indem wir dieses in der folgenden Publikation der Oeffentlichkeit übergeben, können wir nicht umhin, den Betriebsleitungen, welche mit Verständnis uns in dieser Quellenforschung unterstützt haben, unsern Dank auszusprechen. Aber nicht allein kritisches Verständnis für die wissenschaftliche Frage ging aus den meisten Antworten hervor, sondern es drückte sich in der bereitwilligen Aufnahme der Anfrage die Absicht vieler Betriebsunternehmer aus, so viel an ihnen liegt für die Verbreitung einer zweckmässigen Therapie bei gewerblichen Vergiftungsfällen zu sorgen und damit für das Wohl ihrer Angestellten ihre Pflicht als Arbeitgeber zu erfüllen.

Die Zeiten sozialen Unverständnisses mit ihrer rücksichtslosen Ausnutzung der Arbeitskraft müssen der neuen Epoche sozialen Verständnisses weichen und und den Blick der Arbeitgeber in gleicher Weise wie der Behörden auf die Erfolge der praktischen Medizin lenken, welche die gewerblichen Schädigungen, insbesondre die Giftgefahr, vermindern und lindern können.

Die Einteilung der Materie konnte sich im wesentlichen an pharmakologische Prinzipien anschliessen. Wir werden deswegen zunächst die ätzenden Gase und Dämpfe und die durch sie bedingten pathologischen Veränderungen und ihre Beeinflussung durch O_2-Inhalationen besprechen. Der grösste Teil dieser Gase und Dämpfe lässt sich unter dem Begriff der „irrespirablen Gase" subsumieren, obwohl bei der relativen Natur dieses Begriffes einzelne Substanzen, welche im landläufigen Sinne nicht irrespirabel genannt werden, eingereiht werden dürfen. Im zweiten Kapitel sollen die giftigen Gase, welche keine ätzenden Eigenschaften haben, im Hinblick auf unsere Frage besprochen werden. Hieran schien es zweckmässig eine Besprechung anzuschliessen, welche Bedeutung Sauerstoff-Inhalationen in den Betrieben zukommen, in welchen die Gefahr der Entwickelung giftiger Gase besteht. Um diesen Abschnitt möglichst einheitlich zu gestalten, sind wir von den sonst pharmakologisch üblichen Untereinteilungen öfters abgewichen. Endlich haben wir im dritten Hauptabschnitt in Beziehung zu unserm Thema die für die Industrie typischen Intoxikationen durch Derivate der aromatischen Reihe, welche zum Teil als Blutgifte anzusprechen sind, eingehend behandelt, wobei wir ebenfalls mit Rücksicht auf eine einheitliche Gestaltung im einzelnen von der allgemein pharmakologischen Einteilung abweichen mussten.

Kapitel I.

Aetzende Dämpfe und Sauerstoffinhalationen.

A. Nitrose Dämpfe.

Die nitrosen Dämpfe geben im gewerblichen Betrieben häufig Veranlassung zu Gesundheitsschädigungen. Die Möglichkeit der Entstehung nitroser Dämpfe liegt bei der Darstellung der Salpetersäure und bei der technischen Verwendung derselben vor.

Die Salpetersäure (HNO$_3$) wird durch Einwirkung von konzentrierter Schwefelsäure auf Salpeter (Natriumnitrat) hergestellt. Unter Bildung von schwefelsaurem Natron verflüchtigt sich die Salpetersäure und wird durch geeignete Leitungen in irdenen Gefässen kondensiert. Die durch Destillation gewonnene Salpetersäure enthält stets höhere Oxyde des Stickstoffs, von denen Stickstoff-Tetroxyd (NO$_2$), als Untersalpetersäure bezeichnet, sowie das in Lösungen unbeständige Salpetrigsäureanhydrid (Stickstoff-Trioxyd) rotbraune Dämpfe bilden. Das reine Stickstoffdioxyd, gewöhnlich Stickoxyd genannt, welches sich auch bei der Zersetzung des Stickstofftrioxyd bildet, ist ein farbloses Gas. Dasselbe oxydiert sich aber in einem Ueberschuss von Luft zu NO$_2$. Da der zur Darstellung der Salpetersäure benutzte Salpeter zumeist Kochsalz enthält, ist die technische Salpetersäure fast stets durch Chlor verunreinigt. In der chemischen Industrie findet die Salpetersäure bei der Darstellung eines der wichtigsten Produkte, der Schwefelsäure, Verwendung, da neuere Herstellungsverfahren (Kontaktverfahren) noch nicht allgemeine Verbreitung gefunden haben. Das Prinzip der Darstellung beruht darauf, dass schweflige Säure (SO$_2$) durch Salpetersäure zu Schwefelsäure oxydiert wird, wobei sich aus der Salpetersäure niedrigere Oxyde, welche wir oben angeführt haben, bilden müssen. Die letzteren werden wieder in den Röstgasen durch den Luftsauerstoff oxydiert, sodass die Salpetersäure gewissermassen einen Kreislauf durchmacht. Die Ausgangsmaterialien sind Schwefel resp. fast ausschliesslich Schwefelmetalle und speziell in England Salpeter, welcher in den Röstgasen Salpetersäure resp. Stickstoffoxyde bildet.

Auch bei der Arsensäure-Darstellung findet die Salpetersäure in analoger Weise als Oxydationsmittel der arsenigen Säure Verwendung.

Eine wichtige technische, chemische Prozedur bildet die Nitrierung, d. h. die Einführung von NO$_2$-Gruppen in organische Substanzen speziell der aromatischen Reihe. Dieselbe geschieht meist mit sogen. Mischsäure, d. h. einer Mischung aus Schwefel- und Salpetersäure in Nitrierapparaten. Als Produkte kommen hier in Betracht: Nitrozellulose, (Schiessbaumwolle), Nitroglyzerin, sowie eine grosse Zahl sogen. Zwischenprodukte: Nitrobenzol, Nitrotoluol, Nitrokresol, Binitrobenzol, Nitrochlorbenzol etc., Nitrophenol, Chlornitrophenol, Di-, Trinitrophenol, Nitranilin, Nitronaphthalin etc. Ausserdem findet Salpetersäure bei der Verarbeitung von Metallen zum Polieren, Beizen oder Lösen derselben eine umfangreiche Verwendung, ferner in metallographischen Betrieben, in der Färberei und Druckerei als Beize. Bei allen diesen technischen Prozessen können sich Stickoxyde bilden.

Die Gefahr, welche menschlicher Gesundheit droht und deren Behandlung mit Sauerstoffinhalationen in Betracht kommt, ist die Einatmung nitroser Dämpfe, deren chemische Natur und deren technische Entstehung im vorhergehenden geschildert worden ist. In vollkommenen Betrieben bei dichten Gefässen und Leitungen, bei ausreichender Ventilation, wird das Auftreten nitroser Dämpfe in den Arbeitsräumen ausgeschlossen sein. Jedenfalls dürfen Mengen nitroser Dämpfe, welche zu Husten reizen, in Salpetersäure-Fabriken und Nitrierungsräumen unserer Erfahrung nach vollständig vermieden werden können.

Bei stark mit Luft verdünnten nitrosen Dämpfen treten diese Reizerscheinungen in den Vordergrund, sodass bei normalem Betrieb das Auftreten von leichten Reizerscheinungen als ein ernstes Warnungssignal betrachtet werden muss. Abgesehen von unzweckmässiger Beschickung von Apparaten, wie dieselbe zum Beispiel durch Einsetzen von Salpetertrögen in die Röstgase in England vorgenommen wird, abgesehen von nicht ausreichender Kondensation in normalen Betrieben austretender nitroser Dämpfe liegt in Betriebsstörungen die Hauptgefahr der Entwicklung und Verbreitung nitroser Dämpfe in die Arbeitsräume. Das Springen von Ballons, das Undichtwerden von

Montejus, Kesseln, Apparaten, Leitungen, Ventilen, das Versagen von Abzügen und die nicht ausreichende Leerung und Säuberung von Behältern vor ihrer eventuellen Reparatur sind die Gelegenheitsursachen von Betriebsunfällen, welche in der Einatmung von nitrosen Dämpfen bestehen. Der Hergang solcher Betriebsstörungen, welche wir wiederholt beobachten konnten, pflegt folgender zu sein. Das Arbeitspersonal bemerkt eine kleine Undichtigkeit und glaubt den Schaden während des Betriebes selbst abstellen zu können. Während oder durch die begonnenen unzweckmässigen Versuche strömen grössere Mengen nitroser Dämpfe heraus. Diese Dämpfe nehmen oft erst beim Austreten aus dem Arbeitsraum eine intensiv rotbraune Färbung an im Einklang mit der Bildung höherer Oxyde des Stickstoffs in überschüssiger Luft. Der benachrichtigte oder aufmerksam gewordene Meister resp. Betriebsleiter hat oft Mühe, die Arbeiter, welche durchaus den entstandenen Schaden beseitigen wollen, aus dem Bereiche der Dämpfe zu verweisen. Die akuten Reizerscheinungen in einer stark mit nitrosen Dämpfen geschwängerten Atmosphäre sind auffallend gering.

Wenn wir die Bedeutung der Sauerstoffinhalationen für die Behandlung von Erkrankungen, welche durch Einatmung nitroser Dämpfe entstanden sind, beurteilen wollen, müssen wir die Wirkung nitroser Dämpfe auf den Organismus kennen lernen. Die Frage, ob erhebliche Mengen Salpetersäuredämpfe durch Einatmung resorbiert werden können, ist von Lassar im negativen Sinne beantwortet worden; jedoch wird man nitrose Dämpfe in ihrer Gesamtheit nicht zu den irrespirabelen Gasen rechnen dürfen, welche naturgemäss nur eine irritative Wirkung besitzen können; sondern unter den einzelnen Stickoxyden kommt dem Stickstoff-Dioxyd vielleicht auch eine alterierende Wirkung auf das Blut zu. Wir haben im chemischen Teil die Neigung des Stickstoff-Dioxyd betont, durch Sauerstoff in höhere Stickstoffoxyde umgewandelt zu werden. Diese Umwandlung dürfte im Organismus auf Kosten des Oxyhämoglobins, welchem O_2 entzogen wird, vor sich gehen. Ferner kann man die Möglichkeit der Entstehung von Stickoxydhämoglobin im Organismus in einer dichten Atmosphäre nitroser Dämpfe, durch welche die Luft verdrängt wird, nicht als ausgeschlossen betrachten. Die Thatsache, dass die Existenz eines Stickoxydhämoglobins nur bei Luftabschluss bewiesen ist, steht mit einer solchen Annahme nicht im Widerspruch.

Jedoch dürfte der Reduktion des Oxyhämoglobins und der Bildung des Stickstoff-Hämoglobins im lebenden Organismus eine grosse praktische Bedeutung kaum zukommen; vielmehr weisen die klinischen Erfahrungen darauf hin, dass wir in den nitrosen Dämpfen hauptsächlich irritative resp. ätzende Gase zu erblicken haben.

In Uebereinstimmung mit vorstehender Betrachtung über die Aetiologie können wir zwei in ihrer vitalen Bedeutung durchaus verschiedene Erscheinungsformen der Einwirkung nitroser Dämpfe unterscheiden. Die eine derselben, die leichtere Form der Affektion, welche beim unvorsichtigen Umgiessen von Salpetersäureballons in Gewerbebetrieben vorkommt, hat man in Laboratorien häufig Gelegenheit zu beobachten. Es handelt sich fast stets um verhältnismässig kleinere Mengen der Noxe, welche sich im Arbeitsraum verbreiten. Das Symptomenbild wird beherrscht durch heftigen Hustenreiz, Stechen in der Nase und einem beängstigenden Gefühl, als ob die Kehle zusammengeschnürt würde. Diese Reizerscheinungen sind milder oder stärker vorhanden, je nach der Intensität der Einwirkung. Sie können stundenlang bestehen bleiben, gelegentlich kann es zu Bluthusten kommen. Nach mehreren Stunden, spätestens bis zum nächsten Tage, blassen die Erscheinungen ab. Ein leichter Bronchialkatarrh, eine leichte Expektoration katarrhalischen Sputums kann einige Tage bestehen bleiben.

Die zweite Erscheinungsform der Wirkung nitroser Dämpfe ist zumeist schon in ihren Anfangssymptomen, aber besonders in ihrem weiteren Verlauf von dem eben geschilderten Bild verschieden. Die Reizerscheinungen, speziell der Hustenreiz, treten gegenüber einem Oppressionsgefühl auf der Brust zurück. Insbesondere bewirkt der Aufenthalt in einer dichten Atmosphäre nitroser Dämpfe zunächst auffallend geringe Erscheinungen, sodass der Beginn der Affektion, in einer mehr oder minder hochgradigen Cyanose und geringen Reizzuständen bestehend, erst einige Stunden nach Einwirkung der Schädlichkeit konstatiert werden kann. In richtiger Würdigung dieses Umstandes ist in richterlichen Unfallentscheidungen ein Zeitraum von 24 Stunden als Latenzstadium für Intoxikationen durch nitrose Dämpfe anerkannt worden. Wir hatten Gelegenheit, einige Fälle zu beobachten, in welchen nach Reinigen eines noch nitrose Dämpfe enthaltenden Kessels die betreffenden Arbeiter erst in ihrer Behausung einige Stunden nach dem Unfall ziemlich plötzlich unter heftigem Oppressionsgefühl und subjektiver Atemnot bei verhältnismässig geringem Hustenreiz erkrankten. Schwere Cyanose, volumen pulmonum auctum, Rasselgeräusche über beiden Lungen bildeten die objektiven Symptome der Intoxikation. Der eine Patient ging nach einigen Tagen unter Verschlimmerung der Symptome bei allmählich eintretender Somnolenz zu Grunde, während andere Patienten die Erkrankung überstanden.

Die gerichtliche Sektion des einen Falles ergab einen sicheren Anhaltspunkt für die Einwirkung nitroser Dämpfe nicht, da schwere Aetzerscheinungen in den Lungen nicht wahrgenommen wurden. Selbstverständlich war die in Verfolgung der Sektionsvorschriften vorgenommene chemische Untersuchung des Magen- und Darminhalts durchaus negativ. Die Schleimhaut der Bronchiolen wurde vom Obduzenten als leicht geschwollen bezeichnet. Die Lungen erschienen hyperämisch. Die Möglichkeit der Einwirkung nitroser Dämpfe wurde nicht als ausgeschlossen betrachtet. Die Anerkennung eines ursächlichen Zusammenhanges des Todesfalles mit der Einwirkung nitroser Dämpfe stützte sich auf die gleichzeitige und gleichartige Erkrankung der ebenfalls betroffenen Arbeiter.

Dieses verhältnismässig spärliche Resultat des pathologisch anatomischen Befundes bei einer Intoxikation durch nitrose Dämpfe, welches durch bisher vorliegende literarische Beiträge nicht wesentlich ergänzt werden kann, hat in neuester Zeit eine bedeutungsvolle Ergänzung durch Beobachtungen von Albert Fränkel[1]) erfahren. Wir halten es für notwendig, auf diese in gewerbehygienischer Beziehung äusserst wichtigen Beobachtungen und pathologisch-anatomischen Feststellungen einzugehen, insbesondere weil auch unsere Kenntnisse über die Möglichkeit einer günstigen Einwirkung von Sauerstoff-Inhalationen bei diesbezüglichen Erkrankungen auf eine festere Basis gestellt werden. Der von Fränkel zuerst beobachtete Fall illustriert in seinem Beginn die obengeschilderte zweite, d. h. schwere Erscheinungsform der Einwirkung nitroser Dämpfe. Nach einem gleich im Moment des Unfalls auftretenden Erstickungsanfall war Patient noch imstande, mehrere Stunden zu arbeiten, um dann unter Erscheinungen schwerer Cyanose zu erkranken. Bei vorübergehender Besserung trat nach 8 Tagen ein Rückfall der Symptome auf.

---

1) A. Fränkel, Ueber Bronchostenose. Deutsche Med. Wochenschrift. No. 21. 1904.

in dessen weiterem Verlauf der Patient einging. Die Erinnerung an zwei von Emil Lange unter Schmorl in Dresden publizierte Fälle drängten Fränkel folgende Ueberlegung auf, deren Richtigkeit durch die Sektion bestätigt wurde: „Zu Anfang hatten die eingeatmeten ätzenden Dämpfe eine Nekrose des Epithels der feineren Bronchien mit oberflächlicher Anätzung der unter dem Epithel befindlichen Partie der Bronchialwand bewirkt. Die Folge war natürlich Hyperämie, Schwellung und Exsudation, wodurch es zur Verengerung der Lichtung und zu einer erheblichen Behinderung des Gasaustausches in den Lungen kam. Als der exsudativ entzündliche Vorgang abgeklungen war, verschwand die Dyspnoe, um mit dem Moment wiederzukehren, wo sich aus der ihres Epithels beraubten und angeätzten Bronchialwand ein junges Granulationsgewebe entwickelte, welches abermals zum Verschluss des Lumens der Bronchien führte.“ Von den ergänzenden Bemerkungen dieser aprioristisch aufgestellten, aber durch den Sektionsbefund bestätigten Hypothese, interessiert uns noch das Verhalten des eigentlichen Lungenparenchyms, von welchem es heisst: „Ganz frei bleibt das Lungengewebe wohl nie. Dies ist auch insofern klar, als die Bronchiolen ja in die sogenannten Alveolargänge übergehen, welche bereits wandständig mit Alveolen besetzt sind. In diese Alveolargänge hatte sich speziell bei dem erwähnten Falle die Bindegewebsentwickelung fortgesetzt.“ Das Sektionsergebnis des von uns beobachteten Falles stimmt in folgenden Punkten: Hyperämie, Schwellung und Exsudation, mit den von Fränkel angegebenen Anfangserscheinungen überein. Jedoch trotzdem derartige Veränderungen durch ätzende Dämpfe in pathologischer Beziehung von genereller, wie auch spezieller Bedeutung für die Wirkungsmöglichkeit von Sauerstoff-Inhalationen angesehen werden müssen, so liegt doch der neue Gesichtspunkt, welcher gewerbehygienischer Beobachtung und auch Betrachtungen über Sauerstoff-Inhalationen geboten wird in der Feststellung der Bronchiolitis fibrosa obliterans und analogen Veränderungen in den Alveolen, sowie in dem Nachweis des ätiologischen Zusammenhanges dieser Affektion mit der Einatmung nitroser Dämpfe.

Nachdem wir die schädigende Ursache, nachdem wir die Veränderungen durch dieselbe kennen gelernt haben, wenden wir uns nunmehr zu den durch die letzteren veranlassten Störungen des Gaswechsels und deren Beseitigung durch Sauerstoff-Inhalationen. Im Blut können wir, wie oben auseinandergesetzt, eine Reduktion des Oxyhämoglobins zu Hämoglobin, vielleicht auch die Bildung von NO-Hämoglobin voraussetzen; jedoch sind wir auf Grund der Lassarschen Feststellungen, dass nur geringe Mengen nitroser Dämpfe resorbiert werden, sowie auf Grund des Umstandes, dass die Bildung des NO-Hämoglobins nur bei Luftabschluss stattfindet, nicht berechtigt zu der Annahme, dass diese Blutveränderungen einen erheblichen Umfang erreichen können. Wir werden deswegen annehmen müssen, dass im allgemeinen der O_2-Gehalt der Alveolen genügen wird, den Verlust an Oxyhämoglobin durch Bindung von O_2 an das durch NO entstehende Hämoglobin wieder zu decken, vorausgesetzt, dass letzteres nicht eine Umwandlung in NO-Hämoglobin erfahren hat, welches die Aufnahme des Sauerstoffs erschwert. Für diesen Fall kommt vielleicht in ähnlicher Weise wie bei der CO-Vergiftung der Partiardruck des Sauerstoffs in den Alveolen erheblich in betracht. Ohne Erhöhung desselben, wie dieselbe durch O_2-Inhalation erzielt werden kann, würde ein Teil des Hämoglobins für den Gasstoffwechsel verloren sein. In anbetracht der Tatsache, dass dieser Bruchteil des Hämoglobins nach unseren heutigen Kenntnissen nur gering sein dürfte, tritt diese spezifische

Beeinflussung des Blutes gegenüber den Schädigungen des Lungengewebes zurück. Die letzteren, welche als Aetzwirkung aufzufassen sind, bestehen zunächst in einer Hyperämie, zweitens in einer Schwellung der Schleimhaut der Bronchien und deren weiteren Verzweigung bis zu den Alveolen, als deren gemeinschaftliches Resultat das volumen pulmonum auctum zu betrachten ist. Beide Erscheinungen sind von Einfluss auf den Gasstoffwechsel.

Die Hyperämie ist als der Ausdruck einer Erweiterung der kleinsten arteriellen Gefässe und Kapillaren der Lunge aufzufassen, wie sie speziell infolge chemischer Einflüsse nach vorangegangener Blässe (Anämie) aufzutreten pflegt; die Folge eines derartigen hyperämischen Zustandes ist eine Verlangsamung der Stromgeschwindigkeit des Blutes. Wir wissen durch die Darlegungen in dem physiologischen Teil dieses Buches, dass eine Beschleunigung der Stromgeschwindigkeit von 40 pCt., eine gegenüber einer möglichen Beschleunigung von mehreren hundert Prozent geringe Zahl, imstande ist, eine bei normaler Atmung und geringem Hämoglobingehalt nicht ausreichende Sauerstoffversorgung der Gewebe auszugleichen (durch Vertiefung der Atmung); wir können annehmen, dass eine starke Verlangsamung der Stromgeschwindigkeit in den Lungenkapillaren verhältnismässig früh zu einer nicht ausreichenden Versorgung der Gewebe durch O_2 führt, weil infolge des Blutaffluxes zu den Lungen in Analogie zu der Herabsetzung der Widerstände in anderen Gefässgebieten, z. B. der Abdominalorgane ein beträchtlicher Druckabfall in der Aorta stattfindet, sodass den Organen, deren Gefässe sich noch normal verhalten, nicht mehr genug Blut zufliesst. Während aber (vergl. physiologischen Teil) im allgemeinen die durch Vertiefung der Atmung veranlasste Aspiration im Thorax wesentlich zur Beschleunigung des Blutstromes beitragen kann, demnach die Vertiefung der Atmung als therapeutisches Agens zu betrachten ist, kann man die Vertiefung der Atmung und die mit derselben vermehrte Aspiration im Brustkorb nicht als von wesentlichem Erfolge begleitet ansehen, für den Fall die Lungen selbst den Ort eines erweiterten Gefässgebietes bilden; im Gegenteil dürfte die Aspiration nach dem Brustkorb den Blutafflux zunächst vermehren, um nachher die Stromgeschwindigkeit herabzusetzen. In solchen Affektionen kommt es bei der herabgesetzten Strömungsgeschwindigkeit, da die Vertiefung der Atmung die Blutstromgeschwindigkeit nicht beschleunigen kann, auf maximale Sättigung des Blutes mit Sauerstoff an, wie sie durch Erhöhung des Partiardruckes der O_2 in den Alveolen in den von Löwy und Zuntz festgestellten Grenzen bei Anwendung von O_2-Inhalationen möglich ist.

Die zweite Komponente der durch nitrose Dämpfe veranlassten Veränderung der Lungen besteht in einer Schwellung der Schleimhaut der Bronchioli resp. der Alveolen. Diese Veränderungen müssen vom Standpunkte des Gasaustausches in den Lungen rubrifiziert werden erstens unter die durch Stenosen, zweitens unter die durch Verdickung der Alveolarwände veranlassten Störungen. Wenn auch mässige Grade von Stenosen durch Verstärkung der Atmung ausgeglichen resp. überkompensiert werden können, so kann bei hochgradigen Stenosen der Gehalt der Alveolarluft an O_2 unter die Grösse sinken (30 mm O_2-Spannung in den Alveolen), bei welcher Zeichen des Sauerstoffmangels aufzutreten beginnen (vergl. Löwy und Zuntz). Es ist klar, dass auch bezüglich dieser durch nitrose Dämpfe gesetzten Veränderungen O_2-Inhalationen von Nutzen sein werden, soweit durch erstere Sauerstoffmangel in den Alveolen veranlasst wird.

Die Verdickung der Alveolarwände hat auf die für den Bedarf des Or-

ganismus notwendige Hydrodiffusion nur einen geringen Einfluss. Selbst wenn
die Wandstärke auf das 25fache (0,1 mm) der normalen (0,004 mm) steigt,
beträgt bei gleichbleibender Spannungsdifferenz die Menge des durch die verstärkte Alveolarwand diffundierten Sauerstoffes noch 128 ccm über dem Verbrauch von 250 ccm in der Ruhe, vorausgesetzt, dass der Diffusionsfaktor
gleich derjenigen des Wassers bleibt. Aber da der Verbrauch des Organismus
bei körperlicher Anstrengung bis zu 3000 ccm betragen kann, wird bei der
im Verlauf der oft mit motorischer Unruhe verbundenen Affektionen eine
Erhöhung der Spannungsdifferenz erforderlich sein, um die Wandstärke
resp. den durch Exsudat und Infiltration verlängerten Weg gewissermassen zu
kompensieren. Dieses kann entweder durch erhöhte Atemtätigkeit oder unter
Vermeidung derselben durch O_2-Zuführung möglich sein. Für den Fall die
Stenose der Luftwege bedeutende Grade erreicht hat, wird O_2-Zuführung
nur genügen können, um bei erhöhtem Bedarf des Organismus die genügende
Menge O_2 durch die verdickte Wand zu schaffen.

Die Erscheinung des volumen pulmonum auctum ist als Produkt der
Hyperämie und der Schwellung des ganzen Organs zu betrachten. Das volumen
pulmonum auctum bedingt naturgemäss den Modus einer häufigen und
flachen Atmung, wie wir dieselbe in Vergiftungsfällen durch nitrose Dämpfe
beobachten konnten. Eine Vertiefung der Atmung ist infolge des Elastizitäts-
verlustes der Lungen unmöglich, abgesehen davon, dass, wie eben auseinandergesetzt, dieselbe durch Aspiration den Blutzufluss zu den Lungen vermehrt. Es kommt infolgedessen trotz der O_2-Zuführung zu einer das Leben
bedrohenden Anhäufung von CO_2, deren Reiz infolge des mechanischen Verhaltens des Lungengewebes nicht zu einer Vertiefung der Atmung führen kann.
Sobald die CO_2-Anhäufung über 13 pCt. beträgt, wird sie auf die Dauer
nicht ertragen.

Im zweiten Stadium der Veränderung durch nitrose Dämpfe können
bezüglich des Gasstoffwechsels in den Lungen Verhältnisse bestehen, welche den
eben angeführten Zuständen entsprechen, aber andererseits kann durch Indu-
ration eine Vermehrung der Widerstände in den arteriellen Gefässen und
Kapillaren über die Norm hervortreten und auf diese Weise eine Verlangsamung des Blutstromes in den Lungen zustande kommen. Zweitens wird
man die Frage aufwerfen, ob für die verdickten, ihrem Charakter event. sich
fibröser Beschaffenheit nähernden Alveolarwände derselbe Diffusionsfaktor
bei dem Durchtritt des Sauerstoffs wie vorher in Betracht kommt. Hierfür
scheint ein Beweis noch nicht erbracht zu sein. Jedenfalls werden auch
in dem späteren Verlauf der Einwirkung nitroser Dämpfe die Erscheinungen
des Sauerstoffmangels in derselben Weise, wie im ersten Stadium auftreten,
und durch O_2-Inhalationen ausgeglichen werden können. Von dem im zweiten
Stadium wiedergewonnenen Grade der Elastizität der Lunge wird es abhängen, ob durch Dyspnoe, Vertiefung der Atmung, welche durch CO_2-An-
häufung in den Alveolen veranlasst wird oder eventl. durch willkürliche resp.
künstliche Atmung die Geschwindigkeit des Blutstroms beschleunigt werden
kann und ob insbesondere einer Anhäufung von CO_2 in den Alveolen vorgebeugt werden kann.

Schliesslich haben wir sowohl bei den akuten als auch bei dem subakuten
Stadium der Einwirkung nitroser Dämpfe noch die im Verlauf derartiger
Affektionen auftretenden Kreislaufstörungen zu erwähnen. Mit der Ueberfüllung des kleinen Kreislaufes, mit der durch erhöhte Widerstände in denselben veranlassten Mehrarbeit kann eine Schwächung des rechten Ven-

trikels auftreten, welche zu einer weiteren Verlangsamung der Stromgeschwindigkeit des Blutes führt. Auf die durch diese Sekundärerscheinung, welche die primäre Stromverlangsamung noch weiter herabsetzt, veranlasste mangelhafte Versorgung der Gewebe können O_2-Inhalationen in den angegebenen Grenzen durch vollständige Sättigung des Hämoglobins, sowie Mehraufnahme von O_2 im Plasma günstig wirken.

Fassen wir die gewonnenen Resultate zusammen, so können wir annehmen, dass bei Schädigung der Lungen durch nitrose Dämpfe durch O_2-Inhalationen der Sauerstoffmangel ausgeglichen werden kann unter Umständen, in denen infolge des pathologischen Zustandes der Lunge Vertiefung der Atmung in ausreichender Weise überhaupt unmöglich oder nicht imstande ist, für eine genügende O_2-Zuführung zu sorgen. Aber die O_2-Zuführung genügt nicht, die Ueberladung der Alveolen mit CO_2 zu verhindern; wird dieselbe nicht durch ausreichende Ventilation beseitigt, so wird trotz O_2-Einatmung die Intoxikation letal enden, für deren Verlauf der Zustand des rechten Ventrikels auch von Einfluss sein wird. Damit dürften die Grenzen der Wirksamkeit von O_2-Inhalationen bei Affektionen, wie sie durch nitrose Dämpfe veranlasst werden können, festgesetzt sein. Zweifellos ist ihre Anwendung rationell, unter Umständen können sie wohl im akuten Stadium, wie im subakuten lebensrettend wirken. Unter den 4 von Fränkel veröffentlichten Fällen, deren Symptomenbild bei nicht gleicher Entstehungsursache übereinstimmt, haben im vierten Falle Sauerstoff-Inhalationen eine ungemeine Erleichterung gewährt. Aber sicher hat neben denselben eine heilsame Dyspnoe den Verlauf der Affektion günstig gestaltet. Bei der Möglichkeit einer Rettung von Individuen bei Unglücksfällen durch nitrose Dämpfe durch O_2-Inhalationen, wird man deren Anwendung für ein zweckmässiges therapeutisches Vorgehen halten, auch bei der ersten Fürsorge durch Laien, zumal ein Schaden für die Patienten nicht aus den Inhalationen erwachsen kann. Der Gebrauch des Sauerstoffs stellt in der Hand von Laien ein weit unschuldigeres Mittel dar, als die innerliche Verabreichung von Chloroform, wie sie gegenwärtig auf einigen Betrieben angeblich mit Erfolg geübt wird. Das Chloroform, welches allerdings imstande ist, die Reflexerregbarkeit des Nervensystems herabzusetzen und eventl. Krampferscheinungen zu unterdrücken, kann andererseits eine heilsame Dyspnoe verhindern oder eventl. schädigend auf die Herzmuskulatur wirken. Chloroform gehört keineswegs in das Armentarium der ersten Fürsorge durch Laien, ebensowenig wie andere Narkotika, welche mit demselben Erfolg verabreicht werden können.

Die ärztliche Behandlung wird natürlich neben O_2-Inhalationen kritisch Derivantia, Analeptica und Narkotika anwenden. Narkotika dürften sogar allein am Platz sein bei der leichteren Form der Affektion, bei welcher nur reflektorische Reizerscheinungen ohne wesentliche Schädigung der Respirationswege auftreten.

Die Anwendung von O_2-Inhalationen bei gewerblichen Intoxikationen durch nitrose Dämpfe ist kaum in Lehrbüchern der Toxikologie, der Gewerbehygiene oder in der Literatur überhaupt vermerkt. Den auf eine andere Entstehungsursache zurückzuführenden und in seinem Symptomenbild mit Affektionen durch nitrose Dämpfe vergleichbaren, mit O_2-Einatmung behandelten Fall Fränkels haben wir schon erwähnt. In dem Gewerbeinspektionsbericht für 1903, in welchem die Anwendung des Chloroform als Gegenmittel gegen nitrose Dämpfe erwähnt ist, ist an anderer Stelle ein Todesfall durch nitrose

Dämpfe angeführt. Im Anschluss an denselben werden Verbesserungen der Betriebseinrichtungen eingeführt. Massnahmen in therapeutisch-prophylaktischer Beziehung werden nicht angegeben, trotzdem der Bericht der Gewerbeinspektion Arnsberg vom Jahre 1902 hierzu hätte Veranlassung geben können. Beim Reinigen eines Schwefelsäurebehälters erkrankten im Bezirk Arnsberg 2 Arbeiter unter Erscheinungen, welche die Annahme einer Einatmung durch nitrose Dämpfe nahelegten. Der Unfall hat der betr. Gewerbeinspektion Veranlassung gegeben, noch mehr als bisher auf die Beschaffung von O_2-Inhalationen zu dringen.

In jüngster Zeit hatten wir Gelegenheit einen Fall zu beobachten, der sowohl klinisch wie therapeutisch bemerkenswert ist. Mehrere Stunden nach Einatmen von nitrosen Dämpfen erkrankte ein Arbeiter unter heftiger Dyspnoe; weil ihm vom Betriebsleiter der Vorwurf gemacht wurde, dass er sich in die nitrose Atmosphäre ohne Mundschwamm hinein begeben hatte, meldete er sich nicht sofort krank, unterbrach aber eine Arbeit an einem anderen Ort und hielt sich im Freien auf. Der Arbeiter wurde in einem beängstigenden Zustande aufgefunden. Nach Anwendung von O_2-Inhalationen besserte sich der Zustand bedeutend; die O_2-Inhalationen wurden mit Unterbrechungen bis zum nächsten Tage fortgesetzt. Patient meldete sich nach 8 Tagen gesund. Nach weiteren 8 Tagen erkrankte er, ohne ätzende Dämpfe etwa nochmals eingeatmet zu haben, wiederum unter Dyspnoe, welche jedoch O_2-Inhalationen nicht erforderlich machte und innerhalb 2 Tagen zurückging.

Ausserdem sind uns 2 Fälle (E)[1]) von Intoxikationen durch nitrose Dämpfe in einer westdeutschen chemischen Fabrik zur Kenntnis gekommen, welche mit O_2-Inhalationen behandelt worden sind. In dem im Auftrag des französischen Handelsministerium herausgegebenen Schrift „Poisous industrielles" ist die Gefahr nitroser Dämpfe und deren Behandlung mit keinem Wort erwähnt.

Dagegen werden in der englischen Gewerbegesetzgebung die durch nitrose Dämpfe veranlassten Gefahren, sowie deren Beseitigung eingehend berücksichtigt. Der Oberinspektor des Alkaligesetzes, R. Forbes Carpenter, hat die Vorschriften, welche die United Alkal. Co. aus Anlass des Todes zweier Arbeiter durch nitrose Dämpfe aufstellte, in den 33. Jahresbericht über das Jahr 1896 übernommen. Wir geben die Vorschriften hier in extenso wieder.

Jede Fabrik soll versehen sein mit

1. einem Sicherheitsschlauch,
2. einem Säureabsorbator,
3. einem starken Gürtel mit daran befestigtem Seil,
4. Spritzflaschen zum Auswaschen der Augen, die in jeder Aetznatron- und Schwefelsäurefabrik und wo immer ätzende Flüssigkeiten verspritzt werden können, in geeigneten Schränken bereit zu halten sind,
5. Ausserdem soll in allen Chance[2]) Anlagen vorhanden sein:
    a) wenigstens ein Sicherheitsschlauch und ein Säureabsorbator,
    b) ein Säureabsorbator an jedem Clausofen[2]),
    c) ein Sauerstoffzylinder mit Regulierventil und Mundstück zum Einatmen an zentraler Stelle der Fabrik,
    d) alle Rettungsapparate sollen an geeigneter und augenfälliger Stelle in besonderen Behältern aufbewahrt werden,

---

1) E = Enquête.
2) Verfahren und Anlagen bei der Sodafabrikation (vergl. Weyl. 1896. S. 661.)

6. der Rettungsapparat soll monatlich durch Fabrikbeamte besichtigt werden, und das Resultat der Besichtigung soll in ein zu diesem Zweck gehaltenes Buch eingetragen werden,

7. Der Rettungsapparat in jeder Fabrik soll jedes Vierteljahr durch einen vom Bezirksdirektor ernannten Inspektor geprüft werden und das Resultat der Prüfung soll in das zu diesem Zweck bestimmte Buch eingetragen werden.

In den Berichten über Faktoreien und Werkstätten aus dem Jahre 1898 macht der medizinische Inspektor Dr. T. M. Legge, der den Oberinspektor ganz bedeutend entlastet, im Anschluss an einen Todesfall auf die Gefahr der nitrosen Dämpfe aufmerksam. Er empfiehlt die Benutzung geeigneter Respiratoren im Betrieb.

B. Schweflige Säure.

Die schweflige Säure SO_2 ist ein Gas, dessen wässrige Lösung als das Hydrat des Gases (H_2SO_3) aufzufassen ist, welches nicht darstellbar ist.

Die schweflige Säure kommt als saures, schwefligsaures Kalcium oder als komprimiertes Gas in Stahlzylindern in den Handel. SO_2 entsteht bei dem Ausschmelzen des Schwefels aus Schwefelmetallen, wobei ein Teil des Schwefels zu schwefliger Säure verbrannt wird. Die Bedeutung der schwefligen Säure und ihr Vorkommen in der Schwefelsäurefabrikation ist schon angeführt worden.

Die schweflige Säure tritt auf bei der Gewinnung von Metallen aus schwefelhaltigen Erzen, beim Verbrennen schwefelhaltiger Kohle und bei zahlreichen Fabrikationen (vergl. Weyl, Handbuch der Gewerbehygiene). Die schweflige Säure, welche stark reduzierend wirkt, findet zum Bleichen, zum Desinfizieren von Weinfässern, Wohnräumen und zum Konservieren von Wein, Bier etc. Verwendung.

Während von K. B. Lehmann ein Gehalt von 0,02 bis 0,04 schwefliger Säure in der Luft nicht als von dauerndem Schaden angegeben wird (Beobachtungen in einer Sulfitzellulosefabrik), werden von anderen Autoren 0,04 pCt. schon als schwer schädigend bezeichnet. Als Maximum des Gehaltes der Luft an schwefliger Säure ist 0,01 pCt. anzusehen, wenn ein längerer Aufenthalt von Menschen ermöglicht werden soll.

Nach Kobert wirkt die schweflige Säure, welche zunächst als Gas bis an tiefere Stellen des Respirationstraktus gelangt, dadurch, dass sie sich in Schwefelsäure umwandelt und dann ätzend wirkt. Die schweflige Säure SO_2 ist für Tiere nicht als vollständig irrespirables Gas zu betrachten, vielmehr können geringe Mengen resorbiert werden und zur Zersetzung des Blutes Veranlassung geben.

Da Todesfälle bei Menschen durch Einatmung und entsprechende Sektionsergebnisse nicht vorliegen, müssen wir auf den durch Ogata gewonnenen Sektionsbefund von Tieren rekurrieren. „Das Blut war selbst in den Arterien auffallend dunkel und reagierte sauer; die Respirationsschleimhaut war katarrhalisch, ja selbst kroupös verändert. Die Lunge war teils ödematös, teils angeschoppt." Das Symptomenbild beim Menschen besteht im wesentlichen in reflektorischen Reizerscheinungen von seiten der Nase und des Respirationstraktus, welche bei der erwähnten geringen Verunreinigung der Atmosphäre eintreten. Bei plötzlicher Einwirkung konzentrierter Dämpfe sind die Reizerscheinungen gewaltiger, sodass es infolge der heftigen Hustenstösse zu Blutungen kommen kann. Bei chronischer Einwirkung von SO_2 können chronische Katarrhe der Luftwege entstehen.

Entsprechend den im vorigen Kapitel geschehenen Ausführungen wird man bei den reflektorischen Reizzuständen die Anwendung von O_2-Inhalationen nicht als von irgend welchem nennenswerten Nutzen betrachten können. Bei chronischen Katarrhen der Luftwege werden dieselben auch nicht als besonders aussichtsvolle, therapeutische Massnahmen zu betrachten sein, sofern nicht Folgezustände vorhanden sind, deren Besprechung in den Abschnitt der inneren Medizin gehört.

Für die praktisch nach den vorliegenden Erfahrungen für den Menschen in Betracht kommenden Schädigungen durch schweflige Säure werden demnach O_2-Inhalationen eine wesentliche Rolle nicht spielen.

Dagegen wird man es nicht für absolut unmöglich erachten, dass in Ausnahmefällen analoge Erscheinungen wie bei Tieren auch durch SO_2 beim Menschen hervorgerufen werden können. Soweit es sich um Aetzwirkung, Stenosen der Luftwege, Verdickungen der Alveolarwände, Verlangsamung des Blutstromes handelt, kommt die Möglichkeit einer Wirkung von O_2-Inhalationen im beschränkten Masse in Betracht. Auch für den Fall Lungenpartien durch „Anschoppung“ funktionell als ausgeschaltet zu betrachten wären, ist Sauerstoff in sehr engen Grenzen (vergl. phys. Teil) als therapeutisch nicht ohne Bedeutung zu erachten.

Als Zeichen, wie wenig O_2-Inhalationen bei einer Schädigung des Organismus durch SO_2 in Frage kommen, dürfte die Tatsache sein, dass in der englischen Gewerbegesetzgebung trotz eingehender, in den Berichten gewürdigter Arbeiten über die Einwirkung von SO_2 auf den Organismus eine Erwähnung von O_2-Inhalationen nicht stattfindet.[1])

C. Die übrigen ätzenden Dämpfe.

Die Gefahren der Anätzung der Respirationswege durch Einatmen von Dämpfen sind in zahlreichen Industriezweigen vorhanden.

Es handelt sich um die Einwirkung von Salzsäure, Chlor, Brom, Chlorjod, Jodwasserstoff, Ammoniak und schliesslich um Phosgen und Dimethylsulfat.

Die Salzsäure, welche in der ersten Etappe der Sodafabrikation bei der Einwirkung von H_2SO_4 auf $NaCl$ gewonnen wird, tritt als unerwünschtes Nebenprodukt bei zahlreichen Industriezweigen auf (Dünger-, Ultramarin-Fabrikation). Salzsäure findet eine grosse technische Verwendung speziell zum Bleichen (Einwirkung von HCl auf Chlorkalk), in ihrer Einwirkung auf Metalle oder wegen der mit derselben entstehenden Reduktionswirkung auf andere Substanzen, z. B. der Nitrokörper, welche in Amidokörper umgewandelt werden etc. Da die rohe Salzsäure arsenhaltig ist, kann unter Umständen Arsenwasserstoff sich bilden, dessen Wirkung von der Aetzwirkung der HCl scharf zu trennen ist.

Chlor, welches durch Einwirkung von Mangansuperoxyd auf Salzsäure oder durch Einwirkung des Sauerstoffes der Luft auf HCl bei Gegenwart von Kontaktsubstanzen dargestellt wird, kommt als komprimiertes Gas in Stahlzylindern in den Handel und als Chlorkalk, welcher durch Einwirkung von Chlor auf gelöschten Kalk gewonnen wird. Chlor resp.

---

1) 1897. Dr. John Tathan, Gesundheitsbeamter und Oberstatistiker des Registrier-Generals. Gutachten über die schweflige Säure. — Dr. Artur Ransome, Untersuchungen über den Einfluss saurer Verunreinigungen der Luft. — Professor O. R. Haldane, Ueber die physiologische Wirkung der schwefligen Säure auf den menschlichen Organismus. — Professor W. Ramsay, Ueber die chemischen und physikalischen Erscheinungen der schwefligen Säure auf den menschlichen Organismus.

Chlorkalk finden im Wesentlichen zur Herstellung der wichtigen chlorierten Benzolderivaten, zur Zerstörung von Farbstoffen und zum Bleichen Verwendung.

Brom, dessen Darstellung aus Bromalkali durch Einwirkung von Braunstein und Schwefelsäure geschieht, wird zum Desinfizieren von Räumlichkeiten und Bromieren organischer Substanzen verwendet.

Chlorjod, eine Flüssigkeit, deren Darstellung durch Einleiten von Chlor in Jod geschieht, ist gegenwärtig ein vielfach angewendetes Jodierungsmittel.

Jodwasserstoff und Fluorwasserstoff können als Nebenprodukte bei der Sodafabrikation entstehen.

Ammoniak wird zumeist durch Verarbeiten des Gaswassers dargestellt, indem dasselbe durch Zusatz von Kalkhydrat erhitzt wird. Das flüchtige Ammoniak wird durch Schwefelsäure aufgenommen, wobei sich schwefelsaures Ammonium bildet.

Erkrankungen durch Einatmen von Ammoniak können bei der Fabrikation des künstlichen Eises (Eismaschinen), sowie in Gasfabriken vorkommen, endlich auch in Farbenfabriken, in denen Ammoniak in Autoklaven eingeschlossen zur Einführung der NH_3-Gruppe in organische Verbindungen vielfach dient.

Phosgen ($COCl_2$) dient in der organischen Synthese häufig zum Ersatz eines Wasserstoffatoms durch $COCl$ (Säurechloride).

Die erwähnten Gase resp. Dämpfe werden im landläufigen Sinne als irrespirabel bezeichnet, jedoch haben wir schon bei den nitrosen Dämpfen und der schwefligen Säure, welche ebenfalls beide unter die irrespirabeln Dämpfe subsummiert werden, auseinandergesetzt, wie verschieden sich derartige Gase bezüglich ihrer Respirabilität und infolgedessen auch in ihrer ätzenden Wirkung auf die Luftwege und das Lungengewebe verhalten. Andererseits können ebenso wie Mensch und Tiere sich verschieden bezüglich der Respirabilität einzelner Gase verhalten, so auch individuelle Verschiedenheiten zu Tage treten.

Salzsäure und Chlor, von denen letzteres sich zum Teil bei Berührung mit Körpergeweben in HCl umwandelt, während durch den anderen Teil des Moleküls das Gewebe chloriert wird, rufen in Versuchen, bei welchen die Tiere gezwungen sind, die mit den betr. Substanzen durchsetzte Luft einzuatmen, genau die für die schweflige Säure angegebenen Veränderungen im Organismus hervor.

Bei menschlichen Individuen, bei denen natürlich die Möglichkeit vorgelegen hat, sich aus den gefährlichen Räumen zu entfernen, sind analoge Sektionsbefunde nicht erhoben worden. Das Symptomenbild, welches bei der Einwirkung auf menschliche Organismen hervorzutreten pflegt, besteht in Reizerscheinungen reflektorischer Natur und in sekundären katarrhalischen Affektionen: für die Behandlung beider dürften O_2-Inhalationen aber von keiner Bedeutung sein. Dasselbe gilt auch für Brom, Bromwasserstoff, Chlorjod.

Dass aber mitunter auch tiefere Veränderungen vorkommen, bei denen O_2-Inhalationen zweckmässig und erfolgreich sind, beweist der vierte Fall Albert Fränkels, dessen Entstehungsursache auf die Beschäftigung mit Chlorkalk zurückgeführt werden muss. Derselbe spaltet schon bei Berührung mit Luft unterchlorige Säure ab, welche eine analoge reizende Wirkung hat, wie Chlor.

Dieselben Möglichkeiten der Wirkung und der Aussicht für eine zweckmässige Anwendung von O_2-Inhalationen liegen auch bei Jodwasserstoff und Fluorwasserstoff vor. Nach den Angaben W. Müllers würden die reflektorischen Reizerscheinungen beim Fluorwasserstoff zurücktreten.

Man wird die Möglichkeit als vorliegend erachten, dass durch eine derartige respirable, ätzende Substanz tiefere pathologische Veränderungen zustande kommen, bei denen O_2-Inhalationen dienlich sein können. Für Jodwasserstoff dürften derartige Veränderungen beobachtet sein.

Aus Anlass einiger Vergiftungsfälle und eines Todesfalles in einer englischen Fabrik wurden von fachmännischer Seite bei Gelegenheit der Sektion des letal verlaufenden Falles folgende Vorschläge gemacht:

1. Um das Entweichen von HJ zu verhüten ist nötig die Anwendung schmiedeeiserner Ventile, statt der leichten zerbrechlichen, gusseisernen.

Zur Rettung aus HJ-Gas ist erforderlich:

2. Die Anwendung von Respiratoren,

3. Zur Wiederbelebung Verunglückter das Bereithalten von Zylindern mit komprimiertem Sauerstoff, die mit Mundstücken versehen sind und die Einübung von Rettungskolonnen in jeder Fabrik.

Die Krankheitserscheinungen, welche durch Ammoniakdämpfe hervorgerufen werden können, sind, obwohl es sich um ätzende Dämpfe handelt, von denjenigen der ätzenden Säuren verschieden. Beim Einatmen von Ammoniakdämpfen werden schmerzhafte Empfindungen an den Konjunktiven und der Nasenschleimhaut ausgelöst — zu heftigem reflektorischem Reizhusten kommt es zumeist nicht — vielmehr macht sich ein Oppressionsgefühl auf der Brust geltend.

Dieser Umstand dürfte auf die Möglichkeit des tieferen Eindringens der Noxe im Vergleich zum grössten Teil der zuletzt angeführten Substanzen hinweisen, eine Annahme, welche nach den vorliegenden Erfahrungen gerechtfertigt ist.

Abgesehen von schweren diphtheroiden Veränderungen in den oberen Luftwegen sind pathologische Befunde von K. B. Lehmann durch die Sektion am Menschen beobachtet worden, welche den Fränkelschen Befunden vergleichsweise an die Seite gestellt werden können. Ein Teil der Alveolen war erfüllt mit äusserst zartem, kaum sichtbarem Exsudat, in welchem wechselnde Mengen von Leukozyten lagen. Auch im Lungengewebe lagen stellenweise zahlreiche Leukozyten. Gequollene Lungenepithelien waren nur an wenigen Stellen zu sehen. In den schon makroskopisch sichtbaren, hämorrhagischen Herden waren unveränderte rote Blutkörperchen fast garnicht zu sehen, wohl aber dichtgedrängte Leukozyten in einer zart granulierten, blass rostfarbenen Masse, sowie gequollenen Lungenepithelien.

Durch Ammoniakdämpfe können also Veränderungen in der Lunge geschaffen sein, welche vom physikalischen Standpunkte denjenigen durch nitrose Dämpfe an die Seite gestellt werden können. Ohne dass auf Grund der pathologischen Beobachtungen eine derartig kritische Analyse der Einwirkungsmöglichkeit von O_2-Inhalation stattfinden kann, wie bei den nitrosen Dämpfen wird man doch auch bei Ammoniakdämpfen eventl. die Möglichkeit einer Wirkung von O_2-Inhalation in den bei der Besprechung der nitrosen Dämpfe festgestellten Grenzen voraussetzen können und dieselben als therapeutisches Agens bei Intoxikation durch NH_3-Dämpfe mit Recht in Betracht ziehen.

Wir haben schliesslich noch 3 Substanzen, eine feste, eine flüssige und eine gasförmige zu betrachten, bei deren Einatmung Luftwege und Lungengewebe angeätzt werden können, welche auf Grund ihrer Wirkung eine Sonderstellung unter den ätzenden Substanzen einnehmen.

Der Staub des Zement, welcher gewonnen wird durch Brennen einer

Mischung von Kalk und Ton, besitzt stark hygroskopische Eigenschaften und
wirkt infolgedessen ätzend; jedoch sind als Folgen einer derartigen Aetzung
nur katarrhalische Erscheinungen beobachtet worden. Immerhin weist
der Fall Fränkels, welcher auf die Einatmung des bei der Fabrikation von
Rabitzwänden entstehenden Staubes zurückzuführen ist, ausser auf eine bakterielle Entstehung auf die Möglichkeit hin, dass eventl. ätzendes anorganisches
Material sich in dem Staub befunden habe. Können Störungen wie in den
herangezogen Fällen hervorgerufen werden, so haben auch O$_2$-Inhalationen eine
gewisse beschränkte Bedeutung.

Das Dimethylsulfat, welches durch Einwirkung von Schwefelsäure
auf Methylalkohol gewonnen wird, wird zur Methylierung in der Industrie verwendet. Die Tension des Dimethylsulfats ist eine äusserst geringe. Die demnach geringen eventl. in der Atemluft befindlichen Dämpfe sind als respirabel
zu bezeichnen, dieselben scheinen vielmehr eine narkotische Wirkung auszu-
üben. Trotz der Spuren Substanz, welche in die Lungen gelangen können, sind
Todesfälle an Menschen beobachtet, bei deren Sektion sich schwere Aetzerscheinungen in den Bronchien und im Lungengewebe beobachten liessen. Tierversuche, welche Herr Prof. Zuntz und Verfasser in Gemeinschaft anstellten,
ergaben im allgemeinen, ein Bild bezüglich des Lungenbefundes, wie es von
der schwefligen Säure beschrieben worden ist. Da Dimethylsulfat sich bei
Gegenwart von Wasser in Schwefelsäure und Alkohol spaltet, liegt es nahe,
an eine Aetzwirkung der sich abspaltenden Schwefelsäure zu denken
speziell auch in tieferen Partieen der Lunge, als es bei Einatmung der
irrespirabelen schwefligen Säure beim Menschen der Fall zu sein pflegt. Auch
die Annahme, dass das Molekül als solches im Dimethylsulfat ätzend wirkt,
würde die Schädigung der feinsten Luftwege bei Einatmung der respirabelen
Substanz erklären[1]). Indikationen für O$_2$-Inhalationen werden in Veränderungen
der Lunge liegen, wie dieselben schon wiederholt auseinandergesetzt sind.

Endlich haben wir Phosgen zu erwähnen COCl$_2$, welches durch Einwirkung von Cl$_2$ auf CO dargestellt wird und in der organischen Synthese
speziell zur Einführung von CO-Gruppen benutzt wird.

Das Phosgen, welches unangenehm erstickend riecht, kann dennoch in
einem Masse eingeatmet werden, dass die Wirkung der einen Komponente CO
des Kohlenoxyds in Betracht kommt; dieselbe ist Gegenstand anderer Kapitel,
in gewerbehygienischer Beziehung auch eines folgenden Abschnittes.

Die durch das Gesamtmolekül modifizierte Wirkung der zweiten Komponente interessiert hier. Uns sind 3 Fälle (E) technischer Phosgen-
vergiftungen bekannt geworden, von denen einer hier besonders wegen der
angewandten O$_2$-Inhalation erwähnt werden muss:

Arbeiter Sp. am 24. Juni 1897 schwere Phosgenvergiftung mit blutiger Bronchitis; grosse Dyspnoe und Herzschwäche. Vom 24. bis 28. Juni Sauerstoffinhalationen, sehr gute Wirkung auf Dyspnoe und Herzschwäche. Daneben grosse
Dosen Aether. Genesung am 31. August 1897. (Bericht des Fabrikarztes.)

Ein Rückblick auf die letzte Reihe der ätzenden Substanzen, bei deren
Einatmung eventl. Erkrankungen der Bronchien und Lungen entstehen, zeigt,
dass die Indikationen für die Sauerstofftherapie in den Grenzen
liegen, wie sie bei der Besprechung der beiden Typen „irrespirabler
Dämpfe“, nitroser Dämpfe und schwefliger Säure festgestellt sind.

---

1) Weber, S., Ueber die Giftigkeit des Schwefelsäuredimethylesters. Arch. f. exp.
Path. Bd. 47. 1901.

Kapitel II.

Giftige Gase.

Unter den Gasen, welche respirabel genannt werden können, aber giftig sind, kommen in der Gewerbehygiene Kohlensäure (CO_2), Schwefelwasserstoff (H_2S), Arsenwasserstoff (As_2H_3) und endlich Kohlenoxyd (CO) in Betracht.

Dieselben geben selten in reiner Form Veranlassung zu Unfällen resp. Erkrankungen, sondern zumeist unter hauptsächlichem Hervortreten eines Gases resp. der Wirkung desselben finden sich als Beimischungen sowohl die erwähnten gasförmigen Körper, wie auch ungiftige oder in der in Betracht kommenden Konzentration wenig giftige Körper, wie Wasserstoff, Stickstoff, Grubengas, schwere Kohlenwasserstoffe, Aethylen, Propylen etc., Aethan, Benzol, Ammoniak. Ueber die Erscheinungen, welche durch die zuletzt erwähnten Substanzen hervorgerufen werden können, und deren eventl. Behandlung mit Sauerstoffinhalationen liegt keine Veranlassung vor, weitere Bemerkungen zu machen, wie es entweder im vorigen Kapitel (Ammoniak) schon geschehen ist oder beiläufig in den folgenden Ausführungen geschehen wird. Dagegen bedarf die Kohlenoxydvergiftung, deren physiologische, pharmakologische und klinische Beziehung zur Sauerstoffbehandlung eine eingehende Besprechung schon erfahren hat, insbesondere von dem praktisch-gewerbehygienischen Standpunkte aus im Hinblick auf ihre Behandlung mit Sauerstoffinhalationen einer eingehenden Berücksichtigung. Wenn auch die übrigen erwähnten giftigen Gase weit hinter die Bedeutung von CO sowohl als causa nocens wie als Gegenstand der O_2-Inhalation zurücktreten, so wird doch eine kurze theoretische Betrachtung über die Einwirkungsmöglichkeit von O_2 bei Vergiftungen durch dieselben auf der Basis unserer toxikologischen Kenntnisse über die einzelnen Substanzen und mit dem Hinweis ihres hauptsächlichen eventl. gefahrbringenden Vorkommens erforderlich sein.

A. Schwefelwasserstoff.

Schwefelwasserstoff wird durch Einwirkung von Schwefelsäure auf Schwefeleisen gebildet und industriell auch in dieser Weise dargestellt. H_2S findet Verwendung zur Ausfällung von Metallen entweder behufs ihrer Gewinnung (Kupfer, Arsen, Kobalt, Nickel), resp. Bearbeitung (Schwefelbronzierung, Arsensulfid) oder behufs Beseitigung unwillkommener Beimengungen (Arsen aus HCl und H_2SO_4).

Schwefelwasserstoff kommt vor bei der Zersetzung von Sodarückständen (Schwefelkalzium), bei der Gewinnung des Ammoniak aus Gaswasser (Darstellung von Ammoniumsulfat), in den Gerbereien (Enthaarung mittels Schwefelkalzium — S-haltiger Gaskalk). Ausserdem kann eine Entwickelung von H_2S überall stattfinden, wo organisches S-haltiges Material fault, d. h. insbesondere in Kloaken, Abfuhr- und Mistgruben — resp. bei Arbeiten in der Nähe derselben (Brunnenarbeiten). Neben der hervortretenden Wirkung von H_2S pflegen gleichzeitig CO_2, Kohlenwasserstoffe, Schwefelammonium, schweflige Säure aufzutreten.

Das Symptomenbild der Schwefelwasserstoff-Vergiftungen ist verschieden. Man unterscheidet eine perakute, akute und eine chronische Intoxikation. Die perakute Form tritt nach Art eines apoplektischen Insultes (le coup de plomb) auf. Die Betroffenen stürzen bewusstlos bei sehr schwachem Puls und schwacher Respiration zusammen. In der akuten Form treten gewisse Vorboten, wie Kopfschmerzen, Schwindel vor einer schweren Ohnmacht auf, welche allmählig in ein durch Konvulsionen unterbrochenes, letal endigendes Koma übergeht. Die chronische H_2S-Vergiftung zeigt sich in fahler Gesichtsfarbe, dyspeptischen Beschwerden etc. Besonders zu erwähnen ist, dass H_2S-haltige Luft eine irritative Einwirkung auf die Schleimhaut des Respirationstraktus ausüben kann, welche eventl. einen hohen, unmittelbar zum Tode führenden Grad (entzündliches Lungenödem) erreichen kann. Die für den Sektionsbefund charakteristische Bildung von Schwefelmethämoglobin ist eine postmortale Erscheinung; während des Lebens der an H_2S-Vergiftung Verstorbenen zeigt das Blut ausser der Cyanose keine Veränderung.

Das Wesen der H_2S-Vergiftung besteht in einer Lähmung des Zentrums der Respiration und der Herzbewegungen. Gegen diese zentrale Störung dürften sich O_2-Inhalationen als völlig nutzlos erweisen. Als Folgen dieser Störung stellen sich Störungen der mechanischen Atemtätigkeit und Cyanose ein (Asphyxie). Ist die Einwirkung auf das nervöse Zentrum an und für sich nicht letal, wie es bei der apoplektischen Form stets der Fall ist, so können diese Symptome Gegenstand der Behandlung durch O_2-Inhalationen werden. Die durch die Dyspnoe resp. nicht genügende Ventilation oder Stillstand der Atmung bedingte Konsumption des Sauerstoffes in den Alveolen, die Anhäufung von CO_2 werden allerdings in erster Linie durch künstliche Atmung beseitigt werden müssen. Dann wird es sich aber darum handeln, ob die durch Schädigung des Herzens und hierdurch bedingte Verlangsamung des Blutstroms hervorgerufene, eventl. nicht ausreichende Sauerstoffversorgung (Cyanose) durch Sättigung des Blutes mit O_2 unter erhöhtem Partiardruck ausgeglichen werden kann. Das wird natürlich von dem Grad der durch H_2S-Vergiftung veranlassten Herzschädigung abhängen und von der Art, resp. dem Grad der durch H_2S-Vergiftung veränderten Blutbeschaffenheit welche uns noch nicht völlig aufgeklärt erscheint.

Die im vorigen Kapitel auseinandergesetzten Einwirkungsmöglichkeiten von O_2-Inhalationen bei irritativen Zuständen der Lungen haben für das entsprechende Symptomenbild bei der H_2S-Vergiftung Geltung. Es ist aber zu berücksichtigen, dass in den irritativen Zuständen des Respirationstraktus bei der H_2S-Vergiftung ein nebensächliches, sehr oft nicht vorhandenes Symptom, bei der Einatmung von ätzenden Gasen die Haupterscheinung zu erblicken ist.

Während demnach bei der perakuten Form der H_2S-Vergiftung O_2-Inhalationen als völlig zwecklos zu erachten sind, können einerseits künstliche Atmung, andererseits O_2-Inhalationen einen Einfluss auf den Verlauf der akuten Intoxikation gewinnen, wenn die primäre Schädigung der nervösen Zentren nicht absolut letal ist, sondern der Organismus durch die sekundär ausgelösten Symptome bedroht wird. Die Behandlung der chronischen H_2S-Vergiftung lässt Vorteile durch O_2-Inhalationen nicht erkennen, da die Symptome der chronischen Vergiftung nicht in das Bereich der Behandlung durch O_2-Inhalationen fallen.

Während die künstliche Respiration unter den üblichen Mitteln der Wiederbelebung auch bei der H_2S-Vergiftung Erfolge aufzuweisen hat, sind bezüglich der O_2-Einatmung keine Erfahrungen literarisch wiedergegeben. Jedoch ist die Anwendung von O_2-Inhalationen empfohlen worden.

Die auf Seite 325 angegebenen Vorschriften über Rettungsmittel speziell bezüglich O_2-Inhalation nach den englischen Berichten über Faktoreien, Werkstätten beziehen sich ebenfalls auf gewerbliche H_2S-Intoxikationen. In dem Berichte heisst es: „Diese Rettungsmittel sollen an allen Arbeitsstätten benutzt werden, in denen man einen Mangel an Sauerstoff oder das Vorhandensein von Schwefelwasserstoffgas, Kohlenoxyd, Kohlensäure oder nitrosen Dämpfe befürchtet“. Der Gesundheitsrat des Seine-Département weist bezüglich der Behandlung der H_2S-Vergiftung auf die für CO-Vergiftung angeordneten Instruktionen hin.

Von vier Fällen H_2S-Vergiftung, welche mit O_2-Inhalationen behandelt wurden und uns zur Kenntnis gekommen sind (E), verliefen drei Fälle günstig, ein Fall letal.

B. Arsenwasserstoff.

Die Gefahr der Arsenwasserstoffentwickelung liegt überall vor, wo die oft arsenhaltige Salzsäure mit Metallen zu Zwecken, wie sie auf Seite 327 angegeben sind, in Berührung kommt, oder bei der Einwirkung von Säuren, spez. Salzsäure, auf arsenhaltiges Zink, z. B. in galvanischen Elementen oder zur Entwickelung von H (Füllungen von Luftballons).

Wir hatten Gelegenheit, einen Fall zu beobachten, bei welchem beim Umgiessen von HCl-Ballons, ohne dass eine Berührung von Metallen mit der Salzsäure zur Kenntnis kam, eine schwere Arsenwasserstoffvergiftung eintrat[1]). Ausserdem liegt die Möglichkeit der Arsenwasserstoffentwickelung vor, wenn salzsäurehaltige Dämpfe über glühende Kohlen streichen und entweder die Salzsäure oder arsenhaltige Erze sich in oder zwischen den Kohlen befinden (Hochöfen etc.).

Die auffallendsten Symptome der Arsenwasserstoff-Vergiftung sind schwere Cyanose, kleiner frequenter Puls und eine beschleunigte oberflächliche Atmung. Das Wesen der Arsenwasserstoff-Vergiftung besteht in einer Auflösung der Blutkörperchen; wenn wir zunächst von den hier bedingten besonderen Schädigungen des Organismus absehen, welche durch die Hämoglobinämie resp. durch den Methämoglobin- und Stromagehalt des Blutplasma veranlasst werden, so haben wir es mit Zuständen von Oligocytämie als Folge der Arsenwasserstoff-Vergiftung zu tun, welche in beschränktem Masse Zuständen schwerer Anämie zu vergleichen sind, vorausgesetzt, dass der Blutfarbstoff der roten Blutkörperchen an sich funktionsfähig bleibt und nicht eine Umwandlung in Methämoglobin erfährt. Eine derartige teilweise Veränderung des Blutfarbstoffes in den Blutkörperchen ist wahrscheinlich. Die Einwirkung von O_2-Inhalationen auf derartige Veränderungen wird in dem Kapitel gewerbliche Methämoglobin-Vergiftung und O_2 behandelt.

Sind durch die Einwirkung des Arsenwasserstoffes etwa — um bei dem Zahlenbeispiel im physiologischen Teil zu bleiben — nurnoch 5 pCt. statt der normalen 14 pCt. des funktionsfähigen Hämoglobins erhalten, so kann durch Sauerstoff-Inhalationen das Sauerstoffbedürfnis gedeckt werden.

Jedoch bei der Variabilität des Grades der Wirkung wird die Möglichkeit, einen solchen Effekt erzielen zu können, von einem Zufall abhängen, der bedingt, dass der Sauerstoff pro 100 ccm Blut bei der Vergiftung sich zwischen 5 und 8 ccm O_2 bewegt, nicht darüber, weil dann O_2-Inhalationen unnötig und nicht darunter, weil sie dann zwecklos erscheinen.

---

1) Der Fall ist publiziert: Strassmann. Lehrbuch f. gerichtl. Med. 1895.

Als Folgeerscheinung der unzureichenden O_2-Versorgung stellen sich Störungen von Seiten des Respirationstraktus und des Herzens ein, welche die schon durch die Einwirkung des Giftes auf das Blut bedingte Cyanose erhöhen müssen. Diese Folgen bestehen in einer beschleunigten, oberflächlichen Atmung und einer Schwächung der motorischen Kraft des Herzens.

Ist es möglich, den Sauerstoffreichtum des Blutes in der angegebenen Weise durch O_2-Inhalationen zu beeinflussen, so können diese Symptome für sich einen gefahrdrohenden Grad nicht erreichen. Aber das Krankheitsbild wird noch durch die Eliminierung des freien, nicht mehr funktionsfähigen Hämoglobins oder Methämoglobins und der Stromata beeinflusst resp. der praktisch in Betracht kommenden Mischung dieser Bruchstücke der Blutkörperchen, welche zu schweren parenchymatösen Veränderungen speziell der Nieren Veranlassung geben können.

Dieselben können natürlich, abgesehen davon, dass der günstige Effekt auf den O_2-Gehalt des Blutes durch Verlangsamung des Blutstroms infolge der Organveränderungen aufgehoben werden kann, als solche letal wirken und kommen als Ursache des Todes, welcher 6—10 Tage nach erfolgter Vergiftung einzutreten pflegt, hauptsächlich in Betracht.

Die Symptome der unzureichenden Ventilation der Lungen und der motorischen Schwäche des Herzens dürfen hier unter Hinweis auf die H_2S-Vergiftung als Gegenstand der Betrachtung fortfallen.

Wenn wir demnach die Aussichten von O_2-Inhalationen bei Arsenwasserstoff-Vergiftungen zusammenfassen, so kann ein günstiger Einfluss der Sauerstoffbehandlung im Gegensatz zur H_2S-Vergiftung auf den Angriffspunkt des Giftes selbst, das Blut vorhanden sein, ebenso kann für die Behandlung der Symptome von Seiten der Respiration und des Herzens konkurrierend oder gleichzeitig mit der künstlichen Atmung in O_2-Inhalationen in engen Grenzen ein Heilfaktor gesehen werden. Aber es sind schwere, und gerade die in den meisten Fällen verhängnisvollen Folgeerscheinungen der Intoxication einer Sauerstofftherapie vollkommen unzugänglich. Nichts destoweniger scheint es nach obigen Auseinandersetzungen, dass O_2-Inhalationen in dem Initialstadium der Vergiftung unter besonderen Umständen lebensrettend sein können, vorausgesetzt, dass die Folgeerscheinungen nicht einen bedrohlichen Charakter annehmen.

Anweisungen über die Behandlung von Arsenwasserstoff-Vergiftung mit O_2-Inhalation sind nicht vorhanden, Fälle von Arsenwasserstoff-Vergiftung, welche mit O_2-Inhalation behandelt worden, sind nicht bekannt.

C. Blausäure.

Die Blausäure (HCN) findet technisch keine Verwendung; dagegen werden die Salze der Blausäure, besonders Cyankalium, in der Industrie vielfach angewendet. Cyankalium, welches dargestellt wird durch Schmelzen entwässerten Blutlaugensalzes, findet zur Lösung der Metalle in der galvanischen Vergoldung und Versilberung Verwendung. In Feilenfabriken wird Cyankalium zum Härten benutzt, in der Photographie wird Cyankalium zum Lösen von Chlor und Brom-Jodsilber benutzt. Die Möglichkeit der Blausäureentwickelung liegt vor: bei der Darstellung des gelben Blutlaugensalzes, welches gewonnen wird durch Glühen von Eisenfeilspänen, Pottasche und animalischen Resten, bei der Darstellung des Berliner Blau's, durch Einwirkung von Eisenchlorid oder Eisensulfat auf gelbes Blutlaugensalz und zufälliger Nebenreaktion (durch den Prozess entwickeln sich ausserdem CO_2, CO, CN und Ammoniak), bei der Elektrolyse in der Galvanoplastik, durch welche sich auch freies CN abspaltet, bei der Bearbeitung des in den Gerbereien verwandten Cyankalziumhaltenden Gaskalks mit sauren Flüssigkeiten. Ausserdem kommt CNH-Entwickelung, Cyankalium, CN bei den Hochofengasen und in der Gasfabrikation in Betracht (s. w. u.).

Trotzdem in Gewerbebetrieben mannigfache Gelegenheit, zu Blausäurevergiftungen resp. zu Vergiftungen durch KCN und CN besteht, sind doch bis zum Jahre 1896 gewerbliche Intoxikationen durch diese Substanzen nicht bekannt geworden. Dagegen findet sich in den Berichten der preussischen Gewerbeinspektion vom Jahre 1899 ein Fall von Cyanose beim Vergolden und Versilbern in galvanischen Bädern, und in dem Jahresbericht 1904 finden sich Angaben, welche die Annahme gewerblicher Vergiftungen durch CNK nicht ausschliessen. Die Giftwirkung des Cyankali beruht in der Hauptsache auf dem Freiwerden von Blausäure durch die Salzsäure des Magens. Andererseits ist schon die CO_2 der Luft imstande, CNK zu zerlegen, sodass auch bei der Einatmung von CNK in Dämpfen eine der Blausäure entsprechende Toxizität veranlasst wird. Die Blausäure selbst ist im Gegensatz zu CNK schon bei Berührung der intakten Haut äusserst giftig. Die Giftwirkung des Cyans unterscheidet sich nur durch ein langsameres und schwächeres Auftreten der Symptome von derjenigen der Blausäure.

Das Symptomenbild der Blausäure-Vergiftung rechtfertigt bezüglich seines Ablaufs eine perakute Form von einer akuten Form zu unterscheiden. In der perakuten Form tritt sofort das „asphyktische" Stadium ein, in welches die Betroffenen nach dem Ausstossen eines Schreies in vollkommene Bewusstlosigkeit verfallen. Unregelmässige Respiration mit verlängertem Exspirium, kleiner oft unregelmässiger Puls gehen zumeist dem Stillstand der Atmung, dann dem Sistieren der Herztätigkeit voraus. Bei der akuten Form der HCN-Vergiftung folgt einem Prodomalstadium, welches durch subjektive Beschwerden beherrscht wird, ein Stadium gestörter Atemtätigkeit, asthmatisches Stadium, an welches sich allmählich durch Eintreten von Krämpfen unter Verlust des Bewusstseins das sogenannte konvulsivische dritte Stadium anschliesst. Unter Rückgang der bedrohlichen Symptome kann in verhältnismässig kurzer Zeit Genesung eintreten. In 4—6 Stunden hat sich das Schicksal des Patienten nach der einen oder anderen Seite entschieden.

Durch die Untersuchungen Schönbeins und Gepperts hat die Wirkung der Blausäure auf den Organismus ihre Aufklärung gefunden. Der Angriffspunkt des Giftes ist das Blut, dessen Hauptfunktion, den Gasaustausch zu vermitteln, geschädigt resp. vernichtet wird.

Der Organismus nimmt selbst bei Zufuhr überreicher Mengen O_2 nur äusserst wenig Sauerstoff auf und gibt nur minimale Mengen CO_2 ab. Aus dieser Tatsache resultiert, dass für den Fall die Blausäurewirkung eine komplette ist, d. h. für den Fall die Funktion der Blutkörperchen für den Gasaustausch vollständig ausfällt, eine O_2-Therapie keinen Erfolg verspricht. Die perakute Form der Vergiftung verläuft unter Symptomen, welche allein auf die Folgen des eingetretenen O_2-Mangels hinweisen. Das allmähliche Erlöschen der Atmung ohne vorangehende Konvulsionen kann ohne vorangehende Steigerung der Atemtätigkeit bei Entziehung von O_2, wie sie durch eine allmähliche, im weiteren Verlauf komplette physiologische Lähmung der Funktion der Blutkörperchen bewirkt wird, zustandekommen.

Für den Gasaustausch kommt eventl. allein die im Plasma durch Erhöhung des Partiardruckes O_2 erreichbare Mehraufnahme in Betracht in Höhe von 1,8 ccm O_2 in 100 ccm Blut, eine Menge, welche zur Erhaltung vitaler Funktionen nicht ausreicht.

Anders liegen die Verhältnisse bei der akuten Form der Vergiftung. Hier deutet der Verlauf derselben, dass die Schädigung der Funktion der roten Blutkörperchen keine vollständige ist. Der Sauerstoffmangel ist gross genug, um zunächst zu einer Störung der Atemtätigkeit zu führen, aber der Stoffwechsel geht doch in einem Grade vor sich, dass bei der herabgesetzten Funktion der Atemtätigkeit in den Lungen eine Anhäufung von CO_2 stattfindet, welche rückwärts zu asthmatischen Erscheinungen und eventl. zu Krampfzuständen führt.

Dass die Einwirkung von O_2-Inhalationen bei Verminderung des funktionsfähigen Hämoglobins wieder in analoger Weise in Betracht kommt, wie bei Zuständen von Anämie, liegt auf der Hand; bei dieser Betrachtung bildet es keine Differenz, ob der „Hämoglobinmangel“ durch ein Defizit an Blutkörperchen oder durch einen partiellen physiologischen Defekt derselben bedingt wird, wenn auch der Grad der letzteren einfacher klinischer Diagnostik unzugänglich ist.

Das durch volle Sättigung des vorhandenen funktionsfähigen Hämoglobins, sowie durch Mehrlösung von O_2 im Plasma Schädigungen vermieden oder gemindert werden können, welche durch O_2-Mangel bedingt sind, ist im physiologischen Teil und auch schon bei der Arsenwasserstoff-Intoxikation auseinandergesetzt worden. Es kann demnach die primär bedingte Störung der Atemtätigkeit durch O_2-Inhalationen günstig beeinflusst werden. Die Ventilation der Lungen kann hierdurch in ausreichendem Masse erhalten bleiben. Ist dieses nicht der Fall, so ist die künstliche Atmung die zweckmässigste Prozedur zur Beseitigung einer CO_2-Anhäufung in den Lungen.

Während eine theoretische Basis für die Behandlung der perakuten Form der Blausäureintoxikation nicht vorhanden ist, weist die akute Form auf die Möglichkeit eines Erfolges von O_2-Inhalationen im ersten resp. zweiten Stadium hin, die künstliche Atmung kommt unter dem Gesichtspunkte einer anderen Indikation vornehmlich im zweiten und dritten Stadium in Betracht. Den Vorschlag, O_2-Inhalationen bei Blausäurevergiftungen zu versuchen, macht Kobert, welcher wie die meisten anderen Autoren auch künstliche Atmung empfiehlt.

Fälle von HCN-Intoxikationen, welche mit O_2 behandelt wurden, sind nicht bekannt.

D. Die Kohlensäure.

Obwohl die Kohlensäure technisch eine grosse Verbreitung besitzt und ihre Darstellung, zumeist aus Kalziumcarbonat und Salzsäure, zahlreiche Fabriken beschäftigt, liegen Fälle von Intoxikationen in industriell-technischen Betrieben, in denen die Kohlensäure als solche dargestellt und benutzt wird, nicht vor.

Dagegen ist die Kohlensäure zu den Gasen zu rechnen, welche in Bergwerksbetrieben oder Tunnelbauten menschliche Gesundheit und menschliches Leben oft in Gemeinschaft mit Kohlenoxyd gefährdet, sei es, dass sie sich durch den Aufenthalt der Arbeiter oder durch den Betrieb (Feuerungen, Sprengungen) oder durch Unglücksfälle (Brände, Explosionen) oder durch Zersetzungsprozesse organischen Materials, sei es, dass sie als solche bei plötzl. Massenausbrüchen aus dem bearbeiteten Material in den Bau dringen. Entsprechende Vorgänge können auch bei Anlagen von Tiefbrunnen in Betracht kommen.

Ausserdem ist in den Gärungsindustrieen die Kohlensäure als toxischer Faktor zu betrachten. In den Brauereien, Mostkellereien, bei der Champagnerfabrikation, bei der Hefedarstellung können schwere Intoxikationen vorkommen. Schliesslich bieten auch fermentative Prozesse, wie in Likörfabriken (Alkoholgährung), in der Papierfabrikation Veranlassung zu CO_2-Intoxikationen.

Das Symptomenbild der Kohlensäureintoxikation ist in erster Linie abhängig von der Konzentration, in welcher die Kohlensäure eingeatmet wird. Entsprechend der Tatsache, dass bei 8 pCt. Kohlensäure in der Expirationsluft hohe Grade von Dyspnoe bestehen, ist ein anhaltender CO_2-Gehalt von 8—10 pCt. in der Luft als letal anzusehen. Unter heftiger Erregung des Nervensystems, Dyspnoe, Krämpfen, Pulsverlangsamung tritt allmählich bei flacher werdendem Atmungsmodus der Tod ein. Bis zu einem Gehalt der Atmosphäre von 25 pCt. CO_2 verläuft das Bild in ähnlicher Weise Bei einem höheren Kohlensäuregehalt können die betroffenen Individuen unter turbulenten Erscheinungen zusammenbrechen. Bei sehr hohem Gehalt von CO_2 ist die Luft infolge desselben als irrespirabel zu bezeichnen. Der hierdurch bedingte Glottisverschluss führt zu einer Erstickung. In zweiter Linie erst ist der Sauerstoffgehalt der Atmosphäre in Betracht zu ziehen.

Bei einem Gehalt von 25 pCt. CO_2 hat auf den Ausgang der Intoxikation selbst die Erhöhung des O_2-Gehalts auf das dreifache der Norm keinen Einfluss. Die durch CO_2-Intoxikation ausgelösten Erscheinungen stellen sich demnach im wesentlichen dar als Folgen der Ueberladung des Blutes mit CO_2 bei eventl. bestehendem Sauerstoffmangel. Ist O_2 in ausreichender Weise vorhanden, so sind O_2-Inhalationen a priori zwecklos. Freilich kann auch hier in dem Endstadium der Vergiftung, in welchem flache Atmung keine genügende Lungenventilation verbürgt, eine O_2-Zuführung ratsam sein; dieselbe wird aber in ausreichender Weise durch künstliche Atmung in einer normalen Atmosphäre veranlasst werden können, deren Hauptaufgabe in der Entfernung der CO_2 aus den Lungenalveolen und mittelbar aus dem Blute liegt.

Die bei ev. nicht ausreichendem O_2-Gehalt der Atmosphäre hervorgerufene CO_2-Vergiftung wird ebenfalls in derselben Weise durch künstliche Atmung günstig beeinflusst werden können.

Während demnach zur Herstellung normaler Verhältnisse bei der CO_2-Vergiftung künstliche Atmung genügen wird, kann doch in drei Richtungen der Ablauf der Symptome durch Zuleitung reinen Sauerstoffs unter Umständen beeinflusst werden. Die Kohlensäure kann erstens bei geeigneter, mit Ventilen versehener Maske mechanisch schneller aus den Lungen geschafft werden, als es durch künstliche Atmung möglich ist. Hämoglobin hat infolge seines Säurecharakters die Fähigkeit, CO_2 aus ihren lockeren Verbindungen auszutreiben. Im Oxyhämoglobin ist diese Fähigkeit gesteigert. Demnach wird man zweitens annehmen müssen, dass durch eine vollständige Sättigung des Hämoglobins (vgl. phys. Teil) immerhin die CO_2-Ausscheidung aus dem Blut beschleunigt werden kann, ein Vorgang, der für die Erhaltung des Lebens kaum nennenswert in Betracht kommt.

Der dritte Punkt, in welchem die Möglichkeit eines Einflusses von O_2-Inhalationen vermerkt werden muss, liegt in der Beeinflussung der Erregbarkeit der Krampfzentren durch CO_2. Es ist nachgewiesen, dass bei Einatmung von 1 Vol. O_2 und 2 Vol. CO_2, also bei Erhöhung des Partiardruckes von O_2 über die Norm, die durch Atmung von CO_2 ausgelösten Krämpfe fortfallen. Freilich fehlen Angaben darüber, ob hierzu nicht bei gleichem CO_2-Gehalt künstliche Atmung in einer ca. 20 proz. O_2-Atmosphäre ausreichen würde, aber die Möglichkeit, dass durch O_2-Zuführung die Irradiation vom Atmungszentrum auf die übrigen Zentren des verlängerten Markes erschwert wird, muss nach klinischen Erfahrungen, welche durch einen Fall unsererseits im folgenden Kapitel ergänzt und beleuchtet wird, zugestanden werden. (vgl. auch Strychninintoxikation).

Bei der CO_2-Vergiftung fällt aber die Erregung der Krampfzentren fort, sobald die Reizung des Atemzentrums selbst fortfällt d. h. unmittelbar nach dem Ausgleich der Alveolenluft mit einer normalen Atmosphäre. Demnach würden O_2-Inhalationen nur bei bestehender Reizung des Atmungszentrums von Bedeutung sein.

O_2-Inhalationen haben demnach nur unmittelbar nach der Entfernung aus der schädlichen Umgebung eine Bedeutung, um den Ablauf der Erscheinungen etwas zu beschleunigen oder für den Fall die Notwendigkeit vorliegt, in einer ungünstigen Atmosphäre Wiederbelebungsversuche zu machen. Die zeitliche Differenz gegenüber dem durch künstliche Atmung erzielten Effekt ist aber nur gering; eine qualitative Differenz ist nicht absolut sichergestellt und kann auch nur im ersten Moment des therapeutischen Eingreifens in Betracht kommen; auf den Ausgang der Intoxikation kann eine unterschiedliche Bewertung der künstlichen Atmung und der O_2-Inhalationen nicht Platz greifen. Für die infolge Glottisverschlusses auftretende Erstickung (O_2-Mangel) in einer grosse Mengen CO_2 haltenden Atmosphäre treffen mit Rücksicht darauf, dass sich die Lungen in dem asphyktischen Stadium ebenfalls mit CO_2 anfüllen, die eben gemachten Auseinandersetzungen zu.

Eine Empfehlung von Säuerstoffinhalationen bei der CO_2-Vergiftung liegt in den auf Seite 333 zitierten Auseinandersetzungen der englischen Gewerbegesetzgebung. In dem herangezogenen Werke „Poisons industrielles" ist bezüglich der Behandlung der CO_2-Intoxikation auf die bei der CO-Vergiftung nötige Fürsorge hingewiesen. In dem Lehrbuch von Jaksch ist ebenfalls die Behandlung durch Sauerstoffeinblasungen vermerkt.

Intoxikation durch reine Kohlensäure, welche mittels O_2-Inhalationen behandelt wurden, sind nicht bekannt geworden.

E. Kohlenoxyd.

Die Vergiftungen durch Kohlenoxyd sind unter den Vergiftungen durch Gase und Dämpfe gewerbehygienisch wohl von der grössten Bedeutung. Die Anzahl gewerblicher Kohlenoxyd-Vergiftungen in Deutschland sind sicher nach Tausenden zu zählen. Deswegen erscheint es gerechtfertigt, wenn auch die Kohlenoxyd-Vergiftung schon eingehend behandelt ist, einzelne Punkte physiologischer und pharmakologischer Erkenntnis mit Rücksicht auf das praktische Ziel dieses Kapitels zu beleuchten. Wenn auch die Ergebnisse der experimentellen Forschung sich zumeist auf Versuche mit reinem Kohlenoxyd, die Ergebnisse der klinischen Beobachtungen zumeist auf Intoxikationen durch Gasmischungen stützen, so werden wir zunächst von einer Differenzierung der gewerblichen Ursachen der Intoxikationen und des Symptomenbildes Abstand nehmen — und die übereinstimmenden Komponenten in den verschiedenen Erscheinungsformen der Kohlenoxyd-Vergiftung in den Kreis der Betrachtung ziehen, an welchen gewissermassen die Bedeutung der O_2-Inhalationen gemessen werden kann.

Die Einwirkung des Kohlenoxydes auf das Blut ist in den vorstehenden

Kapiteln bereits in umfassender Weise behandelt worden. Dass CO in um so geringerer Menge deletär wirkt, je geringer der O_2-Gehalt der Atmosphäre ist und andererseits in um so grösserer Menge vertragen werden kann, je höher der Sauerstoffgehalt der Atmosphäre ist, scheint zunächst allein auf dem Verhalten des Hämoglobins gegenüber CO und O zu beruhen. Die Tatsache, dass Kohlenoxyd eine ca. 150 mal stärkere Verwandtschaft zum Hämoglobin hat als Sauerstoff, und dass es möglich ist, nach dem Gesetz der Massenwirkung die CO-Hämoglobinverbindung durch Erhöhung des Partiardruckes von O_2 zu sprengen, ist eine theoretische Erkenntnis von eminenter Bedeutung. Zweifellos kommt ihr auch eine praktische Bedeutung zu: aber es muss bemerkt werden, dass schon 4—5 Stunden nach der Entfernung aus der gefahrvollen Atmosphäre bei Aufenthalt in normaler Luft — also bei normalem Partiardruck des Sauerstoffs CO im Blute nicht mehr nachweisbar ist. Hieraus folgt, dass O_2-Inhalationen bei noch erhaltener, eben ausreichender Atmungskapazität des Blutes die Restitutio ad integrum der Betroffenen nur beschleunigen können.

Man darf bei dem spezifischen Einfluss erhöhten Partiardruckes von O_2 auf CO-Hämoglobin nicht vergessen, dass dieselbe in einem gefahrdrohenden Moment nur einen geringen Bruchteil der ev. das Leben erhaltenden Gesamtwirkung von erhöhtem O_2-Partiardruck auf die Blutflüssigkeit ausmacht — und dass ev. der vollständigen Sättigung des Hämoglobins mit O_2 und der Vermehrung des gelösten Sauerstoffs eine viel grössere Bedeutung zukommen kann. Diese Annahme erscheint nach den auf Seite 54 angegebenen Versuchen durchaus berechtigt. Die Beschleunigung der Wiederherstellung von CO-Intoxikation kann unter Umständen nicht hoch genug veranschlagt werden — insofern kommt dem Einfluss von O_2-Inhalation auf die Dissoziation des CO-Hämoglobins, wenn derselbe auch nicht stets zur Erhaltung des Lebens unmittelbar den wesentlichen Faktor bildet, bezüglich der Folgeerscheinungen der CO-Vergiftung eine schwerwiegende Bedeutung zu. Wenn auch der physiologische Standpunkt, die Schädlichkeit des Kohlenoxyds nur in der O_2-Entziehung zu sehen, uns eine Erklärung der eigentümlichen Folgeerscheinungen der CO-Intoxikation in der besonderen allmählichen Art der Sauerstoffentziehung gibt, so kann man auf Grund einiger pharmakologischer und auf Grund klinischer Erfahrungen doch nicht die Wirkung des CO auf das Nervensystem bestreiten. Tier und Mensch können sich in dieser Beziehung durchaus verschieden verhalten. Hunde sind sofort, nachdem sie aus der giftigen Atmosphäre entfernt sind, munter, menschliche Individuen leiden noch tagelang an einer allgemeinen Schwäche von Seiten des Nervensystems.

Die nach Kohlenoxyd-Intoxikation zu beobachtende Erhöhung des Blutdruckes, die Temperaturerhöhung, die Unfähigkeit bei Vergiftung durch CO in derselben Weise, wie bei O_2-Entziehung durch Vertiefung der Atmung zu reagieren, schliesslich Krämpfe deuten auf eine Schädigung der nervösen Zentren im verlängerten Mark hin. Sicher muss die Schädigung dieser Zentren um so geringer ausfallen, je kürzere Zeit CO im Blut kreist, ob nun O_2-Mangel oder CO-Anwesenheit die Erscheinungen bedingt — insofern würden O_2-Inhalationen und ihrem spezifischen Einfluss auf CO-Hämoglobin indirekt auch bezüglich dieser Symptome ein therapeutischer oder prophylaktischer Effekt zuzusprechen sein — aber sobald diese Symptome nach Entfernung des CO aus dem Blute (nach 4—5 stündigem Aufenthalt in frischer Luft ist CO nicht im Blute nachweisbar) bestehen bleiben, werden O_2-Inhalationen auf dieselben ev. nur den Einfluss haben können, wie bei Strychnin-Vergiftungen, (vergl. CO_2) indem sie in gleichen Grenzen, wie unter Umständen die künstliche Atmung, die Reizempfindlichkeit durch bessere O_2-Versorgung vermindern.

Während demnach die allgemeinen physiologischen Aenderungen, welche durch Erhöhung des O_2-Partiardruckes bei CO-Intoxikation in dem Blut veranlasst werden können, für den therapeutischen Effekt wesentlich sein können und der spezifische Einfluss des O_2-Druckes auf CO-Hämoglobin gewiss einerseits in einem kritischen Moment, in welchem jede geringste Erhöhung der Atmungskapazität des Blutes von Bedeutung ist, andererseits durch die Beschleunigung des Ablaufs der Intoxikation hoch bewertet werden muss, ist der direkte Einfluss von O_2-Inhalationen auf die unmittelbaren Folgeerscheinungen nervöser Natur als gering zu veranschlagen.

Die mittelbaren Folgeerscheinungen der CO-Intoxikation, deren Vielgestaltigkeit das Gebiet pathologischer Veränderungen des Nervensystems überhaupt umfasst, liegen vollständig abseits von einer Sauerstofftherapie. Apoplexie, Idiotie, Encephalomacie, multiple Sklerose, früher oder später auftretende An- und Parästhesien bilden hohe Grenzmauern in unserer speziellen Frage.

Auch bei der chronischen CO-Intoxikation ist der Anwendungsbezirk von O_2-Inhalationen ein sehr begrenzter. Die Gefahr der chronischen Kohlenoxyd-Vergiftung liegt — abgesehen von den grossen Industriezweigen, welche eingehend erwähnt werden, für Heizer, Plätterinnen, Bäcker, Köche etc. — vor, überall wo bei schlechter Ventilation unvollständige Verbrennungsprodukte in die Umgegend der Individuen resp. in die Arbeitsstätten gelangen können.

Das Symptomenbild der chronischen CO-Vergiftung besteht in schwerer Anämie, Stoffwechselstörungen, in Nervenaffektionen, welch letztere in derselben verschiedenen Weise sich geltend machen können, wie bei der akuten Vergiftung. Dass ein rapider Eiweissverfall motorische und psychische Schwäche, Apoplexieen, beginnende progressive Paralyse etc. nicht Gegenstand einer Sauerstofftherapie sein können, ist selbstverständlich. Dagegen scheint uns der Hinweis, dass bei der durch CO veranlassten Anämie O_2-Inhalationen von Nutzen sein können, doch notwendig. Die Anämie der Kohlenoxyd-Intoxikation wird bedingt durch ein Zugrundegehen von CO-beladenen Blutkörperchen in der Leber. Mit der funktionellen Wiederherstellung solcher Körperchen, wie es durch O_2-Inhalationen möglich ist, kann die Gefahr einer Anämie beseitigt werden. Man müsste daran denken, wenn sich prophylaktisch die Ursachen der chronischen CO-Intoxikation nicht vermeiden lassen, durch jedesmalige O_2-Inhalationen nach Verlassen der Betriebsstätte die Einschmelzung von funktionsunfähigen Blutkörperchen zu beschränken, indem man die Umwandlung derselben zu funktions- und lebensfähigem Material durch O_2-Inhalationen beschleunigt. Dass durch eine solche Beschleunigung der Entfernung von CO aus dem Organismus auch ev. die Folgeerscheinungen gemildert werden können, ist eben schon betont worden. Wenn auch eine derartige allgemeine tägliche systematische Anwendung von O_2-Inhalationen praktisch erschwert ist, so wird man doch ärztlicherseits auf die methodische Durchfürung einer Sauerstoffkur bei chronischen unvermeidbaren CO-Intoxikationen in einzelnen Krankheitsfällen dringen müssen. Für die Anämie als solche kommt natürlich ausserdem die Einwirkungsmöglichkeit von O_2-Inhalationen inbetracht, wie sie auch früher geschildert worden ist.

Einzelne Industriezweige.

Nunmehr wenden wir uns zu den grossen Industriezweigen, in welchen die CO-Intoxikation einen wesentlichen, wenn nicht den Hauptfaktor der gewerblichen Giftgefahren darstellt. Abgesehen vom Baubetrieb, in welchem gelegentlich brennende Kokskörbe Veranlassung zu CO-Intoxikationen geben, abgesehen von den mehr häuslichen Berufszweigen, in welchen hauptsächlich die Gefahr von chronischen CO-Intoxikationen besteht, handelt es sich hier um die Gasindustrie, den Bergwerks- und endlich den Hüttenbetrieb. Die Art der industriellen Produktion, die Gefahr, welche aus derselben erwächst, muss zur Grundlage dienen, wenn wir Forderungen therapeutischer Natur stellen wollen. Welche Bedeutung der O_2-Therapie bei den gewerblichen Intoxikationen in diesen Industrieen zukommt, können wir auf Grund literarisch niedergelegter Erfahrungen und auf Grund unserer Umfrage beantworten. Sowohl die ersteren, sowie die Stigmata der Fragestellung in der letzteren richten sich nach der Natur der Produkte und dem Gang der Fabrikation, resp. des Betriebes. Zum Verständnis der uns interessierenden Frage ist deswegen auch hier ein Eingehen auf die gewerbliche Technik, soweit sie für den behandelten Gegenstand von gewerbehygienischer Bedeutung ist, erforderlich.

1. Gasindustrie.

Die Gewinnung des Leuchtgases geschieht in der Industrie durch trockene Destillation der Steinkohle; der Ersatz derselben durch Braunkohle findet in der Technik nur in geringem Umfange statt, während Torf, Fette, Oele etc. zur Herstellung von Leuchtgas Verwendung finden können.

Die Destillation der Kohle findet in irdenen Retorten unter Anwendung von Glühhitze und möglichstem Abschluss von Luft statt. Die Gase resp. Dämpfe werden in Kondensatoren abgekühlt, in welchen sich Teer und ammoniakhaltiges Gaswasser übereinandergeschichtet abscheiden. Die Reinigung der Leuchtgase geschieht einmal im Anschluss an die Kondensation des Teers resp. Gaswassers durch Waschen mit Wasser, ferner in besonderen Reinigungsapparaten, welche mit Eisenhydroxyd, Kalkhydrat, Sägespänen oder Gemengen dieser Substanzen beschickt werden. Kalkhydrat bindet CO_2 und H_2S, so dass Gaskalklager bei ihrer Verwitterung Veranlassung zu H_2S-Intoxikationen geben können. — Andere Reinigungsverfahren bestehen in der Behandlung des Gases mit Ammoniak, wodurch CO_2, H_2S, CN gebunden werden, oder in einer Erhöhung der Aufnahmefähigkeit des Reinigungswassers für S und CN durch Einleiten von O_2 in die Reinigungskästen.

Das gereinigte Gas wird in einen Gasometer geleitet, um von dort in Leitungen zu den Verbrauchsstellen fortgeführt zu werden. Der Gehalt des Gases an den einzelnen Gasen schwankt in bedeutenden Grenzen:

Wasserstoff	25—50	pCt.
Sumpfgas .	25—50	„
Kohlenoxyd	5—10	„
Stickstoff	2—4	„
Schwere Kohlenwasserstoffe .	4	„
Aethylen (Elayl)	2—4	„
Kohlensäure	1	„

Von den das Leuchtgas bildenden Gasen gehört Wasserstoff, Sumpfgas zu den indifferenten Gasen, welche mit Sauerstoff gemischt beliebig lange ohne Schaden geatmet werden können.

Dem Aethylen, Elayl, als solchem dürfte allerdings eine betäubende und anästhesierende Wirkung zuzuschreiben sein, aber da nach Versuchen von Lorrain Smith selbst 9 Vol. Aethylen in der Atmungsluft selbst nach einstündigem Einatmen keine deutlichen Wirkungen hervorzurufen vermag, dürfte diese Substanz in Vergiftungen durch Leuchtgas keine wesentliche Rolle spielen. Dasselbe gilt in erhöhtem Masse für den geringen CO_2-Gehalt des Leuchtgases. Auch der Gehalt des Gases an schweren Kohlenwasserstoffen, insbesondere Benzol, kommt für das Symptomenbild der Leuchtgasintoxikation nicht in Betracht. Wenn dasselbe in konzentrierter Form auch eine alkoholähnliche Wirkung hat, so kann doch bis zu 0,65 Vol.-pCt. Benzol in der Luft ohne Gefahr eingeatmet werden.

Abgesehen von den Beimischungen des ungereinigten Leuchtgases oder den aus den Reinigungsmitteln gelegentlich freiwerdenden toxischen Gasen H_2S, CN — über die Behandlung der durch diese Substanzen hervorgerufenen Vergiftungsfälle ist das notwendige schon in den betreffenden Abschnitten auseinandergesetzt worden — ist bei der Leuchtgasvergiftung der allein gefahrdrohende Faktor im Kohlenoxyd zu erblicken.

Wenn es sich auch nicht vermeiden lässt, dass die Arbeiter bei den Kondensations- und Reinigungsanlagen sich in einer oft mit geringen Beimengungen von Leuchtgas erfüllten Atmosphäre aufhalten, so sind doch im Laufe eines ordnungsmässigen Betriebes einer Gasanstalt Vergiftungen durch Leuchtgas höchst selten. Hiernach erklärt sich, dass der Gesundheitszustand der Arbeiter von Gasfabriken, trotzdem die Leuchtgasdarstellung den Charakter eines Giftbetriebes trägt, durch die Beschäftigung nicht ungünstig beeinflusst wird.

Die Gefahr in Gasfabriken, sowie bei Arbeiten an Gasleitungen und in Räumen, in denen Gasleitungen liegen, erklärt sich allein durch Betriebsstörungen, Explosionen, Rohrbrüche etc. Deswegen bedeutet jede Massregel eine zweckentsprechende Therapie bei Leuchtgasvergiftungen einzuleiten, speziell O_2-Inhalationen, eine Fürsorge für Unfälle.

Analog liegen die Verhältnisse bei der Darstellung anderer anderer Gase zu Heiz- und Leuchtzwecken. Gerade diese an CO reicheren Gase gaben in England Veranlassung zu wissenschaftlichen und gewerbehygienischen Studien, als deren Endergebnis unsere durch Forscher anderer Nationen weiterhin vervollkommnete Kenntnis der CO-Intoxikation und auch die Behandlung mit O_2-Inhalationen zu betrachten ist.

Es handelt sich hier um Wassergas, Generator- und Dowsongas.

1. Wassergas wird erzeugt, indem man überhitzten Wasserdampf über glühende Kohle leitet; der Prozess verläuft nach der Gleichung

$$H_2O + C = 2H_2 + CO_2$$
$$CO_2 + C = 2CO.$$

Das Wassergas enthält über 40 Vol.-pCt. CO und ist, da es geruchlos ist, besonders gefährlich. Zu Leuchtgaszwecken werden dem Wassergas leuchtende Kohlenwasserstoffe und riechende Substanzen hinzugefügt (karburiertes Wassergas).

2. Generatorgas wird erzeugt, indem man Luft durch glühende Kohlen presst oder saugt; die Gleichung, nach welcher der Prozess verläuft, ist

$$C + 2O = CO_2$$
$$CO_2 + C = 2CO.$$

Da durch fortwährendes Ueberleiten von Wasserdampf über glühende Kohlen die Temperatur vermindert wird, kann in demselben Apparat nur abwechselnd Wasser- oder Generatorgas erzeugt werden.

Diesem Uebelstand begegnet die Darstellung des Dowsongases: bei derselben wird überhitzter Wasserdampf und Luft mit Hülfe von Druck oder Saugkraft durch glühende Kohlen getrieben. Derartige Gase enthalten 25 bis 30 pCt. CO.

Während Wassergas oder Mischgase zu Beleuchtungszwecken im allgemeinen wegen ihrer besonderen Giftigkeit, zum Teil infolge gesetzlicher Vorschriften in reinem Zustande überhaupt nicht, oder nur für den Fall, dass dieselben auf einen CO-Gehalt von höchstens 10 pCt. gebracht werden, angewendet werden dürfen, haben diese Gase in allen Industrieen zu Heizzwecken eine grosse Verbreitung gefunden. Indem wir statistisches Material über Intoxikationen durch derartige Gase und deren Behandlung durch O_2-Inhalationen, soweit dieselben beim Hüttenbetriebe in Betracht kommen, bei letzterem anführen werden, müssen wir hier betonen, dass in der Darstellung und Fortleitung dieser Gase trotz ihrer hohen Giftigkeit, bei ordnungsmässigem Betrieb keine Gefahr liegt, und dass Anordnungen therapeutischer Natur ebenfalls wie bei der Leuchtgasfabrikation als prophylaktische Massregeln aufzufassen sind.

Die Bewertung von O_2-Inhalationen in Gasbetrieben ergibt sich aus einer Uebersicht über 15 Antworten auf 19 Anfragen an Gasanstalten grosser Städte. (E.)

Von 15 Gasanstalten hatten 6 keine Vorrichtungen zu O_2-Inhalationen, unter diesen 6 nimmt 1 Anstalt die Einführung von O_2-Inhalationen in Aussicht, da sie in der Lage war, einige Male in ihrem Betrieb die Aushülfe der Feuerwehr mit ihrem O_2-Vorrat in Anspruch zo nehmen. 1 Gasanstalt gibt an, nur leichtere Vergiftungen in ihrem Betrieb kennen gelernt zu haben, sodass sich die Einführung von O_2-Inhalation erübrige. 4 Fabriken geben als Grund für die Nichtanschaffung an, dass „keine Veranlassung" vorliegt. Von denjenigen Gasanstalten, welchen O_2-Inhalationsapparate zur Verfügung stehen, haben 7 noch keine Veranlassung gehabt, dieselben anzuwenden, obwohl eine Anstalt schon seit 12 Jahren O_2 vorrätig hält. 1 Firma hat sich zu der Vorsorge veranlasst gefühlt, nachdem Todesfälle vorgekommen sind. 3 der Angefragten gaben an, in den letzten 1 bis 3 Jahren sich zur Einführung von O_2-Inhalation entschlossen zu haben.

2 Gasanstalten gaben an, O_2 therapeutisch benutzt zu haben, und zwar 1 Gasgesellschaft in einem Fall ohne Erfolg, da der Tod infolge CO-Vergiftung schon erfolgt war. Eine Direktion gibt an, namentlich bei Rohrschlüssen, wenn die Arbeiter Leuchtgas einatmen, dieselben Sauerstoff einatmen zu lassen. Von den weiteren Angaben dieser Gesellschaft führe ich folgende wörtlich an:

„Es ist in unserm Betrieb Sitte und Gebrauch, bei Arbeiten, welche voraussichtlich ohne Gasausströmung nicht abgehen, oder welche vermuten lassen, dass Gefahr eintreten kann, vorbeugend Sauerstoff dem betreffenden Arbeiter zu geben. Ueberhaupt wird keine derartige Arbeit vorgenommen, wenn nicht der Sauerstoffapparat an Ort und Stelle ist. Unglücksfälle sind in unserm Betriebe nie vorgekommen."

Das Resultat, welches sich aus den fast vollzähligen Antworten (15 : 19 Anfragen an eine kleine Anzahl grosser Gasanstalten) ergibt, steht im Einklang mit der Erfahrung, dass Leuchtgas zu gewerblichen Intoxikationen selten Veranlassung gibt. Aber man muss es als ein bedauernswertes Verkennen der Pflichten von Betriebsleitungen bezeichnen, wenn dieselben aus diesem Grunde von Massregeln wie O_2 Abstand nehmen, deren

Wert bei den in Frage kommenden Intoxikationen absolut sichergestellt ist.
Es muss tatsächlich nach dem Stand unseres Wissens als ein
strafbarer Mangel an Vorsicht bezeichnet werden, wenn erst dann
die nötige Vorsorge zu O_2-Inhalationen in Gasanstalten getroffen
wird, wenn Unglücksfälle eingetreten sind. Die Hauptfrage für derartige prophylaktische Massregeln bleibt stets dieselbe, ob Menschenleben gefährdet sein können und ob durch die betreffenden Vorkehrungen Menschenleben gerettet werden können. Beide Fragen sind für die Gasindustrie resp.
O_2-Inhalation zu bejahen. Wenn auch 12 Jahre in einem Betrieb derartige
Vorrichtungen unbenutzt blieben, es kann ein Unglücksfall eintreten, in welchem
gerade eine solche Hülfe sich bewährt. Es wäre voll und ganz gerechtfertigt,
wenn durch gesetzgeberische oder Verwaltungsmassnahmen alle
Gasanstalten zur Beobachtung bestimmter Vorschriften bezüglich Rettungsapparaten und O_2-Inhalationen gezwungen würden.

Eine grosse Anzahl der Gasfabriken scheint, weil Vergiftungsfälle in ihren
Betrieben selten vorkommen, nicht die Tatsache erfasst zu haben, dass sie
trotzdem als „Giftbetrieb“ therapeutisch - prophylaktische Massregeln zu
ergreifen haben, eine Ansicht, die unter den 15 eingelaufenen Antworten nur
einmal in der wörtlich zitierten Weise sich äussert. Wenn auch die an der
betreffenden Stelle implicite gemachte Ausserung einen Irrtum insofern enthält,
als es kaum möglich ist, Arbeiten durch O_2-Inhalationen vor der Arbeit in
CO-haltiger Atmosphäre auf die Dauer gefahrlos zu machen — das kann nur
in den ersten Momenten bis zum Ausgleich des O_2-Gehaltes der Lungen mit
demjenigen der Luft der Fall sein —, so ist doch die Forderung voll und
ganz berechtigt, dass bei Arbeiten, welche voraussichtlich nicht ohne Gas-
ausströmungen vor sich gehen können, der Sauerstoffbehälter sich an
„Ort und Stelle“ befinden muss, oder dass derartige Arbeiten — so
möchten wir hinzufügen — soweit möglich, nur unter Benutzung von Rettungsapparaten ausgeführt werden dürfen.

Während in Deutschland die Darstellung und Verwendung von Wassergas
resp. Mischgas ausser in Hüttenbetrieben kaum zu gewerblichen Intoxikationen
und zu besonderen behördlichen Recherchen und Anfragen Veranlassung gegeben hat — das gegenwärtige Bemühen, Sauggasmotoren für Kleinbetriebe
einzuführen, wird hoffentlich bezüglich der Zahl der CO-Intoxikationen keine
Aenderung bedingen — nahmen in England die Behörden Veranlassung, auf Grund der vielseitigen und umfangreichen Verwendung dieser
Gase, sowie auf Grund der besonderen Giftigkeit derselben, eingehende Erhebungen vorzunehmen, welche, wie schon gesagt, im wesentlichen unsere
Kenntnisse über die CO-Vergiftung herbeigeführt haben. Diese Gase sind deswegen als besonders gefährlich zu erachten, weil ihr CO-Gehalt grösser ist
als derjenige des Leuchtgases und weil dieselben ferner geruchlos sind. Die
Gefahr der Leuchtgasvergiftung ist ebenfalls um sogrösser, wenn es sich um
Gas handelt, welches beim Passieren des Erdbodens geruchlos geworden ist.

Das Fehlen eines spezifischen Geruchs, wie derselbe dem Leuchtgas
durch Aethylen und S-haltige organische Beimengungen eigenthümlich ist,
und dem Wassergas durch Beimengungen von Merkaptan gegeben werden
kann, verleiht den stark CO-haltigen Gasen den Charakter besonders heim-
tückischer Gefährlichkeit.

Der „Ausschuss für Wassergas“ wurde von dem englischen Minister
des Innern am 9. Februar 1898 berufen. Diesem Ausschuss gehörten Dr. John
Scott Haldane und Dr. Franklin Parsons als Aerzte an, sowie Professor

Dr. William Ramsay als Chemiker. Die Fragen, welche der Ausschuss zu beantworten hatte, bezogen sich auf die Ausdehnung und Verwendung des Wassergases, die Gefahren desselben und auf die Mittel, durch welche die Gefahren beseitigt werden. Der Ausschuss hat im Jahre 1898 die bedeutendsten Fabriken von karburiertem Wassergas (mit Benzol oder Petroleumdämpfen versetzten Wassergases) besichtigt und in 12 Sitzungen 25 sachkundige Zeugen aus England und Amerika vernommen, die im ganzen 1973 Fragen beantworteten. Der Bericht wurde am 17. Januar 1899 erstattet. Unter den zahlreichen Denkschriften ärztlicher Beobachter verdient diejenige Haldanes besondere Erwähnung. Haldane hat in seiner Denkschrift unter Anlehnung an seine Arbeiten aus den Jahren 1895, 1896, 1897 und unter Hinzufügung neuen statistischen und experimentellen Materials die Grundlagen unseres Wissens über die Natur der Kohlenoxyd-Intoxikationen und speziell auch die Beeinflussung derselben durch Atmung von Sauerstoff behandelt (vergl. den physiol. Teil).

Das Ergebnis dieser vollkommenen wissenschaftlichen Sammelforschung ist in der Denkschrift des medizinischen Inspektors Dr. T. M. Legge zusammengefasst, welche derselbe im Mai 1899 an den Oberinspektor richtete.

Indem wir — um eine Wiederholung zu vermeiden — auf die Schilderung des Symptomenbildes der Diagnose des Verlaufs der CO-Vergiftungen durch Legge, sowie auf die Erwähnung einzelner technischer Anordnungen unter den von Legge empfohlenen Vorsichtsmassregeln verzichten, führen wir die letzteren soweit an, als sie für unsern Gegenstand spezielles Interesse haben:

1. Die tödliche Natur des Kohlenoxyds, die Anzeichen beginnender Vergiftung und die besten Mittel, mit denen man Personen helfen kann, welche es eingeatmet haben, sollten durch Anschlag in den Fabriken bekannt gemacht werden.

2. Es sollte stets ein Zylinder mit komprimiertem O_2, der mit Gummischlauch und Mundstück versehen ist, bereitgehalten werden. Zweckmässig sollte der Zylinder mit einem Druckreduktionsventil versehen sein.

3. Bei jedem Unfall solle sofort ärztliche Hülfe in Anspruch genommen werden, da jedoch jede Verzögerung im Beginn der Hülfe gefährlich ist, so sollten die Arbeiter durch einen Arzt unterrichtet und geübt sein, den Sauerstoff und künstliche Atmungen anzuwenden.

Einfache Respiratoren bieten keinen Schutz gegen das Einatmen von CO, wenn sie nicht mit langem, gute Luft zuführendem Rettungsschlauch versehen sind (bei Rettungsversuchen zu beachten!).

Die Bekanntmachungen in den Faktoreien sollten unter anderen folgendes enthalten:

1. Wenn jemand bewusstlos oder durch das Gas schwer vergiftet aufgefunden wird, so sollte er sofort an die frische Luft gebracht, aber möglichst warm gehalten werden und man sollte ihn O_2 einatmen lassen. Wenn die Atmung bereits aufgehört hat, so muss ohne Verzögerung künstliche Einatmung von O_2 herbeigeführt werden.

2. Angaben über die Methoden der künstlichen Atmung.

3. Anwendung des Sauerstoffzylinders; der Zylinder sollte mit einem Ventil versehen sein, um den Druck zu regulieren und mit einem Gummischlauch, an dessen Ende sich ein Mundstück aus Glas, Metall oder Hartgummi befindet. Das Mundstück muss aus dem Munde entfernt werden, während der Druck reguliert wird. Man öffne das Ventil so weit, dass der Sauerstoff in einem leichten Strahl ausbläst, der eingeatmet wird, ohne ihn

mit der Luft zu verdünnen, schiebe den Gummischlauch auf und stecke das Mundstück in den Mund des Betäubten, bis Wiederbelebung eintritt.

Während dieser Operation sollte die Nase des Betäubten geschlossen gehalten werden, sodass der Sauerstoff möglichst unverdünnt eingeatmet wird.

Die Fülle systematischer Arbeit, welche der Erforschung der CO-Intoxikation gewissermassen auf Veranlassung der Behörden gewidmet war, hat in England auf Grund der Berichte zu einheitlichen Schutzmassregeln gegen die CO-Intoxikation in der Industrie geführt — obwohl die Zahl der vorgekommenen gewerblichen Vergiftungsfälle gegenüber der ungeheuren Anzahl von Intoxikationen an privaten Konsumstellen vollständig zurücktritt. Unter den gewerblichen Intoxikationen sind Fälle erwähnt, welche beim Ausräumen von Dowsonbehältern vorgekommen sind. Das Gas war entweder nicht völlig entfernt worden, oder es drang durch fehlerhafte Röhren ein. Ferner sind Fälle vorgekommen in engen Maschinenräumen bei nicht dicht schliessenden Ventilen von Gasmaschinen.

In den auf Veranlassung der Association des Industriels de France contre l'accidents du travail ausgearbeiteten Vorschriften der ersten Fürsorge bei Asphyxien und Vergiftungen haben O_2-Inhalationen keine Würdigung gefunden. Nur in den Instruktionen des Conseil d'hygiène de la Seine findet sich folgender Absatz: „Wenn der Kranke atmet, aber ohne Bewusstsein bleibt, wird es sehr nützlich sein, ihn O_2-Inhalationen machen zu lassen, wenn man sich dieselben beschaffen kann."

In Frankreich sowohl wie in Deutschland haben die industriellen Gefahren der CO-Intoxikation noch nicht zu einheitlichen speziellen Anordnungen geführt. In den deutschen Gewerbeinspektions-Berichten der letzten vier Jahre sind eine ganze Anzahl CO-Vergiftungen vermerkt. Aber wenn wir von den im nächsten Kapitel zu besprechenden Anordnungen im Bergwerks- und Hüttenbetrieb absehen, findet sich nur ein, man könnte sagen schüchterner Versuch, behördlich die O_2-Inhalation zu sanktionieren.

Bezirk Potsdam 1900: „Es hat sich gut bewährt, um Gas-Intoxikationen zu vermeiden, in den Kessel mit O-Maske einzusteigen und beim geringsten Uebelbefinden sich zu entfernen." In dem geringen Nachdruck, der bis jetzt von behördlicher Seite auf Einführung der O_2-Inhalationen gelegt ist, liegt wohl das Moment, welches die geringe Verbreitung der Sauerstofftherapie in Gasbetrieben erklärt. Es wäre sonst undenkbar, dass eine Therapie, deren Dignität für Gas-Intoxikationen resp. für die Gefahren der CO-Vergiftung wissenschaftlich feststeht, in der Gasindustrie bisher nicht allgemeine Verbreitung gefunden hat.

2. Bergwerks- und Hüttenbetrieb.

Der vielgestaltige Bergwerks- und Hüttenbetrieb ist die Domäne von Vergiftungen durch schädliche Gase. Die verschiedensten technischen Massnahmen und Prozesse geben Veranlassung je nach ihrer besonderen Natur zu Vergiftungsfällen, welche zu einem grossen Teile die Erscheinungen der reinen Kohlenoxyd- resp. Gas-Intoxikation bieten, während in einem anderen Teil der Fälle das Symptomenbild beeinflusst wird durch die besondere Wirkung anderer Gasbeimengungen und in einem letzten Teile endlich ein schweres Vergiftungsbild auftreten kann, ohne das Kohlenoxyd als ätiologisches Faktor in Betracht kommt.

a) Um der O_2-Therapie den ihr in der Hygiene des Bergwerks- und Hüttenbetriebes gebührenden Platz anzuweisen, müssen wir in grossen Zügen die Besonderheit der für unsere Fragen in Betracht kommenden Gefahren kennen, d. h. wir müssen den Gang der Betriebe im Hinblick auf unsere besondere Aufgabe verfolgen. In den Grubenbetrieben hängt die Beschaffenheit der Atmosphäre in den Bauten unter Tage zunächst ab von der Kommunikation mit der Aussenluft, von dem Atmungsprozess der Tiere und Menschen und von durch Beleuchtung, Feuerung und Fäulnisprozessen gesetzten Veränderungen. Bei guter Kommunikation mit der Aussenluft event. durch Wetterführung, d. h. durch Ventilation, wird die Verminderung des O_2-Gehalts, wie sie durch Atmungs-, Verbrennungs- und Fäulnisprozesse zustande kommt, trotz der engen Aufenthaltsräume keinen gefahrbringenden Grad erreichen. Durch gute Wetterführung wird die Zusammensetzung der Luft in den senkrechten Schächten und horizontalen Querschlägen in den Sohlen auf der Norm von 21 Vol.-pCt. O_2 oder nicht unter 18—19 Vol.-pCt. O_2 gehalten werden können, und den Charakter der „guten Wetter" bewahren. Ist aber die Wetterführung nicht ausreichend, so wird der O_2-Gehalt sinken; eine Atmosphäre, welche für lebende Individuen als nachteilig infolge zu geringen O_2-Gehaltes betrachtet werden muss, wird zu den „matten Wettern" zu rechnen sein. Aber nicht allein durch den Verlust an O_2 kann die Luft in den Gruben gesundheitsschädlich werden, sondern es können giftige Gase die Veranlassung zu „bösen Wettern" geben. Hier kommen als Produkte der vollkommenen oder bei nicht genügendem O_2-Vorrat unvollkommenen Verbrennung CO_2 und CO, als Folgen von Zersetzung und Fäulnisprozessen H_2S in Betracht. Diese Gase sind einzeln schon an anderer Stelle besprochen worden. Sie werden unter dem Begriff „schwere Wetter" zusammengefasst. Die Beschäftigung in schweren Wettern gibt zu Emphysem Veranlassung, dessen Behandlung durch Sauerstoffinhalationen an anderer Stelle besprochen wird; aber eine statistische Zusammenstellung über die Verbreitung dieses durch Arbeiten in schlechten Wettern entstehenden Emphysems dürfte auch an dieser Stelle von Interesse sein. Von 239 Arbeitern, welche ausschliesslich in guten Wettern gearbeitet hatten, waren 9 pCt. emphysematisch, von 410 Arbeitern, welche selten oder kurze Zeit in schweren Wettern gearbeitet hatten, litten 7,6 pCt. an Emphysem. Von 239 Bergleuten, welche anhaltend in schweren Wettern gearbeitet hatten, waren 62,1 pCt. emphysematisch.

In Bergwerksbetrieben spielt ausser den giftigen Gasen ein für sich bei genügender Verdünnung indifferentes Gas eine bedeutende Rolle. Wie die Kohlensäure, welche spezifisch schwerer ist als Luft, in den unteren Partieen der Gänge und Sohlen die Luft verdrängen kann, so vermag das Sumpfgas, welches spezifisch leichter ist, wie die Luft, den Sauerstoff in den oberen Teilen der Räume zu vermindern. Jedoch liegt die Gefahr des Sumpfgases hauptsächlich in dem Umstande, dass es mit Luft gemischt ein explodierbares Gasgemenge bildet und zu den „schlagenden Wettern" Veranlassung geben kann. Das Sumpfgas ist ein Produkt, welches kontinuierlich bei der Umwandlung der Kohle in kohlenstoffreicheres Material — von der Braunkohle bis zum Anthrazit entsteht. Ausser durch die ständigen Vorgänge und Arbeiten im Bergwerksbetriebe können diese Gase durch allmählichen oder plötzlichen Ausbruch aus alten gesperrten Räumen, oder insbesondere das Sumpfgas aus den Kohlenmassen, den Flötzen des Baues zu den Arbeitsstätten treten. Die gefahrvollsten Veränderungen der Atmosphäre im Grubenbau ergeben sich durch Brände und Explosionen. Beide können unter ungünstigen Umständen durch einen geringen Zufall entstehen (offenes Feuer, Selbstentzündung der Kohle). Sie können aber auch die Folge der im Betrieb notwendigen Sprengungen sein, welche schon allein durch die Natur der Sprengmittel Gefahren bedingen. Da umfangreichere Brände in den Gruben infolge mangelnden Sauerstoffs zum Teil nur zu unvollständigen Verbrennungsprodukten führen, liegt die Gefahr der Kohlendunstentwickelung vor. Abgesehen von der Erfüllung der Atmosphäre mit Kohlenruss und anderen den Respirationstraktus reizenden Beimengungen, ist Kohlendunst zu ca. 80 pCt. aus Stickstoff, ca. 12 pCt. aus O_2, 6—7 pCt.

CO_2 und 0,2—0,4 pCt. CO zusammengesetzt. Analoge Veränderungen der Luft in den Gruben
entstehen auch bei den **Schlagwetterexplosionen** oder bei Explosionen von **Kohlen-
staub**, welcher in noch höherem Masse wie Sumpfgas Gefahren für den Grubenbau mit
sich bringt, zumal wenn sich derselbe in grossen Mengen bei gleichzeitiger Anwesenheit von
Sumpfgas vorfindet. Naturgemäss füllen sich nach solchen Explosionen diejenigen Gruben-
abschnitte, welche von Explosionen betroffen sind und die benachbarten Räume mit gefährlichen Gasen, dem „**Naschschwaden**".

Die Ursachen gesundheitsschädlicher ev. lebensgefährlicher Aenderung in
der Zusammensetzung der Atmosphäre in Bergwerksbetrieben liegen demnach:

1. in den matten Wettern,
2. in den bösen Wettern,
3. in den schlagenden Wettern,
4. in den Spreng- und Explosionsgasen,
5. in den Brandgasen,
6. in dem Nachschwaden.

Die **matten Wetter**, welche durch die Rückkehr des Gehalts der Atmosphäre an O_2 zur Norm beseitigt werden können, geben zu Erscheinungen Veranlassung, wie sie allein durch den **Sauerstoffmangel** bedingt sind und
durch O_2-Zufuhr beseitigt werden können. Dass hierzu die atmosphärische
Luft genügt, ist selbstverständlich; aber abgesehen davon, dass durch eine
möglichst hohe Aufnahme von Sauerstoff in Blutkörperchen und Plasma bei
Beginn von Wiederbelebungsversuchen eine **Beschleunigung der Wiederherstellung** möglich ist, kann unter Umständen, wie dieselben in Bergwerksbetrieben vorliegen, die Zufuhr von Sauerstoff bei Rettungsarbeiten leichter
sein, als die Bergung Verunglückter über Tage.

Die Bedeutung von Sauerstoff-Inhalationen bei Unglücksfällen in bösen
Wettern hängt von der Natur derselben ab. Wir müssen hier auf die einzelnen
Abschnitte über CO_2, CO und H_2S hinweisen.

Selbst unter Berücksichtigung des Umstandes, dass im Gegensatz zu der
einschneidenden Bedeutung der O_2-Inhalationen bei CO-Intoxikation in Vergiftungsfällen durch „böse Wetter" bezüglich H_2S, O_2-Inhalationen nur in engen
Grenzen, bezüglich CO_2 in geringerem Grade, als künstliche Atmung und in
gleichwertiger Konkurrenz mit der atmosphärischen Luft wirksam sind, kommt
doch allgemein die Tatsache in Betracht, dass bei **keinem Gas der „bösen
Wetter"** die Sauerstoffzufuhr unter Druck als **vollständig unwirksam** angesehen werden kann und ev. schneller vor sich gehen kann, als die Bergung
der Unfallbetroffenen, d. h. die Beschaffung normaler, atmosphärischer Luft.
Bezüglich des hauptsächlich als Noxe in den schlagenden Wettern in Betracht
kommenden **Sumpfgases** ist in diesem Kapitel schon die Erklärung von
Asphyxien durch das vom toxischen Standpunkt indifferente Gas angedeutet
worden. Das leichte Sumpfgas kann in den oberen Abschnitten der Bauten
den Sauerstoff verdrängen und imstande sein, den Atmungstraktus zu erfüllen.
Durch strömenden Sauerstoff wird das die Lungen füllende Sumpfgas aus denselben entfernt und der Mangel an O_2 beseitigt werden, sodass bis zum Zeitpunkt der Einwirkung atmosphärischer Luft, welche natürlich allein ausreichend
ist, O_2-Inhalationen zweckmässig sind.

Die Spренggase werden je nach ihrer Beschaffenheit auf die Lungen und
das Blut besondere Wirkungen entfalten. Der **Pulverdunst**, wie er als
Ursache der Minen- und Pionierkrankheiten bekannt ist, enthält 4—10 pCt.
Kohlenoxyd, 0,6—1 pCt. Schwefelwasserstoff, 53 pCt. Kohlensäure. Die bei

den Explosionen der Schiessbaumwolle entstehenden Gase setzen sich zusammen zu 30 pCt. CO, 20 pCt. CO_2, 10 pCt. CH_4, 8 pCt. N, 9 pCt. NO, 23 pCt. H_2O. Bei der Explosion des Dynamits und Roborits kommen Nitroglycerin resp. aromatische Nitrokörper in den Dämpfen vor. In welcher Weise und in welchem Grade die Wirkungen einzelner Komponenten durch O_2-Inhalationen günstig beeinflusst werden, ist im vorstehenden schon behandelt worden. Handelt es sich um Nitrokörper, welche Blutveränderungen, z. B. Methämoglobin hervorrufen, so müssen wir bezüglich der Einwirkung von O_2-Inhalationen auf den folgenden Abschnitt hinweisen. Abgesehen von solchen Beimengungen entsprechen Explosionsgase, Brandgase, Nachschwaden bezüglich der Qualität ihrer Komponenten dem Kohlendunst. Die quantitative Zusammensetzung wird natürlich je nach den Umständen, je nach dem Grad der vollständigen resp. unvollständigen Verbrennung wechseln. Demnach werden in der Wirkung derartiger Gase, je nach der Beschaffenheit derselben, die toxischen Einflüsse von CO_2, CO oder den Respirationstraktus reizender Produkte mehr oder minder hervortreten. Das Symptom, welches gegenüber der Leuchtgas-Vergiftung fast als differential-diagnostisches Kriterium für Kohlendunst-Vergiftung zu betrachten ist, die Reizung und die katarrhalischen Affektionen der Luftwege bieten für einen bemerkenswerten Erfolg einer Sauerstofftherapie keinen Angriffspunkt. Wenn auch der toxische Einfluss der Kohlensäure für ein bedeutungsvolles Eingreifen einer O_2-Therapie kaum in Betracht kommt, so ist doch der Gehalt dieser Gase an Kohlenoxyd gewissermassen als Mass der Wirksamkeit von O_2-Inhalationen anzusehen, obwohl auch bezüglich dieses Einflusses durch die Natur der CO-Wirkung bedingte Grenzen gesetzt sind.

b) Während für die im Grubenbetrieb vorkommenden Intoxikationen die Einwirkung von Gasmengen charakteristisch ist, deren qualitative und quantitative Zusammensetzung für jeden Komponenten der Gemenge eine Beeinflussung des Symptomenbildes bedingen kann, wird das letztere im Hüttenbetrieb hauptsächlich stets durch eine Noxe, insbesondere durch CO bestimmt.

Kohlenoxyd ist bei der Verhüttung der meisten Metalle (Eisen, Blei, Kupfer, Zink, Zinn) ein zum Gewinnungsverfahren des betreffenden Metalles notwendiges, durch das Verfahren entstehendes Gas. In den Hochöfen, welche mit Erzen, Zuschlägen und Koks beschickt werden, entsteht Kohlenoxyd dadurch, dass der Sauerstoff der Luft über glühende Koksschichten streicht und die hierbei entstehende Kohlensäure unter Aufnahme eines Kohlenstoffatoms in Kohlenoxyd übergeht, welches Eisenoxyd zu Eisenoxydul und sodann zu Eisen unter Bildung von CO_2 reduziert. Solches auf diese Weise entstehendes C-haltiges Eisen kann durch die verschiedensten Methoden den C-Gehalt zu oxydieren, sei es durch den Sauerstoff der Luft (Frischen, Puddelöfen, Konverterprozess), sei es durch O_2-reiche Erze kohlenstoffarm gemacht werden. Bei allen diesen für die Technik der Eisenindustrie äusserst wichtigen Prozessen liegt die Notwendigkeit und auch die Gefahr der Kohlenoxydbildung vor. Die Einwirkung des Kohlenoxyds auf Eisenerze wird auch bei der Verhüttung der Bleierze, spez. des Bleiglanzes zur Anwendung gebracht (Bildung von Eisenoxyd resp. Schwefeleisen und metallischem Blei). Analoge Methoden finden auch bei der Darstellung des Kupfers Verwendung. Die Gewinnung des Zinks durch Destillation des Metalls aus den Zinkmuffeln, irdenen Retorten, in welche Koks als Zuschlag gegeben wird, basiert ebenfalls auf einem Reduktionsprozess durch Kohle resp. Kohlenoxyd. Auch die Gewinnung von Zinn findet nach vorangehender Reinigung der Erze von Beimischungen durch eine reduzierende Verschmelzung des Zinnoxyds mit Koks statt. Soweit bei Verhüttungsprozessen CO-haltige

Gase aus den oberen Oeffnungen der Hochöfen ausströmen, resp. ausströmen können, werden dieselben als Gichtgase bezeichnet.

Die Gichtgase sind vom ökonomischen und auch vom chemischen Standpunkte dem Wassergas, dem Generatorgas, dem Mischgas, deren Natur schon erörtert worden ist, gleich zu erachten, und werden schon allein zum Schutz der mit Arbeiten auf der Gicht beschäftigten Individuen aufgefangen, um dann unter Ausnutzung ihres ökonomischen Wertes nach vorangegangener Reinigung als Generatorgase zu den Verbrauchsstellen, Feuerungs- und Kraftanlagen geleitet zu werden. Die Gichtgase resp. Generatorgase bedingen für den Hüttenbetrieb infolge der Eigenartigkeit desselben bezüglich der Beschickung der Oefen in erhöhtem Masse die Gefahren der Gasfabrikation. Betreffs der Fürsorge einer zweckmässigen Therapie bei Gichtgasgefahren ist eindringlich auf die für die Gefahren der Leuchtgasfabrikation notwendigen Vorsichtsmassregeln zu verweisen und im besonderen zu betonen, dass das Symptomenbild der Gichtgas-Intoxikationen durch die toxische Wirkung des Kohlenoxyds bestimmt wird.

Eine Reihe anderer Dämpfe resp. Gase, welche bei der Verhüttung der verschiedenen Erze in Betracht kommen und welche, soweit sie in das Gebiet einer O_2-Therapie fallen, in den Rahmen der Fragestellung nach der Wirksamkeit von O_2-Inhalationen schon einbezogen sind, mögen hier kurz erwähnt werden.

Bei der Bearbeitung der Schwefelerze, Bleiganz, Kupfer, Zinkblende oder bei Zuschlägen von Schwefel, wie bei dem englischen Prozess der Kupfergewinnung bilden sich erhebliche Mengen schweflige Säuren. Bei der Bearbeitung arsenhaltiger Kupfererze kann sich Arsenwasserstoff entwickeln, in den Hochöfengasen kommt gelegentlich Cyankalium vor.

Hiermit dürfte die Reihe der toxischen Gefahren im Gruben- und Hüttenbetrieb, für welche Sauerstoff-Inhalationen als therapeutisches Mittel in Betracht kommen, im wesentlichen erschöpft sein.

Der schärfste Prüfstein für alle theoretischen Ueberlegungen, für alle experimentellen Resultate der Sauerstofftherapie bezüglich gewerblicher toxischer Einflüsse, ist die praktische Erfahrung im Bergwerks- und Hüttenbetrieb, resp. muss die Erprobung in diesen Betrieben werden. Keine gewerbliche Industrie bietet soviel Material zur Beurteilung unserer Frage, wie gerade diese Arbeitszweige, und wir konnten deswegen, so interessant auch ein Blick in diesbezügliche Verhältnisse anderer Staaten gewesen wäre, uns auf das vorliegende, instruktive Material Deutschlands beschränken.

Freilich sind in behördlichen Quellen der Gewerbeinspektions-Berichte nur vereinzelte Vorschläge und Anordnungen, O_2-Inhalationen betreffend, vermerkt.

In den Berichten vom Jahre 1899 findet sich unter Bezirk Arnsberg folgende Notiz: „Als zweckmässiges Mittel gegen schwere Kohlenoxydgas-Vergiftung hat sich auf einem Hochofenwerke die Einatmung von Sauerstoffgas erwiesen." Unter Bezirk Oppeln ist im Jahre 1900 vermerkt: „Bei der grossen Anzahl der in den Hüttenbetrieben vorkommenden CO-Vergiftungen, von denen im Berichtsjahre wieder mehrere den Tod zur Folge hatten, werden seitens der Gewerbeaufsichtsbeamten alle einschlägigen Unfallverhütungsmassregeln fortgesetzt werden. So sind die Hüttenverwaltungen im Bezirk Beuthen alsbald auch auf die Sauerstoffdruckbehandlung auf zwei Atmosphären

Druck aufmerksam gemacht worden, wie sie neuerdings in der von Mosso am 3. September 1900 der Akademie der Wissenschaften in Paris vorgelegten Arbeit beschrieben ist." In demselben Jahresbericht ist wiederum unter Bezirk Arnsberg angegeben: „Bei der Genehmigung verschiedener Hochöfen befindet sich unter den Bedingungen, zum Zwecke der Wiederbelebung der durch Gaseinatmung betäubten Personen ist an leicht erreichbarer Stelle ein Rettungskasten bereit zu halten, in dem die zu Sauerstoff-Inhalationen erforderlichen Apparate aufbewahrt werden". Wiederum im Bezirk Arnsberg ist im Jahrgang 1902 im Anschluss an einen schon erwähnten Fall von Vergiftung durch nitrose Gase hervorgehoben, dass dieser Unfall noch mehr als bisher auf die Beschaffung von O-Inhalationsapparaten zu dringen, Veranlassung gegeben hat. In dem Berichte des Jahres 1903 ist im Bezirk Trier ein Betriebsunfall auf der Gicht erwähnt, „bei welchem eine Anzahl Arbeiter gasig wurden, sie erholten sich indessen alle bald wieder ausser dem einen, welcher, obwohl die von den Hüttenärzten angestellten Wiederbelebungsversuche unter Zuhilfenahme von Sauerstoffapparaten, nach längerer angestrengter Tätigkeit Erfolg hatten, dennoch am übernächsten Vormittag an Herzlähmung starb." Dieser Fall verdient auch deswegen Erwähnung, weil er die Grenzen der Sauerstofftherapie bei der CO-Intoxikation, die wir angegeben haben, illustriert. In diesem Jahre hat der Bezirksausschuss Arnsberg, bei Erteilung der Genehmigung zum Bau von Anlagen, in denen eine Betäubung von Personen durch ausströmende Gase befürchtet werden kann, unter anderen folgende Bedingungen gestellt: „Zum Zwecke der Wiederbelebung der durch Gaseinatmung betäubten Personen ist an leicht zugänglicher Stelle des Werkes ein Rettungskasten bereit zu halten, indem die zur Sauerstoff-Inhalation erforderlichen Apparate und Materialien (Stahlflasche mit verdichtetem Sauerstoff, Inhalationsmaske und dergl.) in stets gebrauchsfähigem Zustande aufbewahrt werden.

Die Firma ist verpflichtet, stets einige Personen zu beschäftigen, die erfolgreich im Samariterdienst und in der Handhabung der unter Chiffre 5 genannten Apparate ausgebildet sind, und zur ersten Hülfeleistung bei vorkommenden Unfällen verwendet und verpflichtet werden müssen."

Aber so anerkennenswest diese nachdrucksvollen Forderungen einzelner Gewerbeinspektionen sind, ein Bild von der schon vorhandenen praktischen Bedeutung und dem Umfang der O_2-Inhalationen im Bergwerks- und Hüttenbetrieb geben diese Angaben nicht. Gewiss wird in einzelnen Bezirken, ausser den hier genannten, sich ein behördlicher Einfluss mit gleicher Tendenz geltend gemacht haben, aber jedenfalls fehlt es an einer Gesamtübersicht über diesbezügliche prophylaktische Massnahmen und an einheitlichen behördlichen Vorschriften.

Unsere Umfrage (E) umfasste Anfragen an 153 Bergwerks- resp. Hüttenbetriebe. Hiervon antworteten 28 dahin, dass den betreffenden Betrieben keine O_2-Inhalationen zur Verfügung ständen, und zwar

23 entweder unter Angabe, dass Vergiftungen noch nicht vorgekommen sind, oder dass die Wetterführung sehr gut sei (1 trotz Angabe, dass Steinkohlengasintoxikationen vorkommen).

5 Bergwerke (Salinen), weil sie ohne Gefahren wären.

Im Besitz von O_2-Apparaten, aber ohne Gelegenheit zu deren Anwendung zu sein, gaben im Ganzen 40 Betriebe an:

22 Firmen ohne Angabe von Gründen für die Anschaffung: 1 seit 6 Jahren, 2 seit 4 Jahren, 1 seit 1 Jahr, die Mehrzahl erst seit kurzem,

6 betonen die beabsichtigte Verwendung des Giersberg-Drägerschen Rettungsapparates bei notwendigen Arbeiten in schlechten Wettern und irrespirablen Gasen.

3 veranstalten regelmässige Uebungen mit dem Giersbergschen Apparat,

2 erwähnen das Vorrätigsein von O_2-Inhalationsapparaten für Unglücksfälle,

1 gibt als Veranlassung zur Beschaffung von O_2 die Erstickung von im ganzen 19 Personen bei einem Grubenbrand an,

4 geben Gründe für die Anschaffung von O_2-Apparaten an in der Möglichkeit, dass Vergiftungen vorkommen können

a) bei Grubenbrand,

b) bei Schlagwettern und Kohlenstaub-Explosionen,

c) bei Nachschwaden,

d) bei Brandgasen,

e) in der Entwicklung von CO beim Hochofen- und Martinofenprozess,

8 hatten Todesfälle zu verzeichnen und haben infolge davon O_2-Apparate angeschafft; es kamen vor:

1. H_2S-Vergiftungen,
2. 4 Vergiftungen durch Brandgase,
3. 1 Nachschwadenvergiftung,
4. 1 Gichtgasvergiftung,
5. 3 Brandgasvergiftungen in 6 Fällen,
6. 3 Nachschwadenvergiftungen,
7. u. 8. Vergiftungen durch Verbrennungsprodukte des Sprengsalpeters und 2 Nachschwadenvergiftungen (je ein Todesfall).

Von diesen letzten 8 Firmen gibt an: 1 seit 1897, 1 seit 1900, 2 seit 1903 O_2-Inhalationen vorrätig zu haben, 1 betont Vorrat von Giersbergschen Apparaten.

O_2-Inhalationen fanden Anwendung entsprechend folgenden Angaben:

Brandgase (7 Antworten):

1. 5 Fälle, wovon 3 bei O_2-Anwendung am Leben blieben, 2 starben.

2. ohne Zahlenangabe „die Leute erholen sich schneller."

3. 7 Fälle, Anwendung nur in den schweren Fällen, sonst genügt frische Luft; die Leute erholen sich schneller".

4. in 2 Fällen „mit Erfolg".

5. in 3 Fällen, „Die Wirkung der Sauerstoffinhalation kann als eine prompt einsetzende angesehen werden, die Zahl der Atemzüge wurde beschleunigt, die Inspirationen kräftiger und tiefer, die cyanotischen Erscheinungen schwanden, das getrübte Bewusstsein klärte sich".

6. ohne Zahlenangabe, „Einfluss des Sauerstoffs machte sich durch schnellere Erholung der Vergifteten bemerkbar".

7. 2 Fälle, „die Vergifteten erholen sich bald, doch würde dies auch ohne Inhalation der Fall gewesen sein, da leicht Betäubte sich in frischer Luft stets bald erholen".

Rettungsapparate geben an 4 Firmen vorrätig zu haben, Sauerstoffinhalationen haben die Betriebe eingeführt: 1 seit 5 Jahren, 1 seit 6 Jahren, 1 seit 7 Jahren, 1 seit 8 Jahren, 1 seit 10 Jahren (6).

Gicht- und Feuerungsgase. (20 Antworten):

1. ohne Zahlenangabe, „Sensorium und Atmung freier“,

2. 1 Fall, „günstiger Verlauf, Gichtgase“,

3. ohne Zahlenangabe, „Erfolg bei Gichtgasen“,

4. 10 Fälle. Gichtgase, „die Einwirkungen bei Gichtgasvergiftungen wurden in kurzer Zeit gehoben und die Nachwirkungen, Kopfschmerz, Zerschlagenheit der Glieder, Uebelkeit, gemildert. auch sind wir der Ansicht, dass durch die Einatmung Todesfälle vermieden worden sind“,

5. ohne Zahlenangabe. Feuerungsgase, „entschiedene Besserung“,

6. ohne Zahlenangabe. Gichtgase, Feuerungsgase, „Die Wirkungen waren stets günstige“.

7. 2 Fälle (1 Todesfall), „die Atmungsbeschwerden sind nach Aussagen des Krankenhausarztes fast ganz gehoben“,

8. ohne Zahlenangabe und ohne Resultatangabe,

9. 8 Fälle, „vor Anwendung der Sauerstoffinhalationen dauerte die Genesung der durch Gase vergifteten Personen einige Tage, während sich dieselbe bei rechtzeitiger Inhalation nur auf einige Stunden, höchstens aber auf einen Tag erstreckt“,

10. ohne Zahlenangabe, „schnellere Erholung“,

11. ohne Zahlenangabe, „schnellere Erholung“,

12. 30 Fälle, „Vergiftungserscheinungen leichter, schnelle Wiederherstellung“,

13. ohne Zahlenangabe, „Erholung schneller und leichter wie früher,“

14. 1 Fall „Wiederherstellung nach einigen Minuten“,

15. ohne Zahlenangabe, „es sind einige Fälle vorgekommen, die ohne Inhalationen sicher den Tod zur Folge gehabt hätten; in diesen Fällen trat eine Besserung bezw. Wiederbelebung erst nach stundenlanger Anwendung der O$_2$-Inhalationen“ ein,

16. 24 Fälle Gichtgase und Gasmotorengase, „leichtere Atmung“.

17. ohne Zahlenangabe, „Erleichterung der Atmung“,

18. 18 Fälle (1 Todesfall) „raschere Erholung von Ohnmacht“

19. ohne Zahlenangabe. „Gute Erfahrungen“,

20. ohne Zahlenangabe (2 Todesfälle), „die Kranken erholen sich meist schnell, selbst wenn die Atmung schon kurze Zeit ausgesetzt hatte, die Zunahme der Todesfälle ist auf Einführung neuer Fabrikationen zurückzuführen“.

5 Firmen geben an, Rettungsapparate zu besitzen, O$_2$-Inhalationen wenden die Betriebe an: 1 seit 30 Jahren, 1 seit 1894, 1 seit 96, 1 seit 98, 2 seit 99, 4 seit 1900, 3 seit 1901, 1 seit 1902.

2 Betriebe geben an, trotz Anwendung von O$_2$-Inhalationen keine Erfahrungen zu besitzen

1. wegen der zu leichten Natur der Fälle,

2. weil von 2 Fällen einer tödlich verlief, „die Leute erholen sich auch so schnell“.

2 Betriebe verhalten sich ablehnend, trotz Anwendung von O$_2$-Inhalation,

1. ohne Zahlenangabe, „Die Leute erholen sich auch an der Luft, kein bemerkenswerter Erfolg“,

2. ohne Zahlenangabe. „Kein wesentlicher Nutzen“. Rettungsapparat.

Von 153 Anfragen an Bergwerks- und Hüttenbetriebe gingen hiernach 99 Antworten ein.

28 Betriebe waren nicht im Besitz von Vorkehrungen zu O_2-Inhalationen,

40 Betrieben standen O_2-Inhalationen zur Verfügung, hiervon hatten 6 Giersbergsche Rettungsapparate, in 8 Fällen mit mindestens 16 Todesfällen gaben vorgekommene Unglücksfälle Veranlassung zur Einführung von O_2-Inhalationen.

31 Betriebe haben O_2-Inhalationen praktisch zur Anwendung gebracht, darunter sind 27 Betriebe, welche einen Erfolg von O_2-Inhalationen angeben, bei zahlenmässiger Anführung von 115 Fällen, worunter sich 5 Todesfälle befanden. Ausserdem geht aus den Antworten hervor, dass O_2-Inhalationen in einer sicher nach Hunderten zu schätzenden Anzahl Vergiftungsfällen mit Erfolg angewendet worden ist. (2 Todesfälle).

Ca. 30 pCt. der Betriebe, welche die Enquête beantwortet haben, waren ohne Vorkehrungen zu O_2-Inhalationen,

ca. 40 pCt. mit Apparaten versehen, aber nicht in der Lage, dieselben anzuwenden,

$^1/_5$ dieser letzteren Betriebe waren durch Unglücksfälle zur Einführung der O_2-Inhalationen veranlasst,

27 pCt. der Betriebe, aus welchen Antworten vorliegen, hatten O_2-Inhalationen mit Erfolg angewendet.

In 3—4 pCt. der Betriebe, welche die Enquête beantworteten, hatte eine Anwendung von O_2-Inhalationen stattgefunden, ohne dass ein Urteil über einen wesentlichen Einfluss möglich war.

Unter den industriellen Anlagen, welchen O_2-Inhalationen zur Verfügung standen (ca. 70), kamen in 42 resp. 48 Betrieben d. h. in 60—68 pCt. der Betriebe Vergiftungen vor, deren Behandlung mit O_2-Inhalationen erforderlich ist. Nach den Beobachtungen in Bergwerken und Hütten hat in ca. 90 pCt. der Betriebe die Anwendung von O_2-Inhalationen mit Erfolg und in 10 pCt. ohne Erfolg stattgefunden.

Wenn eine alte, berechtigte Forderung verlangt, dass man statistische Angaben nicht allein zählen, sondern wägen soll — wir werden hierauf in einer zusammenfassenden Uebersicht über die eingegangenen Berichte noch zurückkommen — so können wir doch nicht umhin, zu betonen, welche einschneidende, man kann sagen soziale Bedeutung eine einzige prophylaktisch-therapeutische Massnahme wie die Einführung von O_2-Inhalation erreichen kann. In der für unser Erwerbsleben wichtigsten Industrie der Gewinnung von Kohle und Metall, in welcher von ca. 4 Millionen Fabrikarbeitern im Deutschen Reich ca. 800 000 Individuen beschäftigt sind, d. h. ca. der fünfte Teil aller Fabrikarbeiter im Deutschen Reiche tätig ist, in welcher sicher über tausend, vielleicht Tausende Fälle von Vergiftungen vorkommen, die das Leben und den Wohlstand einzelner Individuen und Familien bedrohen, hat eine Therapie auf Grund ihrer wissenschaftlichen Begründung und auf Grund praktischer Erfahrung eine Stellung errungen, oder muss sie sie erringen, welche sie den grössten therapeutischen Schöpfungen aller Zeiten fast ebenbürtig an die Seite stellt.

3. Anilinfarben- und Chemische Fabriken.

Von den organischen Betrieben gibt ausser der Gasfabrikation[1]) insbesondere die Industrie der Teerfarben Veranlassung zu Intoxikationen, welche Gegenstand einer Behandlung durch O_2-Inhalation sein können. Die Vielseitigkeit der Farben- und chemischen Fabriken bedingt, dass zahlreiche Substanzen, welche schon in dem ersten Abschnitt behandelt worden sind, in den chemischen Fabriken Verwendung finden und gelegentlich eine gesundheitsschädliche Wirkung entfalten können. Aber auch nicht erwähnte Körper, welche durch den Fortschritt der Wissenschaft und der Technik für die Industrie nutzbar gemacht werden, ohne dass Ueberlegung und Forschung vom hygienischen Standpunkte ihre Anwendung a priori verbieten würde, können Veranlassung zu Erkrankungen geben, in denen O_2-Inhalationen, als ein mehr oder minder wirksames Mittel zu betrachten sind.

Aber der Grund, dessentwegen die Farbenfabriken in einem besonderen Kapitel besprochen werden, sind nicht die sporadischen Intoxikationen, wie sie eben angedeutet worden sind, und deren Behandlung mit O_2, sondern die für Anilinfabriken typischen Intoxikationen, welche wir der Kürze wegen als „gewerbliche Methämoglobin-Vergiftungen" bezeichnet haben.

Als schädigende Ursache der letzteren ist hauptsächlich die Einwirkung gewisser in der Farbenfabrikation verwendeter Produkte anzusehen, welche zur Gruppe der aromatischen Nitro- und Amidokörper gehören; jedoch finden sich unter den in diesen Fabriken verarbeiteten Substanzen auch Körper, welche zwar nicht zu den Methaemoglobin-bildenden Substanzen gehören, aber welche, soweit für Bekämpfung ihrer schädigenden Einwirkung O_2 in Betracht kommt, hier auch erwähnt werden sollen.

Die teilweise komplizierten Herstellungsverfahren dieser Substanzen hier zu besprechen, würde zu weit führen. Durch Vervollkommnung der Fabrikationstechnik sowie durch geeignete hygienische Massnahmen haben sich fast in allen grossen chemischen, insbesondere Anilinfabriken die Anzahl der Vergiftungsfälle vermindert.

Das Symptomenbild der Methämoglobinvergiftungen wird in erster Linie durch die Methämoglobinbildung im Blute beherrscht. Wenn auch die erwähnten Substanzen zum Teil mit Recht als Nervengifte bezeichnet werden (bei Kaninchen treten infolge Nitrobenzolvergiftungen die Lähmungserscheinungen mehr in den Vordergrund als Blutveränderungen), so haben wir am Menschen niemals Symptome beobachten können, welche nicht durch die Blutveränderung ihre Erklärung gefunden hätten.

Die Blutveränderungen und der Ausdruck derselben in der Hautfarbe der betroffenen Individuen sind verschieden, je nachdem es sich um die Wirkung der technischen Amido- oder Nitroprodukte handelt. Die Wirkung der Nitroprodukte ist in höherem Mass deletär für die Blutkörperchen; einerseits weisen hierauf die bei Arbeitern dieser Betriebe entstehenden Anämien hin, andererseits der hämatogene Ikterus bei

---

stärkerer resp. akuter Einwirkung der Schädlichkeit; dieser Ikterus gibt der durch die Methämoglobinämie bedingten Farbenveränderung die mulattenartige Nuance. Einem Zerfall methämoglobinhaltiger Blutkörperchen entsprechend konnten wir in einem letal verlaufenden Falle auch Methämoglobinurie beobachten, eine Erscheinung, welche wir selbst bei schwerer Anilinvergiftung niemals feststellen konnten. Die durch die Nitroprodukte veranlassten Veränderungen des Blutfarbstoffs sind mit den von Reckzeh[1]) beschriebenen, durch Pyrogallussäure veranlassten Blutveränderungen resp. Anämien bei Tieren in Parallele zu stellen. Die durch Sauerstoffarmut resp. durch die nichtdissozierbare Bindung von O_2 an Hämoglobin veranlasste Cyanose, welche neben der Methämoglobinfarbe und dem Ikterus als dritte Komponente der Hautfarbe in Betracht kommt, bedarf für die Frage nach der Zweckmässigkeit der O_2-Inhalationen bei diesen Intoxikationen keiner besonderen Berücksichtigung, da mit der Erklärung des Einflusses von O_2 auf die Sauerstoffarmut und die Rückbildung des Methämoglobins auch die Wirkung von O_2 auf die besondere Art der Cyanose aufgehellt ist.

Im Gegensatz zu der Wirkung der Nitrokörper gehen oft die schwersten Anilinvergiftungen, deren Symptomenkomplex durch die dunkle Verfärbung der Haut, schwere Atemnot, Bewusstseinsstörungen, Konvulsionen in hohem Masse beängstigend ist, in verhältnismässig kurzer Zeit vorüber, ohne dass sekundäre Anämien auf einen erheblichen Zerfall von Blutkörperchen hinweisen. Man ist erstaunt, dass derartige schwere Affektionen des Blutes ohne erhebliche Ausscheidung von Blutkörperchenresten oder verändertem Blutfarbstoff abklingen, und man ist auf Grund dieser Beobachtungen — welche durch Blutkörperchenzählungen ihre Bestätigung finden dürften — berechtigt, anzunehmen, dass bei den Anilinvergiftungen die Methämoglobinumwandlung des Hämoglobins zum grössten Teil in intakten roten Blutkörperchen vor sich geht, dass dagegen bei den Nitrointoxikationen daneben ein erheblicher Zerfall von Blutkörperchen, man muss es dahingestellt sein lassen, ob primär durch die toxische Substanz oder sekundär durch die Umwandlung des Hämoglobins unter Dissolution des veränderten Blutfarbstoffes stattfindet. Für den Organismus, welcher im Stande ist, Methämoglobin wieder in Hämoglobin umzuwandeln, kommt bezüglich der Restitutio ad integrum nur das Methämoglobin in intakten Blutkörperchen in Betracht, während das im Plasma gelöste Methämoglobin der Ausscheidung oder weiterer Umwandlung verfallen muss.

Nachdem wir im Vorstehenden den Angriffspunkt dieser Blutgifte und die Art und wesentlichen Folgen dieses Angriffs kennen gelernt haben, wenden wir uns nun zu der Frage, in welcher Weise O_2-Inhalationen auf den Verlauf von Intoxikationen von Einfluss sein können, sei es, dass die Anzahl der Blutkörperchen eine Verminderung erfahren haben, sei es, dass der Blutfarbstoff zum Teil durch Methämoglobinbildung seine Funktionsfähigkeit verloren hat. Bei beiden, eventuell gleichzeitig einhergehenden, pathologischen Veränderungen handelt es sich um eine funktionelle, der Anämie gleichwertige Erscheinung. Die Bewertung der O_2-Inhalationen wird demnach abgesehen von dem Einfluss derselben auf die typische Veränderung von der Möglichkeit der Einwirkung von O_2 bei Anämien abhängen. Diese Einwirkungsmöglichkeit richtet sich aber

---

1) Reckzeh, Zeitschr. f. klin. Med. 1901. Bd. 54. S. 165.

nach der Menge des funktionsfähigen Hämoglobins. Greifen wir auf das von Zuntz und Loewy gegebene Beispiel im Abschnitt I zurück, so wird bei einem Drittel des normalen Hämoglobingehalts das Blut fast sauerstofffrei aus den Kapillaren in die Venen übertreten. Dieser Umstand bedeutet die unterste Grenze einer ausreichenden O_2-Versorgung, unter welcher für den Organismus Gefahren bestehen. Durch physikalische Lösung von O_2 im Plasma (1,8 pCt.) durch Mehrbindung von O_2 an das Hämoglobin (1 pCt., im ganzen 2,8 pCt) kann mehr als ein Drittel des überhaupt noch vorhandenen Sauerstoffs dem Blute bei Anwendung von O_2-Inhalationen zugeführt werden. Wenn selbst der O_2-Gehalt des Blutes an funktionellem O_2 auf 5 pCt. sinkt, so kann eventuell die mögliche Erhöhung um 2 bis 2,5 pCt. das Leben erhalten. Dieser Einfluss ist bei Vergiftungen, bei welchen in verhältnismässig kurzer Zeit, die durch dieselben bedingte, besondere Form der Hämoglobinarmut beseitigt werden kann, von der hervorragendsten Bedeutung. Allein unter Zugrundelegung dieses Einflusses bei einer sich in 12 bis 24 Stunden annähernd ausgleichenden Blutveränderung können O_2-Inhalationen lebensrettend sein — eine Wirkung, die bei konstitutionellen Anämien, beim Fortbestand der ätiologischen Veranlassung niemals erzielt werden kann. Der Organismus kann durch O_2-Inhalationen bei derartig akut verlaufenden Intoxikationen, wie sie durch die Amido- und Nitroderivate des Benzols bedingt werden, Zeit gewinnen, um seinen Hämoglobingehalt wieder auf die Norm oder auf ein zur selbsttätigen Erhaltung des Lebens ausreichendes Mass zu bringen. Die Voraussetzung für diese ausschlaggebende Bedeutung der O_2-Inhalationen bei akuter toxischer Hämoglobinarmut während eines Zeitraumes, in welchem eine kontinuierliche Anwendung von O_2 aus praktischen Gründen möglich ist, ist die Rückumwandlung von Methämoglobin in Hämoglobin.

Dass dem Organismus tatsächlich die Mittel und Wege zur Verfügung stehen, Methämoglobin wieder in Hämoglobin umzuwandeln, geht aus der klinischen Beobachtung hervor. Eine Vorstellung über die Art dieses Vorgangs können wir uns zunächst nur durch einen Rückschluss von dem Verhalten des Methämoglobin ausserhalb des Organismus machen. Das neutrale Methämoglobin, ausgezeichnet durch sein spektroskopisches Verhalten, insbesondere durch seinen intensiven Absorptionsstreifen zwischen den Linien C und D, kann durch Schwefelammonium in Hämoglobin und letzteres durch Schütteln mit Luft, wie normales Hämoglobin in Oxyhämoglobin übergeführt werden. Man könnte nun daran denken, dass die bei Sauerstoffmangel im Organismus entstehenden reduzierenden Substanzen wie Traubenzucker und Glykuronsäure dieselbe Fähigkeit wie Schwefelammonium entfalten. Jedoch ergaben von uns angestellte Untersuchungen, dass diese bei Sauerstoffmangel entstehenden Körper nicht imstande sind, Methämoglobin in Hämoglobin umzuwandeln. Bevor demnach derartige, im Regenerationsprozess des Organismus entstehende Substanzen nicht festgestellt sind, wird man diese Hypothese nicht aufstellen können. Jedoch glaubten wir den Wegen des Organismus nachgehen zu können, nachdem wir als Frühsymptom und es muss hier hinzugefügt werden, auch als Symptom der abklingenden Methämoglobinvergiftung das Spektrum des alkalischen Methämoglobins beobachten konnten. Andererseits gelang es uns nachzuweisen, dass neutrales Methämoglobin in Lösungen durch einen Alkalizusatz, wie derselbe der normalen Alkaleszenz des

Blutes entspricht (0,3 Na_2CO_3 : 100) in alkalisches Methämoglobin umgewandelt wird. Durch die Methämoglobinbildung nimmt die Alkaleszenz des Blutes ab. Es entspricht regulatorischen Einrichtungen des Organismus, sich wieder auf die normale Alkaleszenz einzustellen und damit allmählich das Material herbeizuschaffen, welches genügt, neutrales Methämoglobin in alkalisches Methämoglobin umzuwandeln. Kobert[1]), welcher in einer schon nach unsern Beobachtungen erschienenen Arbeit seine Verwunderung ausspricht, dass die klinisch-diagnostisch wichtige Frage nach dem Auftreten des alkalischen Methämoglobins damals überhaupt nicht einmal berührt worden war, gibt ebenfalls seiner Meinung dahin Ausdruck, dass für die Umwandlung des neutralen Methämoglobins in alkalisches die Erhöhung der Alkaleszenz von Bedeutung ist, und rät zur Darreichung von Alkalien, von der wir allerdings wissen, dass sie die Alkaleszenz des normalen Blutes nicht verändern kann. Aber wenn wir auch auf Grund der Beobachtung in Vergiftungsfällen, auf Grund von experimentellen Tatsachen und auf Grund theoretischer Deduktion zu der Anschauung gekommen sind, dass die Rückumwandlung des Methämoglobin in Hämoglobin über das alkalische Methämoglobin erfolgt, so fehlt uns doch die Erklärung, wodurch und in welcher Weise die Umwandlung des alkalischen Methämoglobins in Hämoglobin vor sich geht. Kobert nimmt zwar an, dass der Organismus alkalisches Methämoglobin leichter in O_2Hb zurückverwandeln kann. Jedoch selbst bei Berücksichtigung seiner Angabe, dass der Organismus diese Umwandlung von selbst ausführe, erhalten wir keinen Einblick in die betreffenden Vorgänge. Das alkalische Methämoglobin unterliegt, trotzdem es ausser seinem, von uns beschriebenen, von Ziemke und Müller[2]) bestätigten typischen Schatten, zwei dem Oxyhämoglobin entsprechende Absorptionsstreifen im Spektrum hat, nicht der Sauerstoffzehrung, wenigstens nicht in mit Oxyhämoglobin vergleichbaren Zeiträumen. Ausserdem konnten wir ebenso wie Kobert, Müller die Angabe Zeyneck's bestätigen, dass das Verhältnis des spektrophotometrisch bestimmten Extinktionskoeffizienten ($s_r : \varepsilon$) an den üblichen Spektralregionen für das alkalische Methämoglobin kleiner ist als für das Oxyhämoglobin. Die Verschiedenheit der beiden Körper trotz der Aehnlichkeit bezüglich der spektroskopischen Bilder zwischen den Linien D und E weist auf die Schwierigkeit hin, die Frage zu beantworten, durch welche Mittel der Organismus alkalisches Methämoglobin in Oxyhämoglobin umwandelt.

In Verfolgung der uns interessierenden Frage nach dem Einfluss der Erhöhung des O_2-Partiardruckes auf Methämoglobinvergiftungen untersuchten wir den Einfluss, welchen eine Vermehrung des O_2-Druckes auf Methämoglobinlösungen gewinnen konnte. Die spektrophotometrische Methode gab uns einen Massstab zur Beurteilung dieses Einflusses, insofern nach dem Stand der spektrophotometrischen Untersuchungen und unserer Kenntnisse über Blutveränderungen durch methämoglobinbildende Substanzen zwar keine quantitativen Berechnungen möglich sind, aber doch eventuell ein allgemeiner Schluss gestattet ist, welcher auf der Tatsache basiert, dass ein Steigen des Absorptionsverhältnisses eine Besserung der Blutbeschaffenheit bedeutet. Wir konnten nun kon-

---

1) Kobert, Pflüger's Archiv. 1900. S. 615 ff.
2) Ziemke u. Müller, Beiträge zur Spektroskopie des Blutes. Arch. f. Anat. u. Physiol. 1901. Suppl. S. 177.

statieren, dass Erhöhung des O_2-Druckes auf neutrales Methämoglobin in Lösung nicht wirkt. Jedenfalls stieg in unseren Versuchen der Quotient $\varepsilon_i : \varepsilon$ nicht. Das Absorptionsverhältnis wurde kleiner. Ferner wurde festgestellt, dass bei einem Alkalizusatz in Grenzen der Alkaleszenz normalen Blutes das Absorptionsverhältnis steigt, dass bei zu grossem Alkalizusatz (0,6 : 100) das Absorptionsverhältnis sinkt. Eine Vermehrung des Sauerstoffdruckes auf das doppelte des normalen, in der Atmosphäre vorhandenen O_2-Partiardruckes war imstande, das Absorptionsverhältnis zu erhöhen, während durch ein weiteres Steigen des O_2-Druckes eine grössere Wirkung nicht erzielt wurde.

Aus diesen Resultaten können wir nicht mit Sicherheit entnehmen, dass alkalisches Methämoglobin durch Erhöhung des Partiardruckes von O_2 in Oxyhämoglobin umgewandelt wird, sondern wir sind nur berechtigt, anzunehmen, dass sich durch Erhöhung des O_2-Partiardruckes alkalisches Methämoglobin bezüglich seines spektrophotometrischen Verhaltens dem Oxyhämoglobin nähert. Nur Gasanalysen können uns über die Art des Vorganges eine endgiltige Aufklärung verschaffen, wenn auch aus den erwähnten Versuchen hervorgeht, dass vermehrter O_2-Druck einen Einfluss auf alkalisches Methämoglobin gewinnt.

Das Mittel, welches der Organismus zur Erzielung dieses Resultates, dessen biologische Bedeutung wir auf Grund der Versuche noch nicht übersehen können, anwenden kann, ist in der Dyspnoe gegeben; durch diese, d. h. durch Vertiefung der Atmung kann der O_2-Gehalt der Alveolen beträchtlich, z. B. von 9,6 auf 15 pCt. gehoben werden. Die Dyspnoe als Regulationsvorgang des Organismus muss die Annahme gerechtfertigt erscheinen lassen, dass eine derartige Beeinflussung des alkalischen Methämoglobins, wie sie durch die Dyspnoe geschehen kann, für den Organismus zweckmässig und erwünscht ist. Für uns kommt im besonderen die Frage in Betracht, ob die Erhöhung des O_2-Partiardruckes, wie sie durch O_2-Inhalationen geschehen kann, mehr leistet, als Dyspnoe. Durch unsere Versuche wurde diese Frage dahin beantwortet, dass in der Tat durch ein Steigen des O_2-Partiardruckes bis zum doppelten des O_2-Druckes in der Atmosphäre, welcher natürlich durch Dyspnoe nie erreicht werden kann, die Annäherung des alkalischen Methämoglobins an das Oxyhämoglobin in dem besprochenen Sinne erhöht wird.

Stets unter der Voraussetzung, dass die bewiesene Beeinflussung des Methämoglobins durch Erhöhung des O_2-Partiardruckes vom biologischen Standpunkte erwünscht ist, ist man berechtigt, in den O_2-Inhalationen ein Mittel zu sehen, welchem eine besondere Wirkung, eine besondere Stellung bei der Umwandlung des alkalischen Methämoglobins zukommt.

Ausser dem spezifischen Einfluss auf alkalisches Methämoglobin, dem Einfluss auf die besondere Art der Hämoglobinarmut bei Umwandlung eines Teils des Oxyhämoglobins in Methämoglobin, kommt den O_2-Inhalationen bei jedem drohenden Atemstillstand, auch bei dem oberflächlichen Atemtypus, wie er bei nicht ausreichender O_2-Versorgung des Atmungszentrums selbst bei hohem CO_2-Gehalt der Alveolen besteht, ein genereller Einfluss zu. Sei es, dass die durch Einströmen des Sauerstoffs in die Lungen veranlasste, wenn auch geringe Druckerhöhung genügt, die Atmung zu vertiefen, sei es dass durch die bessere Sauerstoffversorgung der Zentren die Kohlensäure ihren die Atmung vertiefenden Einfluss ausübt, jedenfalls üben O_2-Inhalationen einen Einfluss auf den Atmungsmodus aus. Die generelle Erscheinung, dass die Atmung ruhiger und tiefer wird, dürfte jeder beobachten, der Gelegenheit hat, bei frequenter oberflächlicher Atmung O_2-Inhalationen anzuwenden. Freilich wird es von der Natur des Falles, von dem Grad der erhaltenen oder erreichbaren Funktionsfähigkeit des Blutes abhängen, ob ergiebige Atemzüge bestehen bleiben, und ob die bei flacher Atmung sich anhäufende CO_2 aus den Lungen stets genügend entfernt werden kann. Wir werden auf diesen Punkt noch bei der Methodik der O_2-Inhalationen zurückkommen.

Hiermit hätten wir die Grundlagen der O_2-Therapie bei Methämoglobinvergiftungen, welche zum Teil theoretischer Natur sind, zum Teil aber auf Beobachtungen an Krankenmaterial beruhen, erschöpft. Wir haben noch auf die Möglichkeit einer Wirkung der O_2-Therapie bei Intoxikationen durch Substanzen, welche nicht als typische Methämoglobinbildner zu betrachten sind, nichtsdestoweniger aber als Zwischenprodukte in der Technik der Farbenfabrikation eine Rolle spielen. Es handelt sich um Mono-, Di-, Trinitrophenol, Dinitrokresol. Ob und in welchem Sinne eine Einwirkung dieser Substanzen auf das Blut stattfindet, ist nicht endgiltig festgestellt; man ist geneigt, diese Substanzen als Nervengifte anzusprechen, insbesondere führte man die durch diese Substanzen ausgelöste hohe Atemfrequenz auf Reizung des Atmungszentrums zurück. Wenn man absicht von der Möglichkeit eines Einflusses von O_2-Inhalationen auf eine unbekannte oder nicht sicher festgestellte Veränderung des Blutes, so wird man doch analog zu dem Einfluss von O_2-Inhalationen bei Strychninvergiftung der O_2-Therapie bei Reizzuständen des Atmungszentrums einen gewissen, wenn auch beschränkten Wert nicht absprechen können, der darin besteht, durch Mehrbindung und höhere Absorption von O_2 die Reizempfindlichkeit der nervösen Zentren herabzusetzen.

Die Behandlung gewerblicher Methämoglobinvergiftungen mittelst O_2-Inhalationen wird in den umfassenden Lehrbüchern nur flüchtig gestreift. So schlägt Kobert und Wyss die Anwendung von O_2-Inhalationen bei Nitrobenzolvergiftungen vor.

In den englischen Jahresberichten über Faktoreien und Werkstätten vom Jahre 1896 befinden sich schon folgende Vorschläge angeführt:

1. Die Nitrobenzolbehälter sollen soweit wie möglich geschlossen gehalten werden, um das Entweichen von Dämpfen zu beschränken.
2. Es soll gute Ventilation vorhanden sein, um die Dämpfe abzuziehen.
3. Behälter, welche giftige Flüssigkeiten enthalten haben, sollen von einem Chemiker geprüft werden, ehe einem Arbeiter gestattet wird, ohne Respirator, Rauchkappe oder ähnliche Ausrüstung, welche ihm frische Luft zuführt, hineinzugehen.
4. Ein Zylinder mit reinem Sauerstoff soll in Bereitschaft gehalten werden, um in Fällen von Gasvergiftung die Atmung herzustellen.
5. Es soll Speisezimmer und Waschgelegenheit vorhanden sein.
6. Es soll Milch verabreicht werden.

In den preussischen Gewerbeinspektionsberichten vom Jahre 1900 befindet sich folgende Notiz: „In einer grossen Anilinfabrik wird neuerdings bei eintretenden Krankheitserscheinungen von Anilinismus das Einatmen von reinem O_2 als Gegenmittel mit gutem Erfolge angewendet." Diese

Bemerkung bezieht sich auf die vom Verfasser systematisch angewendeten O_2-Inhalationen bei den gewerblichen Methämoglobinvergiftungen. Das Ergebnis der praktischen Beobachtungen über den Wert der O_2-Inhalationen bei diesen Intoxikationen war folgendes:

„Ohne im einzelnen Falle oder auf Grund von Statistiken des behandelten Krankenmaterials den Vergleich anstellen zu können, ob ein sonst sicher dem Tode verfallener Patient durch diese Therapie am Leben bleibt, glaube ich dieselbe doch empfehlen zu müssen. In den leichten Fällen verschwinden die subjektiven Beschwerden schneller, wie sonst; speziell lässt der Kopfschmerz sofort nach. Die Leute fühlen sich kurz nach der Inhalation wohl, sodass sie wieder zur Arbeit gehen wollen, um auf dem Wege dahin zu merken, dass sich der Zustand wieder verschlimmert. In den schweren Fällen wird die oberflächliche Atmung tiefer, die Frequenz derselben wird herabgesetzt, besteht eine längere Atempause, so setzt oft während des Druckes auf den Gummiballon ein Atemzug ein. Das Bewusstsein kehrt wieder. Der geübte Beobachter wird eine Aenderung der Farbe des Patienten konstatieren können, ohne dass die Aenderung so deutlich wäre, wie dieselbe sich nach den vorliegenden Angaben bei Cyanose einstellen kann. Die bedrohlichen Erscheinungen kehren oft in einigen Minuten nach dem Aufhören der Inhalationen wieder, um nach Wiederholung derselben zu verschwinden. Derartige Beobachtungen am Menschen haben mir die Ueberzeugung gebracht, dass es unter Umständen möglich ist, in einem Erkrankungsfall durch methämoglobinbildende Gifte einem Patienten über das kritische Stadium hinwegzuhelfen, bis der Organismus eventuell Zeit zur Restitution des erkrankten Blutes gefunden hat.“

In den Jahren 1899 bis 1904 haben wir im ganzen 22 Fälle von Intoxikationen beobachtet. Verbesserungen in den Betriebseinrichtungen, individuelle Prophylaxe der Arbeiter in den Betrieben, Entfernung der Arbeiter, deren Konstitution nicht geeignet erschien, aus den gefährlichen Räumen, haben die Anzahl der Intoxikationen auf durchschnittlich jährlich 4 herabgesetzt. Unter diesen 22 Fällen waren 10 mit 91 Krankentagen arbeitsunfähig, während die restierenden 12 Erkrankten die Arbeit nur bis zum nächsten Tage unterbrachen. Vier Fälle waren als mittelschwer und ein Fall als Casus gravis zu bezeichnen. Die leichten Fälle sind zum grössten Teil auf Grund der Beobachtung von Frühsymptomen festgestellt worden, die Behandlung derselben mittels O_2 wurde mehr prophylaktisch ausgeführt. Subjektive Erleichterung gaben alle Patienten an, nach O_2-Inhalationen zu empfinden, speziell liessen Schwindel und Kopfschmerz nach. In den drei mittelschweren Fällen entsprach die Wirkung dem Bilde, wie es aus einer früheren Arbeit hier zitiert wurde. In einem schweren Fall[1]) gewannen wir die Ueberzeugung einer lebensrettenden Wirkung:

Eine halbe Stunde nach einem Unfall wurde der Verunglückte trotz Kleiderwechsels und Körperreinigung „blau“, die Cyanose resp. Methämoglobinbildung erreichte bald eine bedeutende Intensität. Es stellten sich Konvulsionen ein, die Atmung sistierte während derselben, dem Patienten wurde stundenlang O_2 verabreicht. Die Konvulsionen legten sich, nach 3—4 Stunden war der Sauerstoffvorrat (1000 l) erschöpft, die Atmung war regelmässig. Der Sicherheit wegen wurde von einem Feuerwehrdepot O_2 herbeigeschafft. Noch vor dem Eintreffen verschlimmerte sich der Zustand, insbesondere traten wieder Konvulsionen

---

1) Vergl. Zur Frage der Hilfe für Giftarbeiter. Deutsche med. Wochenschr. 1904.

auf. Die künstliche Atmung, welche wegen des Widerstandes des starren Thorax nicht ergiebig war, besserte den Zustand nicht. Durch einen Aderlass wurde der Zustand verschlimmert; nach Eintreffen des Sauerstoffs wurde sofort wieder mit den Inhalationen begonnen. Die Atmung wurde wieder regelmässig, der Puls hob sich, der Sauerstoffgehalt der Flasche betrug nur einige 100 l und war innerhalb einer Stunde erschöpft. Von einem zweiten Feuerwehrdepot wurden weitere zwei Bomben komprimierten O_2 herbeigeschafft. Bis zum Eintreffen desselben traten wieder die bedrohlichen Erscheinungen auf. Dieselben wurden wieder durch O_2-Inhalationen gehoben. Nunmehr wurde der Patient nach Hause transportiert. Unterwegs und zu Hause wurden die O_2-Inhalationen in kürzeren oder längeren Pausen bis zum nächsten Tage fortgesetzt.

Der Patient war nach einigen Tagen arbeitsfähig. Dieser Fall ist infolge seiner besonderen Umstände einem Versuche gleichzustellen.

Einem Hunde spritzte ich 0,6 pro Kilo Anilin ein. Nach einer Stunde bekam der Hund Krämpfe, bestehend in tonischen Kontraktionen der Extremitäten und Opisthotonus. Der Hund wurde in einen ziemlich dicht schliessenden Kasten gebracht, in welchen durch ein Glasrohr Sauerstoff eingeleitet wurde. Die Krämpfe liessen sofort nach. Nach Herausnahme des Tieres traten wiederum Krämpfe ein, welche wiederum aufhörten, als das Tier zum zweiten Mal in den Sauerstoffbehälter gebracht wurde. Der Versuch verlief also ähnlich den Versuchen, wie dieselben ähnlich bei Strychnin- und Morphiumvergiftungen beobachtet worden sind.

Ein Kaninchen von ca. 3 Pfund bekam 2 ccm 5proz. Dinitrobenzollösung subkutan eingespritzt. Eine Stunde nach der zweiten Injektion fiel das Tier um und reagierte auf Reize nicht mehr. Man konnte das Tier anfassen oder stossen, es trat keine Spur von Reaktion auf. Nach einigem minutenlangen Verweilen in dem Sauerstoffkasten richtete sich das Tier auf; als das Tier herausgenommen wurde, geriet es bald wieder in den vorigen Zustand. In der sauerstoffreichen Atmosphäre des Kastens richtete sich das Tier wieder auf. Ebenso gelang der Versuch zum dritten Male.

Der Parallelismus dieser Versuchsresultate mit den Beobachtungen am Menschen liegt auf der Hand.

Eine epikritische Betrachtung unserer praktischen Erfahrungen weisen darauf hin, dass die Erfolge der O_2-Inhalationen bei Methämoglobinvergiftung ihre Erklärung finden können in der Mehrbindung resp. Mehrlösung von O_2 im Blut und Plasma, d. h. in den allgemein physiologischen Wirkungen von O_2 auf das Blut. Wenn wir auch an der Beeinflussung des Methämoglobins durch Erhöhung des Partiardruckes von O_2 festhalten, so ist doch diese Umwandlung, welche sich über 12—24 Stunden hinzieht, eine zu langsame, d. h. in jedem Moment der Einwirkung eine zu geringfügige, um in einem kritischen Augenblick allein das Leben erhalten zu können. Noch in weit höherem Masse, wie bei der Kohlenoxydintoxikation tritt die Beeinflussung der spezifischen Veränderung gegenüber der allgemein physiologischen Beeinflussung bei den Methämoglobinvergiftungen durch Erhöhung des Partiardruckes von O_2 in den Hintergrund. Immerhin addiert sich natürlich jede Beschleunigung des Ablaufs der Intoxikationen zu dem allgemein gültigen therapeutischen Effekt von O_2.

Der in extenso hier angeführte Fall von schwerer Methämoglobinvergiftung gibt noch besonders Veranlassung, zwei Momente hervorzuheben. Das erste Moment ist schon bei der CO_2-Intoxikation berührt worden. Bei allen Zuständen, in welchen es infolge Erregung des Atmungszentrums zu einer Irradiation des Reizes auf andere Zentren des verlängerten Markes, insbesondere zu Krämpfen kommt, kann, wie wir betont haben, eine erhöhte O_2-Zufuhr die Erregbarkeit der Krampfzentren herabsetzen. Man muss es als fraglich hinstellen, ob künstliche Atmung nicht als gleichwertig in dieser Beziehung mit O_2-Inhalationen anzusehen sind. Aber in unserm Falle zeigt sich, dass es bei einem im Krampfstadium starren, wenig nachgiebigen Thorax unmöglich ist, eine systematische künstliche Atmung einzuleiten. Dagegen war es möglich, die O_2-Maske anzulegen und einesteils durch die mechanische Vertreibung von CO_2 und ausserdem durch Erhöhung des O_2-Vorrates des Blutes den ersten automatischen Atemzug auszulösen. Vom praktischen Standpunkte kann man bei derartigen akuten CO_2-Anhäufungen infolge tonischer Krämpfe der Thoraxmuskulatur, welche die Einleitung künstlicher Atmung stören, eine Ueberlegenheit der O_2-Inhalation behaupten. Freilich handelt es sich nur um eine Ueberlegenheit im Krampfstadium, während natürlich bei erschlafftem Thorax die künstliche Atmung das rationelle Verfahren zur Entfernung von CO_2 bleibt. Dass durch geeignete Handhabung der Apparatur resp. durch besondere Apparate die Kombination der künstlichen Atmung mit der O_2-Zuführung erreicht werden kann, soll in einem Schlusskapitel auseinandergesetzt werden.

Das zweite Moment bezieht sich auf die spezielle Behandlung der Methämoglobinvergiftungen. Der Aderlass, ein bei Vergiftungen häufig angewendeter Eingriff, hat sich bei den Methämoglobinvergiftungen schon lange sein Bürgerrecht erworben. Für den günstigen Erfolg desselben sind verschiedene Erklärungen herangezogen worden. Die Annahme, dass der Aderlass deswegen günstig wirkt, weil ein Teil des Giftes durch denselben entfernt werden kann, dürfte bei der eigentümlichen Wirkungsweise der methämoglobinbildenden Gifte selten in Betracht kommen. Substanzen, wie Nitrobenzol, Anilin etc. werden nur langsam resorbiert und wirken kumulierend. Die Erscheinungen treten oft in beängstigender Weise auf, wenn noch ein erhebliches Depot toxischer Substanz besteht. Die durch den Aderlass bewirkte Verminderung der resorbierten Giftmenge wird zumeist wieder durch weitere Resorption ergänzt, sei es, dass das schädliche Material in den Luftwegen, oder wie sicher selten im Darmtractus abgelagert ist. Im Einzelfall mag in der Tat die Verminderung der im Körper kursierenden Giftmenge von Nutzen sein. Viel näher liegt es, den Vorteil des Aderlasses darin zu sehen, dass durch denselben die bei jeder Dyspnoe erhöhte Beanspruchung der Herztätigkeit durch Verminderung des Blutquantums, d. h. der Arbeitsleistung herabgesetzt wird. Untersuchungen, welche wir anstellten, ergaben eine bisher noch nicht bekannte, für die Methämoglobinvergiftung wichtige Veränderung der Blutbeschaffenheit. Es zeigte sich, dass durch den Aderlass die Alkaleszenz vermehrt wird, und damit nach dem oben gesagten die Basis für die Umwandlung des neutralen Methämoglobins in alkalisches, sowie die Möglichkeit einer Einwirkung von O_2 auf alkalisches Methämoglobin geschaffen wird. Von Löwy und Zuntz ist endlich die Möglichkeit betont worden, dass durch die durch den Aderlass veranlasste Sauerstoffarmut des Venenbluts reduzierende Substanzen entstehen, durch welche Methämoglobin in Hämoglobin umgewandelt werden kann. Jedoch haben wir schon betont, dass der Nachweis solcher Substanzen, welche hierzu fähig wären, bis jetzt nicht geführt ist. Naheliegend war es in der Kombination des Aderlasses mit O_2-Inhalationen eine zweckmässige Behandlungsmethode bei den Methämoglobinvergiftungen zu sehen. Die praktischen Erfahrungen am Menschen schienen diese Anschauung zu bestätigen, Tierversuche rechtfertigten ein derartig systematisches Vorgehen. Aber der hier publizierte Fall warnt vor der Auffassung, in der Sauerstoffatmung kombiniert mit dem Aderlass das souveräne Heilmittel zu erblicken. Das Befinden des Patienten verschlechterte sich nach dem Aderlass. Die Erklärung findet diese Tatsache dadurch, dass das durch den Aderlass entfernte Hämoglobin und Plasma durch Mehraufnahme von O_2 die im kritischen Moment doch nur in geringem Grade vor sich gehende Rückumwandlung des Methämoglobins bei weitem überkompensierte. Der Aderlass ist kein Eingriff, der bei den Methämoglobinvergiftungen in schematischer Weise vorgenommen werden kann, denn es bedarf kritischer Erwägung der Pathologie jedes Falles, d. h. der Herzfunktion, des Grades der Umwandlung des Hämoglobins und des Hämoglobinreichtums, bevor der Eingriff geschieht.

Nachdem wir die theoretischen Grundlagen, die praktischen Erfahrungen und auch die Differenz zwischen theoretischer Forderung und praktisch therapeutischem Eingreifen erörtert haben, wenden wir uns nunmehr zu den von anderer Seite publizierten, resp. uns mitgeteilten Resultaten der O_2-Therapie bei Vergiftungsfällen in Farben- und Chemischen Fabriken.

Mohr berichtet in einer Arbeit „Ueber Blutveränderungen bei Vergiftungen durch Benzolkörper"[1]) über eine Anzahl von Fällen: „Was die Therapie betrifft, so haben wir in allen Fällen neben der Darreichung von Analepticis Inhalationen bis zu 30—40 l mehrmals täglich angewandt und zwar, wie es schien, mit gutem Erfolg. Ich bin zwar nicht geneigt, dem Umstand, dass alle Kranken die schweren Vergiftungen überstanden, der Wirkung der O_2-Therapie zuzuschreiben. Ich möchte aber doch betonen, dass ich entschieden den Eindruck einer momentan günstigen Beeinflussung durch die O_2-Inhalationen habe."

Auf Anfragen an 5 grosse Werke gingen 4 Antworten ein. Die Angaben eines Werkes, welche in den obigen Ausführungen schon verwertet worden sind, lauteten dahin, dass seit dem Jahre 1899 22 Vergiftungen überhaupt vorkamen. Unter denselben befanden sich 5, in welchen ein bestimmender Einfluss auf den Verlauf von Intoxikationen zu konstatieren war, während die Natur der übrigen Fälle leicht war, so dass nur in einem Teil der Fälle ein evident günstiger Einfluss sich bemerkbar machen konnte.

Ein zweites Werk gibt an, seit dem Jahre 1901 O_2-Inhalationen bei Anilismen, sowie bei Reizerscheinungen der Luftwege, angewendet zu haben. Mit O_2-Inhalationen wurden behandelt 19 Intoxikationen im Nitrierungsraum, 26 Intoxikationen im Reduktionsraum, 3 Intoxikationen, welche bei der Herstellung von Dinitrobenzol etc. stattfanden, in Summa 47 Intoxikationen. Ausserdem wurden behandelt 3 Intoxikationen durch Phosphoroxychlorid, 1 Intoxikation durch Schwefelwasserstoff, 1 Kohlenoxydvergiftung. Die Zeitdauer der Anwendung betrug bis zu 2 Stunden; Résumé: Die Wirkung bestand in vorübergehender Erleichterung, bei den schweren Anilismen würde die Wirkung ohne forcierte künstliche Atmung, Venaesektion, Kampferinjektion gleich 0 gewesen sein.

Ein drittes Werk gibt an, seit 1900 O_2-Inhalationen anzuwenden, und zwar ohne Angabe der Zahl der Fälle, bei Intoxikationen durch Dinitrobenzol und Nitrochlorbenzol. Die Zeitdauer der Anwendung betrug mehrere Stunden. Résumé: Es wurden keine genauen Aufzeichnungen über die Fälle

---

1) Deutsche med. Wochenschr. 1902. No. 5.

gemacht, im ganzen sind 4—5 Fälle von Vergiftung durch Dinitrobenzol und Nitrochlorbenzol mit Sauerstoff behandelt worden. Der Erfolg war vorübergehend immer ein günstiger. Die cyanotische Färbung wurde geringer, das Sensorium freier. Ganz schwere Fälle kamen nicht zur Beobachtung.

Das vierte Werk gibt an, seit dem Jahre 1898 O_2-Inhalationen in 55 Fällen von Intoxikationen bei durch Binitrobenzol, Nitrochlorbenzol benutzt zu haben. Die Zeitdauer der Anwendung betrug $1/4$ Stunde bis $2^1/_2$ Tage. Ein Todesfall war nicht zu verzeichnen. In diesem Betrieb wurden auch 2 Fälle von Intoxikationen durch Salpetersäure behandelt.

Ausser den 5 erwähnten Anfragen an Farbenfabriken wurden noch 12 Anfragen an andere grosse chemische Fabriken gerichtet. Auf die letzteren liefen 9 Antworten ein. In 7 Betrieben sind Vergiftungen nicht vorgekommen, in einer Fabrik ist ein Fall von Dimethylsulfatintoxikation beobachtet worden. O_2-Inhalationen hatten nicht stattgefunden, in einer anderen Fabrik ein Fall von Phosgenintoxikation. Die beiden letzten Fälle kamen in Fabriken vor, welche grosse pharmazeutische Abteilungen besitzen.

Da Nitrokörper vielfach zu Sprengmitteln verwendet werden, wurde die Enquète auf 8 Pulver- und Sprengmittelfabriken ausgedehnt. Hiervon gaben 7 an, da Vergiftungen nicht vorkommen, O_2-Inhalationen nicht zu benötigen. Eine Fabrik gab an, durch technische Verbesserungen die früher zahlreichen Erkrankungen durch Dinitrobenzol vollständig vermieden zu haben, trotzdem aber O_2-Inhalationen zur Verfügung zu haben.

Wir haben schon bei den Gasintoxikationen die Unrichtigkeit des Standpunktes von Fabrikleitungen betont, erst dann prophylaktisch-therapeutische Einrichtungen zu treffen, wenn Unglücksfälle vorgekommen sind. Der Gesichtspunkt, unter welchem Fürsorge bei Intoxikationen getroffen werden muss, wird überhaupt durch die Möglichkeit zu Intoxikationen im regelmässigen Betrieb oder bei Betriebsstörungen gegeben. In dem Schreiben einer grossen Dynamitfabrik findet sich folgender Passus: „Auch kamen bei uns Vergiftungen mit Dinitrobenzol, salpetriger Säure nur in geringen Graden vor, welche keine aussergewöhnliche ärztliche Behandlung erforderten.“ Kein Betriebsleiter kann die Garantie dafür übernehmen, dass derartige Affektionen stets nur in geringem Grade vorkommen. Der Fall kann eintreten, dass aussergewöhnliche ärztliche Behandlung erfordert wird, wenn man die Verabreichung von O_2-Inhalationen noch als solche bezeichnen kann.

Gegenüber dem offenbar durch die geringe Giftgefahr veranlassten Verhalten der Pulverfabriken haben grosse pharmazeutische und Anilin- resp. Farbenfabriken den O_2-Inhalationen eine volle Beachtung angedeihen lassen. Man wird die Giftgefahr bei der Darstellung von Arzneimitteln unter gewissenhafter Beobachtung der vom chemisch-technischen Standpunkt gegebenen Vorsichtsmassregeln nach den vorliegenden Angaben nicht hoch veranschlagen dürfen. Aber die Möglichkeit liegt vor, dass in analoger Weise, wie die schädliche Nebenwirkung eines neuen Arzneimittels erst nach einer langen Anwendung festgestellt wird, sich auch irgend ein Herstellungsverfahren nach längerer Zeit als gefahrvoll erweist. Neue Körper, neue Methoden der Herstellung unter Anwendung technisch bisher nicht benutzter Substanzen begründen wirklich naheliegende Fürsorge.

Wenn auch die Giftgefahr in den Farbenfabriken keineswegs als eine hohe zu bezeichnen ist, wenn sich auch im Laufe der Jahre die Möglichkeit ergeben hat, durch technische Verbesserungen die Giftgefahr zu vermindern, so hat die letztere doch sämtlichen grossen Werken Veranlassung gegeben, Sauerstoff zu Einatmungen zur Verfügung zu halten. Die Einführung der O_2-Therapie hat sich zum Teil zeitlich an die Sauerstofftherapie überhaupt angeschlossen, zum Teil aber haben die Erfahrungen den Anstoss zur systematischen Anwendung von O_2 Veranlassung gegeben, welche wir zu machen Gelegenheit hatten. Die Resultate, welche sich aus den Antworten der Fabrikleiter oder der Vertrauensärzte der Farbenfabriken auf unsere Umfrage ergeben, stimmen im wesentlichen mit unseren Angaben überein. Jedenfalls steht die Angabe, dass eine ein- bis zweistündige Anwendung von O_2-Inhalationen das Symptomenbild schwerer Vergiftungen nicht wesentlich beeinflusst, nicht in Widerspruch mit unseren Erfahrungen, welche allerdings in Uebereinstimmung mit der theoretischen Möglichkeit einen zeitlich unmittelbaren Einfluss bei bedrohlichen Symptomen und eine ersichtliche Wirkung über einen Zeitraum von 24 Stunden ergeben hat. Hierfür sprechen auch die Daten einer Antwort, nach welcher in schweren Fällen O_2-Inhalationen bis $2\frac{1}{2}$ Tage lang mit Erfolg angewendet worden sind. Unsere Erfahrungen haben die Grundlage zu folgenden Vorschriften gegeben, welche in den Betriebsstätten, im Krankenraum eines grossen Werkes neben Unfallverhütungsvorschriften etc. Platz gefunden haben.

Vorschriften

für das Verhalten bei Erkrankungen, welche durch
Nitrobenzol, Dinitrobenzol, Anilin, Toluidin und andere ähnliche
Körper hervorgerufen sind.

I.

1. Entfernung der bespritzten Kleider.
2. Abseifen des Körpers resp. vorsichtiges Baden. Waschen des eventuell bespritzten Kopfhaares. Trockenreiben des Körpers.
3. Anziehen frischer Leibwäsche und Kleidung; Entfernung der bespritzten Kleidung aus dem Zimmer. Zufuhr frischer Luft in das Krankenzimmer. Bei grosser Schwäche Einhüllen des Körpers und Lagerung auf das Krankenbett.
4. Erfrischungs- und Stärkungsmittel: Selters, Kaffee, nur wenig Kognak, Reizmittel für die Haut: Senfpapier.

II.

1. Mindestens müssen 3—4 grosse Zylinder Sauerstoff und ein kleiner vorhanden sein.
2. Die Maske des Sauerstoffapparates wird dem sitzenden oder liegenden Verunglückten nur locker angelegt.

In schweren Fällen etwa vorhandene krampfartige Zuckungen dürfen nicht von dem Anlegen der Maske abhalten.

3. Der Sauerstoff kann bei den ersten Atemzügen oder zur Erzielung derselben stark angestellt werden.
4. Steht die Atmung still, muss gleichzeitig künstliche Atmung (rhythmisches Zusammenpressen und Loslassen des Brustkorbes) angewendet werden.
5. Ist nach den ersten Atemzügen der Ballon prall mit Sauerstoff gefüllt, so wird der Sauerstoff abgestellt und während der Einatmung regelmässig der Ballon mit den Händen zusammengepresst.
6. Nach Leerung des Ballons wird derselbe schnell unter Benutzung der Klemmen neu gefüllt. Der sub 5 beschriebene Act wird 8 bis 10 Mal hintereinander wiederholt; dann wird die Maske 1—2 Minuten entfernt.

7. Je nach dem Befinden kann mit dem Einatmen gewartet werden.

III.

1. Der Erkrankte muss unter Beobachtung bleiben. Bessert sich der Zustand nach der ersten Einatmung bedeutend, so verbleibt der Erkrankte in der Fabrik, bis er allein oder in Begleitung nach Hause gehen kann. (Leichte Fälle.)
2. Bessert sich der Zustand nur langsam, tritt bei Unterbrechung der Einatmung sofort eine Verschlimmerung ein, so ist sofort die nächste ärztliche Hilfe herbeizuschaffen sowie der Vertrauensarzt zu benachrichtigen. Die Sauerstoffeinatmungen werden indessen fortgesetzt. Der Arzt bestimmt, ob ein Aderlass gemacht werden, ob bei event. Besserung die Einatmungen einige Stunden in der Fabrik fortgesetzt werden sollen, oder ob

die Ueberführung in die Wohnung resp. ein Krankenhaus stattzufinden hat.

IV.

1. Während des Transportes nach Hause oder in ein Krankenhaus haben Einatmungen stattzufinden.
2. In die Wohnung ist ein Sauerstoffappararat hinzuschaffen und in derselben anzuwenden.
3. Erkrankt ein Arbeiter nach Verlassen der Fabrik, so ist ein Arzt, wenn möglich der Kassenarzt, herbeizuholen und der Vertrauensarzt zu benachrichtigen. Sauerstoffapparate müssen entweder von der Fabrik oder einem Feuerwehrdepot beschafft werden.
4. Wenn auch selten, so müssen in schweren Fällen unter ständiger ärztlicher Kontrolle 3—4 grosse Zylinder Sauerstoff während eines Tages verbraucht werden.

Derartige Vorschriften müssen je nach der Möglichkeit der O_2-Beschaffung, entsprechend der Apparatur zu O_2-Inhalationen, entsprechend der Krankenversorgung in einer Fabrik überhaupt modifiziert werden.

Die soziale Bedeutung einer wissenschaftlichen Therapie der O_2-Inhalationen tritt beim Bergwerks- und Hüttenbetrieb mit ihren 800000 Arbeitern und tausend und mehr Kohlenoxydintoxikationen weit mehr in den Vordergrund, als in Anilin- und Farbenfabriken mit zirka 30000 Arbeitern und jährlich schätzungsweise 50—60 Vergiftungen. Aber die deutsche Industrie der Anilin-, Farben- und Arzneimitteldarstellung überragt bei weitem diejenige aller Länder. Sie nimmt trotz der geringen Arbeiterzahl mit zirka der Hälfte des Wertes von Maschinen etc. oder Steinkohlen Anteil an der Ausfuhr des deutschen Reichs, während die Einfuhr gegenüber derjenigen von Maschinen- und Kohlen kaum in Betracht kommt. Für Deutschland als Industriestaat ist die Industrie der Benzolderivate ein wirtschaftlicher Faktor. Aber das Prestige einer Industrie hängt in einem Kulturstaat nicht allein von ihrer Bedeutung im Handel ab, sondern auch von sogenannten Imponderabilien, in erster Linie von der Fürsorge für die Arbeiter. In richtiger Würdigung dieses Zusammenhangs, abgesehen von rein menschlichen Motiven, müssen in den Farbenfabriken alle Massregeln mit Freuden begrüsst werden, welche die Giftgefahr vermindern und die Heilung der Intoxikationen befördern können.

Anhang.

Die Besonderheiten, welchen die Krankenversorgung in gewerblichen Betrieben unterliegt, rechtfertigt die Fragestellung, wie sich O_2-Inhalationen in

die betreffende Kranken- resp. Unfallfürsorge einreihen lassen. Mit Rücksicht
hierauf ergibt sich die Notwendigkeit, die Methodik der O_2-Inhalationen
und die Stellung derselben zu anderen therapeutischen Massnahmen
in unseren Ausführungen zu berücksichtigen. Da bisher vielfach die Feuerwehr Samariterdienste bezüglich der Anwendung von O_2-Inhalationen auszu-
üben pflegt, die Berufshygiene derselben die Anwendung von O_2-Inhalationen
selbst erheischt, haben wir die aus unserer Enquête in dieser Beziehung her-
vorgehenden Erfahrungen in diesem Anhang niedergelegt. Schliesslich hielten
wir es für zweckmässig, eine zusammenfassende Uebersicht über das Resultat
der angestellten Enquête zu geben.

Apparatur und Methodik der O_2-Inhalationen.

Die Methodik der O_2-Inhalationen ist abhängig von dem Bau der In-
halationsapparate, ohne dass derselbe theoretischer Ueberlegung und praktischen Bedürfnissen völlig entspricht. Die bisherige Art der O_2-Zuführung be-
ruht auf einer durch ein Ventil regulierbaren Entnahme des komprimierten
Sauerstoffs aus einer Bombe und Zuleitung zu einer Maske, welche dem
Patienten über Mund und Nase aufgelegt wird. Da bei dicht schliessender
Maske eine kontinuierliche O_2-Zuleitung durch Druckerhöhung die Exspiration
erschweren muss, schaltete man, um die Zufuhr des Sauerstoffstroms dem
Atmungsrhythmus und -Modus anzupassen, in den zuführenden Schlauch einen
Gummibeutel und zwischen Beutel und Maske eine Klemme ein. Nun war es
möglich, die Sauerstoffzufuhr während der Exspiration zu unterbrechen. Der
Gummibeutel (Sparbeutel) nimmt den während der Exspiration ausströmenden
Sauerstoff auf. Die Klemme ist durch ein automatisches Ventil in der Maske
ersetzt worden. Die Exspirationsluft entweicht durch ein besonderes Ventil
(Maskenventil) in die Atmosphäre. Der Mehrbedarf des Organismus an Gas-
volumen wird durch ein Loch in der Maske, durch welches atmosphärische
Luft eintreten kann, aspiriert.

Die Voraussetzung der ganzen Einrichtung ist diejenige, dass
die Maske dicht schliesst. Der beabsichtigte mechanische Effekt
soll darin bestehen, dass die Atembewegungen unbeeinflusst vor
sich gehen. Die angegebene Voraussetzung trifft fast niemals zu. Keine
der vorhandenen Masken ermöglicht eine ausreichende individualisierende Anpassung an die Gesichtsform. Demnach wird in den meisten Fällen Luft auch
auf anderen Wegen als den durch Ventile und Oeffnungen vorgeschriebenen in
die Zuleitungsbahn gelangen resp. Sauerstoff aus derselben ausströmen können,
und das Spiel der Ventile, speziell des Ventils, welches während der Exspiration den Sauerstoff abhält, ist nicht sichergestellt. Der Sauerstoffstrom
während der Exspiration wird die Mechanik der Atmung beeinflussen. Die Angabe, dass man bei irgend einem der üblichen Apparate so frei wie in der
Luft atme, ist unrichtig. Nach kurzer Zeit werden erfahrungsgemäss die
Maske und O_2-Inhalationen lästig empfunden, besonders bald dann, wenn die
Maske kontinuierlich, also auch während der Exspiration fest aufliegt. In der
Praxis haben wir diesem Uebelstande zu begegnen gesucht, indem wir während
der Exspiration die Maske etwas lüfteten. Andererseits konnten wir stets
eine Vertiefung der Inspiration erzeugen, indem wir während derselben den
Sparbeutel komprimierten und trotz nicht ganz schliessender Maske einen
geringen Ueberdruck erzeugen. Eine derartige Methodik, wie sie von uns angegeben ist, entspricht einer Kombination von künstlicher Atmung und O_2-Zu-

führung. Sie passt sich dem Atmungsrhythmus an und modifiziert durch einen geringen Ueberdruck während der Inspiration den Modus der Atmung in zweckmässiger Weise. Dass eine derartige Handhabung der O_2-Zufuhr während längerer Zeit möglich ist, als bei kontinuierlicher Bedeckung der Respirations-öffnungen mit einer im Spiel der Ventile unsicheren Maske, liegt auf der Hand. In mehr oder minder modifizierter Weise ist unsere Methodik wohl auch von zahlreichen anderen Aerzten angewendet worden. Aber auch ihrer Anwendung ist zeitlich eine Grenze gesetzt, da die willkürliche Anstrengung bei der Ein- und Ausatmung den Patienten ermüdet. Nach Verbrauch von zirka 30 l O_2 haben wir für gewöhnlich die O_2-Inhalationen in der beschriebenen Form unterbrochen, um dieselben nach eventuell eingetretener Verschlimmerung wieder aufzunehmen. Die beschriebene Methodik weicht von der Forderung, nach welcher die O_2-Inhalations-apparate bei ihrer Anwendung die Mechanik der Atmung nicht beeinflussen sollen, wesentlich ab. Diese Forderung ist unerfüllbar. Bei der Methodik von O_2-Inhalationen muss vielmehr die erfüllbare Forderung aufgestellt werden, dass die durch O_2-Zuleitung bedingten mechanischen Aenderungen sich dem Atmungsmodus anpassen oder denselben in zweckmässiger Weise modifizieren, d. h. es soll während der Inspiration ein gewisser Ueberdruck in dem Zuleitungsweg bestehen, welcher während der Exspiration vermieden werden muss.

Das Prinzip des Ueberdrucks, welches nach diesen Ausführungen bei Anwendung von O_2-Inhalationen schon benutzt wurde, hat in letzter Zeit eine wissenschaftlich und therapeutisch bedeutsame Verwendung gefunden. Sauerbruch[1]) zeigte, dass ein verhältnismässig geringer Ueberdruck gegenüber einem durch Evakuierung verminderten Druck eines Raumes genügt, um bei Kommunikation des Respirationstraktus mit der atmosphärischen Luft ein Kollabieren der Lunge bei in der Kammer eröffneter Brusthöhle zu verhüten. Das von Sauerbruch benutzte Prinzip wurde von Brauer in folgender, nicht völlig identischer Weise modifiziert. Brauer[2]) leitet komprimierten Sauerstoff aus einer Bombe unter Anwendung von Reduktionsventilen resp. einem Sicherheitsventil (Wassersäule) in den Respirationstraktus, entweder mittels einer Trachealkanüle oder einer dicht abschliessenden Maske. Brauer benutzt demnach ein für den chemischen Vorgang der Atmung zweckmässiges Gas zur Aufblähung, bezüglich Entfaltung der Lungen. Beide Autoren setzen eine automatische, d. h. aktive Atemmechanik voraus. Sowohl auf Grund der von uns intendierten Methodik der O_2-Inhalationen sowie in Ergänzung der Sauerbruch-Brauerschen Idee lag es nahe, entsprechend den Volumschwankungen der Lunge bei der Inspiration und Exspiration einerseits den Ueberdruck zu verwerten, andererseits während der Exspiration denselben auszuschalten, resp. während derselben eine Druckverminderung zu erzeugen. Eine derartige Anordnung[3]) entspricht bei Anwendung komprimierten Sauerstoffs einer Vorrichtung zur künstlichen Atmung vom mechanischen Gesichtspunkte aus und einer Beeinflussung des Chemismus der Atmung durch vermehrte O_2-Zufuhr.

Wir können die praktische Bedeutung einer derartigen Vorrichtung erkennen,

---

1) Mitteilungen aus den Grenzgebieten der Mediz. u. Chirurgie. Bd. 13. Heft III. S. 399.
2) Ibidem. S. 483.
3) Ein von dem Verfasser zu diesem Zwecke entworfener Apparat wird von der Firma Kohlensäure-Industrie Stettin hergestellt und in den Handel gebracht.

wenn wir die pathologischen Aenderungen des Atmungsmechanismus überhaupt, insbesondere bei den von uns beschriebenen Vergiftungen berücksichtigen.

Zunächst kommt der asphyktische Atemstillstand in Betracht.

Die Zufuhr von O_2 zu den Atmungsorganen kann einen ersten Atemzug auslösen. Aber für den Fall nach demselben nicht eine automatische Atmung einsetzt, sind wir wieder auf einen einmaligen Effekt oder auf die Einleitung künstlicher Atmung angewiesen, neben welcher gleichzeitig O_2-Inhalationen angewendet werden können. Diese Kombination wird bei drohender Erlahmung der Atmung oft erforderlich und bei pathologischen Verhältnissen möglich sein, ausser wenn durch eine krampfartige Starre der Thoraxmuskulatur der Effekt der künstlichen Atmung nicht gross genug ist. Nach der neuen Anordnung gelingt es nach gemeinsam mit Herrn Privatdozenten Dr. Oestreich im Augusta-Hospital-Berlin angestellten Versuchen, unabhängig von automatischer Tätigkeit die Lungen in den Zustand der Inspiration und Exspiration zu bringen, wobei eventuell bei starrem Thorax der Raum für die Expansion der Lungen durch die Nachgiebigkeit des Zwerchfells geschaffen wird.

Eine zweite pathologische Modifikation wird bedingt durch oberflächliche und flache Atmung. Dieselbe kann durch Blutbeschaffenheit, Zirkulationsstörungen oder zentrale Ursachen veranlasst sein. Welchen Einfluss O_2-Inhalationen auf den Chemismus der Atmung auch in diesen Fällen haben, ist genau erörtert worden. Es kann aber dieser Atemtypus auch durch entzündliche Zustände der Lunge, Anschoppung etc. bedingt sein. Die unzureichende Lungenventilation infolge des oberflächlichen Atemtypus führt zu einer CO_2-Anhäufung in den Lungen, welche tiefere Atemzüge auszulösen vermag. Tritt diese automatische Reaktion nicht in ausreichender Stärke ein, so ist die künstliche Atmung als eine notwendige Ergänzung der O_2-Inhalationen zur Entfernung von CO_2 zu betrachten. Dieselbe kann manuell oder mittels der angegebenen Vorrichtung geschehen, durch welche während der Inspiration eine Erhöhung des O_2-Partiardruckes, während der Exspiration eine Druckverminderung stattfindet. Speziell letztere bewirkt aber die Entfernung der Kohlensäure aus den Lungen. Für den Fall jedoch ein erheblicher Elastizitätsverlust der Lungen vorliegt oder der künstlichen Atmung von seiten eines starren Thorax Widerstand erwächst, ist eine wirkungsvolle manuelle Exspiration unmöglich, die Kohlensäure kann nicht in ergiebiger Weise entfernt werden; dagegen ist dieses möglich durch Erzeugen eines Vakuums während der Exspiration.

Der letale Ausgang bei Affektionen der Lunge durch ätzende Dämpfe wird noch in höherem Grade als durch O_2-Mangel durch CO_2-Anhäufung bedingt. Wir haben diese Verhältnisse, welche uns übrigens zur Konstruktion des Apparates angeregt haben, auf S. 323 auseinander gesetzt. Wir haben auch an anderen Stellen (S. 332 u. 336) auf die Bedeutung der Entfernung der Kohlensäure aus den Lungen neben der Zufuhr von O_2 aufmerksam gemacht und die Anwendung manueller, künstlicher Atmung für erforderlich erachtet. In diesen Fällen bedeutet die Benutzung eines in der angegebenen Weise vorgesehenen Vakuums eine Ersparnis an Arbeitskraft und die Möglichkeit über Stunden unter Ersparung von Sauerstoff gleichzeitig mit Sauerstoffinhalationen künstliche Atmung durchzuführen.

Die häufige Anwendung von Rettungsapparaten in Berg- und Hüttenbetrieben veranlasst uns die Bemerkungen, welche uns bezüglich der Apparatur der Rettungsapparate bekannt (E) geworden sind, hier wieder zu geben:

„Da wo die Arbeiten unter Benutzung des Rettungsapparates der Sauerstofffabrik Berlin ausgeführt werden konnten, zeigten sich keine Vergiftungen, nur litten die Leute unter der Hitze. so dass wir in manchen Fällen auf die Anwendung des Apparates verzichten mussten.“

„Der Gebrauch der Pneumatophore erfordert fortgesetzte Uebung; Uebungen finden wöchentlich ein- bis zweimal auf den verschiedenen, mir unterstellten Zechen statt.“

„Die Rettungsapparate sind mehrfach eingehend auf ihre Brauchbarkeit geprüft worden.“

„Praktische Erfahrungen bei Unglücksfällen sind mit den Apparaten noch nicht gemacht worden: bei den periodisch abgehaltenen Uebungen atmen die Rettungsmannschaften mit den Giersberg'schen bezüglich· Dräger'schen Rettungsapparaten ohne Beschwerden bis zu 25 Minuten in einem Raum, der mit Schwefelgasen angefüllt ist.“

„Bei der Wiedergewinnung der abgedämmten Brandfelder wurden in beiden Fällen Pneumatophore von Walcher Uysdal benutzt, dieselben haben sich aber nicht bewährt, weil in dem Atmungssacke eine Anreicherung des Luftgemenges mit Kohlensäure eintrat, die langen Gebrauch des Apparates ausschloss. Der später in den Handel gebrachte Giersberg'sche Rettungsapparat krankte an demselben Fehler, und man hatte in bergmännischen Kreisen kein rechtes Vertrauen dazu. Neuerdings wird von den Drägerwerken ein abgeänderter Apparat unter dem Namen Giersberg-Dräger vertrieben, der die ersten Proben glänzend bestanden hat und unseres Erachtens ein ernst zu nehmendes Hilfsmittel zum Eindringen in irrespirable Gase abgeben wird. Die Brauchbarkeit dieses Apparates ist dadurch erzielt worden, dass man dem Kohlensäure-Absorptionsmittel eine sehr grosse Oberfläche zu geben wusste, indem man es in Gestalt von Schrotkugeln gebracht hat. Ein Mann benutzte diesen Apparat vor unsern Augen in einer Atmosphäre von schwefliger Säure $^5/_4$ Stunden und gab an, dass eine längere Benutzung ihm keine Beschwerden verursachen würde.“.

Durch den letzten Brief wird der gegenwärtige Stand der Technik zur Konstruktion eines vollkommenen Rettungsapparates charakterisiert, aber die ideale und geschäftliche Konkurrenz auf diesem Gebiete kann jeden Tag neue wertvolle Verbesserungen an Rettungsapparaten und auch an O_2-Inhalationsapparaten zeitigen.

Therapeutische Massnahmen bei Anwendung von O_2-Inhalationen.

Der Sauerstoff kann im allgemeinen als ein spezifisches Heilmittel im engsten Sinne des Wortes, insbesondere auch bei den hier behandelten Vergiftungen nicht aufgefasst werden. Eine einzige Ausnahme bildet die Wirkung von O_2 bei CO-Intoxikationen. Wir haben aber schon bei Besprechung der letzteren darauf hingewiesen, dass gegenüber dem spezifischen Einfluss der Erhöhung des Partiardruckes von O_2 auf Kohlenoxydhämoglobin der allgemeingiltige physiologische Einfluss auch bei der CO-Vergiftung hochbewertet werden muss. O_2-Einatmung ist demnach fast ausschliesslich als symptomatisches Mittel zu bezeichnen. Im einzelnen haben wir die Unterscheidung gemacht, ob O_2 auf den Angriffspunkt des Giftes wirkt, ob er die Hauptwirkung der Noxe, ob er die Folgen derselben beeinflussen kann.

Bei den ätzenden Dämpfen sind die Folgen der Affektion der O_2-Therapie zugänglich. Bezüglich der giftigen Gase ist die Blutflüssigkeit der Angriffspunkt einiger Gifte (Arsenwasserstoff, Blausäure, Kohlenoxyd) auch der Ort, an welchem die Wirksamkeit von O_2-Inhalationen einsetzt, nicht aber bei der Schwefelwasserstoffintoxikation. Bei dieser können nur die Veränderungen des Blutes als Folgeerscheinungen der Wirkung auf das Nervensystem beeinflusst werden. Aber auch bei den ersteren Giften ist nicht der erkrankte Teil des Blutes (bei Kohlenoxyd auch dieser), sondern der intakte Teil der Blutflüssigkeit das zugängliche Material für die O_2-Wirkung und einige Folgeerscheinungen, während andere, wie die schweren parenchymatösen Veränderungen bei Arsenwasserstoffvergiftung, die organischen Veränderungen des Nervensystems bei CO-Intoxikationen niemals Gegenstand einer zweckbewussten O_2-Therapie sein können.

Man kann darüber streiten, ob die ärztliche Kunst bei Anwendung eines spezifischen Heilmittels die Verwendung bewährter symptomatischer Mittel möglichst lange hinausschieben darf. Aber darüber dürfte wohl kein Zweifel bestehen, dass für den Fall eine Therapie nur als eine symptomatische zu betrachten ist, jede andere symptomatische Behandlung zweckmässig und erforderlich ist, vorausgesetzt, dass die Wirkung eines wichtigen symptomatischen Mittels nicht durch die Wirkung irgend eines anderen ungünstig beeinflusst werden kann. Wir müssen deswegen die Frage aufwerfen, ob bei Anwendung von O_2-Inhalationen in den bezüglichen gewerblichen Vergiftungsfällen übliche, symptomatische Mittel kontraindiziert sind. Diese Frage kann unbedingt verneint werden.

Bei Anwendung von O_2-Inhalationen kann jede bewährte oder begründete Therapie der Vergiftungen ihr Recht behalten. Von diesem Standpunkte aus wird der Arzt bei den Erkrankungen durch Einatmung ätzender Dämpfe je nach der Natur des Falles Narkotika, Analeptika, Purgantia anwenden, Hautreize und Aderlass gehören hier ebenfalls in den Kreis der therapeutischen Hilfsmittel[1]).

In der Behandlung der Intoxikationen durch giftige Gase können neben O_2-Inhalationen Aderlass und Kochsalzinfusionen bei Blausäure[2]) und Kohlenoxyd[3]) die empfohlenen medikamentösen Antidote Anwendung finden.

Der Arzt, dessen Eingreifen durch den Verlauf des einzelnen Falles bestimmt wird, bedarf keiner schematischen Anweisung, solange wir nicht über wirkliche Antidote verfügen, in welcher Weise er die in der ärztlichen Therapie gebräuchlichen Mittel bei Vergiftungen anwenden soll. Wir haben in der Besprechung des Aderlasses bei „gewerblichen Methämoglobinvergiftungen" betont, dass es ärztlicher kritischer Erwägung bedarf, ob der mögliche Effekt eines therapeutischen Eingriffes nicht durch Schaffung ungünstiger Momente illusorisch gemacht werden kann. Wir müssen in Vergiftungsfällen auch mit dem Zeitverlust resultatlosen, therapeutischen Eingreifens rechnen. Unter Umständen erscheint es deswegen ratsam, eine sichergestellte Wirkung wie diejenige von O_2-Inhalationen, anderen nicht sicher

---

1) Von der Anwendung selbst verdünnter wässriger Ammoniaklösung zur Einatmung möchten wir abraten, da wir z. B. in Versuchen mit Dimethylsulfat bei Verwendung von Ammoniakinhalationen eine Verschlechterung des Befindens von Versuchstieren eintreten sahen.

2) 1. Wasserstoffsuperoxydinjektionen, 2. 1 Flasche mit 30 ccm 23 proz. Ferrosulfatlösung, 1 Flasche mit 30 ccm konzentr. Kalilauge, 3. 2 g Magnesiumoxyd. Das Gegengift ist aus den getrennt aufzubewahrenden Chemikalien im Gebrauchsfalle zu bereiten. (Eng. and Mining Journal. 1903. 76.)

3) Vergl. vorige Anmerkung sub 1).

erfolgreichen Massnahmen, wie der Verabreichung von fragwürdigen „Antidoten", vorzuziehen.

O$_2$-Inhalationen und Fürsorge durch Laien unter Berücksichtigung der Verwendung von O$_2$ durch Feuerwehren.

Die Frage, welche Stellung O$_2$-Inhalationen zu anderen therapeutischen Massnahmen einnehmen, bedarf mit Rücksicht auf die erste Fürsorge durch Laien noch einer besonderen Beantwortung. Die Zahl der Heilmittel, welche Laien zur ersten Hilfe zur Verfügung stehen können, sind sehr beschränkt.[1] Nur in einzelnen Fällen, in welchen Vorbildung oder Verständnis sicher ausreicht, wird man Zugeständnisse machen können und unter Kautelen bei genauer Vorschrift und Indikationsstellung Narkotika der Laienhilfe freigeben. Schematische Anweisungen, wie Verabreichung von Chloroform bei Einatmung von salpetriger Säure, sind verurteilenswert. Im allgemeinen muss sich die Laienhilfe beschränken auf die Entfernung der Verunglückten aus der schädlichen Atmosphäre, die Umkleidung resp. Reinigung und Umkleidung oder Bettung der Verunglückten und endlich auf die Anwendung von Wiederbelebungsmitteln.

Bei der Bergung Verunglückter aus mit giftigen Gasen erfüllten Räumen ist stets der Schutz des eigenen Lebens zu berücksichtigen. Sehr oft mögen hierzu feuchte Schwämme oder mit geeigneten Absorptionsmitteln versehene Respiratoren genügen. Aber bei der häufigsten gewerblichen Gasvergiftung, der CO-Intoxikation, erfüllen derartige Vorsichtsmassregeln nicht ihren Zweck. Die Zufuhr frischer Luft zu den gasgefüllten Räumen und ausreichende Ventilation in denselben oder der Gebrauch von Rettungsapparaten allein ermöglicht die Rettung Verunglückter ohne Gefahr für das eigene Leben. Die Umkleidung der Verunglückten ist zumeist erforderlich, um die in den Kleidern zurückgehaltenen Gase oder Dämpfe aus dem Bereich der Atmungsluft zu entfernen. Das gilt insbesondere für die ätzenden Dämpfe, für Schwefelwasserstoff, für Amido- und Nitrokörper (Anilin, Nitrobenzol etc.), kurzum für alle, bei normaler oder bei höherer Temperatur flüssigen, in Betracht kommenden Substanzen oder für wässrige Lösungen der schädlichen Gase. Aber auch für Kohlenoxyd, Arsenwasserstoff wird man, um mit Sicherheit die durch Zufall in Kleidern zurückgehaltenen Noxen zu entfernen, wenn möglich die Patienten umkleiden, resp. dieselben in entsprechender Weise betten. Man muss prinzipiell die bespritzten Kleidungsstücke aus der Nähe der Kranken, resp. aus dem Zimmer entfernen. Vor der Anlegung der neuen Kleidung resp. der Bettung kommt die Körperreinigung in Betracht. Oft hat die toxische Substanz die Kleidung bis auf die Hautoberfläche durchnässt, Bart und Kopfhaar sind häufig bespritzt. Vielfach ist üblich zur Reinigung und zur Anregung der Atmung ein warmes Bad zu verabfolgen. Wir haben aber wiederholt eine schädliche Wirkung bei einer solchen Massnahme beobachten müssen und können dieselbe nur unter ärztlicher Aufsicht empfehlen. Dagegen halten wir ein Abwaschen des Körpers, insbesondere auch des Kopf- und Barthaares mit Wasser und Seife, sowie ein nachfolgendes Trockenfrottieren in der Hand des Laien für zweckmässig und erforderlich.

Von den zu den pharmakodynamischen Heilmitteln im weitesten Sinne zu rechnenden Wiederbelebungsmitteln, welche in der Laienfürsorge angewendet werden dürfen, sind hier zu erwähnen die üblichen Analeptika: der Alkohol und der Kaffee. Man hat vor der Verabreichung von Alkohol bei der Einwirkung von alkohollöslichen Giften bei Vergiftungen

---

1) Vergl. die Behandlung Verletzter und Verunglückter bis zur Ankunft des Arztes von Dr. M. Pistor, Geh. Obermedizinalrat, Berufsgenossenschaft der chemischen Industrie.

per os, wie sie durch aromatische Nitro- und Amidokörper im Gewerbebetrieb vorkommen
können, gewarnt. Diese Warnung ist zweifellos gerechtfertigt. Zumeist aber ist die Eingangspforte der Schädlichkeit der Respirationstraktus. Kleine Dosen Alkohol kann der Laie
bei derartigen Vergiftungsfällen sicher mit Vorteil und ohne Schaden anwenden. Zu erwähnen ist an dieser Stelle als mitunter zweckmässiges Mittel in der ersten Fürsorge durch
Laien noch das Fruchtessigwasserklystier.

Im Gegensatz zu dem geringen Armentarium an pharmakodynamischen „Heilmitteln", welche der Laienhilfe zur Verfügung stehen,
stellen sich die mechanischen resp. physikalisch-chemischen Mittel,
d. h. künstliche Atmung und Sauerstoffinhalationen in gleicher
Weise in den Dienst des Arztes und des Laien. Die Anweisungen des
Vereins zur Rettung Schiffbrüchiger resp. des Samaritervereinsbundes betr.
Wiederbelebung Ertrunkener setzen voraus, dass jeder Laie den Versuch machen
wird, auf Grund einer beigefügten, typischen Zeichnung künstliche Atmung bei
Ertrunkenen einzuleiten. Wenn wir auch erfahrungsgemäss derartige Instruktionen
nicht für ausreichend halten, sondern die genaue Kenntnis resp. die Uebung der
Procedur vor dem Ernstfall zumeist erforderlich ist, so beweist doch der Unterricht
in Samaritervereinen, die gelegentliche Unterweisung einzelner Arbeiter, durch
wie geringe Mühe es möglich ist, eine derartige, eventuell lebensrettende Therapie
dem Verständnis und der praktischen Fähigkeit einfacher Volkskreise zugänglich
zu machen, sodass im Notfall eine zweckmässige Hilfe durch Laien vorausgesetzt
werden kann. Die Bedeutung und die Einfachheit der Sauerstoffinhalationen lassen die Forderung gerechtfertigt erscheinen, dass der
Gebrauch des Sauerstoffs in der Therapie, insbesondere auch für
die erste Hilfe, zum Gegenstand der Unterweisung der Laien durch
Aerzte gemacht wird. Diese Forderung ist ausgesprochen in den englischen
Gewerbegerichten (vergl. S. 329, sub 3), ferner in der Denkschrift des medizinischen Inspektors, Dr. T. M. Legge (S. 345, sub 3), ferner in den Konzessions-
bedingungen des Bezirksausschusses Arnsberg (S. 351, Abs. 2). Hier handelt
es sich stets um die Unterweisung einzelner Arbeiter oder Angestellter in
Fabriken oder gewerblichen Anlagen für welche, wie wir mit genügendem Nachdruck betont zu haben glauben, die Einführung von O_2-Inhalationen demnach
auch die Einübung eines geeigneten Personals beim Gebrauch der Apparate
eine Notwendigkeit ist. Aber gewerbliche und nichtgewerbliche Intoxikationen,
deren Behandlung mit O_2 erforderlich ist, kommen nicht allein in „gefährlichen"
Betrieben vor, sondern in Wohnräumen (Gas- und Ofendunst), Bauten (Kokskörbe), Laboratorien, Heizräumen und Kesselanlagen, Chemikalienhandlungen etc.,
kurzum in der Einzeltechnik, in welcher giftige Gase entstehen können, im
Handel und Konsum der in Betracht kommenden giftigen Substanzen. Die
täglichen, in Zeitungsberichten erwähnten Fälle geben Kunde hiervon. Wir
verzichten darauf, Einzelfälle anzuführen.

In vielen Städten hat die Feuerwehr, deren Leute oft selbst in besonderem
Masse der Gefahr der Vergiftungen durch Rauch und Gase ausgesetzt sind,
eingedenk ihrer höchsten Aufgabe, Menschenleben aus Not und Gefahr zu
retten, den Sauerstoff in ihr Rüstzeug aufgenommen. Wir dehnten deswegen
unsere Enquête auf 30 Feuerwehren grosser Städte aus, einerseits um die Bedeutung der O_2-Inhalationen für die in ihrem Beruf verunglückten Feuerwehrleute zu erkennen, andererseits um zu übersehen, ob und in welchem Umfange
ausser bei der eigenen Mannschaft im Publikum O_2-Inhalationen angewendet
worden sind.

Es gingen ein 21 Antworten:

1 Feuerwehr gibt an, Einrichtungen zu O_2-Inhalationen nicht zu bebesitzen,

7 Wehren geben an, O_2 zur Verfügung zu haben, aber denselben bis jetzt noch nicht angewendet oder genügend erprobt zu haben,

    3 ohne weitere Bemerkungen,

    1 Anschaffung vor 6 Monaten,

    1 Anschaffung seit einem Jahr (1895 drei Rauchvergiftungen),

    1 Antwort stellt Verbesserung an den Apparaten in Aussicht,

    1 Antwort lautet: „Nachdem hier der Samariterdienst nicht durch die Feuerwehr, sondern durch 2 besondere Gesellschaften, Sanitätskolonne und freiwillige Rettungsgesellschaft, ausgeübt wird, so dienen die Apparate nur zu Vorkommnissen auf der Brandstelle; seit Indienststellung der Apparate, ein halbes Jahr, ist eine Anwendung derselben nicht nötig gewesen.“

13 Wehren haben O_2-Inhalationen angewendet, und zwar bei Intoxikationen, welche Feuerwehrleute in Ausübung ihres Berufes betrafen

6 Wehren: 1. 1 Fall Gasvergiftung, 2 Fälle Brunnengasvergiftung; seit 1898,

    2. 47 Fälle Rauchvergiftung; 1900,

    3. 3 „ Rauch- und Kohlenoxydvergiftung,

    4. 14 „ Rauchvergiftung,

    5. 40 „ Rauchvergiftung,

    6. 7 „ Rauchvergiftung.

Diese 6 Wehren geben als Resultat der Behandlung ihrer Leute stets „Erfolg“ an. (Ausserdem gab 1 Wehr an, dass berufliche Vergiftungen durch H_2S vorgelegen haben. 1 Wehr bemerkt, dass bei Rauchvergiftungen, wie sie vorgekommen sind, O_2 angewendet werden soll.)

Von den 13 Wehren wurden ausser bei den eigenen Leuten O_2-Inhalationen vorgenommen bei:

1 Wehr in 15 Fällen; seit 1902:

    2 Fälle Erkrankungen,

    1 Fall Rauchvergiftung (1 †),

    8 Fälle CO-Vergiftung (2 †),

    1 Fall CO_2-Vergiftung,

    2 Fälle Vergiftung (?) (2 †).

1 Wehr in 5 Fällen; seit 1902:

    4 Fälle CO-Vergiftung (2 †),

    1 Fall NH_3-Vergiftung (Gasanstalt) (1 †)[1].

1 Wehr in 14 Fällen; seit 1897:

    1 Fall Gasvergiftung,

    12 Fälle Rauchvergiftung,

    1 Fall Selbstmordversuch durch Erhängen (1 †).

---

[1] Dieser Fall ist auf S. 329 versehentlich nicht erwähnt worden.

1 Wehr in 13 Fällen; seit 1902:

8 Fälle Rauchvergiftung (2 †),
1 Fall CO-Intoxikation,
3 Fälle Grubengasvergiftung (3 †),
1 Fall Erkrankung.

1 Wehr in 105 Fällen; seit 1900:

47 Fälle bei „Erkrankungen auf Brandstelle",
9 „ Rauchvergiftung,
2 „ CO-Vergiftung,
1 Fall nitrose Dämpfe,
1 „ Vergiftung (?),
7 Fälle Mord- oder Selbstmordversuche (Erhängen, Erwürgen, Ertrinken) (1 †),
37 Fälle Erkrankungen.

1 Wehr in 5 Fällen; seit 1899:

3 Fälle Rauchvergiftung,
2 „ Brunnengasvergiftung (2 †).

1 Wehr in 3 Fällen; seit 1903:

2 Fälle Rauchvergiftung „Erfolg nach 20 resp. 15 Minuten",
1 Fall Erkrankung (1 †).

1 Wehr in 16 Fällen; seit 1903:

1 Fall Rauchvergiftung,
1 „ CO-Vergiftung,
3 Fälle Vergiftungen (?),
9 „ Erkrankungen (3 †),
3 „ Selbstmordversuche (Erhängen, Erwürgen, Ertrinken) (1 †).

1 Wehr in 7 Fällen; seit 1901:

2 Fälle, 1 Fall Leuchtgasvergiftung, 1 Fall „2 Arbeiter hatten beim Ausklopfen des Kesselsteins in leichtsinniger Weise ein Kohlenfeuer im Kessel aufgestellt",
3 Fälle Kloakengasvergiftung,
1 Fall Vergiftung (?),
1 „ Erkrankung.

1 Wehr in 1 Fall; seit 1901: Rauchvergiftung, die Atmung hatte 15 Minuten ausgesetzt.

1 Wehr in 2 Fällen; seit 1901: Erkrankungen (1 †).

1 Wehr, seit 1901: 1 Rauchvergiftung, die Atmung hatte 15 Minuten ausgesetzt.

1 Wehr in 6 Fällen; seit 1901:

2 Fälle Leuchtgaseinatmung „bis zur Bewusstlosigkeit",
4 „ Erkrankungen.

Im Ganzen sind demnach O_2-Inhalationen angewendet worden bei Berufsvergiftungen von Feuerwehrleuten in

111 Fällen von Rauchvergiftung,
1 Fall von Gasvergiftung,
2 Fällen von Brunnengasvergiftung.

Unter diesen 113 Fällen ist kein Todesfall zu verzeichnen.

Ausser beruflichen Vergiftungen in der eigenen Mannschaft wurden von der Feuerwehr mit O_2 behandelt:

20 Erkrankungen mit einem Todesfall,
47 „ auf der Brandstelle,
11 Selbstmordversuche (durch Erhängen, Erwürgen, Ertrinken) mit 3 Todesfällen,
7 Vergiftungen (?) mit 2 Todesfällen,
59 Rauch-, Kohlenoxyd- resp. Leuchtgasvergiftungen mit 7 Todesfällen (in 5 Fällen ist die Angabe gemacht, dass die O_2-Inhalationen nach längerem Stillstand der Atmung mit Erfolg geschah),
1 Fall von CO_2-Intoxikation,
1 „ „ NH_3-Einwirkung (1 †),
3 „ „ Grubengasvergiftung (3 †),
1 „ „ Einwirkung von nitrosen Dämpfen,
3 „ „ Kloakengasvergiftung,
2 „ „ Brunnengasvergiftung (2 †).

Die Summe dieser Fälle beträgt 135, worunter sich 20 Todesfälle verzeichnet finden.

Die Anfrage, ob die Hilfeleistung an öffentlichen Orten, Privaträumen oder in gewerblichen Betrieben stattgefunden hat, ist im ganzen von 10 Wehren ausgefüllt worden. Die Hilfeleistung der Wehren hat stattgefunden:

50 Mal an öffentlichen Orten,
98 „ in Privaträumen,
9 „ „ gewerblichen Räumen.

Dass innerhalb der Feuerwehr die beruflichen Gefahren die Einführung von O_2-Inhalationen mit zwingender Notwendigkeit fordern, ist nach der Natur der in Betracht kommenden Schädigungen, auch nach dem Ergebnis unserer Enquête selbstverständlich. Für die Feuerwehren sind bezüglich Beschaffung und Uebung von O_2-Inhalationen, entsprechend der Organisation derselben einheitliche Vorschriften erforderlich. Der umfangreiche Samariterdienst, in welchem die Feuerwehr in idealer Konkurrenz mit Rettungs- und Samaritervereinen O_2-Inhalationen zur Anwendung gebracht hat, zeigt aber auch die Notwendigkeit, dass die letzteren Verbände sich mit der gleichen Hilfeleistung vertraut machen müssen. Wie aus unseren Antworten hervorgeht, können durch Zufall, durch ein Unglück an öffentlichen Orten, in privaten Räumen, in gewerblichen Betrieben die höchsten Anforderungen gerade bezüglich der hier in Betracht kommenden Therapie an Samariterkräfte gestellt werden. Es ist eins der grössten Verdienste v. Esmarchs, die Samaritervereine geschaffen, dieselben in einen Bund zusammengeschlossen zu haben und durch geeignete Fassung, sowie durch Einführung einer einfachen Technik den Lehrgegenstand dem Laienverständnis zugänglich gemacht zu haben. In dieses Lehrmaterial resp. unter die Lehrmittel gehören auch nach unserer Ansicht die Sauerstoffinhalationen. Die Einführung von Sauerstoffdepots in den Apotheken, die Empfehlung eines geeigneten Apparates, die Abfassung leicht verständlicher Vorschriften zum Gebrauch derselben hat in einheitlicher Weise zu geschehen.

Wir haben in diesem Kapitel die Frage, welche Stellung O_2-Inhalationen in der Laienfürsorge bei Vergiftungen, insbesondere gewerblichen Vergiftungen, einnehmen, beantwortet. Als einen glücklichen Zufall müssen wir es bezeichnen,

dass wir ein Hilfsmittel, welches bei den behandelten Vergiftungen
sich als von grösster physikalisch-pharmakodynamischer Wichtigkeit erwiesen hat, der Laienfürsorge überlassen können, ohne dass
wir bei geeigneter Unterweisung von Laien die Verletzung des
ersten Gesetzes jeder Therapie zu fürchten brauchen: nihil nocere.

Rückblick auf die Enquête.

Die angestellte Enquête verfolgte den Zweck, statistisches Material zur
Beurteilung der Verbreitung und der therapeutischen Bedeutung der O_2-In-
halation in der Gewerbehygiene zu gewinnen. Die folgende tabellarische Uebersicht kann zur Grundlage einer Betrachtung über die Verbreitung von O_2-In-
halationen dienen.

Anfragen an		Antworten			Summe der Antworten
		ohne O_2	O_2 ohne Anwendung	Anwendung von O_2	
Bergwerke, Hütten	153	28	40	31	99
Gasanstalten	19	6	7	2	15
Anilinfabriken	5	—	—	4	4
Chemische Fabriken	12	—	8	1	9
Pulver-Fabriken	8	7	—	1	8
Feuerwehren	30	1	7	13	21
	227	42	62	52	156

Die Anfragen richteten sich ausschliesslich an Firmen[1]), welche nachweislich Sauerstoff bezogen hatten. Ein Teil der betreffenden Firmen hat
Sauerstoff demnach zu anderen, als therapeutisch-prophylaktischen Zwecken
benötigt. Wenn man bedenkt, dass die Anzahl der Bergwerks- und
Hüttenbetriebe in Deutschland und Luxemburg zirka 1500 beträgt,
wenn man die grosse Anzahl Gasfabriken und Feuerwehren berücksichtigt, so erscheint die Verbreitung von O_2-Inhalationen in Betrieben oder Berufen, in denen diesbezügliche gewerbliche Vergiftungen vorkommen können, äusserst gering. Absolut oder relativ
ausreichend ist der Umfang zu bezeichnen, in welchem die Sauerstofftherapie
in der geringen Anzahl hier in Betracht kommender Anilinfabriken, resp.
chemischer Fabriken eingeführt ist. Dadurch, dass wir unsere Enquête nicht
auf alle fraglichen Betriebe ausdehnten, sondern nur auf Betriebe, welchen
vermutlich O_2 zur Verfügung stand, mussten wir natürlich eine unverhältnismässig günstige Statistik erhalten. Von 156 industriellen Anlagen etc.
konnten 114 unsere Anfrage in positivem Sinne beantworten. Gewiss mag
ein Teil von den 71 angefragten Firmen, welche nicht antworteten, O_2-Inhala-
tionen zur Verfügung haben, vielleicht gilt dasselbe auch von einer geringen
Anzahl Firmen, welche indirekt O_2 bezogen oder sich denselben selbst hergestellt haben, aber wir glauben, eine wesentliche Vermehrung der Zahl betr.

---

1) Ein Verzeichnis derselben ist mir in liebenswürdigster Weise von der Sauerstofffabrik Berlin resp. dem Sauerstoffsyndikat zur Verfügung gestellt worden.

Verbreitung von O_2-Inhalationen in der Gewerbe- oder Berufshygiene dürfte hierdurch nicht bedingt werden; jedenfalls dürfte die ev. nötige Aenderung der Zahl nicht den Schluss umstossen, dass die Verbreitung der O_2-Inhalationen auch nicht annähernd berechtigten Forderungen entspricht. Diesen Schluss haben wir schon in dem vorigen Kapitel aus theoretisch wissenschaftlichen und praktischen Gründen mit Berücksichtigung der eingegangenen Antworten ziehen können, trotz des hohen Prozentsatzes der O_2 bereithaltenden Betrieben unter den angefragten Firmen.

Ebensowenig, wie über die Verbreitung hat unsere Enquête über die Bedeutung, d. h. über den in der Praxis festgestellten Wert der O_2-Inhalationen absolute Zahlen ergeben. Eine vergleichende zahlenmässige Uebersicht über das Verhältnis vorgekommener Vergiftungen zu den Todesfällen durch letztere oder die Möglichkeit eines Vergleichs der durchschnittlichen Krankheitsdauer vor und nach Einführung der O_2-Inhalationen haben wir nicht gewinnen können. Die einzelnen diesbezüglichen Rubriken unserer Fragebogen, welche zum Teil nur in freier Form beantwortet wurden, sind zumeist nicht ausgefüllt worden. Insbesondere sind die Zahlen der Vergiftungen vor Einführung der O_2-Inhalationen und die Anzahl der Todesfälle fast nie vermerkt worden. Ohne absoluten statistischen Wert zu besitzen ist doch eine Tatsache bemerkenswert, 16 Todesfälle gaben in Bergwerks- und Hüttenbetrieben Veranlassung zur Einführung von O_2-Inhalationen. In den Betrieben, in welchen Sauerstoff zur Verwendung gelangte, kamen hunderte Fälle von Vergiftungen vor. 115 Fälle sind einzeln angeführt. Es werden 5 Todesfälle verzeichnet. So interessant diese Gegenüberstellung ist, man ist nicht berechtigt, hieraus einen Schluss zu ziehen.

Die Gründe, welche für die Betriebe vorlagen, das genaue statistische Material nicht zu liefern, liegen vor allen Dingen an einer unzureichenden Buchung der vorgekommenen Fälle. Diejenigen Fälle, welche in kurzer Zeit günstig verlaufen, so dass die Betroffenen sich nicht hauskrank melden, oder welche die Befürchtung von Unfallfolgen nicht aufkommen lassen, werden im allgemeinen in Betrieben nicht gebucht. Ohne richtiges fachmännisches Urteil kann auch der Einzelfall zu Unrecht als Folge der gewerblichen Schädigung angesehen, oder eventuell als solche nicht erkannt werden. Eine absolut sichere Statistik bei nicht ausgeprägten Fällen ist zur Zeit unmöglich, und die Gesetzgebung, die mit Recht eine Statistik der sicher erkannten, gewerblichen Erkrankungen verlangen könnte, vermag sicher nicht diese Lücke zu beseitigen. In Verkennung dieser Ursache einer mangelhaften Statistik wird den Betriebsleitungen und auch oft den Aerzten der Vorwurf gemacht, dass sie absichtlich den wahren Sachverhalt verheimlichen. Die Möglichkeit muss man nach den vorliegenden Erfahrungen ohne weiteres für kleinere, wirtschaftlich nicht genügend fundierte Betriebe zugeben. Ihre finanzielle Lage ermöglicht ihnen oft nicht, hygienisch kostspielige Vorsichtsmassregeln in ausreichender Weise zu treffen. Aber es ist ebenso sicher festgestellt, dass in Grossbetrieben — deren Leistungsfähigkeit zumeist ausreicht — die Betriebseinrichtungen, die Fürsorge für Giftarbeiter den hygienischen Fortschritten Rechnung tragen. Wir können die Behauptung aufstellen, dass die meisten Grossbetriebe bemüht sind, die gewerblichen Schädigungen zu vermeiden. Im Vollbewusstsein ihrer Pflichterfüllung haben sie auch keinen Grund statistisches Material zu fälschen.

Unsere Umfrage richtete sich fast ausschiesslich an Grossbetriebe und hatte inhaltlich eine therapeutische Frage zum Gegenstand. Es entspricht der Samariternatur des Menschen von „Heilerfolgen" zu berichten, es entspricht dem Zuge unserer Zeit, die Mittel sozialer Hygiene, welche man selbst für gut befunden hat, zu propagieren. Von diesem Gesichtspunkte aus sind die eingegangenen Antworten zu betrachten, welche zunächst nach dem subjektiven Urteil der Antwortgeber als zuverlässig aufgefasst sein wollen. Die Objektivität der erstrebten Zahlen liegt nicht vor und es fragt sich, ob das kasuistische Material genügend Kriterien enthält, um als objektiv zu gelten. Die Bewertung kasuistischer Beobachtungen hängt von der Bewertung des Beobachters ab. Aerztlicher Beobachtung wird man, vorausgesetzt, dass durch praktische Erfahrung die Kenntnis des Symptomenbildes, sowie des Verlaufs von Vergiftungen erworben ist, einen höheren wissenschaftlichen Wert beimessen müssen. Mit Rücksicht hierauf sind die über gewerbliche Methämoglobinvergiftungen und O_2-Inhalationen eingegangenen Antworten besonders zu würdigen, da sie ausschliesslich von sachkundigen Vertrauensärzten erteilt worden sind. Im wesentlichen haben dieselben die schon von uns veröffentlichten Resultate bestätigt.

Die übrigen Antworten sind fast ausschliesslich von Laien erteilt. Wir müssen deswegen die Frage nach der Bewertung des Laienurteils bezüglich des hier in Betracht kommenden therapeutischen Effektes aufwerfen. Gewiss ist der Laie zumeist geneigt, einer „neuen" Therapie Erfolge zuzuschreiben, aber oft gibt dem Laien gerade ein unglücklich verlaufener Fall Veranlassung, den Stab über eine Therapie zu brechen. Wenn unter 31 Laienurteilen aus Bergwerks- und Hüttenbetrieben trotz vorgekommener Todesfälle 27 Urteile günstig ausfallen, zwei sich des Urteils enthalten und nur zwei keinen wesentlichen Nutzen sehen, so erscheint uns das Gesamtergebnis auch im wissenschaftlichen Sinne durchaus stichhaltig.

Zu Samariterdiensten in Fabriken etc. werden stets meist intelligente Arbeiter oder Angestellte verwendet, welche sich im Laufe einer jahrelangen Tätigkeit eine nicht zu unterschätzende Erfahrung in der Beurteilung von Betriebserkrankungen aneignen. Aerztliche Berichte oder die Berichte des Fabriksamariters haben den eingegangenen Antworten zu Grunde gelegen. Als Laienurteile im gewöhnlichen Sinne des Wortes sind unsere Antworten nicht aufzufassen. Einzelne Bemerkungen, aus denen eine 30 jährige, 10-, 8-, 7-, 6- etc. jährige Erfahrung spricht, erscheinen von besonderer Beweiskraft. Fast überall liegen vergleichende Angaben vor, aber auch die Fassung der Antworten zeigen zum Teil fachmännisches Verständnis. Die Schilderung des Symptomenbildes resp. der Aenderung desselben ist oftmals sachgemäss angegeben.

Etwas vorsichtiger müssen die Angaben der Feuerwehren aufgefasst werden. Die Fürsorge in Vergiftungsfällen fällt zumeist nicht demselben Beobachter zu. Vergleichende Angaben liegen in den Antworten nicht vor, wenn auch einzelne Bemerkungen auf exakte Beobachtung schliessen lassen (Atemstillstand). Vermerkenswert ist eine Gegenüberstellung der Erfolge, welche bei beruflichen Vergiftungen etc. von Feuerwehrleuten und bei Samariterhülfeleistung der Feuerwehren an anderen Personen durch O_2 erzielt worden ist:

Unter 113 beruflichen Erkrankungen der Feuerwehr, welche mit O_2 behandelt worden sind, befand sich kein Todesfall, während unter 135 Fällen von O_2-Fürsorge, welche ausserberuflich veranlasst wurde, 20 Todesfälle vorkamen. In dieser Gegenüberstellung handelt es sich um ein grundverschiedenes Krankenmaterial. Aus solchen Zahlen lässt sich kein Schluss für den Wert, aber auch kein solcher auf die Wertlosigkeit einer Therapie ziehen.

Dagegen haben bei der Möglichkeit eines vergleichenden Urteils die Angaben aus Fabriken etc. Anspruch, als richtig angesehen zu werden, zumal sie mit unseren wissenschaftlichen Kenntnissen und experimentellen Erfahrungen übereinstimmen.

Die in unseren Fragebogen gestellte Frage, seit welchem Jahre O_2-Inhalationen in den Betrieben eingeführt sind, ist durch 26 Bergwerks- und Hüttenbetriebe von 71 O_2-Vorrat haltenden beantwortet worden:

1874	1894	1896	1897	1898	1899	1900	1901	1902	1903
1	1	1	1	4	2	4	5	3	4

Von 9 O_2 besitzenden Gasanstalten gaben an, O_2 eingeführt zu haben:

1892	1901—1903
1	3

Von 4 Anilinfabriken:

	1898	1899	1900	1901
	1	1	1	1

Feuerwehren:

	1897	1898	1899	1900	1901	1902	1903
	1	1	1	2	3	4	3

Trotz dieser spärlichen Angaben ergibt ein Blick auf diese Zahlen, dass das Jahr 1898 einen Markstein für die Einführung der O_2-Therapie in gewerblichen Betrieben etc. bedeutet.

Schluss.

Die Gründe, welche dem Jahre 1898 eine besondere Stellung in der Geschichte der Sauerstofftherapie der gewerblichen Vergiftungen verliehen haben, fallen zusammen mit den Ursachen für die Entwickelung einer neuen Aera der Sauerstofftherapie überhaupt. Die Basis für eine solche Entwickelung war in den technischen Fortschritten zur Gewinnung reinen Sauerstoffs gegeben, welche von der Industrie fabrikatorisch verwertet wurden. Wir begegnen hier einer in unserer Zeit oftmaligen Erscheinung, dass therapeutisch wissenschaftliche Errungenschaften durch die Vorarbeit und Mitarbeit der Industrie erst ermöglicht werden.

Gewiss hat die experimentelle, wissenschaftliche Forschung bezüglich der Wirkung des Sauerstoffs niemals völlig brach gelegen. Gewiss sind einzelne fundamentale Arbeiten (vergl. Pagel, Geschichte der Sauerstoff-Therapie) unabhängig von der Entwickelung der Sauerstoffindustrie entstanden. Aber diejenigen Untersuchungen, an welche sich eine bis jetzt und vermutlich für alle Zeiten unaufhörliche Periode der Erforschung und der praktischen Anwendung der Sauerstofftherapie anschloss, haben schon unter Benutzung der durch die Industrie geschaffenen Neuerungen bezüglich Herstellung und Versendung des Sauerstoffs stattgefunden. Hier sind an erster Stelle die Untersuchungen von Prof. Max Michaelis, des Herausgebers dieses Gesammtwerkes zu nennen, welche die Aufmerksamkeit der interessierten Kreise, insbesondere der Forscher und Aerzte, — z. B. auch des Verfassers dieses Kapitels — auf sich lenkten. Sie gaben den Anstoss zu einer kritischen Revision des vorliegenden Materials und zur Schaffung neuer Gesichtspunkte. Manche Fragen stehen noch offen; aber anerkannt und unbestritten ist und bleibt die Wirkung des Sauerstoffs bei den Vergiftungen, welche wir als die bedeutungsvollsten in den Gewerbebetrieben in diesem Kapitel bezeichnet und behandelt haben. Welche Wandlungen auch das Schicksal der Sauerstofftherapie im einzelnen noch erfahren mag, das Terrain, welches sich dieselbe in der Gewerbehygiene erobert hat, kann ihr niemals entrissen werden. Unter den neueren Heilverfahren, welche bei der Behandlung von Berufskrankheiten eine Bedeutung gewonnen haben, und welche Gilbert in einer Monographie[1]) sachgemäss gewürdigt hat, gebührt der Sauerstofftherapie einer der ersten Plätze.

Die Mittel und Wege, durch welche dieselbe die ihr gebührende Stellung erobern und erhalten kann, liegen in notwendigen Massnahmen der Gesetzgebung resp. der Verwaltungsbehörden, der Feuerwehr- und Samariterorganisationen.

Der Gefahren, welche dem industriellen Arbeiter drohen, gibt es unendlich viele. Die Opfer, welche die Industrie verlangt, sind schwer und zahlreich. Die tödlich verlaufenden Unfälle in Bergwerksbetrieben betrugen nach unserer Zusammenstellung aus den Berichten der preussischen Bergbehörden bei ca. 550000 Arbeitern im Jahre 1900 1029, im Jahre 1901 987, im Jahre 1902 873. Der grösste Teil der Unfälle überhaupt ist durch mechanische Ursachen, Steinfall etc. veranlasst worden, aber ein nicht zu unterschätzender, hoher Prozentsatz ist — das geht aus den eingegangenen Antworten hervor — auf Ursachen zurückzuführen, die Zustände zur Folge haben können, in welchen eine O_2-Therapie zweckdienlich ist. Entspricht es nicht einer Pflicht des Menschentums, bei derartigen, erschreckend hohen Ziffern mit allen Mitteln und Kräften rastlos zu sorgen, wie man soviel Unglück vermeiden kann? Entspricht es nicht Menschenpflicht, ein jedes Menschenleben, welches ein Opfer der Industrie überhaupt, einer wesentlichen Grundlage unseres nationalen Wohlstandes zu werden droht, mit allen und auch den scheinbar geringfügigsten Mitteln zu schützen und zu erhalten? — Aber ist denn die Sauerstofftherapie ein geringfügiges kleines Mittelchen? Wir glauben den Nachweis von der Bedeutung derselben geführt zu haben.

---

1) Gilbert, Beitrag zu den neueren Heilverfahren in ihrer Bedeutung für die Behandlung der Berufskrankheiten etc. Berlin. Vogel & Kreienbrink. 1903.

III.

Die Sauerstofftherapie bei Vergiftungen.

Von

H. Kionka.

Um den eventuellen Nutzen zu ermessen, welchen Sauerstoffinhalationen bei verschiedenen Vergiftungen bringen können, ist es nötig, vor allem die physiologischen Bedingungen der Sauerstoffaufnahme von seiten des Organismus zu berücksichtigen. Den Geweben wird der für die Oxydationsvorgänge nötige Sauerstoff durch das Blut zugeführt. Dieses belädt sich mit ihm beim Durchfliessen durch die Lungen, in deren Inneres der Sauerstoff bei der Einatmung gelangt. Die Menge Sauerstoff, welche in der Lunge vom Blute aufgenommen wird, ist abhängig von dem Partiardruck, welchen dieses Gas im Lungeninneren, in der Alveolarluft erreicht. Trotzdem aber die Luft normalerweise nur etwa 20 pCt. Sauerstoff enthält, ist das arterielle Blut unter normalen Verhältnissen selbst bei ruhiger, nicht forzierter Atmung zu $^{15}/_{16}$ mit Sauerstoff gesättigt. Und auch das letzte Sechzehntel der Sättigung wird sofort erreicht, wenn die Atmung nur um ein Weniges kräftiger wird. Man kann diesen Effekt erzielen, ohne dass ein an Sauerstoff reicheres Luftgemenge zur Einatmung verwandt wird. Und auch in der Mehrzahl der Fälle von Vergiftungen, bei denen durch irgendwelche pathologische Veränderungen der Sauerstoffgehalt des Blutes und der Gewebe vermindert ist, können tiefe Respirationen der umgebenden Luft das nötige Quantum von Sauerstoff entnehmen. Man kann aber trotzdem die Frage aufwerfen, ob nicht in Fällen, in denen die Atmung flach ist oder eine länger dauernde Durchführung künstlicher Atmung auf Schwierigkeiten stösst, die künstliche Erhöhung der Sauerstoffspannung in den Alveolen durch Einatmung von reinem Sauerstoff geeignet ist, den Gasaustausch mehr oder weniger zu erleichtern. Man kann dadurch nicht nur das Hämoglobin vollkommen mit Sauerstoff sättigen, sondern auch die im Blutserum absorbierte Sauerstoffmenge bis zu einem gewissen Grade steigern. Allerdings ist dieser Teil des Blutsauerstoffs verschwindend klein im Verhältnis zu dem vom Hämoglobin gebundenen, und diese Bindung ist nicht etwa eine einfache Absorption des Gases durch den Blutfarbstoff, sondern es handelt sich dabei um eine chemische Bindung, deren Zustandekommen also nicht allein vom Partiardruck des Sauerstoffes abhängig ist. Auch bei unter normalen Verhältnissen überreichlich genügendem Sauerstoffgehalt der Alveolarluft kann infolge von Erkrankungen oder Schädigungen des Blutes die Sauerstoffaufnahme unzureichend sein.

Es können also auch bei Vergiftungen sehr wohl schwere pathologische Veränderungen bestehen, welche die Einatmung reinen Sauerstoffes indiziert erscheinen lassen. Solche Veränderungen können vorliegen einmal auf seiten der Atmungsorgane, zweitens auch auf seiten des Blutes.

1. Pathologische Veränderungen auf seiten der Atmung.

Bei Vergiftungen, mit denen wir uns hier allein zu beschäftigen haben, kommt als erste Indikation in Betracht: die einfache Atmungslähmung.

Eine solche kann eintreten bei jeder Vergiftung mit irgend einem Narcoticum. Im allgemeinen wird man jedoch nicht nötig haben, zur Sauerstoffinhalation zu greifen. In den meisten derartigen Fällen genügt, da die Verhältnisse des Sauerstoffaustausches im Blute normale sind, künstliche oder künstlich forzierte Atmung, wobei nur darauf zu achten ist, dass die zur Einatmung gelangende Luft wirklich genügend hohe (20 Vol.-pCt.) Mengen von Sauerstoff enthält, und dass die Atmungsorgane auch frei sind, sodass die Luft unbehindert bei der Inspiration ins Lungeninnere gelangen kann. In manchen Fällen wird sich letzteres nur genügend erreichen lassen durch Vornahme der Tracheotomie.

Auch bei der Chloroform- oder Aethernarkose ist in den letzten Jahren empfohlen worden, zur Verbesserung der Respirationsverhältnisse die narkotisierenden Dämpfe nicht mit Luft, sondern mit Sauerstoff gemischt einatmen zu lassen. Es befinden sich verschiedene zu diesem Zwecke konstruierte Narkotisierungsapparate im Handel. Auch ich[1] habe kürzlich Gelegenheit genommen, einen solchen für die kombinierte Chloroform-Aethernarkose konstruierten Apparat zu empfehlen. Indessen liegt der Vorteil der Verwendung von Sauerstoff bei solchen Apparaten meines Erachtens vor allem auf der technischen Seite. Man kann unter Benutzung eines reinen Gases, welches unter gleichbleibendem Druck bei gleichbleibender Geschwindigkeit aus dem Apparate strömt, in bequemer Weise auch die diesem Strome beigemischten Chloroform- bzw. Aetherdämpfe exakt und genau dosieren. Zu diesem „Vehikel" kann natürlich nur ein ungiftiges und respirables Gas benutzt werden, und dazu eignet sich in erster Linie der Sauerstoff, der in genügend reinem Zustand in komprimierter Form von den Fabriken geliefert wird. Ob aber diese Beimischung von reinem Sauerstoff zur Inspirationsluft bei der Chloroform- und Aethernarkose irgend welchen Vorteil für den Verlauf der Narkose in physiologischer Hinsicht bietet, davon ist bis jetzt nicht das Geringste erwiesen. Klinische Mitteilungen, in denen von dem günstigen Verlauf gerade der Sauerstoff-Chloroformnarkose berichtet wird, sind deshalb vorläufig noch nicht diskutabel.

Eine sichere Indikation für die Verwendung von Sauerstoffinhalationen ist aber gegeben bei Vergiftungen mit einem anderen Narcoticum: dem Morphin. Zwar zieht Kraus, wie Strauss[2] kürzlich mitteilte, auch bei der Morphium-

---

1) H. Kionka u. B. Krönig, Mischnarkosen mit genauer Dosierung der Dampfkonzentration. Archiv f. klin. Chirurgie. Bd. 73. Heft 1. S. 1.
2) H. Strauss, Ueber Sauerstoffbehandlung. Zeitschr. f. ärztlich. Fortbildung. 1904. No. 22. S. 639.

vergiftung eine stundenlang fortgesetzte künstliche Atmung nach Tracheotomie den Sauerstoffinhalationen vor; jedoch gibt eine theoretische Betrachtung der Verhältnisse der Respiration bei dieser Vergiftung ohne weiteres die Indikationsstellung für die Anwendung des Sauerstoffes.

Die Atmung wird unter Morphineinfluss zunächst seltener und oberflächlicher. Dies ist vorläufig nur eine Folge der Narkose. Jedoch erfährt das morphinvergiftete Atmungszentrum — schon ziemlich früh — noch eine direkte Schädigung: seine Empfindsamkeit gegenüber den normalen Atmungsreizen im Blute — Sauerstoffmangel und Kohlensäureüberladung — wird verringert. Es reagiert mit seiner Tätigkeit erst auf stärkere Reize als das normale Atmungszentrum. Um diese zu unterhalten, ist ein grösserer Sauerstoffmangel und eine stärkere Kohlensäureüberladung im Blut als Reiz notwendig, als im normalen Blut vorhanden ist. Das Blut der Morphinvergifteten ist daher ärmer an Sauerstoff und reicher an Kohlensäure als das normale. Der Sauerstoffgehalt des Blutes kann um mehr als 50 pCt. sinken.

Häufig stellt sich eine Periodizität der Atmung ein, welche in ausgeprägten Fällen das Bild des Cheyne-Stokesschen Phänomens annimmt. Entsprechend der wechselnden Tätigkeit des Atmungszentrums schwankt bei dieser Erscheinung auch der Arterialisationsgrad des Blutes während der einzelnen Phasen ganz ungeheuer. Während der Sauerstoffgehalt am Ende der Atmungspause bis auf 4 pCt. ja sogar 2 pCt. sinken kann, steigt er bei demselben Individuum während der Periode des Atmens bis auf 19 pCt. In gleicher Weise schwankt der Kohlensäuregehalt zwischen 61 pCt. am Ende der Pause und 35 pCt. während der Atmung.

Jedenfalls ist während der Morphinvergiftung der Sauerstoffgehalt des Blutes gegenüber der Norm verringert, und die Gewebe leiden dadurch Schaden. Da aber das Blut des Morphinisierten seine Aufnahmefähigkeit für Sauerstoff in keiner Weise verloren hat, sondern nur das Atmungszentrum unempfindlicher gegen Sauerstoffmangel im Blute geworden ist, so kann man durch forzierte künstliche Atmung oder bequemer durch Einatmenlassen von reinem Sauerstoff den Arterialisationsgrad des Blutes und damit die Ernährungsverhältnisse für die Gewebe verbessern. Sauerstoffinhalationen erscheinen daher bei der Morphinvergiftung vollkommen indiziert.

II. Pathologische Veränderungen auf seiten des Blutes.

Das einfachste Beispiel dieser Art von Vergiftungen bietet die Kohlensäurevergiftung.

Gelangt Kohlensäure in grösseren Mengen der Inspirationsluft beigemengt zur Einatmung, so kommt es zur Dyspnoe und je nach der Konzentration mehr oder weniger früh zum Schwinden des Bewusstseins, Erlöschen der Reflexe, Seltener- und Oberflächlicherwerden und schliesslich Aufhören der Atmung. Beginnt man vor Erlöschen der Herztätigkeit mit künstlicher Atmung und Zuführung kohlensäurefreier Luft, so erholt sich das Individuum rasch, die Narkose schwindet unter Einsetzen einer stürmischen Dyspnoe. Der Kohlensäurereichtum des Blutes wirkt eben als Reiz aufs Atmungszentrum, daher, falls keine Betäubung besteht, Dyspnoe, ebenso wie bei beginnender Kohlensäureeinatmung.

Nach zwei Richtungen wirkt also der hohe Kohlensäuregehalt des Blutes schädigend auf den Organismus, einmal durch das Hervorrufen der stürmischen

Dyspnoe, zweitens später durch die entstehende Narkose. Im letzteren Stadium, in welchem die Atmung flach und selten ist, wird Einatmung reinen Sauerstoffes indiziert sein. Dadurch wird noch besser als durch künstliche Respiration allein die Arterialisation des Blutes gebessert, d. h. neben der Verminderung der Kohlensäure der Sauerstoffgehalt des Blutes vermehrt. — Im Stadium der Dyspnoe wäre Sauerstoffeinatmung natürlich unnötig; denn alsdann ist das Blut ohnehin schon in bezug auf Sauerstoff maximal arterialisiert.

Eine eigentliche Schädigung des Blutes in seinem Vermögen, Sauerstoff aufzunehmen, liegt ja bei der Kohlensäurevergiftung nicht vor. Wohl besteht aber eine solche Veränderung bei vielen anderen Vergiftungen.

Zuerst sollen hier die Verhältnisse bei der Vergiftung mit Blausäure bez. Cyankali besprochen werden. Ein mit Blausäure vergifteter Organismus nimmt weniger Sauerstoff auf als in der Norm und gibt auch weniger Kohlensäure ab. Der innere Sauerstoffverbrauch ist stark vermindert, das venöse Blut ist hellrot, sein Sauerstoffgehalt fast dem des arteriellen gleich. Dieser Zustand bleibt aber auch bestehen, wenn Sauerstoff in überreicher Menge künstlich zur Einatmung geboten wird. Andererseits aber kann man solch helles, sauerstoffreiches Blut im Organismus sauerstoffarm machen, wenn man — im Tierversuch — das Individuum Wasserstoff oder eine sauerstoffarme Luft atmen lässt. Es ist demnach der Sauerstoff im Blute nicht anders gebunden als in der Norm und kann auch in gleicher Weise daraus abgegeben werden. Wenn also das Blut trotzdem bei seinem Kreislauf den Sauerstoff behält und ihn nicht an die Gewebe abgibt, so ist dies nur möglich, wenn die lebenden Gewebe ihr Vermögen, Sauerstoff aus dem Blute aufzunehmen, verloren haben.

Aus diesen Verhältnissen ergibt sich, dass bei der Blausäure- oder Cyankalivergiftung die Vornahme von Sauerstoffinhalationen nutzlos sein wird.

Ganz ähnlich liegen die Verhältnisse wohl bei der Schwefelwasserstoffvergiftung. Auch bei dieser handelt es sich um eine Beeinflussung des inneren Gaswechsels. Auch hier lässt sich das Blut im Organismus durch künstliche Atmung leicht arterialisieren. Jedoch findet man darin unter Umständen (bei Kaninchen) schon während des Lebens Sulfhämoglobin; und das Sulfhämoglobin, eine dem Methämoglobin nahestehende Verbindung des Blutfarbstoffs, ist eine sehr feste Verbindung, die sich weder durch Zuleiten von Sauerstoff, noch von Kohlenoxyd zerlegen lässt. Daraus ist zu schliessen, dass die Bildung von Sulfhämoglobin in geringem Masse schon frühzeitig beginnt und dass möglicherweise schon im Beginn der Vergiftung soviel vom gesamten Hämoglobin des Körpers in Beschlag genommen ist, dass der zur Unterhaltung des Lebens notwendige Gaswechsel nicht mehr in genügender Weise sich abspielen kann. — Hiernach wäre also auch bei dieser Vergiftung von Sauerstoffinhalationen nichts zu erwarten.

Etwas anders gestalten sich die Verhältnisse bei der in praxi häufigeren Vergiftung mit Kloakengasen. Solche Gase bestehen gewöhnlich zum grössten Teile aus Stickstoff und Kohlensäure; nur in kleinen Mengen wird Schwefelwasserstoff und Ammoniak, das sich namentlich aus faulendem Harn entwickelt, beigemengt sein. Die Vergiftung mit Kloakengas wird daher je nach der Zusammensetzung des Gases eine Mischung von Erstickung, Kohlensäure- und Schwefelwasserstoffvergiftung sein, zu welcher manchmal noch die reizenden Wirkungen von Ammoniakgas kommen. — Es ergibt sich nach dem oben Gesagten, dass bei dieser Vergiftung wohl unter Umständen mit Einatmungen von Sauerstoff Erfolge zu erzielen möglich sein kann.

Am meisten kann man jedoch von Sauerstoffinhalationen etwas erwarten bei solchen Vergiftungen, bei denen eine hochgradige Verminderung oder Umwandlung bez. Beschlagnahme des Hämoglobins besteht, sodass dasselbe unfähig wird zu seiner Rolle als Sauerstoffüberträger.

Da ist zuerst die Kohlenoxydvergiftung. Vergiftungen mit reinem Kohlenoxydgas sind sehr selten und kommen wohl nur im Laboratorium bei Darstellung dieser Substanz vor. Gewöhnlich erfolgen Vergiftungen bei Einatmen von Kohlendunst oder Leuchtgas, welche beide Kohlenoxyd enthalten. Zu Kohlendunstvergiftungen kommt es nicht nur in Räumen mit mangelhaften Heizungsanlagen, es gehören hierher auch die Grubenbrandwetter in Bergwerken, die Folgen eines Brandes der hölzernen Grubenverzimmerung, und die Vergiftungen durch Minengase, welche die sog. „Minenkrankheit" oder „Pionierkrankheit" hervorrufen. — Leuchtgasvergiftungen entstehen durch Ausströmen von Leuchtgas, das etwa 4 pCt. Kohlenoxyd enthält, sowie neuerdings öfters durch das jetzt vielfach in der Technik und zur Heizung namentlich von Badeöfen benutzte Wassergas, welches zu nicht weniger als 30 pCt. aus Kohlenoxyd besteht.

Die wichtigste Wirkung bei der Kohlenoxydvergiftung besteht in einer Verdrängung des Sauerstoffs im Oxyhämoglobin des Blutes durch Kohlenoxyd, welches mit dem Hämoglobin eine feste Verbindung eingeht: das Kohlenoxydhämoglobin. Diese Verbindung des Kohlenoxyds mit dem Hämoglobin ist fester als die des Sauerstoffs; die Affinität von Kohlenoxyd zum Blutrot ist 200 mal grösser als die von Sauerstoff zu Hämoglobin. Es genügen daher sehr geringe Mengen von Kohlenoxyd in der Inspirationsluft, um den grössten Teil des Hämoglobins mit Kohlenoxyd zu besetzen. Dieses gebildete Kohlenoxydhämoglobin kann Sauerstoff nicht mehr aufnehmen, sodass das Blut an Sauerstoff verarmt und die Gewebe, ungenügend mit Sauerstoff versorgt, allmählich erstickt werden. Jedoch, wenn auch die Verbindung des Kohlenoxyds mit dem Hämoglobin fester ist als die des Sauerstoffs, so ist sie doch immerhin noch eine lockere chemische Bindung und gibt, wenn sie mit kohlenoxydfreier Luft geschüttelt wird, oder sonst irgendwie, wie es in den Lungen geschieht, zusammentrifft, das Kohlenoxyd wieder ab. Hierauf beruht der Vorgang der Heilung einer Kohlenoxydvergiftung, und man kann im Blute eines Vergifteten, der Gelegenheit hatte, nachher noch einige Stunden kohlenoxydfreie Luft zu atmen, nur noch wenig Kohlenoxyd nachweisen.

Die Entgiftung des Blutes von Kohlenoxyd geschieht also durch eine „Massenwirkung" des Sauerstoffes, und es ist daher die rationellste Therapie, dieses Gas so konzentriert als möglich, d. h. am besten unvermischt, einzuführen. Die Kohlenoxyd-, Kohlendunst-, Grubengas-, Minengas- und Leuchtgasvergiftungen sind also das beste Feld für die Anwendung der Sauerstoffinhalationen.

Des weiteren kämen für die Sauerstoffbehandlung die Vergiftungen mit den sog. Methämoglobinbildnern in Betracht. Diese sind Blutgifte, insofern sie die Umwandlung des Blutfarbstoffs in die Methämoglobin genannte Modifikation bewirken. Das Methämoglobin ist aber unfähig zur Sauerstoffübertragung. Zugleich werden durch diese Gifte die roten Blutkörperchen zum Zerfall gebracht. Die Methämoglobinbildner schädigen also durch Verlust von Blutrot und von Erythrocyten die innere Atmung und dadurch die Ernährung der Organe.

Die Erfahrung hat gezeigt, dass vorwiegend bei Vergiftungen mit Anilin und dessen Derivaten, sowie mit den in der Technik vielfach verwandten Nitroverbindungen: Nitrobenzol, Nitroglyzerin, Pikrinsäure u. a. sich Sauerstoffinhalationen am ehesten bewähren. Es wird sich daher empfehlen, in Fabrikbetrieben, in denen die genannten und ähnliche Methämoglobin bildende Gifte hergestellt oder verwandt werden, alle Vorkehrungen zur schnellen Durchführung der Sauerstofftherapie bei eventuell vorkommenden Vergiftungsfällen bereit zu halten. Solche Betriebe sind in erster Linie die Anilinfabriken, sodann die Sprengstofffabriken, namentlich solche, in denen Dynamit (mit Nitroglyzerin getränkte poröse Infusorienerde) Roburit (Metadinitrobenzol + Ammoniumnitrat), Melinit (pikrinsäurehaltig) und ähnliche Sprengstoffe hergestellt werden.

Im Anschluss an die Anilinverbindungen möge das Strychnin besprochen werden. Dasselbe zeigt nämlich abgesehen von den bekannten Krampfwirkungen einen eigentümlichen Einfluss auf die Atmung.

Mit Eintritt der Reflexübererregbarkeit wachsen beim Strychninvergifteten Atemgrösse und Atemfrequenz. Die Atemgrösse kann bis auf das Doppelte, ja Dreifache der Norm steigen. Kommt es dann zu einem heftigen Krampfanfall, so tritt vorübergehend vollständiger Atmungsstillstand ein. Ist dieser zu Ende, so setzt wieder eine ganz gewaltige Atmung ein. Bei schneller Folge der Krampfanfälle wechselt also fortwährend heftigste Dyspnoe mit zeitweiligem vollständigem Atmungsstillstand. Während des letzteren verschlechtert sich natürlich die Arterialisation des Blutes. Doch wird durch die hierauf einsetzende überreichliche Atmung die im Blute angesammelte Kohlensäure rasch wieder herausgeschafft. Wir finden unmittelbar nach den Krämpfen nur 14 bez. 23 pCt. Kohlensäure. Dagegen bleibt aber — wenigstens eine kurze Zeit lang — der Sauerstoffgehalt noch niedrig. Trotz dieser enormen Lüftung der Lungen enthält das Blut unmittelbar nach den Krämpfen nur 1--2 pCt. Sauerstoff. Es ist möglich, dass während der Strychninvergiftung das Blut seine Fähigkeit, Sauerstoff zu absorbieren, bis zu einem gewissen Grade verloren hat. Für diese Annahme scheint auch die Tatsache zu sprechen, dass unmittelbar nach einem Krampfanfalle aus der Ader gelassenes Blut eines strychninisierten Tieres durch Schütteln mit Luft an diese wohl seine Kohlensäure abgibt, aber nur wenig Sauerstoff aufnimmt. Eine derartige Wirkung des Strychnins könnte man sich vielleicht erklären, wenn man sich erinnert, dass Strychnin chemisch ein Derivat des oben besprochenen Blutfarbstoffgiftes, des Anilins, ist.

Jedenfalls kann man in diesem Verhalten eine Erklärung finden für die Angabe mancher Kliniker, dass bei der Therapie von Strychninvergiftungen vor allen Dingen durch gute Lüftung der Lungen der Ausgang günstig beeinflusst werden kann. Künstlich forzierte Atmung und, wenn man es schnell genug haben kann, Sauerstoffinhalationen sind also auch bei dieser Vergiftung angezeigt.

Schliesslich kämen für die Sauerstofftherapie noch die Vergiftungen mit allen jenen Stoffen in Frage, welche einen massenhaften Zerfall roter Blutkörperchen im Organismus hervorrufen. Indessen werden durch diesen Vorgang verschiedene lebenswichtige Organe durch Bildung intravitaler Thromben etc.

derart schwer geschädigt, dass daneben der Verlust an Sauerstoffüberträgern kaum in die Wagschale fällt. Man hat in dieser Beziehung derartige Individuen ungefähr so zu betrachten wie Individuen nach einem grösseren Blutverlust. Die Anwendung von Sauerstoffinhalationen kämen also bei diesen ebensowenig wie bei jenen in Frage.

Dies wären wohl in der Hauptsache die Fälle von Vergiftungen, bei denen eine Anwendung von Sauerstoff indiziert ist. — Es wäre nun die Frage zu erörtern, in welcher Form die Sauerstoffzufuhr zu erfolgen habe. In Betracht kämen neben der Sauerstoffinhalation rektale Sauerstoffzufuhr, die Sauerstoffbäder und die intravenöse Einführung von Sauerstoff. Die letztere ist bei der Behandlung von Vergiftungen entschieden zu widerraten. Kann sie doch, wie die Erfahrungen in letzter Zeit gezeigt haben, bei zu hastiger Einführung leicht eine Schädigung des Herzens setzen. Bei der Behandlung einer akuten Vergiftung ist aber der Arzt bemüht, möglichst schnell zu handeln. Gar leicht kann er deshalb zu schnell dabei verfahren! Ferner ist zu bedenken, dass bei einer Vergiftung meist schon das Herz in seiner Funktion gestört ist.

Die Sauerstoffbäder und die rektale Sauerstoffzufuhr kommen ebenfalls hier nicht in Frage, weil auf diesem Wege bei Intoxikationen, wo es sich darum handelt, möglichst schnell eine grosse Menge des Heilmittels einzuführen, nur zu geringe Sauerstoffmengen einverleibt werden können.

Hingegen ist gerade aus dieser Ueberlegung die Sauerstoffdarreichung per inhalationem für die Behandlung von Vergiftungen die einzig zweckmässige Form der Therapie. Das Lungeninnere ist ja als Eingangspforte für gasförmige Substanzen namentlich dann von enormer Bedeutung, wenn es sich, wie beim Sauerstoff, um ein leicht absorbierbares Gas handelt. Der weitverzweigte Baum der Bronchiolen und Alveolen wird von dem dichten Netz der Lungenkapillaren eng umsponnen, welches das Gesamtblut des Körpers bei der Zirkulation fortwährend durchfliesst. Es trifft also der Sauerstoff im Lungeninnern auf einen „Gesamtquerschnitt" des Gefässsystems. Hieraus folgt, dass mit enormer Geschwindigkeit grosse Mengen des Gases aus der Atmungsluft aufgenommen werden können. Und darauf gerade kommt es bei der Sauerstofftherapie von Vergiftungen besonders an.

500

IV.

Die praktische Anwendung der Sauerstofftherapie bei dem Bergbau und bei der Feuerwehr.

Von

Erich Giersberg,

Königlicher Branddirektor und Dirigent der Abteilung für Feuerwehr beim Polizei-Präsidium Berlin.

(Hierzu 67 Figuren im Text.)

––––––

Die zur Erfüllung der Kulturaufgabe dem Menschen dienstbar gewordenen alten Elemente, Erde, Wasser, Luft und Feuer mögen ihm bald zu trauten Freunden geworden sein, bis die bittere Erfahrung ihm auch die in ihnen schlummernden dämonischen Kräfte offenbarte; die Grenzen zwischen der „Wohltat" und dem „Wehe wenn sie losgelassen", konnte er vorher oft nicht erkennen, sie blieben ihm geheimnissvolle; ja wir müssen sogar gestehen, dass die Grenzen trotz tief eingedrungener Forschung und trotz des täglichen Gebrauchs auch heute noch nicht klar gelegt sind, dass dieses Ziel wahrscheinlich auch nie erreicht werden wird, die Erkenntnis derselben aber auch niemals zum Gemeingut werden kann.

Wie mögen auf den Urmenschen, als er die Pfade der Kultur betrat, die unabänderlichen Gewalten eingewirkt haben, als sie sich seinen Zwecken und Zielen plötzlich und dauernd entgegenstellten; nur zu begreiflich ist es, wie dieses Geheimnisvolle in Verbindung mit dem Gigantischen der Erscheinung selbst und namentlich die Folgen der letzteren den Menschen bald dahin führen mussten, in den Grundelementen der Natur etwas Uebernatürliches, Göttliches zu vermuten; mit heiliger Scheu wurden die Wunderkräfte beobachtet, verehrt und gefürchtet. Besonders trifft dieses inbezug auf das Feuer zu, das so mannigfaltig in seiner Erscheinung, so wohltätig in seinem Wirken, aber auch so verheerend sein kann, und das dem Menschen doch bald so unentbehrlich geworden ist.

Licht und Wärme, Flamme und Glut, Rauch und Asche: jedes für sich ein Wunder, bald einzeln oder in buntem Reigen miteinander wechselnd, der Lebensfreude und der Wohlfahrt dienend, bald als brausender allgewaltiger Zerstörer sich zeigend, gegen den menschlicher Fürwitz nichts vermochte: und wo man die Spuren der Wirksamkeit entdeckte, fand man ringsum Neues, Verändertes, ja oft Geläutertes. Dazu das Verwandte zwischen den Himmelserscheinungen und dem Feuer, das Licht der Gestirne, die dem Rauch ähnliche, oft fast gleiche Wolke, die Wärme der Sonnenstrahlen, die Farbenglut der Morgen- und Abendröte und erst der zuckende Blitz, der wirkliches Feuer vom Himmel zur Erde brachte. An anderer Stelle quoll wieder Feuer aus dem Innern der Erde vor, begleitet von Rauch und Asche und zuckenden Blitzen. Auch die Selbstentzündung war ein Rätsel, ja noch bis in das jüngste Zeitalter. Ist es da ein Wunder, dass der Mensch in den ersten Stadien seiner Kulturentwickelung der Verehrung des Feuers als einem göttlichen Wesen sich hingab!

Die Folgen der Feuererscheinungen waren dem Urmenschen eben nicht, wie uns heute, Resultate der Verbrennungsprozesse, sondern sie waren die unabänderlichen Konsequenzen, welche der Wille des Verehrungswürdigen oder des Gefürchteten durch die Gnade oder durch die Heimsuchung brachte. Nur so ist es zu erklären, dass der menschliche Geist erst spät die Wege der Prophylaxis in dem Kampfe mit den Elementen betrat.

Wie bei dem Feuer, so war es auch mit den Folgen der feindlichen Eigenschaften der anderen Elemente: der Aufenthalt im Wasser brachte den Tod; der Verschüttete starb, auch wenn die deckende Schicht nur von geringer Stärke war; die Nähe der Sümpfe brachte Krankheit, Siechtum und Tod; und der nach Wasser Suchende fiel bei der Arbeit im Brunnenschacht plötzlich tot um. Auch diese Erscheinungen standen unter den nicht erklärbaren geheimnisvollen Mächten, also unter dem göttlichen Willen.

Ausser Zweifel haben von allen Elementen das Feuer und seine Begleiterscheinungen die Menschen am häufigsten angefallen, oft mit brutaler Macht, oft schleichend. Schon sehr früh mussten die Menschen daher erfahren haben, dass aus Rauch und Schwaden ein tückischer Feind sich entwickeln konnte; von solcher Erkenntnis erzählen uns die ältesten Chroniken freilich nichts. Der erste Schriftsteller, welcher auf die Schädlichkeit des Kohlendunstes hinwies, war Aristoteles (384—322); die Beseitigung hervortretender Schäden liess er aber unberührt. Dahingegen hebt Lucretius-Caros (98—55) hervor: „Gar leicht dringt der Dunst brennender Kohle dir zum Gehirn, wenn nicht Wasser zuvor du zu dir genommen.“

Er deutet also darauf hin, dass man schon vor dem Betreten der mit Kohlendunst gefüllten Räume, als Prophylaktikum Wasser zu sich genommen haben soll und kennzeichnet damit scharf die beiden Aufgaben, deren Lösung wir in gewissem Sinne heute noch suchen, nämlich:

> Die Schädlichkeit des Kohlendunstes prophylaktisch vollständig auszuschliessen und sie therapeutisch restlos zu beseitigen.

Wenn man von dem Mittel des Lucretius abgekommen ist, weil die Schädlichkeit des Kohlendunstes und des Rauches auf den menschlichen Körper auf eine Beeinträchtigung der Sauerstoff-Aufnahme zurückzuführen ist, so wendet man andererseits den Hauptbestandteil desselben nach seiner chemischen Entbindung aus dem Wasser, den Sauerstoff, sowohl zur Prophylaxe, wie auch als Therapeutikum noch heute hauptsächlich an. Ueberall da, wo das Atmen erschwert oder unmöglich ist, sucht man die Atemluft zu bessern oder zu schaffen; so der Chemiker, der Feuerwehrmann, der Bergmann, der Taucher, der Luftschiffer. Will man daher über die Bedeutung des Sauerstoffes auf diesem Gebiete sich verbreiten, so kann man auf die Verwendung des reinen komprimierten Sauerstoffes sich nicht allein beschränken, sondern man muss vielmehr die im Kampfe gegen todbringende und schädliche Gase erforderliche Heranschaffung guter, d. h. unvergifteter Luft in's Auge fassen: nur so kann

man die Bedeutung des reinen Sauerstoffes auf diesem Gebiete erkennen und
würdigen. Man kann also nicht an solchen Apparaten und Heilmethoden vor-
überschreiten, welche in anderer Form als in reinem Sauerstoff die Atemluft
nutzbar machen, wenngleich das Endresultat derselben auch wieder auf die
Ausnutzung des Sauerstoffes hinausläuft. Die Methoden stützen sich aber alle
mehr oder weniger auf die Physiologie des Blutlaufs unter Einwirkung giftiger
Gase und auf die Physiologie des Atmens. Nicht ist es die Aufgabe der vorliegenden Arbeit diese beiden Themata zu behandeln, die schon durch die dazu berufenen Herren Zuntz und Löwy, Dr. Brat, Dr. Cowl, Schrötter und
Professor Dr. Michaelis in den voraufgehenden Kapiteln behandelt sind. Die
hier folgenden Erörterungen sollen vielmehr nur die Beobachtungen des Praktikers bringen, der die wissenschaftliche Seite, soweit sie die Physiologie des
Blutlaufes betrifft als etwa Gegebenes, bereits Erforschtes anzunehmen hat,
und der aus gleichem Grunde nur soweit auf die Physiologie des Atmens einzugehen sich berufen fühlt, als diese für Güte und Brauchbarkeit der Apparate
und Methoden entscheidend werden kann.

Die physiologischen Forschungsresultate auf dem Gebiete der Atmung
und die Kenntnis des Atmungs-Mechanismus kann man mit Recht als die
Grundpfeiler bezeichnen, auf die sich die Konstruktionen der Apparate, welche
der Atmung dienen sollen, zu stützen haben. Die bisherige Praxis vieler Konstrukteure hat dies in solchem Masse ausser Acht gelassen, dass man fast versucht sein kann, von einem Wettkampf um die grösste Missachtung der physiologischen Vorgänge zu reden. Allerdings muss man aber auch anerkennen,
dass die Betriebssicherheit ebenfalls gebieterisch ihre Rechte fordert und hier
mit den Forderungen der Physiologie in gewissem Sinne in ideale Konkurrenz
treten muss. „In gewissem Sinne", denn, wo die Technik bei Aufrechterhaltung
praktischer und genügend sicherer Verwendbarkeit Mittel und Wege finden kann,
die Forderungen der Physiologie zu erfüllen, da dürfen Betriebsrücksichten
nicht einseitig zur Geltung gelangen.

Neben dem ungeheuren Aufschwung der Technik wird allezeit als ein besonderes Charakteristikum des 19. Jahrhunderts das Einsetzen und die rapide
Entwickelung der sozialen Fürsorge gepriesen werden, denn Legion sind die
Massregeln auf dem Gebiete der Unfallverhütung, der Unfallmilderung, der
Schutzvorrichtungen für das Leben derjenigen zu nennen, die mit und ohne
sich dessen bewusst zu sein, oft unter Hintansetzung ihrer Gesundheit uns
unsern Wohlstand und damit unsere kulturelle Höhe erringen halfen und erhalten. Unter den die Gesundheit der Arbeiter am meisten bedrohenden Gefahren, nehmen die aus Abdünsten und Abgasen entstehenden eine besonders
wichtige Stelle ein, denn diese sind tückische Feinde, die den Organismus allmählich zerstören oder gar in harmloser Form sich meldend, unversehens im
Ueberfall sofort den sicheren Tod zu bringen vermögen. Die Feuerwehren und
der grosse Berufszweig der Bergleute haben dieses oft erfahren, und viele
Opfer aus ihren Reihen haben Zeugniss abgelegt, von der bitteren Wahrheit
des sofort eintretenden Todes und von der schleichenden Wirkung giftiger
Gase, die oft lange, ja manchmal erst Monate nach der Aufatmung ihre
volle zerstörende Kraft äussern. Beim Brande auf dem Hofe einer chemischen
Fabrik in Berlin im Jahre 1897 platzten mehrere Salpetersäure-Ballons; die
schweren bräunlich gefärbten Gase der Leckage zogen träge dahin und waren
überhaupt nur wenige Zentimeter über dem Erdboden noch erkennbar; ohne
jede Beschwerde wurde im Bereich dieser Dämpfe gearbeitet, ja fast ohne
Reizwirkung. Bald nach Rückkehr vom Feuer kamen aber schon die ersten

Krankmeldungen, die in wenigen Stunden zur Höhe von 3 Offizieren 57 Mann (darunter Schreiber dieser Zeilen) aufschnellten; ein Oberfeuerwehrmann, kräftig von Gestalt, ging, um sich von dem quälenden Husten, der ihn befallen, Linderung zu verschaffen, selbst in das neben der Feuerwache gelegene Krankenhaus; sein Zustand verschlimmerte sich daselbst so, dass man ihn dort behielt; in wenigen Stunden meldete man den Tod. Die Erkrankten konnte man in drei Gruppen teilen, die eine war bald wieder dienstfähig, eine andere brauchte Wochen und Monate, um die Dienstfähigkeit wieder zu erreichen, eine dritte wurde nicht mehr dienstfähig. Bei fast allen Personen der 1. und 2. Gruppe traten aber die Erscheinungen akuter Vergiftungen in einigen Monaten und dann periodisch wiederkehrend schwach und stark hervor, zum Teil in Form von Lähmungen, ja sogar in erschreckendem Prozentsatz auch in Form von schweren Geisteskrankheiten.

Die Berliner Feuerwehr hat die Erfahrung zu nutzen verstanden, die ihr gewordene harte Lehre wohl beachtet und aus dem Fall ihre Konsequenzen gezogen, indem sie sich der Prophylaxe zuwendend, Sauerstoff in den Betrieb einführte, um in allen Fällen, wo auch nur der Verdacht besteht, giftige Gase geatmet zu haben, reinen Sauerstoff sofort schon auf der Brand- und Unglücksstätte dem Bedrohten darreichen zu können; die Erfahrungen mit dieser Einrichtung waren sichtlich günstige und standen mit den physiologischen Forschungsresultaten in Einklang. Umsomehr muss man seiner Verwunderung Ausdruck geben, wenn trotzdem, dass dieses alles durch die Fachpresse und auch durch die offiziellen Berichte der Berliner Abteilung für Feuerwehr allgemein bekannt geworden ist, auch heute nur ein verschwindender, in Zahlen kaum ausdrückbarer Prozentsatz von Feuerwehren sich im Besitze von Sauerstoff überhaupt befindet. Mag die Ansicht über den Wert des Sauerstoffs auf medizinischem Gebiete eine noch so zweifelhafte gewesen sein, seine Bedeutung zur Beseitigung oder Schwächung von Kohlenoxyd- und Rauchvergiftungen — und hauptsächlich diese sprechen in der Feuerwehrdisziplin mit — steht seit über 100 Jahren ausser jedem Zweifel. Alle die Männer, die heute in den Reihen der Feuerwehren mutvoll ihr Leben auf's Spiel setzen, um oft nur Hausgerümpel von zweifelhaften oder geringen idealen Werten zu retten, die oft jahrelangen schweren Schädigungen durch Einatmung von Rauch entgegen gehen, alle diese könnten nach meiner festen Ueberzeugung, die sich auf sehr zahlreiche Fälle stützt, schweren Schädigungen entgehen, wenn an jeder Brandstelle eine Flasche Sauerstoff vorhanden wäre, und diese in gleicher Weise benutzt würde wie man erschöpften Leuten sonst einen Schluck Wasser, Kaffee oder Tee reicht.

In einigen Industriebetrieben, bei denen giftige Gase auftreten können, bestehen ebenfalls schon seit geraumer Zeit solche Einrichtungen. Gichtgasarbeiter, welche der Arzt bereits als rettungslos verloren aufgegeben hatte, konnten nach ausgiebiger Darreichung von Sauerstoff am nächsten Tage wieder an der gewohnten Arbeitsstelle erscheinen. Ich hebe hier rühmend den Köln-Müsener Bergwerks-Aktien-Verein in Creuzthal hervor.

Bei der Berliner Feuerwehr sind mehrfach Fälle vorgekommen, bei welchen akute Rauchvergiftungen auf der Brandstelle unmittelbar Krämpfe auslösten, sodass man nach den früheren Erfahrungen auf eine mehrwöchentliche Krankheit sich hätte gefasst machen können; durch die sofortige Darreichung des Sauerstoffes an die Offiziere und Mannschaften, konnte den Folgen der Vergiftungen energisch entgegengewirkt werden, so dass sie rasch überwunden wurden, und die Betroffenen ohne jede Schädigung am nächsten Tage sich wieder zum Dienst melden konnten. Wenn man die betreffenden Akten der letzten Jahre des Königlichen Polizei-Präsidiums, Abteilung für Feuerwehr in Berlin, durchblättert, wird man auch erfahren, dass die auf Veranlassung des Verfassers unter Mitwirkung der Sauerstofffabrik Berlin geschehene Einrichtung der unentgeltlichen Abgabe von Sauerstoff an das Publikum bei plötzlich eintretenden Vergiftungen in über hundert Fällen nach Auskunft der behandelnden Aerzte von entscheidendem Einfluss gewesen ist. Und wenn die Theorie auch noch heute behauptet, dass in den meisten Fällen eine künstliche Atmung den gleichen Erfolg verspricht wie eine Einflössung von Sauerstoff, so kann vom Standpunkt des Praktikers nur dringend geraten werden, sich des Sauerstoffes im Kampfe gegen tödliche Gase möglichst überall, oft und rasch zu bedienen, wenn möglich und nötig auch im Verein mit den Wiederbelebungsversuchen, die unter Zuführung von Sauerstoff an Stelle atmosphärischer Luft doch nur noch wirksamer einsetzen können. Keine Löschmannschaft sollte mehr zur Aktion gesandt werden, ohne dass Sauerstoff an der Brandstelle sich befindet, ebenso wie jede Gemeinde, welche Fürsorge gegen Unfälle zu treffen hat, nicht versäumen sollte, die Berliner Feuerwehr-Samariter-Einrichtung, die unentgeltliche Abgabe von Sauerstoff bei plötzlichen Unglücksfällen, auch bei sich einzuführen.

Die verfeinerte Kultur des 19. Jahrhunderts mit ihren ungezählten chemischen Produkten, brachte naturgemäss auch neue giftige Gasarten in den allgemeinen Verkehr, deshalb beschränkt sich bis zum 19. Jahrhundert die Literatur fast ausschliesslich auf Bemerkungen über die Schädlichkeit des Kohlendunstes, als derjenigen Vergiftungsart, welcher der Mensch ja beim täglichen Hantieren ausgesetzt war. Für das ganze Altertum und Mittelalter sind die beiden oben genannten Literaturstellen als einzige Belege schon genannt. Von besonderem Interesse sind dann später (17. Jahrhundert) die Beobachtungen von Professor Boerhave, welche dieser am eigenen Körper nach Einatmen von Kohlendunst anstellt; er schildert, dass er nachher eine heftige Neigung zum Schlafen, heftigen Kopfschmerz verspürt habe, und dass ihm dicker Schaum vor den Mund getreten sei. Auch Professor von Helmont (1577—1644) berichtet ungefähr gleichzeitig mit Boerhave über ähnliche Erscheinungen, die auch von van Swieten bestätigt werden.

Auffallenderweise wollte man 100 Jahre später, im 18. Jahrhundert, von diesen natürlichen Einwirkungen des Kohlendunstes nichts mehr wissen, man glaubte entdeckt zu haben, dass der Teufel seine Hand im Spiele haben müsse, und als in Jena in einer Winternacht einige Studenten tot aufgefunden waren, welche in fröhlicher Laune den Heimweg vergessen hatten und sich an einem offenen Kohlenofen, welcher in einem Neubau aufgestellt war, schlafen gelegt hatten, da mussten die Leichen „zur Abschen und Warnung für andere“ durch den Henker vor die Stadt geschleppt und sang- und klanglos verscharrt werden. Zwar verfasste Prof. Hoffmann in Jena 1716 eine heftige Streitschrift, in der er das unsinnige Verhalten der städtischen Behörden auf's schärfste geisselte, aber diesen entstanden Fürsprecher in anderen Gelehrten, hauptsächlich von seiten der Theologen, so dass eine heftige wissenschaftliche Fehde darüber entstand, wodurch jene Studenten ihr Leben eingebüsst hätten. Schliesslich wurde ein Obergutachten seitens der theologischen, juristischen und medizinischen Fakultät in Leipzig eingeholt, und auf Veranlassung der letzteren Fakultät äusserte sich Leipzig in einem Schlussgutachten dahin, dass die Ansicht Hoffmann's, jene Studenten seien auf natürliche Weise um's Leben gekommen, richtig sei. Dieser heftige, die wissenschaftliche Welt erregende Streit brachte es mit sich, dass in der Mitte des 18. Jahrhunderts die Wirkung glimmender

Kohlen allgemein bekannt geworden zu sein scheint, denn in der Abhandlung über Schwaden, welche Theobald 1750 zu Dresden erscheinen liess, berichtet Dr. Johann Gottlob Lehmann:

„Denn ob ich gleich nicht leugnen will, dass durch die Hitze, welche dieses Feuersetzen verursacht, der Arsenic aus seinem Ertz . . . sehr leicht losgemacht werde . . . . so getraue ich mir dennoch zu behaupten, dass der meiste Dampf von dem allzu eng eingeschlossenen heftigen Feuer herrühre, sonderlich, wenn das dazu gebrauchte Holtz zu verkohlen anfängt. Es darf uns dieses nicht befremdlich vorkommen, da uns die schädlichen Wirkungen angeglimmter Kohlen in einem verschlossenen Zimmer zur Genüge bekannt sind.“

In dieselbe Zeit fallen auch die ersten Tierversuche, und zwar gebührt das Verdienst, durch willkürlich hervorgerufene Vergiftungserscheinungen mittels Kohlendunst der Erforschung dieser Erscheinung näher getreten zu sein, dem oben genannten Prof. Hoffmann und einem Prof. Troja. Es gelang, ein Tier, welches sich mit Kohlendunst vergiftet hatte, wieder zum Leben zurückzurufen. Gegen Ende des 18. Jahrhunderts erschienen dann die ersten amtlichen Erlasse, und zwar steht hier Hamburg an der Spitze, woselbst der hochedle Senat im Jahre 1785 ein Mandat erliess „wider den unvorsichtigen und höchst schädlichen Gebrauch des nicht genugsam ausgedämpften Kohlenfeuers“. Auch das preussische Landrecht vom 20. November 1828 (Th. 2, Tit. 20, § 731) ediert einen Paragraphen, wonach „der unvorsichtige Gebrauch der Kohlen in verschlossenen Gemächern, wo der Dampf den darin befindlichen Personen gefährlich werden könnte“, selbst für den Fall, wenn kein Schaden geschehen ist, mit 3 bis 10 Thlr. Geld und willkürlicher Gefängnisstrafe geahndet werden soll.

Ein Jahr vor dem Hamburger Mandat war der Sauerstoff entdeckt worden unabhängig von einander an zwei verschiedenen Orten, von dem Engländer Priestly und dem Schweden Scheele. Fraglos erkannte der erstere viel eher die physiologische Bedeutung des von ihm entdeckten Gases; denn in seiner ersten Mitteilung hierüber berichtet er:

„Ungeachtet er (der Sauerstoff) nun auf meine Lunge keinen anderen Eindruck machte als gemeine Luft, so kam es mir doch so vor, als wenn mir meine Brust viel leichter würde und als wenn ich bequemer Athem holen könnte. Wer weiss, ob nicht diese meine Luft mit der Zeit zu einem Modeartikel der Ueppigkeit werden wird; bis jetzt haben nur zwei Mäuse und ich das Privilegium gehabt, ihn zu athmen.“

Und an einer anderen Stelle führt er aus:

„Ich stelle mir vor, dass man sich vielleicht in der Folge von der Entdeckung der dephlogistizierten Luft die grössten Vorteile zu versprechen haben würde; denn ich glaube, dass, sobald man nur darauf verfallen würde, sie bei Brustkrankheiten zu verschreiben, nichts leichter wäre, als Methoden zu erfinden, vermittelst derer man sie würde atmen können.“

Diese Mitteilungen sind nicht achtlos vorübergegangen. Sofort bemächtigte sich als erster Beddoes der neuen Gasart, und seine Experimente brachten ihn dahin, bald einer der leidenschaftlichsten Vertreter der Sauerstofftherapie zu werden. Er unternahm Tierversuche, indem er junge Hunde oder Katzen eines Wurfes nahm, aber Tiere aussuchte, von denen das eine sehr schwächliche, das andere eine sehr kräftige Konstitution aufwies. Das schwächere Tier liess er eine Zeit lang in einer sauerstoffreichen Atmosphäre atmen und tauchte dann beide Tiere zugleich und gleich lange unter Wasser. Die mit Sauerstoff behandelten Tiere zeigten dann stets sich lebensfähiger, als die Kontrolltiere.

Im Jahre 1808 wird der Sauerstoff zum erstenmal für Rettungszwecke empfohlen, denn in diesem Jahre berichtet Günther in seiner „Geschichte und Einrichtung der Hamburg'schen Rettungsanstalt für im Wasser verunglückte Menschen" über einen neuen Apparat, der von Gorey, Neu-Breisach, erfunden und von Brouland, Paris, verbessert worden ist, über einen doppelten Blasebalg, nämlich zur Herstellung der Respiration und über seine Anwendung zur Beibringung „Dephlogistisirter Luft". Letztere muss Sauerstoff sein, denn Günther sagt:

„Bekanntlich derjenige Bestandteil der ordentlichen atmosphärischen Luft, ohne den dieselbe zum Brennen des Feuers und Atemholen nicht brauchbar ist und den man hauptsächlich aus erhitztem Braunstein oder Salpeter in derjenigen Reinheit und Unvermischtheit entwickeln kann, dass er das Brennen des Feuers sowohl, als das Atemholen in hohem Grade befördert und erleichtert."

Nachdem so die Wirkungen eines Mittels gegen Kohlendunst-Vergiftungen erkannt waren, folgen als zweite Etappe auf dem Wege der Erkenntnis der Gasvergiftungen Arbeiten über die Ursache der Vergiftungserscheinungen, und diese wurden durch die Société Hollandaise des Sciences inauguriert, indem sie einen Preis für die beste Lösung dieser Frage aussetzte. Angeregt wurde diese Preisaufgabe wohl durch eine Arbeit des Prof. Stifft, der im Jahre 1832 folgendes experimentell gefunden hatte:

„Wenn glühende Kohlen des Luftzuges beraubt werden, so bilden sich Kohlensäure und Kohlenoxyd. Die Menschen gehen zu Grunde schon in einer Luft, welche auch nur in geringen Verhältnissen mit diesen Stoffen gemengt ist."

Es ist bereits im Eingang dieser Arbeit ausgesprochen worden, dass alle physiologischen Ergebnisse und Befunde, also die Arbeiten von Hüfner, Haldane, Swartau, Dreser, Gautier und anderen Forschern als bekannt und gegeben vorausgesetzt werden sollen, so dass der heute wohl völlig geklärte Streit über den therapeutischen Wert der Sauerstoffdarreichung fernerhin ausser Betracht bleiben wird: indessen sollen nur kurz diejenigen Apparate besprochen werden, welche sich als praktisch für die Ergebnisse und Befunde erwiesen haben, wobei zum Teil auch auf die Arbeit des verdienstvollen Herausgebers dieses Werkes, des Prof. Dr. Max Michaelis, verwiesen werden kann. Eingehender sind diejenigen Methoden und Apparate zu schildern, welche eine Vergiftung überhaupt verhindern sollen, welche also gegebenen Falles einen Menschen befähigen sollen, in giftige Gase einzudringen und dort mehr oder weniger lange Zeit zu verweilen. Es ist oben schon darauf hingewiesen worden, wie oft Feuerwehrleute der nichtigsten Kleinigkeiten wegen in die Gefahr gebracht werden, giftige Rauchgase zu atmen. Es ist in anderen Kapiteln, besonders in dem Gebiete der Gewerbehygiene darauf hingewiesen worden, wie in chem. Fabriken und sonstigen Gewerbeanlagen der gleiche Fall eintritt, indem Leute in mit giftigen Gasen gefüllte Kessel, oder in die sog. Körperapparate bei Hochöfen eindringen müssen. Es ist klar, dass dieser Fall bei Gärungsprozessen, also auf dem Gebiete der Weinkelterei, in der Bierbrauerei ebenfalls vorkommen muss. Es gebührt zwei Deutschen das Verdienst, zuerst auf diese Verhältnisse hingewiesen zu haben — Lempe und besonders Alexander von Humboldt macht in seinem Buche „Ueber die unterirdischen Gasarten" (1799) darauf aufmerksam, dass man sich bemühen müsse, mit Sauerstoff den Bergleuten den Aufenthalt in schlecht ventilierten Grubenbauen zu ermöglichen.

Die Lösung der Humboldtschen Forderung, in unatembaren Gasen das Atmen zu ermöglichen, wird theoretisch in drei Richtungen erfolgen können:

1. indem man die am Orte befindliche schlechte Luft derartig reinigt, dass sie zum Atmen brauchbar wird, also indem man sie mechanisch oder chemisch reinigt,

2. indem man dem in einem mit giftigen Gasen gefüllten Raum befindlichen Menschen gute Luft von aussen her durch einen Schlauch oder eine sonstige Vorrichtung zuführt, und

3. indem in giftigen Gasen befindlichen Menschen ein Packet guter Luft mitgegeben wird.

Alle drei Methoden, das Atmen in giftigen Gasen zu ermöglichen, sind praktisch ausgeführt worden; es haben sich für die einzelnen Verwendungszwecke mehr oder weniger brauchbare Apparate hieraus ergeben; auf die Besprechung derselben kommen wir später zurück. Wenn wir die Apparate alsdann kennen gelernt haben, werden sich mit Leichtigkeit Grundsätze aufstellen lassen, welche für den Bau von Apparaten resp. für die Auswahl von Apparaten notwendigerweise sich ergeben. Es sei zunächst noch vorausgeschickt, dass die Apparate dieser 3 Gruppen sich naturgemäss nicht mit einander vergleichen lassen, es ist dem Verfasser kein Fall denkbar, wo in einem Betriebe, in dem Rettungsapparate überhaupt notwendig werden, man sagen kann und darf: ich besitze den oder jenen Apparat und ich gebrauche daher ein anderes System nicht — jedes System der drei Gruppen hat seine besonderen Vorzüge, jedes seine Fehler. Es sei auch diese Ansicht des Verfassers ausgesprochen, dass er die ideale Forderung, welche einst Kameraldirektor Ritter von Walcher, Teschen 1896, aufgestellt hat, und welche vor wenigen Wochen von Prof. Bamberger in Wien wieder aufgenommen ist, dass jeder Mann, welcher überhaupt in die Lage kommen kann, giftige Gase zu atmen, also hauptsächlich der Bergmann, täglich einen Selbstrettungsapparat mit sich führt, gleich wie er die Spitzhacke und die Lampe in das Erdinnere mit herunternimmt, für unausführbar erscheint, wenigstens sind dem Verfasser bisher Konstruktionen, welche mit Sicherheit arbeiten und Apparate, deren billiger Preis die Anschaffung von hunderttausenden Exemplaren ermöglicht, nicht bekannt geworden. Der Gedanke, die soziale Tätigkeit nach dieser Richtung hin einsetzen zu lassen, lag für Herrn von Walcher nahe, als er, wie er selbst schreibt, an einem düsteren Märztage 1895 nach dem furchtbaren Unglück in dem seiner Verwaltung unterstellten Hoheneggerschacht sich sagen musste, dass ein grosser Teil blühender Menschenleben nicht durch die Explosion zu Grunde gegangen, sondern in den Nachschwaden erstickt war. Und wenn ihm auch das unstreitbare Verdienst zugesprochen werden muss, als erster wieder tatkräftig für diese Hilfe eingetreten zu sein und durch sachgemässe Neukonstruktionen die ganze Frage wieder in lebhaften Fluss gebracht zu haben, so hat doch die österreichische Staats-Behörde die Unmöglichkeit derartiger Bestrebungen anerkannt, indem sie die Vorschrift erliess, dass nur 5 Proz. der Belegschaft mit Rettungsapparaten ausgerüstet sein müssen.

Am ehesten dürften noch diejenigen Apparate auf eine Verwirklichung der idealen Forderungen des Herrn von Walcher rechnen können, welche die Luft an Ort und Stelle reinigen, wenn es gelänge, Reinigungsmittel für alle in Betracht kommenden Gase zu erhalten. Das ist aber im Bergbaubetriebe für Grubengas (CH_4) schon unmöglich: diese Apparate könnten überhaupt nur in solchen Betrieben Verwendung finden, wo genau bekannte und nur immer als

solche wieder auftretende giftige Gase vorkommen können, also z. B. in einem
Brauereibetriebe, in welchem ein Ammoniakbehälter geplatzt ist, oder in einem
Gärkeller, in welchem es gilt, Kohlensäure zu beseitigen; für Feuerwehren nur
dann, wenn es gilt, verqualmte Luft für kurze Zeit zu filtrieren, also von Russ
und Staub zu befreien. In grösseren Städten aber, wo die Kompliziertheit des
Löschbetriebes heute das Auftreten von schwefeliger Säure, morgen von Salpetersäure, an anderen Tagen von Kohlensäure, Kohlenoxyd, Leuchtgas, Zinkrauch,
Quecksilberdämpfen, Blausäure und allen sonstigen giftigen Gasen möglich
macht, werden derartige Apparate von vornherein ausscheiden müssen und nur
solche in Betracht kommen, welche die an Ort und Stelle befindliche, mit
giftigen Gasen beladene Luft vollständig ausschliessen und gute Luft an deren
Stelle setzen. Aehnlich sind auch die Bedürfnisse der Rettungsmannschaften
in Gruben und Bergwerken, wenn auch vielleicht nicht so mannigfaltig.

Als durchaus fehlerhaft muss es bezeichnet werden, wenn sog. Schlauchapparate und sog. freitragende Apparate mit komprimiertem Gas hier in ihrem Wert
vergleichend, nebeneinander gestellt werden. Zwei Apparate mit einander zu vergleichen, welche wohl dasselbe Ziel haben, aber dieses mit absolut verschiedenen
Mitteln erstreben, ist technisch verfehlt, namentlich wenn die Grundlagen für
die Beurteilung nicht absolut einwandfrei sind: man läuft Gefahr, Systeme zu
empfehlen, welche für den einzelnen Zweck wohl geeignet sind, als Universal-
apparate jedoch den Träger in direkte Lebensgefahr bringen müssen. Soll
z. B. in einem Raume, in welchem eine Kühlmaschine steht, deren Zylinder
geplatzt ist, das Dampfventil abgesperrt werden, so kann je nach Art der
Maschine dieser Raum z. B. mit Kohlensäure oder mit Ammoniak oder mit
schwefliger Säure gefüllt sein. Dem Betriebe entsprechend kann man wohl
einen Apparat mit wirksamer Reinigungskapsel vorrätig halten, man wird auch
evtl. einen gewöhnlichen Schlauchapparat verwenden können, indem man weiss,
dass durch ein in dem Raume gelegenes Fenster evtl. der Eintritt in diesen
Maschinenraum möglich ist, und dass man das Gebläse zur Zuleitung der Luft
im Freien in einer Entfernung, wo bestimmt einwandfreie Luft ist, wird aufstellen können. Wenn man aber z. B. nur weiss, dass in einem brennenden
Hause in der dritten Etage in einem verqualmtem Raume ein Rettungswerk
erfolgen muss, so ist die Auswahl unter den Apparaten schon schwieriger,
indem Fälle in meiner Praxis mir bewiesen haben, dass selbst bei Verwendung
von 50 und 60 m Schlauch der Feuerwehrmann so weit vordringen musste,
dass das Gebläse und die dasselbe bedienenden Leute mit einmal selber in
verqualmter Luft standen und nunmehr dem Manne statt Luft Rauch direkt
zupumpten. Die Schwierigkeit, zu bestimmen, in welcher Entfernung in einem
unbekannten Hause der verqualmte Raum liegt, machen die Verwendung derartiger Apparate zu einer überaus schwierigen und weist ihre Verwendbarkeit
ganz bestimmten sicheren Verhältnissen zu. Viel schärfer noch liegen die
Verhältnisse, sobald man unter Tage kommt und Apparate im Bergwerksbetriebe anwenden will; und es erscheint nichts verkehrter, und auch nichts
bedenklicher, als wenn ein Bergwerk sich auf das eine oder andere System
einschwören will. Ein Beispiel aus der Praxis wird auch das am ehesten klarstellen: Als im Jahre 1897 ein dumpfer Schall über Tage anzeigte, dass auf
der Hedwigsgrube des Borsigwerks unter Tage eine Explosion stattgefunden
hatte, da war der Andrang hilfsbereiter mutiger Männer, welche ihren verunglückten Kameraden Hilfe bringen wollten, zur Förderschale ein gewaltiger.
Allen voran beteiligte sich wie bekannt, Borsig und sein erster Direktor selbst
am Rettungswerke. Die Förderschale sank; als der Automat anzeigte, dass

die Schale die mehrere hundert Meter tiefe Sohle erreicht hatte, ertönte auch eine zweite Explosion, welcher die mutigen Männer zum Opfer fielen, ein Beweis, dass die giftigen Gase bereits bis zum Förderschacht vorgedrungen waren. Wo hätte hier der Kompressor für einen Schlauchapparat aufgestellt werden sollen, und wie hätte man die Länge der Schlauchleitung irgend wie vorher bestimmen können?! Wenn man also überhaupt von einem Universalapparat sprechen und zur Anschaffung eines solchen gelangen will, so würde am ehesten durch die Anschaffung eines mit komprimierten Gasen gespeisten Apparats der Zweck erreicht werden, weil derartige Apparate sich allen Verhältnissen anschmiegen können. Andererseits muss betont werden, dass bei wiederkehrenden Betriebsarbeiten, oder wenn zwecks Beseitigung der Gefahr nach dem ersten Einschreiten gleichsam ein Dauerbetrieb auf Tage und Wochen erforderlich wird, sog. Schlauchapparate oft mit Vorteil werden verwandt werden können, so dass es für viele Zwecke richtig sein wird, beide Systeme vorrätig zu haben und die Verwendung des einen oder des anderen von dem verschiedenen Bedürfnis abhängig zu machen. Schwer ist natürlich die Wahl, denn der Apparate sind viele auf dem Markt.

Bei der Unklarheit, welche selbst in Fachkreisen über die Konstruktionsbedingungen herrscht, erscheint eine möglichst getreue Uebersicht über alle Apparate, welche sich im Umlauf und damit in mehr oder minderer Benutzung befinden, zunächst wohl am Platz. Eine Betrachtung, in welcher Weise die Apparate der Physiologie der Atmung entsprechen und mit den Anforderungen, welche man betriebsseitig an sie stellen muss, in Widerspruch stehen, wird uns am sichersten zu der Erkenntnis führen, welche Konstruktionsbedingungen bei einem idealen Atmungs- oder Rettungsapparat absolut erfüllt sein müssen.

Die ohne aufgespeicherte Luft arbeitenden Apparate hat man zu unterscheiden je nachdem, ob bei ihnen die vorhandene Luft an Ort und Stelle mechanisch oder chemisch gereinigt werden soll, oder ob von einer anderen Stelle aus mittels Schlauchleitungen dem Träger die Atemluft zugeführt wird; letzteres entweder durch Heransaugen im Rhythmus der Atmung durch den Träger selbst oder durch besondere Zuführungsapparate (doppelwirkende Blasebälge).

Unter den ersteren Apparaten, welche mit Reinigungspatronen arbeiten, ist ein englischer Apparat zeitlich der erste. Das kleine Werk: Theorie sur l'extinction des incendies etc. par G. Paulin (Paris, Bachelier, 1837) schreibt über diesen sonst nirgends erwähnten Apparat auf Seite 200:

„M. Roberts, anglais, avait proposé en 1824, un masque, qui tenait à une trompe. Cette trompe pendait jusqu'à terre et portait à son extrémité un entonnoir renversé, dans lequel se trouvait une éponge imbibée d'eau de chaux: l'homme recouvert du masque, en aspirant dans cette trompe n'attirait à lui de la couche inférieure qui est le plus pur, et encore était-il obligé de passer dans l'éponge imbibée où il déposait les miasmes.

Cet appareil ingénieux était excellent en théorie, mais inadmissible pour la pratique en ce qu'il ne pouvait pas servir dans le cas où on eût été dans une atmosphère de gaz acide carbonique; qu'il fatiguait considérablement la poitrine de l'homme obligé d'aspirer continuellement avec force; qu'il fallait toujours avoir la tête basse, sans quoi l'on respirait un air vicié; que cette trompe vous battant dans les jambes, on ne pouvait que difficilement marcher."

Die Brauchbarkeit derartiger Filterapparate suchte man sodann durch Substituierung des Wassers durch Essig zu erhöhen und kehrte zu gleicher Zeit zu der einfachsten Vorrichtung, einen Schwamm getränkt mit Essig und durch ein Band oder einen einfachen Drahtkorb vor dem Munde festgehalten, zurück.

Fig. 1.

Fig. 2.

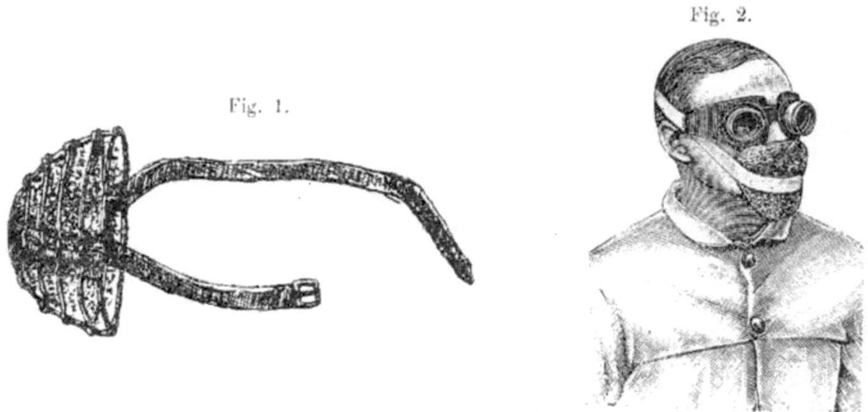

Eine weitere Vervollkommnung erfuhren diese Apparate durch Fritz Hönig (Löschen und Retten, Köln 1894, Seite 263).

Fig. 3.

Fig. 4.

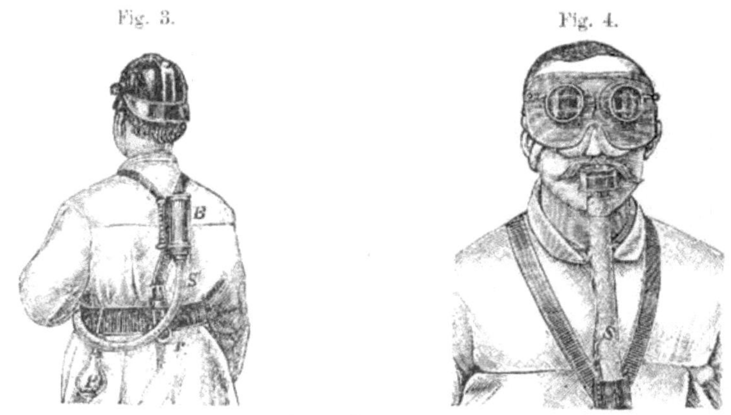

Apparat Fritz Hönig.

Der Apparat war so eingerichtet, dass er für eine Benutzungsdauer von 10 Minuten mit einer Patrone versehen wurde, welche mit Knochenkohle und kleinen Schwämmchen gefüllt war; anfänglich nahm man, um die Aufsaugefähigkeit der Packung noch zu erhöhen, eine Tränkung der Watte- oder Schwammbausche mit Glyzerin vor. Andere Apparate knüpfen sich an die Namen Kaiser (Krupp'sche Feuerwehr), Robert und andere; sind jedoch desselben Systems und nur konstruktiv verändert, wieder andere, ähnliche Konstruktionen, an Magirus-Ulm, Tyndall u. Shaw, Kuhfuss-Karlsruhe, Neally, Lieb, Merz, Baudistel-Stuttgart, welche hier nicht näher beschrieben werden sollen, da ihre Konstruktion aus den Abbildungen genügend klar hervorgeht.

Der Apparat Tyndall u. Shaw wurde von M. John-Steenhouse, Shand Mason in London und Knaust in Wien wesentlich verbessert.

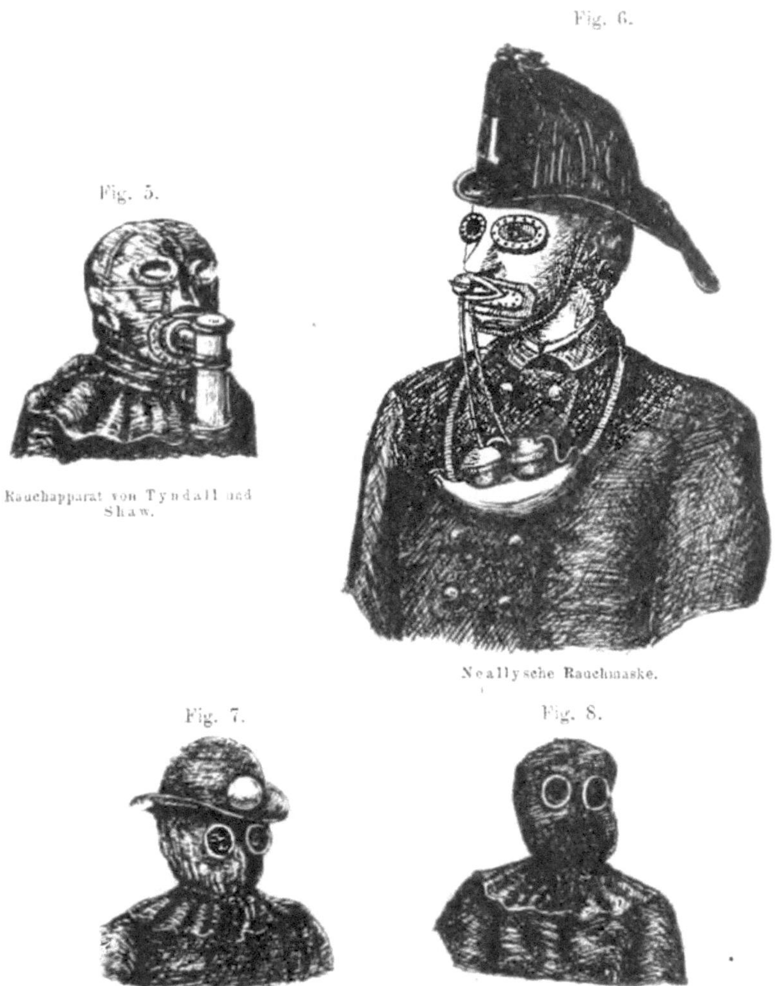

Fig. 5.

Rauchapparat von Tyndall und Shaw.

Fig. 6.

Neallysche Rauchmaske.

Fig. 7.

Fig. 8.

Magirussche Rauchapparate.

Eine bedeutende Arbeit und viele grundsätzlich gute Ideen sind in den Loeb'schen Apparaten aufgespeichert, leider sind sie aber, wie die Abbildung zeigt, konstruktiv wenig durchgearbeitet; von dem Konstrukteur wird sein sogenannter Mehrfachapparat besonders empfohlen.

Die Apparate nun, welche auf die Benutzung der an Ort und Stelle befindlichen Luft verzichten und dem Apparatträger von aussen her atembare Luft zuführen, nehmen ihren Anfang von Pilâtre de Rozier (1785) und Johann Melzel-Wien 1814[1]).

---

1) Wien. k. k. Hof- u. Staats-Aerarial-Druckerei 1814.

Fig. 9.

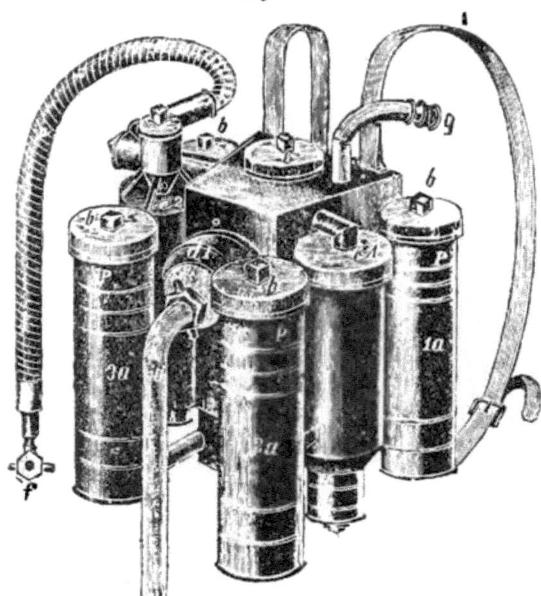

Loebscher Apparat.

Fig. 10.

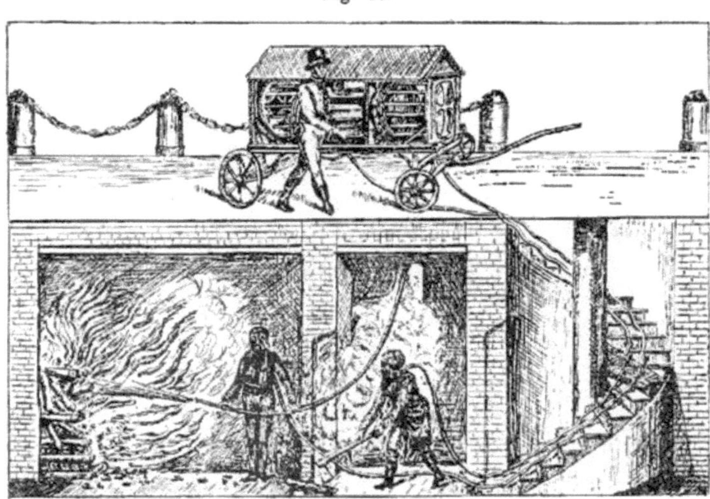

Apparat von Johann Melzel, Wien.

Ein diesem ganz ähnlicher Apparat wurde von dem französischen Feuerwehr-Kommandanten Paulin (a. a. O. s. auch Nouveau manuel complet du sapeur pompier, Paris, Roret

1850 u. 1851, S. 100) konstruiert. Der Apparat, der heute nur noch historisches Interesse hat, wird dortselbst eingehend geschildert.

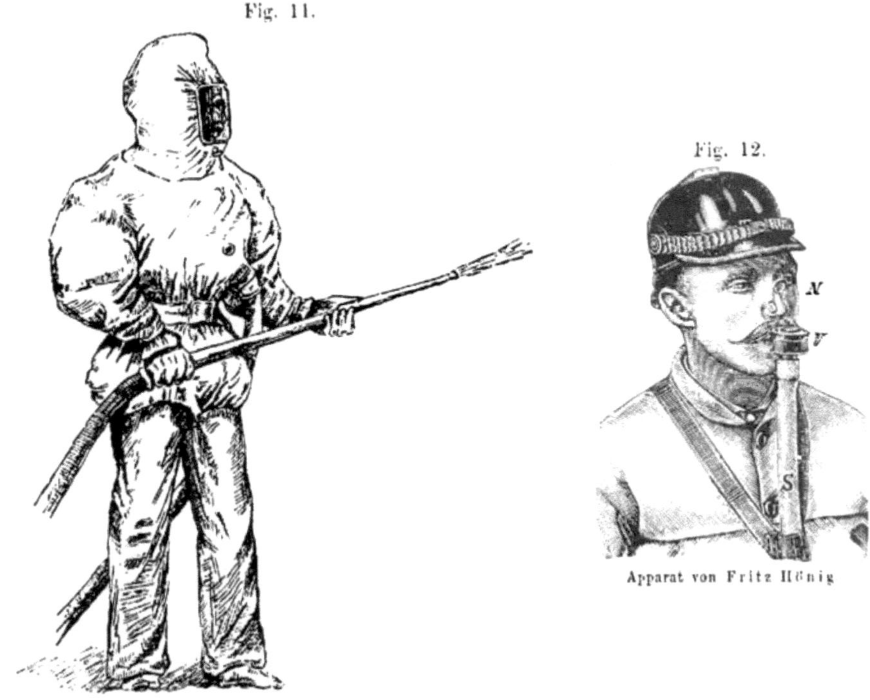

Fig. 11.

Paulinsche Blouse.

Fig. 12.

Apparat von Fritz Hönig

Nachdem die Apparate von Delaunaye, Brizé-Fradin, Thibout, einem einfachen Arbeiter, dem 1856 von der Akademie des Sciences ein Preis von 5000 Francs bewilligt wurde, von Léard, Brasse u. Harpy nur in wenigen Exemplaren vorhanden waren, war der erste Apparat, welcher wirklich in die Technik drang, der von Fritz Hönig-Köln a. Rh.

Das Luftsaugrohr — der Mann soll die Luft sich selbst ansaugen — kann bis auf 200 m Länge ausgedehnt werden, ohne dass dem Träger durch die Arbeit des Heransaugens besondere Schwierigkeiten entstehen. Verfasser hat den Apparat aber auch in zahlreichen Fällen mit einem Blasebalg verbunden, was dem im Schacht arbeitenden Träger stets angenehm war und auch zur Verbesserung der Luft am Arbeitsplatz wesentlich beitrug, denn der Träger entnimmt dem starken Luftstrom nur soviel Luft, als er deren bedarf, der Ueberschuss geht ungenutzt mit der ausgeatmeten Luft ab. Sehr geschickt ist fraglos bei diesem Apparat die Trennung zwischen einzuatmender und ausgeatmeter Luft durchgeführt, so dass die Einatmung von Kohlensäure mit Sicherheit vermieden wird. Die Ventile für Aus- und Einatmung liegen dicht am Munde und dicht bei einander, wodurch der schädliche Raum auf ein Geringstes beschränkt wird.

Der Rauchschutzhelm von Stude u. Runge ist für die dann folgenden Apparate, welche alle mittels Gebläse die Luft zuführen, typisch geworden. Eine helmartige Form umschliesst Gesicht und Kopf, ein visierartiger Ausschnitt vorn — bei den späteren Apparaten ähnlicher Konstruktion nahm man durchsichtige Schliessungen dieser Ausschnitte vor —

gestattet freie Ausschau; die Atemluft, welche von innen zuströmt, sollte durch ihren Schleier gleichsam eine Scheide zwischen dem Innern des Helmes (gute Luft) und dem Aeusseren (schlechte Luft) bilden. Wie imaginär aber solche Luftabschnitte sind, zeigt so recht ein Beispiel aus der Praxis. Ein Ammoniakbehälter war geplatzt (Köln a. Rh.), ein Arbeiter lag etwa 8 m vom Eingang in dem Raum, anscheinend noch lebend; der anrückende Feuerwehrzug führte einen Hönig'schen und einen Stude u. Runge'schen Apparat mit; fehlerhafterweise wurde anstatt des ersten der letztere in Betrieb gebracht. Der Träger gelangte unbehelligt bis an den zu Rettenden, bückte sich, fasste den letzteren und trug ihn, selbst vom Taumel ergriffen, bis dicht an den Ausgang, wo auch er zusammenbrach. Dort konnte man beide fassen, den Retter und den Geretteten, und in Sicherheit bringen; der Retter hatte Schaum vor dem Munde und verfiel in Krämpfe und Ohnmacht. Hier hatte sichtlich die Bewegung des Bückens dazu Anlass gegeben, dass der Luftschleier in der Visieröffnung durchbrochen wurde, so dass das schädliche Gas in den Helm, wahrscheinlich nur während des Bückens selbst, eindringen konnte und das genügte vollauf, den Retter selbst in die ernsteste Lebensgefahr zu bringen. Dieses Beispiel lehrt übrigens auch, wie schwer es ist, im gegebenen Fall, wo rasch gehandelt werden muss, die richtige Wahl zwischen Apparaten der verschiedenen Grundprinzipien zu treffen; wer rasch und sicher arbeiten will, sollte dafür sorgen, dass er und seine Leute nie vor solche Wahl gestellt werden, d. h. er sollte für die erste Aktion nur Apparate führen, bei denen das Einströmen schädlicher Luft absolut ausgeschlossen ist.

Fig. 13.

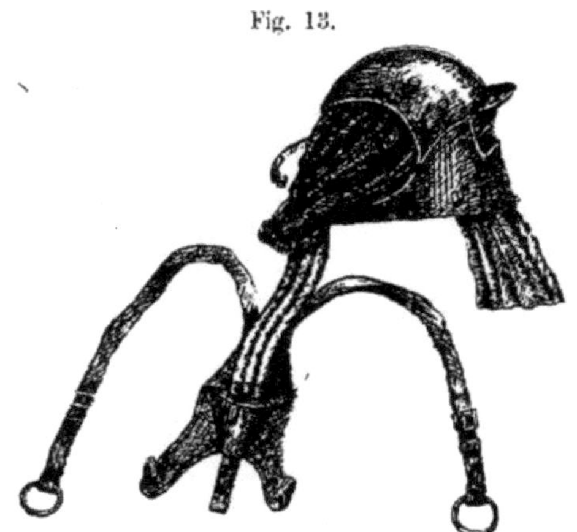

Studescher Rauchhelm.

Der Stolz'sche Apparat (Fabrikant Schramm-Magdeburg) bildet eine aus Messingblech hergestellte Halbmaske, welche das Gesicht bis über die Augen umgiebt. Von der Maske führen 2 Schläuche über die Schultern nach rückwärts, vereinigen sich dort und gewähren so Anschluss an eine Schlauchleitung und an einen Blasebalg.

Eine andere sehr brauchbare Konstruktion eines Schlauchapparates ist die von König-Altona.

Bei dieser Konstruktion ist der Kopf von einem Lederhelm umgeben, welcher durch Einschnüren am Halse oberflächlich abgedichtet wird. Der Schutz nach aussen erfolgt wieder durch den Luftschleier, wobei die einströmende frische Luft zugleich die ausgeatmete durch ein Holzkugelventil am oberen Teil des Helmes mit fortführt. Der Apparat hat durch die Einfügung eines Sprachrohres einen weiteren Ausbau erfahren, indem die Luftleitung auch diesem Zwecke dienstbar gemacht ist. Allerdings ist die strömende Luft den Schallwellen nach rückwärts sehr hinderlich und eine Verständigung fast nur zum Apparatträger sicher. Diesem Uebelstand sucht Magirus durch eine zweite Schlauchleitung, welche

Fig. 14.

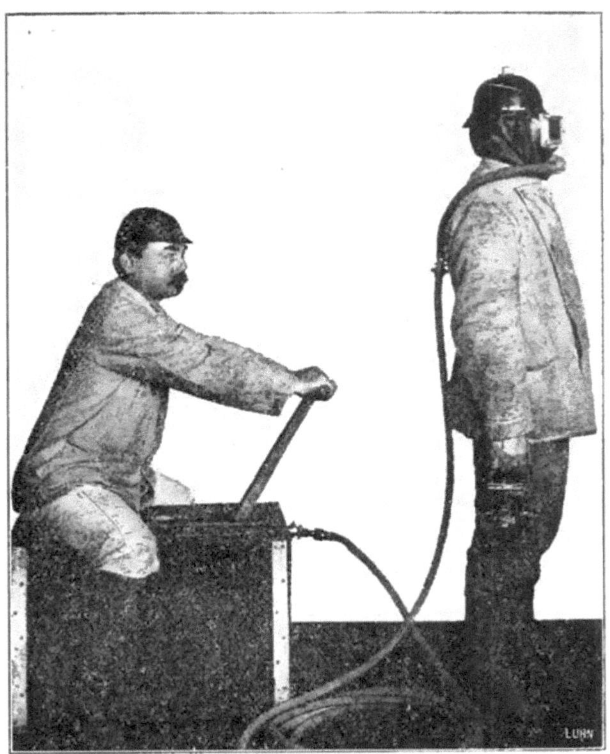

Schlauchapparat von König-Altona.

nur als Sprachrohr dienen soll, abzuhelfen. Er erreicht diesen Zweck auch vollständig, fügt aber dem Apparat zwei Schläuche bei und damit ein weiteres Moment, welches durch Hängenbleiben Anlass zu Gefahren für den Apparatträger geben kann.

Besondere Erwähnung verdient noch der Oestberg'sche Apparat, weil in ihm zuerst die jüngst wieder aufgenommene Idee der Wasserbespülung Verkörperung fand, ein Vorschlag, der 1877 von Kapitän Ahlstroem in Berlin und in Frankreich von einem Apparat, gen. „Modell du Regiment des Sapeurs Pompiers" und in Italien von Casassa weiter verfolgt wurde. Hierher gehören auch die unverbrennlichen Anzüge von Aldini (1825) und von Shiston (la nature 1886).

Wieder andere Konstruktionen knüpfen sich an die Namen, des Wiener Branddirektor Müller und an die Konstrukteure Lieb, Loeb, Denayrouze, Metz, L. von Bremen Martoni-Wien, Corsi und andere; zuletzt gehören hier auch sämtliche Taucherapparate her (s. a. Döhring, Handbuch des Feuerlösch- und Rettungswesens Berlin, Paul Parey, 1881, S. 733 ff.).

Fig. 15.

Fig. 16.

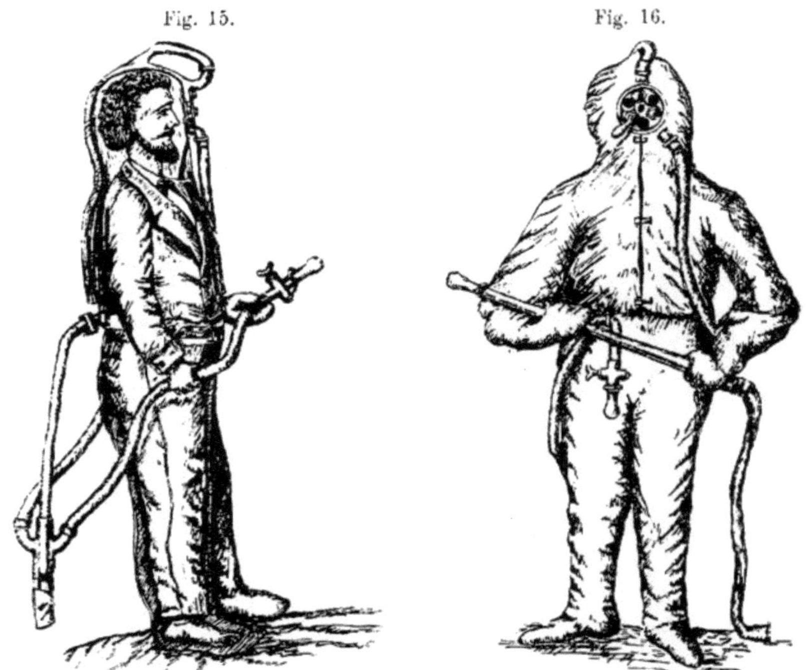

Apparat von Ostberg.

Fig. 17.

Fig. 18.

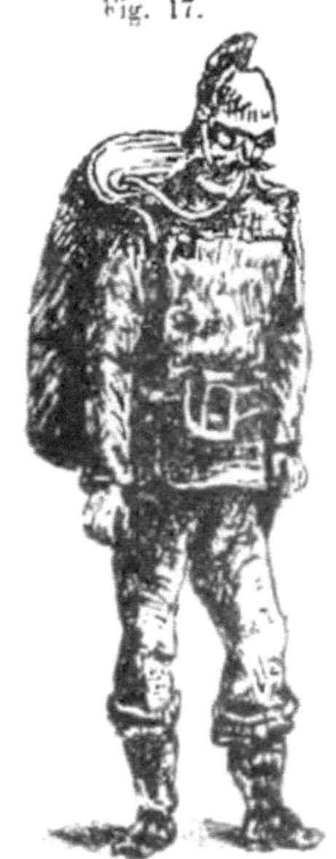

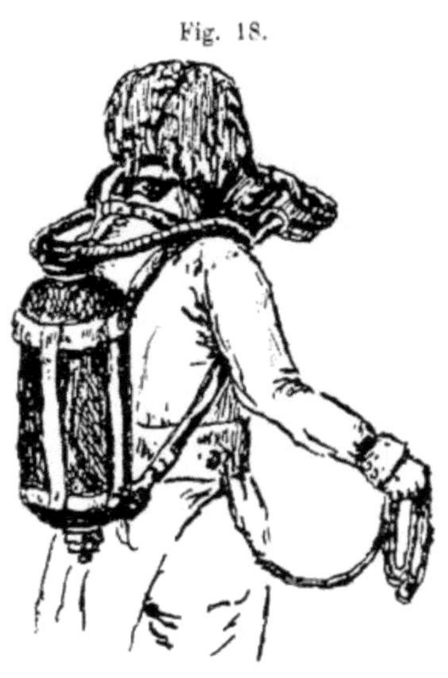

Rauchapparat von Galibert.

Apparat von Kraft-Wien.

Den Mann, welcher in giftige Gase eindringen soll, vollständig unabhängig von allem zu machen, ihn also gewissermassen durch ein Paket guter atembarer Luft gegen alle Unbilden zu schützen, ist zuerst durch zwei Deutsche gefordert worden, von Lempe und unmittelbar nach ihm durch A. von Humboldt (1815), wie vorstehend bereits ausgeführt.

Der erste Apparat für Bergwerksarbeiten, welcher diese Idee in die Wirklichkeit übersetzte, war von Galibert anfang des vorigen Jahrhunderts konstruiert, der den Bergleuten einen aus Leinewand gefertigten grossen Luftsack mitgab. (1825 beschrieben in einer Instruktion des Ministers der öffentlichen Arbeiten Frankreichs.)

Ein Blick auf die Abbildung zeigt, wie begrenzt das Verwendungsgebiet eines so ungeheuren Apparates war.

Für Feuerwehrzwecke hatten Mechaniker Kraft-Wien 1833 und Pompier-Kommandant Damiani-Florenz besondere Apparate konstruiert.

Doch haben auch diese Apparate sich nicht allgemeiner Anerkennung zu erfreuen gehabt, obgleich sie den Aufenthalt in qualmerfüllten Räumen bis zu 15 Minuten gestatteten. — Zu diesen Apparaten gehören ferner die Apparate von Combes, von Fayol, Barton, Schultz und Anderen (cfr. Fried, Feuerlösch- und Feuerwehrwesen. S. 229.)

Ein von Professor Schwann in Lüttich im Jahre 1853 konstruierter Apparat wurde in weiteren Kreisen erst 25 Jahre später gelegentlich einer Ausstellung in Brüssel bekannt.

Inzwischen nämlich hatte der Apparat von Rouquayrol-Denayrouze Note sur l'appareil plongeur de Roquayrol à air comprimé, Paris 1865), bedeutendes Aufsehen erlangt und das Journal für Gasbeleuchtung 1875 brachte über diesen Apparat (Seite 378 bis 384) folgende ausführliche Abhandlung:

Die Apparate von Rouquayrol-Denayrouze sind dazu bestimmt, bei den Arbeiten, welche unter Wasser oder in irrespirablen oder explosiven Gasen vorzunehmen sind, dem Arbeiter einerseits die nötige Luft zum Atmen zuzuführen und andererseits die Lampe zu speisen, welche zur Beleuchtung des Raumes dient. Die Fälle, in denen die in Rede stehenden Apparate Anwendung finden können, sind äusserst zahlreich; wenn sie auch hauptsächlich als Respirations- und Beleuchtungs-Apparate für Taucher und Bergleute bestimmt sind, können sie in zahlreichen anderen Fällen zur Rettung von Gut und Leben wesentliche Dienste leisten, da sie den Zutritt in Räume möglich machen, welche ohne ihre Hülfe vollkommen unzugänglich sind.

Diese sogenannten Aurophoren erregten bereits auf der Ausstellung in Paris im Jahre 1867 im hohen Grade die Aufmerksamkeit der Fachleute; seitdem wurden diese Apparate durch neue Ideen des Ingenieurs P. Guichard wesentlich verbessert und haben bei ausgedehnten Versuchen auf schlesischen und westphälischen Gruben[1]) sich so ausgezeichnet bewährt, dass ihrer weitesten Verbreitung nur ihr verhältnismässig hoher Preis entgegensteht.[2])

Die Apparate unterscheiden sich in ihrer Konstruktion, je nachdem sie zum Vordringen in Wasser oder Luft auf grössere oder geringere Entfernungen bestimmt sind.

Handelt es sich nur darum, auf kurze Distanz in einem irrespirablen Gas vorzudringen, so genügt es, die Person durch einen langen biegsamen Schlauch zu schützen, an dessen einem Mundstück zwei Zungenventile sich befinden, die von dünnen Kautschukplättchen gebildet werden und sich mit ihrer Fläche aneinander anlegen. Das eine dieser Ventile öffnet sich nach Innen beim Einatmen, während sich das andere durch die entstehende geringe Verdünnung der Luft schliesst. Beim Ausatmen findet der umgekehrte Vorgang statt und die ausgeatmete Luft gelangt durch das zweite sich nach Aussen öffnende Ventil ins Freie. Dieser einfache

---

1) Zeitschrift für Berg-, Hütten- und Salinenwesen in Preussen 1874 p. 1.
2) Auch die Londoner Gasanstalten haben sich veranlasst gesehen, zur Sicherung ihres Betriebes sich mit Atmungs- und Beleuchtungs-Apparaten zu versehen und die Phönix-Gas-Company in Kensington hat beim Reinigen der Gasbehälterröhren davon ausgiebigen Gebrauch gemacht.

Apparat gestattet auf eine Entfernung von 30 bis 40 m in schlechter Luft vorzudringen und kann in der Industrie zu den verschiedensten Arbeiten, die in einer Atmosphäre von irrespirablen Gasen vorzunehmen sind und bei denen eine Beleuchtung nicht nötig ist, Anwendung finden.

Sollen Arbeiten unter Wasser vorgenommen werden, so kann dieser Apparat selbstverständlich keine Anwendung finden, denn es ist nötig, dass dem Arbeiter die Luft unter einem Druck zugeführt wird, welcher der Tiefe entspricht, in welcher er sich unter Wasser befindet. Zu diesem Zweck sind besondere Apparate konstruiert, welche gestatten, bis zu einer gewissen Tiefe, etwa auf 30 m, ins Wasser hinabzusteigen. Grössere Tiefen werden nur selten ertragen, da der Organismus einen höheren Druck als $2^1/_2$ bis 3 Atmosphären nicht aushält.

Um auf grössere Entfernung in irrespirablen Medien vordringen zu können, befindet sich die Person in Verbindung mit einer Pumpe, welche die Luft auf 3 bis 4 Atmosphären komprimiert; ein Ueberdruck ist nötig, um die Zuleitungsröhren nicht allzuweit machen zu müssen. Handelt es sich um grössere Entfernungen, auf welche ein Rohr nicht nachgeführt werden kann, so versieht sich die Person mit einem Luftvorrat, welcher in einem kleinen Gefäss unter einem Druck von 20 Atmosphären mitgeführt wird.

Die Kompressionspumpen, welche zu diesem Zweck angewendet werden, bestehen aus zwei Zylindern von ungleichem Durchmesser und gleicher Hubhöhe. Der Zylinder mit grösserem Durchmesser liefert die schwach komprimierte Luft, welche in dem engeren Zylinder bis zur erforderlichen Spannung zusammengepresst wird. Beide Zylinder sind unten offen und sind an den beiden Enden eines Balanziers aufgehängt, bei dessen Oszillationen sie sich auf- und abbewegen und sich über die auf der Fussplatte befestigten Kolben hinwegschieben. Die Pumpe gestattet innerhalb 8—10 Minuten ein Reservoir von 20 l Inhalt mit Luft von 24 Atmosphären Spannung zu füllen.

Da die zum Atmen dienende Luft keine von dem umgebenden Medium sehr verschiedene Spannung haben darf, so muss zwischen den Respirationsorganen des Arbeiters und der Pumpe oder dem Luftreservoir ein Regulator eingeschaltet werden. Bei den Denayrouzeschen Apparaten findet ursprünglich der gleiche Regulator Anwendung, ob der Arbeiter mit der Luftpumpe in Verbindung bleibt oder ob er ein bestimmtes Quantum Luft unter hohem Druck in einem Reservoir mit sich führt. Neuerlich wird ein dem vorstehend beschriebenen einfachen Respirator mit Kautschukzungenklappen ähnlicher wegen seiner Einfachheit angewendet. Das Exspirationsventil befindet sich nahe dem Mund des Arbeiters und hat fast dieselbe Oeffnung wie das Luftzuführungsrohr. Die von der Pumpe gelieferte Luft hat durch dasselbe freien Austritt, wenn zuviel Luft zugeführt wird.

Der Regulator für die Hochdruckapparate ist eine Art künstliche Lunge, welche unter der Wirkung der menschlichen Lunge funktioniert und sich bei jedem Atemzuge mit Luft von wenig geringerer Spannung füllt, als das umgebende Mittel.

Als der eigentliche Begründer aller auf Rettungsapparate abzielenden neueren Konstruktionen muss aber Schwann angesehen werden, denn er ist derjenige, welcher zuerst klar die physiologische Aufgabe, die zu lösen ist, gekennzeichnet hat. Schon bei seiner ersten Konstruktion wies er darauf hin, dass ein Rettungsapparat mit komprimierten Gasen nur dann Aussicht auf praktischen Erfolg haben könne, wenn es gelänge, den nicht verbrauchten, nicht umgesetzten Teil der Ausatmungsgase wieder einatembar zu machen, d. h. von dem umgesetzten Teil (CO_2) zu reinigen. Diese Forderung wies den Weg gewissermassen zu einem geschlossenen Kreislauf und zu einem dichten Abschluss des Gesichtes. An dem Schwannschen Apparat befand sich ein kleiner kupferner Ballon, welcher unter einem Druck von 4 Atmosphären mit Luft oder mit Sauerstoff gefüllt werden sollte. Diese Schwannsche Konstruktion sowohl als diejenige eines Direktors Bouchez, welcher die Grube Agrappe in Belgien leitete, sind vollständig verschwunden. Auch literarisch finden sich nur wenige Notizen darüber, so dass ein klares Bild nicht möglich ist, ebenso über einen ganz ähnlichen Apparat eines Dr. Regnead. Weit mehr Bedeutung, ohne dazu berechtigt zu sein, haben zwei andere Konstruktionen in den letzten Jahren gefunden, obwohl sie konstruktiv sowohl als physiologisch fraglos einen Rückschritt darstellen. Der eine Apparat kam laut gepriesen aus Amerika, nach seinen Konstrukteuren Vajen-Bader genannt. Er ist im Grunde nichts anderes als ein sehr elegant ausgestatteter Apparat System

Fig. 19.   Fig. 20.

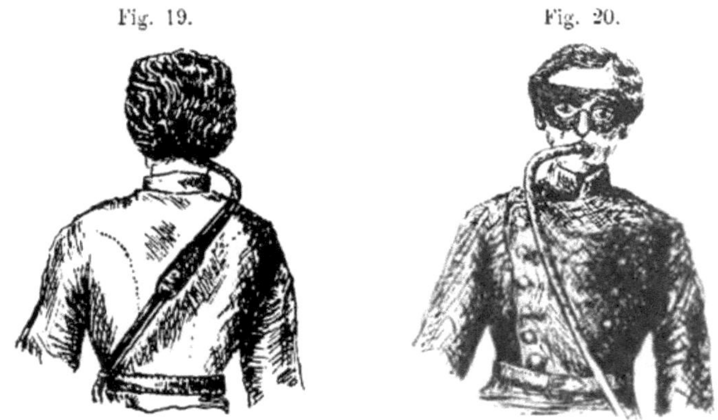

Rauchapparat von Denayrouze.

Fig. 21.

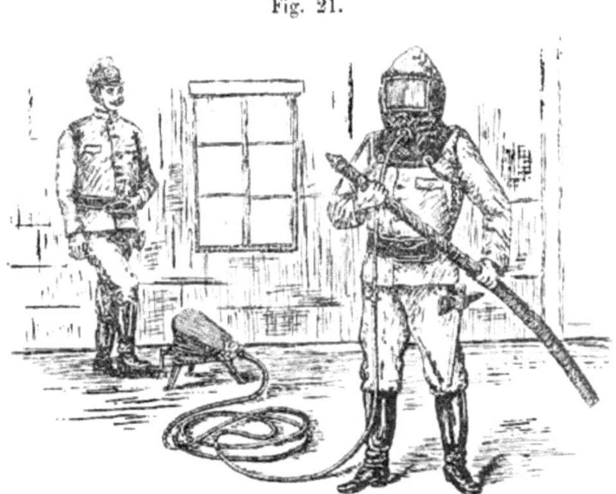

Rauchhaube von Müller-Wien.

Rouquayrol. Das Luftquantum reicht überhaupt nur für 7—8 Minuten aus, weshalb die Verwendbarkeit eine sehr beschränkte ist. Das andere System ist das sogenannte Müller-Neupertsche oder Wanz.

Man sieht, es ist eine der alten längst bekannten Masken, nur dass die Luftleitung fortfällt und die Luftzufuhr einer Flasche Pressluft zufällt, welche ihr Gas durch ein Reduzier-

410   E. Giersberg,

ventil in das Maskeninnere entsenden soll und bei welcher in gleicher Weise, wie bei der Stolzschen oder der Königschen Maske ein Gasverschluss nach aussen vorhanden sein soll. Will man nach dieser Richtung sicher gehen, so muss ein so starkes Einströmen stattfinden, dass das mitgenommene Vorratsquantum ein sehr erhebliches Gewicht betragen würde. Der Apparat ist nach den Prospekten der ausführenden Firma C. Neupert Nachf. in Wien in recht zahlreichen Exemplaren vertreten, ob mehr mit Pressluft oder mehr mit Schlauchleitung, womit er dann für gewisse Zwecke einen sehr brauchbaren, leichten und angenehmen Apparat abgibt, ist nicht zu ersehen. Wer sich über den Apparat näher orientieren will, der lese die von G. A. Meyer, Leiter der Zeche Shamrock der Bergwerksgesellschaft Hibernia, verfasste, sehr eingehende und streng wissenschaftliche Arbeit in No. 36 und 37 der Zeitschrift Glückauf im 40. Jahrgang (3. September 1904). Das Wesentliche der Meyerschen Ausführungen lautet folgendermassen:

„Man kann das Gebiet der Atmungsapparate mit frei tragbarem Nährgasmagazin nicht verlassen, ohne auf einen Vorschlag einzugehen, der bei der Erörterung über diese Apparate immer wieder auftaucht. Mit Rücksicht auf die Schwierigkeiten, welche bei einer wirtschaftlichen Verwendung des Sauerstoffes, d. h. bei der Verwertung des bei der Ausatmung ungenutzt abgegebenen Sauerstoffes durch die Abscheidung der ausgeatmeten Kohlensäure entstehen, ergibt sich leicht der Wunsch, einen Atmungsapparat zu besitzen, bei welchem die Absorption der Kohlensäure durch einfache Abgabe der ausgeatmeten Luft ins Freie überflüssig gemacht wird. Ein dementsprechend konstruierter Apparat würde auch insofern etwas sehr Bestechendes haben, als man dabei des Sauerstoffes gar nicht bedürfte, sondern nur atmosphärische Luft in gepresster Form mitzunehmen hätte.

Konstruiert man nach solchen Anforderungen, so ergibt sich zunächst, dass diejenigen Teile, welche man bei dem mit Regeneration ausgestatteten Apparat auf dem Rücken trägt, mit Ausnahme des Injektors auch bei dem regenerationslosen Apparat nicht entbehrt werden können. Ausser den Stahlflaschen braucht man auch das Manometer, um den Inhalt des Magazins in jedem Augenblick prüfen zu können und das Reduzierventil, um der alle Augenblicke wiederkehrenden Bedienung der Ventile überhoben zu sein. An der Grösse bez. dem Inhalt der Stahlflaschen ist zugunsten einer Verkleinerung der Flasche sicherlich nichts zu ändern, eine Vergrösserung aber lässt sich nicht vornehmen, sofern man das bei der Bewegung in den Grubenräumen so überaus wichtige, rechtwinklig zur Körperlänge gelegte Profil des Apparatträgers nicht erweitern will.

Auch der Atmungssack wird bei dem regenerationslosen Apparat unentbehrlich sein, weil dem Apparatträger auch die Luft zugute kommen soll, welche während der Ausatmungsperioden vom Nährgasmagazin abgegeben wird. Dieser Umstand ist deshalb von um so grösserer Bedeutung, weil die Ausatmung mehr Zeit beansprucht als die Einatmung; die Einatmungszeit verhält sich zur Ausatmungszeit etwa wie 10 : 12.[1]

Man kann ferner auch das Abblaseventil bei dem regenerationslosen Apparat nicht entbehren, weil man sich eben dadurch der ausgeatmeten Luft völlig entledigen will.

Es bleiben somit in der Tat nicht viele Teile übrig, welche durch den Verzicht auf die Regeneration erspart werden könnten. In erster Linie wird man natürlich das Aetzkali und den Aetzkaliträger durch die Beseitigung der Regeneration los; der Injektor, das Kühlrohr und das Ansaugerohr werden ebenfalls überflüssig.

Was gewinnt man dagegen bei dem von der Regeneration befreiten Apparat? Zweifellos etwas sehr Wichtiges, das ist eine völlig frische Einatmungsluft. Das ist ein Faktor, der sicherlich ausserordentlich hoch zu veranschlagen ist.

Dem steht allerdings ein Nachteil gegenüber, welcher die Verwendbarkeit des regenerationslosen Apparates auf eine geringe Zahl von praktischen Fällen beschränkt. Er besteht

---

1) Durchschnitt aus den Annahmen von Sibson, Vierordt und J. R. Ewald. Physiologie Landois. 9. Aufl. S. 214.

darin, dass die Gebrauchszeit mit einer Luftfüllung sich höchstens auf 23—24 Minuten beläuft, und zwar nur dann, wenn man den Atmungssack beibehält oder eine andere, unten näher erörterte Vorkehrung trifft. Diese Zahl berechnet sich folgendermassen: Nimmt man die Atemgrösse in einer Minute, d. h. die in dieser Zeit eingenommene bez. abgegebene Luftmenge bei ununterbrochener, einigermassen kräftiger Arbeit zu dem Durchschnittswerte von 19 l an [1]), so wird man mit der im Dreiflaschenmagazin mitgenommenen Luftmenge von 231,5 l 12,2 Minuten ausreichen; geht man auf die sehr niedrige Atemgrösse von 10 l in der Minute herab, so ergeben sich die oben angeführten 23,15 Minuten; die Ausführung einer die Muskeln beanspruchenden Arbeit ist bei einer so knappen Luftzuführung allerdings ausgeschlossen.

Die Richtigkeit der vorstehenden Zahlen wurde durch Versuche geprüft. Die Ergebnisse sind in der Uebersichtstafel („Versuche mit Atmungsapparaten ohne Regeneration") übersichtlich dargestellt.

In den Fällen 1, 2, 3 und 4 bestand der Versuchsapparat aus einem mit Sauerstoff gefüllten Dreiflaschenmagazin, Manometer, Reduzierventil, Düse zur Bemessung des Sauerstoffzuflusses, Atmungssack, Mundschlauch mit Düsenmundstück und einem durch ein Schlabberventil nach aussen abgeschlossenen Abgangsstutzen für die ausgeatmete Luft. Ein solches Schlabberventil besteht aus zwei kleinen, rechteckigen, flach aufeinandergelegten und an zwei gegenüberliegenden Seiten durch schmale Klebsäume miteinander verbundenen Stücken dünnen Plattengummis. Der so entstandene Körper kann mit dem einen Ende schlauchartig über ein Rohrende gezogen werden, während die beiden Gummiplättchen an dem anderen überstehenden Ende dicht nebeneinander liegen bleiben und so nach aussen hin einen luftdichten Abschluss bilden; das Ventil öffnet sich leicht auf einen aus dem Innern des Rohrstutzens erfolgenden Luftdruck hin und gestattet der ausgeatmeten Luft im vorliegenden Falle bei einem gewissen Ueberdruck den Ausgang ins Freie.

Bei einem Sauerstoff- bez. Luftzufluss von 15,2 l (Fall 2) und 20,8 l (Fall 3) in der Minute zeigte sich der Apparat praktisch wohl verwendbar, indem die Atmung befriedigte und Muskelarbeit stattfinden konnte. Es traten aber in bezug auf Zeit und Raum höchst fühlbare Beschränkungen ein, indem die Versuchsdauer sich im Falle 2 auf 15, im Falle 3 sogar nur auf 11 Minuten belief. Der durch die Sauerstoff- bezüglich Luftzuströmung in den Augenblicken geringerer Luftabnahme bettartig aufgeblähte Atmungssack verhinderte den Versuchsmann völlig an der Befahrung des 500 mm breiten, 400 mm vom Hangenden zum Liegenden bez. bis zu den Fahrtschenkeln messenden Ueberbauens.

Bei 10,9 l Sauerstoff- bez. Luftzufluss in der Minute (Fall 1) konnte eine irgendwie erhebliche Muskeltätigkeit nicht ohne gleichzeitige Verursachung von Atemnot zur Ausführung gelangen.

Im Falle 4 wurde noch einmal der Versuch gemacht, trotz eines niedrig bemessenen Nährgaszuflusses (10,3 l in der Minute) Muskelarbeit zu verrichten. Es gelang allerdings im Verlaufe von 23 Minuten 3000 mkg Arbeit zu leisten, das Vorgehen führte jedoch zu einem derartigen Luftmangel, dass der Versuchsmann unmittelbar nach der Ausführung einer Reihe von Gewichtshebungen aus dem Uebungsraum an die frische Luft kommen musste; er erholte sich dort und wartete unter Abschliessung der Oeffnung des Mundschlauches die Ansammlung einer neuen Luftmenge in dem Atmungssack ab, um erst dann sich dem Apparat von neuem anzuvertrauen und den Uebungsraum wieder zu betreten. Ein solches Verfahren ist von der praktischen Verwendung natürlich ausgeschlossen.

Es wurde schliesslich noch der Versuch gemacht, ob bei einer Luftzuführung von 19,1 l in der Minute (Fall 5) etwa der Atmungssack entbehrt werden konnte; der Abgangsstutzen für die ausgeatmete Luft war auch dabei durch ein Schlabberventil nach aussen abgeschlossen. Der aus dem Magazin zuströmende Sauerstoff entwich ohne weiteres aus dem Schlabber-

---

1) Vergl. Physiologie des Marsches. Zuntz u. Schumburg. Berlin 1901. S. 236 u. 237.

Uebersichtstafel. Versuche mit Atmungsapparaten ohne Regeneration.

Lfd. Nr.	Konstruktion des Apparates	Sauerstoffverbrauch in der Min.	Dauer der Uebung Min. Anzahl	Tätigkeit am Arbeitsmessapparat			Beobachtungen			
		1		einzelne Schlagreihen	Schläge Sa.	mkg Sa.	physiologisch	physikalisch	bergtechnisch	Bemerkungen
1	Apparat nach Fig. 15 bestehend aus drei Flaschenmagazinen, Manometer, Reduzierventil, Düse z. Bemessung des O-Zuflusses, Atmungssack, Mundschlauch mit Düsenmundstück und Abgang für die ausgeatmete Luft ins Freie durch ein Schlabberventil.	10,9	21	—	—	—	Luftmangel, daher Muskelruhe geboten.	Atmungssack zunächst stark aufgebläht, bei starker Einatmung aber schnell abfallend.	Arbeitsleistung unmöglich, weil sofort nach Beginn derselben Atemnot eintrat.	Man kann mit dem Apparat nur bei annähernder Muskelruhe aushalten.
2	wie 1	15,2	15	30 20 25 20	95	2850	Atmung befriedigend; daher Muskelanstrengung möglich.	Atmungssack vielfach stark aufgebläht.	Es kann in mässigem Umfange gearbeitet werden. Ueberhauen nicht befahrbar weg. d. vielfach aufgeblähten Atmungssackes	Apparat praktisch verwendbar mit nebenstehenden Einschränkungen.
3	wie 1	20,8	11	34 20 22	76	2280	Atmung sehr gut; starke Muskeltätigkeit möglich.	Atmungssack dauernd stark aufgebläht.	Es kann reichlich gearbeitet werd., Ueberhauen nicht befahrbar wegen des bettartig aufgeblähten Atmungssackes.	Apparat praktisch verwendbar, solange reichl. räumliche Verhältnisse vorliegen.
4	wie 1	10,3	23	25 30 20 25	100	3000	Atmung b. Ruhe unbehindert, nach Arbeit unmöglich, so dass der Versuchsmann an die frische Luft kommen und das aus dem Munde genommene Mundstück solange zuhalten musste, bis sich neue Luft im Atmungssacke angesammelt hatte.	wie 1.	Arbeitsleistung ist unter den nebenstehenden Umständen betrieblich unverwertbar.	Apparat kann für die Praxis nicht in Betracht kommen.
5	wie 1, jedoch ohne Atmungssack.	19,1	12	—	—	—	Es konnte nur eingeatmet werden, wenn gleichzeitig das Schlabberventil zugehalten wurde.	—	Eine Tätigkeit ist wegen des Erfordernisses der Bedienung des Schlabberventils unmöglich.	Apparat praktisch unverwendbar.

ventil, sodass der Apparatträger es während der Einatmungsperioden mit den Fingern zusammenpressen musste. Es liegt auf der Hand, dass auch dieser Apparat für die Praxis nicht in Betracht kommen kann.

Beim Beginn der Besprechung über den regenerationslosen Atmungsapparat wurde darauf hingewiesen, was auch aus den vorstehenden Ausführungen hervorgeht, von welcher Bedeutung hier ein sparsames Wirtschaften mit der im Magazin mitgenommenen Luftmenge ist. Am vollkommensten würde man diesem Gesichtspunkte wahrscheinlich bei Einschaltung der aus der bergbaulichen Literatur seit langen Jahren bekannten Rouquayrol-Denayrouzé'schen Ventilvorrichtung[1]) zwischen dem Reduzierventil und dem Munde des Apparatträgers Rechnung tragen können.

Es genügt hier, von dieser Einrichtung so viel zu sagen, dass sie den Zufluss der Nahrungsluft zu dem Apparatträger während der Ausatmung absperrt, während der Einatmung dagegen herbeiführt und zwar selbsttätig. Ein Versuch mit der Verwendung dieser Konstruktion soll demnächst auf Shamrock gemacht werden. Man kann sich von vornherein dabei nicht verhehlen, dass man dem Apparate einen zwar recht sinnreichen aber auch empfindlichen Teil einfügt.

Es dürfte von besonderem Interesse sein, auch hier auf den mehrfach genannten Aufsatz des k. k. Bergrat Joh. Mayer zu verweisen; er beschreibt in Nr. 30 der Oesterr. Zeitschr. f. B. u. H.-Wesen, Jahrg. 1904, eingehend den ohne Anwendung einer Regenerationsmittels arbeitenden „Sauerstoffapparat System Wanz".

Dieser Apparat besteht aus einer 600 l Sauerstoff bei 120 Atmosphären Druck fassenden, wurstartig geformten Stahlflasche, welche oberhalb der Hüften fast rund um den Körper gelegt wird, einem Reduzierventil, einem Reserveablassventil, einem den Atmungssack vertretenden kragenartigen Gummistoffbeutel und schliesslich einem offenen Metallröhrchen zum Abblasen der Luft. Der Apparat wiegt 13,75 kg und kostet 180 K. = 153 Mk.; er soll eine einstündige Benutzungsdauer ermöglichen.

Zunächst bestätigt dieser Apparat die oben ausgesprochene Annahme, dass man bei der Verwirklichung des hier vorliegenden Gedankens den Apparatträger nur in geringem Masse erleichtert. Dieser Vorzug wird mehr als aufgehoben durch die geradezu ungeheuerliche Form des Sauerstoffmagazins. Noch ungünstiger stellt sich die Sache für den Wanzapparat, wenn man die durch die Theorie im vollen Umfange gestützten Ergebnisse der Shamrocker Versuche mit regenerationslosen Apparaten betrachtet und auf Grund dessen annimmt, dass einem kräftig arbeitenden Menschen annähernd 20 l Luft in der Minute unbedingt zur Verfügung stehen müssen. Der Wanz-Apparat sinkt dann auf eine Benutzungsdauer von einer halben Stunde herab.

Es sind auf der Zeche Shamrock eingehende Erwägungen über die günstigste Konstruktion eines tragbaren Sauerstoff- bezw. Luftmagazins angestellt worden; sie haben zu dem Ergebnis geführt, dass ein für die ernsthafte Grubenpraxis verwendbarer Atmungsapparat ohne Regeneration bei dem heutigen Stande der Technik nicht mit Vorteil konstruiert werden kann."

Es ist dringend zu wünschen, dass diese Untersuchungen, welche ich aus der Praxis heraus voll bestätigen kann, die notwendige Beachtung finden, vor allem nach der Richtung hin, dass bei der Konstruktion oder auch bei der Nachprüfung der Apparate wissenschaftlich verfahren wird.

Von allen Apparaten, welche bisher genannt sind, haben nur verhältnismässig wenige sich dauernd behauptet. Die am meisten verbreiteten sind fraglos die Apparate von Hönig, König und Storz. Einige weitere Konstruktionen, so von Eisel, Wendschuch und Magirus seien nur der Vollständigkeit wegen genannt.

---

1) Köhler. Lehrbuch der Bergbaukunde. 6. Aufl. Leipzig. Verlag Wilh. Engelmann 1903. Seite 841—846.

Im Jahre 1881 wurde das Konstruktionsprinzip von Schwann wieder aufgenommen und damit kommen wir zu denjenigen Apparaten, welche heute die allergrösste Bedeutung erlangt haben. Nach eingehender Schilderung derselben wird es möglich werden, Grundsätze aufzustellen über die Forderungen, welche an einen Rettungsapparat gestellt werden müssen.

Die Atmung des Menschen verläuft in zwei Perioden: Einatmung und Ausatmung. Die Dauer der Ausatmung ist nicht gleich der Einatmungsdauer, sie verhält sich nach den sehr eingehenden physiologischen Untersuchungen von Sibson, Vierordt und Ewald wie 12 : 10. Die Einatmung bezweckt, Sauerstoff den Lungen zuzuführen, die Ausatmung den zu Kohlensäure verbrannten Sauerstoff und den überschüssigen Stickstoff zu entfernen. Ebenso wie sich die Ein- und Ausatmungszeit nicht deckt, deckt sich auch nicht die ausgeatmete Kohlensäure in ihrer Menge zu dem eingeatmeten Sauerstoff; man nennt dieses Verhältnis den respiratorischen Quotienten, und nach den eingehenden Untersuchungen von Löwy ist das Verhältnis des eingeatmeten Sauerstoffes zu der ausgeatmeten Kohlensäure beim normalen Atmen ohne Dyspnoe wie 8:7. Wir werden im weiteren Verfolge sehen, dass aus diesem Verhältnisse heraus Apparate, welche auf der Entwickelung des Sauerstoffes vermittelst der ausgeatmeten Kohlensäure beruhen, also die sogen. Superoxyd-Apparate, wenig Aussicht auf Erfolg in der Praxis haben. Während Atmungsfrequenz und respiratorischer Quotient bisher ungefähr gleichbleibende Werte ergeben haben, sind der Sauerstoffverbrauch und die Atmungsgrösse durchaus variabel.

Je nach der Leistung, die der Mensch vollführen muss, ist der Sauerstoffbedarf von 200 ccm pro Minute im Zustande der Ruhe schwankend bis hinauf bis zu 3000 ccm im Zustande der Anstrengung (Leo Zuntz für Radfahren). So wertvollen Aufschluss diese Werte auch für die Konstruktion von Apparaten gegeben haben, so dürfen dieselben doch nicht ohne Kritik für Rettungsapparate übernommen werden; denn ein überaus wesentliches Moment fehlt allen diesen Untersuchungen: das ist das psychische. Die Versuchsleute, mit welchen Forscher wie Haldane, Zuntz, Löwy und andere ihre Daten gewonnen haben, befanden sich unter Aufsicht Sachverständiger, sie befanden sich in guter Luft und sie waren sich über die Arbeiten, welche sie zu machen hatten, vollständig klar; die Arbeiten wurden an bestimmten Tagen wiederholt, es wurde stets die gleiche Arbeit gemacht und die Leute konnten sich daher bei einiger Intelligenz oder auch unabsichtlich stets der völlig gleichen und der für die Arbeit gerade passenden Muskeltätigkeit bedienen. Es geht aus den Untersuchungen von Speck hervor, in welch hohem Masse die Kohlensäureproduktion durch die Muskeltätigkeit bedingt ist und dass sehr erhebliche Quantitäten Kohlensäure im Blute gelöst bleiben können. Im Moment der Gefahr aber — mag diese den Träger selbst oder ihm Nahestehende treffen — werden Muskeln in Tätigkeit gesetzt, die bei Ausschluss psychischer Erregung sonst ausfallen. Hieraus folgt, dass für Rettungsapparate der Sauerstoffverbrauch überhaupt zahlenmässig nicht festgelegt werden kann, denn jede einzige Arbeit muss andere Werte zutage fördern; man ist selbstverständlich nicht in der Lage, im Ernstfalle erst kühlrechnerisch derartige Werte festzulegen. Ein gewisser Ausgleich für die Praxis kann indessen dadurch angestrebt werden, dass man eine vollständig ausgebildete Mannschaft zur Verfügung hat; man wird bei der Auswahl dieser Mannschaft nicht allein die körperliche Befähigung, sondern auch die Intelligenz des Einzelnen berücksichtigen müssen, und event. durch geeignete Belehrungen für das Verständnis der physiologischen Vorgänge im Apparat und für die Möglichkeit, sich diesen in jeder Weise anzupassen, sorgen müssen.

Die zweite variable Grösse ist die Atmungsgrösse; dasjenige Quantum Luft also, welches bestimmt ist, die Lungen zu füllen, und in engstem Zusammenhang hiermit die Atemfrequenz. Die Atemgrösse schwankt zwischen 6 l pro Minute und zwischen 30 l, in ganz seltenen Fällen übergrosser Anstrengung sind auch noch höhere Werte beobachtet worden und zwar ist der Grund für diesen Wechsel in dem Kohlensäuregehalt der Luft, wie aus den eingehenden Untersuchungen Zuntz-Schumburgs hervorgeht, zu suchen. Die in der einschlägigen Literatur einzig dastehenden abnorm hohen Werte, welche Dräger (Feuer und

Wasser 1904) für die Atmungsgrösse gefunden haben will, erklären sich durch einen ungewöhnlich hohen Kohlensäuregehalt der Inspirationsluft. Aus dem Bestehen der sogen. Atmungsgrösse ergibt sich mit zwingender Notwendigkeit das Vorhandensein resp. die Zwischenschaltung eines Luftsackes, in welchem die Atmungsgase vorübergehend aufgespeichert werden und zur Einatmung bereit sind.

Die Physiologie des Apparats hat ferner noch einige wesentliche Momente mit zu berücksichtigen, erstens: dass die Strömung der Einatmungsluft an der Einatmungsstelle entsprechend gehemmt wird. Es ist wohl bekannt, wie viel angenehmer es sich in ruhiger Luft als im Winde atmet, denn die Luftpartikelchen müssen durch die Kraft der Lungen resp. durch das zufolge Zurückweichens des Zwerchfelles im Innern bewirkte Vakuum von ihrer Bahn abgelenkt werden, um eingeatmet werden zu können; das setzt immer eine gewisse Kraft voraus. Wenn das Atmen im Winde schon dem normalen gesunden Menschen beschwerlich fällt, so wird ein Rettungsapparat durch die Ausschaltung solcher Verhältnisse vermeiden müssen, dass man den Träger einer besonderen Anstrengung in physischer und psychischer Hinsicht aussetzt, zumal man mit einem gegebenen Quantum atembarer Luft rechnen muss. Ein in den Atmungsweg eingeschalteter pulsierender Sack wird zum Ausgleich vorteilhaft Anwendung finden, da er zu gleicher Zeit die in der Exspirationsperiode in ihn einströmende Atemluft aufspeichert.

Ueberaus wesentliche Momente für die Konstruktion von Rettungsapparaten sind ferner die Dimensionen der Wege für die Ein- und Ausatmungsluft und die Beseitigung des sog. toten Raumes. Das erste Moment ist fast von keinem Konstrukteur richtig erkannt worden, denn es ist übersehen worden, dass vor allen Dingen die Ausatmungsprodukte an keiner Stelle einem Widerstand begegnen dürfen. Das Nähere hierüber sei der Besprechung der einzelnen Apparate vorbehalten. Bei weitem mehr Aufmerksamkeit wurde von Anfang an der Beseitigung des toten Raumes geschenkt; als solchen bezeichnete man denjenigen Raum, in welchem Ein- und Ausatmungsprodukte sich mischen können, was zu schweren Schädigungen führen kann. Als letztes Moment kommt für die Konstruktion noch die Bedingung hinzu, für den Träger einen vollständig dichten Abschluss gegen das Eindringen schädlicher Gase für Mund und Nase zu geben. Auch hierüber sei das Nähere der Besprechung der einzelnen Apparate vorbehalten.

Der erste Apparat, welcher den Bedürfnissen der Technik einigermassen Rechnung trug und auch praktisch Verwendung gefunden hat, ist der Apparat von Fleuss (D. R. P. No. 16343). Derselbe bestand aus einem tornisterartig zu tragenden Sauerstoffreservoir, über welchem sich der Behälter für die Regeneration befand. Von dem Sauerstoffbehälter führte ein Schlauch nach einem Brustsack. Dieser Brustsack, welcher mittels geeigneter Vorrichtungen eingehakt und so getragen werden konnte, stand mittels eines biegsamen Gummifaltenschlauches mit einer Gesichtsmaske in Verbindung; diese Gesichtsmaske erhielt ihren Abschluss durch einen Gummistreifen, welcher fest gegen das Gesicht geschnallt werden sollte. Ein zweiter Schlauchstutzen, welcher von der Maske abging, stand direkt mit dem Regenerator auf dem Rücken in Verbindung. In den Schläuchen befanden sich Ventile für die Ein- und Ausatmung, so dass der Träger wohl aus dem Sacke einatmen, aber nicht in denselben hineinatmen konnte. Die Ausatmungsluft konnte nach Beseitigung der Kohlensäure im Regenerator nur in der Weise wieder in den Einatmungssack gelangen, dass die Lungenkraft sie durch den Regenerator hindurchsties und sie andererseits auch wieder beim Einatmen aus dem Sacke heransaugte. Die grossen Vorzüge dieses Apparates waren die vollständige Trennung der Ein- und Ausatmungsluft vermittels der Ventile und die bereits hier in der Idee vortrefflich durchgeführte Durchbildung des Regenerators. Dieser Regenerator sollte mit Bimsstein oder Caoutchoucstücken gefüllt werden, welche mit Aetzkali getränkt waren. Durch Zwischenwände in dem Regenerator war ein möglichst langer Weg erreicht. Die grossen Fehler dieses Apparates waren:

1. Das sehr grosse Gewicht des Sauerstoffmagazins, ein Fehler, welcher allerdings dem

Erfinder nicht zum Vorwurf gereicht, da seinerzeit nahtlose Flaschen mit ihrem leichten
Gewichte noch nicht bekannt waren, und daran anschliessend die nur im geringen Masse
mögliche Füllung des Sauerstoffmagazins mit Sauerstoff.

2. Ein sehr erheblicher Fehler war die überaus mangelhafte Abdichtung der Maske
am Gesicht, so dass der Apparat für giftige Gase überhaupt nicht zu brauchen war.

3. Der lange Weg, welchen die Ausatmungsprodukte zurücklegen mussten und der erhebliche Aufwand an Lungenkraft, um die Gase diesen Weg zurücklegen zu lassen.

Es scheint, als ob dieser Apparat in England nicht als Fleuss'scher Apparat, sondern
als Apparat einer englischen Firma, Siebe-Gormann, im Handel war, doch ist ein ge-

Fig. 22.

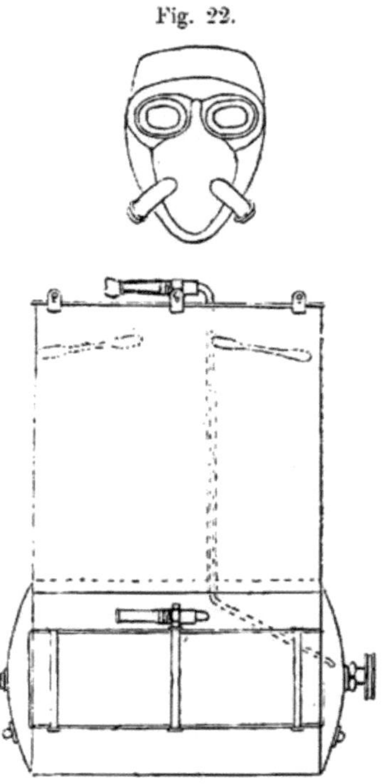

Apparat von Fleuss, Original.

naues Urteil darüber nicht möglich, weil trotz vielfacher Versuche, einen kompleten Apparat
nach Deutschland zu erhalten, dieses nicht zu erreichen war. In Deutschland lieferte eine
in Berlin domizilierende Firma den Fleuss'schen Apparat, der in verschiedenen Betrieben
in Gebrauch gewesen, so vor allen Dingen auf den fiskalischen Gruben des Saargebietes;
seitens der Verwaltung der Kgl. Steinkohlengrube Friedrichsthal ist der Apparat, nachdem
auf Grube Maybach 1885 durchgeführte Versuche einen ungünstigen Erfolg gehabt haben,
wesentlich verbessert worden. Auf der Deutschen Allgemeinen Ausstellung für Unfallverhütung in Berlin 1889 wurden derartig verbesserte Apparate in Gruppe XVII. vorgeführt;
da nur — so viel bekannt — ein einziges Exemplar der damaligen Publikation durch einen
Zufall noch erhalten ist, sei dieses an dieser Stelle hier abgedruckt:

Beschreibung des verbesserten Fleussschen Atmungs-Apparates.

Der auf der Königlichen Steinkohlengrube Friedrichsthal verbesserte Fleusssche Atmungsapparat bezweckt, den Aufenthalt in mit schädlichen Gasen erfüllten Räumen zu ermöglichen.

Der Apparat besteht aus folgenden Hauptteilen:

1. dem Filterkasten,
2. dem Luftkissen,
3. der Gesichtsmaske,
4. dem Sauerstoffzylinder,
5. den vier Verbindungsschläuchen.

Der Filterkasten (Fig. 23—24) ist aus Weissblech zusammengelötet und mit einem aufgeschraubten, dem Rücken des Trägers zugekehrten Holzdeckel b verschlossen. Der zwischen der äusseren Schutzwand a und der inneren Wand c des Kastens befindliche Kühl-

Fig. 24.   Fig. 25.

Fig. 23.

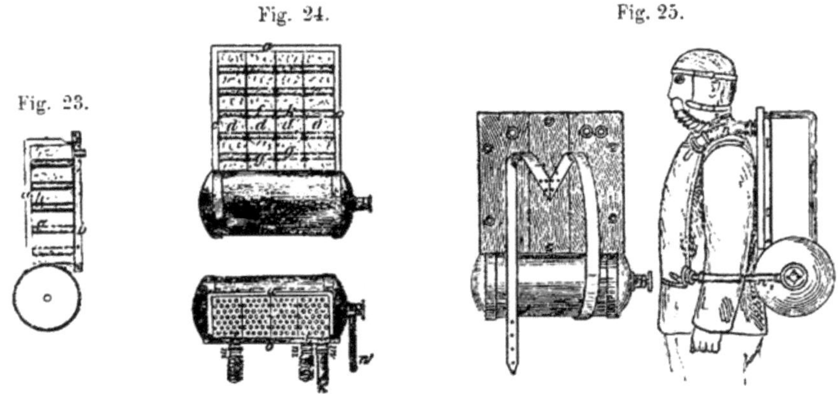

Apparat von Fleuss-Saarbrücken.

raum dient zur Aufnahme einer Flüssigkeit (Wein, Essig, Kaffee etc.), welche eine Kühlung des Filters bewirkt und gegebenen Falles als Erfrischungsmittel für Verunglückte verwendet werden kann. Ein kleiner, mit dem Kühlraum in Verbindung stehender, verschliessbarer Schlauch (in der Zeichnung nicht angegeben) dient zum Anfüllen bez. Entleeren des Kühlraumes. Durch drei blecherne, eingelötete Scheidewände ist der Filterkasten in vier senkrechte Kammern d zerlegt; letztere stehen vermittelst entsprechend angebrachter Löcher abwechselnd unten und oben miteinander in Verbindung. Jede Kammer enthält sechs horizontale Zellen, welche mit Werg vollgestopft werden; zwischen je zwei Wergzellen befindet sich eine zur Aufnahme von kaustischer Soda bestimmte Zelle; die Böden sämtlicher Zellen bestehen aus gelochten Blechen. Um die Sodafüllung der Zellen schnell nachsehen bez. erneuern zu können, hat man die Böden dieser Zellen schiebladenartig (zum Herausziehen) eingerichtet, während die Böden der Wergzellen fest eingelötet sind.

Den Holzdeckel b durchdringen oben drei, in einer wagerechten Ebene befindliche Schlauchkuppelungen m, von denen die eine in die oberste Wergzelle der äussersten Kammer, die beiden anderen in die höchstgelegene Wergzelle der äussersten Kammer der entgegengesetzten Seite münden. Von den angeschlossenen Verbindungsschläuchen führt der eine (Ausatmungsschlauch) über die rechte, der zweite (Einatmungsschlauch) über die linke Schulter des Trägers hinweg nach der Gesichtsmaske, woselbst sie mit Mund und Nase in unmittelbare Verbindung treten. Der dritte, mit einer inneren Drahtspirale versehene, über die linke Schulter führende Schlauch n ist an das obere Ende des Luftkissens (vor der Brust des Trägers) angeschlossen. Der Ausatmungsschlauch besitzt im Inneren ein Ventilchen, welches sich nach dem Träger hin, also beim Einatmen, schliesst, beim Ausatmen aber öffnet; der Einatmungsschlauch hat ebenfalls ein solches Ventilchen, welches sich aber beim Einatmen öffnet und beim Ausatmen schliesst, während der dritte Schlauch n kein Ventil hat und demzufolge eine freie Verbindung zwischen Filter und Luftkissen herstellt.

Die Befestigung der aus Gummi gefertigten, mit zwei Schaugläsern ausgerüsteten Gesichtsmaske erfolgt durch zwei, mit Schnallen versehene Lederriemen. Die Abdichtung gegen das Gesicht vermittelt ein am inneren Rande der Maske angebrachter, verschliessbarer, weicher Gummischlauch, welcher zu dem Zwecke aufgeblasen wird.

Unter dem Filterkasten befindet sich der aus Kupferblech hergestellte Sauerstoffzylinder, an welchem ein mit der linken Hand bequem zu bedienendes Regulierventilchen befestigt ist. Durch den Schlauch n, welcher der linken Hüfte des Trägers entlang geführt ist, steht der Sauerstoffzylinder mit dem Luftkissen in Verbindung.

Das Luftkissen ist aus Leder luftdicht hergestellt und mit Degenrohren versehen. Diese Degenrohre werden in je einer Stopfbüchse abgedichtet; sie haben den Zweck, den Apparat jeder Körperform und Körpergrösse leicht anpassen zu können. —

Die Wirkung des Apparates ist zum Teil eine chemische, zum Teil eine mechanische. Durch erstere wird die beim Atmungsvorgange gebildete Kohlensäure unter gleichzeitigem Ersatz des verbrauchten Sauerstoffes ausgeschieden, durch letztere dagegen das in der ausgeatmeten Luft enthaltene Wasser niedergeschlagen.

Der Vorgang im Inneren des Apparates ist kurz folgender:

Die vom Träger ausgeatmete Luft tritt aus der Gesichtsmaske durch den Atmungsschlauch in den oberen Teil der ersten Kammer des Filterkastens, durchströmt alternierend von oben nach unten und umgekehrt die vier Kammern und kommt schliesslich, durch die Werg- und Sodaschichten ihres Wasser- und Kohlensäuregehaltes entledigt, im oberen Teile der vierten Kammer in sauerstoffarmem Zustande an. Hier wird sie durch Zuführung reinen Sauerstoffes wieder atembar gemacht, welch letzterer durch das Regulierventilchen, den Schlauch n_1, das Brustkissen und den Schlauch n gleichfalls in den oberen Teil der vierten Kammer gelangt. Das Einatmen der auf diese Weise regenerierten Luft erfolgt durch den Einatmungsschlauch.

Die mit dem Apparate auf Grube Friedrichsthal angestellten Versuche lieferten folgende Ergebnisse:

1. Der vollständig entleerte Apparat kann in $4\frac{1}{2}$ Minuten, der gefüllte dagegen schon in 1 Minute gebrauchsfertig angelegt werden.
2. Bei frischer Füllung des Filters und 15—16 Atm. Druck im Sauerstoffzylinder kann ein Mann reichlich 2 Stunden mit dem Apparat arbeiten.
3. Der verhältnismässig leichte Apparat verursacht dem Träger keine besonderen Beschwerden.

Man ersieht aus dieser Publikation der Friedrichsthaler Grube, dass die Verwendung eines flüssigen Regenerationsmittels als der an erster Stelle zu beseitigende Missstand des Fleussschen Apparates erkannt wurde. Es gelang dieses durch Verwendung eines körnigen Aetznatrons, welches sie in dem Kasten auf durchlochten Sieben ausbreiteten; unter jedes Sieb legten sie eine Schicht Werg. Die Bedeutung dieses Materials ist in der Publikation der Friedrichsthaler Grube nicht ganz richtig, oder wenigstens nicht umfassend genug angegeben. Werg kann natürlich nicht die Ausatmungsprodukte trocknen, das besorgt das Aetznatron, welches nicht nur ein kohlensäurebindendes, sondern auch ein Feuchtigkeit bindendes Medium ist. Die Wergschichten hatten also den Zweck, die sich bildende, flüssige Natriumkarbonatlösung aufzusaugen, sodass die Natriumkarbonatlösung nicht die auf tieferen

Sieben lagernden Aetznatronstücke bedecken konnte; durch eingeschaltete Zwischenwände war innerhalb des Regenerationskastens den Gasen ein zwangsläufiger Weg vorgeschrieben. Es sei übrigens schon hier bemerkt, dass die gleiche Konstruktion in jüngster Zeit von Dräger wieder angewendet wird, worauf Mayer-Karwin in seiner Arbeit, österreichische Zeitschrift für Berg- und Hüttenwesen 1904, No. 32 ff., hinweist.

Ausserdem waren der Einführung des Fleussschen Apparates die damaligen Zeitverhältnisse hinderlich, welche für Rettungsbestrebungen noch nicht reif genug waren. Erst Jahre später, an einem finsteren Märztage, als das furchtbare Grubenunglück im Hoheneggernschacht eintrat, dem so zahlreiche blühende Menschenleben zum Opfer fielen, erst da wurden diese Bestrebungen in ernstester Weise aufgenommen, und man wird es als das bleibende Verdienst der Herren Kameraldirektor Ritter von Walcher, Prof. Gärtner und Gustav Benda bezeichnen müssen, dass sie in unausgesetzter, selbstlosester Arbeit und Tätigkeit diese Bestrebungen einleiteten und energisch förderten. Dieses Verdienst wird auch dadurch in keiner Weise geschmälert, dass der Apparat, welchen diese Herren erfunden haben und welcher längere Zeit der einzige gewesen ist, welcher ernsthaft für Rettungsarbeiten in Frage kam, durch neue Konstruktionen überholt ist; gibt es heute brauchbare Apparate, so sind sie inauguriert und wesentlich beeinflusst durch die Tätigkeit dieser drei Männer. Herr von Walcher schildert selbst, wie das Grubenunglück vom 16. März 1896 im Hoheneggernschacht auf ihn gewirkt hat, wie tief die seelische Depression bei ihm war, als er sich bei der Untersuchung des Falles hat sagen müssen, dass nicht die Explosion als solche die Ursache für so viele Menschenopfer gewesen ist, sondern dass die weitaus grösste Mehrzahl hätte gerettet werden können, wenn sie gleich einer Grubenlampe und gleich einer Spitzhacke ein Packet guter Luft bei sich gehabt hätten. Also nicht als Rettungsapparat für andere und nicht als Arbeitsapparat zur Abwendung materiellen Schadens, sondern als Selbstrettungsapparat ist der Pneumatophor, so wurde der Apparat genannt, gedacht und konstruiert worden. Es sei zur Beschreibung des Apparates den Erfindern selbst an dieser Stelle das Wort gegeben.

„Nach einer Schlagwetter- oder Kohlenstaub-Explosion, wie auch während und nach einem Grubenbrande ist die Grubenluft in der Regel mehr oder weniger mit Kohlensäure und Kohlenoxydgas geschwängert. Wäre es möglich, die in der Grube befindlichen Arbeiter schnell aus den giftigen Schwaden in die frische Luft zu bringen, und könnte man durch schleunige Herrichtung der, in der Regel zertrümmerten Wettertüren die richtige Wetterführung rasch wieder herstellen, so wäre die Möglichkeit gegeben, zahlreiche Menschenleben zu retten, welche sonst in den Nachschwaden zu Grunde gehen. Die Statistik weist nach, dass gewöhnlich die meisten Opfer von Gruben-Katastrophen ihren Tod durch Erstickung finden. Es ist daher von der grössten Wichtigkeit, nach einer Explosion oder während und nach einem Grubenbrande, so schnell als möglich mit einer zahlreichen Rettungsmannschaft die vergasten Grubenräume befahren zu können.

Die bisher in Verwendung stehenden Rettungsapparate entsprechen nur für stationäre Arbeiten in vergasten Räumen und setzen das Vorhandensein von komprimierter Luft voraus.

Der Atmungsapparat „Pneumatophor" macht den Mann von dem Vorhandensein komprimierter Luft unabhängig und ermöglicht allen Leuten von der Rettungsmannschaft, welche mit den Apparaten ausgerüstet werden, das sofortige gefahrlose Eindringen in die mit Schwaden angefüllten Grubenräume.

Von besonderer Wichtigkeit sind die Leichtigkeit und die kompendiöse Form dieses neuen Apparates, welche es gestatten, den Bergmann, der in sehr gasreichen Bauen arbeitet, mit dem Apparate täglich auszurüsten oder durch Hinterlegung einer Anzahl dieser Apparate an geeigneten Stellen in der Grube, den nach einer Katastrophe in der Grube Befindlichen die Gelegenheit zu bieten, sich selbst zu retten und auch sofort zur Rettung ihrer Kameraden zu schreiten.

Als Selbstrettungs-Apparat ist der „Pneumatophor" für die Belegschaft auch in jenen Fällen von besonderem Werte, bei denen vielleicht die Einfahrt von Rettungsmannschaft durch Störungen an den Fahreinrichtungen der Schächte verzögert wird.

Fig. 26.

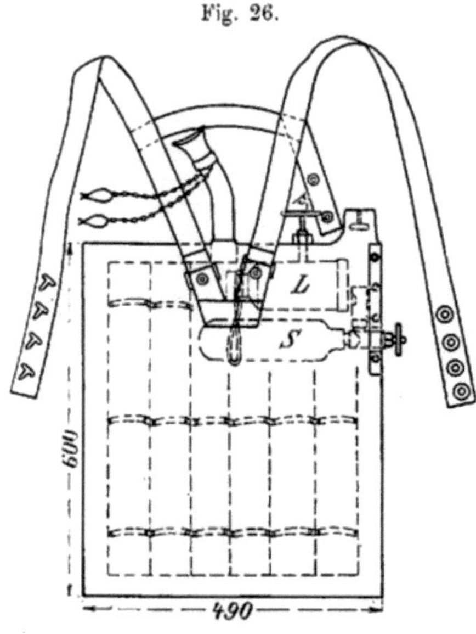

Pneumatophor.

Der „Pneumatophor" erfüllt somit einen doppelten Zweck; er dient:

    1. Zur Ausrüstung der Rettungsmannschaft und
    2. zur Selbstrettung der Bergleute.

Der Apparat besteht aus:

    1. Dem Atmungsbeutel A (siehe Figur),
    2. der Sauerstoffflasche S,
    3. dem Laugenapparate L,
    4. der Nasenklemme,
    5. der Packtasche oder dem Sacke.

ad 1. Der Atmungsbeutel A. Derselbe ist 490 mm breit, 600 mm lang, aus gasdichtem Stoffe hergestellt.

Zur Aufsaugung der Lauge hängt in dem Beutel zwischen den beiden Wänden ein netzartiges flaches Gewebe herab, welches aus Barchentstreifen locker gestrickt ist.

In der Mitte der oberen Beutelkante ist das Atmungsrohr mit dem Mundstücke aus Hartgummi, als einfaches Rohr ohne jedes Ventil angeordnet. Nebenan befindet sich in einer Kautschukstulpe die Oeffnung für die Schraubenhülse s des Laugenapparates.

An der rechten Längsseite des Beutels befindet sich ein Schlitz, durch welchen der Laugenapparat und die Sauerstoffflasche in den Beutel eingesetzt werden. Dieser Schlitz ermöglicht aber auch das Umstülpen des Beutels zum Waschen desselben nach vorangegangenem Gebrauche. Der Schlitz wird gasdicht durch zwei Verschlussschienen geschlossen, welche gleichzeitig zum Einklemmen des Halses der Sauerstoffflasche dienen, wobei das Ventilrädchen der Sauerstoffflasche ausserhalb des Beutels zu liegen kommt.

Von der Mitte der oberen Beutelkante und von der rechten Ecke aus gehen abnehmbare Tragbänder, welche über die Schulter laufen, dann unter dem Arme nach vorne treten und auf der Brust mit Haken und Oehr geschlossen werden. Ein Rückenband, als Verbindungsstück der beiden Tragbänder, trägt den umgehängten Beutel, bevor die Tragbänder geschlossen sind.

ad 2. Die Sauerstoffflasche S. Das Gefäss zur Aufnahme des Sauerstoffes ist eine nahtlose Stahlflasche, auf 250 Atmosphären geprüft, mit einem Rauminhalte von 0,6 Liter. Sie enthält bei 100 Atmosphären Druck 60 Liter Sauerstoff.

An dem Halse der Flasche befindet sich das Ventil, dessen Ausströmungsöffnung ein aufgesetztes Röhrchen trägt. Die seitliche Oeffnung dieses Röhrchens ist gegen die Mitte des Bodens des Laugenapparates gerichtet, um ein Zerstäuben der an der Wand des Beutels haftenden Lauge durch den ausstömenden Sauerstoff zu verhindern.

Das Ventil wird durch ein Handrädchen ausserhalb des Beutels gehandhabt und ist vor dem Gebrauche durch eine Plombe fixiert. Es ist wichtig, das Ventil gut geschlossen zu halten.

Die Sauerstoffflasche ist, so wie der Laugenapparat, zur Vermehrung der aufsaugenden Fläche mit einem Stoffsäckchen überzogen. Sie wird durch den früher erwähnten Schlitz in den Beutel so eingesetzt, dass ihr Ende in der Bandschlinge des Laugenapparates hängt, dass das Ausströmungsröhrchen nach oben, die Oeffnung gegen den Boden des Laugenapparates angeordnet ist und dass der Hals zwischen die Erweiterungen der Verschlussschienen eingeklemmt ist.

ad 3. Der Laugenapparat L. Derselbe ist ein Cylinder aus gelochtem Bleche, welcher die mit einem Kautschukstöpsel geschlossene Glasflasche mit 425 ccm 25 prozentiger Natronlauge enthält. Er ist 200 mm lang, mit einem Durchmesser von 80 mm an der Basis. Zwischen der Flasche und dem Blechmantel befindet sich ein Eisenring, an welchem, senkrecht auf die Längsachse des Gefässes, eine Hülse als Mutter für eine Schraubenspindel s befestigt ist.

Die Lagerung des Laugenapparates in dem Beutel ist eine derartige, dass diese Hülse durch eine entsprechende Oeffnung an der oberen Beutelkante hindurch gesteckt ist; ein Draht wird zur Dichtung der Hülse um den Kautschukstutzen des Beutels herumgebunden. Der Griff der Schraubenspindel ist somit ausserhalb des Beutels und entsprechend fixiert, um nicht zu unberufener Zeit gedreht zu werden.

Durch Eindrehen dieser Schraubenspindel in die erwähnte Hülse wird die in dem Gefässe befindliche Glasflasche zertrümmert. Die Schraubenspindel drückt hierbei nicht direkt auf das Glasgefäss, sondern auf ein angenietetes Blechplättchen, wodurch die Zertrümmerung eine vollständige wird.

Die Glasflasche ist durch einen Gummiring und eine Cartonscheibe gegen Berührung mit dem Metalle geschützt. Der ganze Laugenapparat ist in ausgewaschenen, appreturfreien Organtin eingehüllt, um sowohl die aufsaugende Fläche zu vermehren als auch die Glassplitter zurückzuhalten.

An dem Halsende des Laugenapparates befindet sich eine Bandschlinge b, in welche die unterhalb gelagerte Sauerstoffflasche mit ihrem Fussende eingehängt wird.

ad 4. Die Nasenklemme. Sie ist eine einfache, federnde Nasenquetsche, deren Backen mit weichem Leder überzogen sind. Durch eine Schnur oder ein Kettchen ist die Klemme am Atmungsrohre befestigt. An jedem Apparate sind zwei Nasenklemmen angebracht.

ad 5. Die Packtasche (der Sack). Dieselbe besteht aus der inneren Umhüllung des Apparates und aus der äusseren Packtasche. Die erstere ist ein rechteckiges Stück Stoff, in welches der zusammengelegte Apparat durch Ueberlegen der Seiten eingehüllt wird, um Staub und Luft abzuhalten.

Ueber den so eingehüllten Apparat ist ein plombierter Kontroll-Papierstreifen umgeschlagen, nach dessen Zerreissen der Apparat erst herausgenommen werden kann.

Die Packung des Apparates ist so angeordnet, dass dessen obere Kante (mit Mundstück und Schraubenwirbel des Laugenapparates) im Oberteile der Tasche zu liegen kommt. Im verpackten Zustande sind die ungefähren Dimensionen des ganzen Apparates: 380 mm Länge, 290 mm Breite, 100 mm Dicke.

Für die in Rettungsstationen, ober- oder untertags, deponierten Apparate kann an Stelle der Packtasche ein gewöhnlicher Sack treten.

Der Apparat kann durch vier Tempi in Tätigkeit gesetzt werden.

1. Freimachen aus der Packtasche und der Umhüllung;

2. Umhängen des Apparates und Erfassen des Mundstückes mit den Lippen oder den Zähnen;

3. Zertrümmern der Glasflasche im Laugenapparate:

4. Oeffnen der Sauerstoffflasche und Aufsetzen der Nasenklemme.

ad 1. Das Freimachen aus der Packtasche erfolgt durch Aufschnallen derselben, Zerreissen des Kontrollpapierstreifens und Lösen der Umhüllung.

ad 2. Beim Umhängen des Apparates ist zu beachten, dass die Verschlussschiene mit dem Ventile der Sauerstoffflasche zur rechten Hand kommt.

Das Umhängen geschieht derart, dass zuerst die Rückenleiste der Tragbänder über den Hals gelegt und das Mundstück in den Mund genommen wird. Bei Gefahr wird sofort etwas Sauerstoff ausgelassen, sonst aber werden erst die Tragbänder über die Schulter gelegt, unter den Armen nach vorne gezogen und auf der Brust, unter dem Apparate, vereinigt.

Das Mundstück braucht bei der nun beginnenden Atmung nur mit den Lippen und nicht mit den Zähnen gehalten zu werden.

ad 3. Das Zertrümmern der Glasflasche geschieht — sobald man den Apparat umgehängt hat — durch Drehung der Schraubenspindel nach rechts mit der rechten Hand.

An einem hörbaren Knacken und an dem Gefühle in der Hand erkennt man die erfolgte Zertrümmerung der Glasflasche.

Durch die Zertrümmerung der Glasflasche fliesst die Lauge aus und wird von der grossen Oberfläche des aufsaugenden Stoffes aufgenommen. Es ist hierbei zu beachten, dass der Beutel in keine Lage gebracht werden darf, in welcher die Lauge in das Mundstück fliesst, was bei der ätzenden Wirkung der Lauge während der Atmung misslich werden könnte.

Da die Menge der Lauge selbstverständlich reichlich bemessen sein muss, um die Atmung zu erleichtern, so sammelt sich immer etwas Lauge in der unteren Beutelpartie, sie ist aber von da durch zeitweises Emporheben des unteren Beutelteiles, bei umgehängtem Apparate, wieder leicht auf die Wandungen des Beutels zu verteilen.

ad 4. Solange noch kein Sauerstoff im Beutel ist, muss durch die Nase geatmet werden. Sobald man jedoch Sauerstoff in den Beutel einlässt, ist die Nasenklemme aufzusetzen, und wird nun ausschliesslich durch das Mundstück ein- und ausgeatmet.

Will man Sauerstoff in den Beutel lassen, so dreht man mit der rechten Hand das Ventilrädchen nach rückwärts, während die linke Hand die Sauerstoffflasche hält, um die Drehung des Ventils zu erleichtern. Die erste Drehung geht etwas schwer, weil das Ventil gut geschlossen sein muss.

Das Auslassen des Sauerstoffes erfolgt nur partienweise, etwa in 10—20 Portionen, und das Schliessen des Ventils braucht hierbei nicht mehr mit ganzer Kraft gemacht zu werden.

Der Beutel soll nur ganz mässig aufgebläht sein, weil sonst die Ausatmung erschwert wird. Das Ausströmen des Sauerstoffes aus der Flasche in den Beutel ist durch zischendes Geräusch zu hören. Tritt beim Oeffnen des Ventils kein Zischen mehr ein, so ist der Sauerstoffvorrat zu Ende.

Die Atmung des Sauerstoffes aus dem Beutel geschieht — wie schon oben erwähnt — durch das Atmungsrohr. Es soll möglichst ruhig geatmet werden. Die Sauerstoffmenge, welche durch einen Atemzug in die Lunge gelangt, wird nur zum geringen Teil darin absorbiert. Die Ausatmungsluft besteht daher aus Kohlensäure (ca. 4 pCt.) und Sauerstoff (ca. 96 pCt.).

Die Kohlensäure wird von der Lauge, welche die Wände des Beutels benetzt, absorbiert, der Sauerstoff dagegen wird der Atmung wieder zugeführt. Hierauf basiert die lange Atmungsdauer mit einer verhältnismässig kleinen Sauerstoffmenge.

Bei Ruhe oder geringer Bewegung des Atmenden gestattet der Apparat eine zuverlässliche Atmungsdauer von mindestens einer Stunde. Bei Bewegung oder Arbeit genügt der Sauerstoffvorrat für wenigstens 30 Minuten.

Nach längerem Atmen ist der Beutel einigemal zu heben, um die darin befindliche Luft zu mischen.

Wie schon in der Einleitung bemerkt, ist der Apparat ein Selbstrettungsapparat des Bergmannes. Die kompendiöse Form des Apparates und sein geringes Gewicht von 4,5 kg machen es möglich, ihn täglich in die Grube mitzunehmen, wenn man nicht vorzieht, die Apparate in Rettungsstationen in der Grube zu deponieren.

Für die Rettungsmannschaft ist er selbstverständlich als Ausrüstungsgegenstand von grossem Werte, da er nicht nur das Vordringen in vergaste Räume, sondern auch die Durchführung von Arbeiten gestattet, die für die Wiederherstellung der Wetterführung oder dergleichen notwendig sind.[1])

Nicht minder wichtig ist die Verwendung des „Pneumatophor" auf dem Gebiete des Feuerlöschwesens und der Industrie.

So einfach die Handhabung des Apparates ist, so erscheint es doch nötig, die verschiedenen Handgriffe einigemale zu üben, um denselben im Ernstfalle schnell und richtig zu gebrauchen.

Die Herren, welche in Bergwerken die Aufsicht führen, sollten zur Erlernung der Manipulation einen Apparat in Tätigkeit setzen. Für das Einüben der Bergarbeiter genügt es jedoch, mit einem Exerzierapparat zu arbeiten.

Dieser ist so ausgeführt, dass alle Bestandteile und Funktionen des wirklichen Apparates markiert werden. Der Laugenapparat enthält kein Glasgefäss und keine Lauge; das Geräusch des Zertrümmern des Glases wird durch eine Federvorrichtung nachgeahmt. Die Sauerstoffflasche ist durch einen Eisen- oder Holzkörper imitiert; das Ventil derselben ist in Verbindung mit einem Schlauche, welcher Pressluft zuführt; das Oeffnen des Ventils lässt die Pressluft mit zischendem Geräusche in den Beutel einströmen und imitiert so die Einströmung des Sauerstoffes.

Wo keine Pressluft zur Verfügung steht, kann ein Blasebalg mit einem Luftsacke verwendet werden.

Der Exerzierbeutel hat an irgend einer Stelle seiner Naht einen grossen, stets offenen Schlitz, so dass die Ein- und Ausatmung von und nach Aussen erfolgt.

Es sind folgende Handgriffe von den Bergarbeitern einzuüben:

1. Das Auspacken des Apparates und das Umhängen desselben.

2. Das Zertrümmern der Laugenflasche.

3. Das Einlassen des Sauerstoffs (Pressluft), das Erfassen des Mundstückes und das Aufsetzen der Nasenklemme.

4. Die Ein- und Ausatmung durch das Mundstück, wobei auf das ruhige Ein- und Ausatmen besonders Gewicht zu legen ist.

5. Das periodische Aufheben und Hochhalten des Beutels während einiger Atemzüge, um die Luft im Beutel zu mischen.

6. Das periodische Wiedereröffnen der Sauerstoffflasche (Pressluft).

---

1) Die Durchführung einer Rettungsaktion mit dem „Pneumatophor" wird bei Anwendung elektrischer Grubenlampen wesentlich gefördert werden. In Rauchgasen ist eine Schutzbrille zu verwenden.

Bei der Besprechung des Apparates im Allgemeinen ist auch auf die Schonung der plombierten Verschlüsse aufmerksam zu machen.

Demontage. Ist ein Apparat in Verwendung gewesen, so soll er möglichst bald gewaschen werden. Jedenfalls lege man ihn so bald als möglich in einen grösseren Wasserbehälter oder fülle ihn durch das Mundstück mit Wasser, damit das gebildete kohlensaure Alkali und die zurückgebliebene Aetzlauge sich im Wasser lösen.

Vor dem Waschen des Apparates ist Folgendes zu tun:

1. Abnahme der Tragbänder und der Nasenklemme.

2. Lösung der Schnur oder des Drahtes, welche die Schraubenhülse s des Laugenapparates abdichten und Entfernung der Schraubenspindel s.

3. Aufschrauben der Verschlussschiene und Entfernung der Sauerstoffflasche. Der Ueberzug der Sauerstoffflasche ist auszuwaschen oder durch einen neuen zu ersetzen.

4. Eintauchen des Beutels A in einen Wasserbehälter oder wiederholtes Anfüllen des Beutels mit Wasser, um die Lauge abzuspülen.

Die menschliche Haut sowie Stoffgewebe werden bekanntlich von der Lauge angegriffen.

5. Entfernen des Laugenapparates L, Oeffnen seines Bodens zur Beseitigung der groben Glassplitter und öfteres Uebergiessen des Laugenapparates mit Wasser zur Entfernung der feinen Glassplitter, deren es sehr viele gibt.

Um den Kautschukstöpsel frei zu machen und wieder verwenden zu können, muss der Hals der Glasflasche zerschlagen werden. Bei dieser Manipulation ist Vorsicht nötig.

Entfernen des gestrickten Barchentnetzes und Umstülpen des Atmungsbeutels, wobei das Atmungsrohr zuerst durch den Schlitz gezogen wird. Die glatte Innenfläche des Beutels wird im Wasser abgespült und dann mit einem nassen Schwamm gründlich von der Lauge gereinigt. Das Barchentnetz wird im Wasser möglichst gründlich abgespült und dann einige Stunden in reinem Wasser liegen gelassen, bis sich der Barchent nicht mehr glatt anfühlt; dann wird das Barchentnetz getrocknet und kann nun wieder benutzt werden. Wenn nach öfterem Gebrauche seine Aufsaugungsfähigkeit gelitten haben sollte, so wird das Barchentnetz durch ein neues ersetzt.

Montage. Soll ein gewaschener Beutel wieder für den Gebrauch hergerichtet werden, so ist Folgendes zu tun:

1. Ist der Beutel von beiden Seiten vollkommen trocken geworden, so beginne man die Montage damit, dass man das Barchentnetz einhängt.

2. Es erfolgt nun das Einsetzen des Laugenapparates L und der Sauerstoffflasche S.

Das blecherne Laugengefäss wird mit der, die Lauge enthaltenden, mit einem Kautschukstöpsel verschlossenen Glasflasche versehen (425 ccm 25 prozentiger Natronlauge). Zur festen Einlagerung in den Eisenring und zur Verhinderung, dass Glas mit Metall in Berührung kommt, wird die Glasflasche mit einem Kautschukrand und Kautschukring umgeben und über den Flaschenhals eine Kautschukhaube gestülpt. In den Bodendeckel wird eine Kartonscheibe eingelegt.

Das blecherne Laugengefäss wird in das gewaschene Organtinsäckchen eingeschoben und mit der Bandschlinge versehen, welche die Aufhängestütze für den unteren Teil der Sauerstoffflasche bildet.

Der adjustierte Laugenapparat wird nun in den Beutel eingeführt, die Hülse desselben durch den Kautschukstutzen gesteckt und durch Spagat (Bindfaden) oder durch Messingdraht abgedichtet. (Es ist rätlich, den Bindfaden einigemale über Wachs hin- und herzuziehen, damit er steifer wird.) Die Spindel s wird in die Hülse eingeschraubt und durch Plombieren in der Ruhelage erhalten.

3. Füllung der Sauerstoffflasche S mit Sauerstoff. Die Füllung der Sauerstoffflasche kann bei jedem Werke mit dem Stohmannschen Füllapparate aus grossen Vorratsflaschen erfolgen oder man bezieht durch die Firma Waldek, Wagner u. Benda in Wien unter ent-

sprechender Vergütung gefüllte Flaschen gegen Rückstellung der leeren. Den Prospekt über den Füllapparat wird die vorher genannte Firma auf Verlangen senden.

Die gefüllte und gut verschlossene Sauerstoffflasche S wird mit dem zugehörigen Säckchen überzogen, welches auch einen Teil der Lauge aufzusaugen bestimmt ist. Das Ausströmungsröhrchen wird aufgeschraubt (Oeffnung desselben gegen den Boden des Laugenapparates zugewendet). Der untere Teil der Sauerstoffflasche wird nun in die Bandschlinge geschoben und sodann der Hals zwischen den Verschlussschienen eingeklemmt, worauf der Schlitz S verschraubt wird. Das Handrädchen wird durch eine Plombe fixiert.

4. Zum Schlusse folgt die Befestigung der · beiden Nasenklemmen und der Tragbänder und sodann das Verpacken in die Packtasche oder in den Sack.

5. Zum Verpacken des Apparates in die Packtasche legt man denselben ausgebreitet nieder, Mundstück gegen den Packenden, Verschlussschienen rechts, überschlägt die ganze linke Längsseite, legt das Mundstück ein, ordnet die Tragbänder und schlägt dann den unteren Teil des Beutels über den oberen. Der Apparat wird sodann in die Umhüllung eingeschlagen und, mit dem Kontrollpapierstreifen versehen, in die Packtasche eingesteckt.

Apparate, die täglich in die Grube mitgenommen werden, bleiben in der Packtasche: jene, welche in Rettungsstationen in der Grube oder tagsüber aufbewahrt werden, können ungefaltet in einen Sack gelegt werden. Der Aufbewahrungsort darf nicht zu warm sein."

Der Apparat, der von so autorativer Seite konstruiert und empfohlen war, wurde auch seitens der Behörde mit solcher Freude begrüsst, dass durch ein österreichisches Gesetz angeordnet wurde, dass 5 pCt. der Belegschaft mit diesen Apparaten ausgerüstet werden sollten; durch eine spätere Verordnung wurde der Prozentsatz auf 3 pCt. herabgesetzt. Es zeigte sich aber sehr bald, dass die Bestrebungen, einen Selbstrettungsapparat zu schaffen, Hoffnungen, welche durch die neuesten Arbeiten des Herrn Prof. Bamberger-Wien wieder aufgenommen sind, infolge der sehr erheblichen Kosten und wohl auch infolge der Schwierigkeit, im Moment der Gefahr im Bergwerke an die Montage zu denken, wenig durchgreifenden Erfolg versprachen, und es ist das Verdienst der Bergwerksgesellschaft Hibernia, welche seit dieser Zeit auf dem Gebiete des Rettungswesens führend geblieben ist, und vor allem ihres Direktors G. A. Meyer, auf die Umwandlung des Apparates in einen Rettungsapparat intensiv hingearbeitet zu haben. Die Verbesserungen, welche die Bergwerksgesellschaft Hibernia an dem Rettungsapparat anbrachte, waren folgende:

Die Flasche wurde aus dem Sacke entfernt und nach dem Rücken gelegt. Es wurde zu gleicher Zeit eine zweite Flasche hinzugefügt, welche ein anders geformtes Handrad zum Oeffnen der Flasche erhielt. Der Zweck dieser zweiten Flaschenanordnung war, dass der Träger eine Flasche für den Hinweg benutzen sollte und die andere für den Rückweg; es sollte ihm damit ein Memento mori an die Hand gegeben werden, beim Vordringen in mit irrespirablen Gasen erfüllte Räume zu wissen, wann er umkehren müsse, da das Oeffnen der zweiten Flasche ihn daran erinnern sollte, dass er nur gerade so viel Sauerstoff für den Rückweg habe, als er für den Hinweg mitgenommen hatte. Aus einem jüngst veröffentlichten Referate des Bergdirektors Meyer-Hibernia geht hervor, dass wesentlich Gründe der Praxis ihn veranlasst haben, von der Forderung der zweiten Flasche abzusehen. Es hat sich nämlich herausgestellt, dass die Leute in ihrer Aufregung vergessen, die zweite Flasche zu öffnen und dass sie häufig aus Mangel an Sauerstoff umfallen, obgleich die zweite Flasche noch vollständig gefüllt ist. Die Bergwerksgesellschaft Hibernia lässt daher Leute mit Rettungsapparaten nur gruppenweise vorgehen unter Führung eines Mannes, der sich nicht an den Arbeiten beteiligen darf, und nur dazu dient, die Leute zu beaufsichtigen.

Wenn man diese Sätze aus der Feder eines erfahrenen Praktikers liest, wenn man das Bestreben der modernen Apparate kennt, kontinuierlich und automatisch arbeitende Apparate zu schaffen, so müssen Bestrebungen, welche darauf hinzielen, bei

Fig. 27.

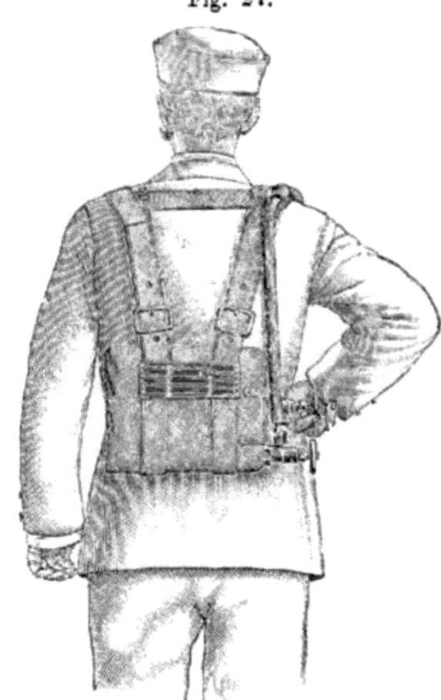

Fig. 28.

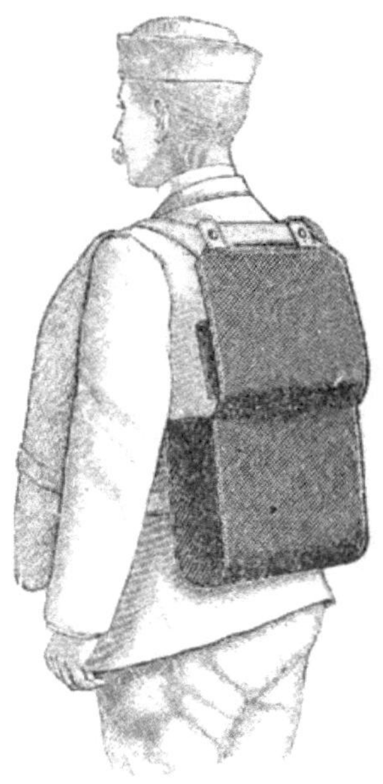

Fig. 29.

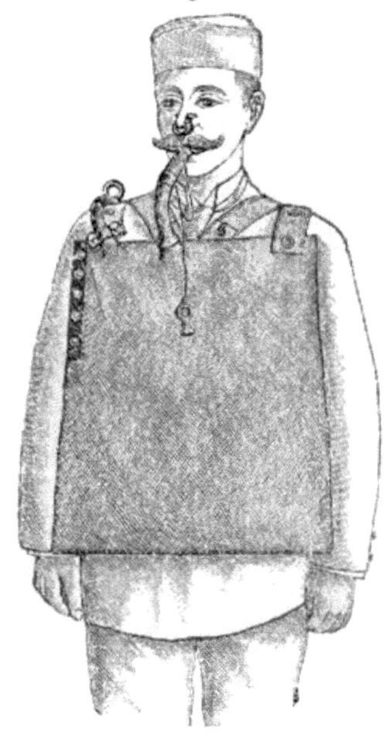

dem Rettungsapparat ein sog. Signalsystem dadurch einführen zu wollen, dass man die Flasche sukzessive öffnet und wieder schliesst, als durchaus verfehlte bezeichnet werden. Denn anstatt den Mann unabhängig vom Apparat zu machen, zwingt man ihn, fortwährend an den Apparat zu denken und mit den Flaschen zu hantieren. Und wenn es sich schon herausgestellt hat, dass Leute trotz jahrelanger fortgesetzter Uebungen im Ernstfalle vergessen, ein einziges Mal die Flasche zu öffnen, so braucht das Gefährliche einer derartigen Vorschrift nicht erst näher erläutert zu werden.

2 verschieden grosse Flaschen für den Hin- und Rückweg zu verwenden, muss in gleicher Weise zurückgewiesen werden, weil auch dieses den Verhältnissen, wie sie in der Praxis eintreten können — und immer darauf muss das Bestreben gerichtet sein — nicht genügend Rechnung trägt. Eine Stahlflasche für einen Inhalt von 100 l Sauerstoff wiegt etwa 2,7 kg, eine solche von 60 l Inhalt etwa 2,3 bis 2,4 kg; um also eine Gewichtsdifferenz im günstigsten Falle von 500 g zu erhalten, soll ein wesentliches Gefahrsmoment eingeführt werden, denn einmal ist der Träger immer fähig, die Flaschen zu verwechseln, und zweitens ist in keiner Weise nach irgend einer Richtung hin die Gewissheit gegeben, dass der Rückweg kürzer sein muss als der Hinweg; gerade der umgekehrte Fall kann ebenso oft eintreten.

Es ist nicht Aufgabe dieser Abhandlung, zu entscheiden, ob es richtig ist, beide Flaschen von Anfang an zu öffnen oder die ursprüngliche Forderung Meyers-Hibernia, eine Flasche für den Hinweg, eine Flasche für den Rückweg, aufrecht zu erhalten. Immerhin gibt es zu denken, wenn Meyer-Hibernia, der selbst den letzten Vorschlag gemacht hat, nach jahrelangen Arbeiten nunmehr die gegenteilige Ansicht vertritt.

Die zweite wesentliche Verbesserung Meyers-Hibernia am Pneumatophor bestand darin, dass er die Glasflasche mit Natronlauge aus dem Apparat entfernte und die Natronlauge erst im Moment der Benutzung eingoss; er vermied dadurch die gefährlichen Glassplitter im Sacke und er konnte auch die Menge der Natronlauge wesentlich erhöhen. Weniger wichtig war der Ersatz des Barchentnetzes durch Luffa. Der Apparat wurde als Pneumatophor 2-Flaschentyp oder Shamrock-Type ebenfalls von der Firma Waldek, Wagner u. Benda in den Handel gebracht. Den Gebrauch des Apparates schildert Generaldirektor Bergrat Behrens, „Glückauf“ 1897, S. 5 u. ff. folgendermassen:

„Unter den erschwerten Atmungsbedingungen bei der grossen Hitze in unmittelbarer Nähe des Brandes, der Ungewohnheit der Arbeit, hielt der Vorrat von 2 Flaschen nur 60 Minuten, also die Hälfte der bei den Versuchen 4, 5, 9 und 11 erreichten Zeit vor. Bei den Arbeiten wurde unter Verwendung mehrerer Zweiflaschen-Apparate 7 Füllungen, d. i. 420 l Sauerstoff verbraucht. Diese Erfahrungen waren für die dauernde Anwendung von Zweiflaschen-Apparaten bestimmend. Die Anordnung der beiden Flaschen wurde so getroffen, dass sie nebeneinander montiert wurden und zwar nicht mehr in dem auf der Brust anliegenden Atmungssack, sondern in einem besonderen Sack auf dem Rücken, von dem aus die Flaschen durch einen über die Schulter gehenden Spiralschlauch mit dem Atmungssack verbunden sind.

Durch die Verlegung der Flaschen auf den Rücken wurde den Atmenden eine wesentliche Erleichterung verschafft.

Die fortgesetzten Versuche mit dem Apparat führten in der Folge noch zu einigen anderen, nicht prinzipiellen, aber trotzdem für seine Gebrauchsfähigkeit nicht unwesentlichen Aenderungen. Dieselben bestanden im wesentlichen in folgendem:

Die in dem Atmungssacke vorhandene Flasche zur Aufnahme von 425 ccm 25prozentiger Natronlauge wurde als entbehrlich erachtet und entfernt. Die Lauge wurde direkt in den Atmungssack eingegossen. Für die Aenderung war die Erwägung bestimmend, dass bei einem Grubenbrande es immer leicht zu ermöglichen ist, die Lauge in einem besonderen Gefässe an die Arbeitsstelle zu schaffen und erst kurz vor dem Gebrauch in den Atmungssack einzugiessen. Durch den Fortfall der Laugenflasche gewinnt aber der Apparat an Handlichkeit und verliert an Gewicht.

Für den Transport der Laugenflasche bis zur Arbeitsstelle wurde ein über die Sauerstoffflaschen zu ziehender Tornister benutzt, welcher eine Laugenflasche von 1100 ccm, einen Trichter zum Eingiessen der Lauge, Schraubenschlüssel und kleines Hilfswerkzeug enthält. Bei der Ankunft an dem Arbeitsplatz wird der Tornister mit Laugeflasche, Werkzeug etc. abgestreift. Das in dem Atmungsbeutel befindliche, zur Aufsaugung der Natronlauge dienende Barchentnetz wurde durch ein aus Luffafaserstücken (Faser von Schwammkürbis) zusammengesetztes Kissen ersetzt.

Für den Ersatz des Barchentnetzes durch das Luffafaserkissen war der Versuch unter No. 8 massgebend; der Versuch No. 10 erwies, dass beim Fehlen dieser Einlagen und Eingiessen der Lauge in den leeren Atmungssack das Gefühl der Trockenheit im Mund und Hals hervorgerufen wurde. An Stelle des leicht aus dem Munde gleitenden Hornmundstücks wurde ein mit den Lippen und Zähnen leicht festzuhaltendes Gummimundstück verwandt. Die Traggurtung wurde von der Brust und den Stellen unter den Armen entfernt, sodass die Last allein von 2 Schultergurten und einem Leibriemen aufgenommen wurde.

Die Ausrüstung des Mannes wurde durch Nasenklemmer, Rauchbrille und Signalpfeife vervollkommnet. Als unentbehrliches Zubehör ist das Mitführen einer elektrischen Grubenlampe erforderlich; es werden auf Shamrock zwei Typen gebraucht, von denen der grössere für stationäre, der kleinere für bewegliche Beleuchtung dient. Die Lampen werden von der Berliner Akkumulatorenfabrik G. m. b. H., Berlin O, Andreasstrasse 32, bezogen; sie werden durch die folgende Zahlenreihe gekennzeichnet:

Brennzeit in Stunden	Ladezeit in Stunden	Gewicht kg	Kerzenstärke in Normalkerzen		Preis M.
			zu Anfang	nach 10 Stunden	
Grösserer Typ . .	20	10—12	7,770	3	2	59,50
Kleinerer Typ . .	11	11	3,605	2,5	0,5	35,80

Der nach den obigen Angaben umgeänderte Zweiflaschen-Apparat wiegt 8,733 kg bei einem Gewicht des ursprünglichen Apparates von 4,5 kg. Trotz des nicht unerheblich grösseren Gewichts ist die Handhabung des Apparates wegen der Verlegung der schweren Teile von der Brust auf den Rücken eine erleichterte; die Gebrauchsfähigkeit des Apparates ist aber infolge der Verdoppelung der Arbeitszeit eine unverhältnismässig gesteigerte."

Das Schicksal dieses Apparates ist ein eigenartiges gewesen. Während sonst Apparate oder Maschinen bei längerem Arbeiten mit ihnen den Trägern befreundeter und lieber werden, während die Benutzer es lernen, sich mit Fehlern des Apparates auszusöhnen und mit Schwächen des Apparates sich abzufinden, hat der Pneumatophor das entgegengesetzte Schicksal erfahren. Enthusiastisch begrüsst, von autoritativer Seite vielfach empfohlen und erprobt, sind bei fortgesetzter Anwendung immer neue Fehler störend hervorgetreten. Der unendlich grosse Vorzug des Pneumatophors in seinen beiden Typen ist seine Leichtigkeit und seine Billigkeit; seine Leichtigkeit in Bezug auf das Gewicht und seine Leichtigkeit in Bezug auf die Montage. Er kann in seiner ursprünglichen Form, als Einflaschen-Apparat, vollständig fix und fertig im Magazin aufbewahrt werden und es genügt ein einziger Griff, um ihn um den Hals zu hängen und in Betrieb zu setzen. Mit dieser Leichtigkeit verband er anscheinend richtige physiologische Grundlagen, und da der Fleuss'sche Apparat fast vergessen war, drang er mühelos in die beteiligten Kreise ein. Es sei betont, dass viele der Fehler, welche wir jetzt als solche bezeichnen müssen: das diskontinuierliche

Arbeiten durch Oeffnen und Schliessen der Sauerstoffflaschen, die flüssige Lauge, der feste Mundschlauch, zur Zeit der Konstruktion des Pneumatophors mit Recht als Vorzüge galten, denn durch die Ventile des Fleussschen Apparates war ein erheblicher Widerstand geschaffen und die Federventile waren leicht geneigt, durch Speichel und Schweissabsonderung festzukleben.

Wie in der Beschreibung hervorgehoben, sollte der Mann die Sauerstoffflasche öffnen und den Sack mässig voll mit Sauerstoff füllen. Diese Vorschrift war in der Praxis nicht durchführbar: der Sauerstoff, welcher in den Magazinen unter einem Druck von 100 Atm. stand, strömte dann mit starkem Druck in den Beutel ein und der Druck konnte so stark werden, dass der Träger ihn als einen Schlag auf der Brust empfand und das Mundstück fallen liess. Alle Uebungen halfen nach dieser Richtung hin nicht; der Ernstfall stellt eben ganz andere Bedingungen als die Uebungen; das Angstgefühl, das den Träger im Gefühle des Sauerstoffhungers überläuft, hinderte ihn am vorsichtigen Oeffnen der Flasche. Gerade dann, wenn er frischen Sauerstoff zur Erholung seines erschlafften Körpers und zur Auffrischung seiner Kräfte dringend bedurfte, hindert dieses das schussartige Eindringen des Sauerstoffes. Das diskontinuierliche Arbeiten bedingte ferner eine stete Bedienung des Apparates; und arbeitete der Träger oder trug er einen Verwundeten, so war nach wenigen Sekunden der Sauerstoffvorrat im Beutel erschöpft, er musste aufhören, nach der Flasche greifen und sich den Beutel wieder füllen.

Ein anderweitiger Fehler war die Wahl eines flüssigen Absorptionsmittels und die Lagerung desselben. Die Erfinder waren sich klar, dass sie ein Absorptionsmittel nehmen mussten, welches in einer grossen Oberfläche vorhanden war und welches durch Nichtentziehung der Feuchtigkeit aus der Atemluft kein Durstgefühl schon nach kurzer Zeit entstehen liess. Sie wählten dazu Natronlauge und suchten die grosse Oberfläche dadurch zu schaffen, dass sie durch Schütteln die Natronlauge auf dem Barchent- oder Luffanetz verteilten. Dieses Schütteln wieder hatte den Nachteil, dass bei unvorsichtigem Verfahren Natronlauge in den Mund spritzte und dort schwere Aetzungen hervorrief — ein Fall, der des öfteren eingetreten ist und der vor 2 Jahren zu einer Aenderung des Mundstückes in der Form führte, dass 2 ineinander gestellte Trichter das Eindringen der Natronlauge in den Mund verhindern sollten.

Das Schütteln des Sackes bedingte eine Manipulation am Apparat während des Gebrauchs und dieses musste naturgemäss gerade dann eintreten, wenn der Mann stark arbeitete; denn in diesem Falle war die dünne Schicht Natronlauge, welche das Netz bedeckte, durch die erhöhte Kohlensäureausscheidung sofort in kohlensaures Natron verwandelt und die schwere Natronlauge lag ungenutzt am Boden des Sackes. Wenn der Träger nicht scharf aufpasste, war dann im Sacke eine Luftschicht gebildet, welche er durch den langen ventillosen Mundschlauch gewissermassen wie einen Kolben einer Dampfmaschine zwischen seinen Lungen und der am Boden liegenden Natronlauge hin- und herschob und immer mehr mit Kohlensäure anreicherte, so dass er schliesslich eine Luft einatmete, welche nach Analysen bis zu 10 pCt. Kohlensäure enthielt und welche dann nach ganz kurzer Zeit die bekannten Erscheinungen der Kohlensäureintoxikation hervorrief. Man könnte fragen, wie es möglich ist, dass diese Momente, welche in Ernstfällen sich regelmässig zeigten, bei den vielen Zehntausenden von Uebungen des Pneumatophors verborgen bleiben konnten. Es liegt das wohl zum grössten Teile in der nicht richtig geführten Art der Uebungen, die schliesslich darauf hinausliefen, einen Rekord zu schaffen für die Benutzungsdauer eines Pneumatophors und dann in der mangelnden Kenntnis der Praktiker für die physiologischen Fragen. Es wurde und wird noch heute an vielen Stellen peinlichst darüber Buch geführt, mit wie wenig Sauerstoff ein Mann auskommen kann und man glaubt, etwas Besonderes geschaffen zu haben, wenn das Protokoll sagt, dass bei einer 2stündigen Atmungsübung mit einem durchschnittlichen Verbrauch von 0,4 l Sauerstoff pro Minute geatmet worden ist und dabei eine gewisse Arbeitsleistung erzielt sei. Es kann nicht dringend genug vor derartigen

Versuchen gewarnt werden: nicht der Minimalverbrauch an Sauerstoff darf festgestellt werden, sondern der Maximalbedarf und der Apparat muss so geschaffen sein, dass er diesen Maximalbedarf jederzeit selbsttätig deckt. Es muss ferner daran erinnert werden, dass im Ernstfalle durch die psychischen Momente noch bedeutend grössere Quantitäten Sauerstoff verbraucht werden können. Entsprechend der irrigen Ansicht über den Sauerstoffverbrauch des Menschen war auch das Regenerationsmittel in viel zu geringem Grade bemessen.

Weitere Fehler des Pneumatophors bestanden beim Einflaschen-Apparat in der unrationellen Verteilung der Last, welche dem Manne lose vorne auf der Brust herumschlenkerte und ihn dauernd behinderte. G. A. Meyer, Hibernia, schildert einen solchen Fall, wo ein Mann nach vollbrachtem Rettungswerk sich schwer mit dem Apparat durch das Ausfliessen der Natronlauge selbst verletzte. Diese Fehler vermied in einem gewissen Sinne der Zweiflaschen-Apparat; aber auch hier war der Apparat noch lose umgelegt, statt als fester Tornister getragen zu werden. Ein anderer Fehler des Zweiflaschen-Apparates war die geringere Betriebsbereitschaft; der Apparat liegt zu sofortigem Gebrauch nicht fertig montiert da, sondern erst im Moment des Gebrauches, also auch im Moment der Gefahr, musste er zusammengestellt werden; dann musste oft, wenn die Rettungsmannschaft schon wusste, dass in der Grube ein Unglück geschehen war, erst die Sauerstoffflasche auf ihren Inhalt kontrolliert werden, die Natronlauge eingegossen werden, die Schienen angelegt werden, kurz Arbeiten, welche sehr sorgsam ausgeführt werden mussten: für welche aber im Moment der Gefahr begreiflicherweise nie recht Zeit war. Es sei auch darauf hingewiesen, dass keine Kontrolle möglich war, ob die Flasche auch wieder fest verschlossen war und ob nicht durch unbemerkbares Entweichen unliebsame Verluste während der Benutzungsdauer zu erwarten waren.

Fernere Fehler des Apparates, welche heute vermieden werden können, waren, dass das Mundstück am Apparat fest montiert war, so dass nicht nur aus ästhetischen Gründen, sondern aus Gründen der Hygiene die Leute das Mundstück, welches vorher ein anderer im Munde gehabt, nur ungern benutzten. Ein weiterer Fehler war, dass die Nasenklemme durch Schweiss leicht abrutschte und nicht mit Haltern, welche dieses vermeiden, versehen war. Waren auch an jedem Apparat schon 2 Nasenklemmen vorhanden, so hat doch das Abfallen derselben auf einer oberschlesischen Grube dem Träger den Tod gebracht. Am schwerwiegendsten waren aber, wie schon hervorgehoben, die Fehler des geringen Sauerstoffvorrats und das diskontinuierliche Arbeiten an der Sauerstoffflasche. Leute, welche in zahlreichen Uebungen über Tage einen Sauerstoffverbrauch von 0,4 bis 0,5 l gehabt hatten, welche also mit dem Apparat 2 Stunden und länger hatten arbeiten können, waren im Ernstfalle nach 10 bis 15 Minuten mit ihrem Sauerstoffquantum zu Ende. Es sei betont, dass man immer und stets den Grund in Undichtheiten des Apparates suchte und ihn merkwürdigerweise nicht in dem vermehrten Sauerstoffverbrauch fand, denn wenn der Träger im Ernstfalle 2 l verbrauchte, so konnte er natürlich nur einen Bruchteil der früheren Zeit mit dem Apparat arbeiten.

Ein grosser Vorwurf, welcher dem Pneumatophor gemacht wurde, war, dass er das wichtigste Atmungsorgan, die Nase, abklemmte und den Apparatträger zwang, mit dem Munde allein zu atmen. Verf. selbst hat diesen Fehler als einen der wichtigsten empfunden und aus ihm und anderem mit die Veranlassung genommen, selbst an die Konstruktion von Apparaten zu gehen. Es haben sich bei diesen Arbeiten sehr wesentliche neue Momente ergeben, aber die ursprüngliche Aufgabe, die Nasenatmung zu ermöglichen, ist noch nicht völlig gelöst; die Verschiedenheit dieses Organs bei den einzelnen Menschen trägt die Hauptschuld daran — es scheint aber, dass Arbeiten der letzten Monate auch hier einen vollen Erfolg versprechen. Aber auch andere haben die Abklemmung der Nase als einen schweren Missstand empfunden, und so ging der Bergrat Mayer-Karwin in Gemeinschaft mit der Firma O. Neupert-Wien daran, einen neuen Apparat zu konstruieren. Aufgabe dieses Apparates sollte zu gleicher Zeit sein, das flüssige Absorptionsmittel mit seinen Gefahren für Wunden und Schleimhäute zu vermeiden. Die Resultate wurden in dem Neupert'schen Rettungsapparat (D. R. P. No. 104765) niedergelegt. Die Beschreibung dieses Apparates erfolgte seitens des Herrn Bergrat Mayer-Karwin (Oesterreichische Zeitschrift für Berg- und Hüttenwesen, 46. Jahrgang, 1898) folgendermassen:

Rettungsapparat der Firma O. Neupert's Nachfolger in Wien.

Dieser nach uuseren Angaben und unter besonderer Mitwirkung unseres Ingenieurs J. Pilar von der genannten Firma konstruierte Rettungsapparat, welcher zwar unserem Ideale noch nicht ganz entspricht, der aber in seiner dermaligen Konstruktion manche der von uns im Vorstehenden skizzierten Nachteile der anderen Apparate beseitigt, besteht, wie aus den Abbildungen ersehen werden kann, aus einem Atmungsbeutel (aus doppelt gum-

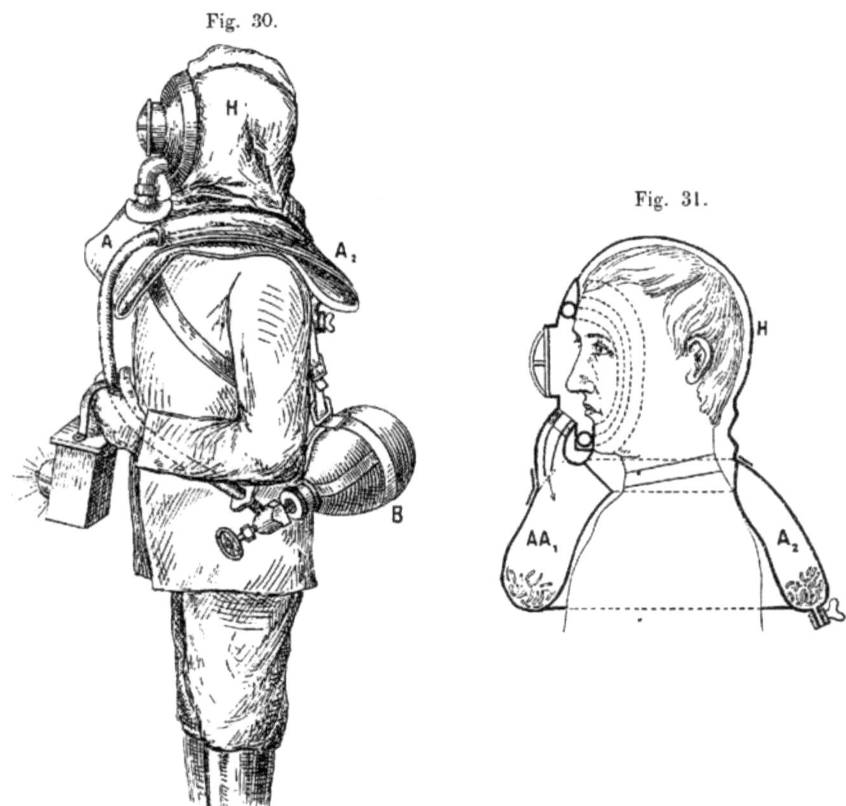

miertem Stoffe), der in der Mitte durchbrochen ist. Ueber dieser Durchbrechung ist die Rauchhaube mit der Rauchmaske angebracht, welche letztere gegen das Gesicht des Trägers mittelst eines Gummiringes, der sich im Innern an einem vorragenden federnden Blechstreifen des Maskenhelmes anlehnt und gegen das Gesicht noch überdies mit einer zum Zwecke des Durchsehens durchbrochenen Gummischeibe überdeckt wird, luftdicht abgeschlossen ist.

Beim Umnehmen des Apparates wird die Maske vorerst mittelst eines gekreuzten, über den Scheitel geführten Riemengurtes, der an einem zweiten, um den Nacken gelegten Riemen zugeknöpft wird, dem Gesichte angepasst; hierauf wird die Rauchhaube über den Kopf gezogen, so dass der eine Teil des Atmungssackes oder Beutels nach vorne, der andere Teil auf den Rücken zu liegen kommt.

Die Rauchhaube, ohne welche die Maske ebenso gut funktionieren kann, wurde darum gewählt, weil der Apparat im Bedarfsfalle auch in höher temperierten Rauchgasen bei Gruben- und Tagbränden etc. verwendet werden soll und die Maske allein gegen die

Fig. 32.

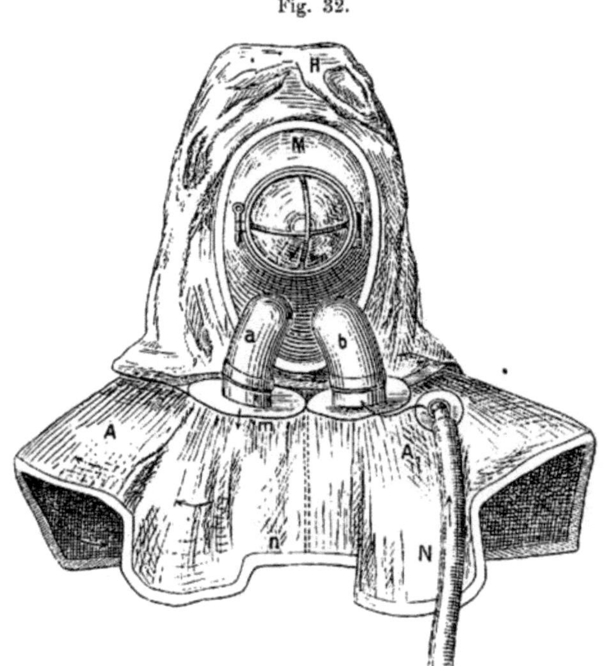

strahlende Hitze nicht genügend schützen kann. Für Feuerwehrzwecke wird Haube und Beutel aus Leder angefertigt, da der Apparat auch vor Stichflammen geschützt sein muss und diesen die Gummistoffe nicht widerstehen.

Auch ist es möglich, durch Anbringung eines an den Hals sich anlegenden und die Durchbrechung bedeckenden Gummistoffes eine bessere Abdichtung gegen das Eindringen der Rauchgase in die Haube zu bewirken, falls die Maske, zur Vermeidung eines zu strammen Anziehens, nicht genügend dichten sollte.

Der vordere Teil des Beutels reicht circa 15 cm unter das Kinn, so dass die Brust ganz frei bleibt und dem Arbeiter jede Arbeitsverrichtung gestattet.

Die Rauchhaube, beziehungsweise die Rauchmaske ist vor dem Gesicht mit einer Glasscheibe geschlossen, zu deren Schutze — analog wie bei den elektrischen Grubenlampen — zwei gebogene Eisenstäbchen im Kreuz angebracht sind. Im Bedarfsfalle kann die Glasscheibe geöffnet werden. Ist der Apparat umgenommen, so bleibt das Glasfenster insolange offen, als man sich im frischen Wetterstrom bewegt, und wird erst geschlossen, wenn man in Rauchgase gelangt, wo dann die Atmung mit dem Apparate beginnt. Zum Trocknen der Feuchte an der Innenseite der Glasscheibe während des Gebrauches, dient ein um einen Stift in der Mitte der Scheibe drehbarer und von aussen zu betätigender Wischer, das ist ein mit Rehleder belegter Blechstreifen.

Die Atmung erfolgt durch zwei Blechröhren, welche mit Gummi- oder aus dünnem Marienglas bestehenden Ventilchen versehen sind und die Verbindung der Maske mit dem Atmungsbeutel herstellen. Die einzuatmende Luft wird aus der einen Hälfte des Beutels durch das Rohr entnommen; die ausgeatmete Luft strömt durch das zweite Rohr in die andere Abteilung des Beutels. Um eine exaktere Trennung der eingeatmeten und ausgeatmeten Luft zu bewirken, kann der vordere Teil des Atmungsbeutels bis zu der Durchbrechung noch durch eine innere Scheide abgeteilt werden, was jedoch nicht nötig ist, da der Apparat auch ohne diese Trennung der Abteilungen gut funktioniert. Die Trennung des Beutels behindert teilweise das freie Atmen, weil die Luft einen Kreislauf im Atmungsbeutel beschreiben muss.

Der Sauerstoffbehälter, eine Sauerstoffbombe, ist für sich an einem Riemen mittels eines Karabiners befestigt und wird vorerst über die Achsel gehängt, so dass die Flasche an die Hüfte zu liegen kommt, etwa wie das Fläschchen der Marketenderin oder die Patronentasche des Soldaten.

Die Verbindung der Sauerstoffflasche mit dem Atmungsbeutel vermittelt ein Kautschukschlauch, der nächst dem Einatmungsrohre in den Beutel mündet. Der Schlauch ist für gewöhnlich mit dem Apparate verbunden. Nach dem Umnehmen des Apparates wird der Schlauch mit der Flasche mittels einer Flügelschraube verbunden.

Die Grösse der Sauerstoffflasche wird nach Bedarf gewählt; in der Regel fasst dieselbe $1^1/_2$ l auf 100 Atm. komprimierten Sauerstoffes, kann jedoch für eine kürzere Benutzungsdauer kleiner, eventuell für eine längere Benutzungsdauer auch grösser gewählt werden. Es empfiehlt sich jedoch nicht, grössere Sauerstoffflaschen zu verwenden, da die leer gewordene Bombe während des Gebrauches — sonach in irrespirablen Gasen — leicht abgeschraubt und durch eine zweite gefüllte Flasche ersetzt werden kann, die zu diesem Zwecke in Bereitschaft gehalten werden muss. Dieser Wechsel kann in 5 Sekunden bewerkstelligt werden, wobei es sich empfiehlt, die Schlauchöffnung vor der Anschraubung an die neue Flasche mit dem Finger zuzuhalten.

Bei der Arbeit kann die Sauerstoffflasche auch nach rückwärts an den Hinterteil des Körpers geschoben werden, wenn sie an der Seite hinderlich sein sollte.

Zur Aufnahme der ausgeatmeten CO_2 und Aufsaugung der Luftfeuchte werden feste Absorptionsmittel verwendet, die in einem luftdicht abgeschlossenen Glaszylinder aufbewahrt werden und vor der unmittelbaren Verwendung in die vordere Abteilung des Beutels eingeschüttet werden.

Der Apparat kann in $1^1/_2$—2 Minuten fertig adjustiert und in benutzungsfähigen Zustand versetzt werden.

Der Sauerstoff wird nach Bedarf in analoger Weise wie bei dem v. Walcher-Gärtnerschen Apparate oder anderen ähnlichen Apparaten durch Lüftung der Schraube eingelassen, wobei die gleichen Vorsichten zu beachten sind. Wird eine mässige kontinuierliche Sauerstoffzuströmung reguliert, so enthebt das den Benützer von der weiteren Sorge der periodischen Oeffnung des Ventils. Das kann jedoch von einem nicht geübten Arbeiter nicht verlangt werden. Wir arbeiten übrigens daran, die Sauerstoffzuströmung durch ein Reduzierventil zu regeln, was bis nun ohne wesentliche Komplizierung des Apparates nicht gelungen ist. Vielleicht wird der Apparat später verbessert werden können.

Zur Einführung der Absorptionsmittel ist an der rückwärtigen Seite des Beutels ein Schlitz angebracht, der mit zwei um ein Charnier drehbaren Eisenstäben mit einer Flügelschraube leicht geschlossen und wieder geöffnet werden kann. Der Schlitz wird auch zur Reinigung des Apparates nach dessen Verwendung benützt; diese Reinigung wird am besten mittels eines Wasserstrahles bei Benutzung eines Spritzenschlauches u. dergl. bewerkstelligt.

Die Anbringung des Schlitzes an der Rückseite des Atmungsbeutels wurde darum gewählt, weil man die vordere Seite nicht noch mehr belasten und Zerrungen der Maske verhüten wollte.

, Als Absorptionsmittel kann Kaliumhydroxyd (Aetzkali, kaustisches Kali-KOH), dann Natriumhydroxyd (Aetznatron, kaustisches Natron-NaOH), bez. auch Natronkalk, d. i. eine Mischung von Calciumoxyd und Natriumhydroxyd (CaO + NaOH) gewählt werden.

Die ersteren beiden Absorptionsmittel sind in Stangenform zu haben und bieten zur Aufsaugung der CO_2 eine grössere Oberfläche. Der Natronkalk ist körnig und porös und wäre sonach zur Aussaugung der CO_2 gleichfalls geeignet.

Bei Verwendung der festen Absorptionsmittel (Aetzkali oder Aetznatron) wird der besondere Vorteil erreicht, dass die Schweissbildung am Gesichte in der Maske behoben und die Erhitzung der Luft in derselben tunlichst hintangehalten wird. Beide Absorptionsmittel saugen begierig Wasser an und trocknen die umgebende Atmosphäre. Die ausgeatmete, mit Wasserdünsten gesättigte und verhältnismässig wärmere Luft muss nämlich in der äusseren kälteren Luft (in der Maske) einen Teil des Wassergehaltes kondensieren, welch physikalischer Vorgang Wärme frei macht und eine Steigerung der Temperatur in der Maske nach sich zieht, die schliesslich bis zur Temperatur der ausgeatmeten Luft erhöht wird. Die angewendeten festen Absorptionsmittel benehmen der ausgeatmeten Luft den Wasserdunst, bevor dieser kondensieren und somit zur Temperatursteigerung beitragen kann. Wird Natronlauge als Absorptionsmittel angewendet, wie bei dem v. Walcher-Gärtnerschen Apparate, so kann diese nur CO_2 aufsaugen und unschädlich machen, wogegen der ausgeatmete Wasserdunst nicht absorbiert, vielmehr kondensiert wird, was eine stetige Steigerung der Temperatur der eingeatmeten Luft zur Folge hat. Dies bedingt die abnorme Schweissbildung bei dem Benützer des Apparates, die schliesslich ganz unerträglich werden kann, was insbesondere bei Benutzung einer Gesichtsmaske eintreten würde.

Wir versuchten u. a., den v. Walcher-Gärtnerschen Apparat in der Weise umzugestalten, dass wir zur Vermeidung der Benutzung der vielen Anhängsel (des Nasenzwickers, der Rauchbrille und des Mundschlauches) eine Art Maske anfertigen liessen. Dieser Versuch wurde jedoch bei dem angewendeten Absorptionsmittel vorzugsweise infolge der unerträglichen Hitzeentwicklung und Schweissbildung in der Maske bald aufgegeben.

Die von uns angewendeten Absorptionsmittel erwärmen sich durch Aufnahme von Wasser im Anfange des Atmens allerdings ziemlich bedeutend, doch wird diese Erwärmung in geringerem Masse der umgebenden Luft mitgeteilt, welche im Gegenteile durch die Entziehung des Wasserdunstes noch verhältnismässig temperiert bleibt.

Bei einem Versuche wurde beispielsweise nach einer zweistündigen Benutzung des Apparates die Temperatur der Luft im Atmungsbeutel — wie aus der später folgenden Zusammenstellung der Ergebnisse der Atmungsversuche zu entnehmen — mit 25^0 C., die Temperatur des Absorptionsmittel (KOH), das bereits ganz in Lösung überging, mit 38^0 C. konstatiert, in einem anderen Falle wurde eine Temperatur der Luft im Beutel von 31^0 C., die Temperatur des Absorptionsmittels von 57^0 C. beobachtet.

Welches der vorgenannten festen Absorptionsmittel am vorteilhaftesten anzuwenden ist, mag aus folgenden Betrachtungen zu entnehmen sein:

Vom rein chemischen Standpunkte wäre jenes Mittel vorzuziehen, welches bei der kleinsten Gewichtsmenge die grösste Menge von CO_2 absorbiert.

Bei Verwendung von Kaliumhydroxyd (KOH) entsteht durch Aufnahme von CO_2 nach der Formel $2 KOH + CO_2 = K_2CO_3 + H_2O$ Kaliumkarbonat und Wasser. Zur Bindung von einem Moleküle CO_2, das sind 44 Gewichtsteile $(12 + 2 \times 16)$ sind 2 Moleküle KOH, das sind 112 Gewichtsteile $(39 + 16 + 1)2$ nötig.

Bei Verwendung von Natriumhydroxyd (NaOH) absorbieren 80 Gewichtsteile, bei Calciumhydroxyd [Ca $(OH)_2$] 74 Gewichtsteile und bei Calciumoxyd (gebranntem Kalk — CaO) selbst nur 56 Gewichtsteile die gleiche Kohlensäuremenge.

Der gebrannte Kalk $(Ca\,O)$ beziehungsweise auch der gelöschte Kalk $[Ca\,(O\,H)_2]$ wären sonach die wirksamsten Absorptionsmittel, welche jedoch in Pulverform nicht recht verwendbar sind, weil sie bei der Atmung leicht mit aufgesaugt werden könnten und nach ihrer Verflüssigung keine genügenden Oberflächen der aufsaugenden CO_2 bieten. In Betracht käme hier noch eine Mischung des Calciumoxydes mit Natriumhydroxyd, der sogenannte Natronkalk $(CaO + Na\,O\,H)$, welcher in erbsengrossen porösen Körnern zu haben ist und dessen chemische Wirkung (bei gleichen Gewichtsmengen) zwischen jener des Calciumoxydes und des Natriumhydroxydes liegen würde. Bei den Versuchen hat sich auch dieses Absorptionsmittel nicht bewährt, da einesteils der durch Reibung der porösen Körner enstandene Natronkalkstaub mit einem im Atmungsrohre vorgelegten Wattepfropfen zurückgehalten werden musste, der sich bald verlegte und die Atmung erschwerte, andernteils und hauptsächlich aber darum, weil der Natronkalk zu langsam Wasser aufsaugt und somit die Wärmesteigerung der geatmeten Luft und die Schweissbildung nicht behebt. Es wurde dann noch ein Versuch durchgeführt, indem zu dem Natronkalke eine gleiche Menge von Calciumchlorid $(Ca\,Cl_2)$ beigegeben wurde, das die Bestimmung hatte, das Wasser zu absorbieren.

Auch dieser Versuch wurde aufgegeben, da einesteils die Gewichtsmenge des Absorptionsmittel vermehrt werden musste, andernteils auch die Staubbildung des Absorptionsmittels nicht beseitigt war.

Zur Absorption der gleichen CO_2-Menge wären, wie vorne angegeben, von: KOH . . . 112 Gewichtsteile, von NaOH nur 80 Gewichtsteile nötig; die Entschliessung für die Anwendung eines dieser Absorptionsmittel wäre sonach nicht schwer, wenn man zudem bedenkt, dass Na O H billiger zu beschaffen ist. (1 Kilo KOH kostet hier fl 1,40, 1 Kilo NaOH — fl 1,20.

Hier muss noch die Intensität der Reaktion, das ist die Wirkung in der gleichen Zeit in Betracht gezogen werden, welche nicht von der molekularen Zusammensetzung, sondern auch von den thermochemischen Eigenschaften dieser Körper beziehungsweise von den Reaktionswärmen abhängt.

Die Reaktionswärme (12) des KOH bei Aufnahme von H_2O ermittelt sich nach der Thomsonschen Formel: $KOH + Aq - KOH.\ Aq \ldots + 133\ K_1$, wobei K_1 eine Ostwaldsche Kalorie (Erwärmung von 1 g H_2O von 0^0 auf 100^0 Celsius) oder $^1/_{10}$ der grossen Berthelotschen Kalorie bedeutet.

Wenn demnach KOH so viel H_2O aufnimmt, dass dadurch keine Temperatursteigerung mehr eintritt, so beträgt die Reaktionswärme in vorstehender Formel 133 K_1.

Beim KOH erfolgt dies durch Aufnahme von 2 Molekülen H_2O $(KOH + 2\,H_2O)$, und könnte die Formel auch annähernd lauten: $KOH + 2\,H_2O - KOH \cdot 2\,H_2O \ldots + 133\ K_1$.

Die Reaktionswärme des NaOH bei Aufnahme von H_2O ist nach der Thomsonschen Formel: $NaHO + Aq - NaOH\,Aq \ldots + 99\ K_1$, mithin kleiner als bei Kaliumhydroxyd und kann daraus auf die minder energische Wirkung von NaOH geschlossen werden.

Wir untersuchten beide Absorptionsmittel in der praktischen Verwendung und entschieden uns zuletzt für KOH, dessen Anwendung auch Dr. Heller, Chefarzt der Caissonarbeiten in Nussdorf, empfohlen hatte.

Nach den thermochemischen Formeln könnte die Erwärmung des Absorptionsmittels durch Aufnahme des der ausgeatmeten Luft entnommenen Wassers kalkuliert werden. Wir unterlassen diese einigermassen umständliche Ermittelung, weil hier noch eine Parallelreaktion durch Bildung von K_2CO_3 beziehungsweise auch $KHCO_3$ (saures kohlensaures Kali) stattfindet, deren Reaktionswärmen nicht bekannt sind. Zudem sind auch die spezifischen Wärmen dieser in dem Absorptionsmittel im Verlaufe der Absorption sich bildenden chemischen Verbindungen nicht alle bekannt und müsste erst durch eine chemische Analyse die relative Menge dieser Verbindungen ermittelt werden.

Wir versuchten daher, durch einen praktischen Versuch, einen annähernden Anhalt zu gewinnen und kalkulierten nachstehend: Der Mensch atmet pro Tag 500—600 g Wasser aus, daher per Stunde bis 25 g oder in einer 2 stündigen Periode 50 g. Bei Bildung von K_2CO_3 werden per Stunde rund 22 g beziehungsweise in 2 Stunden 44 g Wasser entwickelt. Mindestens die gleiche Summe der angegebenen Wassermengen entwickelt der Mensch durch Schweissbildung, so dass wie die Gesamtwassermenge, die von dem Absorptionsmittel in der 2 stündigen Periode aufgenommen wird, mit 200 g veranschlagen können.

Wir haben nun 200 g Wasser in eine 500 g KOH fassende Glasflasche, die gegen ausstrahlende Wärme geschützt war, eingegossen und die Erwärmung des Absorptionsmittels beobachtet. Derselbe Versuch wurde auch mit NaOH vorgenommen.

Dabei wurden die nachstehenden Temperaturen beobachtet:

bei 500 g KOH $+$ 200 g H_2O.

Temperatur nach	2 Minuten	. . . . .	85°	C.
„	„	6	„	. . . . . .	98°	„
„	„	10	„	. . . . .	95°	„
„	„	30	„	. . . . .	92°	„
„	„	60	„	. . . . .	81°	„
„	„	90	„	. . . . .	74°	„

Bei 500 g NaOH $+$ 200 g H_2O.

Temperatur nach	5 Minuten	. . . . .	48°	C.
„	„	10	„	. . . . .	80°	„
„	„	13	„	. . . . .	78°	„
„	„	32	„	. . . . .	71°	„
„	„	62	„	. . . . .	68°	„
„	„	102	„	. . . . .	61°	„

Die Versuche bestätigen die intensivere Wirkung des KOH und die minder energische Wirkung des NaOH, wie dies auch schon die thermochemischen Formeln erkennen liessen.

Es ist selbstverständlich, dass in Wirklichkeit diese hohen Temperaturen niemals erreicht werden, weil die Wasserzuführung eine allmähliche ist und in dieser Zeit ein grosser Teil der Wärme durch Abkühlung und Abgabe an die Luftatmosphäre verloren geht.

Nach physikalischen Untersuchungen des menschlichen Atmungsprozesses konsumiert ein erwachsener Mensch pro Stunde:

Im Zustande der Ruhe . . . . 20,8 l O — 29,5 g
Bei der Arbeit . . . . 27,9 l O — 39,8 g

und produziert dabei:

Im Zustande der Ruhe . . . . 19,4 l CO_2 — 38,0 g
Bei der Arbeit . . . . 27,2 l CO_2 — 53,5 g

Zur Absorption der Höchstproduktion von CO_2 wären sonach nötig:

Von KOH für einstündige Verwendung . . . . 136 g
„ NaOH „ „ „ . . . . 97 „
„ CaO „ „ „ nur . . . . . 68 „

Es ist selbstverständlich, dass in der Praxis ein reichliches Plus des Absorptionsmittels angewendet werden muss, um eben die Absorption zu beschleunigen und das Atmen zu erleichtern.

Wir verwenden bei dem Neupertschen Apparate 0,5 kg KOH für eine zweistündige Benutzungsdauer, das wäre nahezu doppelt so viel, als rechnungsmässig sich ergeben würde.

Die Sauerstoffverwendung wird auf das $2\frac{1}{2}$—3fache des rechnungsmässig kalkulierten Bedarfsquantums veranschlagt, weil hier trotz sorgfältiger Abdichtung der Maske Verluste unvermeidlich sind. Während der Atmung mit dem Apparate wird bei steter Zuführung von

Sauerstoff ein gewisser Ueberdruck in der Maske erzeugt. Dies veranlasst die verhältnismässig grösseren Verluste an Sauerstoff, namentlich bei nicht geregelter Zuströmung desselben. Der Ueberdruck der Maske verhütet andererseits wieder das Eindringen der Rauchgase oder sonstiger irrespirabler Gase, in welchen der Apparat eben verwendet werden muss.

Bei der Atmung durch den Mund — wie etwa bei dem von Walcher-Gärtnerschen
Apparate — geht man mit dem Sauerstoffverbrauch haushälterischer um; wir opfern aber
gerne diesen Mehrverbrauch wegen der ungleich höher zu veranschlagenden Vorteile, die
wir damit erzielen.

Das Gewicht des O. Neupertschen Rettungsapparates (Rauchhaube einschliesslich
Atmungssack und Verbindungsschlauch) beträgt 2,06 kg; die Sauerstoffflasche für 1,5 l
Fassung samt 150 l auf 100 Atm. kompr. Sauerstoff etwa 4,00 kg, hierzu die Riemenver-
bindungen 0,38 kg, so dass sich das Gesamtgewicht mit 6,44 kg oder mit dem Absorptionsmittel von 0,5 kg, mit in Summa 6,94 kg ergibt. Das Gesamtgewicht ist sonach um 2,44 kg
grösser als das Gewicht des von Walcher-Gärtnerschen Apparates, wobei jedoch zu beachten ist, dass hier eine 1,5 l fassende Sauerstoffflasche verwendet wird, die für eine
längere Benutzungsdauer bestimmt ist.

Würde man den Apparat mit einer nur 0,6 l fassenden Sauerstoffflasche versehen, was
hier ohne Anstand zulässig wäre, da die Flasche, wie bereits erwähnt, während der Benutzung des Apparates gewechselt werden kann, so vermindert sich das Gewicht um ca.
1,9 kg und würde das Gesamtgewicht nur 5,04 kg, sonach um 0,54 kg mehr wie bei dem
von Walcher-Gärtnerschen Apparate betragen.

Wir halten dafür, dass diese Mehrbelastung, selbst wenn sie noch um Einiges grösser
wäre, wenn nur die Last am Körper zweckmässig verteilt ist und die Arbeitsverrichtungen
nicht behindert, von keinem Belang ist.

Der Soldat trägt in der Kriegsausrüstung einen Tornister, der komplett adjustiert, rund
22 kg wiegt, nebst einem Gewehr von 5,75 kg Gewicht und muss in dieser Ausrüstung die
beschwerlichsten Arbeiten — mitunter bei grössten Entbehrungen und jeder Unbill der
Witterung trotzend — verrichten, um sein Vaterland zu verteidigen. Die mit dem Apparate
ausgerüstete Rettungsmannschaft erfüllt eine nicht minder ernste und heilige Pflicht bei
Rettung ihrer am Leben bedrohten Kameraden."

Man sieht, dass dieser Apparat viele Fehler mit dem Pneumatophor teilt, ohne diesem
gegenüber wesentliche Vorteile zu bieten; demgemäss ist auch das Urteil der Praxis ausgefallen, welche den Neupertschen Apparat in weit geringerer Zahl als den Pneumatophor
aufgenommen hat. Das Absorptionsmittel ist bei Neupert wohl Aetzkali, aber die Lagerung des Aetzkalis ist eine so ungünstige, dass es in dichten Haufen zusammenliegt, zumal
er es in grossen derben Stücken einfüllt; es gibt so nur eine ganz geringe Oberfläche. Der
Helm resp. die Haube des Neupertschen Apparates verhüllt die Ohren, und da sie den
ganzen Kopf umgiebt, ist das Schwitzen unter dem Helm ein überaus starkes. Zu loben ist
an dem Helm die Ventilkonstruktion und die Weite der Rohre für die Ein- und Ausatmung;
die Hauptfehler aber des Pneumatophors, das geringe Sauerstoffquantum und das diskontinuierliche Arbeiten sind geblieben. Ganz unverständlich ist die Lagerung der dicken
kurzen Flasche an der Seite, die den Mann dauernd behindern muss. Dieses sucht die
neuere Konstruktion des Neupertschen Apparates durch Verwendung einer gekrümmten
Flasche, welche den Rücken des Mannes wurstartig umgibt, zu vermeiden; mit welchem
praktischen Erfolg zeigt die Erwiderung des Bergrats Mayer-Karwin auf eine dem Apparat
durch G. A. Meyer (Glückauf 1904, No. 36 u. 37, S. 1158) und Dr. Michaelis (Oesterr.
Zeitschr. f. Bergwerk u. Hüttenkunde 1904) widerfahrene Kritik. Bergrat Mayer erklärt in
dieser Erwiderung selbst, dass der Apparat nicht weiter ausgeführt werden soll.

Es sei an dieser Stelle gleich hervorgehoben, dass der Streit, ob Mund- oder Helmatmung, noch heute unentschieden ist, beide Systeme haben ihre Vorzüge, beide Systeme
ihre Nachteile. Der Nachteil der Mundatmung ist das Abklemmen der Nase oder Behinde-

rung des Atmens durch die Nase. Der Nachteil der Helmatmung ist das Bedecken des
Kopfes und das dadurch unvermeidbare Schwitzen. Der Vorzug der Mundatmung ist, dass
das Gesicht unbedeckt ist und der Träger jederzeit an sein Gesicht kommen kann und dass
er, wenn es sich nicht um Augen angreifende Gase handelt, keines Schutzes bedarf, während
beim Helm das Gesichtsfeld, selbst bei der geschicktesten Konstruktion, immer ein etwas
beschränkteres ist. Der enorme Vorzug des Helmes aber ist, dass der Träger unter ihm
sprechen und sich so verständigen kann. Ohne in der Lage zu sein, den Streit, welches
System besser ist, entscheiden zu können, da örtliche Verhältnisse, die Höhe und Weite der
Grube, ausserordentlich mitsprechen, will Verfasser seine Ansicht doch dahin abgeben, dass
für Arbeiten Mundatmung vorzuziehen ist, weil die Hitze unter dem Helm, vor allen Dingen
bei längerem Aufenthalt, unerträglich ist und der Mangel, das Gesicht berühren zu können,
den Träger in höchste nervöse Erregung setzt. Für denjenigen aber, welcher als aufsicht-
führender Beamter die Rettungstruppe begleitet, oder für den Leiter eines Werkes, welcher
sich selbst von dem Fortgang der Rettungsarbeiten überzeugen will, ist der Helm von un-
schätzbarem Vorteil, weil das durch ihn erlaubte Sprechvermögen gestattet, Anweisungen
und Befehle zu geben, wann z. B. die Bahre, auf welcher ein Verunglückter liegt, anzubeben
ist; dem Verwundeten selbst Mut und Trost zuzusprechen, die Art der Arbeit genau anzugeben, ob der Damm z. B. verstärkt oder sonst irgendwie ausgeführt werden muss.

Der Giersbergsche Apparat, als der zeitlich nächste (1899), war nicht berufen, auf dem
Gebiete der Rettungsapparate einen wesentlichen Wandel zu schaffen. Das Charakteristische
dieses Apparates, welches die ihm folgenden Apparate alle verwerten, ist der Zwangsweg
für die Atemluft derart, dass die sämtlichen Teile des Apparates in diesen Kreislauf eingeschaltet sind. Der Apparat schloss sich hierin am ehesten an den Fleussschen Apparat
an, indem er von ihm die Ventile zur Beseitigung des toten Raumes und der Mischungs-
unmöglichkeit zwischen Ein- und Ausatmungsprodukt annahm, und indem er ferner, ebenso
wie der Fleusssche Apparat, das Absorptionsmittel auf den Rücken lagerte und die Gase
so führte, dass das Ausatmungsprodukt vor der Wiedereinatmung das Absorptionsmittel
durchstreichen musste und auch der in dem Atmungsbeutel bestehende Pulsator in dem
Kreislauf sich befand und zwar zufolge Teilung in doppelter Anordnung, einmal im Ein-
atmungs-, einmal im Ausatmungswege. Aber in anderen sehr wesentlichen Punkten unterscheidet er sich von allen bisherigen Apparaten: 1. darin, dass er mit der unsicheren
Maskenabdichtung des Fleussschen Apparates brach und indem er ein wesentliches neues
Prinzip einführte: die Möglichkeit durch die Nase zu atmen. Die erste Idee hierzu entstand
in der Absicht, das lästige und schmerzhafte Abkneifen der Nase zu vermeiden und die Unsicherheit der Nasenklammer aus dem Betriebe auszuscheiden. Die Idee, die Abdichtung
der Nase in der Weise zu erreichen, dass man sie mit kleinen Gummistopfen verschloss,
führte sehr bald dazu, die Gummistopfen zu durchbohren und so eine Atmungsmöglichkeit
zu geben. Es wurden dann in zahllosen Versuchen Formstücke hergestellt, welche Mund
und Nase durch Platte und Stopfen verschlossen, doch gleichwohl Wege zum Ein- und Ausatmen freiliessen. Die Stücke haben sich vielfache Freunde erworben, aber auch vielfache
Gegner. Wo für jeden Mann, welcher event. mit Rettungsapparaten arbeiten soll, ein eigenes
Mundstück angeschafft ist, dass so derselbe das Formstück sich nach seinen speziellen
Mund- und Nasenverhältnissen zurechtschneidet, dort wird man mit dieser Art der Atmung
durchgreifenden Erfolg erzielen; wo man dagegen mit Rettungsapparaten mehr schematisch
verfährt, wo an diese das Verlangen gestellt wird, dass sie ohne weiteres möglichst allen
passen, da sind Misserfolge durch Unbequemlichkeiten nicht ausgeblieben. Wir werden im
weiteren Verlaufe sehen, dass die damaligen Versuche aber einen guten Fortgang genommen
und weitere Arbeiten inauguriert haben, welche auch für dieses so sehr umstrittene Gebiet
einen vollen Erfolg versprechen.

Der zweite Wert, den der Giersbergsche Apparat 1899 gehabt hat — und aus diesem
Grunde darf ich, wenn er auch nicht mehr geliefert wird, sein Erscheinen doch nicht als

ganz vergeblich bezeichnen — ist, dass er der Apparat gewesen ist, welcher die Frage der Absorption unmittelbar in Fluss gebracht hat. Alle früheren Apparate verwendeten flüssige Absorptionsmittel oder, wie der Neupertsche, Absorptionsmittel, welche flüssig wurden, indem das gebildete kohlensaure Kali als Lauge abtropfte und so den Träger des Apparates in ernste Gefahr brachte. Der Giersbergsche Apparat 1899 betonte von Anbeginn an, dass es notwendig sei, ein trockenes und trocken bleibendes Absorptionsmittel zu verwenden; er glaubte das im Natronkalk gefunden zu haben. Sehr eingehende Versuche, welche über die Absorptionsfähigkeit des Natronkalks gemacht wurden, zeigten, dass dieser den Chemikern seit so langen Jahren vertraute Körper für den vorliegenden Zweck sehr merkwürdige Eigenschaften äusserte; man konnte sowohl Produkte erhalten mit sehr hoher Absorptionsfähig-

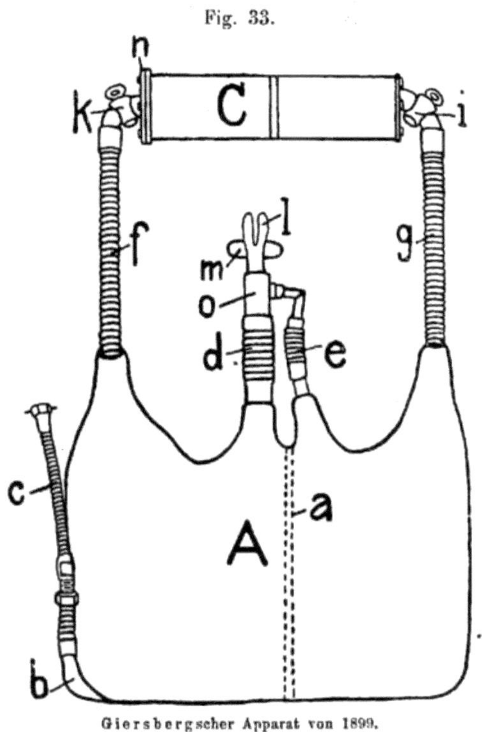

Giersbergscher Apparat von 1899.

keit, als auch Produkte mit sehr geringer. Die genaue Untersuchung ergab, dass der Grund hierfür in physikalischer Beschaffenheit der Oberfläche des Natronkalks zu suchen war; je nachdem die Oberfläche härter oder weniger hart war, zeigten die Produkte ganz verschiedene Absorptionsfähigkeit. Um so überraschter musste man daher sein, als eingehende Versuche mit dem Apparat ein vollständig wechselndes Resultat ergaben, und zwar zeigte sich bald, dass je öfter der Apparat benutzt wurde, um so ungünstiger das Resultat war. Nach mühevollen Arbeiten wurde der Grund in der bisher unbekannten Zersetzbarkeit des Natronkalkes gefunden, der selbst in zugelöteten Büchsen eine Veränderung erfuhr, indem er härter wurde; dies hatte den unangenehmen Effekt, dass die Oberfläche sich schloss und dadurch den Kern wie eine isolierende Schicht umhüllte, sodass dieser der Absorption vollständig entzogen war. Diese Uebelstände aber und das dadurch bedingte fortgesetzte Arbeiten und

Fig. 34.   Fig. 35.

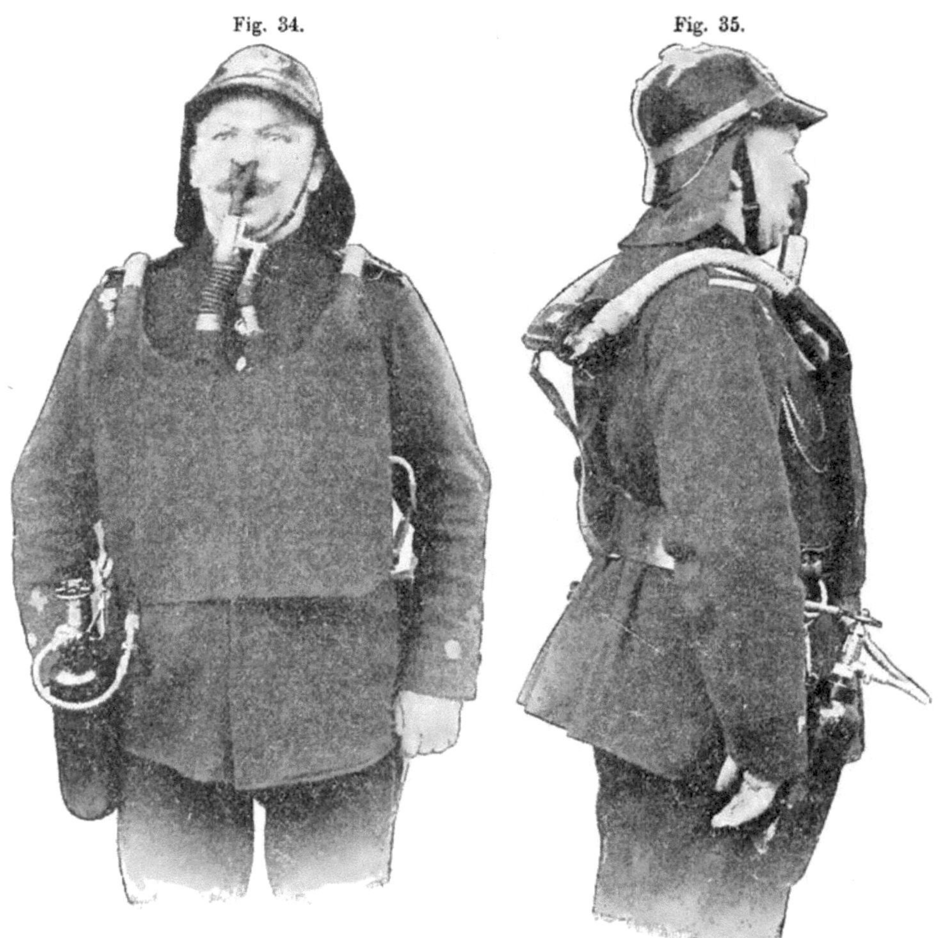

Giersberg scher Apparat von 1899.

Probieren am Apparat hatten andererseits sehr erfreuliche Resultate, indem sowohl nach der
physiologischen, als auch nach der rein mechanischen Seite hin Erfahrungen gesammelt
wurden, welche die erfreulichsten Ausblicke für Neukonstruktionen gaben, sodass der Apparat
Giersberg, Modell 1901, bald in Angriff genommen werden konnte. Zu erwähnen ist hier
aber noch, dass als eine zweifellos bemerkenswerte Eigenschaft des Natronkalkes die vom
ersten Moment der Benutzung an bereite Absorptionsfähigkeit festgestellt wurde, ein Vorzug
gegenüber dem Aetzkalimaterial.

Obgleich zeitlich getrennt, schliessen sich hier am besten noch einige Apparate der
allerjüngsten Zeit an, weil diese Apparate wie die bisherigen auf die Ausnutzung der lebendigen
Kraft der Sauerstoffkompression verzichten.

Hier ist zuerst der von einigen Ingenieuren des Waldenburger Tiefbauschachts erfundene
Apparat zu nennen (D. R. G. M. No. 190132). Die Fehler dieses Apparates sind einmal die
Befestigung des Atmungssackes am Körper des Trägers in Form einer Weste, sodass der

Fig. 36 u. 37.

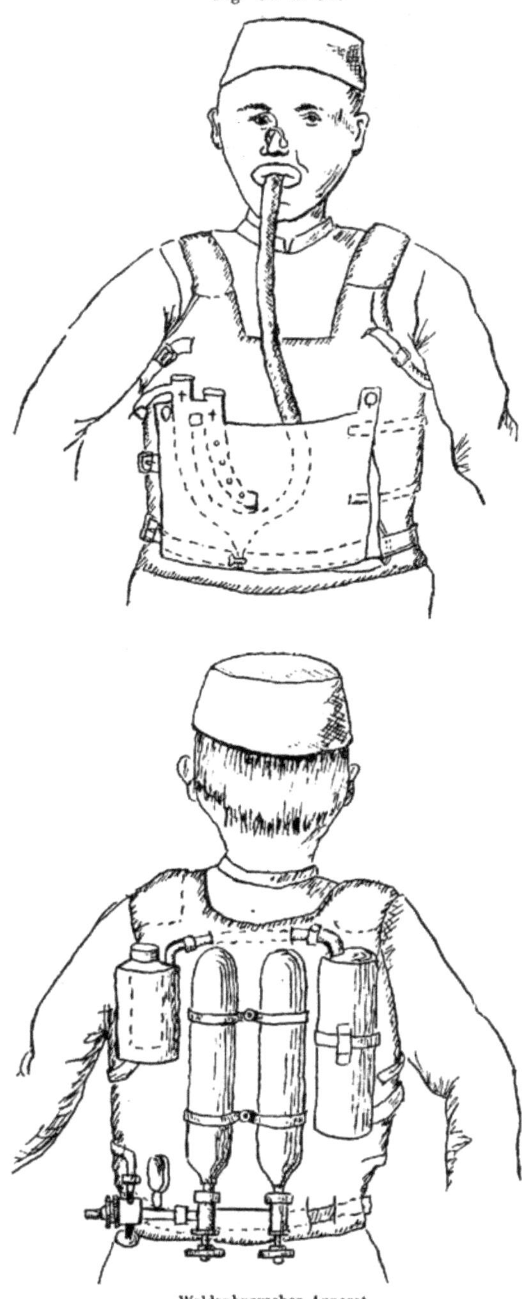

Waldenburgscher Apparat.

Sack stets Spannung hat, und zweitens der ungeheure tote Raum, welcher durch das Aus-
atmungsrohr gebildet wird, welches eine Länge von ca. 50—70 cm hat, und dadurch einen
ungeheuren Widerstand der Atmungsprodukte bedingt, die gezwungen werden, ein enges

Fig. 38.

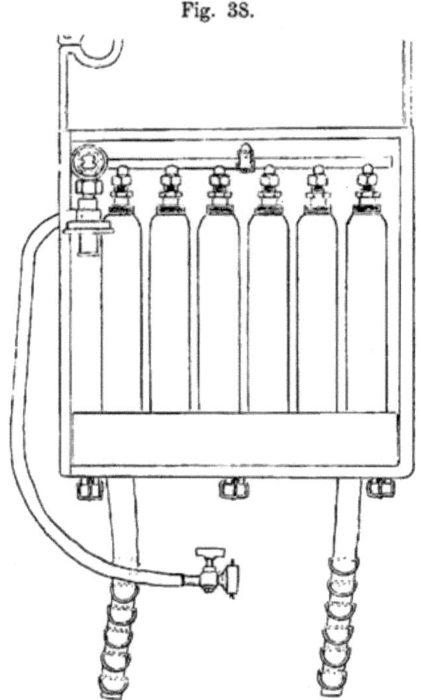

Apparat von Flöter.

Fig. 39.

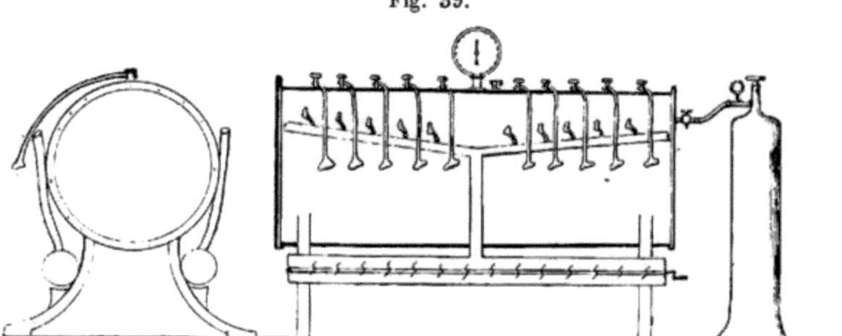

Apparat von Dr. Chimani.

Rohr in dieser Länge zu passieren. Der Apparat ist, soweit bekannt, über den engeren Kreis
der Grube nicht hinausgekommen. Ebenfalls ist der Apparat des Schöneberger Branddirektors
Flöther wohl nur in wenigen Exemplaren angefertigt (D. R. G. M. 213069 u. 213070); der
Grundfehler dieses Apparates liegt in der Disposition des Sauerstoffmagazins (6—8 Flaschen

zusammengeschaltet). Jeder, der auch nur längere Zeit mit 2 Flaschen gearbeitet hat, weiss, welche Schwierigkeiten es macht, die Anschlüsse schon von 2 Flaschen, welche mit 120 Atm. Hochdruck gefüllt sind, dicht zu bekommen; ein Apparat mit noch mehr Anschlüssen ist aber vom Standpunkt der Industrie der komprimierten Gase nicht anzuraten.

Ein ungünstiges Prognostikon lässt sich den Apparaten stellen, welche Dr. Chimani in Mähr.-Ostrau konstruiert hat (D. R. G. M. 185975 u. 217252); ob sie praktisch aus geführt oder auch nur in einem Exemplar Verwendung gefunden haben, ist Verfasser unbekannt — irgend eine Publikation oder irgend eine offizielle Mitteilung ist ihm nicht zu Gesicht gekommen. Den zweiten Apparat stellt der Erfinder sich folgendermassen vor: An gewissen Stellen der Grube sollen runde zylindrische, aus Kupfer hergestellte Kessel aufgestellt werden, welche mit einem Rührwerk versehen sind, welches durch eine dicht schliessende Buchse von aussen her in Bewegung gesetzt werden kann. Im Innern des Kessels befindet sich Natronlauge; neben dem Kessel soll eine mit Sauerstoff gefüllte Flasche stehen und auf beiden Seiten des Kessels 2 Sitzbänke. Es sollen an dem Kessel ungefähr an jeder Seite 6—10 Hähne sein, welche mit Schläuchen und Inhalationsmasken armiert sind. Bei einem etwaigen Grubenunglück sollen die Leute zu einem solchen Kessel eilen, dieser soll mit Sauerstoff gefüllt werden und an ihm nehmen 10 oder 12 oder 20 Leute Platz, um Sauerstoff zu atmen und so ihr Leben zu fristen; sie sollen in den Kessel wieder hineinatmen und die ausgeatmete Kohlensäure soll von der Natronlauge, welche abwechselnd von einem der Leute mittels des Rührwerkes verteilt wird, absorbiert werden. Wie es möglich sein soll, bei den verwickelten Grubenverhältnissen, die sich von Tag zu Tag verschieben, die Apparate aufzustellen, sodass man gewiss sein kann, dass sie erreicht werden, ist rätselhaft, denn schon wenige Schritte im Nachschwaden und der Aufenthalt von wenigen Sekunden in diesem giftigen Gase bringen sicheren Tod. Ferner denke man, dass die Leute aus einem kupfernen, also starren Behälter, der unter 3—4 Atm. mit Sauerstoff gefüllt ist, atmen; wie soll die menschliche Lunge imstande sein, gegen einen solchen Druck auszuatmen, also die Ausatmungsprodukte in denselben starren Behälter hineinzudrücken?!

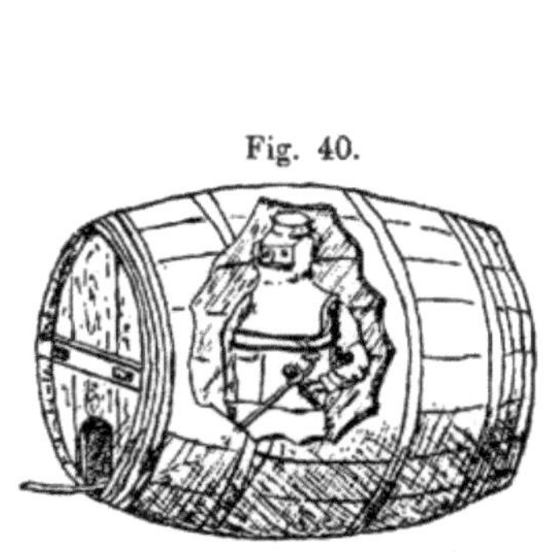

Fig. 40.

Apparat von Lange.

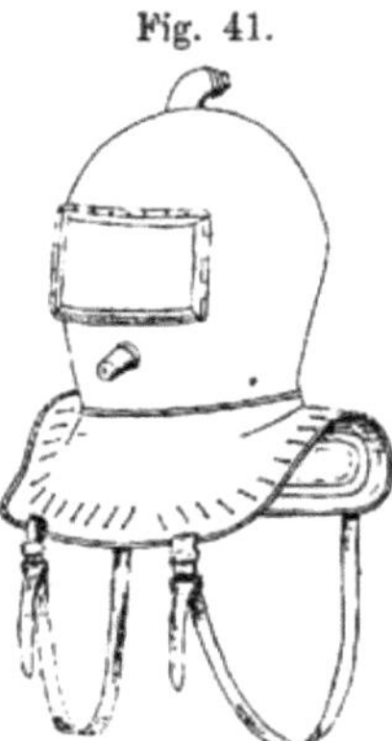

Fig. 41.

Apparat von Eisel.

Auch dem Apparat, welchen Herr Carl O. Lange (Dr. R. G. M. 144425) beschrieben hat, und ebenso dem Apparat des Herrn Georg Eisel (D. R. G. M. 153351) ist es nicht vergönnt gewesen, irgendwelche Bedeutung zu finden, ebensowenig dem Apparat von Schmidt-Dresden. Bemerkenswert ist die von Eisel vorgeschlagene Dichtung, welche er ähnlich wie beim Tauchapparat ausserhalb des Körpers anordnet; wenn aber der Helm gegen dünne giftige Gase wirklich bei der ungeheuren Abdichtungsfläche dichten soll, dann ist es notwendig, den Leibriemen so festzuschnallen, dass dieses ohne ernste Störungen für den Träger nicht möglich ist. Ausserdem ist der Helm, wie er ausgeführt wurde, in seinen Dimensionen viel zu gross gewählt, um irgendwelche praktische Bedeutung finden zu können.

Es bleiben noch für diskontinuierliche Apparate zwei Systeme zu erwähnen, Apparate, welche ihren Sauerstoff aus sog. Superoxyden nehmen, und Apparate, welche zur Erzeugung des Sauerstoffes flüssige Luft benutzen wollen. Verf. hätte nicht für möglich gehalten, dass der letzte Gedanke wirklich zu praktischer Ausführung hätte erwogen werden können! Es ist bereits über diesen Gegenstand im Jahre 1902 auf dem internationalen Kongress für Luftschiffahrt gesprochen worden, bei welchem der berühmte französische Physiker, Prof. Cailletet, einen Apparat zum Atmen in Lufthöhen mittels flüssiger Luft mitbrachte. Bei Vorzeigen dieses Apparates stellte sich heraus, dass der Apparat den zweifachen Platz einnehmen würde, welcher auf einer Luftschiffergondel überhaupt für alle Personen und für alle Apparate zur Verfügung steht. Schon damals aber erklärten sich alle Anwesenden gegen die Verwendung flüssiger Luft für derartige Zwecke infolge der technischen Undurchführbarkeit. Diese Frage wurde auf dem V. internationalen Kongress für angewandte Chemie im Jahre 1903 wieder angeschnitten, und zwar von Prof. Erdmann, welcher einen kleinen Apparat für die Verwendung flüssiger Luft vorzeigte, der aus nichts wie aus zwei ineinander geknüpften seidenen Tüchern bestand. Mit vollem Rechte wurde in der Diskussion (Kongressbericht Band I, zweite Gruppe) sofort darauf aufmerksam gemacht, dass der Einführung der flüssigen Luft für derartige Zwecke folgende Bedenken im Wege ständen:

1. ist flüssige Luft ein Medium, welches nicht aufbewahrt werden kann und von dem man daher nicht mit Sicherheit sagen kann, dass es im Moment der Benutzung wirklich vorhanden ist. Da der Versand grosse Schwierigkeiten macht, müsste jede, auch noch so kleine Verbrauchsstelle ihre eigene Anlage haben, und diese müsste dauernd Tag und Nacht arbeiten, um den plötzlich eintretenden Bedarf decken zu können;

2. aber kann flüssige Luft nur in so diffizilen Apparaten wie dem Erdmannschen, aus zwei seidenen Tüchern bestehen oder in sog. Dewarschen Flaschen aufbewahrt werden, welche aus zwei aneinander geschmolzenen evakuierten Glaswänden bestehen;

3. kann man die Vergasung der flüssigen Luft nicht regulieren, sondern dieselbe erfolgt spontan, und je wärmer das umgebende Medium ist, um so grösser wird die Entwicklung sein;

4. aber — und das ist mit der wichtigste Grund — besteht flüssige Luft aus etwa 50 pCt. Stickstoff und 50 pCt. Sauerstoff. Infolge seiner physikalischen Eigenschaften vergast der Stickstoff zuerst, der Apparatträger würde also zunächst reinen Stickstoff bekommen und er hätte kein Zeichen dafür, wann der Sauerstoff anfängt sich zu entwickeln; denn das „zu Tage" an sich sehr bequeme Mittel, ein glimmendes Streichholz an den Apparat zu halten und an dem Aufglimmen desselben zu erkennen, wann der Sauerstoff kommt, dürfte in Gruben infolge der Schlagwettergefahr unbedingt ausgeschlossen sein.

Wie weit das Einatmen derartig kalter Gase (der Siedepunkt der flüssigen Luft, also der Uebergang in gasförmigen Zustand liegt bei -195) schädlich wirkt, und mehrere andere Erscheinungen sind noch so ungeklärt, dass der Hinweis auf diese Schwierigkeiten wohl genügt, um die Versuche, Apparate mit flüssiger Luft zu konstruieren, als verfehlt erkennen zu können.

Bei weitem ernster zu nehmen sind die Apparate, welche sich mit Sauerstoff aus Superoxyd befassen. Derartige Apparate sind zuerst durch den französischen Chemiker Jaubert (D. R. P. No. 128617) und durch den Apparat von Balthazard und Desgrez (Zeitschrift für angewandte Chemie. 1904. S. 1428) bekannt geworden und sollen nach Zeitungsnachrichten bei Unterseebooten Verwendung finden. Wie an anderer Stelle dieses Buches hervorgehoben, enthält der Sauerstoff aus Jauberts Produkt gewonnen, welches unter dem Namen Oxylit in den Handel kommt, Chlor und andere schädliche Gase, so dass starke Reizwirkungen eintreten. Schon aus diesem Grunde ist die Verwendung von Natronsuperoxyd in Verbindung mit sog. katalytischen Substanzen streng zu vermeiden; es sind auch, wie

Verfasser von befreundeter chemischer Seite mitgeteilt wurde, beim Arbeiten mit Natrium-superoxyden beim Vorhandensein geringer organischer Substanzen heftige Explosionen vorgekommen. Verfasser, welcher selbst schon im Jahre 1902 in Gemeinschaft mit Dr. Michaelis derartige Versuche unternommen hat, hat daher von dem weiteren Ausbau Abstand genommen; um so freudiger war er überrascht, als im Juli 1904 in der Zeitschrift für angewandte Chemie ein Natriumsuperoxyd-Apparat von Prof. Bamberger beschrieben wurde (Zeitschrift für angewandte Chemie, Bamberger u. Boeck, S. 1426—1437).

Prof. Bamberger schildert den Apparat folgendermassen:

Er besteht aus dem zylindrischen Blechbehälter A, durch die eingelöteten Deckel oder Bodenbleche D_1 und D_2 beiderseits verschlossen. Auf ersterem ist der Dom F_1 mit dem Ansatz F, an welchen der Atmungsschlauch mit dem Mundstück angeschlossen wird, befestigt, während der am Bodenblech angelötete Stutzen G mit seinem Seitenrohr H mit dem Atmungssack verbunden wird. Die bezüglichen Durchgangsöffnungen sind wieder vor Gebrauch des

Fig. 42.

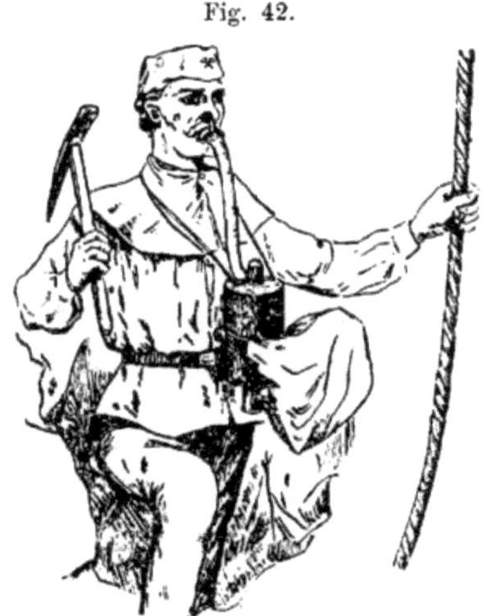

Superoxyd-Apparat von Prof. Bamberger.

Apparates durch die aufgelöteten dünnen Bleiplättchen 1 und 2 verschlossen, welche erst unmittelbar bei Benutzung durch den Durchstossmechanismus 5, 3, 6, 7, 4 eröffnet werden. Dieser Teil des Apparates besteht aus den beiden Druckstangen 5 und 7, von denen die erstere durch den Dom F_1 führend oben mit einer Handhabe, unten mit der Durchstosskrone 3, letztere im Inneren des Apparates, am oberen Ende mit der an dem Bleiplättchen 1 anliegenden Platte 6, am unteren mit der zweiten Durchstosskrone 4 versehen ist. Um letztere nicht dauernd mit ihren scharfen Zähnen auf dem Verschlussplättchen 2 ruhen zu lassen, wodurch dasselbe bei Erschütterungen leicht verletzt werden könnte, wird sie durch die oben befindliche Feder mittels der Platte 6 nach aufwärts gedrückt. S_1 und S_2 sind zwei sogenannte Stossplattenfilter bestehend aus je einem Paar gelochter Blechscheiben, deren Löcher mit etwa 2 mm hohen Graten oder Rändern versehen, so gegeneinander gestellt sind, dass sie sich nicht decken, so dass die Luft gezwungen wird, im Zickzackwege unter mehrmaliger Umkehrung ihrer Bewegungsrichtung diese Stossplattenpaare zu passieren. Dadurch wird einerseits eine ausgezeichnete Verteilung der einströmenden Luft über den ganzen Querschnitt des Apparates erreicht, was sich als sehr wesentlich für die möglichste Ausnutzung des Superoxyds herausstellte, anderseits dient das untere Stossplattenpaar auch als Staubfänger. Die feinsten Superoxyd- oder wohl meist Kaliumnatriumcarbonatstäubchen müssen durch ein eigens präpariertes Asbestfilter E, welches zwischen den beiden Stossplattenpaaren liegt und durch zwei Drahtnetze 9, 10 von diesen getrennt ist, abgehalten werden. Die Natriumkaliumsuperoxydfüllung (250 g) des Apparates befindet sich in dem Raum B, ebenfalls durch zwei Drahtnetze 11 und 12 gehalten. Da es während seiner Reaktion mit den Exhalationsprodukten stark sintert, sich verdichtet und so den Gasdurchgang erschwert, war es notwendig, durch ein leichtes Rahmengestell mit einigen schmalen durchlöcherten Stützblechen C dies zu verhindern.

Die unterhalb des Bodennetzes 12 befindliche Platte hat nur den Zweck, auch beim Einatmen den aus G kommenden Luftstrom zu verteilen.

Die Spiralfeder bei H bezweckt, ein Abknicken des hier angeschlossenen Atmungssackes zu verhindern, was übrigens bei anderen Apparaten schon oft angewendet wurde. Da der Apparat beim Atmen ziemlich heiss wird, ist es notwendig, die Metallteile vor dem Berühren durch einen umgelegten Isolationsmantel aus Asbestpappe oder Papiermaché zu schützen. Durch die vier Löcher L im Deckel und Boden werden die Tragschnüre in der Weise gezogen, dass dadurch gleichzeitig die Isolationsumhüllung, welche aus zwei Teilen besteht, festgehalten wird.

Der geschlossene Apparat wird in einer mit Handhabe versehenen Blechbüchse verwahrt und soll in diesem Zustande dem Grubenarbeiter bei Antritt seiner Schicht eingehändigt werden. Die Vorbereitung zum Gebrauch erfordert natürlich nur wenige Sekunden Zeit, da sie sich auf folgende Handgriffe beschränkt: Entfernung der Schutzbüchse, Aufstechen der Verlötungen, Umhängen der Tragschnur und Anlegen des Mundstückes und der Nasenklemme. Da der Atmungssack naturgemäss in diesem Moment ziemlich leer ist, kann, wenn der Atmende die Verbindung seiner Lunge mit der Aussenluft zu einem Zeitpunkt abschliesst, in welchem sich die Lunge im Stadium der beendigten Ausatmung befindet, natürlich leicht der Fall eintreten, dass für die folgende Einatmung nur ein unzureichendes Gasvolumen aus dem Apparat zu entnehmen ist, und die Atmung daher infolge der kleinen Lungenfüllungen erschwert wird. Zur Behebung dieses Uebelstandes wird vorgeschrieben, den Atmungssack durch zweimaliges Hineinblasen etwas zu füllen und dann erst die Nasenklemme aufzusetzen. Wir halten diese einfache Methode für besser, als mittels chemischer Sauerstoffentwicklung nach dem Prinzip des früher beschriebenen Apparates eine Vorfüllung des Atmungssackes zu veranlassen. Für jene Zwecke und Fälle, bei welchen ein unvorhergesehener momentaner Gebrauch des Apparates nicht eintritt, sondern einige Minuten Zeit bleibt, denselben zu adjustieren, wenn also z. B. ein Beamter von obertags eine mit irrespirablen Gasen erfüllte Strecke inspizieren will, sowie für viele andere Zwecke, wie Brunnen- oder Kanaluntersuchungen, wird eine einfachere Konstruktionstype gebaut werden, welche sich von der vorgeschriebenen dadurch unterscheidet, dass bei derselben das Natriumkaliumsuperoxyd nicht bereits im Apparate verlötet, sondern in einem eigenen Vorratsgefäss aufbewahrt wird. Dadurch kann der Oeffnungsmechanismus entfallen; ferner sind zur leichteren Füllung Deckel D_1 und Sackstutzen G durch Schraubengewinde an der Büchse A befestigt. Nach Gebrauch des Apparates werden diese beiden abgeschraubt, die Stossplatten und die Filterkammer E herausgehoben und das entstandene Reaktionsprodukt (Natriumkaliumkarbonat und -Hydrat) mittels Wasser gelöst. Da der Trägereinsatz und die untere Siebplatte ebenfalls herausgenommen werden können, steht einer gründlichen Reinigung und Trocknung des leeren Apparates nichts im Wege. Derselbe kann also bis auf das Asbestfilter wiederholt benutzt und auf der Grube selbst gefüllt werden; dies darf natürlicherweise immer erst unmittelbar vor dem neuerlichen Gebrauch vorgenommen werden; stets muss darauf Rücksicht genommen werden, dass das Superoxyd nicht länger als unbedingt notwendig der feuchten Luft ausgesetzt bleibt. Von den sonstigen Konstruktionsdetails dieser beiden Apparattypen sei nur noch der Atmungsschlauch erwähnt, welcher die Verbindung zwischen Mundstück — einer zweieckigen Kautschukplatte, welche zwischen Lippen und

Zähne eingelegt wird — und dem Rohr F herstellt. Dieser Schlauch soll biegsam sein und leicht den gewöhnlichen Bewegungen des Kopfes folgen können, darf aber nie einknicken oder seinen nutzbaren Durchgangsquerschnitt bedeutend verkleinern. Die sogen. Spiralschläuche aus dickem Kautschuk mit eingearbeiteter Drahtspirale erwiesen sich als zu steif und verursachten krampfartige Schmerzen in den Lippen. Wir verwenden mit ausgezeichnetem Erfolge einen Schlauchzylinder aus demselben dünnen, mit Kautschuk überzogenen Stoff, aus dem der Atmungssack hergestellt ist, und verhindern das Knicken durch zwei eingeschobene Stahldrahtspiralen, von denen die eine rechts-, die andere linksläufig ist, wodurch auch das Einfallen einer Stofffalte zwischen zwei Drahtwindungen infolge der netzförmigen Struktur des Spiralzylinders behoben erscheint. Dieser Atmungsschlauch ist sehr leicht und gehorcht ohne wesentlichen Widerstand jeder Kopfbewegung.“

Man ersieht aus dieser Beschreibung, dass der Apparat nicht so einfach ist; vor allem die Reaktionstemperatur, welche bis 350 Grad steigen kann, hat ihre grossen Bedenken. Auch die Lagerung des Apparates am Gürtel und der leicht verletzbare Sack geben zu Bedenken Anlass, jedoch will Verfasser mit seinem Urteile zurückhalten, da er Versuche mit dem Apparat noch nicht gemacht hat; nur nach einer Richtung hin will er warnend seine Stimme erheben, weil er befürchtet, dass dem Apparat Leistungen zugemutet werden, welche er nicht erfüllen kann und welche in diesem Falle die gesunde Idee, welche in ihm steckt, vernichten können. Prof. Bamberger bezeichnet seinen Apparat als Selbst-Rettungsapparat, er denkt sich den Apparat so, wie einst Herr von Walcher den seinigen sich gedacht hatte, dass jeder Mann ihn in die Grube mitnimmt und ihn dort bei Unglücksfällen anmontiert. Wenn derartige menschenfreundliche Ideen möglich sind, wenn die Leute daran gewöhnt werden oder wenn es den Leuten möglich sein wird, an einer geschützten Stelle des Bergwerkes sich hinzusetzen und in der Gewissheit, gute atembare Luft bei sich zu haben, auf die Rettungsmannschaft, welche von aussen vordringen wird, zu warten, dann wird man Erspriessliches von dem Apparat erwarten dürfen. Wenn aber die Leute mit dem Apparat angetan darauf losstürmen werden, wenn, wie es an einer Stelle leider angedeutet ist, der Apparat auch dazu Verwendung finden soll, nicht nur als Selbstrettungsapparat zu dienen, sondern als Arbeitsapparat für Rettungszwecke, dann kann er aus theoretischen Gründen nie gute Resultate geben. Es ist oben auf den respiratorischen Quotienten aufmerksam gemacht und darauf hingewiesen worden, dass der Mensch weniger Kohlensäure ausatmet, als er Sauerstoff eingeatmet hat. Da in den Natriumsuperoxyd-Apparaten die Entwicklung des Sauerstoffes abhängig ist von der ausgeatmeten Kohlensäure und die Kohlensäure die gleiche Menge Sauerstoff freimacht, ist es klar, dass immer ein Minus an Sauerstoff produziert werden muss gegenüber dem Bedarf an diesem Gase; dieses Missverhältnis wird umso grösser werden, je grösser die Arbeiten sein werden.

Wir kommen jetzt zu einer neuen Klasse von Rettungsapparaten, welche unter Ausnutzung der mechanischen Kraft des komprimierten Sauerstoffes arbeiten, denen im Laufe der letzten Jahre wohl die grösste Bedeutung zugesprochen ist und von denen der erste Apparat den Namen des Verfassers trägt. Zwei fundamental neue Momente sind in diesem Rettungsapparat zur konstruktiven Durchbildung gelangt: einmal die Ausnutzung der lebendigen Kraft, welche in dem komprimierten Sauerstoff aufgespeichert ist, und zweitens die vollständig automatische Funktion des Apparates, welche den Träger jeglicher Bedienung des Apparates enthebt. Es konnte nicht zweifelhaft sein, dass die Ausnutzung der lebendigen Kraft nur darin bestehen durfte, die Regeneration der ausgeatmeten Luft zu erleichtern, d. h. der menschlichen Lunge die Aufgabe abzunehmen, die Ausatmungsprodukte in oder durch das Regenerationsmittel zu führen und den Sauerstoff andererseits wieder anzusaugen. Und ebensowenig zweifelhaft konnte es sein, bei der automatischen Zuführung des Sauerstoffes die Dosierung desselben so zu bemessen, dass sie für alle Möglichkeiten durchschnittlich genügen musste. Diese beiden Neuerungen bezeichnet G. A. Meyer-Hibernia, welcher sich selbst auf dem Gebiete der Rettungsapparate so erfolgreich betätigt

hatte, als hervorragend. Diese Autorität auf dem Gebiet des Rettungswesens begrüsste in
der Festschrift, welche den Teilnehmern des allgemeinen deutschen Bergmannstages gewidmet
war, 1901 diesen Apparat mit den Worten: „Vom theoretischen Standpunkte aus darf man
die einfache Lösung dieser Frage, die sich bisher als eine äusserst schwierige gezeigt hat,
in der Tat als ideal bezeichnen.“

     Der Rettungsapparat Giersberg besteht also aus einem System von 1 oder 2 Flaschen,
welche einen Rauminhalt von 1 l haben und bei einem Drucke von 120 Atm. 120 resp. 240 l
Sauerstoff enthalten. An diese Flasche resp. an dieses Flaschensystem wird das Reduzierventil angeschlossen. Verwendet man einen Zweiflaschen-Apparat, so hat sich als vorteilhaft erwiesen, die beiden Flaschen schon fabrikatorisch starr miteinander zu verbinden, um
für den Anschluss mit dem Reduzierventil nur eine einzige Verbindungsstelle zu haben.

Fig. 43.

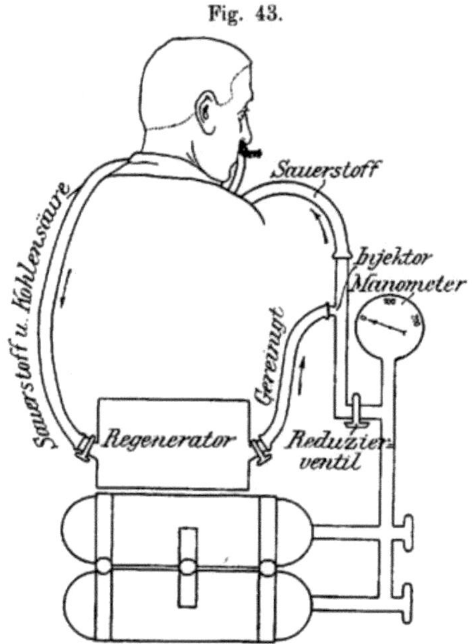

Rettungsapparat Giersberg, Modell 1901.

Die Handräder der beiden Flaschen sind verschiedenartig geformt, damit der Träger z. B. weiss,
die Flasche mit gewelltem Handrade ist geöffnet, die andere ist geschlossen. Trotz der ent-
gegenstehenden Ansicht einer Autorität wie G. A. Meyer-Hibernia soll die Möglichkeit des
Signals: 1 Flasche für den Hinweg, 1 Flasche für den Rückweg, beibehalten werden. An
die Flasche schliesst sich das Reduzierventil, welches seinerseits den wichtigsten Bestandteil des Apparates, den Injektor trägt. Da es notwendig ist, den hohen Druck von 120 Atm.
mit Sicherheit zu reduzieren, sind die Reduzierventile auf einen Druck von 5 Atm. eingestellt, weil diese Instrumente mit einem höheren Druck sicherer arbeiten als mit einem
niederen Druck. Andererseits ist dadurch die Schwierigkeit entstanden, den Injektor bei
seinem kleinen Verbrauch von nur 2 l pro Stunde sehr klein zu bohren; der Injektor darf
nur eine Bohrung von 0,15 mm enthalten. Es ist der Technik gelungen, diese Frage in
durchaus befriedigender Weise zu lösen. An seinem Eingang trägt das Reduzierventil ein
Manometer; dieses Manometer hat den Zweck, bei Besichtigung des Apparates in jedem

Moment Aufschluss zu geben, ob und wie die Flaschen gefüllt sind. Der Apparat kann daher betriebsbereit montiert im Magazin liegen, während bei allen Systemen, welche früher Verwendung fanden und hier beschrieben sind, es erst nötig war, im Moment der Benutzung die Flaschen mit einem besonderen Manometer zu prüfen und sie erst dann in den Apparat einzubauen. Das Manometer wird in neuester Zeit von der Sauerstofffabrik Berlin auch mit einer Skala versehen, welche die genaue Arbeitszeit des Apparates in Minuten angibt; selbstverständlich ändert das nichts an der Sicherheit der Konstruktion, denn der Apparat muss, wenn die Flasche voll ist, eben anzeigen, dass er mit 1 Flasche 60, mit 2 Flaschen 120 Minuten arbeitet. Aber nicht nur diesen grossen Wert hat das Manometer, es gestattet auch die Kontrolle darüber, ob der Apparat dicht zusammengestellt ist; es ist ein schwerer Missstand, wenn diese Möglichkeit nicht geboten wird. Wer längere Zeit, wie der Verfasser, fortgesetzt mit dem Apparat arbeitet, der weiss, welchem schnellen Verschleisse die Apparate an ihren Verbindungsstellen unterliegen und wie sorgsam die Apparate gewartet werden müssen. Nicht umsonst begegnet sich Verfasser hierin mit Bergwerksdirektor Meyer-Hibernia, der in seinem Gutachten an das Oberbergamt ganz besonderen Wert auf Dichtigkeitsprüfung legt und ganz besondere Vorschriften für die Untersuchung des Apparates gestellt wissen will. Wenn man nämlich den Absperrhahn des Reduzierventils schliesst, das Manometer durch Oeffnen der Flasche auf Druck stellt und die Flasche sofort wieder schliesst, sodass das Manometer neuen Druck nicht mehr bekommen kann, so muss der Druck unverändert sich 10—15 Minuten halten; geht er zurück, so ist ein sicheres Zeichen dafür vorhanden, dass irgend eine Stelle am Apparat undicht ist, welche beim Arbeiten mit dem Apparat unbedingt Verluste geben muss. Selbstverständlich wird diese Kontrolle nicht im Moment der Benutzung ausgeführt, sondern im Moment der Montage des Apparates, welcher dann in einem so nachgesehenen dichten Zustande in dem Magazin aufbewahrt werden kann. Nur durch das Vorhandensein dieser Kontrollvorrichtung ist der Konsument in der Lage, sich von der zweckentsprechenden Ausführung der Apparate beim Kauf zu überzeugen.

Selbstverständlich muss für das Reduzierventil die denkbar sicherste Konstruktion gewählt werden und es muss Vorsorge getroffen werden, dass Schmutzteilchen nicht in diese Instrumente gelangen, denn immer werden sich kleine Rostpartikelchen im Innern der Flasche bilden können, welche beim Ausströmen durch den hochkomprimierten Sauerstoff alsdann mit fortgeschleppt werden. Die Fabrikanten haben daher darauf zu achten, dass die Reduzierventile am Eingang mit Schmutzsieben versehen sind, welche aus dünnen feinmaschigen Drahtgewebe mit Filzeinlage zu bestehen haben, und in ganz gleicher Weise müssen die Ventile noch einmal am Austritt mit derartigen Sieben versehen sein, um das feine Loch der Injektordüse vor jeder Verstopfung zu schützen. Die Sicherheitsvorrichtungen, welche die Sauerstofffabrik Berlin im Einverständnis mit mir angebracht hat, scheinen sich gut bewährt zu haben, wenigstens sind bei den vielen Hunderten von Apparaten, welche im Umlaufe und welche mannigfach erprobt sind, Verstopfungen noch nicht berichtet worden. Der eine Fall, welcher vor einiger Zeit warnend in der Literatur mitgeteilt wurde, betraf nicht einen Giersbergschen Apparat. Ueber den inneren Organismus eines Reduzierventils an dieser Stelle nur so viel, dass alle Reduzierventile Drosselventile sind: am besten sind Ventilkonstruktionen, bei welchen die Ventilklappe sich gradlinig öffnet und schliesst und nicht am Ende eines langen Hebelarmes sitzt. Verfasser hält die von Bergrat Mayer-Karwin in seinem Aufsatze (s. oben) vorgeschlagene Konstruktion in technischer Beziehung nicht für vollkommen. Selbstverständlich ist es vorteilhaft, dass alle Teile am Reduzierventil, an welchen irgendwie unbefugte Hände stellen können, vom Fabrikanten in plombiertem Zustande geliefert werden, so dass der Organismus dieses Instruments nicht böswillig oder unachtsam geschädigt werden kann. An das Reduzierventil schliesst sich die Injektordüse an, welche, wie bereits erwähnt, bei einem Druck von 5 Atmosphären arbeitet und einen Konsum von 2 l Sauerstoff hat. Es ist gleichfalls hervorgehoben worden, dass die Injektordüse an ihrem Eingang durch Siebe vor

Verschmutzung zu schützen ist. Es hat sich herausgestellt, dass es notwendig ist, auch den Saugweg durch eine Schmutzkammer zu schützen, denn es könnten Staubteilchen des Absorptionsmateriales mitgerissen werden. Die Konstruktion der Sauerstofffabrik Berlin, deren Organismus aus der Abbildung ohne weiteres verständlich ist, hat sich auf das beste be-

Fig. 44.

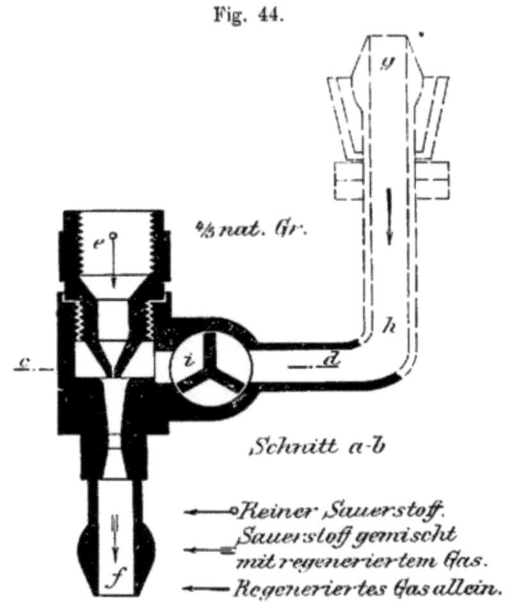

währt. Es ist hier nicht der Platz, die Frage zu diskutieren, aus welchem Grunde gerade 2 l Sauerstoff gewählt sind, welche kontinuierlich zuströmen und aus deren Dosierung sich bei einem Vorrat von 120 resp. 240 l die Benutzungsdauer des Apparates auf 60 resp. 120 Minuten stellt. Wir haben oben gesehen, dass der Bedarf des Menschen an Sauerstoff ein durchaus variabler ist und von etwa 400 ccm bis zu 3000 ccm schwankt. In dem Bestreben nun dieser Anforderung dauernd zu genügen, hatte Verfasser sich entschlossen, das kontinuierliche System einzuführen, d. h. Sauerstoff in einer Maximaldose dauernd zuströmen zu lassen; da bei ungewöhnlichen Kräfteanstrengungen ein vorübergehender noch grösserer Verbrauch stattfindet, muss der Träger trotz des automatischen Funktionierens des Apparates wissen, dass, wenn er Sauerstoffhunger verspürt, ihm also der Atem knapp wird, er in der Arbeit nicht heftig fortfahren darf, sondern dass es genügt, wenige Augenblicke zu pausieren, um sofort wieder frischen Sauerstoff zu haben, weil derselbe kontinuierlich zuströmt. Es hat sich auch vorteilhaft gezeigt, in einem solchen Falle den Sack, welcher als Puffer eingeschaltet ist, zusammenzuquetschen. Andererseits ist klar, dass 2 l für viele Zeiten wieder zu viel sein würden, so dass allmälig ein starkes Plus an Sauerstoff und an Atemluft eintreten würde. Dieses Moment ist durch automatische Abblaseventile beseitigt; das Nähere wird weiter unten mitgeteilt. Es ist Verfasser des öfteren begegnet, dass ihm besonders von älteren Praktikern entgegengehalten wurde, dass das Atmen mit reinem Sauerstoff doch unbedingt schädlich, — manche verstehen sich sogar zu der Ansicht, unbedingt tödlich sein müsste. Es ist nun nicht nötig, über das Verkehrte dieser Ansicht an dieser Stelle sich auszulassen, es sei aber bemerkt, dass von einem Atmen in reinem Sauerstoff überhaupt nicht die Rede sein kann. Der Helm und der Brustsack, auf welche wir weiter unten noch eingehen werden, sind bei der Montage mit Luft gefüllt. Durch das Eindringen des Sauerstoffes wird allmälig die im Blute gelöste Kohlensäure, welche sonst nicht ausgeschieden würde und der im Blute gelöste Stickstoff ausgetrieben, so dass der Sauerstoffgehalt im Apparat, wie eingehende Analysen gezeigt, auf etwa 60 pCt. sinkt. Da nur der Sauerstoff verbraucht wird, der Stickstoff vollständig unbenutzt im Kreislaufe erhalten bleibt, beläuft sich der Sauerstoffgehalt auf diese Werte. Das Verdrängen der im Blute gelösten Kohlensäure weist darauf hin, dass bei der Konstruktion des Apparates ganz besonderer Wert auf die sofortige Wirksamkeit der Regeneration gelegt werden muss. Auch hierüber erfolgt das Ausführliche weiter unten.

Es ist oben gesagt worden, dass der Injektor dazu dienen soll, den Sauerstoff dem Menschen zuzuführen und die ausgeatmete Luft fortzuschleppen und sie durch ein Regenerationsmittel hindurchzutreiben, die Ein- und Ausatmungsluft also überhaupt nicht stagnieren zu lassen und einen stetigen gleichmässig fliessenden Wechsel zu unterhalten. Die Leistungsfähigkeit des Injektors ist hier in einem geschlossenen Kreislauf zweifellos eine andere, wie unter den Einflüssen der Atmosphärenluft, auch wird die Pulsierung des Atmungsbeutels in gewisser Beziehung hier von Einfluss sein. Ferner ist zu beachten, dass der Druck des Triebgases in Wechselwirkung steht zur Menge und Geschwindigkeit des Lastgases, also derjenigen Luftmenge, welche im Kreislauf bewegt werden soll und welche einer bestimmten Zeit für die Berührung mit dem Absorptionsmittel bedarf, um den chemischen Prozess der Wegnahme der Kohlensäure aus dem Ausatmungsprodukt mit Sicherheit zu erreichen. Durch die Praxis hat sich herausgestellt, dass es genügt, einen Wechsel der Luft von ca. 30 l zu schaffen und dass es vorteilhaft ist, das ursprünglich gewählte Vakuum von 200 mm durch richtige Konstruktion des Injektors auf etwa 850 bis 1000 mm Wassersäule zu erhöhen. Der Wechsel von 30 l genügt vollauf, um ein Stagnieren der Luft vor dem Munde vollständig auszuschliessen und gewährt dabei der Ausatmungsluft ausreichende Gelegenheit, sich beim Durchgang durch das Regenerationsmittel vollkommen von Kohlensäure zu reinigen. Wir werden später sehen, wie vorteilhaft nach dieser Richtung hin ein Wechsel der Geschwindigkeit durch Aenderung der Querschnittsverhältnisse wirkt. Die Arbeit Drägers (Feuer und Wasser, 1904) welche es für wünschenwert hält, einen Wechsel von 50 l zu ermöglichen, stützt sich auf eigene Versuche und eine dabei beobachtete abnorme Atmungsgrösse; da aus den Versuchen Löwys bekannt ist, dass die Atmungsgrösse eine Funktion des Kohlensäuregehaltes der Einatmungsluft ist, diese aber bei richtiger Konstruktion eines Rettungsapparates völlig frei von Kohlensäure sein muss, ist diese Forschung Drägers verfehlt.

Es schien ursprünglich ein gewagtes Unternehmen, den Apparat sofort vollständig automatisch arbeiten zu lassen, weil man sich darüber klar war, dass der Sauerstoffverbrauch bei gewissen Arbeiten grösser sein müsste als die normale sich gleich bleibende Dosierung betrug. Man hätte sich so helfen können, dass man die minutliche Sauerstoffgabe auf 3 l festsetzte, dann wäre man bei einem 2 Flaschenapparat und 240 l Sauerstoffvorrat auf eine Benutzungsdauer von 80 Minuten gekommen oder man hätte ein Sauerstoffquantum von 360 l mitnehmen müssen, um auf eine 2stündige Benutzungsdauer zu kommen. Rein theoretisch sind beide Fälle möglich, praktisch nur der erste, weil die Mitnahme von 360 l Sauerstoff ein zu grosses Gewicht an Stahlflaschen bedingt. Da die Bergwerkstechnik jedoch die strenge Forderung aufstellte, einen Apparat für eine Benutzungsdauer von 2 Stunden zu haben, andererseits aber in bezug auf das Gewicht des Apparates und den Umfang, den der Apparat einnehmen dürfte resp. um welchen der Träger in seinem Leibesumfange vergrössert wurde und wegen der unterirdischen Verhältnisse ganz bestimmte Postulate stellte, musste man nach einer Richtung hin eine Konzession machen. Es wurde zunächst versucht, ein Umgangsventil einzuschalten, d. h. das Reduzierventil mit einem zweiten Hahn zu ver-

sehen, welcher unter Umgehung der Sauerstoffdosierung mittels der Düse Sauerstoff nach
Belieben des Trägers in den Atmungssack einführte, dem Apparatträger also die gleiche
Möglichkeit der Sauerstoffentnahme an die Hand gab, wie es der Pneumatophor und
alle anderen Apparate getan hatten. Es zeigte sich bald, dass bei einigermassen intensiv durchgeführten Uebungen das nicht notwendig war, dass ein kurzes Pausieren
vollauf genügte, den Apparat mit Sauerstoff wieder zu füllen. Dieses Resultat musste mit
Freude begrüsst werden, denn Verfasser war sich klar darüber, dass mit der Einführung
eines Umgangsventils eines der erspriesslichsten Momente des Apparates beseitigt wäre. Wer
je in der Lage gewesen ist, nicht vom grünen Tische, sondern in ernster Stunde Unter-
gebene in todbringende Gase schicken zu müssen, wer je mit diskontinuierlichen und mit
kontinuierlichen Apparaten gearbeitet hat, der wird wissen, welches unendliche Gefühl der
Beruhigung es gewährt, zu wissen, dass der Apparat Atemluft enthält und enthalten muss,
weil dem Träger die Möglichkeit genommen ist, irgend etwas an der Zufuhr zu ändern;
wenn man sonst voll Bangigkeit die Rückkehr erwartete, wenn man sich in jeder Sekunde
sagen musste, wie leicht ist der Sauerstoffvorrat zu Ende und der Träger ist gerade durch
den Apparat verunglückt, weil er in falschem Vertrauen auf diesen sich zu weit vorwagte —
ein Fall, wie ihn Direktor Lüthgen-Zeche von der Heydt (Glückauf 1898) geschildert —
der weiss, welches beruhigende Gefühl es gewährt, zu wissen, dass der Mann mit dem
Apparat für 2 Stunden Luft haben muss. Diese von uns bereits im Jahre 1901 abgetane
Konstruktion wird neuerdings wieder warm empfohlen; auf die zu erwartenden Schäden ist
von Meyer-Hibernia und Dr. Michaelis treffend hingewiesen worden (Glückauf und
Oesterreich. Zeitschrift 1904).

Während also der Injektor auf der einen Seite frischen Sauerstoff und gereinigte Luft
dem Menschen zuführte, saugt er auf der anderen Seite die ausgeatmete Luft ab. Es sei gestattet, hier eine Lücke zu machen und die Art der Vereinigung vor dem Munde des
Menschen zunächst zu übergehen. Wir haben demnach einen geschlossenen Kreislauf;
vor dem Munde des Menschen ein Luftquantum, welches in steter Bewegung durch
die Kompression des Sauerstoffes gehalten wird, wobei der zu Kohlensäure verbrauchte Sauerstoff durch frisch nachströmenden stets erneuert wird. Es sei übrigens an dieser Stelle erwähnt, dass trotz der vielen Versuche mit Rettungsapparaten nie Erscheinungen beobachtet
wurden, welche den von Wolpert-Berlin beobachteten entsprechen würden, wonach bei
Atmen in geschlossenen Räumen noch andere giftige Gase als Kohlensäure gebildet werden.
Befürchtungen, wie sie also von Physiologen nach dieser Richtung hin vorgebracht werden
könnten, haben sich in der Praxis nicht begründet gezeigt.

Wir gelangen jetzt zum wichtigsten Teile, zur Regeneration der ausgeatmeten Kohlensäure. Die schlechten Erfahrungen, welche man beim Pneumatophor mit flüssigen Regene-
rationsmitteln gesammelt hatte, machten ein trockenes Absorptionsmittel gebieterisch zur
Forderung; die eigenartigen Erfahrungen, welche man mit Natronkalk bei dem ersten Giersbergschen Modell erzielt hatte, führten zur Verwerfung dieses Mediums, an welches man
vom chemischen Standpunkte aus zunächst denken musste. Es blieben von leicht beschaff-
baren Mitteln Aetznatron und Aetzkali übrig, das erste durch seine Billigkeit sich selbst
empfehlend; der Verlauf des Prozesses führt aber darauf hin, dass nur Aetzkali in Frage
kommen kann, denn bei der Reaktion müssen sich kohlensaure Alkalien bilden. Während
nun kohlensaures Natron in feuchter Luft verhältnismässig schwer löslich ist, zeichnet sich
kohlensaures Kali unter gleichen Verhältnissen durch leichte Löslichkeit, ja Zerfliesslichkeit
aus. Da ein festes Reaktionsmittel stets in seiner ganzen Masse berechnet wurde, lag also die
Gefahr nahe, dass bei Anwendung von Aetznatron das frisch gebildete Natriumkarbonat die
Substanz selbst als gewissermassen isolierende Schicht umgab, um alsdann noch einen
weiteren Teil Kohlensäure zu Natriumbikarbonat aufzunehmen, und so die Hauptmenge der
Substanz aber der Reaktion zu entziehen. Es war auch klar, dass man das Regenerationsmittel auf ein Maximum der etwa sich überhaupt bildenden Kohlensäure zu berechnen hatte

und zwar musste man der Berechnung die Möglichkeit zu Grunde legen, dass eventuell der gesamte mitgenommene Sauerstoff zu Kohlensäure umgesetzt wurde, d. h. aus 240 l Sauerstoff sich 240 l Kohlensäure bildeten. Da 504 l Kohlensäure 1 kg betragen, betrugen 240 l Kohlensäure rund 475 g. Der Regenerationsprozess spielte sich nun im wesentlichen folgendermassen ab:

$$2 \, KOH + CO_2 = K_2CO_3 + H_2O$$
$$2 \, (39 + 16 + 1) + (12 + 2 \times 16) = (2 \times 39 + 12 + 3 \times 16) + (2 + 16)$$
$$112 \text{ Teile } KOH + 44 \text{ Teile } CO_2 = 138 \text{ Teile } K_2CO_3 + 18 \text{ Teile } H_2O$$

$$\text{also } \frac{KOH}{CO_2} = \frac{112}{44}$$

$$\text{Demnach } KOH = \frac{CO_2 \cdot 112}{44}$$

Da nun 475 g CO_2 zu absorbieren sind, ergibt sich für Aetzkali

$$KOH = \frac{475 \cdot 112}{44} = \text{rund } 1200 \text{ g}$$

und wenn man den von Löwy gefundenen respiratorischen Quotienten einsetzt:

$$1200 \times 0{,}804 = 965 \text{ g, also rund 1 kg,}$$

wobei noch zu berücksichtigen ist, dass das gebildete kohlensaure Kali noch überschüssige Kohlensäure zu Bikarbonat lösen kann. Versuche, welche nunmehr mit Aetzkali unternommen wurden, ergaben ein durchaus wechselndes Resultat; es hielt sehr schwer, den Grund hierfür zu finden, schliesslich aber gelang der Nachweis, dass der Krystallwassergehalt des Aetzkalis eine wesentliche Rolle spielte, so dass die Ansprüche an das Material nur dann befriedigt wurden, wenn das Aetzkali einen sehr hohen Krystallwassergehalt besass; man erreicht damit, dass das kohlensaure Kali auf der Oberfläche in dem Krystallwassergehalt sich löst und abtropft, und so der durch die Ausatmung zugeführten Kohlensäure zur Absorption gleichsam automatisch stets neue Flächen des Aetzkali entgegengeführt werden. Bei stark krystallwasserhaltigen Kalisorten zeigte sich ferner, dass dieselben viel leichter ansprachen. Auch anderweit ist die Reaktionsträgheit des Aetzkalimaterials im Anfang der Benutzungsdauer beobachtet worden. So erwähnt Mayer-Karwin, dass er das Aetzkali vor dem Hineintun in den Atmungsbeutel seines Neupertschen Apparates mit Wasser anfeuchtete. Es bedarf nicht der Erwähnung, dass das feste krystallwasserhaltige Aetzkali, welches die Sauerstofffabrik Berlin eigens für Rettungsapparate herstellt und welches dauernd dem Apparat einverleibt bleiben kann, den Vorzug verdient vor einem Produkt, welches erst im Moment der Benutzung bearbeitet werden muss.

Die zweite Frage, die es zu lösen galt, war die der Oberfläche; denn dem kohlensäurehaltigen Ausatmungsprodukt muss eine möglichst grosse, d. h. ausreichende Aetzkalioberfläche geboten werden.

Dass man auf die erforderliche Dauer wesentlich kürzend einwirken kann, wenn man durch einen Abzweig der Sauerstoffzuführung schon eine Mischung der Ausatmungsprodukte mit Sauerstoff vor deren Eintritt in die Absorptionskapsel erreicht, ist zwar praktisch noch nicht erprobt, leuchtet aber ohne weiteres ein. Die grosse Oberfläche wurde dadurch erreicht, dass man die Aetzkalistangen jede einzeln für sich lagert, ohne dass eine Stange die andere berühren kann, während gleichzeitig auch auf das Wachsen der Stangen durch die Bildung des kohlensauren Kalis und auf das Abtropfen desselben Rücksicht genommen ist. Die Konstruktion, welche die Sauerstofffabrik Berlin für den Regenerator schliesslich gefunden hat, ist technisch geradezu vollendet und sie ergibt die Möglichkeit, den Weg, welchen die Ausatmungsprodukte nehmen, beliebig dem Apparatzweck anzupassen. Die Konstruktion ergibt sich aus der Abbildung (Fig. 45).

Nunmehr aber stand man bei der Verwendung des Aetzkalis vor derselben Schwierigkeit, welche Neupert bei seinem Apparate durchgemacht hatte, dass man wohl ein festes

Produkt anwendete, dass dieses aber während der Reaktion flüssig wurde. Diesem Uebelstande begegnete man dadurch, dass man unterhalb des Aetzkalis eine aufsaugefähige
Schicht von Kieselgur, Holzkohle, Filz oder ähnlichen Produkten legte, welche die kohlensaure Lösung sofort aufsaugt und dadurch unschädlich macht. Auch die Beschickung der
Regenerationstrommel wurde zu einer gefahrlosen gemacht.

Durch Gebrauchsmuster No. 191528 ist eine Konstruktion angegeben und seither im
Handel, bei welcher die Aetzkalistangen dochtartig durch einen dünnen Blumendraht durch-
gezogen sind, so dass man mit dem Aetzkali selbst nicht in Berührung zu kommen braucht

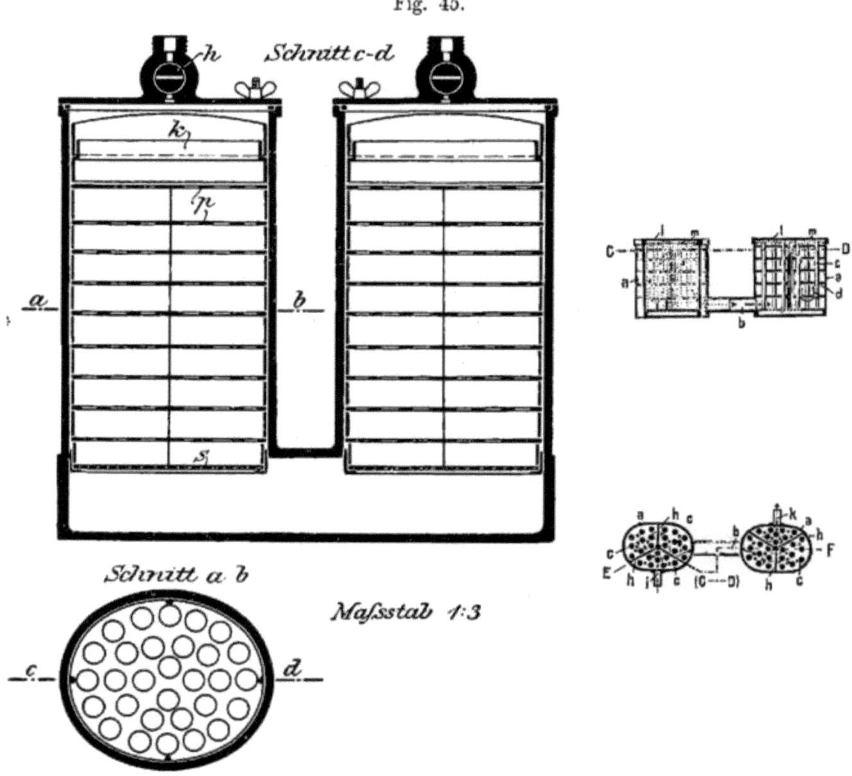

(Fig. 46 u. 47). Dieser Docht hat aber die weitere Annehmlichkeit, die Masse vollständig zusammen zu halten, da das ziemlich spröde Aetzkali zu Bruch und Absplitterung neigt.
Dräger sucht diese Schwierigkeiten dadurch zu umgehen, dass er die Regenerations-
gefässe bei sich in der Fabrik fertig füllt und in plombiertem Zustande liefert. Er
verwendet zu diesem Zweck flache Schalen (siehe Fig. 48), von denen die eine fest
in der Wandung liegt, die andere durch Ausschnitte in der Wandung den Gasen Durch-
lass gibt, so dass der Gasstrom abwechselnd über eine Schale geführt wird, um sich
unterhalb derselben wieder zu vereinigen und durch die Mittelöffnung der nächsten abzu-
gehen; er verwendet körniges Material und legt unterhalb des Materials ein Fliesspapier,

Fig. 46.

Fig. 47.

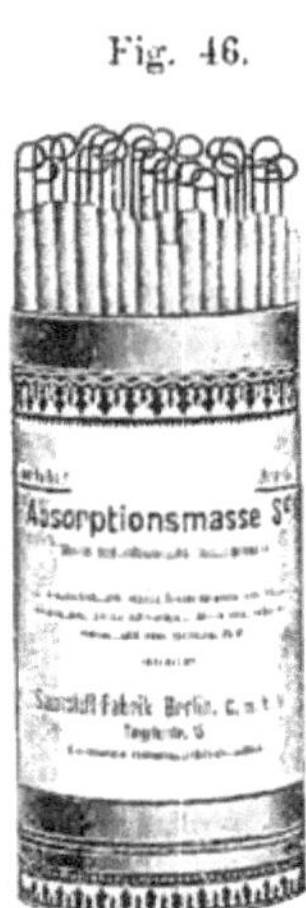

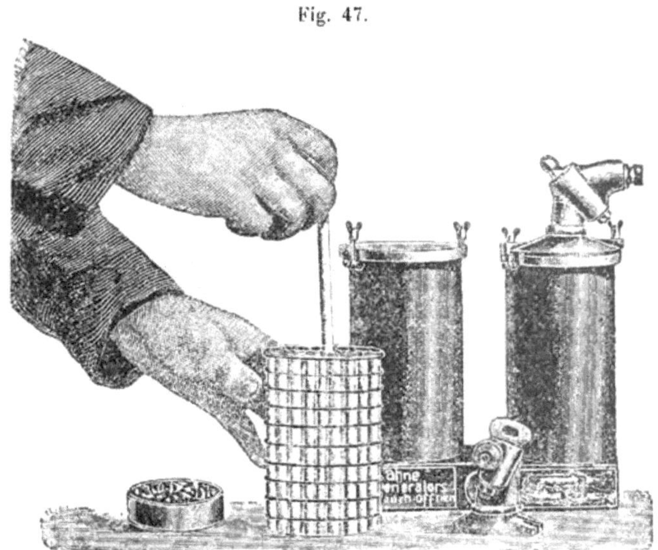

Regenerator - Sauerstoff - Fabrik Berlin.

Fig. 48.

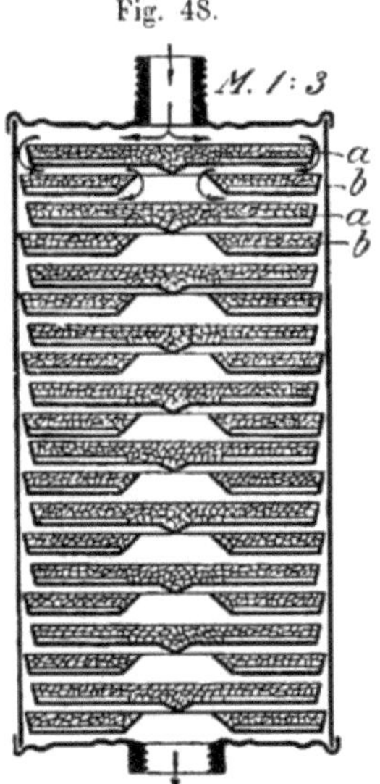

Schnitt durch Absorptionstrommel Dräger.

um die kohlensaure Lösung auf diese Weise aufzusaugen. Die Idee Drägers ist schon im Jahre 1901 durch Loeb verkörpert worden, denn Loeb bietet derartige Patronen unter gleichen Voraussetzungen an, wie aus folgendem Bericht hervorgeht:

„Ein Haupterfordernis bei Atmungsapparaten, deren Wirksamkeit auf Durchatmung durch chemische Stoffe beruht, ist, dass die Füllung der Behälter in fachgemässer Weise erfolgt. Trotz speziellerer Anweisung zum richtigen Füllen der Loebschen Rauchschutzapparate früherer Konstruktion wurde dies seitens der Feuerwehren nicht immer richtig befolgt, so dass dann die erwartete und vorher ausprobierte Wirksamkeit versagte. Als ein grosser Fortschritt ist es daher zu bezeichnen, dass nunmehr bei den neuen Loebschen Rauchschutzapparaten diese Füllungen in Patronenform in verlöteten und einschraubbaren Blechbehältern vom Erfinder und Fabrikanten der Loebschen Rauchschutzapparate beigegeben werden. Durch die Patronen bleiben die Apparatwandungen stets in gutem und reinlichem Zustande.“

Ob man vom Fabrikanten fertig verlötete Patronen verwenden soll, oder die Ladungen und damit die Kontrolle des Regenerators selbst vorzunehmen hat, wird nicht nur durch die Kostenfrage allein zu entscheiden sein, sondern vor allem auch von ethischen Gesichtspunkten abhängen; beide entscheiden aber für das offene System. Jeder Betriebsleiter, der von einem Untergebenen verlangt, dass er auf seinen Befehl hin sich in Gefahr begibt, hat die Verpflichtung, sich selbst von dem ordnungsgemässen Zusammensetzen des Apparates zu überzeugen, eine Berufung auf den Fabrikanten ist hierbei ausgeschlossen. G. A. Meyer-Hibernia weist in seinem Bericht an das Oberbergamt auf dieses wichtige Moment nur andeutungsweise hin.

Die Regenerationstrommel ist bisher bei automatischen Apparaten so geschaltet worden, dass die abgesaugten Gase sie durchstreichen mussten. Es hat sich herausgestellt, dass Staubteilchen mitgerissen werden können; hierbei hat sich die vorhin erwähnte Schmutzkammer, welche vor dem Injektor liegt, vortrefflich bewährt. Das Bestreben, einen möglichst grossen Kreisumlauf zu erhalten, hat Dräger veranlasst, die beiden Regenerationstrommeln parallel zu schalten, wie die aus seinem neuesten Katalog ersichtliche Abbildung zeigt; er nimmt dabei mit in den Kauf, dass der Weg, den die Gase im Regenerator nehmen müssen, auf die Hälfte reduziert wird. Dieses ist ein konstruktiver Missgriff; der Weg, den die Gase nehmen sollen, kann nicht lang genug sein, ausserdem werden angesaugte Gase stets die Neigung haben, einen bestimmten Weg zu gehen, und die kleinste Verstopfung kann die eine Trommel vollständig ausschliessen. Versuche, welche die Sauerstofffabrik Berlin in jüngster Zeit unternommen hat, welche aber noch nicht voll zum Abschluss gekommen sind, scheinen auch diese Frage zu lösen. Die Verlegung des Regenerationsmittels aus dem Saugwege in den Druckkanal verdient zweifelsohne weitgehende Beachtung. Man erreicht hierdurch einmal den Vorteil, dass der Saugkanal ausserordentlich kurz und mit ausserordentlich weiten Querschnitten und ohne Widerstände ausgestattet sein kann; dann ist es bei weitem vorteilhafter, eine Arbeit unter Druck als im Vakuum verrichten zu lassen. Der Druck, den der strömende Sauerstoff hat, beträgt noch immer ca. 2 m Wassersäule und die Absorption erfolgt unter Druck bedeutend rascher und intensiver; ausserdem ist es bei diesem Verfahren unmöglich, dass die Gase einen bestimmten Weg nehmen, denn nach der Drosselung durch den engen Querschnitt beim Eintritt in die Regenerationsbüchse treffen die unter Druck stehenden Gase einen weiten Raum, den sie voll erfüllen. Befürchtungen über eine durch Kohlensäureanwesenheit gesteigerte Atmungsgrösse sind in diesem Falle vollständig ausgeschlossen.

Das stark krystallwasserhaltige Aetzkali zeigt noch folgenden grossen Vorteil, welcher allerdings erst bei längerem Arbeiten zutage tritt. Bei hochprozentiger Ware erfolgt die Absorption der Kohlensäure zu gleicher Zeit mit einer Absorption von Feuchtigkeit aus dem Ausatmungsprodukt, da Aetzkali ein sehr stark hygroskopischer Körper ist. In dem stark krystallwasserhaltigen Produkt findet das kohlensaure Kali soviel Lösungswasser vor, dass die Feuchtigkeit dem Einatmungsprodukt erhalten bleibt, wodurch das sehr unangenehme Durstgefühl, welches sich so oft bei Apparaten mit trockener Absorptionsmasse bemerkbar macht, fortfällt. Aber auch die Wärmereaktion bei der Bildung des kohlensaures Kalis und der Lösung in dem Krystallwasser ist geringer geworden, so dass ein weiterer Apparat, welcher früher den Rettungsapparaten allgemein eingefügt wurde, in Fortfall kommen konnte; wir sprechen von dem Kühler.

Da Daten über die Verdünnungswärme gesättigter K_2CO_3-Lösung in einwandsfreier Weise noch nicht vorliegen, erhält man unter Vernachlässigung dieses Fehlers: Cal $=$ kg Kalorie

$$2\,[KOH \cdot 2H_2O] = 2\,(KOH) + 4\,H_2O - 25{,}0 \text{ Cal}$$

(Forcrand, Chem. Centralbl. 1901, II. 459).

fest   fest   flüssig Dehydratisierung

$$2\,[KOH] + aq = KOH\,aq + 26{,}6 \text{ Cal}.$$

(Ostwald, Lehrbuch. II. T., S. 216).

fest   Lösung   Lösungswärme.

$$2\,KOH\,aq = CO_2 = K_2CO_3\,aq + 26{,}1 + H_2O.$$

Lösung   Gas   Lösung   Neutralwärme.

Alle drei Gleichungen addiert, ergibt die Reaktion für wasserhaltiges KOH.

$$2\,[KOH \cdot 2H_2O] + CO_2 + aq = K_2CO_3\,aq + 5\,H_2O + \mathbf{27{,}7} \text{ Cal}.$$

fest   Gas   Lösung.

Dagegen für wasserfreies KOH

$$2\,KOH\,aq + CO_2 = K_2CO_3\,aq + 25{,}1 \text{ Cal}.$$

Lösung   Gas   Lösung

$$2\,(KOH) + aq = 2\,KOH\,aq + 26{,}6 \text{ Cal}.$$

fest   Lösung

Die Summe dieser 2 Gleichungen ergibt:

$$2\,(KOH) + CO_2 + aq = K_2CO_3\,aq + \mathbf{52{,}7} \text{ Cal}.$$

fest   Gas   Lösung

Da nun zum Unterschiede von 30 pCt. H_2O enthaltendem Kali das hochprozentige KOH beim Uebergang in Karbonat nicht als Lösung abtropft, sondern mit überschüssigem KOH in festem Krystallhydrat von KOH (nach Forcrand $KOH \cdot 0{,}5\,H_2O$) und wasserfreiem K_2CO_3 erstarrt, müssen noch folgende Wärmetönungen addiert werdem:

$$2\,(KOH) + CO_2 + aq \; K_2CO_3\,aq + H_2O - 52{,}7 \text{ Cal}.$$

fest   Lösung

$$H_2O + 2\,[KOH] = 2\,(KOH \cdot 0{,}5\,H_2O) + 12{,}6 \text{ Cal}.$$

fest   fest

$$K_2CO_3\,aq = (K_2CO_3) + aq - 6{,}5 \text{ Cal}.$$

fest   Fällungswärme von K_2CO_3.

Die Summe der Wärmetönung erhöht sich demnach um 6,1 Cal. auf 58,8 Calorien.

Zwei Momente waren also Ursache für das starke Wärmeempfinden, einmal die Wärmereaktion im Regenerator, zweitens die mangelhafte Kohlensäureabsorption. Das Einatmen kohlensäurehaltiger Luft ruft Schwindelgefühl mit Schweissausbrüchen hervor. Beide Momente sind beseitigt, das letztere vollständig, das erstere fast vollständig. Früher wurde ein doppelwandiges Gefäss als Kühlgefäss in den Kreislauf eingeschaltet, in dessen inneren Behälter Kohlensäureschnee gefüllt wurde (Fig. 49) und umd essen Wandung die Einatmungsgase geführt wurden und sich so an den kalten Wandungen abkühlten. Der Kohlensäureschnee konnte aus flüssiger Kohlensäure, welche in jedem Bierausschank heutzutage vorhanden ist, durch rasches Ausströmenlassen jederzeit gewonnen werden, so dass man mit Kohlensäureschnee ein Kältemittel hatte, dass man sich selbst, unabhängig von Eis, zu jeder beliebigen Tag- oder Nachtstunde rasch darstellen konnte. Es war aber ein neues Moment dem Apparat damit eingefügt, welches Umstände machte. Mit einer Verlängerung des Leitungsweges durch ein Metallrohr, das mehrfach um den Apparat geschlungen war, wie es die Abbildung zeigt (Fig. 50), erreicht man, dass die Reaktionstemperatur des Regenerationsmittels genügend reduziert wird. Dräger verwendet einen sogenannten Flächenkühler (s. Fig. 63).

Es bleibt nun noch zu besprechen übrig, auf welche Weise der dem Reduzierventil
entströmende Sauerstoff zur Einatmung gelangt, und auf welche Weise die ausgeatmete Luft
abfliesst und dem Regenerator zugeführt wird. Die Konstruktion mit Reduzierventil und
Injektor und die Lagerung des Absorptionsmittels auf dem Rücken gestattet sowohl die Anwendung der Mundatmung, in ähnlicher Weise wie der Pneumatophor, und sie gestattet die
Anwendung der Helmatmung, in ähnlicher Weise wie der Mayer-Neupertsche Apparat.

Fig. 49.

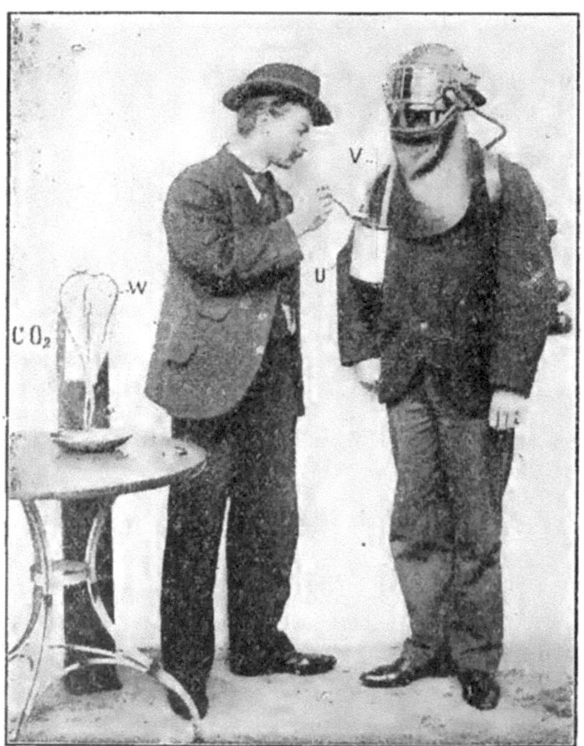

Kohlensäureschneekühler.

Die Worte und Wünsche, welche einst Herr Bergrat Behrens-Herne in seinem Vortrage
ausgesprochen hat, haben fast prophetische Bedeutung erlangt.

Die Vereinigung der die Einatmungsluft zuführenden und die Ausatmungsluft abführenden
Schläuche geschieht entweder in einem Sacke mit Mundatmung oder in einem Helme. Die
Abbildungen (Fig. 51 u. 55) zeigen den Sack vollständig, und es ist besonders darin gezeigt,
wie die Konstruktion den so oft erwähnten schädlichen toten Raum vermeidet. Der ein-
tretende Sauerstoff strömt noch einmal in Form einer Düse (Fig. 52) zu, welche das ausgeatmete
Produkt im Moment der Ausatmung vollständig wegführt, so dass ein Stagnieren und damit

Wiedereinatmen ausgeatmeter Luft nicht eintreten kann. Als Zuführungsschlauch dient ein
Faltenschlauch, welcher nicht abgeknickt werden kann und so beweglich ist, dass die Kopf-
haltung eine absolut freie, ungezwungene bleibt. Das Mundstück ist abnehmbar, so dass
jeder Mann sein eigenes Mundstück haben kann, eine Konstruktion, welche schon der erste
Giersberg-Apparat beachtet hatte. Es ist ferner Rücksicht darauf genommen, dass der
Sack für kurze Momente, beim Kriechen u. s. w., festgebunden werden kann, und ferner ist
durch die Wahl eines besonderen Stoffes Sorge getragen, dass äussere Verletzungen durch
Hängenbleiben an einem Nagel u. s. w. nach menschlichem Ermessen ausgeschlossen
bleiben. Bei Verwendung eines Mundsackes ist es natürlich notwendig, die Nase abzu-
klemmen. Neueste Versuche haben ergeben, dass das Abklemmen durch das Ausstopfen der
Nase mit bildsamen weichen Stoffen mit besonderem Vorteil erreicht werden kann, wozu

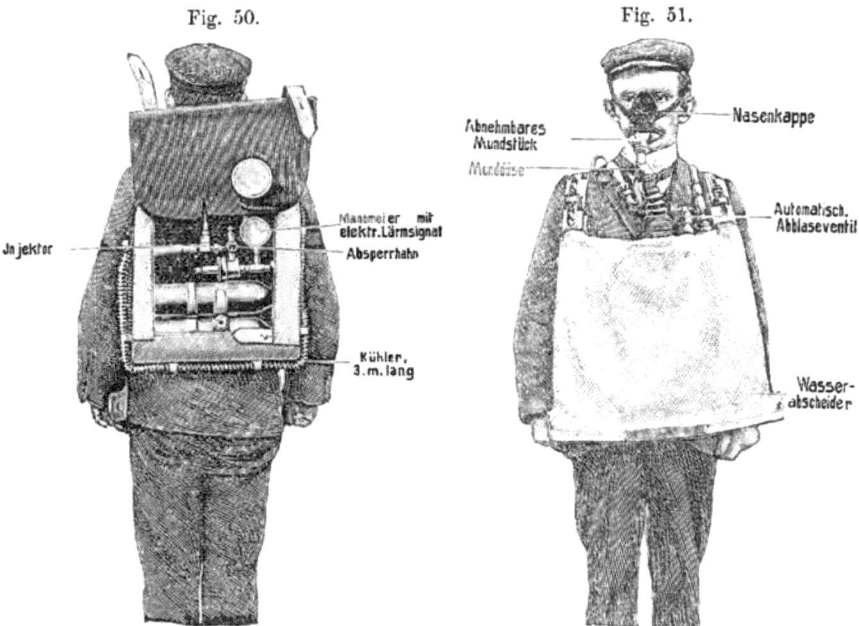

sich am besten gefettete Baumwollenschnur eignet; eine kleine Nasenkappe mit Band versehen hindert die Stoffe am Herausfallen. Es war natürlich, dass bei Wiederaufnahme dieser
Versuche alsdann an eine Durchbohrung der Stoffe und an eine lose Verbindung mit der
Mundplatte gedacht wurde. Versuche, welche nach dieser Richtung unternommen, welche
aber noch nicht vollständig abgeschlossen sind, lassen ein volles Resultat auch nach dieser
Richtung erwarten (Fig. 53). Ein weiterer Vorzug, der mit der Nasenkappe verbunden werden
kann, ist, dass dieselbe einen Lederzipfel tragen kann, welcher seinerseits das Mundstück hält; auch der letzte Rest von Anstrengung ist dadurch dem Munde des Trägers
abgenommen.

    Vor einigen Monaten ist von Herrn Dr. Bruno Alexander-Reichenhall in der Zeit-
schrift für diätetische und physikalische Therapie (Bd. 8, S. 2) ein Aufsatz erschienen über

Fig. 52.

abnehmbarer
Teil
1/3 nat. Gr.
a
b
c
Regeneriertes
Gas und frischer
Sauerstoff
(Nährgas)
n. d. Atmungssack
u. Regenerationsträger
Sauerstoff gemischt mit
regeneriertem Gas.
Ausgeatmetes ,,

Fig. 53.

a
b
e
f
c
d
c
b
a
h
h
f
f
g

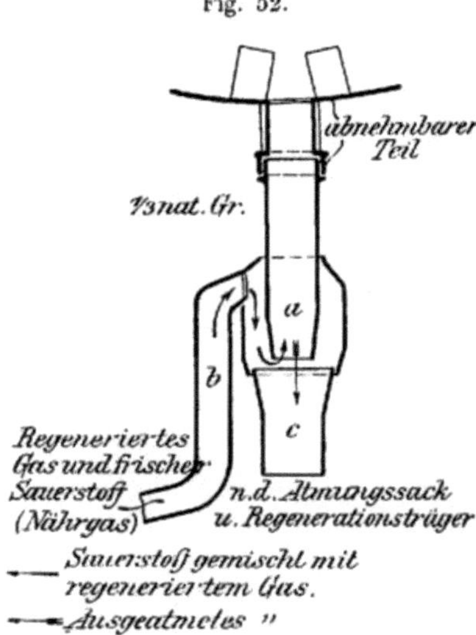

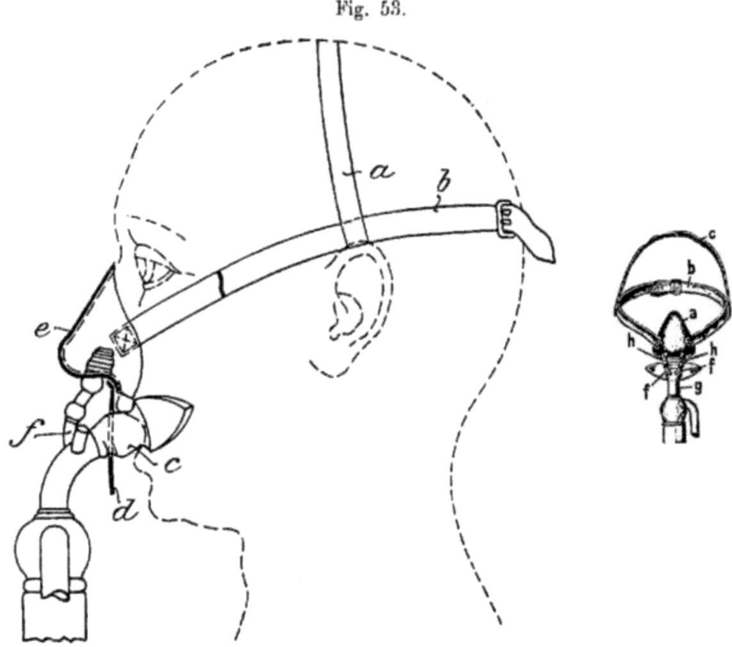

Nasenatmung und Training. Die sehr lesenswerte Arbeit schildert Versuche über das Sauerstoffbedürfnis und das Wohlbefinden des Körpers mittels Mund- und Nasenatmung und den Wert eines Trainings der Atmung, wenn der eine oder der andere Weg verschlossen ist. Da fraglos durch Mundplatte oder Nasenolive immer eine Verengung der Ein- und Ausatmungswege und damit eine Behinderung in gewissem Sinne stattfindet, so muss schon allein das Atmen mit dem Apparat in sorgfältigster Weise geübt werden. Aus diesen Versuchen Alexanders geht hervor, dass Arbeiten, welche anfangs nur bei Mundatmung ausgeführt werden konnten, schliesslich auch bei Nasenatmung geleistet worden sind.

„Der Trainierte kann die gleiche Arbeit längere Zeit bei Nasenatmung verrichten, er kann nach Beendigung einer Uebung früher mit Nasenatmung wieder beginnen als der Ungeübte, nicht Trainierte. . . . . Ein geringes Sauerstoffbedürfnis muss die Folge sein. . . . . Auf diese Weise wird das Training eine Therapie der Mundatmung. . . . . Bevor das Training nicht beendet, das Herz nicht auch hohen Anforderungen gerecht werden kann, sind Uebungen zu meiden, wobei für die Atmung schwierige Verhältnisse entstehen. Ungemein wichtig ist es, eine richtige Atmungseinstellung bei plötzlicher Erhöhung des Sauerstoffbedürfnisses zu üben. Dazu ist es notwendig, dass das Atemzentrum plötzlich und stark erregt werde, der Reiz aber auch genügend lange andauert, und dass derartige Prozeduren oft in derselben Weise wiederholt werden.“

Es ist hiernach klar, wie überaus wichtig plan- und massvolle Versuche für ein nutzbringendes Arbeiten sind und welchen Wert eine Konstruktion erlangen muss, welche das ungehinderte Atmen mit Mund und Nase ohne Abschluss des Gesichts ermöglichen wird.

Wie bereits hervorgehoben, gestattet die Konstruktion des Giersbergschen Apparates auch die Verwendung einer Maske (Fig. 54), welche den vorderen Teil des Kopfes helmartig umgibt. Als Abdichtung dient ein mit Pressluft gefüllter Gummikranz, der jedoch erst im Moment des Gebrauches aufgeblasen wird; bei genügender Spannung geschieht der endliche Abschluss mittels eines der Fahrradtechnik entlehnten Ventils. Das Aufblasen dieser Helmpneumatik kann mittels einer kleinen Pumpe, aber auch mittels des Mundes des Apparatträgers erfolgen. Die Verwendung einer Pumpe erscheint bei dem häufigen Versagen dieser Apparate und dem starken Verschleisse, dem sie bei Lagerung und nicht überaus sorgfältiger Wartung ausgesetzt sein können, gefährlich, weil das Versagen gerade im Moment des Gebrauches eintreten kann oder sogar in einem Moment, der zeitlich wenige Minuten nach demjenigen liegt, in welchem sie noch gut funktioniert haben. Das Aufblasen der Pneumatik im Bedarfsfalle mittels des Mundes hat sich gut bewährt; jedenfalls ist es den früheren Konstruktionen, welche bereits mit Pressluft fertig gefüllte Gummistreifen als dichtendes Material verwendet hatten, weit vorzuziehen. Als Material für den Helm dient vorzugsweise Metallblech und vor allem dünnes Aluminiumblech, welches sich, wie die Abbildung zeigt, vor den Augen fensterartig erweitert. Konstruktionen, welche es gestatten, das Fenster nach beendetem Gebrauch sofort zu öffnen und dadurch der frischen Luft sofort ungehinderten Zutritt zum Gesicht gewähren, sind allen anderen Konstruktionen vorzuziehen. Durch eine Lederkappe ist in passender Weise der Hinterkopf und der Nacken des Mannes zu schützen. Auf der einen Seite des Helmes erfolgt die Zuströmung des Sauerstoffes, auf der anderen Seite die Absaugung der ausgeatmeten Luft. Am unteren Teile des Helmes schliesst sich eine beutelartige Erweiterung an, welche einmal den Zweck hat, den kontinuierlich zuströmenden Sauerstoff in der Atempause aufzuspeichern, und dann auch verhindern soll, dass der Träger in einen starren Raum atmet, denn dieses würde den Ausatmungsprodukten einen sehr schädigenden Widerstand entgegensetzen. Die Zuführung des Sauerstoffes erfolgt stets so, dass sie zunächst gegen das Fenster gerichtet ist und durch das Abblasen desselben einen Niederschlag von Feuchtigkeit verhindert. Die Erfahrungen, welche man mit diesem Helm machte, waren, so günstig sie im grossen und ganzen ausgefallen sind, immerhin noch nicht so, dass man sich mit dieser Konstruktion ein für allemal hätte abfinden können; der Träger geriet nach kurzem Arbeiten unter dem

Fig. 54.

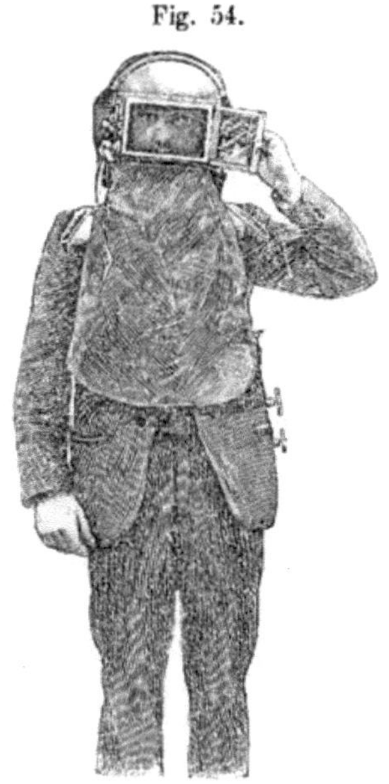

Helm in starken Schweiss, und wenn auch Vorrichtungen getroffen waren, welche dem Träger gestatteten, ohne den Helm zu öffnen, sein Gesicht abzuwischen, so war das Angstgefühl, welches ihn unter dem Helm befiel, doch jeder schweren Arbeit mit dem Helm hinderlich; in engen Grubenbauten glaubte man auch das Gesichtsfeld zu sehr beengt. Es hat sich durch neue Untersuchungen und durch fortgesetzte intensive Arbeiten bei der Berliner Feuerwehr ergeben, dass das Schwitzen unter dem Helm hauptsächlich die Folge des grossen schädlichen toten Raumes war, welcher durch das Innere des Helmes in Gemeinschaft mit dem etwa 5 l fassenden Beutel gebildet wird. Hier fand sich stets, und je schärfer die Arbeit war, in um so erhöhtem Grade eine stark kohlensäurehaltige Luft vor, welche der Mensch immer wieder einatmete und welche bei ihm durch die Erhöhung der Atemfrequenz und der Atemtiefe Erscheinungen von Benommenheit und Unwohlfühlen hervorrief und welche auch den starken Schweissausbruch verursachte. Die Berliner Feuerwehr hatte früher, als sie ausschliesslich für die Vervollkommnung der Mundatmung arbeitete, zu Doppelsäcken gegriffen und die Wege durch Ventile abgesperrt (erster Giersbergscher Apparat) und hierdurch eine vollständige Scheidung der Ein- und Ausatmungsprodukte und eine vollständige Kohlensäurefreiheit vor dem Munde erzielt. Jedoch hatten diese Versuche als Ganzes betrachtet ein durchaus negatives Resultat gehabt, denn die Verengung des Querschnittes, welche durch das Mund atmungsrohr bedingt war, trug nicht dem Luftbedürfnis genügend Rechnung: vor allem aber war durch den Gummilappen und durch das feste Zusammenbeissen der Kinnladen ein geradezu unmässiger Speichelfluss hervorgerufen, der in einzelnen beobachteten Fällen in der Stunde reichlich 100 ccm betrug und welcher ein vollständiges Verkleben der Ventile nach kurzer Zeit zur Folge hatte, auch auf das Wohlbefinden des Trägers zufolge der Feuchtigkeitsentziehung schädigend einwirken musste. Auch beim Helm waren von Mayer-Neupert schon Ventile verwendet worden. Entsprechend dem Umstande, dass Mund und Nase zusammen atmeten, waren diese Ventile in einem grösseren Querschnitte zur Verwendung gekommen, als bei den Mundatmungs-Appa-

Fig. 85.

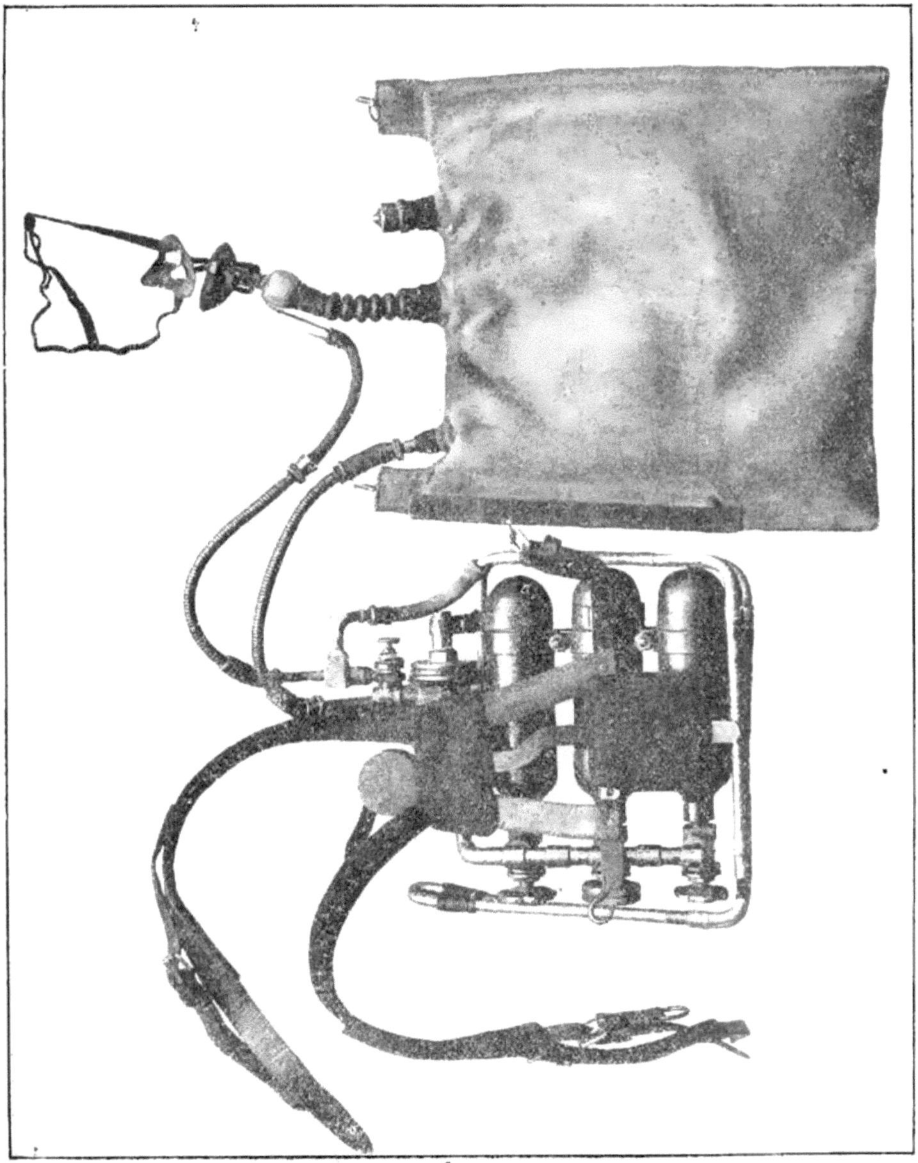

Atmungsapparat der Sauerstoff-Fabrik, Berlin, Type 1901, ohne Tornister, mit Tragzeug, ausgebreitet zur Sichtbarmachung des Kühlrohres. Der Regenerator befindet sich im Atmungsbeutel.

raten der Berliner Feuerwehr. Jedoch auch hier war beim Arbeiten nach kurzer Zeit ein Verkleben der Ventile eingetreten und die Funktion derselben damit aufgehoben; nur war es nicht der Speichel, sondern es genügte hierzu schon der übermässige Schweissdunst und die im Schweiss sich vorfindenden organischen Säuren. Die Versuche, welche vorlagen, ermunterten nicht zum weiteren Ausbau des Helmes, da ersichtlich auch die Absaugung der Ausatmungsluft keinen Vorteil in bezug auf die Kohlensäurefreiheit gebracht hat. Gleichwohl wurde ein neuer Helm mit Zwangskreislauf konstruiert, welcher mit Ventilen und im Gegensatz zu dem Neupertschen Apparat mit Doppelsäcken versehen wurde — und die ersten Versuche zeigten, dass das Problem der Kohlensäurefreiheit unter dem Helm mit dieser Konstruktion gelöst war. Die Schweissabsonderung hört vollständig auf, wenigstens ist sie

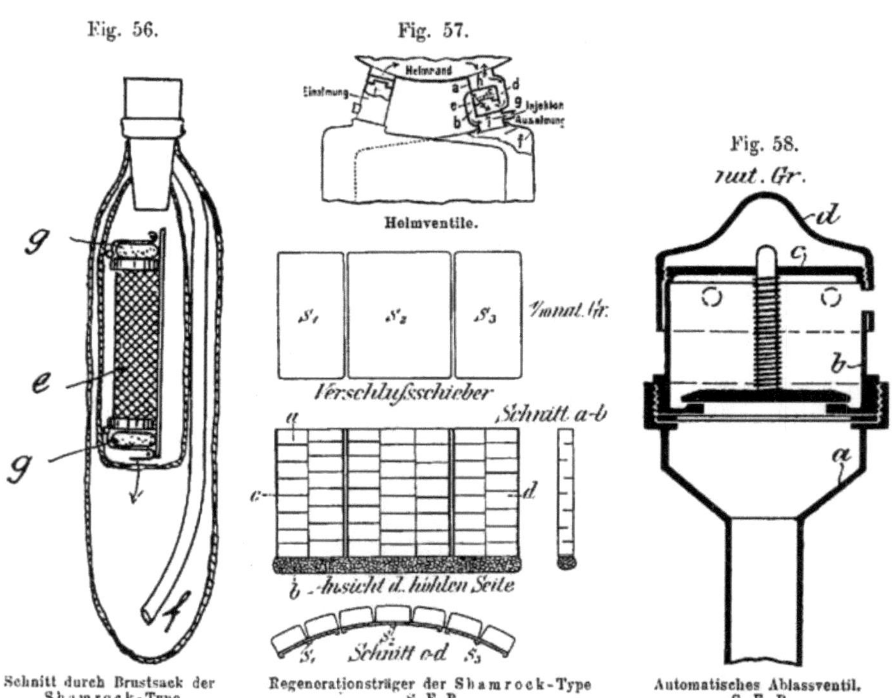

Schnitt durch Brustsack der
Shamrock-Type.
Sauerstoff-Fabrik Berlin.

Regenerationsträger der **Shamrock**-Type
S. F. B.

Automatisches Ablassventil.
S. F. B.

nicht stärker als sonst bei Arbeiten ähnlichen Grades; Kopfschmerz und Schwindel sind gleichfalls beseitigt. Die Verwendung von Doppelsäcken bedingte noch einige andere Aenderungen am Helm, so vor allem den Einbau von Schallmembranen, um die Stimme, die vollständig in Metall eingebettet ist, nach aussen besser vernehmlich zu machen. Eine vollkommene Durchbildung musste daher die Lage der Ventile im Helm erfahren; Versuche haben ergeben, dass das Ausatmungsventil eine horizontale Anordnung erhalten muss. Ferner hat sich bei dieser Konstruktion als zweckmässig ergeben, dass das Entlastungsventil für den Ausatmungssack einzubauen ist.

An denjenigen Stellen, welche seit Jahren gewohnt waren, mit dem Pneumatophor zu arbeiten, ist es lästig empfunden worden, die ganze Last des Apparates auf dem Rücken zu tragen. Es wurde daher versucht, einen Ausgleich zu schaffen, und G. A. Meyer-Hibernia konstruierte infolgedessen in Gemeinschaft mit der Sauerstofffabrik Berlin eine abgeänderte

Type des Giersbergschen Apparates, welchen er in einem Berichte an das Oberbergamt, veröffentlicht in „Glückauf" 1904, eingehend beschreibt. Das Wesentliche dieses Apparates bestand darin, dass er die Regenerationsbüchse vom Rücken in den Brustsack verlegte (Fig. 56, 57). Der in „Glückauf" abgebildete Apparat mit drei Flaschen ist so entstanden, dass einmal die vielen hunderte Pneumatophorflaschen, welche im Gebrauch sich befanden, Verwendung finden sollten, und weil zweitens Meyer die von ihm aufgestellte Forderung der Doppelflasche für den Rückweg nach seinen Erfahrungen wieder verlassen zu können glaubte;

Fig. 59.

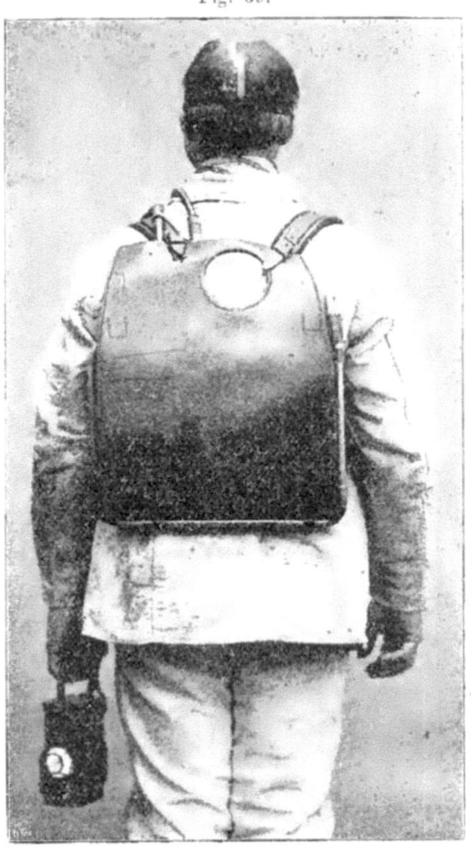

nach neuesten Berichten jedoch verwendet die Bergwerksgesellschaft Hibernia doch wieder nur zwei Flaschen, die durch ein einziges gemeinsames Ventil zu öffnen und zu schliessen sind (Fig. 56). Der Atmungssack enthält einen Innensack, in welchen der Behälter für Regenerationsmittel eingesetzt werden kann; die Konstruktion dieses Sackes erhellt aus der Zeichnung. Der Regenerationsmittelträger, welcher aus einzelnen kleinen Kästen zusammengefügt ist, in welchen sich 1 kg Aetzkali in erbsengrossen Stücken befindet, trägt am unteren Ende einen Wulst, welche mit Kieselgur zur Aufnahme der sich bildenden Kaliumkarbonatlösung bestimmt ist; sonst finden sich alle Teile, wie bei der oben beschriebenen Mundatmung,

gleichfalls vor: das automatische Abblaseventil (Fig 58), die düsenförmige Zuführung am Mund-
rohr, die abnehmbare Mundplatte u. s. w.   Der Apparat hat nach den eingehenden Versuchen
Meyers-Hibernia a. a. O. so vortreffliche Resultate gegeben, dass die Bergwerksgesellschaft
Hibernia vollständig zu diesem Typ übergegangen ist und auch die benachbarten Gruben
Westfalens ihn mit Vorliebe benutzen.   Auf speziellen Wunsch der Bergwerksgesellschaft
Hibernia ist der Apparat von einem festen Ledertornister umgeben (Fig. 59), der nur durch ein
starkes Schauglas zum Beobachten des Manometers durchbrochen ist; der Apparat enthält da-
durch keine vorspringenden Teile, und wie die Abbildung (Fig. 60—62) zeigt, ist es möglich, mit

Fig. 60.

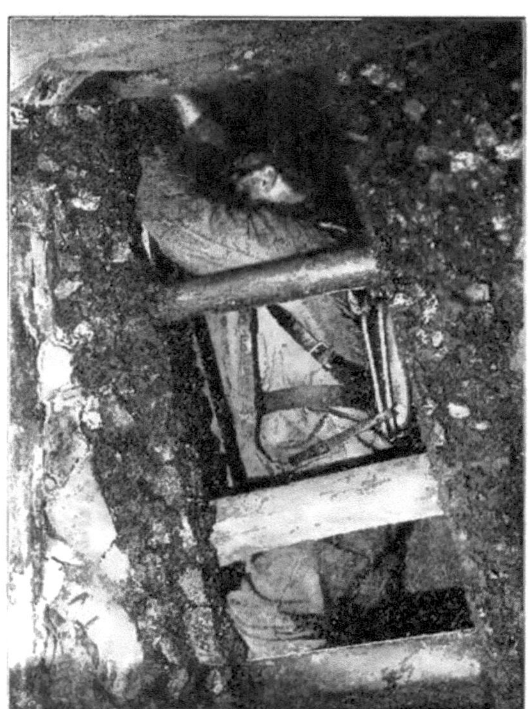

Bergmann im Ueberhau.

ihm durch jede, auch die engste Fahrt hindurchzukommen — ein für Bergwerke gewiss nicht
hoch genug zu veranschlagender Vorzug.   Als Kühler wird ein eigenartig gewelltes Rohr
verwendet, welches den Tornister aussen umschlingt.   Dasselbe Rohr in anderer Form kann
als praktischer Kühler jedem Apparat ohne weiteres einverleibt werden.

Wie der Bergmann, so kommt auch der Pionier als Mineur in die Lage, Atmungs- und
Rettungsapparate anwenden zu müssen, wenngleich das „c'est la guerre" hier über den
Mangel an vorhandenem oder nicht ausreichendem Material hinweghelfen wird.   Die Bedürf-
nisse nach solchen Apparaten beschränken sich in diesem Betriebszweige auf die Dauer der
Rekognoszierung und der Arbeit unmittelbar nach dem eigenen oder dem Minenschuss des
Gegners.   Vielfach kann man durch geeignete Entlüftungen in Verbindung mit dem Absaugen

der Minengase die Gängigkeit in Stollen, Gängen und Gallerien in verhältnismässig kurzer
Zeit wohl wiedergewinnen; die Vorteile, die ein Atmungsapparat aber für das Rekognoszieren
bietet, können dadurch nicht hinfällig werden. Dass die mit Luftpumpen aufzufüllenden
Luftkompressionsapparate hier den mit komprimiertem Sauerstoff arbeitenden Apparaten in
ihrer Leistungsfähigkeit nachstehen, liegt auf der Hand. Da der Sauerstoff auch anderweit
im Kriegsmaterial eine Rolle zu spielen schon jetzt berufen ist, so wird man nicht fehlgehen, wenn man in Festungsausrüstungen bald Sauerstoffrettungsapparate finden wird, die
naturgemäss auch der Belagerer möglichst anwenden wird. Die Forderungen, welche man
an solche Apparate zu stellen haben wird, werden denen für Bergwerks- und Feuerwehr-
apparate gleich sein.

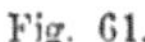

Fig. 61.

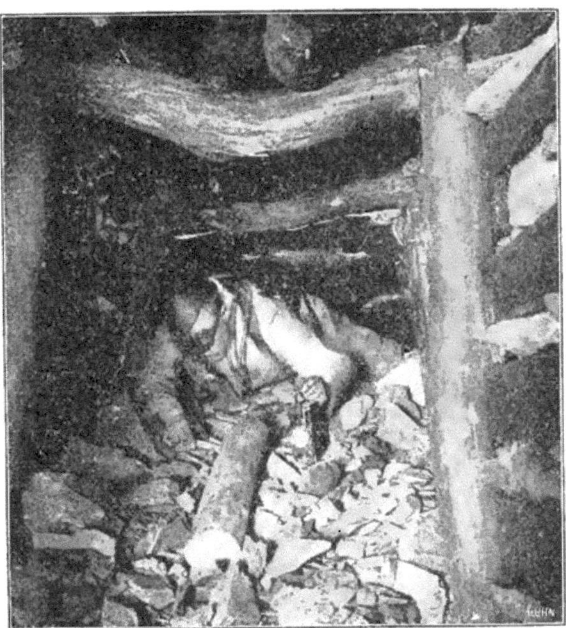

Hinwegkriechen über den Streckenbruch.

Fast alle Atmungs- und Rettungsapparate haben noch Hilfsapparate, welche noch kurz
besprochen werden müssen:

1. Rauchbrille,
2. Nasenklemme,
3. Fernsprecheinrichtungen,
4. Kontrollsysteme,
5. Erfrischungsapparate,
6. Abwischvorrichtungen.

Die Rauchbrillen lassen sich mit einem Worte dahin charakterisieren, dass eine für
alle Menschen und Zwecke wirklich brauchbare bisher noch nicht existiert und vielleicht
auch nie konstruiert werden kann, weil die Gesichtsbildung der Menschen zu verschieden

ist. Die einzelnen Konstruktionen beruhen mehr oder weniger darauf, dass ein Kopfband aus Leder, Zeug, Gummi oder Metall vor den Augen Gläser oder Glimmerplatten hat und dass bei einigen kleine ringförmige Pneumatiks entweder mit Pressluft gefüllt oder im Moment des Gebrauches aufblasbar sind. Die Befestigung geschieht meist mittels Schnallen, es finden sich aber auch hierzu bei einigen Apparaten Drähte nach Art der gewöhnlichen Brillen vor, auch dienen solche Drähte, eingelegt in den Grundstoff, dazu, die Rauchbrille dem Gesicht oder den Augenachsen durch Zurechtbiegen anzupassen.

Die Schauöffnungsverschlüsse sind entweder fest oder zum Aufklappen, teilweise auch Doppelgläser mit Kühlung, um das Beschlagen zu verhindern, teilweise auch mit Abwischvorrichtungen versehen. Eine der am meisten verbreiteten Konstruktionen ist die Masken-

Fig. 62.

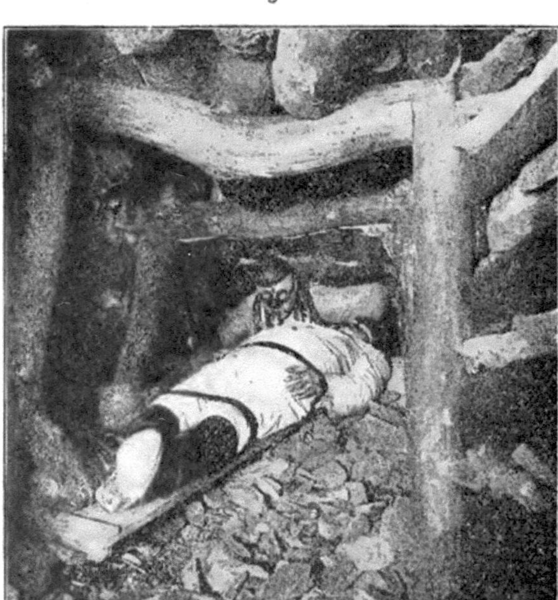

Fortschaffung eines auf ein Schleifbrett geschnallten Mannes über den Streckenbruch.

brille von Fritz Hönig, Köln a. Rh., deren das Gesicht bedeckende Abdichtung über die Nase greift, wobei Vorsorge getroffen ist, dass die aufblasbare Pneumatik auch die Nase mit abklemmt. So praktisch dieser Gedanke erscheint und so vortreffliche Leistungen mit der Hönigschen Brille erreicht sind, eine sichere Abklemmung aller Nasen ist auch mit ihr nicht möglich; es muss eben durch gutes Anpassen an die Nase vorher die geeignete Form für jeden ermittelt werden (Fig. 65).

Die Nasenklemmen sind leichte federnde Bügel aus Metallband oder Draht (Fig. 66), die in irgend einer Weise dort, wo sie an die Nasenflügel anlehnen, mit Polsterungen versehen sind, oder durch ihre Form daselbst ein schmerzloses Anpressen der Nasenflügel an die Nasenwurzel bewirken. Durch Schweissbildung auf der Nase ist der feste Sitz besonders gefährdet; die Klemmen fallen dann ab, und dieses kann den Träger schwer gefährden. So z. B. ist in der Karsten-Zentrumsgrube ein Todesfall auf das Abfallen des Nasenklemmers zurückzuführen. Die Sauerstofffabrik Berlin hat nun Klemmen konstruiert, welche mit Haltern nach Art einer Brille oder mit Bändern versehen sind, die das Abfallen verhindern. Für vorteilhafter hält Verf. den von ihm angegebenen Klemmer mit geschlossenem Kopfband; der an loser Strippe hängende Klemmer aus Klavierdraht muss von oben, wie ein Kneifer, auf die Nase gesetzt werden, damit er möglichst senkrecht steht, was ihm auch bei Schwitzen der Nase einen festen Sitz gibt.

Fig. 63.

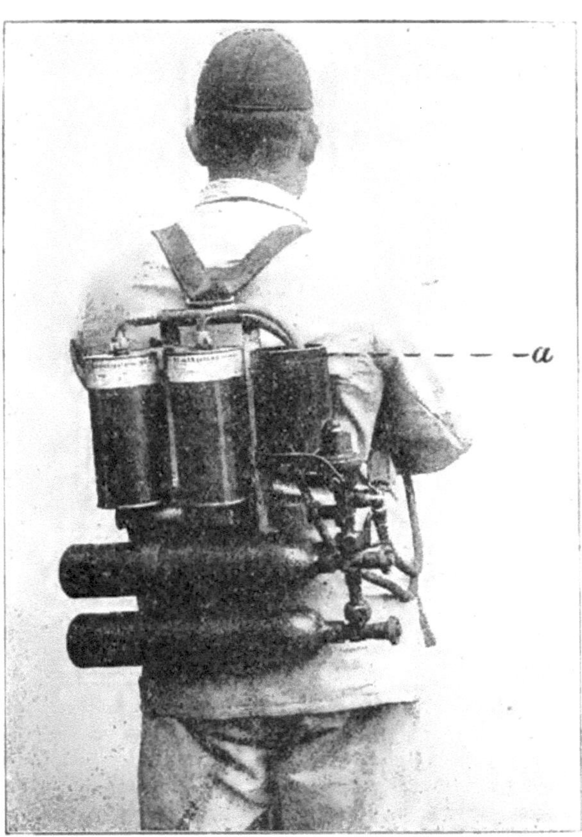

Komplete Apparate Dräger.

Loeb stopft die Nase mit Watte zu und verhindert das Herausfallen der Stopfen mittels einer kleinen Nasenkappe. Es ist oben bereits darauf hingewiesen, dass auch seitens der Berliner Feuerwehr das Zustopfen der Nase für vorteilhaft gehalten wurde und dass sich daran durchbohrte Stopfen zum ungehinderten Ein- und Ausatmen anschlossen. Man könnte hier auch an eine Pneumatik denken, welche um die Stopfen angebracht, aber erst aufgeblasen wird, wenn die Stopfen in die Nase eingeführt sind. Konstruktionen, welche Rauchbrille, Nasenatmung und Mundplatte verbinden, sind über den engeren Kreis der Wehr nicht hinausgekommen. In letzter Zeit jedoch sind diese Versuche seitens der Berg-

Fig. 64.

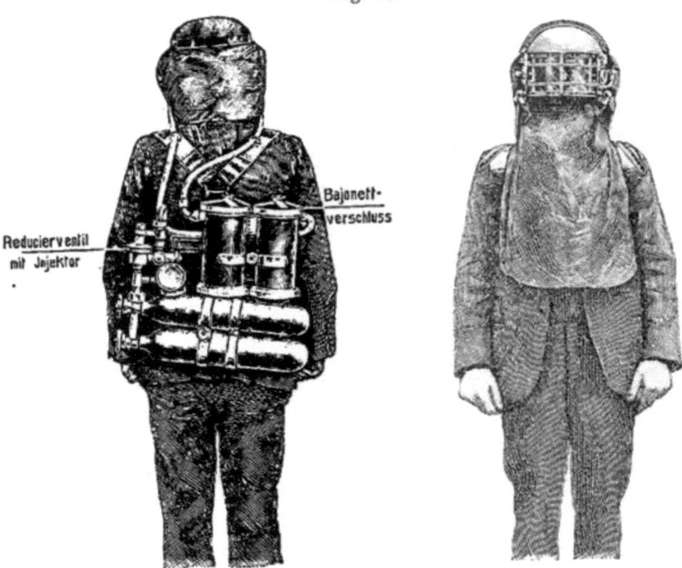

Komplete Apparate Sauerstoff-Fabrik, Berlin.

Fig. 65.   Fig. 66.

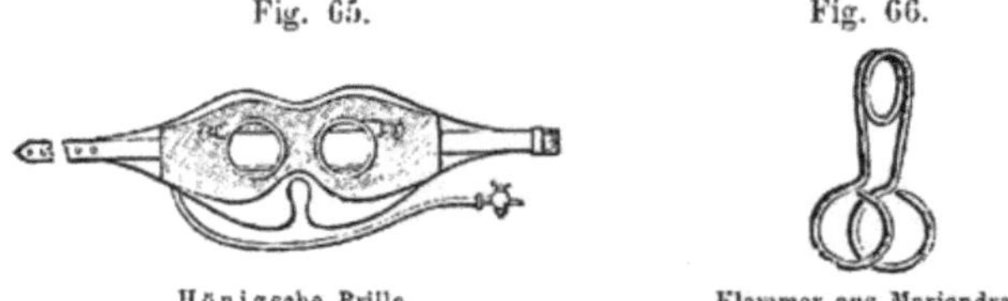

Hönigsche Brille.   Klammer aus Mariendraht.

werksgesellschaft Hibernia wieder aufgenommen und statt einer starren Nasenabdichtung biegsame Pfropfen aus gefetteten Baumwollstreifen genommen worden, welche im Bedarfsfalle um ein kleines Metallrohr gewickelt werden und so für jeden Mann ohne Beschwerde passen müssen; eine Loebsche Nasenkappe, welche auch kleine Metallrohre mit passender Dichtung trägt, verhindert das Herausfallen. Nach Berichten G. A. Meyers-Hibernia sprechen sich die Leute, welche mit dieser Nasenatmung gearbeitet haben, sehr vorteilhaft darüber aus (s. Fig. 53).

Die Giersbergschen Apparate werden auch mit Fernsprecheinrichtungen versehen. Die Möglichkeit hierfür soll hier nur erwähnt werden, weil das Urteil über den Wert einer derartigen Einrichtung noch nicht abgeschlossen ist; jedenfalls gestattet die Elektrotechnik, ganz dünne leichte Kabel auf mehrere tausend Meter Entfernung mitzugeben, ohne dass den Apparatträgern eine nennenswerte Belastung hierdurch erwächst. Selbstverständlich ist in diesem Falle ein Kontrollsystem angebracht, welches in jedem Moment die Sicherheit gibt, zu erkennen, ob das Ausbleiben einer Antwort auf einen Defekt in der Leitung, oder für den Fall, dass diese intakt, auf einen Unfall des Apparatträgers zurückzuführen ist. Natürlich ist hierbei der Uebelstand nicht zu vermeiden, dass die Freiheit des Apparatträgers in gewissem Sinne eine nicht angenehme Fesselung bekommt. Zweckmässig will es scheinen, dass man das Telephonnetz, welches heutzutage wohl sich in allen Gruben befindet, zu dem beabsichtigten Zweck sich nutzbar macht, indem man den Apparatträger mit Telephoneinbau im Helm versieht und eine Vorrichtung anbringt, mittels deren er sich auf den ihm bekannten Stellen selbst anschliessen kann; es bedingt dieses natürlich das Vorhandensein entsprechender Anschlussvorrichtungen im Telephonnetz selbst. Damit wird zwar die Möglichkeit des Anrufens wesentlich eingeschränkt. Im grossen und ganzen erscheint ja das Bedürfnis wohl gedeckt, wenn man aus der Grube Nachricht bekommt.

Nur der Vollständigkeit wegen seien auch die Kontrollvorrichtungen erwähnt; hierzu gehören Uhren, welche nach einer bestimmten Zeit anschlagen, elektrische Kontakte, welche das Manometer beim Rückgang in einer bestimmten Stellung auslöst, Huppen, Pfeifen und dergleichen mehr. Der Wert all dieser und ähnlicher Vorrichtungen erscheint gering, ja vielleicht sogar schädigend insofern, als sie die Aufmerksamkeit zu sehr in Anspruch nehmen und den Träger des Apparates unnötig ablenken; gewöhnliche Taschenuhren und die Beobachtung der Leute im Trupp untereinander sollten genügen.

Die Idee, Erfrischungen mitzunehmen, ist zuerst am Fleussschen verbesserten Apparat der Friedrichsthaler Grube zur Ausführung gebracht worden, indem die Doppelwand am Regenerator mit einer Erfrischungsflüssigkeit gefüllt wurde. Diese Einrichtung diente aber nur zur Erfrischung Verunglückter, war für den Träger des Apparates selbst also nicht erreichbar. Von Giersberg-Berlin ist eine Vorrichtung vorgeschlagen, welche am Mundstück oder im Helm angebracht werden kann und mit einer mit erfrischender Flüssigkeit gefüllten Blase in Verbindung steht, so dass ein Druck auf diese dem Träger gestattet, während der Atmung mit dem Apparat eine Erfrischung zu sich zu nehmen (Fig. 67).

Fig. 67.

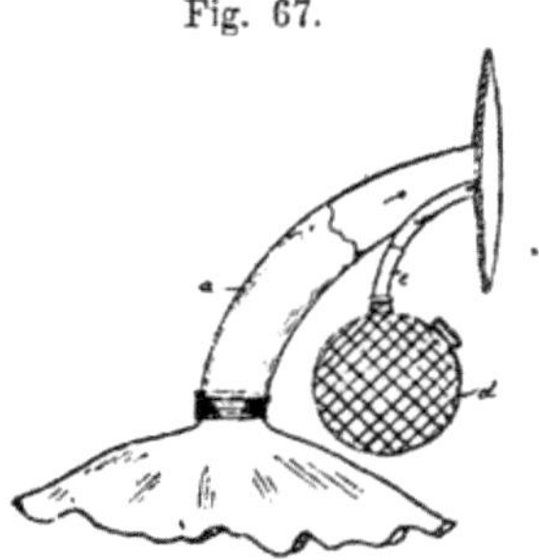

Bei Helmapparaten hat man ausser der schon bei Rauchbrillen erwähnten Abwischvorrichtung solche dadurch hergestellt, dass ein Stab am oberen Ende mit Schwamm versehen im Helm sich vorfand, dessen unteres Ende der Träger von aussen durch den Sack her packen und bewegen konnte.

Nachdem wir so die Apparate kennen gelernt haben, den Wegen der einzelnen Konstrukteure nachgegangen sind und uns auf diese Weise vergegenwärtigt haben, was der eine oder der andere als praktisch herausgefunden hat, um es seiner Konstruktion einzuverleiben, wird es möglich sein, Grundsätze aufzustellen, wie ein wirklich brauchbarer Apparat beschaffen sein muss und welche Erfordernisse er unbedingt zu erfüllen hat. Es wird aus einer solchen Zusammenstellung für den Leser, der einmal in die Lage kommt, bei der Beschaffung von Rettungsapparaten ein entscheidendes Votum abgeben zu müssen, sich der Vorteil ergeben, dass er die Auswahl der Apparate selbständig vornehmen kann, auch wenn er über eigene praktische Erfahrungen noch nicht verfügt. Auch ist zu hoffen, dass je weiteren Kreisen die Konstruktionsbedingungen zugänglich werden, umsomehr die Möglichkeit geschaffen wird, die Apparate einer idealen Vollendung näher zu bringen.

1. Der Apparat muss fest am Körper lagern; alle seine Teile müssen nicht nur in sich fest verstaut sein, sie müssen sich auch dem Körper anschmiegen. Als richtige Lage hierfür ist der Raum unterhalb des Schulterblattes zu wählen, weil durch Einziehen des Rückens man in der Lage ist, sich Verschiedenheiten des Raumes anzupassen. Vorspringende Teile sollen nach Möglichkeit vermieden werden, der Apparat nicht breiter sein, als die Schulterbreite eines Mannes beträgt.

2. Bezüglich der Gewichtsverteilung ist es richtig, die Hauptmasse auf den Rücken zu lagern; andererseits kann aus Gründen der Praxis nicht verkannt werden, dass zumal Leute, welche nicht Soldat gewesen sind, eine Verteilung des Gewichtes auf Rücken und Brust vorziehen. Diese Verteilung kann bei Apparaten mit Mundatmung so eingeführt werden, dass das Regenerationsmittel mit samt seinem Träger auf der Brust lagert. Bezüglich der Schlauchleitungen, die notwendig sind, hält Verfasser die Führung über die Schultern hinfort für richtiger, als unter den Armen hindurch, obgleich er weiss, dass letztere Lagerung manchen auch autoritativen Fürsprecher hat; nach seiner Erfahrung ist der Schutz der Arme gegen Abreissen der Schläuche ein nur scheinbarer, besonders beim Klettern in engen Räumen. Die Schläuche, die über die Schultern hinweggeführt werden, sind vor Verletzungen weit mehr geschützt.

3. Eine passende Lagerung der Teile zueinander, sodass der Apparat beim Tragen im Gewichte ausgeglichen ist, ist eine Forderung, welche im engsten Zusammenhang mit der Anforderung der Frage 1 und 2 steht. Sämtliche Ventilteile müssen zugänglich sein, und zwar für den Träger selbst.

4. Alle Apparate, welche mit einem Vorratsquantum von komprimiertem Sauerstoff ausgerüstet sind, sollen ein Manometer tragen, welches fest in den Apparat eingebaut ist. Selbstverständlich dürfen hierzu nur bewährte Fabrikate renommierter Firmen Verwendung finden, denn durch das Platzen einer Manometerfeder kann der Sauerstoff entweichen, und hierdurch das Leben des Trägers in ernstester Weise gefährdet werden. Das Manometer soll drei Zwecke erfüllen, einmal soll es, worauf weiter unten noch eingegangen wird, beim Zusammenbau der Apparate die damit beauftragten Personen von dem dichten Zusammenbau überzeugen, zweitens aber soll es im Moment der Benutzung dem Träger des Apparates sowohl, als auch seinem Vorgesetzten die Gewissheit geben, dass der Apparat mit der vorschriftsmässigen Füllung Sauerstoff versehen ist; es soll aber auch während der Benutzung die Kontrolle über die Benutzungsdauer gewähren.

5. Brauchbare Apparate sollen vollständig automatisch arbeiten; dem Träger soll die Möglichkeit genommen sein, durch Stellen an dem Zufluss des Sauerstoffes zu variieren und damit die Benutzungsdauer des Apparates willkürlich zu ändern. Es kann nicht scharf genug dieser Standpunkt betont werden, weil erst kürzlich seitens des Bergrat Mayer-Karwin der Vorschlag wieder erneuert ist, Apparate mit sog. Umgangsventilen zu versehen. Der Zweck, dem dieser Vorschlag zu Grunde liegt, kann ohne Störung des Grundprinzips der automatischen Arbeit dadurch erreicht werden, dass für plötzlich eintretenden Mehrbedarf von Sauerstoff eine besondere kleine Flasche dem Apparat zugefügt wird. Jede Störung des automatischen Arbeitens des Apparates muss auf alle Fälle ausgeschlossen bleiben.

6. Ist dem Träger die Möglichkeit gegeben, sich willkürlich Sauerstoff zuzuteilen, so wird er nur allzu leicht geneigt sein, auf sich selbst zu achten, um jedwede Phase seines Atmens zu kontrollieren; seine Arbeitsfähigkeit und seine Arbeitsfreudigkeit leiden darunter. Die Praxis hat gezeigt, dass für langdauernde Arbeiten ein kontinuierlicher Sauerstoffzufluss von 2 Litern pro Minute genügt; für Feuerwehren, wo es häufig auf sehr rasches Ersteigen von Leitern und Treppen ankommt, ist eine Sauerstoffdarreichung von drei Litern pro Minute vorteilhaft. Die Sauerstoffdosierung soll nicht nur mittels eines Reduzierventils erfolgen, sondern auch mittels eines Injektors; fehlt dieser, so muss das Reduzierventil bei sehr niedrigem Druck arbeiten, während der Einbau eines Injektors mit seinem engen Querschnitt das Arbeiten bei einem höheren Drucke erlaubt und Reduzierventile bei dem heutigen Stande der Technik bei höherem Drucke besser arbeiten. Durch die Aufspeicherung der lebendigen Kraft im komprimierten Sauerstoff ist die Betätigung des Injektors eine gegebene.

7. Als günstige Zahlen für die Wirksamkeit des Injektors ist ein Kreisumlauf von etwa 30 Litern pro Minute und eine Depression von etwa 500 mm Wassersäule festzuhalten. Ein erhöhter Kreisumlauf auf Kosten der Depression ist unnütz, da eine Atmungsgrösse über 20 Liter bei einem mit sicherer Regeneration versehenen Apparat nicht vorkommt.

8. Die Anzahl der einzubauenden Flaschen richtet sich nach der Benutzungsdauer des Apparates. Eine Stahlflasche mit einem Wasserinhalt von 1 Liter, welche bei einem Füllungsdrucke von 120 Atm. 120 Liter Sauerstoff enthält, reicht bei einer Sauerstoffdosierung von 3 Liter pro Minute 40 Minuten, bei einer Darreichung von 2 Liter pro Minute 60 Minuten. Grössere Flaschen als von 1 Liter Wasserinhalt sind unvorteilhaft, weil bei Vergrösserung des Durchschnittes die Wandstärke und damit das Gewicht vergrössert werden muss. Ist es daher notwendig, über 1 Stunde Benutzungsdauer hinauszugehen, so sind 2 Flaschen à 1 Liter zu wählen. In diesem Falle hat man stets noch den Vorteil, event. 1 Flasche für den Hinweg, 1 Flasche für den Rückweg zu bestimmen. Sind mehrere Flaschen in einem Apparate eingebaut, so ist es notwendig, diese Flaschen in der Fabrik fest und starr miteinander zu verbinden, um nur 1 Reduzierventil zu haben, das dann in der Hochdruckverbindung sicheren Halt findet. Bei Verwendung von 2 Flaschen sollen die Griffräder der Flaschenventile verschiedenartige Form haben, um die Unterscheidung zu ermöglichen.

9. Für einen Rettungsapparat ist das solideste Material zu verwenden, die Rücksicht auf das Gewicht darf den Konstrukteur nicht verleiten, im Material zu sparen. Der Soldat trägt feldmarschmässig 30 kg; ein solide gebauter Apparat für eine zweistündige Benutzungsdauer wird ein Gewicht von etwa 12—15 kg haben, hierzu kommt die Arbeitskleidung i. m. von 6 kg, sodass man nur $\frac{2}{3}$ des Gewichts einer Marschausrüstung des Soldaten hat. Zu schwach konstruierte Ventile, zu schwache Flaschenverbindungen rächen sich stets durch Undichtheit, da der Betrieb die sorgsame Art der Dichtung, welche die liefernde Fabrik aufwendet, nicht einhalten kann. Dieselbe Forderung gilt auch bezüglich der verwendeten Gummiteile, besonders beim Mundsack und beim Helm. Die Verbindungsschläuche sollen aus Metall bestehen. Aluminium ist bei Ventilen auszuschliessen, weil es in Berührung mit anderen Metallen einen galvanischen Strom gibt und sich dann selbst zersetzen würde.

10. Der Atmungssack für Mundapparate soll aus einem festen segeltuch-

artigen Stoff bestehen mit vorzüglicher Gummierung. Es ist darauf zu achten, dass die Ränder sorgsam genäht und gasdicht verklebt sind. Die Säcke sollen mit einem verschliessbarem Schlitz versehen sein, um das Innere reinigen und desinfizieren zu können. Das Mundstück soll immer abnehmbar eingerichtet sein, damit jeder Mann möglichst sein eigenes Mundstück erhalten kann. Der zuführende Stutzen muss oval gebaut sein, damit die Haltung am Munde möglichst ungezwungen ist. In gleicher Weise muss das Mundstück vollständig beweglich mit dem Sack verbunden sein, damit der Träger nicht gezwungen ist, den Kopf längere Zeit steif zu halten; es ist darauf zu achten, dass die Querschnitte möglichst weit gehalten werden. Der Zufluss des Sauerstoffes soll nahe am Munde so erfolgen, damit jede Stauung der ausgeatmeten Luft vermieden wird.

11. Beim Helm ist darauf zu achten, dass derselbe aus einem Stücke getrieben ist; das Fenster soll gross und in richtiger Lage vorhanden sein, damit das Gesichtsfeld nicht oder wenigstens nur in geringem Grade eingeschränkt wird. Es ist vorteilhaft, das Fenster aufklappbar zu machen, damit sofort nach dem Gebrauch des Apparates die frische Luft den Mann bespülen kann. Die Sauerstoffzuführung muss so erfolgen, dass immer das Fenster abgeblasen wird, damit sich die Feuchtigkeit nicht darauf niederschlägt. Der Helm soll zur Vermeidung des toten Raumes mit Doppelsäcken versehen sein, welche von dem Inneren des Helmes durch Ventile getrennt sind. Diese Ventile müssen einen Durchgang von mindestens 20 mm haben und in jeder Lage ansprechen; vor allem muss das Ausatmungsventil eine horizontale Lage haben. Die Säcke, welche aus leichterem Stoff bestehen können, wie beim Mundatmungssack, müssen abnehmbar eingerichtet sein, damit auch sie leicht gereinigt und desinfiziert werden können. Die Vorrichtung zum Aufblasen der dichtenden Pneumatik erfolgt vorteilhaft durch den Mund des Trägers, die Betätigung des dazu gehörigen Ventils von ausserhalb des Helmes durch den Träger selbst. Es ist hierbei Vorsorge zu treffen, dass das Ventil nicht vollständig herausgeschraubt werde und dadurch in Verlust geraten kann. Die Schrauben sind so gross zu wählen, dass auch erstarrte Finger sie noch betätigen können. Das Aufblasen der Pneumatik mittels eines Gummiballes ist zu verwerfen, da dieser zu leicht versagt. Für Feuerwehren ist auf jeden Fall ein Schutz für den Hinterkopf und den Nacken anzubringen; ebenso müssen die Atmungssäcke durch Leder oder Asbest gegen Zerreissen und Funken geschützt sein. Die Anbringung eines leichten Schutzkorbes ist oft erforderlich, weil beim Tragen, Kriechen und Liegen sonst leicht die Atmungssäcke zusammengedrückt werden.

12. Auf die Absorption ist besonderer Wert zu legen. Die Absorptionsmasse muss so gelagert sein, dass sie in jedem Moment zugänglich ist und kontrolliert werden kann. Es darf kein Stück das andere berühren, sodass während des Gebrauches die Absorptionsmasse nicht zusammenbacken kann und dadurch dem Luftdurchgang hinderlich wird. Auf das Wachsen der Masse durch Aufnahme der ausgeatmeten Kohlensäure ist Rücksicht zu nehmen, indem die Behälter etwas grösser gebaut oder dieselben nicht vollständig gefüllt, auch hiernach die Abstände zwischen den Kalistücken eingerichtet werden. Abtropfende Lauge darf nicht in die Atmungswege gelangen können, weil sie gefährliche Aetzungen hervorruft. Die Anwendung von Kieselgur, Holzkohle, Werg, Filz und ähnlichen Substanzen hat sich hierbei als Auftrocken-Material auf das beste bewährt, ebenso Natronkalk in groben Körnern. Bei der Ausführung der Regeneratoren ist neben der leichten Zugänglichkeit derselben

darauf zu achten, dass den Gasen ein möglichst langer Weg vorgeschrieben ist, den die Ausatmungsprodukte zur Absorption nehmen müssen. Für die Instandsetzung der Regeneratoren ist es vorteilhaft, Materialien und Packungen zu nehmen, welche mit Vorrichtungen versehen sind, die eine Beschädigung der Leute durch das Anfassen des Aetzkalis ausschliessen. Für je eine einstündige Benutzungsdauer ist mindestens $\frac{1}{2}$ kg Aetzkali zu wählen. Die Gefässe sollen so konstruiert sein, dass man den Inhalt rasch freilegen kann, was eine Verlötung der Verschlusskappen u. s. w. ausschliesst.

13. In dem Weg für das Ausatmungsprodukt darf keine Drosselung vorkommen.

14. Der sogen. tote Raum, in welchem sich Ein- und Ausatmungsprodukte mischen können, muss vermieden werden. Beim Helm ist dieses Ziel durch die Doppelsäcke und Ventile erreicht. Da bei der Mundatmung Ventile durch abfliessenden Schleim zu leicht verkleben, ist hier eine Konstruktion vorzuziehen, welche den Sauerstoff düsenförmig am Munde vorbeiführt, sodass ein Stauen des Gases vor dem Munde ausgeschlossen ist.

15. Apparate, welche eine kontinuierliche Sauerstoffzuströmung haben, müssen ein automatisches Abblaseventil erhalten, damit Belästigungen vermieden werden, welche eintreten würden in der Zeit, in welcher der Träger nicht den vollen Sauerstoffbedarf hat. Verwendet man Ventile, welche der Träger selbst betätigen muss, wenn die Atmungssäcke zu straff gedehnt sind, so weist man dem Träger wieder eine Arbeit zu, welche seine Aufmerksamkeit vom Hauptzweck ablenkt. Automatische Abblaseventile, welche auf 25 mm Wassersäule eingestellt sind, nehmen diese Arbeit dem Träger ab. Beim Helm ist das automatische Ventil mit dem Ausatmungssack zu verbinden. Die automatischen Abblaseventile sollen so konstruiert sein, dass sie auf jeden beliebigen Druck eingestellt werden können.

16. Die Frage, ob Erfrischungen dem Apparatträger zu reichen sind, kann als wünschenswert beantwortet werden.

17. Bei Verwendung von Nasenklemmen sind nur Konstruktionen zu wählen, welche mit Bändern versehen sind, die ein Verlieren der Nasenklemme verhindern, oder kleine Nasenkappen, welche volle oder durchbohrte Stopfen festhalten.

18. Sind Hähne am Apparat vorhanden, so müssen sie Zwangsstellung haben, die ein zufälliges Zuschlagen der Hähne mit Sicherheit verhindern. Alle Verschraubungen müssen mit Arretierung versehen sein, damit dieselben nicht durch zu weites Herausdrehen verloren gehen können.

19. Der Injektor ist durch eine vorgelagerte Schmutzkammer vor Beschädigungen zu schützen.

20. Es sind nur solche Apparate zu wählen, welche es gestatten, dass sie gebrauchsfertig montiert im Magazin liegen und die nicht erst im Moment der Benutzung zusammengebaut werden.

21. Als Sauerstoff darf nur ein Produkt verwendet werden, welches frei von Wasserstoff ist und nicht mehr als etwa 5 pCt. Stickstoff enthält, da die Beimengung ja nicht zur Verwendung kommt, sondern im Kreislauf ungenutzt bleibt.

Es ist im Verlaufe dieser Arbeit schon wiederholt darauf hingewiesen worden, wie fehlerhaft es ist, sich damit begnügen zu wollen, Apparate angeschafft zu haben; nur ein eingehendes und fleissiges Studium derselben wird Erfolge gewährleisten können. Nach der Anschaffung der Apparate ist es notwendig, vor deren Gebrauch, dieselben kennen zu lernen; es muss daher der Apparat in seinen einzelnen Teilen: Gestell, Reduzierventil, Regenerator und Helm oder Atmungssack auseinandergenommen und der Apparat alsdann wieder montiert werden, damit die Leute lernen, mit dem Apparat umzugehen und denselben richtig zusammenzusetzen.

Eine Arbeit über die Verwendung des Sauerstoffes in Rettungsapparaten für Feuerwehren und Bergwerke muss füglich auch einen kurzen Hinweis darüber enthalten, wie ein Rettungslager beschaffen sein muss und in welcher Weise mit dem Apparat systematisch Rettungstruppen heranzubilden sind. Ein solcher Hinweis erscheint umso notwendiger, als vielfach leider die Ansicht besteht, es genüge, Rettungsapparate angeschafft zu haben und die Technik werde schon soweit vorgeschritten sein, dass im Bedarfsfalle Hals über Kopf damit gearbeitet werden könne. Gegenüber derartig irrtümlichen Anschauungen muss betont werden, dass bisher kein Apparat existiert, welcher dieser Anforderung genügt und dass sich sogar voraussehen lässt, dass eine derartige Konstruktion überhaupt nicht geschaffen werden kann. Ein Rettungs-apparat wird nur dann Erspriessliches leisten, wenn der Träger zu ihm Ver-trauen gefasst hat; die erste Bedingung also, welche nach dem Erwerbe von Rettungsapparaten erfüllt werden muss, ist eine sorgfältige Auswahl unter den sich hierfür eignenden Leuten. Die ärztliche Untersuchung allein kann hierzu nicht genügen, auch selbst wenn sie feststellt, dass die Leute gesund und frei von jedem Herzfehler sind; der Rettungsapparatträger muss auch besonnen und intelligent sein. Wer starken Backenbart trägt, eignet sich nicht für Helmapparate mit pneumatischem Abschluss, Leute mit schlechten Zähnen oder mit Gebiss sind für das Halten des Mundstückes bei Mundatmung un-geeignet. Man wird daher auch während der Uebungszeit noch die Spreu vom Weizen sondern müssen. Nicht unwichtig ist es, für solche Truppen sich ge-wisse Normalfiguren auszuwählen; wenn auch die Apparate verschnallbar sind, so ist doch mit dem Verschnallen Zeitverlust verbunden. Hat man eine ge-eignete Truppe gefunden, so muss man mit derselben alle 8—14 Tage üben, und zwar müssen die Leute anfangen, atmen zu lernen, nachdem sie den Apparat in all seinen Teilen genau kennen und auch über die einfachsten physiologischen Fragen in genügender Weise aufgeklärt worden sind. Ein Arbeiten in Qualm oder in giftigen oder belästigenden Gasen ist nicht unbe-dingt notwendig, es ist jedoch bei nicht ganz zuverlässigen Leuten wünschens-wert, weil Fälle nicht nur denkbar, sondern vorgekommen sind, wo die Leute die Aufseher betrogen haben, indem sie statt mit dem Apparat zu atmen durch Herausnahme des Mundstückes oder durch Oeffnen des Helmes in der frischen Luft geatmet haben. Ein möglichst stinkender Qualm, zu dessen Herstellung sich alte ölgetränkte Lappen eignen, ist vorteilhaft; die Verwen-dung von Schwefel, also von schwefliger Säure ist gleichfalls zu empfehlen, jedoch muss man sich hüten, hierbei falsche Schlüsse zu ziehen. Bei Ver-wendung von Mund- und Nasenatmung nämlich ist es vorgekommen, dass sich schweflige Säure in der auf dem Rand sitzenden Feuchtigkeit löst und an den Schleimhäuten des Mundes und der Nase eine Aetzwirkung hervorruft. Diese wurde alsdann für eine Undichtheit gehalten und die Leute erklärten, Schwefel zu riechen oder zu schmecken, während in der Tat die Apparate dicht waren. Besonders bei der Verwendung von Helmatmung ist das Atmen in Qualm wünschenswert, weil die Leute lernen müssen, sich selbst die dichtende Pneu-matik in genügender Weise aufzublasen; ein Fremder wird leicht geneigt sein, hierin des Guten zu viel zu tun. Durch Abschnüren der grossen Blutgefässe an Hals und an den Schläfen wird alsdann leicht das Gefühl des Schwindels hervorgerufen und die Schuld auf den Helm geschoben, während in der Tat nur zu straffe Abdichtung die Schuld trägt. Nach einiger Uebung wird der Träger genau wissen, wieweit er die Pneumatik aufblasen muss, um ein völliges Abdichten gegen giftige Gase zu erzielen, ohne die eben gerügten Missstände hervorzurufen.

Als Muster für Dienstanweisungen, die man in keinem Betriebe mit Rettungsarbeiten entbehren kann, weisen wir hier auf:

> Die Dienstanweisung der Berliner Feuerwehr für Giersberg's (Sauerstoff) -Rettungsapparat

und auf die

> Anweisung zur Einrichtung und Unterhaltung von Rettungstruppen für die Zechen der Bergwerksgesellschaft Hibernia hin.

Aus diesen soll nur das Eine erwähnt werden, nämlich: dass alle Uebungen der Wirklichkeit möglichst angepasst werden sollen.

Der Vollständigkeit wegen sei hier noch darauf hingewiesen, dass die Rettungsapparat- und die Füllstation in den beiden Anweisungen eingehend gewürdigt werden, sodass ein näheres Eingehen auf diese Anlagen sich hier erübrigt. Hinsichtlich der Rettungstruppe für Gruben wollen wir aber noch hervorheben, dass wohl eine Gemeinschaft mehrerer Gruben hier bestehen könnte, wenn jede Grube für sich ihre Rettungstruppe besitzt, die über die Grubenverhältnisse genau orientiert ist; das Lager wird in solchem Fall fahrbar sein müssen, wenn die Entfernung der Gruben untereinander dieses erfordert. Eine derartige Einrichtung besteht in sehr zweckdienlicher Weise für die Laurahütte.

Wenn die vorliegende Arbeit darauf verzichtet hat trotz des zahlreichen Materials, welches in langjähriger Sammlung sich darbietet, die vorstehenden Schlussfolgerungen auch noch statistisch zu belegen, so liegt der Grund darin, dass dieses Material in der Literatur überreich vertreten ist, und der Hauptzweck der vorstehenden Arbeit nicht auf dem Gebiete der Statistik und theoretischen Erörterung, sondern in der Darbietung des praktischen Erfahrungsresultates liegt.

Zum Schluss sei hervorgehoben, dass es mir nicht möglich gewesen wäre, die vorstehende Arbeit so erschöpfend zu gestalten, wenn beim Zusammentragen des Materials ich mich der umfassenden Unterstützung der Sauerstoff-Fabrik nicht zu erfreuen gehabt hätte; ihr sei an dieser Stelle der gebührende Dank dargebracht.

Anmerkung: Die Möglichkeit, fast alle Apparate in passenden Abbildungen hier vorzuführen, ist durch die Liebenswürdigkeit der einzelnen Apparatfirmen, vor allem aber durch den Verein für die bergb. Interessen, Dortmund, die Redaktion des „Glück auf", Essen und die Direktion der Wiener Berufsfeuerwehr erreicht worden.

Die Arbeit ist wenige Tage vor seinem Tode vom Verfasser druckfertig abgeschlossen worden. Auf Wunsch des Herausgebers ist die Korrektur von Freunden des Verstorbenen übernommen worden. Fehlt daher mancher Wendung auch die letzte Feile, so sind dafür die Absichten und Wünsche, welche eine langjährige Tätigkeit auf diesem Gebiete Herrn Giersberg erstrebenswert erschienen sind, unverändert zum Ausdruck gekommen.

Bibliographie und Literatur.

Physiologische Literatur.

Smith, Untersuchungen der Beziehungen zwischen Muskelarbeit und Sauerstoffverbrauch. Philosoph. Transactions CXLIX. P. II. p. 681. 1859. — Speck, Beziehung zwischen Muskeltätigkeit und Stoffwechsel. Schriften der Gesellsch. der gesamten Naturwissenschaften zu Marburg 1871. — Pflügers Archiv. Bd. 42. S. 189. Berliner klinische Wochenschr. 1887. No. 24. Ueber die Respiration und den Gaswechsel bei Inanition. Deutsche Medizinalzeitung 1889. No. 29. Verhandl. d. physiol. Gesellsch. Berlin. No. 18. 1888. — Zuntz u. Lehmann, Untersuchungen über den respiratorischen Stoffwechsel des Menschen. Landwirtschaftl. Jahrbücher 1889. — A. Loewy, Arch. f. d. ges. Physiologie Dr. v. Pflüger-Bonn 1891. Bd. 49. S. 419. — John Haldane, The physiological effects of air vitiated by respiration. M. M. M. D. and J. Lorrain Smith. M. A. M. B. The Journal of Pathology and Bacteriology. Edinburgh u. London. Young J. Pentland. Vol. 1. p. 168. 1892. — F. Rziha, Die mittlere Leistung eines Arbeiters. Zeitschr. d. Ver. D. Ing. 1894. S. 642. — Dr. L. Landois, Lehrbuch der Physiologie des Menschen. 9. Aufl. S. 245. Wien, Urban u. Schwarzenberg 1896. — Kassner, Vermehrte Sauerstoffabsorption des Blutes. Apothekerzeitung. 1896. No 46. — John Haldane, The causes of death in colliery explosions. Transactions of the federate Institution of Mining engineers. Vol. XI. Part. 3. p. 502. (Cfr. Glückauf 1897. No. 34. S. 653/699.) — John Haldane, Report to the secretary of state for the home departement on the causes of death in Colliery explosions and underground fires. London 1896. (Cfr. „Glückauf" 1897. No. 34. S. 65.) — Leo Zuntz, Untersuchungen über den Gaswechsel und Energieumsatz des Radfahrers. Berlin 1899. August Hirschwald. — Zuntz-Schumburg. Studien zu einer Physiologie des Marsches. Berlin 1901. — Dr. C. Speck, Ueber Beziehungen des Sauerstoffes zum gesunden und kranken Organismus. Therapie d. Gegenwart. 42. Jahrg. 9. Heft. 1901. Urban u. Schwarzenberg — Kassner, Kohlenoxyd-Vergiftung. Apotheker-Zeitung 1901. No. 11. — Dr. Bruno Alexander, Ueber Nasenatmung und Training. Zeitschr. f. diätetische und physikalische Therapie. 8. Bd. 1904/05. 2. Heft. Leipzig. — A. Löwy, Die Wirkung ermüdender Muskelarbeit auf den Stoffwechsel. Pflügers Archiv f. Physiologie. Bd. 49. — Katzenstein, Ueber die Einwirkung der Muskeltätigkeit auf den Stoffverbrauch des Menschen. Pflügers Arch. f. Physiol. Bd. 49. — Speck, Bestimmung des Sauerstoffbedarfs durch die Grösse der Muskeltätigkeit. Deutsches Arch. f. klin. Med. Bd. 45. S. 494. — Dr. Broockmann, Die Entwicklung des niederrheinisch-westfälischen Steinkohlenbergbaues in der 2. Hälfte des 19. Jahrhunderts. Bd. VI. S. 36. — Zuntz u. Geppert, Ueber die Regulation der Atmung. Pflügers Archiv. Bd. 42. S. 189. — Voit u. Pettenkofer, Berechnung des Stoffverbrauchs bei einem Menschen. Zeitschrift. für Biologie. Bd. II. S. 538. — Wolpert, Archiv für Hygiene. 1893—1902.

Rettungsapparat-Literatur.

Günther, Geschichte und Einrichtung der Hamburger Rettungsanstalten etc. Hamburg 1828. — Johann Ritter v. Aldinis, Regierungs-Dekret vom 15. März 1833. Wien. Schutzmittel gegen die Flammen der Feuersbrunst. Wien 1833. — Theorie zur Extinction des incendies. Paris-Bachellier 1837. — Nouveau Manuel complet du Sapeur Pompier Paris. Roret 1850 u. 1851. — Cajetan Schiefers, Die Feuerlöschanstalten Wiens 1851. Bibl. d. Wiener Feuerwehr, Erstickungswehr (1851). — P. Guichard, Aurophoren-Verbesserung. Zeitschr. f. Berg-, Hütten- u. Salinenwesen in Preussen 1874 p. 1. — Revue universelle des mines 1875. — Rouquayrol-Denayrouze, Die Atmungs- und Beleuchtungs-Apparate. Journ. f. Gasbeleuchtung 1875. S. 378—384. — Exerzier-Reglement für die Berliner Feuerwehr. Berlin 1880. Verlag von Julius Springer. — A. Pernolet et L. Aguillon, Empfehlung der Verwendung des von Ingenieur Bouchez erfundenen einfachen Apparates für die Belgischen Kohlengruben. Paris 1881. Rapport de mission fait à la commission etc. — W. Doehring, Handbuch des Feuerlösch- und Rettungswesens mit besonderer Berücksichtigung der Brandursachen und der baulichen Verhältnisse, sowie der neuesten Apparate und Erfindungen. Berlin 1881. — Bericht der französischen Kommission vom Jahre 1882. — Bericht über die allgemeine deutsche Ausstellung auf dem Gebiete der Hygiene und des Rettungswesens Berlin 1882/83. S. 446, 560, 584/599. — Oesterr. Zeitschr. v. Jahre 1885. S. 569 u. f. — Exerzier-Reglement und Unterweisungen für die Feuerwehr der Gussstahlfabrik von Fried. Krupp, Essen a. d. Ruhr, ca. 1885. — Kreischer. Jahrbuch für das Berg- u. Hüttenwesen im Königreich Sachsen vom Jahre 1886. S. 147. — Johann Maier, Einiges über die Explosion schlagender Wetter 1887. Mährisch-Ostrau, Prokische Buchhdlg. — Bericht über die deutsche allgemeine Ausstellung für Unfallverhütung. Berlin 1889. 1. Bd. S. 664, 808/819. Berlin, Carl Heymanns Verlag 1890. — Schlagwetter-Explosion am Dreifaltigkeitsschachte in Polnisch-Ostran und jene am Hoheneggerschachte in Karwin. Oesterr. Zeitschr. v. Jahre 1891. S. 285 u. f. u. 1896. No. 32. S. 409 u. f. — W. Stieber. Oesterr. Zeitschr. f. Berg- u. Hüttenwesen 1892. No. 31. — Fritz Hönig, Rat und Tat. Köln. — Fritz Hönig, Löschen und Retten. Feuerwehr-Handbuch mit 452 Abb. Köln 1894. — Oesterr. Zeitschr. v. Jahre 1896. S. 151 u. f. — Dr. Fillunger, Oesterr. Zeitschr. v. Jahre 1896. S. 581. — Leischner, Zeitschr. d. österr. Ingenieur- u. Architekten-Vereins 1896. No. 46. — „Glückauf" 1897. S. 953. — Rössner in Karwin, Verwendung des Sauerstoffes für Rettungszwecke. Berg- und Hüttenmännische Zeitung von G. Köhler und Dr. C. Schnabel v. Jahre 1897. No. 24. — Manchester Geological Society. The Colliery Guardian. January 15, 1897. Verbesserung am Fleussapparat. — Behrens-Herne, „Glückauf". No. 49. 1897. — Verordnung der k. k. Berghauptmannschaft. Wien, 6. April 1897. Z. 692. — Versuche und Verbesserungen des Stolpschen Apparats auf Grube Gerhard während des Jahres 1897. Zeitschr. f. d. Berg-, Hütten- u. Salinenwesen im Preussischen Staate 1898. 46. Bd. S. 129. — Mayer, Oesterr. Zeitschr. f. Berg- u. Hüttenwesen 1898, 1899. — Johann Mayer, Beschreibung des Mayer-Pilar-Apparates. Oesterr. Zeitschr. f. Berg- u. Hüttenwesen. Bd. XLVI. 1898. — Hugo Rössner, Oesterr. Zeitschr. f. Berg- u. Hüttenwesen 1898. — Behrens, Vergleichende Versuche mit dem Walcherschen Pneumatophor und dem Atmungsapparat von Bergrat Mayer. „Glückauf". Essen. No. 22. 1898. — Dr. Richard Heller, Versuche mit O. Neuperts Nachf. Rettungsapparat, nebst einem vergleichenden Versuch mit dem Walcher-Gärtnerschen Pneumatophor. Oesterr. Zeitschr. f. Berg- u. Hüttenwesen. XLVI. Jahrg. 1898. No. 21. — Allgemeine med. Zentral-Ztg. 1898. No. 57. The colliery Guardian 1898. Rassegna Minerevua 1898. No. 4. Rom. Neupertsche Apparat. — Oesterr. Zeitschr. f. Berg- und Hüttenwesen 1898. No. 1, 2, 35 u. 36. — „Glückauf". Jahrg. 1898. No. 22. Essen. — Monatsschr. f. Unfallheilkunde. Jahrg. 1898. Cottbus. Beschreibung des O. Neupertschen Apparats. — Joh. Mayer, Oesterr. Zeitschr. v. Jahre 1898. No. 1—3. No. 35—37. — Zeitschr. f. Berg-, Hütten- u. Salinenwesen 1898. S. 294. — Johann Mayer, Organisirung des Rettungsdienstes im Bergbaubetriebe. Oest. Zeitschr. v. Jahre 1898. No. 35—37. — Johann Mayer, Ueber Atmungsapparate beim Bergbaubetriebe und speziell über den Rettungsapparat der Firma O. Neuperts Nachf., Wien. Separat-Abdruck aus der Oesterr. Zeitschr. f. Berg- u. Hüttenwesen. XLVI. Jahrg. 1898. — G. A. Meyer, Anweisung zur Einrichtung und Unterhaltung von Rettungstruppen. Herne 1899. — G. A. Meyer, Sanitäts- und Rettungseinrichtungen auf Zeche Shamrock. Zeitschr. f. Gewerbe-Hygiene, Wien. Jahrgang 7. 1899. — Wanz, Zeitschr. des österr. Ingenieur- u. Architekten-Vereins 1899. No. 8. — Dr. George Meyer, Samariter- und Rettungswesen. Realenzyklopädie der gesamten Heilkunde. Berlin. III. Auflage. 1899. — Johann Mayer, Vorrichtungen zum Nachfüllen der Sauerstoff-Flaschen bei den Rettungsapparaten. Weitere Erfahrungen über die Verwendung dieser Apparate und den Rettungsdienst beim Bergbaubetriebe. Sep.-Abdr. aus d. Oesterr. Zeitschr. f. Berg. u. Hüttenwesen. XLVII. Jahrg. 1899. — Robert Lamprecht, Die Grubenbrandbewältigung. Beschreibung sämtlicher Methoden der Grubenbrandbewältigung im Besonderen in Schlagwettergruben und der hierfür erforderlichen Vorrichtungen als Dammbauten, Atmungs- u. Rettungsapparate etc. nebst zahlreichen Beispielen aus der Praxis. Leipzig, Verlag von Artur Felix 1899. — Dr. L. Michaelis, Verhandlungen des Vereins zur Beförderung des Gewerbefleisses 1900. Sonder-Abdruck. Berlin, Verlag von Leonhard Simion. — Saarbrückener Bericht, Saarbrückener Versuche betreffend die Verbesserung der Regenerationskasten wie auch der Maske. Zeitschr. f. Berg-, Hütten- u. Salinenwesen. Bd. XXXIV. S. 275. — Dr. L. Michaelis, Giersberg-Apparat. „Glückauf" 1901. No. 25. S. 543. — Garforth, Colliery Guardian 1901. S. 686, 858, 1159. — G. A. Meyer, Festschrift zum VIII. allgemeinen deutschen Bergmannstage in Dortmund. 11.—14. September 1901. Abschn. 7. S. 135/141. Verlag Jul. Springer, Berlin. — Dr. Busson, Oesterr. Zeitschr. f. Berg- u. Hüttenwesen 1901. — Gaertner, Oesterr. Zeitschr. f. Berg- u. Hüttenwesen. Bd. 49. 1901. — Daniloff, „Glückauf" 1901. No. 39. — Welsch, Les Appareils antifumés. Bericht über den internationalen Feuerwehrtag. Berlin 1901. S. 36 ff. — Bericht, Internat. Ausstellung für Feuerschutz und Feuerrettungswesen. Berlin 1901. Ecksteins Bibliogr. Verlag. — Dr. L. Michaelis, Internationaler Feuerwehr-Kongress. Berlin 1901. S. 65. — Stoewesand, Feuerschutz und Feuerrettungswesen beim Beginn des XX. Jahrhunderts. Berichtswerk über die internationale Ausstellung für Feuerschutz und Feuerrettungswesen. Berlin 1901. Bearbeitet im Auftrage des Königl. Preussischen Ministeriums des Innern. S. 263. Berlin 1902. Ecksteins Bibliogr. Verlag. — Werkmeister-Zeitung. Düsseldorf. No. 21. 1902. — Ausschuss des Feuerwehr-Verbandes der Rheinprovinz und erster Führer der Feuerwehren zu Malstatt-Burbach 1902. Betreffend: Prüfung der Loebschen Rauchschutzapparate neuester Konstruktion. — Köhler, Lehrbuch der Bergkunde. 6. Aufl. Leipzig. Wilh. Engelmann 1903. S. 841—846. — Jos. Mauerhofer, Ueber einige Baumethoden auf den Gräflich Wilczekschen Gruben in Polnisch-Ostrau und über Sicherheitsmassnahmen bei denselben. Oesterr. Zeitschr. f. Berg- u. Hüttenwesen. 51. Jahrg. 1903. — Janoslav Icinzky, Katechismus der Grubenwetterführung 1903. Mährisch-Ostrau. — Dill, Rettung aus Nachschwaden u. s. w. „Glückauf". 1903. No. 43. — Bericht des internationalen Kongresses für angewandte Chemie. Berlin 1903. — Bericht, Die internationale Feuerschutz-Ausstellung. London 1903. — Anhaltischer Feuerwehr-Verband, Bericht über die Probe der städtischen freiwilligen Feuerwehr Bernburg mit Rauchschutz- und Atmungsapparaten etc. 1903. Druck von Arthur Schwarzenberger in Bernburg. - Wilhelm Köhler, Das Rettungswesen im Ostrau-Karwiner-Revier. Bericht über den allgemeinen Bergmannstag in Wien. 21.—26. September 1903. Herausgegeben vom Komitee des allg. Bergmannstages in Wien. Verlag des Zentralvereins der Bergwerksbesitzer Oesterreichs. Wien 1904. — George Blake Walker, Colliery Guardian. No. 2249 v. 5. Februar 1904. S. 302. — J. Mauerhofer, Praktische Mitteilungen über das Schlämmverfahren auf dem gräflich Wilczekschen Dreifaltigkeitsschachte in Polnisch-Ostrau und über einige Betriebseinrichtungen daselbst. Oesterr. Zeitschr. f. Berg- u. Hüttenwesen. No. 1 u. 2. 1904. — Bamberger u. Böck, Atmungsapparat zur Selbstrettung. Zeitschr. f. angewandte Chemie. S. 1426. 1904. — G. A. Meyer-Herne, Die jüngste Entwickelung der Atmungsapparate unter besonderer Berücksichtigung der auf der Zeche Shamrock I/II neuerdings ausgeführten Versuche. „Glückauf". No. 36/37. S. 1125. 1904. — Willibald Chitil, Das Feuerlöschwesen der k. k. Reichshaupt- und Residenzstadt Wien. Wien 1904. Bei W. Braumüller. — Johann Mayer, Oesterr. Zeitschr. 1904. — Dr. L. Michaelis, Oesterr. Zeitschr. 1904. — Dräger, Feuer und Wasser 1904. — Dienstanweisung der Berliner Feuerwehr 1905. — Dr. L. Michaelis, Oesterr. Zeitschr. 1905. — Degrèz u. Balthasar. Comptes rend. de la Société de l'industrie minérale. 1902.

Patent-Literatur.

Dräger:

	D. R. G. M.		
D. R. P. Anmeld.			
D. 14075 (26. 10. 03)	217253	224780	209722	215311
D. 14460 (8. 3. 04)	220321	224779	241905	198127
D. 13387 (5. 3. 03)	221898	229006	213794	218912
D. 13677 (29. 5. 03)	232985	235287	215312	212928

Sauerstoff-Fabrik Berlin G. m. b. H.

D. R. P.

		D. R. G. M.	
	154734	242040	207495
Oesterr. P.	16185	241933	207492
D. R. P.	112737	236622	243191
Engl. Pat.	21872 (1899)	238180	239417
Belg. Pat.	145866	238498	126217
Ung. Pat.	20892	238340	138069
Oesterr. Pat.	6126	145779	208311
Amerik. Pat.	693795 (1902)	144038	179456
D. R. P.	132021	191528	229411
Engl. Pat.	20558 (1901)	156911	229412
D. R. P.	156627	154905	184168
			248891

Pat. Anm. M. 24498 V 61a und S. 20170 V 61a.

H. A. Fleuss:

    Amerik. Pat. 244043 (12. 7. 81)

    D. R. P. 16343

Neupert:

    D. R. P. 104765

Floeter:

    D. R. G. M. 213069   213071

    213070

Eisel, Johann Georg:

    D. R. G. M. 153351

Chimani:

    D. R. G. M. 217252   185975

Carl O. Lange:

    D. R. G. M. 144425

Carl Glaeser:

    D. R. G. M. 190132

Metallschlauchfabrik Pforzheim:

    D. R. G. M. 222548   222547

Waldek, Wagner u. Benda (Pneumatophor):

    D. R. P. 88703

    Oesterr. Pat. 454323

    Engl. Pat. 3494 (1896)

Bamberger, Böck u. Wanz (Superoxyd-Apparat):

    D. R. P. Anmeld. 37056 Klasse 30i

    36553 Klasse 30i

Jaubert:

    Französ. Pat. 300892 (1900)

    316881 (1901)

    308391 (1901)

    308630 (1901)

    294447 (1899)

    302651 (1900)

    307730 (1901)

    304107 (1900)

    D. R. P. 140574   138730

    120136   122544

    128418   128617

Loeb:

    D. R. P. 145837   152383

    145838   153654

    39918   82544

    144267   68231

    68408   66608

    66803   52407

    40531   27905

    3191   1328

    D. R. P. Anmeld. L. 17461 Klasse 61a

    L. 17460 Klasse 61a

C. Schümann:

    D. R. G. M. 247091

    245783

    245785

V.

Der Wert des Sauerstoffs in der Chirurgie.

Von

Dr. **Heinz Wohlgemuth.**

(Hierzu 14 Figuren im Text.)

I. Sauerstoff bei der Narkose.

Wie der Sauerstoff bald nach seiner Entdeckung einen unaufhaltsamen Siegeszug durch das ganze Gebiet der inneren Medizin nahm und die interne Therapie eine lange Zeit vollkommen beherrschte, sodass man mit Recht von einer „pneumatisch-therapeutischen Aera" sprechen konnte, so konnte es nicht Wunder nehmen, dass auch die Chirurgie diese „Lebensluft" sich nutzbar zu machen suchte. Johann Ingen-housz (1) in Wien war einer der ersten, der die Anwendung des Sauerstoffs bei verunreinigten Wunden empfahl. Aber viel hat man in der nächsten Zeit seit dieser Empfehlung von der Anwendung desselben nicht gehört. Natürlicherweise; denn den chirurgischen Infektionskrankheiten ging man vor 125 Jahren nicht so agressiv zu Leibe wie heute und die Aether- und Chloroformnarkose war noch nicht erfunden. Erst mit der Entdeckung der letzteren eroberte sich auch der Sauerstoff wieder Boden im Reiche der Chirurgie, als er sich als ein kräftiges, zuverlässiges Mittel zur Belebung bei den nicht selten auftretenden Asphyxieen in der Narkose erwies. Lange Jahre hindurch zog man nun den Sauerstoff erst bei eintretender Gefahr heran, und einige Kliniker, wie Landerer, Prochownick (2), L. Grosse (3) wandten ihn methodisch und prinzipiell nach jeder noch so glatten Narkose an. Prochownick sagt, dass er bei dieser Methode von dem Gedanken ausging, „dass, wenn die Experimente von Thomas Beddoes (4) über die wiederbelebende Wirkung des Sauerstoffs richtig waren, eine sofort eingeleitete Sauerstoffeinatmung, wenn die Betäubung des Kranken nicht mehr Bedürfnis für den Operateur war, schnelleres Erwachen und wahrscheinlich auch besseres Befinden nach der Narkose zur Folge haben würde, was besonders bei Operationen am Leibe von eminenter Bedeutung sein konnte, wenn die Patienten bald nach der Operation imstande wären, bewusst still zu liegen, möglichst nicht zu brechen, überhaupt alle Erschütterungen des Leibes zu vermeiden". Während alle anderen also den Sauerstoff erst nach der Narkose anwandten, war schon im Jahre 1850 Ducroy (5) auf die Idee gekommen, den Sauerstoff zugleich mit dem Narkotikum einatmen zu lassen. Ihm müssen wir also die Priorität dieser Methode, der kombinierten

Sauerstoff-Chloroformnarkose

zuerkennen. In den Archives Générales de Médicine, S. 227 des Bulletin des Séances de l' Académie des Sciences berichtet er über seine Versuche und die guten Erfolge, die er erzielt hat. Lange Jahre hat man dann von diesen Versuchen nichts gehört. Erst 1887 hat Neudörffer (6) in Wien wieder ein Gemisch von Sauerstoff und Chloroform zur Narkose empfohlen. Seine Methode ist, wie Prochownick mitteilt, vielfach für sehr gut anerkannt worden, hat aber nach den Ausführungen Kreutzmanns (7) deswegen keine Nachahmung gefunden, weil die Herstellung der nötigen Menge Mischung zu umständlich war. Neudörffer brachte nämlich in einer Blase mit bekanntem Sauerstoffinhalt eine bestimmte Menge Chloroform zum Verdampfen und liess das so hergestellte Chloroform-Sauerstoffgemenge einatmen. Im Jahre 1887 hat Kreutzmann (7) selber nun eine Methode angegeben, die darin bestand, dass er aus einem grossen, Sauerstoff enthaltenden Gummisack Luft durch den Juncker'schen Chloroformapparat pumpte. Ueber die Resultate von 28 solcher Narkosen schreibt er nun: „Die Patienten boten nicht das Bild tiefen Komas wie bei gewöhnlicher Chloroform- oder Aethernarkose, sondern das eines ruhig Schlafenden. In allen Fällen erwachten sie mit sofort völlig freiem Bewusstsein wie aus gutem Schlafe, sogar das Strecken und Dehnen Erwachender haben wir gesehen! Keine Klage, keine Uebelkeiten, kein Erbrechen!" Trotz dieser guten Empfehlung hat auch diese Methode, wie es scheint, keine Verbreitung gefunden, einmal vielleicht weil eine Beobachtung an 28 Fällen kein Urteil über die Vorzüge desselben zulassen konnte, dann aber wahrscheinlich weil auch dieses Verfahren zu umständlich war, zumeist jedoch wohl deshalb, weil die Herstellung der nötigen Mengen Sauerstoff nicht ohne Schwierigkeit und zeitraubend war. Seitdem ist die Sauerstoff-Chloroformnarkose wieder längere Zeit nicht mehr Gegenstand klinischer Versuche gewesen, und wie die therapeutische Verwendung des Sauerstoffes selber erst durch die moderne Grossfabrikation und die Aufbewahrung desselben in komprimierter Form in Stahlcylindern zu neuem Leben erwacht ist, so hat auch die Sauerstoff-Chloroformnarkose dem Fortschritt der Sauerstoffindustrie ihre Wiedererstehung in brauchbarer Form zu verdanken. Die ersten neuen Versuche wurden wieder in Amerika gemacht. 1883 empfiehlt Sam. S. William (8) in New-York med. Record Chloroform mit Sauerstoff. Medical Record, New-York, Oktober 1895 bringt die Zeichnung eines Sauerstoff-Chloroform-Apparates und eine grössere Statistik glücklicher Narkosen. Genau einen gleichen Apparat bringt merkwürdigerweise J. N. De Hart (9) im Boston Medical and Surgical Journal vom April 1896 (Fig. 1 u. 2).

Es ist leicht ersichtlich, warum man von den Versuchen nicht viel gehört hat und woran die Verbreitung scheiterte, wenn wir die Entwickelung der Technik dieser Narkose weiter verfolgen.

Die neuen Erfolge der Leydenschen Schule mit der Sauerstofftherapie und im besonderen die Wahrnehmungen, die ich selber auf der I. medizinischen Klinik der Kgl. Charité auf der Abteilung des Herrn Professor Max Michaelis machen konnte, gaben mir aufs neue den Gedanken ein, die Gefahren der Chloroformnarkose durch die gleichzeitige Darreichung von Sauerstoff zu bekämpfen. Und wenn ich auch damals von den bereits voraufgegangenen Versuchen nichts wusste, so haben mir dieselben doch gezeigt, dass das Prinzip ein richtiges und dass die weitere Verbreitung nur daran gescheitert war, dass noch keine praktisch einfache und zuverlässige Form der Darreichung des Chloroform-Sauerstoffgemisches gefunden war. Die ersten Narkosen, die ich mit absolut unvollkommener Einrichtung derart machte,

Fig. 1.

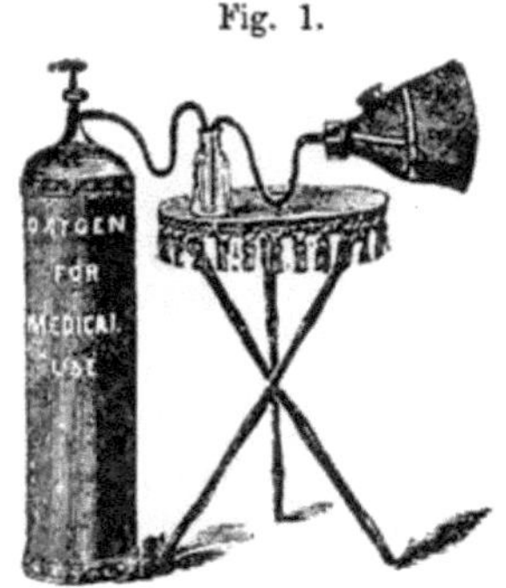

Amerikanischer Apparat aus dem Jahre 1896.

Fig. 2.

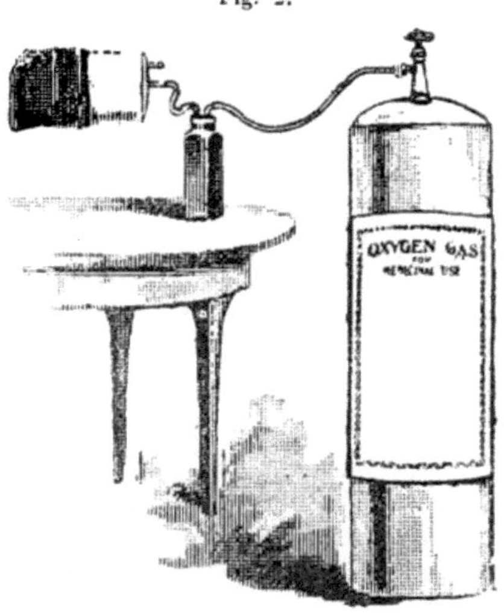

dass ich einen Sauerstoffstrom durch eine geschlossene Maske streichen liess, in der ein mit Chloroform getränkter Gazetupfer lag, waren, besonders da sie am schlechtesten Material stattfanden, an 3 Kindern, die schon wegen mehrfacher Knochentuberkulosen zwei und drei mal chloroformiert waren und jedesmal eine Asphyxie bekamen, sodass längere künstliche Atmung nötig war, derartig überraschend, dass ich überzeugt sein musste, dass die Zusammensetzung von Sauerstoff mit dem Chloroform im Moment der Darreichung von hervor-

ragender Bedeutung für die Abwendung der Gefahren des Chloroforms sein
musste. Ich liess mir nun von der „Sauerstoff-Fabrik Berlin" folgenden
Apparat anfertigen, den ich nur noch der Vollständigkeit halber erwähne, weil
seine vielfachen technischen Mängel durch Veränderungen in der Konstruktion
verbessert sind, der aber die Grundlage und das Grundprinzip für die von mir
später und von anderer Seite konstruierten Apparate gegeben hat: Aus einem
— für den klinischen Betrieb 1000 — 1200 l komprimierten Sauerstoffs
fassenden — Stahlzylinder strömte der Sauerstoff unter einem bestimmten
regulierbaren Druck von $^1/_{10}$—$^2/_{10}$ Atmosphäre durch ein U-Rohr, in
das aus dem 50 ccm fassenden graduierten Chloroformbehälter ebenfalls

Fig. 3.

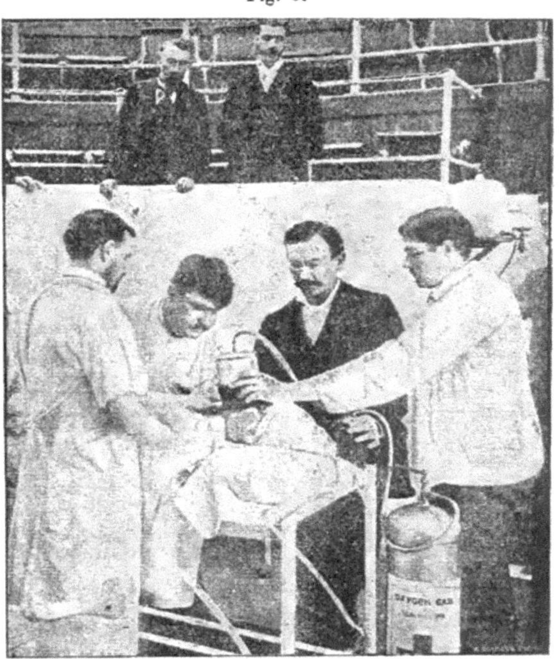

regulierbar tropfenweise Chloroform auf einen am Grunde des U-Rohres
liegenden Gazetupfer (P) fällt (Fig. 4). Dieses Chloroform, das in dem Tupfer
eine möglichst grosse Oberfläche einnimmt, wird nun gleich von dem Sauerstoffstrom gasförmig mitgenommen und durch einen entsprechend langen
Schlauch in die Inhalationsmaske geleitet. Diese — aus durchsichtigem
Celluloid verfertigt, damit man das Gesicht des Chloroformierten beobachten
kann, ohne die Maske zu entfernen — hat auf ihrem Rücken ein drehbares
Zuleitungsstück, vermittelst dessen man den Schlauch je nach Stellung des
Operateurs, der Seite, an welcher operiert wird, nach rechts, links oder nach
hinten lagern kann und ist mit einem Exspirationsventil versehen. Ihr
Gesichtsausschnitt ist so gestaltet, dass sie mit Hilfe eines am Rande auf-
sitzenden, aufzublasenden Gummirandes nach Bedürfnis vollkommen luftdicht

Fig. 4.

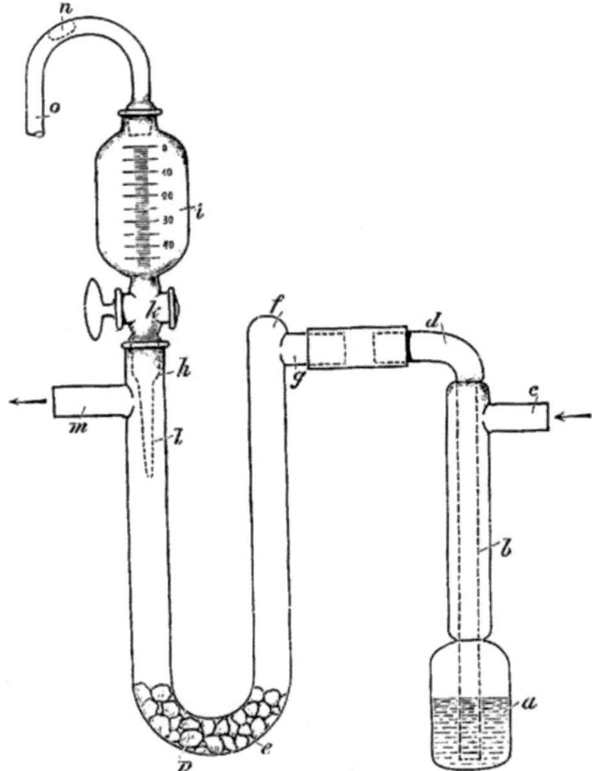

Fig. 5.

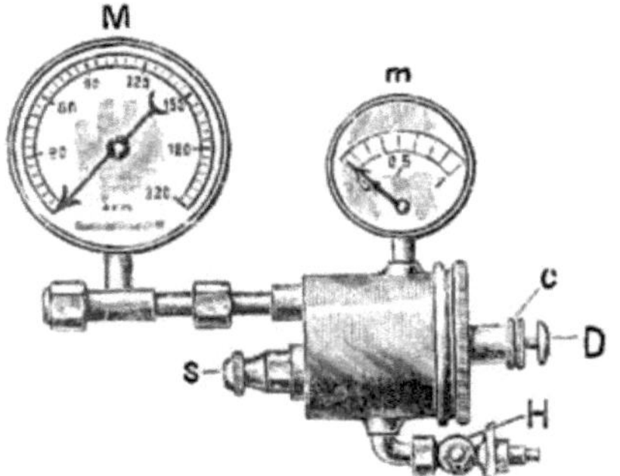

Reduzierventil mit Manometer.

abschliessen kann. Der Sauerstoff hatte, bevor er in das U-Rohr eintrat, zwei
Manometer zu passieren, deren grösseres (M) (Fig. 5) dem Zylinder am nächsten
stehendes, den Inhalt desselben in Atmosphärendruck anzeigte, bei halbvollem
Zylinder 50 Atmosphären usw. — deren kleineres (m) als Reduzierventil
diente und einen Druck bis zu einer Atmosphäre zuliess, der durch eine vor
oder unter ihm angebrachte Schraube (D) durch Lockerung derselben verringert,
durch Hineindrehen derselben verstärkt werden konnte. Der Sauerstoffstrom
konnte so verlangsamt oder beschleunigt werden. Ein Hahn zwischen dem
Reduzierventil und dem Chloroformapparat schloss auch nach Aufdrehen des
Handrades bei geöffnetem Zylinder den Sauerstoffstrom ab. Der ganze Chloroformapparat stand in einem Blechbecken (Fig. 6). Zum Schutze für denselben
und das U-Rohr war der Apparat so eingestellt, dass der Schenkel, auf

Fig. 6.

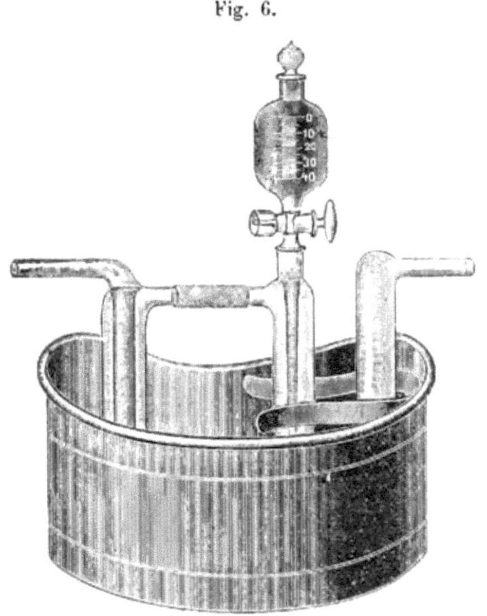

Chloroformapparat.

welchem der Chloroformbehälter eingeschliffen ist, der Sauerstoff zuführende,
der oben geschlossene Schenkel der das Sauerstoffchloroform-Gemisch zur
Maske führende war. Vor dem eigentlichen Chloroformapparat hatte ich noch
ein Wassergefäss (Fig. 4 u. 6) eingeschaltet, um eventuell den Sauerstoff
nach dem Vorschlage von Kobert (11) anzufeuchten. Ueber die Handhabung dieses Apparates brauche ich nicht weiter zu sprechen, da der
Apparat selbst von mir, wie ich schon sagte, wegen seiner technischen
Mängel verlassen ist. Sie findet sich ausführlich in meiner Publikation (12)
und in dem Handbuch der allgemeinen und lokalen Anästhesie von Dumont (15). Ich habe von vornherein Wert darauf gelegt, und es war
mir klar, dass die Güte der Narkose damit in innigem Zusammenhang steht,
dass die Mischung von Sauerstoff und Chloroform erst im Moment der Ein-

atmung stattfindet, sodass ich das Chloroformvorratsgefäss ausserhalb des Sauerstoffstromes gestellt habe, weil nach unseren chemischen Anschauungen eine längere Berührung von Sauerstoff und Chloroform zur Zersetzung des Chloroforms führen musste, und ich habe ferner die grösste Sicherheit für die exakte Dosierung des Chloroforms in der Beibehaltung der Tropfmethode gesehen. Es schien daher nur eine bedeutende Verbesserung meines Apparates, als Dr. Roth (16) in Lübeck auf dem Chirurgenkongress 1902 einen Apparat demonstrierte, der zwar exakt funktionierend und tadellos montiert, doch im Prinzip einen Fehler hatte, weil er den Sauerstoffstrom beständig durch den

Fig. 7.   Fig. 8.

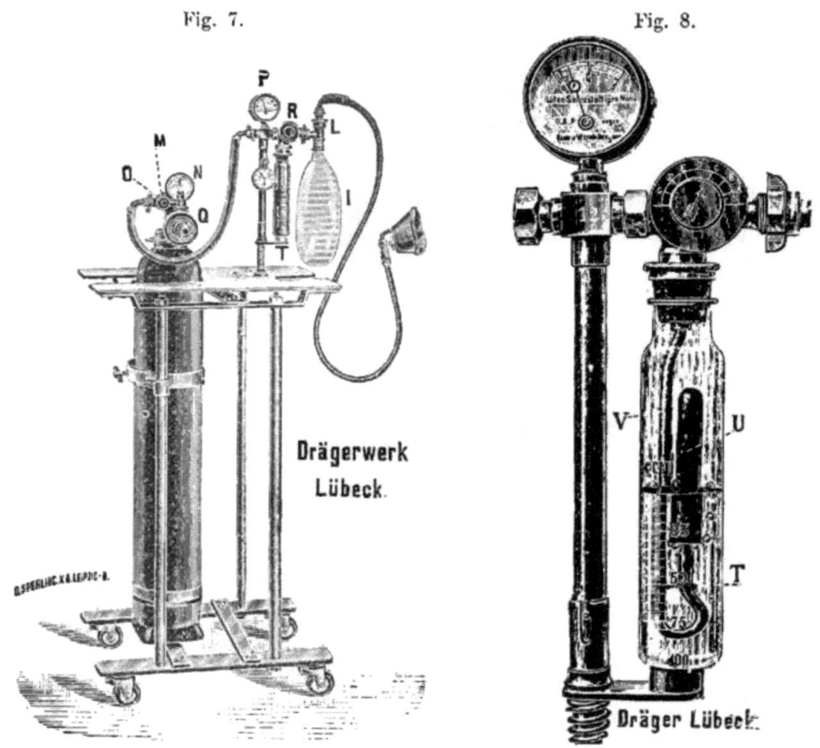

ganzen Chloroformvorrat streichen liess und der im wesentlichen folgendermassen konstruiert ist (Fig. 7 und 8).

Aus dem Sauerstoffzylinder (M) tritt der Sauerstoff in das Manometer (N), welches den Inhalt des Zylinders in Atmosphärendruck angibt. Oeffnet man nun den Hahn (O), so passiert der Strom das Reduzierventil (P), das die Geschwindigkeit des Sauerstoffstromes in Literzahl pro Minute angibt, die durch Lockern oder Hineindrehen der Schraube (Q) regulierbar ist. Vermittelst eines Dreiwegehahnes, der vor dem Chloroformgefäss (T) eingeschaltet ist, kann nun der Sauerstoffstrom rein durch den Schlauch in die Maske geleitet, teilweise oder ganz durch den Chloroformvorrat gejagt werden. Auf einer Stellscheibe dieses Dreiweghahnes ist abzulesen, wieviel Chloroform der Sauerstoffstrom bei einer bestimmten, empirisch festgestellten, normierten Stellung des Zeigers (R) in Dampfform einnimmt. Die Menge des von dem Sauerstoffstrom mitgerissenen Chloroforms bei der jeweiligen Zeigerstellung gibt eine dem Apparat beiliegende Dosierungstabelle in Gramm pro Minute an. Ein „Sparbeutel“ benannter Sack (J) hat den Zweck, zu verhindern, dass der auch während der Exspiration kontinuierlich fliessende Gasstrom verloren geht, während ein an dessen Verschraubung angebrachtes Rückschlagventil die Möglichkeit des Eindringens von Exspirationsluft in denselben ausschliesst. An diesem Sparbeutel, der sich bei jeder Inspiration kontrahiert, bei jeder Exspiration durch Eindringen von Chloroform-Sauerstoffgemisch aufbläht, soll ausserdem der Narkotiseur sich leicht über die regelmässige Atmung des Narkotisierten überzeugen können. Die Maske ist aus Metall gefertigt und genau dem Gesichtsausschnitt des Chloroformierten angepasst. Roth legt keinen Wert auf die Mischung reinen Sauerstoffs mit Chloroform, da es, wie er sagt, mindestens noch nicht erwiesen ist, ob dies dem Menschen zuträglich ist, sondern will nur eine sauerstoffreiche Luft atmen lassen. Er hat zu dem Zwecke am Boden der Maske ein kleines Luftloch angebracht, das wir aus dem Grunde für gut halten, weil bei luftdichtem Abschluss der Maske eine tiefe Inspiration des Patienten bei einer Strömungsgeschwindigkeit von 3 l Sauerstoff pro Minute nicht genug Luft finden würde. Ich habe deshalb auch von vornherein keinen Wert auf ein luftdichtes Abschliessen der Maske gelegt und dem Chloroformierten daher unter den Rändern der Maske hindurch atmosphärische Luft zukommen lassen.

Dieser Apparat, der von der Firma Dräger in Lübeck angefertigt wird, hatte, wie ich schon hervorhob, technisch viele Vorzüge vor dem zuerst von mir konstruierten, doch sein grosser Mangel war, dass während der ganzen Narkose der gesamte Chloroformvorrat mit Sauerstoff durchgeschüttelt wurde. Wir wissen, dass das Chloroform schon bei längerem Stehen an Licht und Luft sich zersetzt und unsere diesbezüglichen Untersuchungen, insbesondere die Untersuchungen von E. Falk (17) haben zur Evidenz erwiesen, dass bei diesem Verfahren das Chloroform schon nach einer 20 Minuten langen Narkose wesentliche Zersetzungen zeigt. Auch Kümmell (18) und L. Michaelis (82) haben sichere Zersetzungen bei diesen Verfahren nachgewiesen. Diese Zersetzungen treten um so stärker auf, je wärmer die Temperatur und je heller das Zimmer ist, und sie steigen bei Wiederverwendung eines Chloroforms, welches bereits einmal zur Narkose gedient hat. Zwar hat Roth (19) in mehrfachen Versuchen, die er anstellen liess, eine solche Zersetzung nicht nachweisen können, doch wird sicherlich jeder Operateur, da einige Male sichere Zersetzung konstatiert werden konnte, berechtigte Skrupel haben, lange mit Sauerstoff geschütteltes Chloroform überhaupt oder gar wieder zu verwenden. Aber auch von einer exakten Dosierung des Chloroforms kann bei diesem Prinzip des Durchströmens der Luft durch den ganzen Chloroformvorrat nicht gut die Rede sein. Nach den Untersuchungen, die ich gleich im Anfang meiner Versuche angestellt habe, belud sich bei einer Temperatur von 21° 1 l Sauerstoff mit 1,2008 g Chloroform, und es war von geringer Bedeutung für die verdampfte Chloroformmenge, ob dieser Liter Sauerstoff in verhältnissmäsig kurzer oder langer Zeit zum Durchströmen gebracht wurde. Sehr gross waren dagegen die Unterschiede bei verschiedenen Temperaturen. So verdampften 100 l Sauerstoff bei drei aufeinanderfolgenden Versuchen:

22,6 g, 21,8 g, 24,3 g bei einer Temperatur von 12°. Bei 15° 26,3 g, bei 25° 41 g Chloroform.

    Alle diese Momente mussten bei der Konstruktion eines Apparates mitsprechen, und es war nach wie vor von uns darauf Bedacht genommen worden: 1. Beim Chloroform die Tropfmethode beizubehalten, weil sie die beste und exakteste Dosierungsform ist: 2. die Gefahren, die eventuell in der längeren Einwirkung von Sauerstoff auf das Chloroform lagen, auszuschliessen, und den Apparat so zu konstruieren, dass immer nur die gerade zur Einatmung gelangende Menge Chloroform mit dem Sauerstoff sich mischte, der Chloroformvorrat aber vollständig getrennt vom Sauerstoff blieb.

Fig. 9.

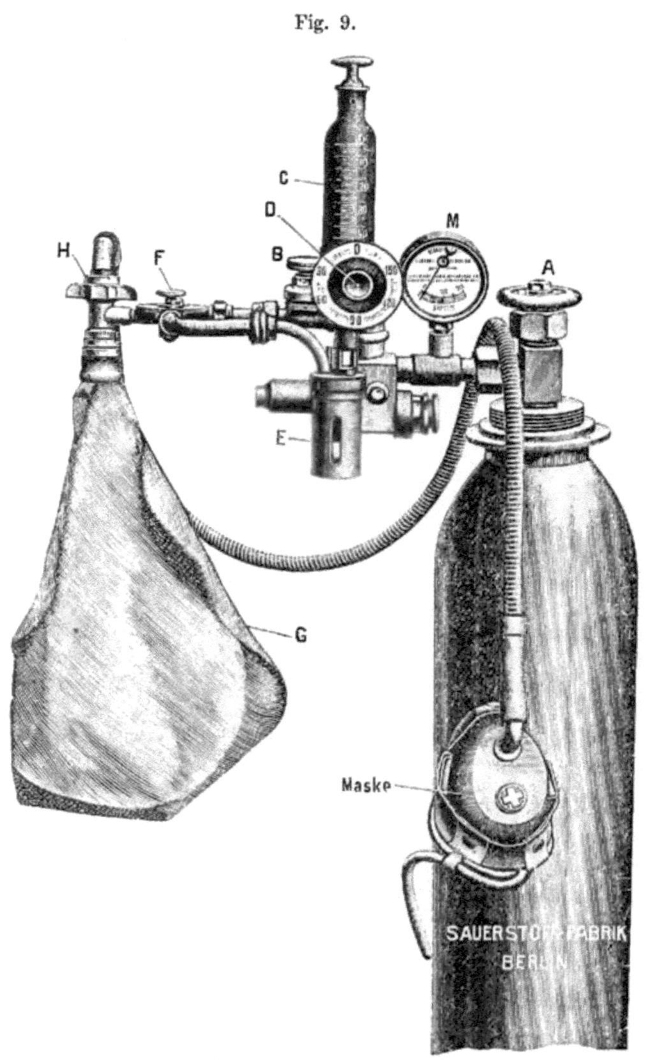

Gesamtansicht und Detail des Apparates.

Der Apparat (Fig. 9), der nach meinen Versuchen diesen Anforderungen entsprach und den ich im Zentralblatt für Chirurgie, 1902, No. 45 publizierte, besteht: 1. Aus dem (grossen oder kleinen) Sauerstoffzylinder, 2. aus einem kleinen Reduzierventil zugleich mit Inhaltsmanometer. Dieses Reduzierventil (M) enthebt den Narkotiseur jeder Nachstellung oder Einregulierung und arbeitet nach Oeffnen des Hahnes (B) automatisch, indem es nicht mehr als 100 l Sauerstoff in der Stunde durchlässt. Vor dem Hahn sitzt unmittelbar der Chloroformapparat. Dieser besteht 1. aus dem Chloroformvorratsgefäss (C), 2. einem kleinen, mit Metall umschlossenen und locker mit Mull gefüllten Glaszylinder (E), der ein bis auf den Boden unter den Gazetupfer reichendes Luftzuführungsrohr und ein am oberen Rande befindliches Ausführungsrohr besitzt. Ein Metallzwischenstück verbindet das Ausführungsrohr 3. mit dem direkt vor dem Oeffnungshahn (B) sitzenden Mischhahn oder Injektor (F). Das graduierte Chloroformgefäss sitzt in Bajonettverschluss auf dem Glaszylinder auf und ist durch einen sorgfältig konstruierten Metallhahn abgeschlossen, der durch ein Triebrad (D) leicht bewegt wird. Dieses Triebrad trägt eine Metallscheibe, auf der eingeschlagen ist, dass bei der jeweiligen Drehung der Scheibe 0, 20, 30, 40 etc. Tropfen Chloroform in der Minute durch ein Schauglas sichtbar auf den im unteren Zylinder befindlichen Gazebausch herabfallen. Auf diesem nimmt das Chloroform seine grösstmögliche Oberfläche ein. Der Mischhahn ist derartig konstruiert, dass der Sauerstoffstrom an dem zum Chloroform führenden Wege vorbeistreicht und nach dem Prinzip eines Sprays das auf den Gazebausch herabgeträufelte Chloroform ansaugt, sich mit demselben in dem Hahne mischt und zur Inhalationsmaske weiterführt. Dieser Vorgang wird dadurch unterstützt, dass die unter den Gazebausch tretende atmosphärische Luft das Chloroform auch von hinten her drückt. Durch Drehung des Mischhahnes, auf welchem zu dem Zwecke ein Zeiger eingeschlagen ist, kann man nun, um die Chloroformmenge noch exakter zu dosieren, je nach Notwendigkeit die ganze Menge des auf den Gazebausch herabgeträufelten Chloroforms verdampfen lassen, wenn man diesen Zeiger auf „offen" richtet, $^3/_4$, $^1/_2$, $^1/_4$ des herabgeträufelten Chloroforms brauchen, oder im Moment reinen Sauerstoff geben, wenn man den Zeiger auf „zu" stellt. Dass man z. B. auch von einigen Tropfen Chloroform nur einen Bruchteil einatmen zu lassen braucht, ist, wie wir wissen, bei gewissen Narkosen nicht unwesentlich. Ein Vorratsbeutel (G) dient dazu, während der Exspiration das ausströmende Gasgemisch aufzunehmen. Der ganze Apparat ist auf einem leicht fahrbaren Stuhl armiert. Für den externen Gebrauch kann derselbe Chloroformapparat an einen kleinen, 120—150 l Sauerstoff haltenden Zylinder angeschraubt und in einem Holzkasten transportiert werden. Der Apparat wird dann zur Narkose auf einen kleinen Tisch gelegt.

Auch Roth (16) hat sich bei seinem Sauerstoff-Chloroformapparat zur Tropfmethode bekehrt, weil, wie er bei der Publikation seines neuen Apparates in No. 46 des Zentralblattes für Chirurgie sagt, die Verdunstung des Chloroforms infolge der Abkühlung desselben bei längerem Durchströmen des Sauerstoffes eine Ungenauigkeit in der Dosierung zur Folge hat, auf die es ihm besonders ankommt. Er hat nun von der Firma Dräger in Lübeck einen Apparat konstruieren lassen, der, technisch ausserordentlich exakt gearbeitet, durch die Saugwirkung des Sauerstoffstromes Chloroform tropfenweise sichtbar und hörbar in ein Vakuum fallen lässt, wo dasselbe sofort vergast und von dem Sauerstoffstrom zur Maske geleitet wird. Die Tropfmethode ist hier so exakt wie möglich und hört in demselben Moment auf, wenn der Sauerstoff-

strom abgestellt wird (Fig. 10). M ist das Verschlussventil auf dem Sauerstoffzylinder. N ist das Finimeter, welches den Inhalt des Zylinders anzeigt.

Fig. 10.

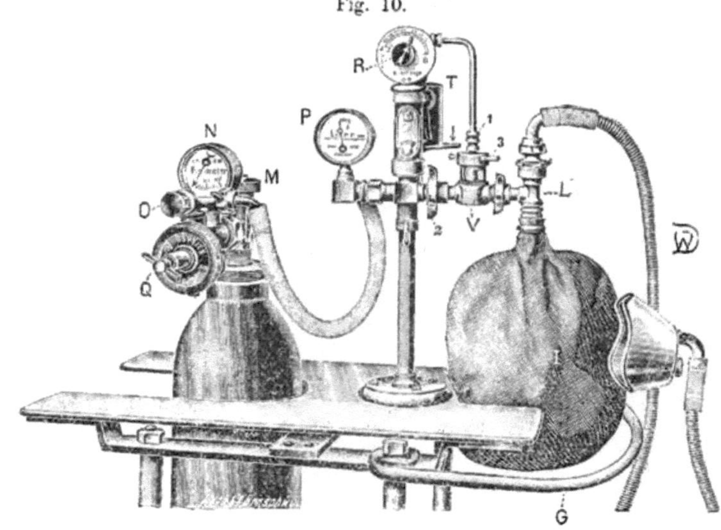

Apparat auf Tisch.

Fig. 11.

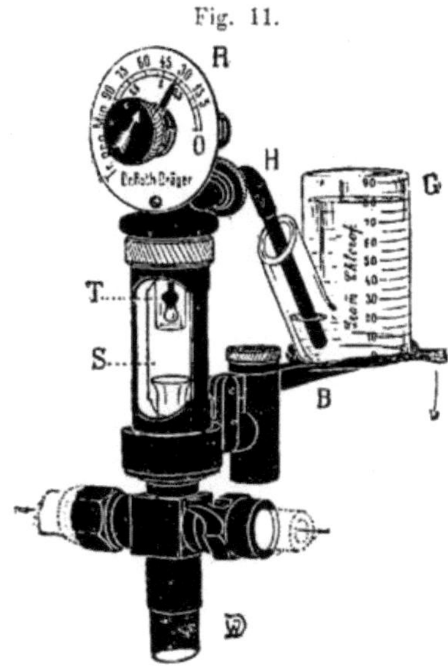

O ist das Ventil zum schnellen Oeffnen und Schliessen des Sauerstoffstromes.
P das Reduzierventil, das den Sauerstoffverbrauch in Litern pro Minute angibt. Die Dosierung geschieht durch Drehen der Flügelschraube Q. P reagiert

auf Q. R ist der Hahn zum Dosieren der Anzahl Chloroformtropfen. T ist das abnehmbare Chloroformgefäss, das von einem federnden Bügel B getragen wird. V ist der Vergaser mit Schauglas. L ist der Sparapparat mit Beutel I. Fig. 11 stellt eine schematische Zeichnung von dem wesentlichen Teile des Apparates dar. Die Dosierungstabelle, die dem Apparat beigegeben wird, belehrt über die Chloroformtropfenzahl bei der jeweiligen Zeigerstellung des Hahnes R.

Ein Uebelstand ist es, der allen diesen Apparaten trotz technischer Vollkommenheit anhaftet, und das ist ihre Kompliziertheit. Mit der Anzahl luftdicht abschliessen müssender Verschraubungen, mit den Ecken und Winkeln, in denen sich Chloroform lagern und zersetzen kann, wachsen die Fehlerquellen, die dazu führen können, dass wohl der Geübte tadellose Narkosen erzielt, der weniger Geübte aber, der im Augenblick nicht übersehen kann, wo der Mangel ist, es zu einer tiefen und ruhigen Narkose hin und wieder nicht bringt. Ein anderer Uebelstand, den wir allerdings nicht als einen solchen bezeichnen können, der jedoch von diesem oder jenem ungeduldigen Operateur dem Apparat vorgeworfen wird, ist, dass der Eintritt der tiefen Narkose besonders beim ungeübten Narkotiseur zu lange dauert. Wir stehen nun allerdings auf dem Standpunkte, dass der Operateur Zeit haben muss, abzuwarten, bis die tiefe Narkose eingetreten ist, wenngleich wir nicht verkennen wollen, dass es Umstände gibt, die eine schnelle Narkose erfordern, wie z. B. der klinische Unterricht, in dessen 2 Stunden mehrere Operationen gemacht, der Patient aber vorher noch examiniert werden soll. Gerade das betrachten wir als einen Vorzug der Sauerstoff-Chloroformnarkose, dass sie bei der Tropfmethode etwas langsamer mit Sauerstoff als ohne denselben eintritt, da ja alle Autoren darüber einig sind, dass die schnelle Betäubung unter Anwendung grosser Mengen Chloroform zugleich die grösste Gefahr der Narkose ist.

In dem Bestreben nun, den ganzen Apparat so einfach wie möglich zu gestalten und dabei dem Narkotiseur die Gelegenheit zu geben, die Narkose nach Erfordern schneller und langsamer zu einer vollkommenen zu machen, habe ich mir von der Sauerstoff-Fabrik Berlin folgenden Apparat (Fig. 12) konstruieren lassen, der mit einer wohl denkbar grössten Einfachheit eine tadellose Funktion garantiert und dessen Wesentlichkeit darin besteht, dass der ganze Chloroformapparat auf der Maske angebracht und so dem Narkotiseur stets vor Augen ist. Der Sauerstoffzylinder trägt die üblichen 2 Manometer, deren zuerst zu passierendes den Inhalt, deren zweites die Strömungsgeschwindigkeit nach Litern pro Minute angibt; sie ist vor der Narkose auf 3 l in der Minute eingestellt. Von ihm, der abseits stehen kann, führt ein Schlauch zu der mit dem Chloroformapparat armierten Maske. Diese (Fig. 13) trägt auf ihrem Rücken einen gebogenen, drehbaren, Sauerstoff zuführenden Schenkel, in den kurz vor seinem Eintritt in die Maske mit einem rechtwinklig abgebogenen Zwischenstück ebenfalls drehbar der Chloroformapparat eingelassen ist.

Dieses zweifache Gelenk ermöglicht, dass das Chloroformgefäss bei jeder Stellung der Maske resp. bei jeder Bewegung des Patienten senkrecht stehen kann. Die Tropfenzahl wird durch eine Stellscheibe unterhalb des Chloroformbehälters reguliert und ist im Schauglas (S) zu kontrollieren. Im Innern der Maske hält ein Drahtsieb einen feuchten Gazebausch, zwei oder drei Lagen Tupfermull. Die Exspirationsventile sind unterhalb des Drahtsiebes angebracht, damit die ausgeatmete Luft nicht erst den Gazebausch zu passieren nötig hat, und können als Stützen für

die Daumen dienen, wenn es nötig sein sollte, den Unterkiefer nach vorn zu
heben. Der Gummirand ist abnehmbar, wie überhaupt der ganze Apparat
leicht in seinen einzelnen Teilen auseinandergenommen werden kann. Das in

Fig. 12.

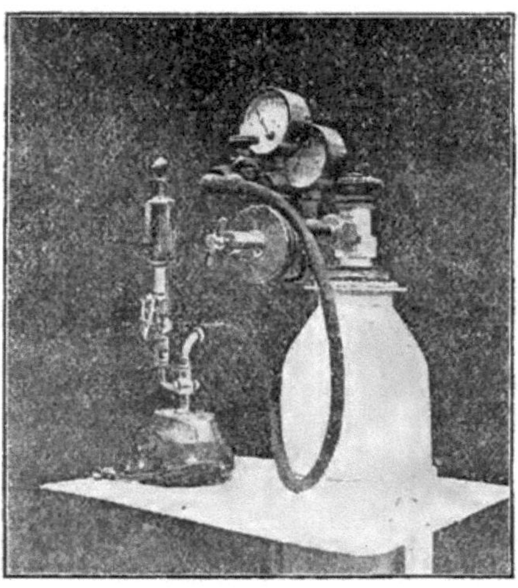

Fig. 13.

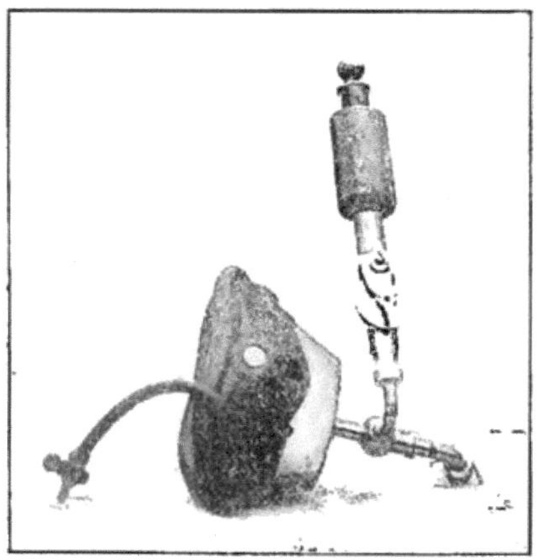

die Sauerstoffbahn träufelnde Chloroform wird nach Art eines Sprays sofort
zerstäubt und vergast. Auf dem Rücken der Maske ist ein kleines Luftloch
eingebohrt. Die Maske ist auch als gewöhnliche Chloroform- oder Aether-
maske mit regulierbarer Tropfvorrichtung zu gebrauchen; statt des Sauerstoffs

strömt dann atmosphärische Luft durch das zuführende Rohr und beladet sich bei jeder Inspiration mit den Dämpfen des Narkotikums. Das Ganze ist auf einem leicht fahrbaren Tisch armiert. Die Funktion des äusserst einfachen Apparates ist vollkommen exakt.

Krönig in Jena hat den Roth-Drägerschen Tropfapparat dergestalt verbessert, dass er ihn für die Narkose mit Chloroform oder Aether oder mit Chloroform-Aether-Mischnarkose eingerichtet hat. (Fig. 14.)

Fig. 14.

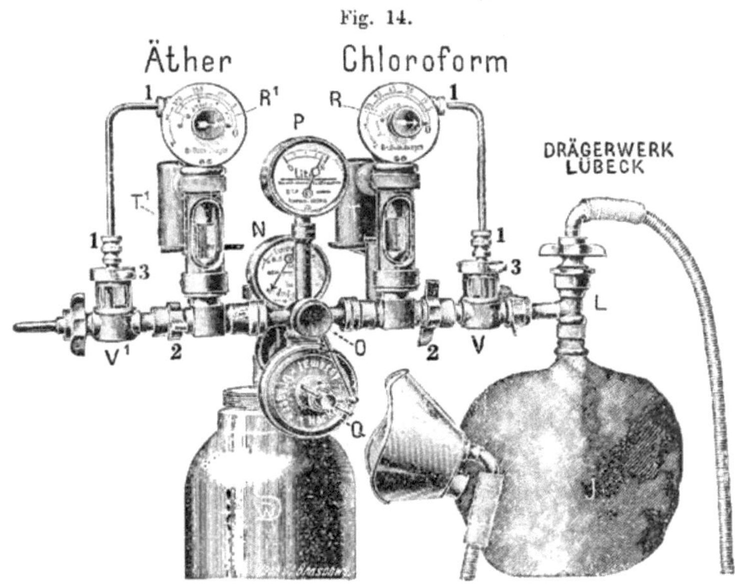

Die Anordnung ist so getroffen, dass beide Apparate in einen Sparbeutel hineinarbeiten. Der Patient empfängt den narkotisierenden Sauerstoff durch einen einzigen Schlauch. Die Zuführung der Gase vom Aether-Apparat in den Sparbeutel erfolgt durch ein hinter dem Apparat befindliches Rohr, welches auf der Abbildung nicht sichtbar ist.

Beide Apparate verbrauchen zusammen 4 l Sauerstoff in der Minute. Der Zeiger des Literinstrumentes P soll deshalb stets auf 4 stehen. Davon verbraucht der Aether-Apparat konstant 2 l und der Chloroform-Apparat konstant 2 l, ohne Rücksicht darauf, ob die eine oder die andere Substanz oder ob beide gleichzeitig dosiert werden. Wird der kleine gemeinsame Sauerstoffhahn O mit dem Schwengel geschlossen, so hören gleichzeitig beide Apparate auf zu arbeiten, ob der eine oder der andere oder ob beide Apparate gleichzeitig dosieren.

Da der Sauerstoffverbrauch für den einzelnen Apparat nicht zu unterbrechen ist, erreicht man den Vorteil, dass die Verdünnung des Narkotikums durch Sauerstoff im Sparbeutel immer die gleiche ist. Wenn also beide Apparate gleichzeitig eine gleich starke Dosis hergeben, so ist der prozentuelle Gehalt an Narkotikum im Sauerstoff doppelt so hoch, als wenn nur ein Apparat arbeitet.

Die Maximaldosis für Aether beträgt 200 Tropfen pro Minute (100 Tropfen = 1 g).

Die Maximaldosis für Chloroform beträgt 75 Tropfen pro Minute (50 Tropfen = 1 g).

Die Wirkung des Sauerstoffs bei der Chloroformnarkose oder besser gesagt des Chloroformsauerstoffgemisches entsprach nun ganz den Erwartungen, die ich von demselben nach den Erfahrungen Prochowniks und Grosses mit der Inhalation von reinem Sauerstoff nach der Narkose, von M. Michaelis bei dyspnoischer Cyanose erwartet habe. Wenn Prochownick in seinem Vortrage auf dem VI. Deutschen Gynäkologen-Kongress in Wien 1895 sagte: „Die sinnfälligste Wahrnehmung bei den Inhalationen ist die auffallend schnelle Besserung im Aussehen der Narkotisierten an Haut und Schleimhäuten. Noch vor einer deutlichen Wahrnehmung am Pulse und vor gleichmässiger nasaler Inspiration wird die Gesichtsfarbe eine frischere, oft rosige. Der Glanz der Konjunktiva nimmt zu, die Hornhautreflexe kommen rasch zum Vorschein, die Lividität der Lippen und der Mundschleimhaut macht frischerer Farbe und Turgeszenz Platz. In zweiter Linie regelt sich die Atmung schneller als sonst. — Das Erbrechen bleibt nicht aus, aber es ist bei den hierzu Geneigten mit seltenen Ausnahmen auf ein einziges Mal beim ersten Erwachen beschränkt. Nur wenige Kranke brechen 2—3 Mal in 24 Stunden nach der Operation. — Mit schärferer Bestimmtheit trete ich selbst dafür ein, dass sämtliche Kranke sich viel schneller wohl befinden", so konnte ich nach meinen ersten 300 Narkosen folgendes konstatieren: Nach den ersten Atemzügen nehmen die Haut und die sichtbaren Schleimhäute eine hellrote Farbe an, sodass hochgradig anämische und schlaffe Patienten eine gesunde Röte zeigen und dass diese Röte sogar einen schweren Ikterus bei Choledochusverschluss verdrängen konnte. Der Puls wird langsamer und voller, als ob er unter der Wirkung von Digitalis stände, und sinkt fast konstant im Augenblick der tiefen Narkose, die bei kleinen Kindern in $^1/_4$—$^1/_2$ Minute, bei grösseren Kindern und Frauen in 3—7, bei Männern in 5—12 Minuten eingetreten ist, auf 60 Schläge. In einigen Fällen habe ich noch weniger, in einem Falle sogar nur 44 Schläge bei einem alten und sehr grossen Manne konstatiert. Diese Frequenz behält er, solange die tiefe Narkose dauert, er wird fortdauernd schneller mit der abnehmenden Tiefe der Narkose. Die Pupillen sind in der tiefen Narkose wie bei der einfachen Chloroformnarkose eng und reaktionslos, erweitern sich und reagieren mit der abnehmenden Tiefe derselben. Dabei ist auffällig, dass die Reaktion bei anscheinend sehr tiefer Narkose schnell und plötzlich wieder eintritt, aber ebenso schnell durch einige Züge Narkosengemisch wieder tiefe Narkose hergestellt werden kann. Daher muss man, will man z. B. bei Laparotomien dauernd tiefste Narkose und absolute Muskelerschlaffung haben, auch dauernd chloroformieren, ein Zeichen, dass nicht wie bei der gewöhnlichen Chloroformnarkose eine Ueberdosierung in der Weise stattfindet, dass man für 5—10 Minuten tiefster Narkose Chloroform auf einmal geben kann. Wie bei der einfachen Chloroformnarkose hierin zugleich die grösste Gefahr derselben liegt, so müssen wir diese Beobachtung als den grössten Vorteil der Sauerstoffchloroformnarkose betrachten.

Die Atemzüge sind absolut gleichmässig, langsam und ruhig. Sie sind nicht von besonderer Tiefe, da kein Sauerstoffmangel da ist. Ein Exzitationsstadium ist so gut wie nicht vorhanden, und wenn es auch bei schweren Trinkern nicht ganz ausbleibt, so ist es doch erheblich kürzer und abgeschwächt. Erbrechen während und nach der Narkose bleibt nicht aus, doch kommt es selten vor und dann gewöhnlich nur einmal kurz nach dem Erwachen, doch habe ich jenen schrecklichen Zustand von Uebelsein, Kopfschmerz und Nausea, wie er sonst oft tagelang anhält und die Patienten nicht zur Erholung kommen lässt, überhaupt nicht beobachten können. Eine Schleim- oder Speichelsekretion aus dem Munde, wie sie häufig so furchtbar lästig und manchmal wegen der Aspirationsgefahr nicht unbedenklich ist, findet nicht statt. Das Herabgehen des Pulses auf 60 Schläge und weniger ist bei jüngeren wie älteren Individuen, bei Anämischen wie bei Fettleibigen, bei Arteriosklerotischen wie bei Herzkranken konstant. Diese Qualität des Pulses, die ruhige, fast unhörbare Atmung, das frische blühende Aussehen geben dem Narkotiseur das Gefühl absoluter Sicherheit, man hat den Eindruck, als ob eine Asphyxie oder gar eine primäre Atmungs- oder Herzlähmung vollkommen ausgeschlossen sei. Eine bei gewöhnlicher Chloroform- oder Aethernarkose eintretende Asphyxie und Cyanose wird, wie ich es häufig beobachten und versuchen konnte, bei weiterer Darreichung der Sauerstoff-Chloroformnarkose sofort behoben. Der Chloroformverbrauch ist ein äusserst geringer, einmal durch die exakte Dosierung des selbsttätigen Tropfapparates, dann auch wegen der durch die Art der Maske gegebenen Notwendigkeit, dass die herabgefallene Chloroformmenge fast ganz ausgenutzt wird. Der Durchschnittsverbrauch ist 23 g in 60 Minuten. Die geringste Dosis war in zwei Fällen von Nephrektomie bei älteren Personen je 7 g in 63 resp. 70 Minuten. In meiner ersten Publikation habe ich eine genaue Tabelle über die Beobachtungen an den ersten 182 Narkosen gegeben. — Wie die Sauerstoff-Chloroformnarkose gleich beim Beginn dem Patienten eine angenehme, nicht mit Reizerscheinungen von seiten der Respirationsorgane verbunden ist, so ist auch das Erwachen, welches sehr schnell nach dem Aufhören der Inhalation eintritt, meist in 5—10 Minuten, ein für den Patienten angenehmes und von dem aus der reinen Chloroform- oder Aethernarkose vollkommen abweichendes. Die Patienten dehnen und strecken sich, gähnen bisweilen, als ob sie aus einem gesunden Schlafe erwachten und schlagen dann plötzlich mit klarem Bewusstsein die Augen auf, ohne über Kopfschmerzen oder Uebelkeit zu klagen. In vielen Fällen erfolgt das vollkommene Erwachen noch während des Verbandes auf dem Operationstisch.

Bei der Narkose nehmen bekanntermassen die Kinder unter 10 Jahren, vornehmlich die Säuglinge, eine besondere Stellung ein, einmal weil sie mehr noch als Erwachsene verschiedenartig sich verhalten in ihrer Toleranz gegen das Chloroform, weil mehr als bei diesen hier die einen leicht, die anderen schwer zu chloroformieren sind, dann weil sie fast alle sehr leicht cyanotisch werden und eine stertoröse Atmung haben, und schliesslich weil bei ihnen gar nicht selten eine Ueberdosierung von Chloroform stattfindet, sodass ohne alle Anzeichen ganz plötzlich Puls und Atmung aussetzen. Hier scheint die Sauerstoff-Chloroformnarkose mit ihrer exakten Dosierung von ganz besonderem Werte zu sein.

Den geringen Chloroformverbrauch bei der Sauerstoff - Chloroformnarkose habe ich schon kurz erwähnt. Dass die notwendigen Chloroformmengen für eine gute Narkose nicht nur relativ gering sind, weil wenig Chloroform verloren geht, fast alles zur Verdampfung gebrachte eingeatmet wird, sondern dass sie wirklich auch absolut gering sind, illustrieren am besten die Versuche von Geppert (20) mit seinem ausserordentlich sinnreich konstruierten Narkosenapparat. Die Konstruktion seiner Maske bedingt ebenfalls möglichst

vollkommene Ausnutzung des verdampften Chloroforms und er braucht auf
1 l atmosphärischer Luft 0,4—0,6 ccm Chloroform, während wir nur im
Durchschnitt 0,129 ccm brauchen. Wenn wir mit demselben Narkotikum
einmal die 4—5 fache Menge desselben nötig haben zur Erzielung einer guten
Narkose, bei einer anderen Form der Dosierung jedoch nur den 4.—5. Teil
zur Erzielung einer nicht nur gleich guten, sondern besseren Narkose — denn
Geppert hat bei seinen ersten wenigen Versuchen in einigen Fällen Aussetzen
von Puls und Atmung erlebt und musste künstliche Atmung einleiten — so
bleibt wohl nur der Schluss übrig, dass die Sauerstoff-Chloroformnarkose die
sicherere und ihre Methode vorzuziehen ist. Dass dieser Prozentsatz an
Chloroform ein ausserordentlich geringfügiger ist, dagegen eine Chloroformluft
von 0,6 pCt., wie sie u. a. bei dem Geppertschen Apparat eingeatmet wird,
ausserordentlich gefahrvoll wirken kann, haben die Versuche von Pohl gezeigt,
über die Kobert in den Pharmako-therapeutischen Rückblicken 1899 sagt:
„ . . . trotzdem Aether und Chloroform bereits ihr 50 jähriges Jubiläum als
Mittel zur allgemeinen Anästhesie und Narkose gefeiert haben und millionen-
mal angewendet worden sind, ist die Handhabung dieser Mittel von seiten
der meisten Kollegen in der gewöhnlichen Praxis leider fast noch ebenso unvollkommen, wie vor einem halben Jahrhundert. Trotzdem seit Jahrzehnten
in allen Ländern Maximaldosen für starkwirkende Mittel eingeführt worden
sind, haben wir für die Einatmung der genannten Mittel nicht nur keine
staatlich vorgesehenen Maximaldosen, sondern die meisten Aerzte haben auch
nicht einmal eine ungefähre Vorstellung, wieviel von den auf die Inhalationsmaske gegossenen zwei Mitteln nötig ist, um genügende und unschädliche
Narkosen zu machen, und wieviel hinreicht, um den Menschen umzubringen.
Pohl bestimmte 1891 unter Franz Hofmeister den Gehalt des Blutes an
Chloroform bei narkotisierten Tieren und fand, dass dasselbe 0,1—0,6 pCt., im
Durchschnitt 0,35 pCt., betrug und dass eine Steigerung des Gehaltes an
Chloroform nur um wenige Zehntel die Tiere sicher tötete. Das Blut solcher
zu Tode chloroformierter Tiere, das keineswegs mit Chloroform gesättigt ist
— denn das Blut warmblütiger Tiere und des Menschen ist imstande,
0,62 pCt. des Mittels aufzunehmen, diese Aufnahme geschieht durch Eintritt
in die roten Blutkörperchen — das Blut ist also auf der Höhe einer normalen
Narkose nur zum zwanzigsten Teile mit Chloroform gesättigt. Nach Pohl
ergibt sich, dass die zur Narkose nötige Gesamtmenge des im Blute vorhandenen Chloroforms 1,75 g ist (nach Snow 1,942) die tödliche Dosis 31 g.“
Kobert tritt daher auf das entschiedenste dafür ein, den Chloroform- oder
Aetherdampf nicht mit Luft, sondern mit reinem Sauerstoff zu mischen.

Dieselben Vorzüge der Sauerstoff-Chloroformnarkose, die ich im
Vorhergehenden beschrieben, haben auch Roth, Engelmann (21), Wex (22),
Kümmell (23), Pagenstecher u. a. am Menschen, Kantorowicz (89) an
Hunden konstatiert, die wie K. sagt, wegen der zahlreichen und plötzlichen
Todesfälle und der tödlichen Nachwirkung des Chloroforms von der Chloroform-
narkose fast ausgeschlossen waren.

Ich habe schon davon gesprochen, dass nach dem Vorschlage von Kobert
der Sauerstoff auch bei der Chloroformnarkose nur feucht eingeatmet werden
sollte, und ich habe deshalb meinen ersten Apparat so eingerichtet, dass der
Sauerstoff erst angefeuchtet wird, bevor er Chloroform aufnimmt, habe aber
gefürchtet, dass sich Salzsäure bilden könnte und lasse deshalb bei meinem
letzten Narkosenapparat erst den schon mit Chloroformdämpfen beladenen
Sauerstoff durch den angefeuchteten Tupfer streichen. Kobert ist zu dieser

Forderung gekommen, weil er nach einige Zeit lang fortgesetzter Atmung von Sauerstoff direkt aus dem Behälter ohne zwischengeschaltete Wasserflasche hat Stimmlosigkeit und das Gefühl der unangenehmsten Trockenheit im Rachen und Kehlkopf eintreten sehen. Auch H. Cramer (25) steht auf demselben Standpunkte, indem er die eventuelle Salzsäurebildung als irrelevant betrachtet: „Was da (nach dem Wohlgemuth'schen Prinzip) bei der so kurzen Zeit der Berührung etwa noch an Salzsäure entstehen könnte, ist so geringfügig, dass es für eine schädigende Wirkung nicht in Betracht kommt.“

So klar und sicher nun auch der Wert der Sauerstoff-Chloroformnarkose nach dem bisher Ausgeführten ist, so zweifellos die Empirie in den nach vielen tausenden zählenden Narkosen von mir und anderen festgestellt hat, dass der Sauerstoff das Agens ist, dem wir — nächst der exakten Methode — die Güte und scheinbare Gefahrlosigkeit der Narkose zu danken haben, so wenig sind wir uns eigentlich über die physiologische oder pharmakologische Wirkung des Sauerstoffs hier klar, so wenig sind wir bis jetzt über Vermutungen und Hypothesen hinausgekommen. Wissen wir doch überhaupt über den Chloroformtod so gut wie garnichts, über die Intoxikation nur soviel, dass das Chloroform sich an das Hämoglobin der roten Blutkörperchen bindet, vermöge seiner Affinität zum Sauerstoff diesen aus dem Hämoglobin an sich reisst und schliesslich, dass bei Ueberdosierung von Chloroform. das Hämoglobin aus den roten Blutkörperchen austritt, sich im Blutplasma löst und dass zuletzt auch das Stroma der Blutkörperchen zerfällt [Böttcher (26)]. Man sträubte sich wohl gegen die rohe mechanische Erklärung, dass Sauerstoffmangel die Ursache der Chloroformvergiftung und der meisten Chloroformtode ist, und dass eine vermehrte Sauerstoffzufuhr dadurch heilsam wirke. dass sie eben keinen Sauerstoffmangel auftreten lässt. Auch fand die Hypothese von der vermehrten Sauerstoffzufuhr das Gegenteil von Unterstützung bei den Physiologen, die von Lavoisier und Séguin, von Regnault und Reiset angefangen bis auf A. Löwy (27) sich strikte gegen die Möglichkeit vermehrter Sauerstoffaufnahme, als in der atmosphärischen Luft enthalten, aussprachen. Erst in neuster Zeit haben die Physiologen einen vermittelnden Standpunkt eingenommen, und wenn heute durch neuere Untersuchungen nachgewiesen ist, dass die frühere physiologische Anschauung selbst für normale, gesunde Individuen, deren Blut mit Sauerstoff gesättigt ist, nicht stimmte, so war ganz übersehen worden, dass ein chloroformiertes Individuum sich nicht mehr im Sauerstoffgleichgewichte befindet. Und wenn A. Löwy (28) schon für das normale Individuum findet: „Die längere Atmung in sauerstoffreicher Luft wirkt gewissermassen beruhigend. Der Puls verlangsamt sich, die Atmungsfrequenz wird geringer, die willkürliche Muskulatur scheint mehr erschlafft zu sein,“ so bestätigt er das, was Paul Bert (29) und Quinquaud schon beobachtet hatten und was dort besonderen Wert haben muss, wo Sauerstoffmangel und die Folgen desselben vorliegen. Interessant zur Beurteilung dieser Frage waren für mich auch die Versuche von M. Michaelis (10) mit Sauerstoffeinatmungen bei Cyanose und Dyspnoe, beweisend dafür, dass nicht etwa Kohlensäureanhäufung diesen Zustand erzeugte, sondern Sauerstoffmangel, Versuche, die schon Rosenthal (30) experimentell an Tieren mit überzeugender Beweiskraft angestellt hatte.

Dass ein Sauerstoffmangel auch die Ursache der Chloroformvergiftungserscheinungen und auch des Chloroformtodes ist, haben verschiedene Kliniker vermutet oder unbewusst bestätigt, indem sie nach der Narkose Sauerstoff einatmen liessen. W. Grube (31) hat sich darüber folgendermassen ausgesprochen, indem er über die Veränderungen im Organismus, besonders in den Nieren spricht, die in direktem Konnex mit dem Chloroform stehen: „ . . . Alle diese Pigmentveränderungen des Harns, die nach der Chloroformnarkose auftreten, können nicht anders erklärt werden, als dass im Organismus infolge Einwirkung des eingeführten Chloroforms eine reichliche Zerstörung von roten Blutkörperchen und Blutpigment zustande kommt. Dabei kommt es, je nach der Intensität der stattgehabten Zerstörung, entweder nur zu Urobilinurie, wenn die nächsten Derivate des Hämoglobins sich in nur geringem Masse im Blute ansammeln, oder es führen entgegengesetzten Falles, bei schnellem Zerfall der Blutkörperchen die Derivate desselben, die als wichtiges Material zur Bildung von Galle dienen, zur Hypersekretion der letzteren und so zur Erscheinung des Ikterus. Von diesem Gesichtspunkte aus betrachtet, muss die Hämoglobinurie die Folge einer raschen und so ausgedehnten Zerstörung von roten Blutkörperchen sein, dass ein Teil des Pigments in unveränderter Form in den Harn übergehen kann. In jedem Falle aber muss man, wie man die Sache auch betrachten mag, Urobilinurie, Cholurie und Hämoglobinurie als das Resultat eines gesteigerten Zerfalles der farbigen Elemente des Blutes ansehen. Daher muss uns jede beliebige dieser Pigmentveränderungen des Harns, die nach der Chloroformnarkose auftreten, darauf hinweisen, dass im Organismus ein verstärkter Zerfall von roten Blutkörperchen stattfindet und so eo ipso eine Verminderung der oxydierenden Eigenschaft des Blutes als unumgängliche Folge einer ungenügenden Zufuhr von Sauerstoff. Dass in der Mehrzahl der Fälle dem in der Tat so ist, können wir daraus ersehen, dass gleichzeitig mit der Erscheinung der Urobilinurie und der Anhäufung unoxydierter Produkte der Harn eine unvergleichlich höhere Acidität erlangt, dass er reduktionsfähig wird, dass organischer Phosphor, organisches Chlor in ihm erscheint, dass der organische Schwefel vermehrt erscheint u. a. m., alles Produkte einer ungenügenden Oxydation.“ Auch das späte Erbrechen nach der Chloroformnarkose, die Todesfälle, die bisweilen gleich nach der Narkose eintreten, führt Grube auf dieselbe unvollständige Oxydation zurück und sieht den späten Chloroformtod als Erscheinung einer auf demselben Wege entstehenden vermehrten endogenen Autointoxikation an.

Denselben Standpunkt nimmt G. Honigmann (32) ein und stellt für die Wirkung des Sauerstoffs folgendes Gleichnis auf: „ . . . Man kann sich dies damit klar machen, dass man annimmt, das Blut bedürfe zur normalen Ernährung und Zellenbildung (wozu wir auch die Einwirkung auf das Atmungsund Herzzentrum rechnen) einer O-Spannung, die vielleicht der Oxydstufe des Eisens entspricht. Nun gibt es eine Reihe von Erkrankungen (Narkose), in denen der Organismus auf die Oxydulstufe sinkt und bei denen die Atmosphäre nicht genügt, den Fehlbetrag zu decken, weil der Einführung genügender Mengen Hindernisse im Wege stehen oder bei welchen das Sauerstoffbedürfnis des Körpers im Missverhältnis zu der ihm von der Luft dargebotenen Menge steht.“

Zu denselben Schlüssen ist nach seinen zahlreichen Tierexperimenten E. Rogovin (33) gekommen, nachdem ihm von 20 Mäusen in Chloroformluftmischung 7, in Chloroform-Sauerstoffmischung nur eine starb. „Es ist somit erwiesen,“ sagt er, „dass die tödliche wie auch zum Narkotisieren nötige Dosis von Chloroform sich grösser bei Sauerstoff- als in einer Luftatmung gestaltet . . . Fasse ich die Resultate sämtlicher oben geschilderter Versuche zusammen, so ergibt sich, dass die sauerstoffreiche Luft auf die Vergiftungserscheinungen nach Chloroform eine lebensrettende Wirkung ausüben kann. Es muss dies auf die vermehrte Sauerstoffzufuhr und die Aufnahme desselben ins Blut zurückgeführt werden." Dass bei der Chloroformnarkose durch Anhäufung von Kohlensäure im Blut der Gefrierpunkt desselben abnorm erniedrigt ist, durch Zufuhr von Sauerstoff aber wieder rückgängig erhöht wird, haben experimentell A. Löwy (28) und E. Rogovin (34) nachgewiesen.

Wie mit dem Chloroform ist der Sauerstoff auch mit anderen Narcoticis mit gutem Erfolge verbunden worden. Versuche mit dem anderen souveränen Narkotikum, dem Aether, liegen zwar nicht vor, aus leicht begreiflichen Gründen, weil nämlich die Gefahr der Aethernarkose, die in der Abkühlung des Aethers durch Verdunstung besteht, infolge der bei durchströmendem Sauerstoff noch enorm gesteigerten Abkühlung, die sich bis zur Eisbildung steigert, nur grösser werden kann. Dagegen haben wir zahlreiche und mit guten Resultaten einhergehende Versuche einer

Stickoxydul - Sauerstoffnarkose.

Schon 1875 hatte Paul Bert diese Narkose in der Weise angewendet, dass er das Narkosengemenge durch Druck auf das ursprüngliche Volumen des darin enthaltenen Lustgases brachte und zur Kompensation die Verabreichung in Kammern mit entsprechend erhöhtem Luftdruck durchführte. Diese Methode hat, wie Terrier und Peraire (35) berichten, Unsummen Geld gekostet und schlechte Resultate geliefert. Eine solche originelle Narkosenkammer ist heute noch in einem Hofe des Hospitals Beaujon in Paris zu bewundern. Klinkowitsch (36) in Petersburg erzielte mit dem einfachen mechanischen Gemenge von Lustgas und Sauerstoff ohne erhöhten Luftdruck hervorragende Erfolge in der Geburtshülfe, die auch von Tittel, Döderlein, Winckel, Zweifel (37) u. a. bestätigt wurden. Ueber eine Anzahl von 917 Lustgas-Sauerstoffnarkosen berichtete Th. Hillischer (38) in Wien in einem Vortrage in der 59. Versammlung deutscher Naturforscher und Aerzte zu Berlin 1886. Nachdem er die Erfahrung gemacht hatte, dass ein Gemenge von N_2O und O im Verhältnis von 4 zu 1, wie es von seinen Vorgängern in den Versuchen verlangt wurde, wohl recht gute protahierte Narkosen gäbe, in denen man etwas ferner von den nervösen Zentralorganen chirurgische Eingriffe schmerzlos durchführen könne, dass aber bei solchen Narkosen behufs Zahnextraktion, also sehr nahe dem Gehirne und dasselbe oft sehr erschütternd, seltener vollständige Anästhesie, meist nur Analgesie erzielt wird, verringerte er gleich Paul Bert und noch weiter als dieser gehend den Zusatz von O bis zum Minimum von 10 pCt. des Gemisches und stieg nur in gewissen Fällen, Gravidität, Dyspnoe, Herzaffektion, apoplektischem Habitus etc. bis zu 15 pCt. O. Dieses Gemisch, welches er zum Unterschied von Lust- oder Lachgas (N_2O) Schlafgas ($N_2O + O$) nennen möchte, zeigte ihm nun folgende wesentliche Unterschiede von den gewöhnlichen Lustgasnarkosen. Während die Lustgasnarkose nach verhältnismässig kurzem Zeitraume wegen Sauerstoffmangels zur Asphyxie und zum Tode führen würde, ist die Narkose mit N_2O und O einer bedeutenden Verlängerung selbst auf den längsten Zeitraum, der ja zur Durchführung einer chirurgischen Operation nötig ist, fähig. Die einfache Lustgasnarkose erzeugt leicht Dyspnoe und bei reizbaren Individuen ein mitunter beängstigendes Exzitationsstadium. Dieses Reizungsstadium fehlt bei der Lustgas-Sauerstoffnarkose vollständig oder ist ganz unbedeutend ausgebildet. Cyanose, die bei Lustgasnarkosen meist auftritt, ist bei dieser eine seltene Ausnahme. Die Dauer bis

zum Eintritt der Narkose ist mit Lustgas - Sauerstoff etwas länger als mit
reinem Lustgas. — Das sind ceteris paribus dieselben Vorzüge, wie wir sie
auch bei der Sauerstoff - Chloroformnarkose gesehen haben. Hillischer ist
von den Schlafgasnarkosen so entzückt, dass er fordert, dass alle chirurgischen
Lehrkanzeln sich mit dieser Methode befassen sollen, Aether und Chloroform
würden dann allmählich durch Lustgas - Sauerstoff ersetzt und gar mancher
Chloroformtod vermieden werden." Da nach den Versuchen von Hillischers
Assistenten Dr. Hammerschlag sich herausgestellt hat, dass ein zu lange
aufbewahrtes Schlafgasgemisch aus einem mechanischen Gemenge allmählich
zu einer chemischen Verbindung wird, Salzsäure und salpetrige Säure abgeschieden wird, so gibt Hillischer am Schluss seiner Arbeit den Rat, nur
frisch bereitete Gemische zu verwenden.

Trotz dieses enthusiastischen Lobes verwirklichten sich die Hoffnungen
Hillischers nicht, und dass diese zweifellos gute Narkosenmischung nicht
die verdiente Verbreitung fand, lag einmal in der Umständlichkeit der Selbst-
bereitung der Mischung, dann auch in der sehr komplizierten Transportfähig-
keit des ganzen Apparates. 1888 hat nun Swiecicki (39) durch die Firma
Ash & Sons das Narkosengemisch in komprimierter Form in einer Flasche
herstellen lassen und so die Narkose für die Praxis leicht anwendbar gemacht.
Auch er rühmt diese Methode als vorzüglich. Ein anderer transportabler
Schlafgasapparat ist von der Firma Gesell in Berlin konstruiert. Er besteht
aus 2 Gummisäcken. von denen der grössere für Stickoxydul bestimmte, 48 l,
der kleinere für Sauerstoff bestimmte, 30 l fasst. Eine Mischvorrichtung
ermöglicht es, dass der Operateur dem Patienten nach Belieben reines Stickoxydul, reinen Sauerstoff oder eine Mischung in jedem gewünschten Verhältnis geben kann. Ein anderer für grösseren klinischen Bedarf eingerichteter
Apparat ist der E. Kappelsche Universitäts - Schlafgasapparat. Schliesslich
ist auch von Frederic Hewitt in London, einem der in England am meisten
geschätzten Anesthetists, ein Apparat angegeben, der 1. aus drei Stahlflaschen
besteht, zwei für Lustgas und einer für Sauerstoff, 2. aus zwei gleich grossen
Gummiballons. die so aneinander gelagert sind, dass man sie während der
Narkose gleichmässig ausspannen kann, 3. aus zwei ineinandergehenden
Schläuchen, welche die beiden Gase in die entsprechenden Kautschuckballons
führen, 4. aus einer Kammer, in der sich die Gase nach einem bestimmten,
durch einen Regulator zu verändernden Verhältnisse mischen. Ventile führen
die Exspirationsluft nach aussen, die Maske liegt dem Gesicht luftdicht an.
Die Anästhesie soll nach 2—3 Minuten eingetreten sein und nach Fortnehmen
der Maske 1—2 Minuten andauern. Nogué (40) in Paris stellt diesem
Narkosengemisch nach seinen Erfahrungen die beste Prognose.

Eine etwas einfachere Modifikation dieses Hewittschen Apparates ist
von der Philadelphiaer Firma S. S. White konstruiert worden.

Nach allen diesen Erfahrungen sind die Resultate des Sauerstoff-Lust-
gasgemisches so ermutigende, dass es unserer Meinung nach nur an der
Konstruktion eines technisch handlichen, leicht transportablen und einfach zu
handhabenden Apparates liegt, um demselben grösseren Eingang in die
Chirurgie zu verschaffen.

II. Sauerstoff bei chirurgischen Infektionskrankheiten.

Wenn auch die erste Beobachtung über den Wert des Sauerstoffs auf dem Gebiete der eigentlichen Chirurgie nicht lange nach seiner Entdeckung auf sich warten liess, und Johann Ingen-housz (1) auch mit sicherem Blick jenes Gebiet der Chirurgie traf, auf welchem der Sauerstoff heute unbestrittene Erfolge zu verzeichnen hat, so kann es doch nicht erstaunlich sein, dass jene erste und einzige Beobachtung des Wiener Arztes von den Fachgenossen vielleicht als ein ganz interessantes Experiment betrachtet wurde, weitere Verbreitung aber nur zu begreiflicherweise nicht finden konnte, nicht etwa weil die Herstellung des Lebensgases vielleicht zu kostbar gewesen wäre, obgleich wahrscheinlich vor etwa 125 Jahren schon wie heute noch die Einführung eines an sich hervorragenden Heilverfahrens an dem Kostenpunkt scheitern konnte, sondern zu begreiflich deshalb, weil die Kenntnis der chirurgischen Infektion damals noch nicht auf der sicheren Basis unseres Wissens und Erkennens gegründet war. So ging diese Beobachtung den einsamen Weg vieler anderer, die erst nach Jahren und Jahrzehnten wieder zu Recht und Anerkennung gelangen. Erst Demarquay (41) und Brichetau (42) haben Sauerstoffbäder bei lokaler Gangrän wieder erfolgreich angewendet, ersterer will sogar durch Einspritzung von Sauerstoff in die Tunica vaginalis eine Hydrocele geheilt haben. Bei seniler und gewöhnlicher Gangrän sowie beim Karbunkel hat auch Lender (43) ihn vorteilhaft angewendet, und L. Doreau (44) schrieb der O-Inhalation bei septischen Zuständen, Blasenkatarrh, Decubitus etc. seine Erfolge zu.

Larrivé (45) hat in der Klinik von Péan einen hervorragend günstigen Erfolg des Sauerstoffs bei purulenter und putrider Infektion gesehen und will in einem Falle von Tumor albus einen tonisierenden Einfluss der Sauerstoffapplikation beobachtet haben. Dabei soll nicht unerwähnt bleiben, dass von altersher bei einigen Völkern die Sauerstoffbehandlung frischer und infizierter Wunden gewissermassen mit Unterbewusstsein üblich ist. So hat ein englischer Arzt, Dr. Stoker (46) der während des Zulukrieges im Lazarett tätig war, beobachtet, dass die verwundeten Zulus sich weigerten, ihre Wunden nach unseren Grundsätzen behandeln zu lassen. Sie rissen alle Verbände ab, als ob sie giftig wären. Es war ein alter afrikanischer Brauch, die Verwundeten auf die höchsten Berggipfel zu tragen, ihre Wunden dort der Luft auszusetzen und sie nur von Zeit zu Zeit zu reinigen. Die Wirkung — so berichtet Stoker — war wunderbar, die Wunden heilten mit grosser Schnelligkeit. Diese Beobachtung gab St. zu denken und er gründete in London ein Sauerstoff-Krankenhaus, in welchem er ausser durch O-Inhalation auch mit äusserer Anwendung von Sauerstoff bei infizierten Wunden, Lupus etc. ausgezeichnete Erfolge haben soll.

Das waren so ziemlich alle einzelnen Erfahrungen und Versuche, die mit der äusseren Anwendung von Sauerstoff in der Chirurgie gemacht worden waren, bis sich M. Thiriar in Brüssel das grosse Verdienst erwarb, die Sauerstoffbehandlung der chirurgischen Infektionskrankheiten nach wohldurchdachtem Plane methodisch in die Wege zu leiten und zwar, wie ich gleich vorausschicken will, mit überraschenden Resultaten.

Die Beobachtung, dass seit mehr als 20 Jahren das Wasserstoff-

superoxyd in der Behandlung infizierter Wunden sich einen gewissen Ruf
erworben hat, die Arbeiten von Baldy (47) und Larrivé (45) aus der
Péanschen Klinik, von Sinéty (48), der mit Wasserstoffsuperoxyd bei der
Blennorrhagie der Frauen bemerkenswerte Erfolge erzielen konnte, von Lucas-
Champonnière (49), Dezanneau (50), Brocis Nenoff (51) u. a. haben
ihm den Gedanken reifen lassen, nicht nur die Flüssigkeit in äusserlicher
Applikation, sondern auch das Sauerstoffgas unter Druck in subkutaner Injektion anzuwenden, und er kam folgerichtig zu dem Schlusse, dass es möglich
sein müsste, diejenigen chirurgischen Infektionen, die ihre Entstehung einem
anaëroben Bacterium zu verdanken haben, mit solchem Vorgehen wirksam zu
bekämpfen. So wandte er seine Versuche zuerst der septischen Gasphlegmone und dem Tetanus zu, indem er schloss, dass wenn, wie in
einem sehr schweren Falle von septischer Gasphlegmone, den sein Assistent,
Dr. Lebesgue (52) publiziert hat, die Amputationsfläche, die im infizierten
Gewebe notgedrungen liegen musste, unter 3 proz. Wasserstoffsuperoxydverbänden sich auffällig schnell reinigte und heilte, ein Verfahren, welches
den septischen Vibrionen direkt in seinen „cantonnements“ zu Leibe gehen
würde, von grösster Bedeutung sein könnte. Diese Rolle zu spielen, würde
der Sauerstoff berufen sein, den man direkt in das Zellgewebe injiziert; denn
die klinischen Symptome der septischen Gasphlegmone sind die Folge einer
Infektion des Bindegewebes. Je tiefer das Gewebe infiziert und je mehr es
vor Luft geschützt ist, um so rapider greift der Prozess um sich, rückt die
Infektion weiter vor, bis sie fast ausnahmslos zum Tode führt. Sein Schlacht-
plan gegen den Bazillus war nur: „Le combattre dans sa forteresse, l'anéantir
dans son milieu de culture même.“ In der ersten Mitteilung (53) über seine
erfolgreichen Versuche in der Sitzung der Académie royale de médecine de
Belgique am 28. November 1899 sagt Thiriar darüber folgendes: „Non
seulement j'ai combattu ce vibrion dans son foyer de production primitive par
l'introduction de l'oxygène ou de l'eau oxygénée, mais j'oppose encore une
barrière d'oxygène à son envahissement. Aux gaz neutres ou toxiques, à
l'emphysème gazeux qu'il produit, j'ai opposé un large emphysème oxygéné
en insufflant avec force une grande quantité d'oxygène dans tout le tissu
cellulaire voisin. Je croix avoir ainsi établi un rempart solide, résistant
pour empêcher le microbe de se développer. On sait, en effet, que l'emphysème produit par le gaz, résultat de l'infection septique, précède le microbe,
qu'il lui fraie un chemin, qu'il favorise son développement, sa virulence et
probablement la production des toxines qui viennent coopérer dans une certaine
mesure à la désorganisation des tissus ‚à la putréfaction sur le vivant‘ comme
on l'a si bien dit.“
     Der erste Fall, an dem Thiriar die Probe machen konnte, ein Fall von
schwerster Gasphlegmone des ganzen Beines nach einem Schrotschuss, mit
39—40° Temperatur und 100 Pulsen, ging zwar nach 16 Tagen in einem
Tetanusanfall zugrunde, doch war die phlegmonöse Gangrän geheilt. Die Behandlung bestand in Insufflationen von Sauerstoff in jeden der kleinen Schuss-
kanäle hinein und vor allem in Sauerstoffinjektionen vom Fuss hinauf bis zur
Inguinalfalte vorn und der Glutäalmuskulatur hinten tief in die Gewebe hinein,
sodass nicht allein das Bein, sondern auch noch der untere Abschnitt der
Bauchdecken von einem Sauerstoff-Emphysem eingenommen waren und dieses
Emphysem weit über die erkrankten Partien hinausging. Wenn der Patient
doch schliesslich am Tetanus zugrunde ging, so glaubt Thiriar das dem unglücklichen Umstand zuschreiben zu müssen, dass derselbe zugleich von den

zwei furchtbaren Komplikationen befallen wurde, die der Chirurg am meisten fürchtet: der Septikämie und dem Tetanus. Und doch konnte er nicht nur hier den glänzenden Erfolg der Sauerstoffinjektionen bei der foudroyanten Gangrän, sondern auch einen gewissen Einfluss derselben auf den Verlauf des Tetanus beobachten. Ein zweiter, allerdings nicht so schwerer Fall von Gangrène foudroyante wurde mit derselben Methode in 8 Tagen geheilt.

Dass ein ausgesprochener Tetanus nicht durch Sauerstoffinjektionen geheilt werden kann, gibt Thiriar ohne weiteres zu, doch glaubt er, hierin bei frühzeitiger Anwendung ein nicht unwirksames prophylaktisches Verfahren zu besitzen.

Th. hat dann seine Versuche weiter ausgedehnt und ist im Jahre 1903 zu einem gewissen Abschluss seiner Beobachtungen gekommen, die er in der Sitzung der Académie Royale de médecine de Belgique am 27. Juni 1903 zur Kenntnis brachte. So hat er in einem Falle von Pustula maligna ausgezeichnete Erfolge mit den Sauerstoffinjektionen und den Wasserstoffsuperoxydverbänden gehabt.

In bezug auf das Erysipel hat er keine praktischen Erfahrungen, doch glaubt er, dass das Verfahren den glücklichsten Einfluss auf den Rückgang der septischen Erscheinungen haben und ein phlegmonöses Erysipel wirksam bekämpfen würde.

Bei den chirurgischen Tuberkulosen waren die Erfolge im Anfang seiner Versuche nicht ermutigend, jedoch nachdem er in 4 Jahren zahlreiche Fälle zu beobachten Gelegenheit hatte, ist seine Ansicht doch eine ganz andere geworden, besonders seitdem er eingesehen hat, dass er im Anfang zu sparsam umgegangen war. Jetzt, wo er einen permanenten Sauerstoffstrom bei den tuberkulösen Peritonitiden, kalten Abszessen und den Osteo-Arthritiden anwendet, erzielt er „rapide und dauernde Heilungen“ dort, wo ihn die Methode früher im Stich gelassen hatte.

Es würde uns zu weit führen, wenn wir für jede Infektionskrankheit eine der von Thiriar und seinen Schülern veröffentlichten zahlreichen und sehr interessanten Krankengeschichten anführen wollten, aber wir möchten wohl mit wenigen Worten aus einigen derselben die bemerkenswertesten Daten hervorheben. Ein Mann von 36 Jahren kommt mit einem grossen kalten Abszess auf dem Rücken in die Klinik. Kleine Inzision, Entleerung des Eiters, Ausspülung mit Wasserstoffsuperoxydlösung, aseptischer Verband, durch den ein Drain in die Wundhöhle geht, permanenter Sauerstoffstrom durch dieses Drain bis zum nächsten Vormittag. Befund: Einige wenige Tropfen seröser Flüssigkeit, Entfernung des Drain. Am folgenden Tage war alles geheilt, 48 Stunden nach der Inzision, bis auf die Wundränder, die noch nicht völlig geschlossen waren. Zwei Tage später war auch dies geschehen und der Kranke verliess die Klinik.

In einem Falle von Aktinomykose hat Th. keinen Erfolg gehabt.

Die Mischinfektionen haben Thiriar und seinen Schülern für die Sauerstofftherapie ein Feld dankbarster Tätigkeit gegeben. Schon Lucas-Champonnière rühmte den Einfluss des Sauerstoffs in Form von H_2O_2 auf die gewöhnliche eiternde Wunde und M. Thiriar (54) wie Lucien Thiriar (55) haben beobachtet, dass die Eiterung unmittelbar sich verringert, dass „la réparation marche à grands pas vers la guérison“. Ganz abgesehen davon, dass ein nicht zu unterschätzender Vorteil dieser Behandlung darin zu finden ist, dass sie nicht wie die meisten antiseptischen Verfahren toxische resp. zerstörende Wirkung auf die Zellgewebe ausüben kann. Wir werden über unsere eigenen Erfahrungen hierüber weiter unten berichten.

Bei Abszessen, Phlegmonen, Panaritien, auch solchen schwerster Form, bei denen Th. schon vor der Frage der Amputation stand, hat er glatte Heilung eintreten sehen. Die Pleurésie purulente, das Empyem wurde durch permanente Sauerstoffinsufflationen in die Pleurahöhle in überraschender Weise beeinflusst — selbstverständlich nach der Resektion — und einer schnellen Heilung zugeführt.

Eine ganz besondere Stellung gebührt aber der Sauerstofftherapie bei der Behandlung des Furunkels und Karbunkels. Hier hat die Methode, um mit Thiriar zu reden, die verblüffendsten Resultate in bezug auf ihre Schnelligkeit und Wirksamkeit, und es verlohnt sich, darüber etwas ausführlicher zu sprechen. Meist genügte eine einzige Injektion in die Oeffnung des Furunkels hinein, selten waren mehr als 4—5 nötig. Die Mortifikation der Gewebe hört sofort auf, die indurierten, infiltrierten Partieen werden weich, das Fieber fällt, die heftigsten Schmerzen verschwinden, kurz, der Prozess geht unter allen Umständen zurück, „quelles que soient sa gravité, sa grosseur, ses causes, et cela avec une rapidité incroyable.“ Ein eklatantes Beispiel für alle: Ein 70 jähriger Mann kommt Ende Mai 1903 in die Klinik mit einem seit länger als 14 Tagen bestehenden Karbunkel im Nacken, der nach oben bis zum Scheitel, nach beiden Seiten bis zum Unterkieferwinkel, nach unten bis zum 7. Halswirbel sich ausdehnte. Die Nackenmuskulatur war zerstört, das Hinterhauptbein war in grosser Ausdehnung blossgelegt, sein Zentrum bildete ein rötlicher Brei, die ganze breite Umgebung war ein hartes Oedem, die Haut blaurot, auf weite Partien losgelöst. Es bestanden immense Schmerzen, hohes Fieber, Schlaflosigkeit seit 14 Tagen.

Nach Reinigung der ganzen erkrankten Gegend mit Wasserstoffsuperoxyd macht Thiriar zahlreiche Injektionen von Sauerstoff in die indurierten Gewebe. Drei Tage lang wird in alle Höhlen, Oeffnungen etc. ein starker permanenter Sauerstoffstrom geschickt, die mortifizierten Gewebe werden täglich beim Verbandwechsel — feuchter Verband mit H_2O_2 — entfernt. Gleich vom ersten Tage an konnte man sehen, dass dem Fortschreiten des Prozesses Einhalt geboten war. Oedem, Schmerzen, Fieber schwanden sofort, die Haut nahm eine bessere Farbe an. Die bakteriologische Untersuchung ergab, dass nach einigen Tagen an Stelle der zahlreichen Staphylo- und Streptokokken nur wenige sehr abgeschwächte Bakterien zu finden waren. Am 21. Juni wurde Patient bereits mit fast vollkommen vernarbter Wunde entlassen.

Die jüngsten Erfolge, die Thiriar mit der Sauerstoffmethode erzielt hat, betrafen die suppurative Kniegelenkentzündung nach penetrirenden Verletzungen (54). Die Schwere dieser Gelenkphlegmone, bei denen selbst durch Arthrotomie und ausgiebige Drainage, ja durch Synovektomie und Arthrektomie oft genug die allgemeine Pyämie nicht aufzuhalten ist, so dass viele Autoren auf der Forderung möglichst frühzeitiger Amputation stehen, um den fast sicheren Tod zu verhüten, andere, wie v. Bergmann (57) und H. Wölff (68) die Amputation als ultimum refugium ansehen und dann als einzige noch lebensrettende Massnahme betrachten, wenn ausgedehnteste Spaltungen und andere chirurgische Eingriffe versagen, die Krankheit fortschreitet, das Fieber fortdauert und der Exitus so als unvermeidlich erscheint, haben Thiriar mit nicht viel Hoffnung auf Erfolg an die Sauerstoffbehandlung gehen lassen, die aber so glänzende Resultate gehabt hat, dass nach seiner Ueberzeugung an dem bedeutenden Einfluss des Sauerstoffs hier füglich nicht

gezweifelt werden konnte. In zwei schwersten Fällen von Phlegmone des
Kniegelenks mit ziemlich bedrohlichen typhus-artigen Allgemeinerscheinungen
hat er nach ausgiebiger Spaltung, Spülung mit H_2O_2-Lösung und permanenter
Sauerstoffinsufflation vermittels ausgiebiger durch den aseptischen Verband
hindurchführender Drainage, vollkommenes Verschwinden der Eiterung in
48 Stunden resp. 3 Tagen gesehen. In einem dritten Falle, bei dem die
bakteriologische Untersuchung ausser zahlreichen Streptokokken auch die Anwesenheit des Neisserschen Diplococcus ergab, dauerte die Eiterung etwas
länger und wurde wirksam erst durch Sublimatlösungen und Sauerstoffinsufflationen bekämpft.

Am Schluss seiner höchst interessanten zweiten Publikation wirft Thiriar
noch einen Ausblick auf die eventuelle Beeinflussung der chirurgischen
Allgemeininfektionen durch die Sauerstoffmethode, die Septikämie und
Pyämie. Wenngleich er sich hier keinen grossen Vorteil von derselben verspricht, so glaubt er sich z. B. bei der „eitrigen Infektion des Blutes" von
subkutanen oder nach Gärtner (59) und Mariani (60) endovenösen Injektionen von Sauerstoff auch viel Gutes versprechen zu können, denn hier handle
es sich nicht wie bei der Septikämie und beim Tetanus um Toxine, die in
die Blutbahn gelangen und den Organismus vergiften, sondern um den Mikroben
selber, der mit dem Blutstrom in die Organe verschleppt wird und metastatische
Abszesse erzeugt, in denen er wiedergefunden wird.

Auch bei der diffusen suppurativen Peritonitis glaubt er die
Sauerstofftherapie mit Vorteil anwenden zu können.

Alle diese sorgfältig gesammelten Beobachtungen lassen Thiriar zu
folgendem Schlusse kommen:

„La méthode oxygénée complète heureusement la méthode aseptique, car
elle vient directement en aide à l'organisme vivant, qui se défend lui-même,
qui réagit et lutte contre l'invasion microbienne. A ce titre, elle est appelée
à rendre de grands services dans le traitement des infections chirurgicales."

R. Hermann (61) hat bei mehr als 200 Furunkeln und Karbunkeln
niemals einen Misserfolg gesehen. Wenn die Injektion, sagt er, bald im
Beginn der Erkennung gemacht wird, erfolgt die Heilung in so kurzer Zeit,
dass man glauben möchte, eine unrichtige Diagnose gestellt zu haben.
Hermann hat auch beim chronischen Empyem mit Fistelbildung mit der
permanenten Sauerstoffinsufflation nach ausgiebigem Kurettement der Pleura
vollständige Heilung erzielt. In einem anscheinend hoffnungslosen Falle von
diffuser eitriger Peritonitis nach Hysterektomie und Adnexoperation
— bakterielle Untersuchung ergab Diplo- und Streptokokken — glaubt er
die Lebensrettung und Heilung nur dem permanenten Sauerstoffstrom zuschreiben zu müssen, den er durch die Bauchhöhle schickte. Doch ist der
Fall m. E. nicht einwandfrei, da Hermann auch noch reichliche Serum-
injektionen gemacht hat. Er fasst seine Erfahrungen in die Worte zusammen:
„Je me propose de tenter l'emploi de cette méthode dans toutes les affections
purulentes et dans les interventions chirurgicales, même aseptiques ou antiseptiques, quand j'aurai quelques raisons de craindre une infection."

G. Barnich (62), Lucien und J. Thiriar (64) haben die überraschende
Wirkung der Sauerstoffbehandlung bei der septischen Gasphlegmone und be-
'sonders beim Furunkel und Karbunkel an zahlreichen Fällen bestätigt und
die Vorzüge der Methode gegenüber unseren bisherigen chirurgischen Massnahmen hervorgehoben. G. Barnich sagt ganz richtig, dass, wenn auch die
Inzision dem Eiter Abfluss verschafft und in gewissem Masse den Schmerz

durch Aufhebung der Spannung mildert, so kann doch notgedrungenerweise das Messer nicht alle Herde öffnen und trotz sorgfältigster antiseptischer Behandlung durch Spülungen etc. dauert die Eiterung oft fort, die Gewebszerstörung geht weiter und die Pyämie mit ihren Folgen ist nicht aufzuhalten. Die Sauerstoffinjektion setzt aber dem Fortschreiten der Infektion einen sofortigen energischen Widerstand entgegen und macht jeden weiteren blutigen Eingriff unnötig.

In Deutschland und auch in anderen Ländern hat das Verfahren Thiriars bisher anscheinend wenig Wiederhall gefunden, wenigstens sind Beobachtungen darüber in der Literatur sehr spärlich zu finden. Kropác (66) empfiehlt die Sauerstoffinsufflation bei Gangrène foudroyante und zwar ihrer besonderen Unterart, der durch den Bacillus emphysematosus Fraenkel hervorgerufenen, von ihm Gangrène foudroyante Fraenkel benannt, wenn die Extremität einer Absetzung nicht zugänglich ist.

Stolz (67) hat in einem trotz Amputation desolaten Falle von Gasphlegmone nach Zerschmetterung des Unterschenkels, wo mitten in emphysematösem Gewebe amputiert werden musste, durch Insufflation von Sauerstoff und Injektion von H_2O_2 in 2 proz. Lösung in den Rumpf sowie oberhalb der Inguinal- und Glutäalfalte noch das Leben gerettet. In diesem Falle wurde bakteriologisch auch der streng anäerobe nach Welsch-Fraenkel benannte Bazillus gefunden. Die einzigen Versuche und Beobachtungen, die sich in der englischen Literatur finden, sind die von Stoker, den wir bereits oben erwähnt haben, der seine Erfahrungen von den Zulus hatte.

Seit längerer Zeit habe ich an meinem Material die Sauerstoffmethode an zahlreichen Fällen von eitrigen Wunden, Furunkeln, Karbunkeln, Panaritien, Phlegmonen etc., überhaupt bei den chirurgischen Infektionskrankheiten erprobt und möchte über meine Beobachtungen, die ich nicht durch Krankengeschichten zu weit ausdehnen werde, einiges mitteilen.

Bei eitrigen Wunden, die wochenlang mit feuchten oder Salbenverbänden, mit oder ohne Argentum nitricum behandelt wurden, nahm die Sekretion unter dem Einfluss einer täglichen Sauerstoffdusche von nur Minutendauer und feuchten Verbänden mit H_2O_2 in 2 proz. Lösung sofort ab, die Wunden wurden einer schnellen Heilung zugeführt. Es geschah dabei nicht selten, dass oberflächliche Hautwunden von Quadratzentimetergrösse, die tage- bis wochenlang sezernierten, unter der Sauerstoffdusche innerhalb einer Minute austrockneten, sich wie mit einem feinsten Häutchen bedeckten, sodass — ich habe diese Beobachtung z. B. an meinem eigenen Körper gemacht — ohne jeden weiteren Verband die Wunde fortab vollkommen trocken blieb und bis zur baldigen definitiven Heilung mit einem ganz dünnen Schorf bedeckt war. Die Sekretion eitriger Höhlenwunden liess unter einer täglichen Sauerstoffdusche mit nachfolgender trockener oder feuchter (H_2O_2) Tamponade erheblich nach, der oft nicht unbedeutende Schmerz, den die entzündeten Wundränder auf Druck verursachten, schwand sofort, da die umgebende Entzündung bald gesunder Farbe wich.

Frau H., 54 Jahre alt, hatte einen seit ca. 1 Jahre bestehenden kindskopfgrossen Tumor rechts auf dem Rücken, dessen Hautbedeckung wenig gerötet, leicht in Falten abzuheben war. Der Tumor hatte deutliche Fluktuation und man konnte in der Flüssigkeit einige festere, bindegewebsartige, nicht verschiebliche Massen fühlen. Der Tumor erstreckte sich zum grossen Teile unter das rechte Schulterblatt, indem er dieses ca. 8 cm hoch von der Thoraxwand abhob. Die Probepunktion förderte eine zitronengelbe, etwas schleimige Flüssigkeit ohne sichtbare feste Bestandteile zu Tage. Die Operation ergab, dass es sich um ein cystisch entartetes Lipom handelte. Breite Spaltung, Entfernung der festen Massen. Abtragung mehrerer von einer Wand zur anderen ziehenden Stränge und Ausschabung der schwartig verdickten Wände. Die Höhle, die unter dem Schulterblatt bis zur vorderen Axillarlinie reichte, wurde mit Jodoformgazestreifen austamponiert. 8 Tage lang bestand profuse Sekretion, die täglichen Verbandwechsel notwendig machte. Dann schickte ich beim Verbandwechsel einen starken Sauerstoffstrom, 5 Minuten lang, in die Höhle und tamponierte dann aus. Als die Patientin am zweiten Tage darauf wiederkam — es war ihr aufgegeben worden, wiederzukommen, wenn der Verband durchfeuchtet sein sollte — war die Höhle um mehr als die Hälfte verkleinert, und von nun an schloss sich dieselbe unter der gleichen Behandlung so rapide, dass eine Woche später nur noch ein schmaler, $1/_2$ cm tiefer, üppig granulierender Streifen zu sehen war.

Bei den infizierten Quetschwunden, besonders der Fingerkuppe schwand der brennende Schmerz noch unter dem Einfluss des Sauerstoffstromes und die Heilung ging schnell von statten.

Bei den Panaritien und beginnenden Phlegmonen habe ich folgende Beobachtungen machen können: Nach einer kleinen Inzision, gerade ausreichend, um den Eiter zu entleeren, habe ich die Wundhöhle mit einem starken Sauerstoffstrom ausgewaschen, dann rings um die erkrankte Gewebspartie und in die Gewebe hinein Sauerstoffinjektionen gemacht, bis ein gewisses Emphysem entstand, darauf feuchter Verband mit H_2O_2. Schmerzen und Fieber verschwanden sofort und die Heilung trat viel schneller und mit weit geringerer Funktionsstörung, als nach den üblichen ausgiebigen Schnitten ein. Ich habe es mehrfach erlebt, dass kleine Panaritien — nicht etwa sogenannte subepidermoidale — die nach Inzision von $1/_2$ cm Länge ca. 2 bis 3 Tropfen Eiter entleerten, nach einer Injektion innerhalb 24 Stunden vollkommen geheilt waren. Dass schwerere Prozesse mehrfache Injektionen bedürfen und grössere oder mehrfache Spaltungen, versteht sich natürlich von selbst. Niemals aber, wenn nicht Knochennekrosen vorlagen, sind so ausgedehnte Spaltungen nötig gewesen, wie wir sie früher gemacht haben, und es ist gewiss kein geringwertig anzuschlagender Vorzug der Methode, dass — ich möchte nur auf die Phlegmonen der Hohlhand und der Finger hinweisen — ausgedehnte Narben mit ihren unvermeidlichen Kontrakturen und dauernden Funktionsstörungen in vielen Fällen vermieden werden konnten.

Einen Fall möchte ich kurz erwähnen, der mir besser als alle Worte den Wert der Sauerstoffmethode bei der beginnenden Phlegmone zu illustrieren scheint.

Am 27. Dezember 1903 kam in meine poliklinische Sprechstunde ein junger Mann von 18 Jahren, Mitfahrer in einer Molkerei. Er hatte seit 4—5 Tagen, woher wusste er nicht, ein Geschwür auf dem Mittelfinger der linken Hand. Seit 2—3 Tagen sei der ganze Arm geschwollen, er habe Fieber, Kopfschmerzen, sehr starke Schmerzen im linken Arm und in der Schulter, absolute Schlaflosigkeit wegen der Schmerzen. Patient machte einen hochfiebernden Eindruck, das Gesicht war gerötet, der Ausdruck ängstlich, die Zunge dick belegt. Temperatur 37,3, Puls 96. Auf der Dorsalseite des linken Mittelfingers befand sich ein ca. 5 Pfennigstück grosses, mit schwarzen nekrotischen Fetzen angefülltes Ulcus, die Hand und der ganze Arm bis zur Schulter hinauf waren stark geschwollen, bläulich rote, harte, offenbar thrombosierte Lymphgefässstränge zogen sich bis zur Achselhöhle hin, wo ein faustgrosses, hartes, sehr empfindliches Drüsenpaket lag. Die Haut darüber und in der Umgebung war bläulich rot verfärbt. Der ganze Arm war sehr schmerzhaft. Bewegungen im Schultergelenk waren wegen der damit verbundenen enormen Schmerzhaftigkeit nicht ausführbar. Der Fall sah sehr bedenklich aus. Es kam scheinbar zum mindesten eine Ausräumung der Achselhöhle in Frage, um der jeden Augenblick einzutreten drohenden Septikämie vorzubeugen. Ich stellte dem Vater des jungen Mannes die Operation unter Würdigung der Schwere des Falles in Aussicht und riet ihm sofortige Krankenhausaufnahme. Am 29. Dezember kam der Kranke wieder, da der Vater sich durchaus nicht dazu entschliessen wollte, ihn in ein Krankenhaus zu bringen. Ich machte darauf dem Patienten rings um das Drüsenpaket und in den Oberarm an mehreren Stellen ausgiebige Sauerstoffinjektionen, nach welchen der Oberarm und die angrenzende Partie des Thorax sofort eine hellrote Farbe annahmen, wickelte den ganzen Arm in feuchte H_2O_2-Kompressen und fixierte ihn in Hochlagerung, die Hand auf der anderen Schulter. Der Erfolg war verblüffend. Am nächsten Tage kam der Patient mit vollkommen verändertem Aussehen wieder. Er hatte gut geschlafen, die reissenden Schmerzen waren verschwunden, er begann mit Appetit zu essen und fühlte sich ganz gut. Das Aussehen des Armes war verändert. Die Schwellung hatte merklich abgenommen, die blaurote Farbe der Haut war nicht wiedergekehrt, die Druckempfindlichkeit war erheblich herabgesetzt, das Drüsenpaket war noch nicht kleiner geworden. Therapie: Erneuter feuchter Verband mit H_2O_2. Am nächsten Tage wiederholte und letzte Sauerstoffinjektionen, natürlich unter Vermeidung der grossen Gefässe, derselbe Verband. Der Prozess ging nun rapide zurück, bald konnte der Arm schmerzlos bewegt werden und am 15. Januar war Patient ohne eine Inzision vollkommen geheilt. Auch nicht ein fühlbarer Rest von Drüsenschwellung war zurückgeblieben.

Nicht minder überraschende Resultate wie im vorliegenden Falle habe ich bei Furunkeln und Karbunkeln gesehen. Die meisten Furunkel heilten mit einer Injektion in kürzester Zeit aus, solche von Wallnussgrösse, bei denen ich, wenn sie noch nicht eröffnet waren, nach einer kleinen Inzision in einer Sitzung 4 Injektionen in die entzündete Umgebung und einige in das erkrankte Gewebe hinein gemacht hatte, sind in 3 Tagen vollkommen geheilt gewesen. Das entzündliche Oedem der Umgegend war stets am nächsten Tage verschwunden.

Die Injektionen selbst sind schmerzhaft durch die plötzliche Spannung, die sie verursachen, doch bei weitem nicht in dem Masse, wie ein ausgiebiger Kreuzschnitt, der ja auch nur eine Entspannung und leichten Abfluss bewirken kann, oder gar wie eine Auskratzung, die doch auch unter keinen Umständen alles Kranke entfernen kann, doch hat die Schmerzhaftigkeit nach $^1/_2$—1 Stunde schon nachgelassen, während bekannterweise inzidierte Patienten oft noch tagelang Schmerzen haben. Das bereits mortifizierte Gewebe stösst sich schnellstens ab und von dem Moment der Injektion an scheint dem weiteren Nekrotisierungsprozess ein Ziel gesetzt zu sein. Von grossen Inzisionen, Auskratzungen oder gar einer umfangreichen Exstirpation solcher Furunkel und Karbunkel nimmt man daher ohne weiteres Abstand, wenn man die Wirkung der Sauerstoffmethode nach 24 Stunden beobachtet hat. Und so — last not least — bleiben keine entstellenden Narben zurück.

Ueber die Wirkung der Sauerstoffmethode bei der foudroyanten Gangrän, dem Erysipel, der suppurativen Arthritis nach perforierenden Verletzungen und den anderen chirurgischen Infektionskrankheiten sind meine Beobachtungen noch zu unvollständig und nicht abgeschlossen.

Die Technik der Methode ist folgende:

Ein kleiner Zylinder von 10 ccm Rauminhalt ist unter einem Druck von 100—120 Atmosphären mit 10—12 l komprimiertem Sauerstoff angefüllt. Ein kleines, als Reduzierventil wirkendes Flaschenventil, mit einem Schlüssel, erlaubt, dass man den Sauerstoff langsam ausströmen lassen kann. An dem Ausflussstück ist ein Gummischlauch befestigt, an dessen Ende die Spitze oder stumpfe Kanüle mit Bajonnetverschluss aufgesetzt wird. Das ganze Instrumentarium ist für den aseptischen Gebrauch eingerichtet, sodass man Zylinder mit Schlauch und Kanüle vor dem Gebrauch sterilisieren oder auch in eine antiseptische Lösung legen kann. In dem antiseptischen Medium nun öffnet man den Zylinder und misst die Stärke des Sauerstoffstromes an den aufsteigenden Gasblasen. Man lässt den Sauerstoffstrom zur Injektion am besten so schnell ausströmen, dass das Wasser zu kochen scheint. Die Injektion macht man nun folgendermassen: Nach Eröffnung der kleineren oder grösseren Abszesse werden die Abszesshöhlen unter Anwendung der stumpfen Kanüle des Injektionsbestecks — bei grösseren Höhlen kann man auch eine Glaskanüle benutzen — mit einem starken Sauerstoffstrom ausgewaschen, dann macht man mit einer scharfen Kanüle rings um die erkrankte Partie herum im gesunden Gewebe tiefe und ausgiebige Injektionen, indem man auch unter die infizierten Partien herunterzukommen versucht. Bei kleinen Furunkeln und Panaritien wird hier oft eine einzige Injektion genügen, bei umfangreichen Erkrankungen macht man in Abständen von ca. 2 cm je eine Injektion, bis sich ein gewisses Emphysem der injizierten Umgebung bemerkbar macht. Dann kann man auch einige Injektionen in die erkrankten Gewebe selber machen, bei denen man gewöhnlich die Luft aus der Inzisions- oder Perforationsöffnung wieder heraustreten sieht. Ueber das Ganze kommt dann ein feuchter Verband mit 2—3 proz. H_2O_2-Lösung (das Wasserstoffsuperoxyd, wie wir es aus der Apotheke beziehen, ist gewöhnlich schon 2- oder 3 proz.), der täglich gewechselt wird.

Eine augenfällige Wirkung der Sauerstoffinjektionen ist eine ausserordentlich starke Oxydation des Blutes. Die ganze injizierte Partie und die weitere Umgebung wird sofort hellrot, die bläulich-rote Verfärbung entzündeter Gewebs- und Hautabschnitte wird durch die helle Röte verdrängt und tritt für gewöhnlich nicht wieder auf. Der Schmerz, den die Injektionen durch die Spannung der Haut verursachen, verschwindet bald. Im übrigen werden natürlich alle sonstigen üblichen chirurgischen Massnahmen, Ruhestellung, Hochlagerung etc. angewendet. Je nach der Schwere des Krankheitsprozesses nun macht man die nächsten Injektionen nach 24 oder erst nach 48 Stunden. Je schneller, d. h. unter je stärkerem Druck man den Sauerstoffstrom in die Gewebe eindringen lässt, um so grösser ist natürlicherweise der augenblickliche Schmerz, andererseits muss man doch den Druck so stark nehmen, dass er den Widerstand der Gewebe überwindet. So wenig nun darüber sich allgemeine Vorschriften geben lassen, so gering ist aber auch die Schwierigkeit in der Beurteilung der Druckstärke, in der man nach 1—2 maliger Probe sofort geübt ist. Den permanenten Sauerstoffstrom wird man natürlich unter ganz geringem Druck, d. h. unter starker Drosselung bei geeigneten Fällen von foudroyanter Gangrän, allgemeiner Peritonitis, suppurativer Arthritis etc. anwenden und durch ausgiebige Drainage für den Abfluss der Luft und des Eiters sorgen. Lässt man den Sauerstoffstrom durch die Bauchhöhle streichen, so wird man ihn natürlich anwärmen dadurch, dass man den ganzen Zylinder, der in diesem Falle natürlich ein grösserer sein muss, in heisses Wasser legt oder indem man den ausfliessenden Sauerstoffstrom, bevor er durch die Bauchhöhle geht, durch heisses Wasser streichen lässt. Es ist dieses Verfahren gerade für die Bauchhöhle um so praktischer, als den serösen Häuten so immer ein gewisser Feuchtigkeitsgrad erhalten bleibt. Ein Rat ist aber unter allen Umständen zu beherzigen, mit dem Sauerstoff, den Injektionen, Insufflationen etc. nicht zu sparsam umzugehen. Es ist dies unbedingt notwendig, um den erhofften schnellen Erfolg zu haben. Wenn man hier eine Vorschrift geben soll, so würden wir empfehlen, in jede Injektionsstelle einen mässig langsamen Sauerstoffstrom ca. $1/2$ Minute lang hineinzusenden, nach Möglichkeit mit der stumpfen Kanüle in alle kleinen Hohlräume und Maschen des Gewebes hineinzudringen, um möglichst alles erkrankte Gewebe in Berührung mit dem Sauerstoff zu bringen.

Man könnte versuchen, infizierte Wunden, eitrige, granulierende Flächen etc. dergestalt in dauernden Kontakt mit reinem Sauerstoff zu bringen, dass man an den Extremitäten z. B. eine an beiden Rändern fest abschliessende weite Gummimanschette adaptiert und diese mit Sauerstoff aufbläst, resp. einen langsamen Sauerstrom permanent durch die Manschette streichen lässt, um dergestalt die Wunde selbst permanent in Kontakt mit dem Gas zu bringen. Wie weit bei der allgemeinen Bakteriämie und Pyämie nach dem Vorgange von Gärtner und Mariani Erfolge zu erzielen sind, muss weiterer Beobachtung vorbehalten bleiben. Betont muss werden, dass zur intravenösen Injektion nur ganz reiner, d. h. 99 proz. Sauerstoff verwendet werden darf, da der gewöhnliche Sauerstoff des Handels mit etwa 5—6 pCt. Stickstoff absolut schädlich wirken würde.

Es erübrigt sich nun noch, über die Art der Wirksamkeit des Sauerstoffs einiges zu sagen und der Frage näher zu treten, ob der Sauerstoff antiseptisch im Sinne einer direkten Abtötung der Bakterien oder nur indirekt bakterienfeindlich wirkt durch Vermehrung der Leukozytose und Kräftigung der Phagozytose. Dass für die anaëroben Bakterien, zu denen der Bazillus des malignen Oedems, der Pseudoödembazillus, der Tetanus-, Rauschbrandbazillus u. a. gehören, der Sauerstoff der energischste Feind, das stärkste Antiseptikum ist, ist einleuchtend. „Die Sauerstoffzufuhr," sagt Flügge (68), sistiert alle Lebensäusserungen dieser obligaten Anaëroben. Sie können nur gedeihen, wenn der Sauerstoff vollständig aus dem Nährmedium entfernt ist, entfalten ihre Bewegung, ihre Sporenbildung nur bei vollkommenem Sauerstoffabschluss. Die schädigende Wirkung selbst geringer O-Mengen auf obligate Anaëroben steht vollständig in Analogie mit dem entwickelungshemmenden Einfluss des Lichtes auf viele Bakterien."

„Aber auch aërobe Mikroorganismen," führt Flügge weiter aus, „sind auf eine bestimmte Sauerstoffspannung angewiesen und werden durch höheren Gehalt an diesem Gas geschädigt." . . . Staphylococcus pyogenes aureus, Streptococcus pyogenes aureus, Bacillus anthracis, Cholerae, Thyphi abdominalis, Proteus vulgaris, Prodigiosus gehören zu den fakultativ anaëroben, die zwar am besten bei reichlichem Luftzutritt wachsen, aber bei grosser Sauerstoffspannung in ihren Lebensäusserungen, Wachstum, Sporenbildung, Virulenz geschädigt werden."

Und schliesslich an anderer Stelle: „Bei der bakteriziden Wirkung des Lichtes spricht der Sauerstoff wahrscheinlich in der Natur eine wichtige Rolle als antibakterielles Mittel."

Nach Flügge würden wir also in dem Sauerstoff sowohl für die anaëroben wie für die aëroben Bakterien ein direkt antiseptisches Mittel sehen müssen.

In sehr interessanter Weise äussert sich M. Thiriar hierüber folgendermassen:

Die aseptische Aera war die notwendige Folge der Erkenntnis, dass der Organismus sich nicht so ohne jede Reaktion von den infektiösen Elementen überfallen lässt, dass er eine bewunderungswürdige defensive und offensive Organisation besitzt, natürliche Verteidiger des menschlichen Körpers, die ihre Wirksamkeit, mit um so grösserer Energie entfalten, je kräftiger, je weniger geschwächt sie sind. Aber diese Asepsis ist für sich allein nicht vollkommen wirksam. — Wenn sie auch dem Eindringen des Mikroben in den Organismus Widerstand leistet, so übt sie doch keine direkt verderbliche Wirkung auf ihn aus, sie hat keinen Einfluss auf die Verstärkung der natürlichen Verteidigungsmittel, die manchmal zu wünschen übrig lassen und malgré tout dem Mikroben einen für seine Weiterentwickelung günstigen Boden bieten. Das Ideal wäre daher, ein Mittel zu finden, welches zu gleicher Zeit die natürlichen Verteidigungstruppen des Organismus unterstützt, sie zu energischerem Handeln anregt, sie vermehrt, d. h. bewirkt, dass sie in grosser Zahl auf dem Kampfplatze erscheinen, zu gleicher Zeit aber auch bei vielen Infektionen, wenn nicht bei allen, direkt verderblichen Einfluss auf die eingedrungenen Feinde entwickelt, indem es sie tötet oder ihre Aktionsfähigkeit und Virulenz abschwächt, wohlgemerkt aber ohne dabei, wie es die unterschiedlichen drastischen Antiseptika tun, das organische Gewebe zu töten. Die Phagozytose zu kräftigen, die Lebensbedingungen der Phagozyten zu unterstützen und zu gleicher Zeit den Mikroben derart zu schwächen, dass er den Phagozyten leicht zum Opfer fällt, das sind die Desiderata der modernen Chirurgie. Und diese Lücke scheint der Sauerstoff nach Thiriar auszufüllen.

Nun, die Wirkung des Sauerstoffs auf die Zelle ist ja bekannt. Er ist das Lebenselement für die Aktivität des Protoplasmas.

Im Auftrage M. Thiriars hat Dr. H. Joris (69) den Einfluss der Sauerstoffinjektionen bei den verschiedenen chirurgischen Infektionskrankheiten sowohl auf die Organzellen wie auf die Mikroben in zahlreichen sehr interessanten Versuchen studiert und kommt dabei zu folgenden Schlüssen:

„L'oxygène pur ne possède pas de pouvoir bactericide réel sur les bactéries aérobies mais son action atténue dans d'assez fortes proportions la virulence de ces bactéries et détruit leurs toxines par oxydation."

„L'oxygène augmente les mouvements protoplasmiques des leucocytes accélère la diapédèse et provoque donc une hyperleucocytose manifeste. Il joint d'un pouvoir chimiotaxique positif."

„L'oxygène favorise la phagocytose en exagérant la vitalité des cellules phagocytaires, en exaltant leurs propriétés microphages et en agissant, d'autre part, sur les bactéries — mode d'action qui reste indéterminé — afin de faciliter leur englobement par la cellule phagocyte."

Vollständig gelöst ist aber auch mit diesen Beobachtungen die Frage noch nicht. Warum hemmt der Sauerstoff die Tätigkeit der Mikroben, warum fördert er die Kraft der Zellen? Ruft er gegen das toxische Sekret der Mikroben in verstärktem Grade die Antikörper hervor? Zerstört er die Schutzmembran der Mikroben, die sie vor dem Phagozyten rettet? Begünstigt er in den Leukozyten die Bildung von Alexinen? Oder ruft er am Ende, wie es Thiriar möglich erscheint, aus Antikörper und Alexinen, ein gemeinsames neues Produkt hervor, das den Mikroben wie ein foudroyantes Gift durchdringt?

Das alles sind Fragen, die weiteren eingehenden Studien vorbehalten bleiben.

———————

Literatur.

1) Johann Ingen-housz. 1784. — 2) Prochownick, Die regelmässige Anwendung von Sauerstoffeinatmung nach Narkosen. Münch. med. Wochenschr. 1895. No. 31. — 3) L. Grosse, Ueber Sauerstoff-Inhalationsversuche. Mitteilungen aus dem Karl-Olga-Krankenhaus. Medizin. Korrespondenzblatt d. Württemberg. ärztl. Landesvereins 1896. — 4) Th. Beddoës, Betrachtungen über den medizinischen Gebrauch der künstlichen Luftarten. 1798 Bristol u. 1800. Salzburg. med.-chirurg. Ztg. Bd. III. — 5) Ducroy, Asphyxie nach Chloroformnarkose. Académie des Sciences. 1850. — 6) Neudörfer bei Prochownick und Kreutzmann. — 7) Kreutzmann, Sauerstoff bei Chloroformnarkose. Zentralblatt f. Chir. 1887. No. 35. — 8) Sam. S. William, Sauerstoff und einige seiner Verbindungen. New York Medical Record. 1883. Bd. XXIV. — 9) J. N. De Hart, Boston Med. and Surg. Journ. 1896. p. 387. — 10) M. Michaelis, Ueber Sauerstofftherapie. Verhandlung. d. XVIII. Kongresses f. innere Medizin. S. 503 ff. — 11) Kobert, Pharmakotherapeutische Rückblicke. Deutsche Aerztezeitung. 1899. No. 3. — 12) Wohlgemuth, Eine neue Sauerstoff-Chloroformnarkose. Archiv f. klin. Chirurgie. 1901. Bd. 64. Heft 3. — 13) Derselbe, Zur Sauerstoff-Chloroformnarkose. Zentralbl. f. Chir. 1902. No. 45. — 14) Derselbe, Technik und Wert der Sauerstoff-Chloroformnarkose. Zeitschr. f. ärztl. Fortbildung. 1904. — 15) Dumont, Handbuch der allgemeinen und lokalen Anästhesie. 1903. Urban und Schwarzenberg, Berlin. — 16) Roth, Ueber einen verbesserten Apparat zur Sauerstoff-Chloroformnarkose. Verhandl. d. Deutschen Gesellschaft f. Chir. 1902. — 17) E. Falk, Beiträge zur Chemie der Sauerstoff-Chloroformnarkose. Deutsche med. Wochenschr. 1902. No. 48. — 18) Kümmell, Münch. med. Wochenschr. 1903. No. 9. S. 393. — 19) Roth, Zur Sauerstoff-Chloroformnarkose. Zentralbl. f. Chir. 1902. No. 46. — 20) Geppert, Eine neue Narkosenmethode. Deutsche med. Wochenschr. 1899. No. 27. — 21) Engelmann, Ueber Erfahrungen mit dem Roth-Drägerschen Sauerstoffnarkosenapparat. Zentralbl. f. Chir. 1902. No. 37. — 22) Wex, Korrespondenzbl. d. Allgem. Mecklenburg. Aerzte-Vereins. 1902. No. 225. — 23) Kümmell, Sauerstoff-Chloroform-Inhalationsapparat. Münch. med. Woch. 1902. No. 24. — 24) Wex, Neueres über die Sauerstoff-Chloroformnarkose. Korrespondenzblatt d. Allgem. Mecklenburg. Aerzte-Vereins. 1903. No. 32. — 25) H. Cramer, Zeitschr. f. Krankenpfl. Jan. 1903. — 26) Böttcher bei Herrmann, Physiologie. — 27) A. Loewy, Enzyklopädie der Therapie. 1899. — 28) Derselbe, Ueber die Wirkung des Sauerstoffs auf die osmotische Spannung des Blutes. Berliner klin. Wochenschr. 1903. No. 2. — 29) P. Bert, De l'action de l'oxygène sur les éléments anatomiques. Comptes rendus. 1878. Bd. 86. No. 8. — 30) Rosenthal, Archiv für Anatomie und Physiologie. 1866. — 31) W. Grube, Zur Lehre von der Chloroformnarkose. Archiv f. klin. Chir. Bd. 56. H. 1. 1898. — 32) G. Honigmann, Beiträge zur Kenntnis der Wirkung von Sauerstoffeinatmungen auf den Organismus. Zeitschr. f. klin. Med. 1891. — 33) E. Rogovin, Klinische und experimentelle Untersuchungen über den Wert der Sauerstoffinhalation. Zeitschr. f. klin. Med. Bd. 46. H. 5 u. 6. — 34) Derselbe, Die wissenschaftlichen Grundlagen der Sauerstofftherapie. Medizin. Blätter. Wien 1902. No. 41. — 35) Terrier et Peraire, Manuel d'Anesthésie chirurgicale. 1895. — 36) Klinkowitsch, Archiv für Gynäkologie. Bd. XVIII. — 37) s. Dumont, Handbuch der Anästhesie. — 38) Th. Hillischer, Ueber die allgemeine Verwendbarkeit der Lustgas-Sauerstoffnarkose in der Chirurgie. Wien 1886. — 39) Swiecicki, Zentralblatt für Gynäkologie. 1888. — 40) Nogué, Journal de l'Anesthésie. 1900. — 41) J. N. Demarquay, Recherches sur l'oxygène au point de vue physiologique et thérapeutique. Comptes rendus. 1864. LVIII. — 42) Brichetau, Sur l'emploi de l'oxygène. Bulletin de Thérapie. LXX. 1866. — 43) C. Lender, Das unreine Blut und seine Reinigung durch negativ elektrischen Sauerstoff. — 44) L. Doreau, Contribution à l'étude de l'oxygène en thérapeutique. Thèse IV. p. 136. Paris 1881. — 45) Larrivé, Thèse de Paris. 1883. — 46) Stoker, Local treatment of wounds and ulcers by oxygen. Dublin.

Februar 1895. — 47) Baldy, Thèse de Paris. 1883. — 48) de Sinéty, Annales de gynécologie. 1882. — 49) L. Championnière, Valeur antiseptique de l'eau oxygenée. Communication faite à l'académie de Médecine de Paris. Dec. 1898. — 50) Dezanneau, De l'emploi en chirurgie et surtout en obstétrique de l'eau oxygénée. 1899. — 51) B. Nenoff, Contribution à l'étude de l'eau oxygénée en chirurgie. Montpellier 1899. — 52) Lebesgue, La Clinique. 1899. — 53) M. Thiriar, De l'emploi de l'oxygène en chirurgie etc. Bulletin de l'académie royale de Médecine de Belgique. 1899. — 54) Derselbe, De la méthode oxygénée dans les infections chirurgicales etc. Bulletin de l'académie royale de Belgique. 1903. — 55) Lucien Thiriar, Traitement du furoncle et de l'anthrax par le gaz oxygéné. La Clinique. 1901. No. 34. — 56) M. Thiriar, La Clinique. 1901. No. 1. — 57) E. von Bergmann, Ueber Amputation bei Phlegmone. Deutsche med. Wochenschr. 1901. No. 46. — 58) H. Wolff, Blutvergiftung und Amputation. Münch. med. Wochenschr. 1901. No. 48. — 59) Gärtner, Ueber intravenöse Sauerstoffinfusionen. Wiener klin. Wochenschr. 1902. No. 21. — 60) Mariani, Riforma medica. 1902. Juli. — 61) R. Herman, Note sur l'emploi en chirurgie de l'oxygène sous la pression. Bulletin de l'Académie royale de Médecine de Belgique. 1903. Oct. — 62) G. Barnich, Le traitement des anthrax par le courent de gaz oxygène. Journ. médical de Bruxelles. 1903. No. 38. — 63) Derselbe, Phlegmon gangréneux diffus de tout le membre inférieur gauche etc. La Clinique. 1902. No. 48. — 64) J. Thiriar, Du traitement du furoncle et de l'anthrax par le gaz oxygène. La Clinique. 1901. No. 1. — 65) L. Thiriar, Les plaies par morsure. La Clinique. — 66) Kropác, Ein Beitrag zur weiteren Differenzierung der Gangrène foudroyante. Langenbecks Archiv. Bd. 72. H. 1. — 67) Stolz, Sauerstofftherapie der Gasphlegmone. Münch. med. Wochenschr. 1903. No. 10. — 68) Flügge, Mikroorganismen. — 69) H. Joris, Des propriétés antiseptiques de l'oxygène. Brüssel 1904. — 70) Sitzungsbericht der medizinischen Gesellschaft zu Leipzig vom 24. IV. 1888. — 71) S. B. Birch, Lancet. 1857. 5. August. — 72) R. Herman, Revue de Chirurgie. 1902. No. 8. — 73) Chamberland et Fernbach, Annales de l'institut Pasteur. 1893. — 74) Dufour, Cas d'épiplocèle inguinale étranglée compliqué de péritonite purulente. Traitement oxygéné. La Clinique. 1903. März. — 75) Bayet, Journal médical de Bruxelles. Mai. 1903. — 76) Faivre et Gianetti, Oxygène dans l'asphyxie par le chloroforme etc. Bulletin de l'Académie de Sciences. 1854. — 77) H. L. Northop, The chloroform and oxygen combination as an anesthetic. The Hahnemannian Monthly. Nov. 1895. — 78) Derselbe, Reasons for the administration of oxygen with chloroform when the latter is used as an anesthetic. The Hahnemannian Monthly. Febr. 1895. — 79) Caster S. Cole, A preliminary report on the use of oxygen gaz with ether for anesthesia. Medical Record. New York. Oct. 1895. — 80) J. H. Schall, Oxygeneted chloroform. Medical Times. New York. April 1896 und März 1900. — 81) Dehart, Report of surgical operations in the hospitals of Boston and Vicinity where anesthesia was produced with ether or chloroform combined with oxygen gaz. Boston Med. and Surgical Journal. April. 1896. — 82) L. Michaelis, Zur Chemie der Sauerstoffnarkose. Deutsche Zeitschr. f. Chir. Bd. 66. H. 1 u. 2. 1902. — 83) Laborde, Bulletin de l'académie de médecine. 1902. No. 41. — 84) Derselbe, La Tribune médicale. 1902. No. 51. — 85) Derselbe, Sitzungsbericht der Académie de Médecine de Paris. 16. Dez. 1903. — 86) Fr. Windrath, Ein Beitrag zur Narkosenfrage, speziell der Sauerstoff-Chloroformnarkose. Medizin. Blätter. Wien. Juni 1903. — 87) J. Hahn, Om Ils-Chloroformnarkose ved. Roth-Drägers Apparat. Foredrag i. medicinsk. Selskab. Dez. 1902. — 88) Abadie, Sauerstofftherapie der foudroyanten Gangrän. Dissertation. Referat in der Berl. klinisch-therapeutischen Wochenschr. 1903. No. 1. — 89) Kantorowicz, Archiv für wissenschaftliche und praktische Tierheilkunde. 1902.

Eine Reihe von Clichés sind mir freundlicherweise von der Firma Dräger-Lübeck zur Verfügung gestellt worden.

VI.

Die Sauerstofftherapie in der Geburtshilfe.

Von

Leo Zuntz.

Die normale Schwangerschaft und Geburt sind physiologische Vorgänge, bei denen dementsprechend eine Therapie im eigentlichen Sinne nicht in Frage kommt. Die pathologische Geburt aber erfordert im Allgemeinen chirurgische Eingriffe. Wenn daher im Folgenden von der Sauerstofftherapie in der Geburtshilfe die Rede sein soll, so ist von vornherein klar, dass es sich hier nur um ein ganz eng begrenztes Gebiet handeln kann. Es ist nicht die eigentliche Geburtshilfe, bei der sie in Frage kommt, sondern Komplikationen der Schwangerschaft oder der Geburt mit Zuständen oder Erkrankungen, bei denen an sich die Anwendung des Sauerstoffs indiziert ist. Während nun aber die innere Medizin über zahlreiche, die Anwendung des Sauerstoffs betreffende Erfahrungen verfügt, ist auf dem hier in Frage kommenden Gebiet praktisch noch nicht viel gearbeitet worden. Es werden daher die folgenden Zeilen neben den schon vorliegenden Erfahrungen überwiegend theoretische Deduktionen und Anregung zu klinischen Versuchen geben. Beim Hinweis auf die im Gebiet der internen Medizin erreichten Resultate verzichte ich auf Literaturangaben, da sie sich in der Einleitung und den betreffenden Kapiteln finden.

Die Zuführung von Sauerstoff ist zunächst theoretisch begründet in Fällen von Behinderung der Luftzufuhr nach den Lungen. Derartige Behinderungen wirken in der Gravidität stärker als sonst, weil dieselbe schon an sich die genügende O_2-Versorgung des Organismus erschwert. Durch den Hochstand des Zwerchfells in den letzten Schwangerschaftsmonaten ist ja in allen Fällen die Atmung in dem Sinne behindert, dass die Frauen zu einer häufigeren, flacheren Atmung gezwungen sind. Besonders gilt das für die Fälle, in denen das Abdomen ungewöhnlich stark ausgedehnt ist, also bei Zwillingen und Hydramnios. Dadurch sinkt aber — wie in dem Kapitel über die physiologischen Grundlagen an Beispielen zahlenmässig erörtert ist — die alveoläre Sauerstoffspannung beträchtlich, die Sauerstoffsättigung des Hämoglobin wird ungenügend und damit auch die Versorgung des Körpers mit O_2.

Ein zweiter Faktor ist vielleicht geeignet, hierzu noch beizutragen. Es ist dies das Sauerstoffbedürfnis des Fötus. Nach den Untersuchungen von Bohr und Hasselbach (1) hat der Fötus pro Kilo Gewicht etwa den gleichen Sauerstoffbedarf wie die Mutter. Bei einem Gewicht der Mutter von

60 kg und des Fötus von 3 kg würde also dadurch der Sauerstoffbedarf um 5 pCt. steigen. Nach jüngst veröffentlichten Untersuchungen von Magnus-Levy (2) scheint es sogar, als ob die Steigerung des respiratorischen Stoffwechsels in den letzten Monaten der Gravidität noch erheblicher sei, sodass anscheinend die Gravidität an sich eine Erhöhung der Umsetzungen im Körper bewirkt. Die bisher nur auf eine Versuchsreihe sich stützenden Ergebnisse von Magnus-Levy konnte allerdings Müller in einer noch nicht abgeschlossenen Untersuchung nicht bestätigen, während wieder Verf. in einer eigenen Versuchsreihe eine leichte Steigerung am Ende der Gravidität fand. Jedenfalls erscheint es aus allen diesen Gründen sehr möglich, dass Frauen mit Verengerungen der zuführenden Luftwege — welches auch ihre Art und wo ihr Sitz sei — die ausserhalb der Gravidität ihr Sauerstoffbedürfnis eben noch decken können, in den letzten Monaten der Gravidität diese Grenze überschreiten und dem O_2-Mangel verfallen. Während alle anderen Verengerungen als zufällige Komplikationen angesehen werden können, gibt es eine, die speciell mit der Schwangerschaft im Zusammenhange steht. Physiologischerweise schwillt in der Gravidität die Schilddrüse an (3, 4); bei Vergrösserungen derselben, bei Struma, ist diese Schwellung stets besonders stark und führt häufig zu lebensbedrohlichen Symptomen. Oft ist man aus diesem Grunde zur Tracheotomie gezwungen gewesen. v. Fellenberg (3) beschreibt 2 Fälle, in denen er, ohne jede Vorbereitung, die Strumektomie ausführte.

Der Wert der Sauerstofftherapie bei Stenose der Luftwege ist ja nur beschränkt. Von den 2 schädlichen Faktoren — dem Sauerstoffmangel und der Kohlensäureüberladung — wird nur der erstere beseitigt, indirekt bis zu einem gewissen Grade wohl auch der zweite. Durch den immer stärker werdenden Sauerstoffmangel wird nämlich die Leistungsfähigkeit der Atemmuskeln herabgesetzt und dadurch sinkt die inspirierte Luftmenge. Wir haben also einen Circulus vitiosus und dieser wird durch die O_2-Zufuhr bis zu einem gewissen Grade unterbrochen. Wenn es auch nicht wahrscheinlich ist, dass man durch die O_2-Zufuhr einer Patientin, die schon in den letzten Wochen der Gravidität Anfälle schwerer Atemnot bekommt, über die ganze Zeit bis zur Geburt hinweg helfen kann, so wäre es doch wohl möglich, damit die ersten bedrohlichen Attacken zu überwinden und die notwendig werdende Operation in Ruhe vorzubereiten.

Wird schon durch die Schwangerschaft die Sauerstoffversorgung des Organismus erheblich erschwert, so gilt das in ungleich stärkerem Masse für die Geburt. Jede erhebliche körperliche Arbeit steigert den Sauerstoffverbrauch auf das mehrfache des Ruhewertes. Ueber die Höhe der bei der Geburt aufgewendeten Arbeit liegen bisher Bestimmungen nicht vor; aus den für den Wehendruck von Schatz (6) und anderen gewonnenen Resultaten lässt sie sich nicht berechnen. Es ist aber klar und geht aus der intensiven Inanspruchnahme grosser Teile der Körpermuskulatur beim Pressen hervor, dass die Arbeitsleistung und damit der Sauerstoffverbrauch schon bei normalen Geburten sehr gross ist, während er bei pathologischen Widerständen sicher ausserordentliche Werte erreicht. Dazu kommt die Störung der Atmung durch die zum Pressen nötige Fixation des Thorax und des Zwerchfells. Unter diesen Umständen ist es begreiflich, dass Patientinnen, die auch den erhöhten Anforderungen der Schwangerschaft noch zu genügen vermochten, unter der Geburt dem O_2-Mangel anheimfallen. Während aber dieses Ereignis, wenn es schon in der Schwangerschaft auftritt, durch Sauerstoffzufuhr natürlich nicht auf die Dauer behoben werden kann, lässt sich a priori nicht von der Hand weisen,

dass es gelingen kann, Patientinnen, bei denen diese Komplikation erst in
der Geburt sich bemerkbar macht, deren Dauer ja doch immer auf Stunden
beschränkt ist, und wenn notwendig operativ sehr verkürzt werden kann, über
diese Zeit bis zum Eintritt normaler Bedingungen für die Atemmechanik hinweg zu helfen.

Dieselben Ueberlegungen wie für die Stenose der oberen Luftwege gelten
auch für alle anderen Komplikationen der Gravidität und Geburt mit Erkrankung der Atmungs- und Kreislaufsorgane, die eine erschwerte Sauerstoffaufnahme bedingen; sie alle einzeln aufzuführen, wäre zwecklos. Besonders hinweisen möchte ich nur auf die häufigen Komplikationen der Geburt mit Herzfehlern. Wer gesehen hat, wie sich eine derartige Patientin während der
Geburt quälen muss, wird gerne zu jedem Mittel greifen, das ihr die schweren
Stunden erleichtern kann.

Bisher hat man allerdings von diesem Mittel in praxi wenig Gebrauch
gemacht. Nur Rivière (7) empfiehlt zur Behandlung Herzkranker in der Gravidität neben den anderen bewährten Mitteln Inhalationen von Sauerstoff. In
einem Fall von Mitralstenose, der im 5. Monat mit schweren Kompensationsstörungen zu ihm in Behandlung kam, gelang es, durch Inhalationen von O_2,
alle 2 Stunden 30 Liter, später in geringeren Mengen, den Zustand erträglich
zu gestalten, so dass Pat. austrug. Im Wochenbett trat dann allerdings, wie
so häufig bei schweren Herzfehlern, der Exitus ein.

Gewisse Schwierigkeiten wird ja heute oft die Beschaffung des Sauerstoffs machen. Der Geburtshelfer wird neben seiner Instrumententasche unmöglich auch noch den umfänglichen Apparat zur Sauerstoffinhalation mit sich
führen können. Dasselbe gilt auch von den Sauerstoff-Chloroformapparaten.
Gerade für den Geburtshelfer, der auf dem Lande oft darauf angewiesen ist,
durch Laien narkotisieren zu lassen, wäre ein Apparat nach Art des Roth-
Dräger'schen, der eine genaue Einstellung der Tropfenzahl ermöglicht, besonders wichtig. Aber auch der von Wohlgemuth angegebene transportable Apparat scheint mir zu diesem Zwecke viel zu umfänglich und schwer.

Zu den Komplikationen der Geburt, die in schweren Fällen stets zu
Cyanose. also zu O_2-Mangel, führen, gehört die Eklampsie. Die Krämpfe der
Atemmuskulatur führen zu mangelhafter O_2-Zufuhr. Diese schädigt das Herz;
die Zirkulation wird immer ungenügender und schliesslich kommt es zu Lungenödem. Schon aus diesem Grunde erscheint daher bei dieser Erkrankung die
Sauerstoffinhalation angebracht.

Ob dieselbe, wie Rogovin (8) meint, einen spezifischen Einfluss auf die
Nierentätigkeit hat, erscheint zweifelhaft, vielmehr wird die in seinen klinischen Beobachtungen gefundene Vermehrung der Harnmenge wohl auf der Verbesserung der Herztätigkeit beruhen. Welches aber auch die Ursachen seien,
eine Verbesserung der Diurese bei der Eklampsie ist natürlich von weittragendster Bedeutung.

Noch von anderen Gesichtspunkten aus verdient die O_2-Zufuhr bei der
Eklampsie Anwendung. Wenn auch diese Erkrankung nicht mit der Urämie
identisch ist, so handelt es sich doch höchst wahrscheinlich wie bei dieser
um eine Autointoxikation des Organismus, die schliesslich mit Lähmung aller
Funktionen, mit Koma, endigt. Wie beim urämischen Koma, wie bei anderen zum Koma führenden Vergiftungen, speziell der Morphiumvergiftung, wo
die O_2-Zufuhr sich als heilsam erwiesen hat, werden wir daher auch bei der
Eklampsie von derselben Günstiges erhoffen können.

Nach den eingehenden chemischen Untersuchungen Zweifels (9) geht die

Erkrankung mit einem riesigen Darniederliegen der Oxydation des Eiweisses einher; vielleicht haben wir darin sogar einen ätiologischen Faktor zu sehen. Zw. selbst weist darauf hin, dass dieser Umstand bei flüchtiger Ueberlegung der Sauerstofftherapie eine Stütze zu verleihen scheine. Da aber die Produkte mangelhafter Eiweissoxydation schon in einer Zeit resp. auch bei Fällen nachweisbar sind, in denen es zu allgemeinem Sauerstoffmangel noch nicht gekommen ist, so kann es sich um Folgen eines solchen nicht handeln; vielmehr müssen wir einen lokalen Sauerstoffmangel bestimmter Gewebe aus unbekannten Ursachen annehmen, dem durch vermehrte Sauerstoffzufuhr schwerlich abzuhelfen ist.

Noch ein weiteres Moment kommt in Betracht. Die klinischen Erfahrungen haben uns gezeigt, dass bei den Eklamptischen eine stark erhöhte Erregbarkeit besteht. Der leichteste Reiz — Untersuchung, Katheterismus, ja ein lautes Geräusch — genügen, um einen neuen Anfall hervorzurufen. Durch die experimentellen Untersuchungen von Blumreich und Zuntz (10) wissen wir, dass in der Gravidität eine erhöhte Erregbarkeit der Hirnrinde, wenigstens bestimmten Stoffen gegenüber, besteht. Demgegenüber übt nun die O_2-Zufuhr entschieden einen beruhigenden, die Reizschwelle herabsetzenden Einfluss auf das Centralnervensystem aus.

Nach den Versuchen vom Leube (11), Uspensky (12), Osterwald (13), Rogovin (8) und anderen treten bei Inhalation von reinem Sauerstoff die Reflexkrämpfe nach Vergiftungen mit Strychnin und ähnlichen Giften nicht auf. Laschkewitz (13a) beobachtete eine günstige Wirkung auf die Krämpfe bei Lyssa.

Aus allen diesen Gründen erscheint die O_2-Zufuhr bei Eklampsie indiziert. Trotzdem sind die vorliegenden klinischen Erfahrungen bisher nur sehr spärliche. Zuerst empfohlen wurden die O_2-Inhalationen bei Eklampsie von französischen Geburtshelfern. In einer Diskussion über die Therapie der Eklampsie in der Académie de médecine in Paris sprachen sich Robin, Jaccoud, Tarnier (14) für dieselben aus. Günstige Wirkungen sahen ferner Mangiagalli (15) und Stroganoff (16).

In dieselbe Reihe ist die künstliche Respiration zu stellen, die Fourrier (17) schon 1888 auf Grund der Anwendung in 5 Fällen empfahl. Hier kommt freilich neben der Vermehrung der Sauerstoffzufuhr auch die Herabsetzung der Kohlensäurespannung in Blut und Geweben und die durch Buchheims Schüler Ebner (17a) bei Strychninvergiftung nachgewiesene günstige Wirkung der regelmässigen passiven Bewegung in Betracht. In deutschen Kliniken ist die Anwendung der Sauerstoffinhalationen bei der Eklampsie bisher nur sehr wenig versucht worden.

In seinen klinischen Studien über Eklampsie schreibt Meyer-Wirz (18) aus der Wyder'schen Klinik in Zürich: „Sehr gut hat sich die in der letzten Zeit oft durchgeführte Kombination des Chloroforms mit Sauerstoffinhalationen bewährt. Wiederholt konnte man sich davon überzeugen, dass das Befinden der Kranken durch die O_2-Inhalationen günstig beeinflusst wurde und schienen dieselben besonders bei auftretenden Auraerscheinungen direkt beruhigend zu wirken. Der Sauerstoff wird ferner gerade während des Anfalls, namentlich im asphyktischen Stadium desselben, durch kein anderes Mittel in seiner wohltätigen Wirkung erreicht.... Besonders auch nach beendigter Geburt wurde er den im Koma daliegenden Patientinnen häufig verabreicht."

Dagegen sah Zweifel (9), in dessen Klinik die Inhalationen längere Zeit regelmässig angewandt wurden, keinen offenbaren Nutzen von denselben.

Wir haben bisher Störungen in der Geburt besprochen, bei denen eine Behinderung der Luftzufuhr oder Zirkulationsstörungen Sauerstoffmangel und damit die Indikation zur O_2-Zufuhr gab. Ein weiteres grosses Anwendungsgebiet ergiebt sich aus der Ueberlegung, dass bei Verminderung der Zahl der roten Blutkörperchen, also der O_2 aufnehmenden Oberfläche, durch Erhöhung des Partialdruckes des eingeatmeten Sauerstoffes die O_2-Aufnahme erhöht werden kann. (In welchem Masse dies der Fall ist, ergibt sich aus den Darlegungen im physiologischen Teil.) Auch im Tierexperiment ist man der Frage näher getreten, ob durch O_2-Zufuhr der Verblutungstod hinausgeschoben werden kann. Küttner (19) stellte fest, dass bei Kaninchen ein Blutverlust von 3 pCt. des Körpergewichts stets tödlich ist. Bringt man aber die Tiere in Sauerstoffatmosphäre und belässt sie mehrere Stunden in derselben, so erholten sich Tiere selbst nach einem Blutverlust von 3,23, 3,52 und 3,53 pCt. ihres gesamten Gewichts. Um die O_2-Aufnahme möglichst zu vermehren, empfiehlt Küttner Infusionen von mit O_2 gesättigter Kochsalzlösung, zu deren Herstellung er einen besonderen Apparat angibt. Wenn man bedenkt, dass ein Liter dieser Lösung nur 20 ccm O_2 enthält, während der O_2-Bedarf des ruhenden Menschen in der Minute 200 ccm beträgt, so ist klar, dass diese wenigen Kubikzentimeter völlig irrelevant sind. Selbstverständlich wird man bei schweren Blutverlusten Kochsalzinfusionen machen, um dem Körper Flüssigkeit zuzuführen. K. selbst hat durch besondere Experimente bewiesen, was auch schon Rosenbergs (20) Experimente vor vielen Jahren ergaben, dass man dadurch bei nicht tödlichen Blutverlusten eine erheblich schnellere Erholung erreicht, dass man aber in tödlichen Fällen den traurigen Ausgang nicht verhüten kann. Und daran werden auch die wenigen Kubikzentimeter O_2, die man subkutan einverleiben kann, nichts ändern.

Dagegen scheint es durchaus rationell, in allen Fällen von schweren Blutverlusten zur O_2-Inhalation zu greifen, wie dies schon Demarquay (20a) empfiehlt. Es kommen hier in Betracht vor allem Fälle von Placenta praevia, ferner vorzeitige Lösung der normal sitzenden Placenta und die Blutungen in der Nachgeburtsperiode, sei es ex atonia oder infolge von Rissen. Nur ist selbstverständlich, dass in solchen Fällen die erste und wichtigste Aufgabe des Geburtshelfers die Stillung der Blutung durch die entsprechenden Massnahmen ist. Erst wenn das geschehen, resp. wenn, wie in klinischen Instituten, so viel Hilfe vorhanden ist, dass beides gleichzeitig geschehen kann, darf man an die Bekämpfung des Sauerstoffmangels gehen. Eine besondere Stellung nimmt die Placenta praevia insofern ein, als wir hier gewöhnlich 2 Blutungsperioden haben. Ist die im Beginn der Geburt durch entsprechende Behandlung, meist Wendung und dadurch bewirkte Tamponade der blutenden Placenta, gestillt, so wird es sich empfehlen, durch O_2-Darreichung bei den oft durch Blutungen während der Schwangerschaft schon geschwächten Patientinnen eine möglichste Erholung namentlich auch des Herzens zu erzielen. Dann werden sie die Nachgeburtsperiode, die oft mit ihrer Blutung den geschwächten Patientinnen den Rest gibt, besser überstehen können.

Wie schon bei Besprechung der Eklampsie betont wurde, scheint nach mehrfachen experimentellen Untersuchungen den O_2-Inhalationen die Fähigkeit inne zu wohnen, die nervöse Erregbarkeit herabzusetzen. So erklärt es sich vielleicht, dass man bei dem nervösen Erbrechen der Schwangeren günstige Resultate durch O_2-Zufuhr erzielt hat. Ueber solche Beobachtungen aus früherer Zeit berichtet Hayem (21), der schreibt: „Quelle que soit la cause, le vomissement est suspendu après une ou deux séances d'inhalations." Unter seinen Fällen waren mehrere von vomissements incoercibles de la grossesse. Neuerdings berichtete auch Michaelis (22) und Puech (23) über gute Erfolge.

Ob Kaltenbach (24), dem sich Graefe (25) und andere anschliessen, mit seiner Annahme, dass das Erbrechen der Schwangeren stets auf hysterischer Grundlage beruhe, Recht hat, ist ja durchaus fraglich.. Unzweifelhaft erscheint aber, dass nervöse Momente dabei eine grosse Rolle spielen, dass man durch Suggestion oft glänzende Erfolge erzielt. Und es ist nicht von der Hand zu weisen, dass bei den Sauerstoffinhalationen dieser Faktor neben einer direkten beruhigenden Wirkung eine Rolle spielt, da ja der umständliche Apparat für suggestive Wirkungen sehr geeignet erscheint.

Von dem gleichen Gesichtspunkte der Herabsetzung der Erregbarkeit werden sich die O_2-Inhalationen auch bei Chorea gravidarum empfehlen, worauf ebenfalls Michaelis (22) schon hinweist.

Abel (26) empfahl vor einiger Zeit O_2-Inhalationen in Fällen von schwerem Puerperalfieber. Dabei schienen sie als starkes Analepticum zu wirken. In dem gleichen Sinne empfiehlt Currier (27) dieselben. Seine 2 Fälle, von denen einer genas, einer zum Exitus kam, sind allerdings wenig beweisend. Theoretisch erscheint es nicht recht klar, auf welche Weise hier die Vermehrung des dargereichten O_2 wirken soll, ausgenommen natürlich solche Fälle, in denen durch Lungenkomplikationen oder Endocarditis mit Kompensationsstörung die O_2-Versorgung des Organismus eine ungenügende ist.

In einer ganz anderen Form verdient der Sauerstoff Anwendung bei den puerperalinfektiösen Erkrankungen, nämlich lokal als Wasserstoffsuperoxyd. Das überhaupt in Frankreich mehr als in Deutschland angewandte Antiseptikum wird nach Cassier (28) mit gutem Erfolge benutzt bei febrilen protahierten Geburten zur Desinfektion der Geburtswege und im Wochenbett zu Uterusausspülungen bei Lochiometra, zu Scheidenausspülungen und zu Umschlägen auf puerperale Geschwüre. Bei intrauteriner Anwendung besteht allerdings eine gewisse Gefahr der Luftembolie, die sich aber durch die sonst üblichen Vorsichtsmassregeln sehr einschränken lässt.

Auch Perret (29) empfiehlt in seinem Bericht über die Puerperalerkrankungen an der Klinik Tarnier Spülungen mit 10 Vol.-pCt. = etwa 3 pCt. des Merkschen Präparates, H_2O_2 bei fötiden Lochien. Hardy (30) verwendet dasselbe, indem er es auf Wattebäuschchen in den Uterus einführt. Auch eine grosse Zahl amerikanischer Aerzte empfiehlt das Mittel bei der Behandlung der puerperalen Endometritis, so Longyear (31), Upshur (32), Trahan (33), Wiggin (34).

Auch in der Gynäkologie hat das Wasserstoffsuperoxyd Verwendung gefunden. Lucas-Championnière (35) und Thiriar (36), haben dasselbe nicht nur bei septischen Vaginal- und Uteruserkrankungen angewendet; auch bei chronischer Endometritis haben Ausspülungen und Auswischungen des Uterus mit Wattetampons, die mit H_2O_2 getränkt waren, die Auskratzung überflüssig gemacht. Seine blutstillende Wirkung verwandte Platon (37) bei Blutungen post abortum, bei denen Ausspülungen oder intrauterine Injektionen gemacht wurden, ein Verfahren, auf dessen Gefahren schon oben verwiesen wurde. Neuerdings empfiehlt Richter (38) warm zur Behandlung der Endometritis, namentlich der gonorrhoischen, Aetzungen mit 15 proz. H_2O_2 Merck d. h. eine Verdünnung des Originalpräparates mit gleichen Teilen Wasser. Die Aetzung wird alle 5—6 Tage wiederholt.

Bei dieser Gelegenheit möchte ich noch den Vorschlag erwähnen, den

Dützmann (39) neuerdings machte. Er empfiehlt, gestützt auf günstige Erfolge bei einer postoperativen Peritonitis, die zur Heilung kam, und bei einer Anzahl eitriger Exsudate, bei denen die Eiterung angeblich besonders schnell sistierte, die Abszesshöhle resp. die ganze infizierte Peritonealhöhle mit Sauerstoff gleichsam durchzuspülen, indem man einen mit der Sauerstoffbombe verbundenen Schlauch einführt und eventuell 2×24 Stunden lang Sauerstoff in ganz schwachem Strome durchgehen lässt. In der Diskussion über den Vortrag wurde auf die Gefahren der Luftembolie und der Infektion bisher gesunder Teile des Peritoneums durch Verschieben des Schlauches bei Peritonitis aufmerksam gemacht. Bei Abszesshöhlen müsste Spülung mit Wasserstoffsuperoxyd denselben Effekt haben. Eine theoretische Erklärung der günstigen Resultate fehlt, sodass man bei der geringen Zahl der bisher publizierten Fälle, von denen eigentlich nur die allgemeine Peritonitis einen besonderen Heileffekt beweist, und bei der nicht abzuläugnenden Gefährlichkeit und Unbequemlichkeit der Methode jedenfalls weitere Mitteilungen abwarten muss.

Auch für das Kind kann der Sauerstoff eine wichtige Hülfe sein. Bei den schwer asphyktischen Zuständen, in denen die Anwendung äusserer Reize den Eintritt der Atmung nicht mehr bewirken kann, handelt es sich um eine Verarmung des Gesamtorganismus an Sauerstoff, die in dem am feinsten reagierenden Zentralnervensystem schon zu einem Erlöschen der Reizbarkeit geführt hat, während das automatisch funktionierende Herz noch weiterschlägt. Hier ist die wichtigste Aufgabe, dem Organismus Sauerstoff zuzuführen und man kann hoffen, schneller und besser, als durch die bisher üblichen Methoden der künstlichen Atmung, durch direkte Sauerstoffzufuhr dies zu erreichen.

Schon wenige Jahre nach der Entdeckung des Sauerstoffs, 1780, empfahl Chaussier (40) auf Grund von Tierexperimenten Sauerstoffeinblasungen zur Wiederbelebung asphyktischer Kinder. In wie weit dieser Empfehlung in praxi gefolgt wurde, lässt sich aus der Literatur nicht ersehen. Auf Grund neuer Experimente wurde der Vorschlag 1883 von Loysel (41) wiederholt. Ebenso empfiehlt Draghiescu (42) auf dem internationalem medizinischen Kongress zu Rom in der Diskussion über den Vortrag von B. S. Schultze über die Behandlung des Scheintodes der Neugeborenen Einblasen von Sauerstoff. In jüngster Zeit ist endlich Zangemeister (43) auf Grund zahlreicher Erfolge bei schwer asphyktischen Kindern warm für das Verfahren eingetreten. Es ist nach seiner Meinung allen anderen Behandlungsmethoden dort vorzuziehen, wo man komprimierten Sauerstoff zur Hand haben kann und wo die Asphyxie so schwer ist, dass man länger dauernde künstliche Atmung nötig hat. Es wird der Sauerstoff aus sehr dünnwandigem Gummiballon durch einen Trachealkatheter länger unter gleichmässigem Druck in die vorher von Schleim usw. gereinigte Trachea eingeblasen. Nachdem sich die Lunge längere Zeit ausgedehnt hat, übt man einen vorsichtigen Druck auf den Brustkorb aus, wodurch die Luft neben dem Trachealkatheter wieder entweicht. Um die schon vorher erwähnte Schwierigkeit, dass der nicht an der Klinik beschäftigte Geburtshelfer den Sauerstoff nicht bei sich hat, zu heben, hat Zangemeister die notwendigen Utensilien sammt einem 60 Liter fassenden Zylinder, der ja für diesen Zweck genügt, zusammenstellen lassen. Der vollständige Apparat — Gewicht ca. 4 kg — ist im medizinischen Warenhaus vorrätig.

Auch an den Wiener Kliniken von Chrobak und Schauta (44) sind derartige Versuche angestellt worden. In der Chrobakschen Klinik wird der Sauerstoff aus einem Gasometer durch einen Gummischlauch direkt in den Mund des Kindes geleitet und dabei entweder künstliche Atmung nach Sylvester vorgenommen oder aber Schwarz-Olshausensche Lufteinblasungen. Dass nach diesem Verfahren der Sauerstoff tatsächlich in das Blut übergeht, ist aus der prompt auftretenden hellroten Verfärbung der Körperoberfläche ersichtlich. Angewandt wurde die Methode bis jetzt in 10 verschiedenen, durchweg schweren Fällen. Fünf Kinder wurden wieder belebt, bei fünf gelang es nicht. Von einer einwandfreien Kritik kann nach Bucura, der über die Fälle berichtet, bei ihrer geringen Anzahl noch nicht die Rede sein. Fest steht aber, dass durch Zufuhr von Sauerstoff die Dauer der Manipulationen zur Wiederbelebung wesentlich abgekürzt werden. — Schauta verwendet einen Apparat, bei dem der Sauerstoff unter Druck eindringt, sodass nur Exspirationsbewegungen gemacht zu werden brauchen. Auch er ist mit dem Erfolge in den bisherigen, wenig zahlreichen Fällen zufrieden und rät zur Anwendung der Methode in den Kliniken, während ja für die allgemeine Praxis die Anwendung schwer möglich sei.

Die durch die Versuche von Gärtner (45) zuerst erwiesene und von Stuertz (46) bestätigte Tatsache, dass es möglich ist, Sauerstoff direkt in die Venen zu infundieren, zeigt einen neuen Weg für die Behandlung ganz schwerer Fälle von Asphyxie der Neugeborenen, worauf Gärtner selbst ausführlich eingeht, indem er sagt: „Am meisten geeignet für einen ersten Versuch erscheinen mir asphyktische Neugeborene. Hier handelt es sich darum, das Blut einmal zu arterialisieren und damit die tief gesunkene Erregbarkeit des Atemzentrums soweit herzustellen, dass Atembewegungen ausgelöst werden. Dann kann man die Sauerstoffinfusion natürlich wieder einstellen. Man versuche zunächst die üblichen Wiederbelebungsmittel, und wenn sie, was ja oft genug geschieht, alle versagen und wenn das Herz noch schlägt, dann infundiere man durch die Vena umbilicalis Sauerstoff. Dieser Weg, der sich beim Neugeborenen ohne operativen Eingriff darbietet, ist wahrscheinlich für die Infusion besonders geeignet, da das Gas beim Durchtritt durch die Kapillarität der Leber in grosser Oberfläche mit dem Blute Kontakt erhält.“

An praktischen Versuchen in dieser Richtung liegt bisher nur einziger aus der Chrobakschen Klinik (44) vor, über dessen Ergebnis nichts mitgeteilt wird. Es wäre entschieden eine dankbare Aufgabe, diesen Modus der Wiederbelebung in verzweifelten Fällen an klinischen Instituten zur Anwendung zu bringen.

Literaturverzeichnis.

1) Arbeiten von Bohr und Hasselbach. Skandin. Arch. f. Phys. Bd. 10, 13, 14, 15. — 2) Magnus-Levy, A., Stoffwechsel und Nahrungsbedarf in der Schwangerschaft. Vortrag in der Ges. f. Geb. u. Gyn. Bd. LII. H. 1. — 3) Freund, H., Ueber die Beziehung der Schilddrüse und der Brustdrüsen in den schwangeren und erkrankten weiblichen Genitalien. Deutsche Zeitschr. f. Chir. Bd. XXXI. S. 446. 1890. — 4) Lange, Die Beziehungen der Schilddrüse zur Schwangerschaft. Zeitschr. f. Geb. u. Gyn. Bd. XL. S. 34. 1899. — 5) v. Fellenberg, Strumektomie als Notoperation in der Schwangerschaft. Centralbl. für Gyn. No. 42. 1903. — 6) Schatz, Beiträge zur physiologischen Geburtskunde. Arch. für Gyn. Bd. III. S. 58. — 7) Rivière, De la conduite à tenir dans les accidents gravidocardiaques. Mercredi méd. 1895. Juli 10. — 8) Rogovin, Klinische und experimentelle Untersuchungen über den Wert der Sauerstoffinhalation. Zeitschr. für klin. Med. Bd. 46. S. 351. — 9) Zweifel, Zur Aufklärung der Eklampsie. Arch. f. Gyn. Bd. 73. — 10)

Blumreich u. Zuntz, Beiträge zur Pathogenese der Eklampsie. Arch. f. Gyn. Bd. 65. H. 3. — 11) Leube, Untersuchungen über die Strychninwirkung und deren Paralysierung durch künstliche Respiration. Arch. f. Anat. u. Phys. 1867. S. 629. — 12) Uspensky, Der Einfluss der künstlichen Respiration auf die nach Vergiftung mit Brucin, Nicotin, Picrotoxin, Thebain und Coffëin eintretenden Krämpfe. Arch. f. Anat. u. Phys. 1868. S. 522. — 13) Osterwald, Ueber den Einfluss der Sauerstoffatmung auf die Strychninwirkung. Arch. f. exper. Pathol. u. Pharmakol. Bd. 44. S. 451. — 13a) Laschkewitz, Sauerstoffinhalationen bei Wasserscheu. Allg. W. med. Zeitg. 1871. No 28. — 14) Pliqué, Progrès médical. 1893. 25. Febr. — 15) Mangiagalli, Verhandl. des internat. med. Kongr. zu Rom, ref. Frommels Jahresber. 1894. S. 688. — 16) Stroganoff, Ueber die Behandlung der Eklampsie. Centralbl. f. Gyn. 1901. No. 48 und XIII. Congrès internat. de méd. de Paris 1900. Comptes rendus Obstétrique et Gynécologie. p. 205. — 17) Fourrier, Contribution à l'étude médicale de la respiration artificielle dans l'eclampsie puerpérale. Thèse de Paris. 1888. No. 193. — 17a) Ebner, Ueber die Wirkung der Apnoe bei Strychninvergiftung. Giessen 1870. — 18) Meyer-Wirz, Klinische Studien über Eklampsie. Arch. f. Gyn. Bd. 71. H. 1. — 19) Küttner, Experimentelle Untersuchungen zur Frage des künstlichen Blutersatzes. Beitr. zur klin. Chir. Bd. 40. H. 3. — 20) Rosenberg, Kritisches und Experimentelles zur Behandlung der akuten, traumatischen Anämie. Virch. Arch. Bd. 112. S. 464. — 20a) Demarquay, Essai de pneumatologie médicale. Paris 1866. — 21) Hayem, Compt. rend. T. CXII. p. 1066. — 22) Michaelis, Ueber Sauerstofftherapie. Verhandl. XVIII. Kongr. f. inn. Med. S. 525. — 23) Puech, Vomissements gravidiques. Gaz. des hôpitaux. 1901. p. 1401. — 24) Kaltenbach, Ueber Hyperemesis gravidarum. Verhandl. der Ges. f. Geb. u. Gyn. Bd. XXI. H. 1. — 25) Graefe, Ueber Hyperemesis gravidarum. Samml. zwangloser Abhandl. aus dem Gebiet der Frauenheilkunde u. s. w. Bd. III. H. 7. — 26) Abel, Ueber Puerperalfieber. Berl. klin. Wochenschr. 1900. No. 48. — 27) Currier, Septicaemia and its treatment. Americ. Journ. of obst. Bd. XXVII. p. 806. — 28) Cassier, Contribution à l'étude de l'eau oxygénée; ses applications en obstétrique. Thèse de Paris. 1902. — 29) Perret, L'infection puerpérale au service d'isolement de la clinique Tarnier. L'obstétr. 1902. p. 270 u. 380. — 30 Hardy, G. D., De l'infection puerpérale. Revue générale. Annal. de la soc. méd.-chir. de Liège. Vol. 41. p. 385. — 31) Longyear, H. W., Puerperal infection. Med. Times. Dez. 1899. — 32) Upshur, J. N., Hydrogen peroxide in the treatment of puerperal sepsis. Atlanto Med. and Surg. Journ. 1898—99. Vol. XV. p. 666—68. — 33) Trahan, H_2O_2 in puerperal septicaemia. N. Ost. M. S. J. 1893. Vol. XXI. p. 494. — 34) Wiggin, Diagnosis and treatment of puerperal sepsis. New York County Med. Soc. Med. Record. Vol. 61. p. 396. — 35) Lucas-Championnière, Valeur antiseptique de l'eau oxygénée. Journ. de méd. et de chir. 1898. p. 929. — 36) De l'eau oxygénée et du gaz oxygène en chirurgie. Bull. méd. 1900. No. 8. — 37) Platon, De l'eau oxygénée dans les hémorrhagies utérines. Marseille méd. 1. Jan. 1900. — 38) Richter, P. Fr., Ueber die Verwendung von chemisch reinem Wasserstoffsuperoxyd, besonders bei Haut- und Geschlechtskrankheiten. Therap. Monatshefte. Mai. 1904. — 39) Dützmann, Neue Therapie der Peritonitis und eitriger Prozesse im Genitalapparat der Frau. Monatsschr. f. Geb. u. Gyn. — 40) Chaussier, Mém. de la Soc. r. d. méd. 1780—81. — 41) Loysel, Jules, Contribution à l'étude de l'oxygène appliqué au traitement de l'asphyxie et de certains empoissonements. Thèse de Paris. 1883. — 42) Draghiescu, Ann. de Gyn. T. LIV. p. 103. — 43) Zangemeister, W., Ueber die Behandlung des Scheintodes Neugeborener. Centralbl. f. Gyn. 1903. No. 39. — 44) Geburtshilflich-gynäkolog. Gesellsch. in Wien. Sitzung am 9. Febr. 1904. Ref. Centralbl. f. Gyn. 1904. No. 46. S. 1411 u. 12. — 45) Gärtner, Ueber intravenöse Sauerstoffinfusionen. Wien. klin. Wochensch. 1901. No. 27 u. 28. — 46) Stuertz, Ueber intravenöse Sauerstofftherapie. Zeitschr. f. physik. und diätet. Ther. Bd. VII. H. 2 u. 3.

VII.

Ueber Sauerstoffeinatmungen in Krankheiten des kindlichen Alters.

Von

E. Hagenbach-Burckhardt,

o. Prof. u. Oberarzt des Kinderspitales in Basel.

Die Ansicht ist heute noch ziemlich allgemein verbreitet, dass eine vermehrte Zufuhr von Sauerstoff beim Kranken, und so auch beim kranken Kinde, keinen Zweck habe; denn die Menge des in den Lungen aufnehmbaren Sauerstoffs hänge nicht von dem Druck ab, unter dem derselbe steht, sondern von der Hämoglobinmenge des Blutes. Der tierische Organismus nimmt auf den höchsten Bergen so viel Sauerstoff auf, wie in den tiefsten Tälern, vorausgesetzt, dass sein Hämoglobingehalt und der Verbrauch in den Zellen der gleiche geblieben sei. Reine Sauerstoffatmungen oder häufige tiefe Atemzüge führen dem Blute nicht wesentlich mehr Sauerstoff zu, als unter gewöhnlichen Verhältnissen. Da der Organismus aus einer sauerstoffreichen Atmosphäre nicht mehr von diesem Gase aufnehme, als aus der reinen atmosphärischen Luft, so seien solche Sauerstoffeinatmungen ohne Erfolg, und Theorie und Praxis stimme darin überein (Nothnagel und Rossbach). Wie gegenwärtig der Sauerstoff als Arzneimittel taxiert wird, mag ersehen werden aus folgendem Satz aus Penzoldts Lehrbuch der klinischen Arzneibehandlung. „So häufig man auch die Sauerstoffinhalationen versucht hat, so selten haben sie einen günstigen Erfolg gegeben. In der Mehrzahl der Krankheiten waren sie unnütz, in manchen (bei den meisten Lungenkrankheiten z. B.) nachteilig, in einzelnen durch andere einfachere Mittel ersetzbar und nur in ganz wenigen von vorübergehendem Nutzen." Wesentlich günstiger lauten aber die Berichte aus der neuesten Zeit, gestützt auf klinische Beobachtungen und namentlich auch bei Kindern konnte eine unzweifelhafte günstige Wirkung, in manchen Fällen eine lebensrettende, erzielt werden.

Nachdem vor einem Jahrhundert gleich nach Entdeckung des Sauerstoffs derselbe in den verschiedensten Krankheiten versucht wurde und den hohen Anforderungen nicht entsprach, kam dieser Heilfaktor immer mehr in Misskredit. Erst seit einigen Jahren wurde derselbe wieder mehr versucht in Krankheiten der Zirkulation, der Respiration, des Nervensystems, in der Chloroformnarkose, bei Vergiftungen usw., und auch über Anwendung des Sauerstoffs in verschiedenen Krankheiten des kindlichen Alters erschienen in der letzten Zeit spärliche, aber günstige Mitteilungen.

Die deutsche Literatur weist nur wenige Angaben auf. Rehn[1]) hat einige Beobachtungen bei Anwendung von Sauerstoffeinatmungen gemacht im Jahre 1888 und zwar bei Leukämie und Pneumonie. Eher noch ist die Anwendung erwähnt von französischen Autoren, so von Comby in seinem Traité des maladies de l'enfance Bd. 4, p. 149, dann von Jacobi in New-York in seinem Lehrbuch der Therapie pag. 196 und p. 366. Comby rühmt, dass bei der katarrhalischen Pneumonie die Blutbildung gebessert werde durch Inhalation von Sauerstoff: 30—40 Liter pro Tag und 3—4 Liter pro Stunde, und Jacobi sagt, dass, solange die Atmungs- und Zirkulationsorgane in normaler Weise funktionieren, die atmosphärische Luft mehr Sauerstoff enthalte, als wir nötig haben, dagegen erweisen sich Sauerstoffinhalationen bei Erkrankungen dieser Organe, bei Orthopnoe, im Verlauf der Pneumonie, bei Asthma und Emphysem für unzweifelhaft nützlich. Auch rühmt er den Sauerstoff bei Lungentuberkulose, bei Herzkrankheiten und bei hieraus resultierender Anämie, und meint, dass eben bei schlechter peripherer Zirkulation, bei kleinem Puls, bei grosser Dyspnoe, bei Lungenödem neben den üblichen sonstigen Mitteln durch die Sauerstoffinhalation Zeit gewonnen und so das Leben der Kranken gerettet werden könne.

Von Bedeutung für unsere Frage, inwieweit der Sauerstoff bei Kindern wirksam sei, sind dann besonders die Mitteilungen von Oppenheimer in München[2]). Derselbe machte im Jahre 1896 in Frankfurt in einer Sitzung der pädiatrischen Sektion der Naturforscherversammlung Mitteilung über 15 Fälle von katarrhalischer Pneumonie, die mit Sauerstoffinhalationen behandelt wurden. Zunächst konnte er einen wohltätigen Einfluss wahrnehmen auf das Aussehen und Gebahren der Kinder und Vollerwerden des Pulses. In einzelnen Fällen rühmt Oppenheimer mehr die momentane Besserung, in anderen Fällen dagegen besserten sich Puls und Atmung so auffallend, dass der Sauerstoff direkt dürfte für die Heilung verantwortlich gemacht werden. Oppenheimer kommt zum Schluss, dass der Sauerstoff zwar nicht jede Pneumonie heile, auch nicht im Stande sei, die Dauer der Krankheit abzukürzen, dagegen beeinflusse er, freilich oft nur für kurze Zeit, in der günstigsten Weise das Allgemeinbefinden und rege in hohem Grade die Herztätigkeit an. Es sei ein überaus kräftiges Excitans, auch da noch, wo Kampher und Moschus versagen.

Weiter von Interesse waren dann die Beobachtungen auf der von Leydenschen Klinik. Dieselben kamen zur Sprache in der Gesellschaft der Charité-Aerzte und waren Gegenstand lebhafter Erörterungen (vgl. Berl. klin. Wochenschrift No. 7, 1901). Schon in dieser Diskussion wurde von Senator hervorgehoben, dass der Sauerstoff hauptsächlich auch bei Stenose des Kehlkopfes und bei Herzkrankheiten eine günstige Wirkung ausübe. Dabei betont er, dass entgegen den üblichen Anschauungen von der Aufnahme des Sauerstoffes im Blute es vielleicht doch möglich sei, dass die Sauerstoffatmung, wenn man das Gas unter stärkerem Druck als gewöhnlich einatmet, auch etwas auf die Oxydation einwirke.

In einer Sitzung des Vereins für innere Medizin in Berlin am 4. März (vgl. Berl. klin. Wochenschrift) kam die Sauerstoffbehandlung nochmals zur Besprechung und ausserdem noch in der Berliner medizinischen Gesellschaft

---

1) Wiener med. Presse. 1888. No. 46.
2) Ueber die Anwendung von Sauerstoffeinatmungen bei katarrhalischer Pneumonie. Ges. d. Kinderheilk. in Frankfurt.

(vgl. Berl. klin. Wochenschrift No. 23, 1901), anschliessend an einen Vortrag von A r o n.

Ich möchte hier aus diesen interessanten Diskussionen das für uns Wichtige und auf das kindliche Alter Bezügliche kurz hervorheben. So betont L ö w y, dass der Sauerstoff besonders bei Stenosen wirksam sei. Wenn man bei Katarrhen der feineren Bronchien Sauerstoff zuführe, so erreiche man, dass das Blut, das sich vorher nicht mehr sättigen konnte, nun reichlich Sauerstoff erhält und sich mit diesem Gase besser zu sättigen vermag.

Ich erwähne aus diesen Verhandlungen die Mitteilungen von B a g i n s k y noch besonders, da sie das kindliche Alter betreffen. Derselbe hat 215 Kinder mit Sauerstoff behandelt. Nach ihm können die Sauerstoffinhalationen nicht als lebenrettendes Mittel gelten. Nur 3 Fälle von Rauchvergiftungen sind unter dem Sauerstoffeinfluss sicher genesen. In allen übrigen Fällen (Diphtheritis, Croup, Bronchopneumonie usw.) trat zwar momentan Euphorie auf, aber keine dauernde Einwirkung auf den Krankheitsprozess. — Später beobachtete B a g i n s k y noch einen Fall, wo ein lebensrettender Einfluss angenommen wird — es handelte sich um ein Kind, das sich verschluckt hat und mit den Zeichen äusserster Cyanose in Behandlung kam.

Ich will hier nicht unterlassen, anzuführen, dass sich A r o n (vgl. Berl. klin. Wochenschrift 1903 p. 972) dahin ausspricht, dass nach allen physiologischen und klinischen Tatsachen er glaube, keine Berechtigung zu haben, Sauerstoffinhalationen als besonders wirksam empfehlen zu können, ausser bei Kohlenoxyd- vielleicht bei Anilinvergiftungen und dann bei Erkrankungen in verdünnter Luft.

Schon vor den oben erwähnten Diskussionen in Berlin haben wir im Kinderspital zu Basel an einer Anzahl von Kindern die Sauerstofftherapie versucht[1]) und sind dabei zur Ueberzeugung gekommen, dass der Sauerstoff auf die Respiration und Zirkulation von einer derartig augenfälligen Wirkung ist, wie ich sie bei keinem anderen Medikament, das in solchen Fällen gebräuchlich ist, auch nur annähernd ähnlich beobachtet habe.

Von grossem Wert für uns ist schliesslich die Arbeit von H e c h t[2]), welche sich hauptsächlich beschäftigt mit Beobachtungen über Einwirkung des Sauerstoffs auf das Verhalten der Respiration und des Pulses bei verschiedenen Krankheiten des Kindes.

Bis zum Jahr 1901 haben wir in 20 Fällen den Sauerstoff angewandt und darüber in dem vorerwähnten Artikel berichtet. Seit dieser Zeit wurde das Mittel noch in vielen Fällen versucht. Von den genannten Fällen waren 15 Diphtheritis mit Kehlkopfstenose, 3 katarrhalische Pneumonieen, 1 Nephritis mit Lungenödem und 1 Stenose bei substernaler Struma. Ich lasse sämtliche 20 Fälle in kurzen Auszügen hier folgen.

1. v. Arx, Ernst, $2^1/_4$ Jahr. Eintritt 22. 3. 1900. Diphtheritis fauc. et laryng. Intub. Tracheotomie. Mit Sauerstoffinhalationen während der Dyspnoe vor der Intubation wird der Puls weniger frequent. Rötung des Gesichtes. Wirkung hält nicht an. Intubation wird notwendig. Exitus.

2. Messerlin, Georg, 3 Jahre. Eintritt 14. 1. 1900. Diphtheritis fauc. laryng. trach. bronch. Bronchitis capill. Bronchopneumonie. Am 14.: Auf Sauerstoffinhalationen vorübergehende Gesichtsrötung, Intubation hat keinen Erfolg für Dyspnoe. Die Inhalationen

---

1) Ueber Sauerstoffinhalationen bei Kindern. Jahrb. f. Kinderheilk. N. F. 54. H. 4.
2) Jahrb. f. Kinderheilk. Bd. 57. H. 2.

bringen immer wieder vorübergehende Besserung, sodass der Exitus nach Belieben hinausgeschoben werden kann. Wenn das Atmen nur schnappend ist und ganz erfolglose Inspirationen da sind, kommt es durch Sauerstoffinhalationen, so lange dieselben andauern, immer wieder zu normalen ausgiebigen Respirationen, zur Rötung des Gesichtes und der Lippen; es kommt wieder zu spontanen Bewegungen und zum aufmerksamen Fixieren. Exitus 11 Uhr Nachts.

3. Argart, Emma, $2^1/_2$ Jahre. Eintritt 9. 3. 1900. Diphtheritis fauc. et laryng. Intubation. Tracheotomie. Beiderseitige Bronchopneumonie. Sauerstoffinhalation nach Extubation. Es wird die Cyanose dadurch weggeschafft; doch besteht die angestrengte stenotische Atmung weiter. Exitus.

4. Pellegrini, Rosa, $1^4/_{12}$ Jahr. Eintritt 8. 3. 1900. Diphther. fauc. et laryng. Intubation. Tracheotomie. Während der Intubation, wo trotzdem die Atmung behindert und frequent ist und Cyanose besteht, werden Sauerstoffinhalationen versucht, und so lange dieselben angewandt werden, sind die Lippen ziegelrot. In späterer Zeit gegen den Exitus zu sind die Sauerstoffinhalationen ohne Erfolg.

5. Semendinger, Mathilde, $1^2/_{12}$ Jahr. Eintritt 17. 12. 1899. Unmittelbar nach der Tracheotomie bei Atmungstillstand wurden Sauerstoffinhalationen angewandt. Eklatanter, rapider Erfolg. Nach 1—2 Minuten erfolgt spontane Atmung. Geheilt. In diesem Fall hatte man den deutlichen Eindruck, dass der Eingriff lebensrettend war.

6. Maus, Frida, 9 Monate. Eintritt 22. 3. 1900. Diphtheritis laryng. Intubation. Nach Extubation beträchtliche Stenose und Cyanose. Auf Sauerstoffinhalationen wieder normale Rötung des Gesichtes. Stenose und Einziehungen bestehen weiter. Die Intubation wird bald wieder nötig; auch später schaffen die Sauerstoffinhalationen nur die Cyanose, nicht aber die Dyspnoe und die Stenose weg. Tracheotomie. Geheilt.

7. Spinnhirn, Rosalie, $9/_{12}$ Jahr. Eintritt 14. 2. 1900. Diphtheritis laryng. Bronchopneumonie. Tracheotomie. Den 15. plötzlich starke Cyanose, angestrengte, dann sistierende Atmung. Auf künstliche Respiration bei liegender Trachealkanüle und Sauerstoffinhalationen ziemlich gute Atmung und Aushusten von kleinen Membranstücken. Diese Inhalationen wurden später mit Erfolg wiederholt. Geheilt.

8. Alt, Elise, $5/_{12}$ Jahr. Eintritt 26. 11. 1899. Diphtheritis laryng. trach. bronch. Tracheotomie. Sauerstoffinhalationen bewirken vorübergehende Besserung. Exitus.

9. Hohl, Otto, $3^1/_2$ Jahr. Eintritt 19. 9. 1899. Laryng. croup. Pneum. croup. Tracheotomie. Nach derselben völlig apnoisch. Anwendung von Sauerstoff, worauf der Patient bald leicht und ruhig zu atmen beginnt. Exitus.

10. Lüscher, Alb., $1^1/_{12}$ Jahr. Eintritt 23. 6. 1899. Diphth. laryng. et fauc. Tracheotomie. Bei einer viertelstündlichen Sauerstoffinhalation schöne Rötung des Gesichtes, aber nicht anhaltend. Exitus.

11. Riegert, Jules, $3^3/_{12}$ Jahre. Eintritt 14. 9. 1899. Diphth. laryng. Intubation hat keinen Erfolg, darum Extubation. Den 15. 9., 5 Uhr Morgens, plötzlich Erstickungsanfall. Apnoe. Leblos. Puls nicht fühlbar. Pupillen reaktionslos. Sogleich Sauerstoffinhalationen. Darauf Wiederbeginn der Atmung. Der Patient erholt sich langsam. Um $5^1/_2$ Uhr Tracheotomie. Geheilt.

12. Turkawa, Helene, $2^1/_4$ Jahre. Eintritt 11. 10. 1899. Diphth. laryng. Intubation. Tracheotomie. Nach Tracheotomie vorübergehende Besserung. Dann am 12. wird der Gesamtbefund schlechter, livides Aussehen, grosse Unruhe, sehr oberflächliche frequente Atmung. Auf den Lungen Zeichen von Pneumonie und daneben massenhaft feuchtes Rasseln (Lungenödem). Die Sauerstoffinhalationen werden alle $1/_2$ Stunde 10 Minuten lang angewandt. Sie werden sehr gut ertragen, und auch bei grosser Unruhe vorher, verhält sich Patient während derselben vollkommen ruhig, die Atmung bleibt zwar gleich frequent, aber die Mitarbeit der Gesichtsmuskeln fällt weg bei der Inspiration. Der Erfolg bleibt auch 5 bis 10 Minuten nach den Inhalationen noch sichtbar. Das Kind ist dann weniger somnolent,

munterer, blickt lebhafter, trinkt ordentlich. Am 13. werden die Inhalationen fortgesetzt.
Um 7 Uhr blaugraues Aussehen, mit der Anwendung des Sauerstoffes schon gegen 8 Uhr
rasche Besserung. Rötung des Gesichtes, fast keine Cyanose, Atmung weniger oberflächlich,
und so werden die Inhalationen fortgesetzt circa $1/2$ stündlich 5 Minuten, und immer mit
eklatantem Erfolg. Am 14. abends, nachdem man den deutlichen Eindruck gehabt, dass
ein Hinausschieben des Todes durch den Sauerstoff bewirkt wurde und dass derselbe noch
weiter könnte hinausgeschoben werden, Exitus unter den Erscheinungen von Lungenödem.

   13. Merian, Max, $3^1/_2$ Jahre. Eintritt 18. 5. 1901. Diphtheritis laryngis. Extreme
Cyanose beim Eintritt. Sofort Intubation und 2000 I. E. des Berner Serums. Wiederholt
Intubation und Extubation. Den 19. 5. auch bei liegender Tube starke Cyanose. Auf eine
Sauerstoffinhalation nimmt die Cyanose entschieden ab am ganzen Körper. Experimenti
causa wurde alle 3 Minuten inhaliert und darauf 4 Minuten pausiert. Während der Inhala-
tionen Haut und Schleimhaut wenig cyanotisch, Puls 130; in den Pausen Respiration ange-
strengter, Schleimhäute cyanotischer, P. 160. Abends Cyanose ganz weg. Den 20. wieder
Dyspnoe. Auftreten einer Pneumonie. Austritt, geheilt, den 31. 5.

   14. Burger, Gottl., $1^1/_2$ Jahr. Eintritt 2. 5. 1901 mit diphtheritischer Stenose, wird
intubirt. 2000 I. E. Berner Serum. Am 3. wird die Intubation durch fortwährendes Brechen
vereitelt; dadurch nimmt die Cyanose immer mehr zu. Darauf Sauerstoffinhalationen. Dadurch Verminderung der Atemfrequenz und nach 3 vergeblichen Intubationen gelingt jetzt
die vierte Intubation. Schleimige Expektoration, ruhige Atmung, Verschwinden der Cyanose. Tracheotomie, weil Intubation über unsere gewöhnliche Zeit (55 Stunden) nötig. Austritt, geheilt.

   15. Schork, Oskar, 4 Jahre alt. Eintritt 13. 7. 1901 mit sehr schwerer Rachendiph-
therie und mühsamer stenotischer Atmung. Am Tag des Eintritts primäre Tracheotomie,
Verzicht auf Intubation, um nicht eventuell Membranen hinunterzustossen. Während der Operation Zunahme der Cyanose; bevor die Trachea freigelegt ist, wird die Atmung insuffizient,
hört fast ganz auf; Sauerstoffinhalation hebt rasch die Cyanose vollständig, die Atmung
kommt wieder in Gang, sodass man ruhig fertig operieren kann. Nach der Operation keine
Cyanose. Am 14. wieder rasch zunehmende Cyanose, mit schwächer werdendem Pulse.
Sauerstoffinhalationen bringen immer wieder die Cyanose weg, bei längerem Aussetzen
greift das Kind wieder verzweifelnd nach dem Sauerstoffschlauch. In der Nacht vom 14.
auf den 15. 7. trotz Sauerstoff Cyanose. Im Ganzen Verbrauch von 150 Litern Sauerstoff.
Atembewegungen schwächer. Exitus. Bei der Sektion fortschreitender Croup und Pneumonie.

Auf diese Fälle von Sauerstoffbehandlung bei diphtheritischer Stenose
lasse ich noch 5 Fälle folgen, wo Bronchopneumonien, Lungenödem bei Nephritis
und Stenose bedingt durch substernale Struma vorlagen.

   16. Gross, Louis, 1 Jahr alt. Eintritt 11. 8. 1900. Bronchopneumonie mit weit ver-
breitetem Rasseln. Temperatur 40°. Dabei Cyanose. Bei Sauerstoffinhalationen Nachlass der lividen Blässe und Besserung des Pulses. Ausserdem Kampherätherinjektionen.
Exitus.

   17. Geschwind, Marie, 5 Jahre alt. Eintritt 17. 3. 1900. Nephritis. Oedema pulmonum. Herzinsufficienz. Anwendung des Sauerstoffs ohne jeglichen Erfolg. Exitus.

   18. Bannier, Franz, 14 Jahre. Eintritt 5. 3. 1900. Patient wird in Extremis ins Kinderspital gebracht, dunkelblau mit schwerster Dyspnoe; bei Anwendung des Sauerstoffs
tritt sogleich Rötung des Gesichtes auf und eine Minute genügt hierzu. Die Stenose besteht
fort und eine bestimmte Ursache hierfür kann nicht gleich gefunden werden. Während fünf
Tagen konnte das Kind zirka 20—30mal durch die Inhalationen von extremer Dyspnoe und
Cyanose befreit werden. Später lautete unsere Diagnose: Struma substernalis oder vergrösserte Thymus. Die Operation der Struma resp. das Heraufnehmen der Drüse über das

Sternum und Befestigung in der Wunde bringt vorübergehende bessere Atmung, doch bald wieder vermehrte Dyspnoe. Exitus 31. Mai. Die Autopsie ergibt säbelscheidenförmige Kompression der Trachea infolge einer Struma substernalis.

19. Schweizer, Fr., $3^3/_4$ Jahre. Eintritt 13. 1. 1900. Disseminierte beiderseitige Bronchopneumonie. Am 16. und 17. Sauerstoffinhalationen; doch während dieselben am ersten Tage die Cyanose sofort verschwinden machten, wirkten dieselben später nicht mehr.

20. Scheidinger, Knabe von 5 Monaten. Die folgende Mitteilung verdanke ich der Freundlichkeit des Herrn Kollegen Dr. Breitenstein, der mich in diesem Fall zur Konsultation zugezogen hat. Der Knabe erkrankte Ende Februar 1901 mit Husten und Engigkeit. Am 3. März erster ärztlicher Besuch. Temp. 38,8° am Abend, die Atmung war erschwert, mühsam; der Puls 140. Verbreitetes Rasseln auf beiden Lungen, keine deutliche Lokalisierung einer Pneumonie. Trotz Wickel, Spray, Expektoration Verschlimmerung des Zustandes bis zum 4. März derart, dass die Pulsfrequenz auf 200, die Atemzüge auf 100 in der Minute stiegen. Das Kind nahm nichts mehr, hatte die Augen immer halb geschlossen, Kopf und Hände blauschwarz. Temperatur am 4. März nie über 38. Anwendung von Sauerstoffinhalationen. Nach wenigen Sekunden wird das Aussehen des cyanotischen Kopfes rosafarbig, dann entfärben sich auch die Händchen, das Kind atmet ruhiger; man hat den Eindruck, ein angenehmer Narkosezustand sei aufgetreten, und es tritt wirklicher Schlaf ein. Die Inhalationen werden fast jede halbe Stunde erneuert, sobald die Atmung wieder schlechter, das Aussehen cyanotisch wird, und jedesmal tritt momentan die Besserung ein. Am 5. März, 9 Uhr morgens, ist das Kind noch unruhig, keine Cyanose mehr; achtet wieder auf Alles, was im Zimmer vorgeht, Blick hell, Puls 160, Atmung 80. Noch mehrmals während des Tages Sauerstoff. Abends fängt das Kind wieder an zu trinken. Am 6. März afebril und von da an rasche Genesung.

Wenn ich das Ergebnis unserer Beobachtungen zusammenfassend kurz mitteilen soll, so gestehe ich gerne, dass dieselben nach verschiedenen Richtungen lückenhaft sind, genaure Angaben über Respiration und Zirkulation sind nur wenige zu finden, auch haben wir, wie bereits bemerkt, mit unseren Stahlzylindern, die zur Anwendung kamen, keine genaue Kenntnis uns verschaffen können über die Menge des jedesmal verbrauchten Sauerstoffs, da keine Manometer angebracht sind. Die Quantität des jedesmal verbrauchten Sauerstoffs zur Verbesserung der Atmung wird sehr verschieden angegeben von den Beobachtern; Oppenheimer z. B. brauchte 20—30 Liter bei seinen gelungenen Versuchen, Comby 30—40 Liter per Tag und 3—4 Liter per Stunde; wir haben in einzelnen Fällen bis zu 150 Liter und noch mehr verbraucht in 24 Stunden.

Wir haben unseren Bedarf bezogen von dem Sauerstoff- und Wasserstoffwerk Luzern und zwar in Stahlzylindern von verschiedener Grösse, 500, 1500, 3000 Liter enthaltend.

Erst in neuester Zeit haben wir die Sauerstoffkessel von 300 Liter Gehalt und mit Manometer versehen, kennen gelernt[1]). Aus diesem Kessel, der durch Metallröhre aus dem Stahlzylinder bis zu 300 Liter gefüllt wird, kann der Patient oder die Wärterin ohne weiteren Hilfsapparat (wie die üblichen Ballons) eine bestimmte, vorgeschriebene Menge Sauerstoffs entnehmen. Zu diesem Zweck wird eine Maske durch beliebig langen Gummischlauch mit dem Kessel verbunden und der Hahn vorsichtig geöffnet.

Wir haben im Kinderspital in den letzten 2 Jahren, in welchen wir den

---

1) Hausmann, Sanitätsgeschäft. St. Gallen.

Sauerstoff anwenden, 26100 Liter verbraucht bei den mitgeteilten Fällen. Die Kosten an den Lieferanten beliefen sich auf Frs. 244.

Die augenfälligste Wirkung ist jedenfalls die plötzliche Besserung der Cyanose; zunächst Rotwerden der Lippen und Auftreten einer gesunden Gesichtsfarbe an Stelle starker cyanotischer Verfärbung. In mehreren unserer Fälle hatten wir es in unserer Hand, jeweilen mit Zulassen und Weglassen des Sauerstoffes die Cyanose zu beseitigen und wiederauftreten zu lassen und dies während unbestimmt langer Zeit.

Am häufigsten haben wir unser Mittel angewandt bei diphtheritischer Stenose, und da haben wir dasselbe so schätzen gelernt, das wir immer im Croupsaal eine grössere Quantität Sauerstoff vorrätig halten. Das sind also die Fälle, in denen nach Senator und Löwy die Sauerstoffbehandlung als besonders wirksam erklärt wird.

In vielen Fällen haben wir den Sauerstoff zu Hilfe gezogen, um Zeit zu gewinnen für die Vornahme der Intubation oder der Tracheotomie; beide Operationen liessen sich bei dem von seiner äussersten Cyanose befreiten Kinde mit mehr Ruhe ausführen. Auch nach vollendeter Tracheotomie, wenn das Kind im Zustand der Cyanose verharrte, konnte dieser ungemütliche Zustand ein paar Mal rasch gehoben werden. In Fällen, wo die Intubation nicht gelingen wollte während beständigen Brechens und Hinauspressen der Tube, machten es Sauerstoffinhalationen möglich, das Kind von seiner immer ärger werdenden Cyanose zu befreien und die Tube mit Erfolg einzuführen. Auf die Stenose selbst konnte begreiflicherweise durch die Sauerstoffeinatmung keine günstige Einwirkung ausgeübt werden; doch beobachteten wir, bei mehreren dieser Croupfälle, wie auch bei Pneumonien, dass neben der Besserung der Cyanose auch das Allgemeinbefinden sich sehr auffallend besserte. Nach grosser allgemeiner Unruhe stellte sich eine wohltätige Ruhe ein, und die Kinder blickten wieder aufmerksam, erwachten aus dem Sopor und fingen an zu trinken. Bei einigen war auffallend, wie sie im Beginn der Applikation der Maske oder des Trichters sich wehrten, im weiteren Verlauf sich aber die Prozedur gerne gefallen liessen, sogar tatsächlich stürmisch danach verlangten. In vielen Fällen war deutlich ein wohltätiger Einfluss wahrnehmbar auf die Respiration und in den wenigen Fällen, wo wir die Respiration zählten, war eine Abnahme der Frequenz zu konstatieren. Dann hatten wir in anderen Fällen, wo die Respiration oberflächlich, schnappend und wirkungslos war, wieder ergiebige Atemzüge hervorrufen können. Wir beobachteten dabei auch einen Nachlass der Hilfsmuskulatur, Aufhören der Nasenflügelatmung und der Mitarbeit der Gesichtsmuskulatur. Wenn auch in der Mehrzahl unserer Fälle (von den 20 Fällen sind 7 genesen und 13 gestorben) der Krankheitsprozess so weit vorgeschritten war, dass wir nur eine vorübergehende Wirkung beobachten konnten, so haben wir doch einige Fälle erlebt, wo der Sauerstoff von uns als lebensrettendes Mittel musste angesehen werden; für die schliesslich schlimm verlaufenen Fälle muss die meist sehr auffallende momentane Erleichterung der Patienten hervorgehoben werden. Unsere Befunde scheinen mir nicht anders erklärt werden zu können, als dass eben doch mehr Sauerstoff in die Zirkulation kommt, wenn man sieht, wie die Cyanose sich bei Zufuhr des Sauerstoffs in ein rosiges Kolorit verwandelt.

Ich habe bereits oben bedauert, dass unsere Beobachtungen noch sehr lückenhafte waren und dass wir namentlich in vielen Fällen über das Verhalten der Respiration und der Zirkulation sehr ungenügend Notizen gemacht

haben. Die eben erwähnte Arbeit von Hecht musste ich darum als will-
kommene Ergänzung nach diesen Richtungen begrüssen und ich lasse darum
dessen auf der Heidelberger Kinderklinik gemachten Beobachtungen hier folgen.
Derselbe sprach sich folgendermassen aus in seinen Schlussbetrachtungen:
Ueberblicken wir zunächst unsere 9 mit Sauerstoffinhalationen behandelten
Larynxstenosen, so zeigt sich ein deutlicher Einfluss dieser Therapie auf die
Atmung nur in 2 Fällen, wo dadurch die stockende Respiration wieder in Gang
kam, während die übrigen keine Besserung ihrer laryngostenotischen Atmung
erkennen liessen. Die Pulsfrequenz fiel ziemlich konstant ab, am aus-
giebigsten im Schlaf. Die pulsverlangsamende Wirkung tritt nicht ein, wenn
ein asphyktischer Anfall sich entwickelt. Meist schwindet auch die Cyanose
oder wird viel geringer; doch vollzieht sich dieser erheblich langsamer, als
wenn durch irgend einen Zufall z. B. durch einen Hustenstoss die Luft
frei wird.

In schwerster Asphyxie mit maximal weiten Pupillen, trat die günstige
Wirkung der Inhalation auch durch rasche Verengerung der Pupillen zutage.

Bei den vier Fällen von Bronchopneumonie war die günstige Wirkung der
Sauerstoffinhalationen auf das Herz unverkennbar. Sogleich wurde auch das
getrübte Sensorium wieder klarer und einmal auch der Husten, der durch
Entkräftung weggeblieben war, wieder angeregt.

Auch eine Chloroformintoxikation und ein Fall von postdiphtherischer
Herzschwäche wurde durch den Sauerstoff günstig beeinflusst.

Aus der Beobachtungsreihe geht unzweifelhaft hervor, dass Tachykardie
und verminderte Pulsspannung, wenn auch nur vorübergehend durch die Sauerstoffinhalation meist eine Besserung erfahren, ob nun Dyspnoe oder eine sonstige
toxische Ursache diesem Zustande zu Grunde liegt. Merkwürdigerweise
schwinden dabei die Zeichen der Dyspnoe, Nasenflügelatmen, Beteiligung der
Auxiliarmuskeln und erhöhte Atemfrequenz nicht, nur die Cyanose bessert
sich. Führen wir durch Inhalationen dem Blute ein gewisses Sauerstoffquantum
zu, so ist es zunächst das Herz, dem diese Abhilfe zu Gute kommt, es verlangsamt seine Schlagfolge, wiewohl die Sauerstoffversorgung noch viel zu
wünschen übrig lässt und das Bild der Dyspnoe noch fortbesteht. Daraus
ergibt sich die Indikationsstellung für die Sauerstoffinhalationen bei Croup,
Pneumonie und anderen Zuständen, die durch Kohlensäureüberladung des
Blutes oder sonstige toxische Wirkung zu gefahrdrohender Herzschwäche führen.
Sie sind stets angezeigt, wenn sich der Nachlass der Herzkraft durch Tachykardie kundgibt; sie sind in angemessenen Pausen so lange fortzusetzen,
bis sie die Schlagfrequenz vermindern und sofort bei Seite zu lassen, wenn
sie durch Aufregung die Tachykardie steigern.

Wer im Vertrauen auf die Wirkung des Diphtherieserums bei Larynx-
stenosengaben mit operativem Eingriffen, so lange es irgend angeht, wartet,
wird wahrscheinlich durch die Sauerstofftherapie dem Herzen seine schwere
Aufgabe erleichtern. Günstige Endresultate sind jedenfalls nur bei Auswahl
der Fälle und bei viel kontinuierlicherer Anwendung, als sie uns möglich war,
zu erhoffen."

Es geht aus diesen Mitteilungen von Hecht hervor, dass der Sauerstoff
besonders wirksam war bei Pneumonien und Laryngostenosen und zwar wie
auch wir und andere beobachtet haben, ohne dass die Zeichen der Stenose
dadurch verschwanden.

Es ist hauptsächlich das bessere Allgemeinbefinden, das bessere Verhalten
des Herzens und das Verschwinden der Cyanose in sehr vielen Fällen zu be-

obachten. Was das Verschwinden der Cyanose betrifft, so weichen für viele
Fälle unsere Beobachtungen gegenüber denjenigen von Hecht insofern ab,
als wir bei unseren Kindern mit Cyanose ein geradezu blitzartiges Verschwinden
derselben beobachtet haben, wie dies aus einigen der mitgeteilten Krankengeschichten hervorgeht. Ich füge hier eine Beobachtung, die Cyanose betreffend
an, die wir in der letzten Zeit bei einem moribunden Kind mit einer Pneumonie
beobachteten. Wir machten demselben eine Sauerstoffinjektion unter die
cyanotisch verfärbte Haut und gleich darauf nahm dieselbe in der Ausdehnung
des durch den Sauerstoff erzeugten Emphysems eine hochrote Färbung an.
Wir können Hecht besonders darin beistimmen, dass der Sauerstoff ein wertvolles Mittel ist bei Croup im ersten Stadium. Hier kann durch dessen Anwendung im Verein mit dem Heilserum sicherlich mancher operative Eingriff
definitiv umgangen werden. Davon haben wir uns in den beiden letzten Jahren
seit der Veröffentlichung meiner ersten bezüglichen Mitteilung öfters überzeugen
können. Wir erinnern uns da an Fälle, wo die Anwendung des Sauerstoffs
von den Kindern geradezu verlangt worden ist.

Zum Schluss kann ich nur bedauern, dass diese Mitteilungen, die eigentlich ein vollständiges Referat bilden sollten über die Wirkung der Sauerstoffinhalation bei Kindern, sich im Wesentlichen beschränken auf Beobachtungen
bei Pneumonieen und Larynxstenosen. Unsere Beobachtungen bei anderen
Krankheiten waren so vereinzelt, dass ich vorziehe, dieselben gar nicht zu
besprechen. Nur kurz andeuten darf ich, dass ich in einigen Fällen von
Herzkrankheiten auch bei Erwachsenen die Sauerstoffinhalationen angewandt
habe und dass auch da eine wohltätige Wirkung, namentlich auf das subjektive Befinden sichtbar war. Aber solche Mitteilungen kann ich hier um so
eher weglassen, als in diesem Buche von anderer Seite darüber eingehend
berichtet wird.

Nur zwei Beobachtungen aus dem letzten Jahre bei anderen Krankheiten
des Kindes, wo durch Sauerstoff eine günstige Wirkung erzielt wurde, möchte
ich erwähnen.

So beobachteten wir in einem Fall von Spondylitis, wo Cyanose bestand, auf Inhalation von Sauerstoff eine wesentliche Abnahme derselben.
Ferner wurde in einem Fall von Keuchhusten bei einem 2 Monate alten
Kinde die durch die heftigen Anfälle hervorgerufene hochgradige Cyanose und
damit das Gesamtbefinden des kleinen Patienten sehr wesentlich gebessert.
Dann hat ein früherer Assistenzart des Basler Kinderspitals Dr. Guggenbühl,
der schon bei uns sich mit dieser Frage eingehend und mit Erfolg beschäftigt
hatte, seine Versuche später in der epileptischen Anstalt in Zürich
fortgesetzt und daselbst beobachtet, dass das cyanotische Nachstadium von
schweren tonisch-klonischen Anfällen durch Sauerstoffinhalationen wesentlich
verkürzt werden kann (vgl. Jahresbericht v. 1902 der epileptischen Anstalt
in Zürich).

Wenn diese Mitteilungen die Anregung geben zu weiteren exakteren Beobachtungen in den verschiedenen Krankheiten des kindlichen Alters, so ist
der Zweck derselben erfüllt.

Mit der Korrektur dieses Artikels, der schon im Jahre 1903 der T. Re-
daktion eingeschickt wurde, bekomme ich einen sehr wertvollen Beitrag zur
Sauerstofftherapie zu Gesicht von Hasenknopf[1]). Derselbe hat an einer
Anzahl von Kindern den Sauerstoff als Heilmittel angewandt und es zeigt

---

1) Zur Sauerstoff-Therapie. Charité-Annalen. XXVIII. Jahrg.

sich auch in seinen Fällen wieder als augenfälligste Besserung das rasche Verschwinden der Cyanose und die rote Färbung der Lippen. Nach Hasenknopf ist die Sauerstoffinhalation indizirt und bietet Aussicht auf Erfolg in allen Fällen von Stenosierung der Luftzufuhr anderer Wege, gleichgültig welcher Art die Stenosierung ist (Kroup, Fremdkörper, Bronchitis, Kompression der Trachea) und bei allen Zuständen ungenügenden Luftwechsels in den Lungen selbst. Möglichste Unversehrtheit der den Gasaustausch vermittelnden Oberfläche der Lunge bei genügender Herztätigkeit ist Vorbedingung für den Erfolg. Namentlich war die Wirkung in einem Fall von Fremdkörper in den Luftwegen der Art, dass sie als lebensrettend bezeichnet wurde. Diese Beobachtung war die Veranlassung, den Sauerstoff wieder in einer grösseren Reihe von Erkrankungen therapeutisch zu erproben. Die Wirkung des Sauerstoffs in den Fällen, wo es sich um Erkrankungen des Lungenparenchyms selbst handelt, erklärt Hasenknopf für gering; doch ist nach ihm eine vorübergehende Besserung nicht zu verkennen. Dem gegenüber möchte ich bloss erinnern an unseren oben mitgeteilten Fall 20, wo die Wirkung auch bei einer Pneumonie als eine lebensrettende muss bezeichnet werden. Aehnliche Beobachtungen finden sich auch bei Oppenheimer.

VIII.

Die Sauerstofftherapie in der inneren Medizin.

Von

Professor Dr. **Norbert Ortner** (Wien).

Auf Grund meiner eigenen praktisch-klinischen Erfahrung — und wenn ich fast nur diese zu Worte kommen lasse, so glaube ich meiner hierorts mir gestellten Aufgabe am besten gerecht zu werden — möchte ich hinsichtlich der Sauerstofftherapie dreierlei Krankheitsgruppen unterscheiden:

1. Eine Gruppe, bei welcher die Inhalation von Sauerstoff als direktes Heilmittel anzusprechen ist;

2. eine Gruppe von Krankheitsfällen, in welchen der Sauerstoff als zweifellos symptomatisch wirksames Linderungsmittel gelten muss und

• 3. eine Gruppe von Krankheitsfällen, in denen von einer solchen zweifellosen Wirkung nicht die Rede sein kann und bei denen ich einen ganz wechselnden Effekt der Sauerstoffeinatmung gesehen habe.

Zur ersten Gruppe gehört die Kohlenoxydvergiftung, bei welcher ich in keinem Falle der Sauerstoffinhalation entraten möchte. Ein eigenes Erlebnis möge kurz erzählt sein:

Vor gut 2 Jahren wurde ich zu einem Konsilium gerufen: Suicidial-Versuch durch Leuchtgasvergiftung. Patient bewusstlos, starker Geruch der Exspirationsluft nach Gas, Gesicht mässig gerötet, Pupillen übermittelweit, keine Lichtreaktion, Patellarreflexe fehlend. Deutliches Kohlenoxydhämoglobinspektrum im Blute. Atmung beschleunigt, leicht unregelmässig. R. = 44. Puls, klein, 126, ganz geringe Irregularität. Inhalation von Sauerstoff (100 Liter). Unter Einwirkung derselben Erniedrigung des Pulses und der Respiration (P. = 106, R. = 40), Atmung und Puls regelmässig, bei weiterer Fortsetzung der Sauerstoffinhalation allmählicher und konstanter Rückgang von Puls und Respiration, Aufhellung des Bewusstseins, Rückkehr der Reflexe. Heilung.

Wir hatten neben den Sauerstoffinhalationen zunächst auch Aether-Kampher-Injektionen verabreicht. Als ich aber sah, dass Puls und Atmung sich beruhigten, setzten wir diese Injektionen vollständig aus und beschränkten uns nur mehr auf Sauerstoffinhalation. Ich bin der festen Ueberzeugung, dass gerade den Sauerstoffeinatmungen der wesentlichste Teil der Genesung des Kranken zukam.

Auf Grund dieses Erlebnisses und im Zusammenhalte mit den gleichlautenden Erfahrungen anderer Autoren stehe ich auf dem Standpunkte, dass

bei Kohlenoxydvergiftung der Sauerstoff ein geradezu unentbehrliches Heilmittel
ist, zu dem wir im gegebenen Falle zu allererst und mit Konsequenz zu
greifen haben. Ich erwähne nur nebenbei, dass nicht bloss Leuchtgasvergiftung,
sondern auch Rauchgasvergiftung, Vergiftung mit Minengasen, mit Pulvergasen,
mit kohlenoxydgeschwängerter Luft in schlecht ventilierten, langen Eisenbahn-
tunnels, wie schon Loewy hierauf verwiesen hat, hierher gehört.

Wie sich bei Kohlenoxydvergiftung die Sauerstoffinhalation unstreitig be-
währt, so soll — nach Erfahrung anderer — auch bei der Methämoglobin-
Intoxikation der Anilin-Arbeiter günstige Wirkung zur Beobachtung gelangen.
In beiden Fällen würde sich die Wirkung der Sauerstoffinhalationen dadurch
erklären, dass das durch die Vergiftung veränderte Hämoglobin durch den
Sauerstoffzutritt allmählich in normales Hämoglobin umgewandelt wird.

Ganz anders gestaltet sich die Wirkung der Sauerstoffinhalation bei einer
anderen akuten Vergiftung, nämlich bei der akuten Morphiumvergiftung.
Dass ich — im Gegensatz zu manchen anderen Autoren — auch hier die
Sauerstoffeinathmung für eminent wertvoll halte, daran trägt folgendes Selbst-
erlebnis die Schuld:

Im Jahre 1888 wurde auf die Klinik weil. Bamberger — ich war damals Hospitant
daselbst — ein Apotheker aufgenommen, der sich mit Morphium vergiftet hatte. Vollständig
bewusstlos, stecknadelknopfgrosse reaktionslose Pupillen, volles Fehlen der Atmung, kleine
seltene Pulse, bedeutende Cyanose, Kälte der peripheren Körperteile. Verabreichung von
Aether-Kampher-Injektionen, heissen Einpackungen, künstliche Respiration. Trotz zwei
stundenlanger ununterbrochener Dauer derselben nicht ein spontaner Atemzug, Cyanose
noch im Steigen. Der Kranke scheint allen verloren. Als letzter Versuch Tracheotomie,
Verbindung der Trachealkanüle mit einem Sauerstoffballon, Fortsetzung der künstlichen
Atmung und rhythmische Kompression auf den Sauerstoffballon bei jeder künstlichen Inspi-
ration. Nach ungefähr einer halben Stunde unter Rückgang der Cyanose, Zunahme der
Pulszahl und Pulsfüllung, erster spontaner Atemzug, dem in immer kleiner werdenden
Pausen weitere Atemzüge folgen, bis der Patient endlich zum Bewusstsein kommt, spontan
regelmässig atmet. Jetzt erst Unterbrechung der Sauerstoffatmung. Heilung.

Wer so wie ich diesen Fall miterlebt hat, wer gesehen hat, wie trotz
stundenlanger künstlicher Atmung eher noch eine Verschlechterung des de-
speraten Krankheitsbildes eintrat, wie mit einem Schlage nach der Sauerstoff-
athmung das Bild sich wendete und der von uns allen aufgegebene Kranke
wieder genas, der kann sich, wie ich glaube, geradesowenig eines günstigen
Urteiles über die Sauerstoffwirkung enthalten, wie ich selber. Der Fall scheint
mir aber vollkommen darnach angetan, um zu widerlegen, dass die Sauerstoffatmung, wie dies gerade für die Morphiumgiftung behauptet wird, gleichwertig
mit der einfachen Luftatmung, i. e. der künstlichen Respiration wäre. Zwei
volle Stunden wurde künstliche Atmung geübt, keine Spur einer Wirkung, eine
halbe Stunde Sauerstoff eingeatmet, erster spontaner Atemzug, in rascher Folge
volle Aufhellung des Bewusstseins, Heilung. Ich glaube nicht, dass sich
jemand finden kann, der nach einem derartigen Ereignisse die künstliche
Respiration der Sauerstoffatmung bei Morphiumvergiftung gleichstellen wird.
So zähle ich daher zur Reihe jener Autoren, welche der Sauerstoffatmung auch
bei akuter Morphiumvergiftung eine derartig hohe Bedeutung zuschreiben, dass ich
auch hier dieses Heilverfahren in künftigen Fällen nicht entbehren möchte.
Die Wirkung der Sauerstoffinhalation bei Morphiumvergiftung ist aber vollkommen von jener bei Kohlenoxydvergiftung verschieden. Sie erklärt sich
folgendermassen: Die durch den komatösen Zustand bedingte Atmungsver-

flachung nimmt derart hohe Grade an, dass eine genügende Sauerstoffaufnahme des Lungenblutes nicht mehr stattfindet. Auch die künstliche Atmung führt meines Erachtens zu wenig rasch genügende Quantitäten Sauerstoff zu, um dem Sauerstoffhunger der Gewebe in hinreichendem Masse zu steuern und nur künstliche Atmung von reinem Sauerstoff kann genügen, um lebensrettend einzugreifen. Freilich wird selbst hierdurch nicht in allen Fällen das erwünschte Ziel erreicht werden. Es kann aber gelingen, den Kranken zu retten, wie mein eben erwähnter Fall, wie ich glaube, klar beweist.

Nach der Art der Wirkung vermittelt sonach die Morphiumvergiftung den Uebergang zur zweiten Gruppe von Erkrankungsfällen, bei welchen der Sauerstoff nicht mehr als Heilmittel im strengen Sinne des Wortes, sondern bloss als symptomatisch günstig wirkendes Mittel betrachtet werden darf. Hierher zählen alle jene Krankheitsfälle, bei welchen der Luftzutritt zu den Lungen in krankhafter Weise erschwert, die Sauerstoffaufnahme daher quantitativ abnorm reduziert ist. Da wären in erster Linie zunächst die verschiedenen Formen von Stenose der oberen Luftwege aufzuzählen, mögen diese durch Kompression von aussen oder durch Verlegung oder Konstriktion von innen her bedingt sein, z. B. Eindringen von Fremdkörpern in die oberen Luftwege, diphtheritische Larynxstenose, Kompression durch Tumoren etc. Erst jüngst erlebte ich auf meiner Spitalsabteilung einen einschlägigen Fall.

Es handelte sich um Verziehen der Trachea und um Kompression des linken Bronchus durch mediastinale Drüsen-Metastasen infolge eines primären Karzinoms des Colon transversum. Der Kranke litt unter fortwährender Dyspnoe, war hochgradig cyanotisch, und von Zeit zu Zeit kam es zu akuter Steigerung von Cyanose und Dyspnoe. Zahl der Atmung 36, der Pulse 108. Die verabreichte Sauerstoffatmung (30 Liter) vermochte die Zahl der Pulse auf 96, die Zahl der Atmung um 10, also auf 26 R herabzusetzen. Die Cyanose verringerte sich um ein ganz beträchtliches: die Zahl der Atemzüge blieb auch nach Aussetzen der Sauerstoffatmung noch geringer, die Atmung blieb ebenso lange tiefer, die Cyanose geringer, der Kranke fühlte sich erheblich erleichtert und verfiel in einen ruhigen Schlaf. Er starb begreiflicherweise, da die Ursache der Atmungsstörung eine irreparable war. Wo sie aber eine periodische, eine beseitigbare ist, dort wird der Nutzen der Sauerstoffatmung auch in solchen Fällen mehr als ein einfach kurz währender symptomatischer sein können. Die Sauerstoffatmung wird hier dauernden Nutzen bringen können dadurch, dass sie während der kritischen Krankheitsphase die Zirkulation und den Gasaustausch in den Lungen in Stand hält.

Häufiger als in Fällen von Stenosen der oberen Luftwege kommt die Sauerstoffeinatmung praktisch dort zur Geltung, wo infolge Verengerung der tiefen Atmungswege oder mangelhafter Ventilation derselben oder ungenügender Blutdurchströmung der Lungengaswechsel Schaden nimmt. In diesen Fällen wird Zufuhr von reinem Sauerstoff die Sauerstoffaufnahme ins Blut dadurch günstig beeinflussen, dass er, sozusagen in konzentrierter Form zugeführt, begreiflicherweise dem Sauerstoffdefizit leichter und rascher entgegentreten kann, als die sauerstoffärmere Luft. Es zählen hierher Fälle von Bronchiolitis acuta diffusa und Asthma bronchiale, Pseudoasthma influenzosa, bronchopneumonischen Infiltraten beliebiger Genese.

Zur Illustration möge ein eigener Fall kurz skizziert werden, den ich nunmehr schon zweimal auf meiner Spitalsabteilung mit Sauerstoffinhalationen erfolgreich behandelte.

Ein 44 jähriger Mann erkrankte wiederholt an plötzlich auftretenden Anfällen intensivster Kurzatmigkeit mit lauten singenden Rasselgeräuschen auf der Brust und endlicher Expektoration eines zähen, schleimigen, geringgradig eitrigen Sputums. In einem solchen Anfalle kam der Kranke auf meine Spitalsabteilung. Ich konstatierte bei dem fieberlosen Kranken hochgradiges Volumen pulmon. auctum, diffuse singende Bronchitis mit weithin hörbarem Pfeifen auf der Brust, überwiegend exspiratorische Dyspnoe, Orthopnoe, R. $= 46$, beträchtliche Cyanose der Lippen und Fingernägel, schleimig eitriges Sputum ohne Curschmann'sche Spiralen, Charcot'sche Kristalle, eosinophile Zellen nur höchst vereinzelt, hingegen Reinkultur von Influenzabazillen. Harnbefund und sonstiger Organbefund negativ. Meine Diagnose lautete: Pseudoasthma ex Influenza chronic. (Eine Krankheitsform, welche ich zuerst in der „Deutschen Klinik" beschrieben habe und seither in mehreren Fällen wieder antraf.) Der Kranke inhalierte täglich 100 Liter Sauerstoff, jedesmal zeigte sich nach der auf einzelne Dosen von 20—30 Litern fragmentierten Inhalation Rückgang der Cyanose, Mässigung der Dyspnoe (Herabgehen der Atemzüge oft um 6—8—10 Respirationen), Erniedrigung der Pulszahl, wesentliche subjektive Erleichterung, welche für den Kranken derart fühlbar war, dass er, später ein zweitesmal aus dem gleichen Grunde auf meine Abteilung aufgenommen, wieder dringend nach den Sauerstoffinhalationen begehrte. Nach drei tagelanger systematischer Inhalation fast volles Verschwinden der Bronchitis, Verschwinden der Cyanose, kaum erhöhte Atmung, Vol. pulm. auct. erheblich geringer, volles Wohlbefinden. Es mag erwähnt werden, dass der Patient aus gleichem Grunde früher in zwei anderen Wiener Krankenhäusern Aufnahme fand und hier mit inneren Medikamenten, wie er berichtete, behandelt wurde.

Dieser Behandlungsart zog der Kranke die Sauerstoffeinatmung vor, da erstere beidemale eine volle Woche bis zu erheblicher Erleichterung für den Kranken verstreichen liess.

Wie bei Asthma so vermag auch oft bei genuinem Emphysem der Lungen die Sauerstoffeinatmung, wie ich auf Grund einer reichlichen Erfahrung aussagen kann, in ganz ähnlicher Weise die bestehende Dyspnoe und Cyanose zu verringern und das subjektive Befinden erheblich zu bessern.

Nicht minder wirksam sah ich die Sauerstoffinhalation bei Fällen von Herzinsuffizienz beliebiger Genese, bei Asthma cardiale und uraemicum, bei welchen ich auf Grund reicher eigener Erfahrung die Sauerstoffatmung für zweifellos indiziert halte, um Dyspnoe und Cyanose des Kranken zu verringern, die subjektive Atemnot und Beklemmung des Kranken, wenn auch nur vorübergehend zu beseitigen resp. erheblich zu lindern.

Kurze Skizzierung eines Krankheitsfalles zur Bestätigung des Gesagten:

Eine Patientin mit Stenosis ostii mitral., Stauungskatarrh über den Lungen, Oedemen der unteren Extremitäten leidet an besonders nachts auftretenden Anfällen von heftiger Kurzatmigkeit, Asthma cardiale. Als sich einmal während des Tages ein analoger Anfall einstellt, wird der Ablauf desselben unter Sauerstoffatmung meinerseits genauer verfolgt. Atmung zu Beginn des Anfalls 40, Puls klein, 116, hochgradige Cyanose. Nach zehn Minuten langer Sauerstoffatmung R. $= 32$, P. $= 102$, Cyanose geringer, nach weiteren zwanzig Minuten R. $= 26$, P. $= 90$, Cyanose recht gering, die Kranke fühlt sich wohl und freut sich, dass „der Anfall so rasch vorübergegangen ist, was früher noch nie der Fall war".

Auch bei den martervollen Anfällen von Atemnot infolge Kompression der Luftwege (des linken Hauptbronchus) durch ein Aneurysma des Aortenbogens wirkt Sauerstoff, wie ich auf Grund eigenen Einblickes bestätigen kann, wesentlich erleichternd. Momentan befindet sich ein Kranker auf meiner Spitalsabteilung, bei welchem ich die Diagnose Aneurysma arcus Aortae subsequente compressione bronchi sin., Emphysema pulmon. stelle. Der Kranke leidet unter plötzlichen asthmaartigen Anfällen, welche sich namentlich bei Nacht einstellen, mit hochgradiger Dyspnoe und Cyanose einhergehen. Sauerstoffatmungen vermögen bis nun regelmässig diese Erscheinungen zu restringieren und dem Kranken erhebliche Erleichterung zu verschaffen.

Ich muss aber ausdrücklich hervorheben, dass durchaus nicht in allen Fällen dieser Gruppe, ja nicht einmal jederzeit bei demselben Kranken als Folge der Sauerstoffinhalation Verlangsamung und Vertiefung der Atmung eintreten muss. Es kommt nicht so selten vor, dass die Zahl der Athemzüge ungeändert bleibt, ja sogar um ein Geringes in die Höhe schnellt, und trotzdem der Kranke sich unstreitig erleichtert fühlt, die Cyanose geringer ist. Es mag sein, dass eine gewisse Ungeschicklichkeit des Kranken oder eine Art Ermüdungszustandes der Atmungsmuskulatur oder schliesslich subjektive Momente des Kranken (Besserbefinden bei rascheren und minder tiefen Atemzügen als bei tiefen) schuldtragend sind. Ebenso muss ich aber betonen, dass diese günstige Wirkung der Sauerstoffinhalationen durchaus nicht in allen Fällen dieser Gruppe eintritt: in manchen derselben zeigt sich vielmehr der Sauerstoff nach objektiver und subjektiver Richtung vollständig wirkungslos, ein Ereignis, das ja auch bei fast allen anderen symptomatisch wirksamen Heilmitteln immer wieder zutrifft.

Dieser Hauptgruppe von Erkrankungen, bei welchen Sauerstoffinhalationen symptomatisch günstig wirken, reihe ich noch die Lungentuberkulose an, bei welcher ich, ganz so wie Michaelis, im Stadium vorgeschrittener Erkrankung, häufig kurze Zeit vor dem exitus, oft genug subjektive Erleichterung des Krankheitsgefühles erlangen konnte, ohne dass ich objektiv irgend eine Aenderung des Zustandes wahrzunehmen vermochte. Ich betrachte hier Sauerstoffinhalationen, um mich so auszudrücken, als willkommenes Sparmittel für Morphium, eine meiner Meinung nach nicht bedeutungslose Indikation für Sauerstoffatmung.

Als eine solche nannte ich bereits früher das Asthma uraemicum. Ich möchte noch einer zweiten Indikation für die Anwendung von Sauerstoffinhalationen bei primärer Nephritis gedenken: auf Grund eigener Erfahrung lohnt es sich, bei Fällen von chronisch-parenchymatösem Morbus Brighti, der sozusagen latent, abgesehen von den objektiven Harnveränderungen nur unter den Erscheinungen der Anämie, abnorm leichter Erschöpfbarkeit, verminderter Esslust einhergeht, Sauerstoffinhalationen durch geraume Zeit im Tagesquantum von 50—100 Litern anzuwenden. Was ich über die Anwendung derselben in meinen „Vorlesungen über die spezielle Therapie innerer Erkrankungen“ geschrieben habe, darf ich hierorts kurz wiederholen: „Es mindert sich die stets ausgeprägte Anämie, der Appetit hebt sich, der gesamte Organismus gewinnt an Leistungsfähigkeit und das als Latenz zu benennende Stadium der chronischen Nierenentzündung kann länger verbleiben als unter anderen Bedingungen“.

Die dritte Gruppe von Krankheitsfällen umfasst schliesslich solche Erkrankungen, bei denen ich selber, wie es mir zweifellos schien, manchmal einen guten Erfolg von der Sauerstoffatmung sah, während in anderen Fällen derselbe wieder ganz vergeblich auf sich warten liess. Ich zähle hierher vor allem die Erkrankungen des Blutes, Chlorose, Leukämie und perniziöse Anämie.

Im Laufe der Zeit habe ich bei Chlorose die Anwendung von Sauerstoffatmungen ganz erheblich eingeschränkt und verabreiche diese nur mehr dort, wo mit der Chlorose hartnäckiges Erbrechen oder besonders schwer bekämpfbarer Appetitmangel Hand in Hand gehen. Denn in solchen Fällen erlebte ich wiederholt Hebung des Appetits, wie ich glaube, gerade durch die Sauerstoffinhalationen und begreiflicherweise hierdurch günstige Beeinflussung des gesamten Erkrankungsfalles.

Bei perniziöser Anämie sah ich einen unbestreitbaren, innerhalb des natürlichen Ablaufs der Erkrankung selbst nicht erklärbaren relativen Rückgang der objektiven Krankheitszeichen niemals. Bei Leukämie aber stiess ich, wenn auch in der ganz erheblichen Minderzahl der Fälle denn doch ab und zu auf einen solchen, bei welchem ich die günstige Wendung der Erkrankung auf nichts anderes als auf Sauerstoffatmung zurückzubeziehen vermag. Ich verfüge über einen Fall von Leukaemia myelogenes, welcher mit hochgradigem Milztumor (Milz bis 3 Querfinger unter die horizontale Nabellinie), ausgeprägter Anämie, ziemlich starker Dyspnoe, Knochenschmerzen, mässigem Oedem der unteren Extremitäten in meine Spitalsbehandlung trat.

Die Zahl der roten Blutkörperchen betrug 2 180 000, die Zahl der weissen 325 000, Hämoglobingehalt nach v. Fleischl 35, Verhältnis der weissen zu den roten Blutkörperchen 1 : 6,7. Im gefärbten Blutpräparate überwiegend Myelozyten, polynukleäre Leukozyten, daneben eosinophile Zellen und spärliche Mastzellen, kernhaltige rote Blutkörperchen mässig reichlich vom Typus der Normoblasten.

Der Kranke bekam ausschliesslich Sauerstoffinhalationen verordnet im täglichen Quantum von 100—150 Litern. Nach konsequenter Durchführung dieser Inhalationstherapie durch 5 Wochen war das subjektive Befinden des Kranken erheblich gebessert, die Dyspnoe kaum noch merkbar, die Oedeme verschwunden, Knochenschmerzen viel geringer, das Körpergewicht um $2^{1}/_{2}$ kg angestiegen. Die Zahl der roten Blutkörperchen betrug 3 065 000, die Zahl der weissen 284 600, der Hämoglobingehalt 45, Verhältnis der weissen zu den roten Blutkörperchen 1 : 14, das histologische Blutbild in seinen einzelnen Zahlen und in ihrer Reziprozität zu einander nicht geändert. Die Milz blieb hierbei ungeändert, die Leber schien eher etwas kleiner. Der Kranke verliess das Spital. Mag ja sein, dass die Bettruhe, reichlicher Aufenthalt im Garten, die gehobene Appetenz, geänderte Nahrung etwas zur Besserung des Kranken beigetragen haben können: ich zweifle aber nicht daran, dass den wesentlichsten Einfluss doch nur die Sauerstoffinhalationen geübt haben.

Aehnliche, jedoch weniger ausgesprochene Besserung des Gesamtbefundes und des Blutbildes sah ich infolge konsequent fortgesetzter Sauerstofftherapie noch in mehreren Fällen: im Gegensatz zu diesen konnte ich freilich in anderen und sogar in der Mehrzahl der Fälle von Leukämie einen irgend nennenswerten Einfluss der Sauerstoffatmung nicht beobachten. Worin der unterschiedliche Einfluss begründet liegt, kann ich nicht entscheiden. Auf Grund meiner rein empirischen Erfahrung vertrete ich daher begreiflicherweise den Standpunkt, dass ich bei Leukämie unter anderen Heilverfahren auch lange und konsequent fortgesetzte Sauerstoffatmungen heranziehe, da ich einen selbst erheblichen Nutzen im vorhinein nicht für ausgeschlossen halte.

Hiermit habe ich die Reihe jener inneren Erkrankungen erschöpft, bei welchen ich nach eigener Erfahrung für die Anwendung von Sauerstoffatmungen eintreten kann. Der Vollständigkeit halber möchte ich noch anfügen, dass in vielen Fällen Sauerstoffatmungen beruhigend auf das Nervensystem, schlafbringend wirken, eine Eigenschaft, welche in dem vorhin erwähnten Fälle von karzinomatösen Drüsenmetastasen im Mediastinum aufs deutlichste hervortritt.

In manchen Fällen — auch dies habe ich schon indirekt gestreift — möchte ich dem Sauerstoff eine appetitanregende Wirkung nicht absprechen. Sonstige günstige Effekte konnte ich von Sauerstoff nicht sehen. Es sei aber noch ergänzt, dass Sauerstoffatmungen von anderer Seite bei Strychninvergiftungen, bei Wiederbelebung Ertrunkener, wie mir scheint, mit guter Begründung zur Anwendung empfohlen werden. Bei kroupöser Pneumonie, bei welcher andere Autoren günstige Wirkung gesehen haben wollen, habe ich einen sichern Einfluss nie beobachtet, einen geringgradigen dort, wo eine in- und extensive Bronchitis zur Erhöhung der pneumonischen Dyspnoe und Cyanose beitrug.

IX

Neue Formen der Sauerstoffmedikation.

Von

Privatdozent Dr. **Leopold Spiegel** (Berlin).

(Hierzu 1 Figur im Text.)

In den folgenden Zeilen sollen in Kürze einige Formen erörtert werden, die man dem Sauerstoff für Zwecke der inneren Therapie geben könnte, zum Teil auch schon gegeben hat. Es handelt sich hier also wesentlich um Ausblicke in eine Zukunft, für welche der in den vorhergehenden Abschnitten gegebene Ueberblick über den gegenwärtigen Stand der Kenntnisse und Erfahrungen die notwendige Basis bildet.

Wie in einem jener früheren Abschnitte geschildert wurde, ist die Anwendung von Sauerstoffgas sehr wesentlich erleichtert durch die Kompression dieses Gases und die Versendung desselben in eisernen, dem Drucke gegenüber widerstandsfähigen Bomben. Es braucht infolge dieses technischen Fortschrittes der Arzt nicht die, Zeit und einige experimentelle Erfahrung fordernde, Darstellung des gewünschten Lebensgases selbst zu bewirken; er braucht nur einen Hahn zu öffnen, um einen beliebig starken Strom desselben entwickelt zu sehen. Dabei nimmt der komprimierte Sauerstoff ausserordentlich viel weniger Raum ein als der etwa in einem Gasometer gesammelte. Diese Volumverminderung ist nun eine noch viel erheblichere, die Handhabung auch in mancher Beziehung noch leichter und gefahrloser, wenn man an Stelle des komprimierten, aber noch gasförmigen Sauerstoffs das verflüssigte Produkt anwendet.

Flüssiger Sauerstoff.

Im Jahre 1877 haben gleichzeitig Cailletet (1) und R. Pictet (2) die Möglichkeit erwiesen, Sauerstoff dadurch zu verflüssigen, dass das stark komprimierte und abgekühlte Gas plötzlich expandiert wird. Die hierbei zu leistende Arbeit entzieht dem Gase soviel Wärme, dass die Temperatur, die schon vorher der kritischen möglichst nahe sein muss, unter den Siedepunkt des Sauerstoffs sinkt. Diese Methode ist dann weiterhin von den genannten Forschern, sowie namentlich auch von v. Wroblewski und Olszewski (3) und von Dewar (4) in der Richtung ausgebildet worden, dass stärkere Abkühlung durch bessere Ausnutzung der Kühlmittel infolge geeigneter Apparatur, vor allem aber durch Anwendung intensiverer Kühlmittel, im Vakuum verdampfender verflüssigter Gase von immer niedrigerem Siedepunkte, benutzt wurde. Auf diese Weise gelang es, grössere Mengen flüssigen Sauerstoffs nicht nur vorübergehend, sondern auch in stabilem Zustande zu gewinnen.

Eine wesentliche Vereinfachung, welche die Anwendung flüssiger Luft im Grossen zu einem fast alltäglichen Hilfsmittel der Technik gestaltete, brachte die Lindesche Luftverflüssigungsmaschine (5). Hier wird nur im Anfange des Prozesses ein äusseres Kühlmittel benutzt, das keine besonders intensive Wirkung zu besitzen braucht. Weiterhin dient zur Abkühlung der Wärmeverlust, den die jedesmalige Expansion einer komprimierten Luftmenge bedingt. indem das hierdurch abgekühlte expandierte Gas jedesmal an dem nächsten noch komprimierten nach dem Gegenstromprinzip vorbeigeleitet wird, ehe es

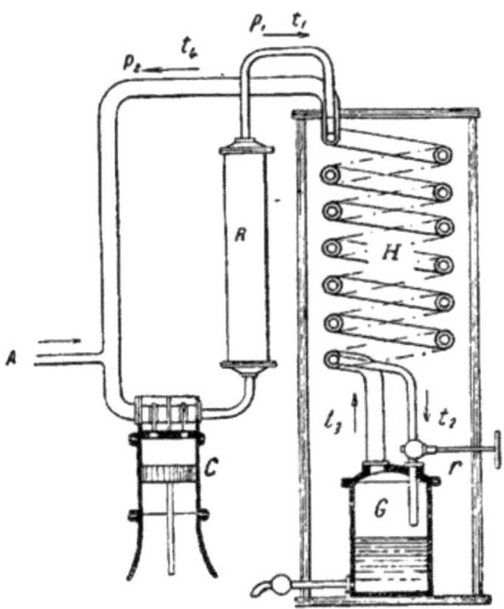

selbst wieder in den Kompressor gelangt. Es sei hier eine schematische Zeichnung der vielbenutzten Maschine nebst einer kurzen Beschreibung ihrer Wirkungsweise eingefügt:

Durch einen Kompressor (C) wird das zu verflüssigende Gas — es sei als solches zunächst atmosphärische Luft ins Auge gefasst — vom Drucke p_2 auf den höheren Druck p_1 gebracht. Die Kompressionswärme wird alsdann bei dem Durchgang durch einen Kühler (R) an Brunnenwasser oder an einen sonstigen für Wärme aufnahmefähigen Körper von geeigneter Temperatur abgegeben und hierdurch die Temperatur der komprimierten Luft auf t_1 reduziert. Liesse man diese Luft nun unmittelbar, durch ein Drosselventil ausströmend, von p_1 bis p_2 expandieren, so träte die der von Thomson und Joule ermittelten Formel

$$\delta = 0{,}276 \, (p_2 - p_1) \left(\frac{273}{T}\right)^2$$

entsprechende Abkühlung δ ein. Um aber die so gewonnene Temperatur-Erniedrigung auf diejenige Luft zu übertragen, welche demnächst zum Ausströmen gelangen soll und um hierdurch eine weitere Abkühlung zu erzielen, ist zwischen den Kühler und das Drosselventil (r) ein Röhrensystem (H) eingeschaltet, durch welches einerseits die komprimierte Luft dem Drosselventil zuströmt und andererseits (in entgegengesetzter Richtung) die ausgeströmte Luft zum Kompressor zurückkehrt und denselben mit einer Temperatur t_4 erreicht, welche der Temperatur t_1 um so näher liegt, je vollkommener der Gegenstrom-Apparat den Wärmeaustauch vollzieht. Da die Temperatur t_2 der ankommenden Luft stets von der durch Ausströmen auf t_3 abgekühlten Luft erniedrigt wird und da t_3 stets um δ kleiner bleibt als t_2, so ist es einleuchtend, das von Ingangsetzung der Maschine an die beiden Temperaturen t_2 und t_3 fortwährend sinken müssen und zwar so lange, bis entweder durch eine kompensierende Wärmezufuhr von aussen oder durch Freiwerden von Wärme im Innern der Beharrungszustand herbeigeführt wird. Das letztere ist der Fall, wenn in dem Sammelgefäss (G) die Verflüssigung der Luft eintritt, wenn also die dem Drucke p_2 entsprechende Sättigungstemperatur erreicht ist. Zur Füllung der Maschine mit Luft und zur Erhaltung der Drucke p_1 und p_2 während der Temperatursenkung und der Verflüssigung müssen, etwa durch einen zweiten Kompressor, (bei a) entsprechende Luftmengen in den Kreislauf eingeführt werden.

Bei den älteren Methoden der Luftverflüssigung wurden die beiden hauptsächlichen Bestandteile der Luft, Sauerstoff und Stickstoff, stets gleichmässig kondensiert, obwohl der Siedepunkt des reinen Stickstoffs beträchtlich niedriger liegt als der des reinen Sauerstoffs. Dieses Verhältnis kam dagegen zur Geltung, sobald die verflüssigte Luft verdampft wurde, indem hierbei zunächst wesentlich Stickstoff entwich und die zurückbleibende Flüssigkeit wesentlich sauerstoffreicher wurde. Man kann also aus jedem Präparat flüssiger Luft, auf welche Weise es auch erhalten sei, durch fraktionierte Destillation flüssigen Sauerstoff oder wenigstens eine an Sauerstoff sehr reiche Flüssigkeit gewinnen (6). Die Eigenart des Lindeschen Prozesses bringt es mit sich, dass von vornherein eine an Sauerstoff reichere Flüssigkeit gewonnen werden kann, wenn die Einrichtung so getroffen wird, dass die Ausscheidung der Flüssigkeit unmittelbar aus dem Kreislaufe der Luft erfolgt. Führt man den Apparaten reines Sauerstoffgas zu, so ist natürlich auch die resultierende Flüssigkeit lediglich Sauerstoff.

Der flüssige Sauerstoff ist in grösseren Mengen recht stabil, wie andere Flüssigkeiten, indem die bei Verdampfung der oberflächlichsten Schicht latent werdende Wärme dem Reste der Flüssigkeit entzogen wird und dadurch diese auf niedriger Temperatur erhält. Um dies voll zur Geltung kommen zu lassen, ist es allerdings notwendig, eine seitliche Erwärmung der Flüssigkeit möglichst vollständig auszuschliessen. Dies geschieht durch die Verwahrung in Glasgefässen, welche mit ein- oder mehrfachem Vakuummantel umgeben sind; um auch die Wirkung der Lichtstrahlen zu hindern, wird die Wand des Vakuummantels häufig versilbert.

Die so gewährleistete langsame Verdunstung von Sauerstoff oder sauerstoffreichen Gemischen dürfte für die Inhalationstherapie von Wert sein.

Aktiver Sauerstoff.

Der gewöhnliche gasförmige Sauerstoff ist bekanntlich ein relativ recht schwaches Oxydationsmittel und wird in dieser Beziehung bei weitem übertroffen durch seine dreiatomige Modifikation, das Ozon, und durch den atomistischen Sauerstoff, wie er aus manchen sauerstoffreichen Verbindungen, besonders den Superoxyden, im Augenblick der Reaktion abgespalten wird. Dieser atomistische Sauerstoff geht, soweit er nicht sofort von oxydierbaren Körpern in Anspruch genommen wird, alsbald in gewöhnlichen molekularen Sauerstoff oder, zu einem geringen Teile, in Ozon über. Dieses könnte daher allein in Betracht kommen, wenn die Anwendung aktiven Sauerstoffs auf dem Wege der Atmung versucht werden soll.

Ozon wird aus Sauerstoff bzw. sauerstoffhaltigen Gasgemischen durch Einwirkung elektrischer Entladungen in verschiedener Form gewonnen. Wird hierbei, wie es früher meist geschah, gewöhnliche atmosphärische Luft als Ausgangsmaterial verwendet, so enthält die ozonisierte Luft ausser der gewünschten Substanz noch Wasserstoffsuperoxyd und Oxyde des Stickstoffs, besonders salpetrige Säure. Es ist nicht ausgeschlossen, dass die Reizwirkungen, welche bei Einatmung solcher Gemenge beobachtet wurden und jeden Versuch einer therapeutischen Verwendung ausschliessen müssen, wenigstens teilweise auf die genannten Beimengungen zurückzuführen sind. In der Tat hat neuerdings W. Sigmund (7) festgestellt, dass reines Ozon, entgegen den früheren Angaben, für Tiere (weisse Mäuse, Frösche, Goldfische) kein sehr gefährlicher Körper ist, dass vielmehr selbst grössere Mengen wohl momentane Störungen des Befindens, aber keine üblen Folgen hervorrufen. Vorsichtige Versuche mit Beimengung von durch Ozonisierung reinen und trockenen Sauerstoffs bereitetem Ozon zur Atmungsluft dürften danach wohl am Platze sein. Ein Einfluss des Ozons ist aber jedenfalls nur auf die Oxydation innerhalb der Lungen zu erwarten; denn ein Eintritt dieses Gases in die Blutbahn ist bei seiner überaus leichten Zersetzbarkeit wohl als ausgeschlossen zu betrachten.

Beabsichtigt man eine Wirkung von aktivem Sauerstoff innerhalb anderer Organe, so wird man sich daher nach anderen Mitteln umsehen müssen, die auf dem Wege des Magendarmkanals oder durch Injektionen zugeführt werden können und die an gewünschter Stelle Sauerstoff in aktiver Form abgeben. Der Gedanke liegt nahe, hierfür die schon erwähnten

Superoxyde

zu verwenden. Ihre Anwendung kann theoretisch rationell erscheinen, wenn es gelingt, sie unzersetzt an den Ort der beabsichtigten Wirkung zu bringen und wenn andererseits der mit dem Sauerstoff verbundene Bestandteil jeder schädlichen Einwirkung auf den Organismus bar ist. In letzter Beziehung ist jedenfalls am einwandfreiesten das Wasserstoffsuperoxyd, bei dessen Zerlegung neben Sauerstoff nur Wasser entsteht. Verdünnte Lösungen dieser Substanz haben in der Tat medizinische Anwendung gefunden, und eine solche scheint neuerdings umsomehr berechtigt, als wir über ein völlig reines und gehaltreiches Präparat, aus dem beliebige Verdünnungen hergestellt werden können, verfügen. Früher kamen verdünnte Lösungen in den Handel, die direkt durch Umsetzung von Metallsuperoxyden, besonders Baryumsuperoxyd,

mit Säuren erhalten waren und geringe Mengen freier Säure neben Salzen der
benutzten Metalle und anderen Verunreinigungen enthielten. Nur auf sehr
umständlichem Wege hatte Thénard (8) das reine Präparat gewinnen können.
Erst vor etwa 10 Jahren zeigten Hanriot (9), Talbot und Moody (10) und
besonders Wolffenstein (11), dass man aus den technischen Lösungen durch
fraktionierte Destillation im luftverdünnten Raume hochprozentiges und von
allen Beimengungen, ausser Wasser, völlig freies Wasserstoffsuperoxyd gewinnen
kann. Die Firma Merck bringt seit einigen Jahren ein solches Produkt mit
einem Gehalt von 100 Vol.-Proz. (30 Gew.-Proz.) in den Handel.

Von den Metallsuperoxyden hat man dem Magnesiumsuperoxyd Aufmerksamkeit geschenkt, in der Annahme, dass Magnesiumoxyd als eine für den
Organismus harmlose oder gar nützliche Substanz zu betrachten sei. Wieweit
dies zutrifft, ob nicht die fortgesetzte Anwendung von Magnesia und die dadurch bedingte Alkalisierung der Säfte, die sich in der stark alkalischen
Reaktion des Urins zu erkennen gibt, den Chemismus der Magenverdauung und
anderer Organprozesse beeinträchtigt, müsste jedenfalls erst durch eingehende
Versuche festgestellt werden.

Die Art, wie die Anwendung von Magnesiumsuperoxyd propagiert wurde,
konnte allerdings den wissenschaftlichen Arzt zu derartigen Prüfungen wenig
anlocken. Erfinder oder Käufer von Verfahren zur Herstellung des Präparates
begnügten sich nicht, dasselbe zu produzieren und den Aerzten zur Prüfung
zugänglich zu machen; sie errichteten vielmehr selbständige Heilanstalten und
versprachen in bombastischen Artikeln und Broschüren, die leidende Menschheit mit Hilfe ihrer verschiedenen Mischungen von allen Uebeln zu befreien.
Die „Vitafer"-Gesellschaft, die zuerst diesen Schwindel betrieb, musste sich
neben den Zurückweisungen von medizinischer Seite den chemischen Nachweis
gefallen lassen, dass ihre Präparate garnicht das angeblich wirksame Superoxyd oder höchstens Spuren davon enthielten (12). Hierin sollen nach den
Feststellungen einiger Chemiker das „Novozon" einer ähnlichen Gesellschaft
mit gegen 20 pCt. und das „Hopogan" mit etwa 15 pCt. Magnesiumsuperoxyd
eine Verbesserung bieten. Wenn dieser Gehalt nicht nur bei den von den
Herstellern an die Untersucher gelieferten Auswahlpräparaten, sondern auch
durchweg sich bestätigt, so würden immerhin nur recht schwache Präparate
vorliegen, welche die Einführung eines erheblichen Ballastes von für die Sauerstoffwirkung unnötiger Magnesia bedingen. Es müssen viel höherprozentige
Präparate gefordert werden; erst wenn solche vorliegen, dürften Versuche,
wieweit sie für eine Verbesserung der Oxydationsvorgänge im kranken Organismus Verwendung finden können, am Platze sein. — Das Zinksuperoxyd
enthaltende „Ektogan" ist natürlich nur für äusserliche Anwendung bestimmt.

Schliesslich könnten organische Superoxyde in Betracht gezogen
werden, vor allem die von Harries (13) durch Anlagerung von Ozon an
Kohlenwasserstoffe mit Doppelbindung erhaltenen Ozonide, die ausserordentlich leicht Sauerstoff in aktiver Form abgeben. Vielleicht ist es eine derartige
Verbindung, welche die Verwendbarkeit des Terpentinöls bei Phosphorvergiftung
bedingt (14).

Sauerstoffüberträger.

Die Zufuhr aktiven Sauerstoffs muss als ganz überflüssig erscheinen,
wenn tatsächlich, wie die herrschende Anschauung annimmt, der Organismus
über Stoffe verfügt, welche selbst eine Aktivierung des gewöhnlichen Sauer-

stoffs bewirken, ihn auf die oxydablen Körper übertragen können (15). Diese, insbesondere den roten Blutkörperchen, aber auch verschiedenen Organfermenten zugeschriebene Eigenschaft ist namentlich bei einigen pflanzlichen Fermenten eingehend erforscht worden, sodass das Vorhandensein von Oxydasen und Peroxydasen (16) in der Natur ausser Zweifel gestellt scheint; die bei den Pflanzenzellen gewonnenen Beobachtungen dürfen aber nach den Analogien, die zwischen Pflanzen- und Tierzellen in gewissen, auf die Oxydationsvorgänge zurückgeführten Reaktionen bestehen, wohl auch auf die tierischen Zellen übertragen werden.

Dies vorausgesetzt, erscheint es sehr plausibel, dass bei Krankheitserscheinungen, die auf mangelhafte Oxydationsvorgänge im Organismus zurückgeführt werden, eine Verminderung oder Schwächung eben der oxydierenden Fermente oder der sonstigen Sauerstoffüberträger vorliegt. Dann ist es aber auch gerechtfertigt, die Abhilfe in der Zufuhr derartiger Fermente oder solcher Materialien zu suchen, die sich den oxydierenden Fermenten analog verhalten. Als solche kämen nach Untersuchungen von Trillat (17) vielleicht in Betracht Mangansalze, die in Gegenwart von Alkali und von Kolloiden durch Uebertragung von Luftsauerstoff auf gewisse organische Verbindungen diese in derselben Weise oxydieren wie die pflanzlichen Oxydasen. Robin und Bardet (18) haben eine Steigerung der Oxydationsvorgänge beim gesunden Menschen, wie auch namentlich in verschiedenen Krankheitsfällen, durch Einverleibung entweder natürlicher Oxydasen oder der von ihnen als künstliche Oxydasen, wie schon früher von Bredig (19) als anorganische Fermente, bezeichneten kolloidalen Metalllösungen (Gold, Platin, Palladium, Silber) erzielt.

Literatur.

1) Cailletet, Compt. rend. de l'Acad. de sciences. T. 85. p. 1213. — 2) Pictet, Ebenda. T. 85. p. 1214. — 3) v. Wroblewski und Olszewski, Wiedemanns Annalen der Physik. Bd. 20. S. 243. — 4) J. Dewar, Philosophical Magazine. Vol. 18. p. 212; Proc. Roy. Instit. Vol. 13. p. 481. — 5) C. Linde, D. R. P. 88824 vom 5. 6. 1895. — 6) C. Linde, Zeitschr. d. Ver. deutsch. Ingenieure. 1902. — 7) W. Sigmund, Zentralbl. f. Bakteriol. II. Abt. Bd. 24. No. 15/16 u. 18/20. — 8) Thénard, Ann. de chim. et de phys. (2) T. 11. p. 209 u. T. 50. p. 80. — 9) Hanriot, Compt. rend. de l'Acad. des sciences. T. 100. p. 57 u. 172. — 10) Talbot u. Moody, Journ. of analyt. and applied. chemistry. 1892. p. 650. — 11) R. Wolffenstein, Ber. d. deutsch. chem. Ges. Bd. 27. S. 3307. — 12) Vergl. Pharm. Ztg. No. 45. S. 558; ferner O. Mayer und M. Vertun, Chemikerztg. Bd. 24. S. 809 u. 966; L. Spiegel, Ebenda. Bd. 24. S. 838 u. 966. — 13) C. Harries, Ber. d. deutsch. chem. Ges. Bd. 37. S. 839. — 14) Vergl. Schmiedeberg, Grundriss der Pharmakologie. 1902. S. 291 u. 393. — 15) Vergl. Hammarsten, Physiolog. Chemie. 4. Aufl. S. 4—8. — 16) Linossier, Compt. rend. de la société biologique. T. 5. p. 373. — 17) A. Trillat, Compt. rend. de l'Acad. des sciences. T. 138. p. 274. — 18) Robin u. Bardet, Ebenda. T. 138. p. 783. — 19) G. Bredig, Anorganische Fermente. Darstellung kolloider Metalle auf elektrischem Wege und Untersuchung ihrer katalytischen Eigenschaften. Kontaktchemische Studie. Leipzig 1901.

X.

Bemerkungen zu dem Kapitel: „Die physiologischen Grundlagen der Sauerstofftherapie."

Die auf Seite 43 (23 des Separat-Abdruckes) aufgestellte Formel für die durch 1 qcm Querschnitt pro Minute diffundierende Gasmenge ist auf Grund der Hüfnerschen Versuche gewonnen. An Stelle des von Hüfner für jedes einzelne Gas benutzten Diffusionskoeffizienten ist der „Diffusionsfaktor" c eingeführt. Er leitet sich aus dem Diffusionskoeffizienten des Gases durch Multiplikation mit der Wurzel aus dessen Molekulargewicht her und ist für die Diffusion der physiologisch bedeutungsvollen Gase durch Wasser mit hinreichender Genauigkeit giltig.

Die Diffusion durch Lungengewebe fanden wir (Engelmann's Archiv. 1904. S. 187) mehr als doppelt so schnell. Der Diffusionsfaktor für Lungengewebe ist anstatt 0,0649 $= 0,139$. Mit diesem Faktor hatten wir die Gleichung ebenfalls berechnet und das Resultat

$$0,00656$$

anstatt des für Wasser giltigen Wertes

$$0,00315$$

als Ergebnis der für Wasserdiffusion aufgestellten Werte eingesetzt.

Die Zahlenwerte auf Seite 45 (25 des Separat-Abdruckes) (9495 cm Sauerstoffaufnahme durch die ganze Lunge bei 35 mm Triebkraft, ferner Notwendigkeit einer Triebkraft von 11 mm bei maximaler Arbeit, von weniger als 1 cm bei Körperruhe) beziehen sich demnach auf die von uns festgestellte Durchlässigkeit des Lungengewebes. —

Für eine gleich dicke Wasserschicht berechnen sich statt der vorstehenden folgende Werte:

Möglicher Sauerstoffdurchtritt durch die gesamte Lungenoberfläche bei 35 cm Triebkraft 4424 cm.

Notwendige Triebkraft bei maximaler Arbeit 24 mm.

Notwendige Triebkraft bei Körperruhe 2 mm.

Das Kapitel ist bereits im Februar 1904 gedruckt worden; wir konnten daher die neueren Untersuchungen nicht mehr berücksichtigen.

A. Loewy, N. Zuntz.

Sach-Register.